HANDBUCH DER MEDIZINISCHEN RADIOLOGIE

ENCYCLOPEDIA OF MEDICAL RADIOLOGY

HERAUSGEGEBEN VON · EDITED BY

L. DIETHELM
MAINZ

O. OLSSON
LUND

F. STRNAD
FRANKFURT/M.

H. VIETEN
DÜSSELDORF

A. ZUPPINGER
BERN

XVIII

SPRINGER-VERLAG BERLIN · HEIDELBERG · NEW YORK · 1967

ALLGEMEINE STRAHLENTHERAPIE MALIGNER TUMOREN
RADIATION THERAPY OF MALIGNANT TUMOURS (GENERAL CONSIDERATIONS)

VON · BY

N. O. BERG · F. BURCKHARDT · J. CLEMMESEN · CH. DECKERS
G. DULAC · W. FLASKAMP · L. H. GARLAND † · D. HOFMANN
H. JOHANSEN · R.K. KEPP · T. KOSZAROWSKI · M. LEDERMAN
M. LINDGREN · E. F. LUTTERBECK · H. MAISIN · J. MAISIN
A. RATTI · R. SARASIN † · H. OESER · P. STRÄULI

REDIGIERT VON · EDITED BY

A. ZUPPINGER UND G. J. VAN DER PLAATS

BERN MAASTRICHT/HOLLAND

MIT 110 ABBILDUNGEN
WITH 110 FIGURES

SPRINGER-VERLAG BERLIN · HEIDELBERG · NEW YORK · 1967

Softcover reprint of the hardcover 1st edition 1967

Library of Congress Catalog Card Number 67—30148

ISBN-13: 978-3-642-99925-3 e-ISBN-13: 978-3-642-99923-9
DOI: 10.1007/978-3-642-99923-9

Titel-Nr. 5860

Vorwort

Die moderne Strahlentherapie ist eine äußerst komplexe Maßnahme. Es werden therapeutische Eingriffe vorgenommen, die sich sowohl in kurativer als auch palliativer Beziehung sehr nützlich auswirken können, die aber auch, wie jede andere effektive Therapie, nachteilige Folgen haben können. Es handelt sich um die Ausübung einer ärztlichen Kunst, die auf einer ganzen Reihe von Kenntnissen aufbauen muß, ohne welche die Behandlung nur Stückwerk bleiben und unweigerlich zum Anstieg von Mißerfolgen und sogar zu Schäden führen müßte.

Die vornehmlich kurative Behandlung bei den einzelnen Geschwülsten wird in Band XIX und XX behandelt. Wie man beispielsweise die allgemeine von der speziellen pathologischen Anatomie trennt, so ist es auch sinnvoll, von einer allgemeinen und speziellen Strahlentherapie zu sprechen. Wir glauben, daß es sowohl nützlich als auch notwendig ist, die allgemeine Strahlentherapie in einem eigenen Band getrennt zu bearbeiten, weil eine Zusammenfassung nicht nur nicht existiert, sondern bei dem raschen Fortschritt unserer Kenntnisse einem realen Bedürfnis entspricht.

Im Vordergrund der allgemeinen Grundlagen der Strahlentherapie, die in diesem Band behandelt werden, muß der Begriff von Gut- und Bösartigkeit stehen mit Einschluß all jener Geschwülste, die sich ohne Zwang weder in diesen noch in einen anderen Bereich einordnen lassen. Wenn auch dem Strahlentherapeuten in der Regel die Kranken von anderer Seite zugewiesen werden, so muß doch er die letzte Entscheidung fällen und die Verantwortung tragen, ob und — wenn ja — wie die Behandlung vorgenommen werden soll. Bei diesen Entscheidungen muß im Anfang die Überlegung über die Natur der Erkrankung stehen. Die physikalischen und strahlenbiologischen Voraussetzungen wurden in den Bänden I und II behandelt. Die allgemeine Tumorbiologie wurde nur in ihren Folgerungen aus der Histologie und der Ansprechbarkeit auf die ionisierende Strahlung behandelt. Die Kritik der eigenen Leistungen, die von allen Zweigen der Medizin, die sich mit bösartigen Geschwülsten beschäftigen, am intensivsten von den strahlentherapeutischen Zentren und Kliniken durch Publikation ihrer Ergebnisse, vorgenommen wurde, ist nur sinnvoll, wenn die Ausgangsbasis vergleichbar ist. Hierfür ist die Stadieneinteilung unbedingte Voraussetzung. Sie wurde vom Gesichtspunkt der neuesten Auffassung und mit Berücksichtigung der historischen Entwicklung dargestellt.

Wir haben versucht, die übergeordneten allgemeingültigen Überlegungen darzustellen, die die Wahl des besonderen Vorgehens bestimmen, mit den Kardinalfragen, ob überhaupt eine Strahlenbehandlung angezeigt ist und wenn ja, wann kurativ oder palliativ behandelt werden soll. Da in der speziellen Strahlentherapie der Hauptakzent auf der kurativen Therapie liegt, wurden in einem besonderen Kapitel die Richtlinien der palliativen Strahlenbehandlung dargestellt.

Die Leistungen der Strahlentherapie können, in ähnlicher Weise wie diejenigen der chirurgischen Behandlung, eine viel größere Steigerung erfahren, als durch irgendeine wissenschaftliche Entdeckung, wenn es gelingt, die Fälle früher zu erfassen. Die

Behandlung selbst bietet ferner, neben den medizinischen, auch ökonomische Probleme. Die Patienten bedürfen der Fürsorge, der Nachkontrolle und der Nachbehandlung. All diese organisatorischen Fragen sind in den einzelnen Ländern unterschiedlich gelöst worden. Sie werden zunächst vom allgemeinen Gesichtspunkt aus behandelt, wobei begreiflicherweise der Autor besonders die Verhältnisse seines Landes schildert und sich bemüht, auch Beispiele aus anderen Ländern zu bringen, um das Bild zu ergänzen, haben wir zusätzlich Vertreter aus einer Reihe europäischer Staaten aufgefordert, die Organisation der Krebsbekämpfung in ihrem Land darzustellen. Wir gingen von der Annahme aus, daß der Vergleich interessant und aufschlußreich sein könnte.

Als Anhang haben wir in diesem Band die Strahlentherapie bei veterinärmedizinischer Indikation aufgenommen.

Bern, Juli 1967 A. Zuppinger und G. J. van der Plaats

Preface

Modern radiotherapeutic procedures are most complex but when properly used can give beneficial results in both a curative and palliative sense. However, as with all other effective forms of treatment, undesirable sequelae may occur and it is therefore essential that radiotherapy should be practised as a medical art soundly based on accurate clinical observation. Without this background radiotherapy is bound to prove less effective than it may otherwise be, so giving rise to an unnecessary number of failures and possibly iatrogenic complications.

The curative approach to the treatment of individual tumours is discussed in Volumes XIX and XX. Just as the separation of pathological anatomy into general and special divisions is necessary, so a similar subdivision of radiotherapy is desirable.

In view of recent advances in this field, we believe that it is both necessary and useful to devote a special volume to the subject of general radiotherapy since none so far exists.

In such a volume the fundamental concept of malignant and non-malignant tumours must dominate, but the borderline lesions which cannot be placed rigidly in either category must not be forgotten.

Although patients are usually referred to the radiotherapist from other sources, it is still he who must make the final decision whether to treat or not and, if so, how to treat, and he alone must carry the responsibility of this decision. Consideration of the nature of the disease will influence such decisions from the very beginning: the physical and radiobiological prerequisites have been discussed in Volumes I and II. General tumour biology has only been discussed on the basis of histology and response to ionizing radiation.

The critical evaluation of one's own work, which is practised in all those branches of medicine dealing with malignant tumours and especially by centers of radiotherapy through publication of their results, is meaningful only if the patient material is comparable. The clinical staging of the original disease status is an absolute necessity for such comparisons and evaluations. This is presented from the standpoint of the most modern concepts as well as with consideration of historical development.

The scope of radiotherapy is not restricted to techniques described for use in individual cases in the chapters on particular tumours. The principles that determine the therapeutic plan recommended for a given case must also be appreciated and the special situations that may follow on the decision to use palliative radiotherapy must also be studied.

As in the case of surgery, the results of radiotherapy could be immeasurably improved by early diagnosis, possibly even more so than through new scientific discoveries. Radiotherapy involves, aside from medical problems, also economic problems. The patients require immediate care, follow-up control, and in some cases follow-up treatment. These various administrative problems have found different solutions in different countries. These have been presented from a general point of view whereby, understandably, the author pictures mainly his own experiences. Efforts have also been made to present examples from several countries and, in addition, we have requested a number of representatives from European countries to describe their own organization of cancer control programmes. We assume that such a comparison would not only be interesting but also instructive.

As an appendix to this volume, we have taken up the topic of radiotherapy in veterinary medicine.

Bern, July 1967

A. ZUPPINGER and G. J. VAN DER PLAATS

Inhaltsverzeichnis

Mitarbeiter von Band XVIII

Dr. Nils O. Berg, Institute of Pathology, University of Lund, Lund (Schweden)

Dr. Felix Burckhardt, Generalsekretär der Schweizerischen Nationalliga für Krebsbekämpfung und Krebsforschung, Basel (Schweiz), Bäumleingasse 22

Dr. Johannes Clemmesen, Finseninstitutet, Strandboulevarden 49, Kopenhagen (Dänemark)

Dr. Ch. Deckers, St. Jansbergsteenweg 303, Heverle/Löwen (Belgien)

Dr. G. L. Dulac, Laboratoire de Radiologie, 11 Rue Joseph-Bara, Paris 6e (France)

Professor Dr. Wilhelm Flaskamp, 42 Oberhausen, Grillostr. 20

L. Henry Garland, M. D., 450 Sutter Street, San Francisco 8, Calif. (USA)

Professor Dr. Dieter Hofmann, 44 Münster i. Westf., Westring 11

Dr. Helge Johansen, Radiumstationen Strandboulvard, Kopenhagen (Dänemark)

Professor Dr. R. Kepp, Universitäts-Frauenklinik, 63 Gießen (Lahn), Klinikstraße 28

Dr. Tadeusz Koszarowski, Oncological Institute, Warsaw (Poland)

Dr. M. Lederman, The Royal Marsden Hospital, Fulham Road, London S.W. 3

Professor Martin Lindgren, Strahlentherapeutische Klinik — Jubileumskliniken der Universität, Lund (Schweden)

Professor Dr. Eugene F. Lutterbeck, 185 North Wabash Avenue, Chicago (USA), Ill. 60601

Professor Dr. J. Maisin, Institut du Cancer, Louvain (Belgien), 37 voer des Capucins

Professor Dr. Heinz Oeser, Strahleninstitut-Klinik der Freien Universität Berlin im Städtischen Krankenhaus Westend, 1 Berlin 19, Spandauer Damm 130

Dr. A. Ratti, Istituto di Radiologia della Università di Milano, 44/1 Via Moscova, Milano (Italien)

Dr. Peter Sträuli, Pathologisches Institut der Universität Zürich, 8006 Zürich (Schweiz), Schmelzbergstr. 12

"Cancer (malignancy) must be defined operatively in terms of what the tumour cells do, not what they look like; otherwise the term ceases to have biological meaning." J. HUXLEY (1958)

"The chemical description of a tumor has little meaning unless it is read against the background of pathology and is rigidly controlled by microscopic criteria." J. P. GREENSTEIN (1954)

A. Gut- und Bösartigkeit von Tumoren

Von

P. Sträuli

Mit 5 Abbildungen

I. Einleitung

Das Problem der Gut- und Bösartigkeit von Tumoren gehört nach Ursprung und Bedeutung der praktischen Medizin an. Die klinische Empirie sammelte im Verlauf von Jahrhunderten ein gewaltiges Anschauungsgut über Wucherungsprozesse (Proliferationen) verschiedenster Art und ihre Bedeutung für den menschlichen Körper. Naturgemäß gelang es ihr jedoch nicht, in der großen Gruppe dieser Prozesse reparative, entzündliche und neoplastische Vorgänge auseinanderzuhalten. Hier mußte die Morphologie, d.h. die deskriptive Pathologie, einspringen. Im Anschluß an die Begründung der Cellularpathologie wurde im Verlauf eines runden Jahrhunderts die pathologisch-histologische Analyse der Wucherungsprozesse durchgeführt. Dabei konnte im großen und ganzen die Abgrenzung der echten Tumoren von den teilweise sehr ähnlichen nicht neoplastischen Veränderungen vollzogen werden. Restlos abgeschlossen ist jedoch der Auftrag auch heute noch nicht — denken wir etwa an die Retikulosen.

Die der Pathologie gestellte Aufgabe lag aber nicht nur darin, die echten Tumoren von den übrigen Gewebeproliferationen abzugrenzen. Die praktische Erfahrung hatte längst zur Unterscheidung gut- und bösartiger Verlaufsformen von Tumoren geführt. Gut- und Bösartigkeit waren in den klinischen Profilen meist eindeutig zu fassen: *Was das Leben des Menschen bedroht und schließlich zerstört, ist bösartig; was diese Eigenschaften nicht aufweist, ist gutartig* (ein positiver Begriff der Gutartigkeit im Sinne einer für den Körper nützlichen, „guten" Einwirkung wurde selten diskutiert; vgl. NICHOLSON, 1950). Die Pathologie sollte nun der Klinik an Stelle der Verlaufsbeurteilung, deren Ergebnis für den Erkrankten häufig zu spät kommen mußte, einen Momentanbefund liefern. Die Frage lautete: *Kann ein Tumor auf Grund seiner morphologischen Eigenschaften als gut- oder bösartig erkannt werden?* Die Beantwortung dieser Frage schloß also — ausdrücklich oder stillschweigend — eine prognostische Auskunft ein. Die Schwierigkeiten dieses Anliegens wurden erst nach und nach in ihrem vollen Umfang erkannt. Sie konzentrieren sich überwiegend auf zwei Sachverhalte.

Erstens handelt es sich bei der Gut- oder Bösartigkeit eines Tumors um das *Verhalten in der Zeit.* Die deskriptive Pathologie erfaßt aber das *Verhalten im Raum.* Sie kann zwar durch wiederholte Untersuchungen in kleineren oder größeren Abständen zu Aussagen über das Verhalten eines Tumors in der Zeit gelangen; der Forderung nach einem verbindlichen Momentanbefund, fixiert durch das Datum einer Probeexcision oder Operation, vermag sie aber damit nicht nachzukommen. Die Gut- oder Bösartigkeit eines Tumors ist also durch eine zeitliche Dimension bestimmt; mit dieser können sich die räumlichen Manifestationen des Tumorwachstums wandeln, und die zeitlich isolierte Erfassung dieser letzteren entbehrt deshalb oft eines wirklichen Aussagewertes. Zweitens spielt sich die

Entwicklung eines Tumors in einem Organismus ab. Die Reaktionsweise des Wirts beeinflußt das Verhalten des Tumors in hohem Maße; sie bedingt zwar im allgemeinen nicht geradezu die Gut- oder Bösartigkeit, kann sie aber stark modifizieren. Ausschlaggebend ist daher letzten Endes das *Tumor-Wirt-System.* Vom Wirtsorganismus erfaßt jedoch die deskriptive Pathologie bestenfalls die sog. Stromareaktion; im übrigen sind die morphologischen Korrelate der hier in Frage kommenden Wirtsreaktionen noch keineswegs genügend analysiert.

Vorerst und bis auf weiteres wurden diese Schwierigkeiten noch wenig beachtet. Das Problem der Gut- und Bösartigkeit fiel einer Forschungsepoche zu, in der die morphologische Analyse der menschlichen Tumoren einen gewaltigen Aufschwung nahm. Es ist die klassische Zeit der deutschen Pathologie; sie erstreckt sich von der Einführung der Cellularpathologie bis zum ersten Weltkrieg. Daß in dieser Epoche, die durch die führende Stellung der Morphologie gekennzeichnet ist, die Beschreibung und Abgrenzung gut- und bösartiger Tumoren mit den Mitteln der Morphologie durchgeführt wurde, ist selbstverständlich. Allerdings vertraten seit Virchow die meisten Pathologen die Auffassung, daß eine scharfe Trennung zwischen gut- und bösartigen Tumoren nicht der Natur der Sache, sondern lediglich einem Bedürfnis der Praxis entspräche. Diesem Bedürfnis der Praxis stellte nun aber die Pathologie ihre besten Kräfte zur Verfügung. Aus diesem Grunde ging aus den Bemühungen, die Gut- und Bösartigkeit morphologisch zu erfassen, ein Gedankengut hervor, das bis heute wirksam geblieben ist. Ein Beispiel ist der Begriff der Anaplasie. Für das Verständnis der aktuellen Situation ist deshalb die Kenntnis der Entwicklung der Begriffe in der klassischen Epoche der Pathologie unerläßlich.

Die morphologische Charakterisierung von Gut- und Bösartigkeit menschlicher Tumoren zog sich bis in die Mitte des 20. Jahrhunderts hin, wobei die Formanalyse im Hinblick auf die Prognose immer mehr verfeinert, ja überfeinert wurde. Schon seit dem ersten Weltkrieg machte sich jedoch diesen Bemühungen gegenüber eine skeptische Einstellung bemerkbar. Sie wurde ausgelöst durch die experimentelle Tumorforschung. Neben den morphologischen Kennzeichen der Tumoren traten jetzt mehr und mehr Merkmale ins Blickfeld, die nachfolgend, der Einfachheit halber, als „*funktionelle*" bezeichnet werden. So haben in jüngerer Zeit Biochemie, Immunologie und Cytogenetik eine Fülle von Eigenschaften verschiedenster Tumoren zusammengetragen, die das Verhalten dieser Tumoren bestimmen. *Für viele dieser funktionellen Merkmale ist aber vorderhand kein sicheres morphologisches Substrat bekannt.* Dementsprechend hat die Onkologie in den letzten Jahrzehnten ihr Schwergewicht von einer vorwiegend morphologischen auf eine vorwiegend funktionelle Orientierung verschoben. Allerdings wirkt einer allzu einseitigen Weiterentwicklung in dieser Richtung die Elektronenmikroskopie entgegen. Es kann angenommen werden, daß das Morphologische und das Funktionelle im Schoße der Molekularbiologie bzw. Molekularpathologie zu einer neuen Synthese gelangen werden; damit wird der Streit um den Vorrang der einen oder anderen Betrachtungsweise, der eines der großen Scheinprobleme der Biologie darstellt, verstummen.

Für die Gut- und Bösartigkeit von Tumoren hat die experimentelle Tumorforschung die erwähnten Beurteilungsschwierigkeiten eindrucksvoll bestätigt. So zeigen viele Modelle der experimentellen Cancerogenese die Bedeutung der zeitlichen Dimension für die Verhaltensanalyse der Tumoren. Beispiele sind der Teerkrebs der Haut und der Buttergelbkrebs der Leber mit ihrer fließenden Sequenz von Hyperplasien bzw. Hyperregeneraten, gutartigen und schließlich bösartigen Tumoren; ferner die Tumoren mit einer Progression von hormonabhängigen (konditionalen) zu hormonunabhängigen (autonomen) Stadien. Sodann hat die experimentelle Tumorforschung ein umfangreiches Tatsachenmaterial über die Abhängigkeit des Tumorverhaltens vom Zustand des Wirtsorganismus erarbeitet. Alle diese Ergebnisse fordern dazu auf, daß das Problem der Gut- und Bösartigkeit von der aktuellen Onkologie neu überprüft wird.

In diesem Rahmen müssen besonders die folgenden Aussagen der experimentellen Tumorforschung berücksichtigt werden:

1. Gut- und Bösartigkeit sind gleitende Stadien eines zusammenhängenden Prozesses.
2. Die Erfassung dieser Stadien ist mit morphologischen Methoden allein nicht möglich.

Stellen wir diesen Einsichten das Grundanliegen der klinischen Onkologie gegenüber, und wir erkennen das Dilemma, in dem wir uns befinden. Der Kliniker erwartet eine möglichst eindeutige Antwort auf die Frage, ob ein bestimmter Tumor eines bestimmten Patienten in einem bestimmten Zeitpunkt gut- oder bösartig ist. Zur Erstattung einer Antwort ist aber heute wie vor 100 Jahren allein die deskriptive Pathologie zuständig. Trotz aller Fortschritte der Tumorforschung in funktioneller Richtung ist keine andere Disziplin imstande, der Morphologie diese Verantwortung abzunehmen. Für die praktische Medizin ist der Kompromiß, daß die Morphologie noch am ehesten Aussagen über die Gut- und Bösartigkeit der Tumoren liefern kann, weiterhin tragbar. Dies um so eher, als bei den Geschwülsten des Menschen das Fließen der Verhaltensweise, das Gleiten zur Malignität viel weniger zum Ausdruck gelangt als bei den Tumoren der Laboratoriumstiere; die Gründe dafür werden im Verlauf dieser Übersicht zu erhärten sein. Trotzdem dürfen wir uns mit dem vorhandenen Dilemma nicht einfach abfinden, denn Grundlagenforschung und praktische Medizin sollen in jedem Zeitpunkt in bestmögliche Übereinstimmung gebracht werden. Die Richtung, in der diese Synthese gesucht werden muß, zeichnet sich ab: An die Stelle der morphologischen Beschreibung eines Tumors muß die morphologisch-funktionelle Beurteilung eines Tumor-Wirt-Systems treten.

II. Geschichtliche Entwicklung der Hauptbegriffe

Wolff erwähnt „die uralte, unwissenschaftliche Einteilung der Geschwülste in gutartige und bösartige“. Tatsächlich versucht die abendländische Medizin seit über 2000 Jahren, die an Kranken mit Tumoren und tumorähnlichen Leiden angestellten Beobachtungen zu ordnen; dabei ist das Bestreben deutlich erkennbar, eine Einteilung dieser Krankheiten nach Vorhandensein oder Fehlen einer Lebensgefährdung zu erreichen. Es wäre ein mühsames Unternehmen, die Gut- und Bösartigkeit von Tumoren durch die Medizingeschichte zu verfolgen — etwa angefangen bei dem unterschiedlichen Gebrauch der beiden Ausdrücke *καρκίνος* (karkinos) und *καρκίνομα* (karkinoma) in den hippokratischen Schriften. Glücklicherweise ist ein so weites Ausholen für die vorliegende Studie nicht notwendig. Ihre Fragestellung läßt sich, in Anlehnung an das Zitat von Wolff, folgendermaßen formulieren: *Kann die uralte Einteilung der Geschwülste in gutartige und bösartige wissenschaftlich durchgeführt werden?* Unerläßlich zur Beantwortung dieser Frage ist die Kenntnis der Entwicklungsgeschichte einiger Begriffe, zu denen in erster Linie *Homologie und Heterologie* sowie *Anaplasie* gehören. Die Evolution dieser Begriffe spielt sich zwar weitgehend in der Epoche der Cellularpathologie und damit der klassischen deutschen Pathologie ab, doch reichen ihre Anfänge teilweise weiter zurück.

So stammen die Begriffe *homolog* und *heterolog* aus der von Bichat begründeten, rein makroskopisch arbeitenden Gewebepathologie. Laennec (1804) teilte die Tumoren ein in homologe, die aus normalerweise im Körper vorkommenden Geweben aufgebaut sind, und in heterologe, deren Gewebe erst durch krankhafte Vorgänge entstehen und im gesunden Organismus nicht vorgebildet sind. Homologe Tumoren mußte es mithin gleich viele geben wie (nach der Bichatschen Lehre) Gewebe; an heterologen Tumoren unterschied Laennec Tuberkel, Scirrhus, Encephaloid und Melanose. Ebenfalls auf der Grundlage rein makroskopischer Beobachtungen trennte Lobstein (1829) im Rahmen seiner humoral-pathologischen Theorie von der Geschwulstentstehung aus einer euplastischen oder kakoplastischen Lymphe die Tumoren in *homöoplastische und heteroplastische.* In Deutschland wurden die Vorstellungen der Bichatschen Schule über die beiden Hauptklassen der Geschwülste vor allem von Meckel (1818) und Heusinger (1822) aufgegriffen.

Mit dem Aufkommen des Mikroskops konnten solche Einteilungsversuche grundsätzlich um eine Dimension erweitert werden. Die einfachste Lösung lag darin, den

Unterschied zwischen homo- und heterologen (bzw. homöo- und heteroplastischen) Tumoren in einer besonderen Zellart zu sehen. Diese Möglichkeiten exerzierte LEBERT (1845) durch, indem er die Geschwülste nach Fehlen oder Vorhandensein einer vermeintlichen spezifischen Krebszelle in *homöomorphe und heteromorphe* gliederte.

Dies war eine häufige und in der Folge noch öfters beschrittene Sackgasse der mikroskopischen Onkologie. Sie wurde jedoch von Anfang an von den beiden Männern vermieden, denen die eigentliche cellularpathologische Geschwulstbetrachtung zu verdanken ist: MÜLLER und VIRCHOW. Für das Verständnis ihrer Aufgaben und Leistungen ist es nützlich, sich daran zu erinnern, daß sie sich mit einer Einteilung der Geschwülste in homo- und heterologe, entsprechend dem Aufbau aus normalen, körpereigenen, bzw. abnormen, körperfremden Elementen, auseinanderzusetzen hatten, und daß sich diese Klassifizierung weitgehend mit Gut- und Bösartigkeit deckte (WOLFF).

Die cellularpathologische Geschwulstbetrachtung wurde von JOHANNES MÜLLER 1838 vorbereitet (STRÄULI, 1957). Die doppelte Aufgabe lag darin, einmal den Aufbau sämtlicher Geschwülste aus Zellen zu zeigen, sodann die Entstehung dieser zelligen Neubildungen aus Körperzellen zu beweisen. Die umfassende Lösung gelang erst VIRCHOW. MÜLLER fand bei seinen mikroskopischen Untersuchungen bei einem Großteil der Tumoren bestimmte Strukturelemente, die er Elementarteile nannte und für Entwicklungsstufen bzw. Aequivalente von Zellen hielt. Diese Strukturelemente der Geschwülste ließ er, entsprechend der Blastemtheorie, aus einer flüssigen Matrix, einem entzündlichen Exsudat besonderer Art, hervorgehen. Auch VIRCHOW hing in seinen ersten Veröffentlichungen zum Geschwulstproblem dieser Auffassung an. An Elementarteilen, die, einzeln oder gemischt, den Großteil der Geschwülste ausmachten, nannte MÜLLER: Körner, Zellen, geschwänzte Körperchen, Fasern und Kristalle. Dabei handelte es sich für ihn um eine Entwicklungsreihe: Im amorphen Blastem treten zuerst Körner auf, aus diesen gehen Zellen und aus diesen wiederum geschwänzte Körperchen und Fasern hervor. Diese Elementarteile fand MÜLLER in sämtlichen Tumoren, sowohl in krebshaften als auch in denjenigen, die mit krebshaften verwechselt werden konnten. Die Einteilung in krebshafte und nicht-krebshafte Geschwülste nahm MÜLLER nach folgenden Gesichtspunkten vor:

„Krebshaft können im allgemeinen alle Geschwülste genannt werden, welche die natürliche Struktur aller Gewebe aufheben, welche gleich anfangs konstitutionell sind oder es im natürlichen Verlauf ihrer Entwicklung regelmäßig werden, welche konstitutionell geworden, regelmäßig nach der Exstirpation wiederkehren und zum sicheren Ruin der Individuen führen."

Zur Gruppe der krebshaften Geschwülste gehören Scirrhus oder Carcinoma simplex, ferner Carcinoma reticulare, alveolare, melanodes, medullare und fasciculatum; zur anderen Gruppe Enchondroma, Cholesteatoma, Cystoide und Cystosarcoma sowie sehnige Fasergeschwülste. Da sich die Geschwülste der beiden Klassen nicht nach Unterschieden ihrer Elementarteile auseinanderhalten ließen, kam für MÜLLER das Prinzip der Homo- und Heterologie nicht in Frage:

„Das Carcinom ist kein heterologes Gewebe und die feinsten Theile seines Gewebes unterscheiden sich nicht wesentlich von den Gewebetheilen gutartiger Geschwülste und der primitiven Gewebe des Embryos."

Es verdient festgehalten zu werden, daß somit schon im allerersten Beginn der cellularpathologischen Geschwulstbetrachtung die Ansicht ausgesprochen wurde, daß nach mikroskopischen Gesichtspunkten eine Trennung in gut- und bösartige Geschwülste nicht vorgenommen werden kann. MÜLLERs Schlußfolgerungen lauten:

„Das Prinzip der Einteilung der Geschwülste in Gruppen kann weder allein von der feinsten Struktur, noch von der chemischen Beschaffenheit hergenommen werden. Denn die in Hinsicht ihrer physiologischen Natur und Heilbarkeit verschiedensten Geschwülste können gleiche feinste Strukturen besitzen, bei gleicher chemischer Beschaffenheit Verschiedenheit der Struktur oder Verschiedenheit in Hinsicht der physiologischen Eigenschaften und der Heilbarkeit. Man muß daher diese Gesichtspunkte zugleich bei der Aufstellung der Gruppen berücksichtigen . . . Der praktische Zweck unserer Untersuchungen empfiehlt uns übrigens, jedenfalls die Geschwülste von verschiedener physiologischer Diathese, von gut- und bösartiger Beschaffenheit zu trennen."

So weit diese stark physiologisch orientierte Frühphase der Cellularpathologie. Wir kommen zu VIRCHOW, der mit der Auffassung seines Lehrers MÜLLER über Homo- und Heterologie der Tumoren nicht übereinstimmte. Es entging dem Begründer der Cellularpathologie nicht, daß ein Großteil der Tumoren in seinem mikroskopischen Bau mehr oder weniger von den unmittelbar umgebenden Wirtsgeweben abweicht. In solchen Fällen war es aber im allgemeinen möglich, die Geschwulstgewebe mit anderswo im Wirtsorganismus vorhandenen oder während seiner Entwicklung vorübergehend angelegten Geweben in Übereinstimmung zu bringen oder wenigstens als Überschußbildungen normaler Wirtsgewebe zu erkennen. Die scheinbare Heterologie konnte also damit erklärt werden („Cellularpathologie" 1858)

„. . . daß ein Gebilde erzeugt wird an einem Punkte, wo es nicht hingehört oder zu einer Zeit, wo es nicht erzeugt werden soll, oder in einem Grade, welcher von der typischen Bildung des Körpers abweicht. Jede Heterologie ist also, genauer bezeichnet, entweder eine Heterotopie, eine Aberratio loci, oder eine Aberratio temporis, eine Heterochromie, oder endlich eine bloß quantitative Abweichung, Heterometrie. Man muß sich aber wohl in Acht nehmen, diese Heterologie im weiteren Sinne des Wortes nicht zu verwechseln mit dem Begriffe der Malignität."

Eine gründliche Darstellung der Homo- und Heterologie findet sich in „Die krankhaften Geschwülste", wo dem Begriffspaar im ersten Band (1863) eine ganze Vorlesung gewidmet ist. Darin steht mit der wünschenswertesten Anschaulichkeit:

„So wenig wie Jemand glauben wird, daß der menschliche Körper Kirschkerne oder Pflaumensteine in sich erzeugt, oder daß irgendein pflanzliches Gebilde aus einer besonderen Abweichung des thierischen Körpers hervorgeht, so bestimmt man voraussetzen muß, daß, was der Mensch produciert, immer etwas menschliches sein wird, und was das Thier produciert, immer etwas thierisches, so wird man auch nicht die Überzeugung haben können, daß ein Ding sui generis aus dem menschlichen Körper hervorgehen solle, was generisch von den Theilen dieses Körpers verschieden sei. Es kann ein Haar an einem Orte entstehen und wachsen, wo wir gar nicht erwarten, daß Haare vorkommen. Aber Niemand wird erwarten und sich vorstellen, daß im menschlichen Körper eine Feder wachsen könne. Nun gibt es Geschwülste mit Haaren im Menschen, und gelegentlich findet man, wenn man eine Gans zerlegt, in ihr eine Geschwulst mit Federn. Das ist begreiflich; das liegt innerhalb des Typus des Individuums. Aber wenn einmal ein Mensch eine Geschwulst mit Federn erzeugte oder eine Gans eine Geschwulst mit Haaren, so würde dies eine Art von Sui-generis-production sein, weil das Product abweichen würde von dem, was in dem Individuum einmal typisch niedergelegt ist. Der Typus, der überhaupt maaßgebend ist für die Entwicklung und Bildung im Körper, ist auch maaßgebend für die Entwicklung und Bildung der Geschwülste. Einen anderen, einen neuen, unabhängigen Typus giebt es nirgend. . . . Vielmehr finde ich, daß jede Art der Geschwulstbildung, sie mag sein, wie sie will, im Wesentlichen übereinstimmt mit bekannten typischen Bildungen des Körpers, und daß der wesentlichste Unterschied der verschiedenen Geschwülste unter sich darin beruht, daß Gewebe des Körpers, die an sich normal sind, bald in Form von Geschwülsten entstehen inmitten von Stellen, welche dieses Gewebe im Normalzustand enthalten, bald dagegen an Stellen, welche dieses Gewebe normal nicht enthalten. Das erste nenne ich Homologie, das zweite Heterologie."

VIRCHOW betont in der Folge, daß dieselbe Geschwulstart unter Umständen homolog, unter anderen heterolog sein kann. Zum Verständnis dieser Aussagen müssen VIRCHOWs Vorstellungen über die Pathogenese der Geschwülste dienen. Die Matrix aller Tumoren ist nach VIRCHOW nicht mehr ein geformtes Blastem, sondern ganz allgemein das Bindegewebe. Nur ganz ausnahmsweise können aus diesem Matriculargewebe Geschwülste unmittelbar, gewissermaßen per primam intentionem, hervorgehen, als direkte Hyperplasien, und dabei von Anfang an den Typus des Muttergewebes wiederholen. Normalerweise treten nach VIRCHOWs Vorstellungen in der bindegewebigen Matrix zuerst sog. Bildungs- oder Primordialzellen auf, kleine, indifferente Elemente, die nicht mehr dem Habitus des Ausgangsgewebes entsprechen. Die Phase der Primordialzellen wird als Granulationszustand bezeichnet. Die Einzelelemente sind multipotent, „sie verhalten sich wie die embryonalen Zellen" („Cellularpathologie"). Die „Differenzierung" der Primordialzellen kann demgemäß verschiedene Wege gehen; entstehen Tumorgewebe vom Typus des Muttergewebes, so handelt es sich um Homologie bzw. Homöoplasie; entsprechen die Tumorgewebe nicht dem Standorttypus, liegt Heterologie bzw. Heteroplasie vor.

Hier kann nun die Betrachtung von VIRCHOWs Auffassung über Gut- und Bösartigkeit angeschlossen werden. Die Grundlage der Beurteilung bilden Homo- und Heterologie;

die beiden Begriffe haben aber einen Wandel durchgemacht: heterologe Tumoren enthalten nicht körperfremde bzw. krankhafte Gewebe, sondern standortfremde Gewebe. Diese heterotopen Gewebe sind durch Heteroplasie, d.h. durch atypische Differenzierung der örtlichen bindegewebigen Geschwulstmatrix entstanden zu denken. Auf Virchows neuen Begriff der Homo- und Heterologie baut sich derjenige der Gut- und Bösartigkeit auf. Homo- und Heterologie gelten als ihre wichtigsten, wenn auch nicht ausschließlichen Merkmale:

„Eine solche Trennung hat aber auch einen praktischen Werth, insofern die homologen Geschwülste im Allgemeinen alle in die Klasse der Hyperplasien, der bloßen Wucherungen des normalen Gewebes hineingehören, und daher das Praejudiz der Gutartigkeit an sich tragen. Es entspricht aber allerdings diese Gruppe im Großen dem, was man unter dem Namen der gutartigen Geschwülste bezeichnet hat. Andrerseits entspricht auch im Großen der Begriff der Bösartigkeit der heterologen Gruppe; nur nicht so, daß diese Geschwülste alle in gleicher Weise bösartig seien, sondern so, daß man innerhalb dieser Gruppe eine Scala der Bösartigkeit, der Schädlichkeit aufstellen muß, und daß auf den untersten Stufen derselben Geschwülste stehen, die nur in dem allerunerheblichsten Maasse bösartig sind, so daß man sie allenfalls mit in die Reihe der gutartigen hinüberrechnen könnte.“ („Die krankhaften Geschwülste“.)

Ein ziemlich breiter Überschneidungsbereich bleibt bestehen. Er ist vor allem gegeben durch die von Virchow vielfach hervorgehobene Tatsache der unterschiedlichen Grade der Heterologie:

„Wenn also eine Knorpel- oder Knochengeschwulst im Bindegewebe, eine Schleimgeschwulst im Fettgewebe entsteht, so ist das lange nicht so heterolog, als wenn eine Epidermoidalgeschwulst im Bindegewebe oder eine Cylinderepithelgeschwulst in einer Lymphdrüse sich bildet. Heterolog ist auch eine Knorpelgeschwulst, die im Binde- oder im Knochengewebe hervorwächst, aber sie ist es nicht in dem Grade, wie eine Epithelial- oder eine Muskelgeschwulst es an derselben Stelle sein würde.“ („Die krankhaften Geschwülste“.)

Entsprechend diesen Graden der Heterologie bestehen Grade der Malignität. Die *Skala der Bösartigkeit* kann geradezu als ein Lieblingsgedanke Virchows bezeichnet werden, dessen erste Formulierung bis 1849 zurückgeht. Mit der Homo- und Heterologie überschneidet sich ferner das Verhältnis, in welchem die Geschwülste flüssige Stoffe (Parenchymsaft, Humor, Succus) erzeugen: je mehr, desto bösartiger, da mittels des Parenchymsaftes das infektionsartige Übergreifen auf die Umgebung geschieht. Trockene Tumoren, auch wenn sie heterolog sind, erweisen sich eher als gutartig, feuchte, auch wenn sie homolog sind, eher als bösartig:

„Auch unter den Bildungen, welche den gewöhnlichen Bindegewebssubstanzen analog, also scheinbar vollkommen homolog und gutartig sind, erweisen sich die saftreichen als viel mehr ansteckungsfähig als die trockenen. Die einfache Fettgeschwulst (Lipom) ist immer gutartig. Das Myxom (Schleimgeschwulst), welches immer Flüssigkeit mit sich führt, ist jedesmal eine verdächtige Geschwulst; in dem Maasse seines Saftreichtums recidiviert es oft. Die Knorpelgeschwulst (Enchondrom), welche früher als unzweifelhaft gutartige Geschwulst geschildert wurde, kommt zuweilen in weichen, mehr gallertartigen Formen vor, welche eben solche inneren Metastasen bedingen können, wie der eigentliche Krebs. Selbst die Bindegewebsgeschwülste (Fibrome) werden unter Umständen reicher an Zellen, vergrößern sich, ihr Zwischenbindegewebe wird saftreicher, ja in manchen Fällen schwindet die Grundsubstanz so vollständig, daß zuletzt fast nur noch zellige Elemente übrig bleiben So entstehen Formen, welche meiner Ansicht nach sehr unzweckmäßig fibroplastische Geschwülste genannt worden sind und viel besser mit dem alten Namen der Sarkome bezeichnet werden. Sie sind zunächst allerdings gutartig, aber nicht selten recidivieren sie, wie die Epithelialkrebse, in loco; unter gewissen Verhältnissen recurriren sie in den Lymphdrüsen, und in manchen Fällen kommen sie in so ausgedehnten Metastasen durch den ganzen Körper vor, daß fast kein Organ davon verschont bleibt.“ („Cellularpathologie“.)

Dieses Zitat mag vor allem auch zeigen, daß Virchow nicht daran dachte, die homologen Tumoren als bloße Hyperplasien grundsätzlich von den echten Geschwülsten abzugrenzen.

Virchow ging 1888 noch einmal zusammenfassend auf die Diagnose und Prognose des Krebses ein, im wesentlichen also auf die Frage der Gut- und Bösartigkeit. Er betonte in dieser Arbeit, daß es keine Tumoren gäbe, denen der Charakter der Bösartigkeit konstant und in gleicher Stärke eigen wäre; andererseits könnten auch die scheinbar gutartigsten und am meisten lokalen Geschwülste gelegentlich Metastasen machen. Demgemäß hätte „. . . die Frage nach dem Verlauf, so wichtig sie auch für die Betrachtung des einzelnen Falles ist, aufgehört, ein diagnostisches Prinzip zu ergeben.“ Virchow machte sich nie anheischig, aus der Kombination physiologischer (= klinischer) und morphologischer Eigenschaften der Tumoren eine widerspruchsfreie Einteilung zustande zu bringen. Angesichts der Unmöglichkeit einer solchen Synthese baute er die Diagnose, und damit die Klassifikation der Tumoren, sehr bewußt und nachdrücklich auf dem Primat der anatomischen Kriterien auf. Homologie und Heterologie blieben in dieser Einteilung die wichtigsten Prinzipien; mit ihnen ließen sich die Verlaufsmerkmale Gut- und Bösartigkeit im großen und ganzen, wenn auch nicht grundsätzlich, zur Deckung bringen. Tumoren mit standortgemäßen Geweben, also homologe, konnten dabei zur Hauptsache als gutartig gelten. Bei den aus standortfremden Geweben aufgebauten Geschwülsten entschied der Grad der Abweichung vom Ortstyp gemeinsam mit modifizierenden Faktoren (wie Gehalt des Tumorgewebes an Parenchymsaft) über den Grad der Bösartigkeit; derselbe konnte sehr geringfügig sein, wie beim Carcinoma epidermoidale und gewaltiges Ausmaß erreichen, wie beim Carcinoma melanodes. Die rein morphologisch zu stellende Diagnose, d.h. ohne Berücksichtigung des klinischen Verlaufs, sollte also immerhin gewisse elementare Aussagen über die Prognose weiterhin machen können.

Virchow hatte die Entstehung aller heterologen Tumorgewebe durch atypische Differenzierung der örtlichen bindegewebigen Geschwulstmatrix erklärt (s. oben). Damit war natürlich nicht mehr viel anzufangen, nachdem sich einmal die Epithelialtheorie der Carcinome durchgesetzt hatte. Das Auftreten nicht nur standortfremder, sondern, wie nicht länger zu übersehen war, überhaupt nirgends in einem gesunden Organismus vorkommender Elemente, mußte anders erklärt werden. Unangetastet blieb Virchows Erkenntnis, daß alle Tumorzellen Körperzellen sein mußten. An den Körperzellen mußte sich nun ein ganz besonderer Vorgang abspielen, der den eigentlichen Schritt zur Bösartigkeit darstellt. Die wichtigste Theorie, die sich mit der Umwandlung vorher normaler Körperzellen in die atypischen Elemente der nicht homologen Geschwülste beschäftigte, ist durch das Stichwort *Anaplasie* gekennzeichnet. Auf diesen Begriff ist im Rahmen dieser historischen Übersicht kurz einzugehen.

Hansemann (1893, 1902, 1907, 1920) faßte darunter die neuartigen Eigenschaften, welche Tumorzellen annehmen können, zusammen. Die Entstehung anaplastischer Zellen erklärte er, in teilweiser Übereinstimmung mit Boveri (1902, 1914), durch asymmetrische Zellteilungen mit ungleichmäßiger Verteilung der Chromosomen auf die Tochterzellen, ferner durch degenerative Erscheinungen an einzelnen Chromosomen oder Chromosomenteilen. Auf diese Weise müssen Elemente auftreten, deren verringertes Kernchromatin wohl noch die Zellteilung, dagegen nicht mehr, bzw. nicht mehr in vollem Umfang, die Zelldifferenzierung zuläßt. Diese neuen Zellen weisen also gegenüber ihren Ursprungszellen einen Differenzierungsverlust, eine *Entdifferenzierung* auf. Als morphologischer Ausdruck dieser Entdifferenzierung gelten sinngemäß die sichtbaren Kern- bzw. Kernteilungsanomalien. Funktionell besteht die Entdifferenzierung, die als der Hauptinhalt des Anaplasiebegriffs Hansemanns aufzufassen ist, in einer Herabsetzung des Zellaltruismus: die veränderten Elemente lösen sich aus dem straffen funktionellen Gefüge des Zellenstaates und erlangen damit zwangsläufig eine Steigerung ihrer selbständigen Existenzfähigkeit. Die beiden gekoppelten Eigenschaften — Verlust an Altruismus und Gewinn an Selbständigkeit — bilden somit das funktionelle Kennzeichen der Tumorzellen. In der letzten Übersicht (1920) gab Hansemann eine kurze und klare Definition seines Anaplasiebegriffes:

„Diesen verschiedenen Grad der Entdifferenzierung zusammen mit der größeren selbständigen Existenzfähigkeit bezeichne ich als Anaplasie, ein Name, der in diesem Sinne in die medizinische Nomenklatur übergegangen ist."

Das Ausmaß der Anaplasie konnte dabei sehr verschieden sein. Wie waren nun aber die unterschiedlichen Grade der Anaplasie für die Einteilung der Tumoren zu bewerten? Hansemann stellte sich in diesem Zusammenhang die Frage, ob sämtliche echten Geschwülste auf eine Anaplasie der Zellen zurückgeführt werden könnten:

„In gutartigen Geschwülsten, sowohl solchen, die sich von Epithelien, wie solchen, die sich von Bindesubstanzen aus entwickeln, finden sich weder an den ruhenden noch an den sich teilenden Zellen Veränderungen, die mit den oben als anaplastisch gedeuteten irgendwie in Übereinstimmung zu bringen wären. Freilich finden sich auch in Geschwülsten, die unzweifelhaft mit Carcinomen nichts zu tun haben, die, soviel wir wissen, niemals in Carcinome übergehen, eigentümliche Abweichungen der Mitosen von denen des Muttergewebes. Die Veränderungen sind jedoch, besonders wenn man sehr zahlreiche Mitosen sieht, nicht so erheblich und vor allem nicht so principieller Natur wie in den bösartigen Geschwülsten. Dem könnte man freilich gegenüber halten, daß auch in Carcinomen geringer Anaplasie die Abweichung der Karyokinese nicht eine sehr erhebliche ist. Ich würde auch diese geringe Abweichung in Carcinomen geringer Anaplasie nicht als beweisend angesehen haben, wenn ich nicht die gradatim fortschreitende stärkere Abweichung in Carcinomen mit stärkerer Anaplasie beobachtet hätte und es ist im Auge zu behalten, daß die ersten Anfänge der Anaplasie ganz gering und unmerklich sind, wie man ja auch bekanntlich nicht imstande ist, jedes Carcinom, ohne Ausnahme, histologisch als solches zu erkennen." (1893)

Das heißt mit anderen Worten, daß die gutartigen Tumoren und ein Teil der bösartigen keine Anaplasie erkennen lassen, daß sich also Anaplasie und Bösartigkeit nicht voll zur Deckung bringen lassen. Vorhandensein der Anaplasie bedeutet zwar Bösartigkeit, ihr Fehlen jedoch nicht Gutartigkeit. Hansemann zog daraus den Schluß, daß eine scharfe Abgrenzung gut- und bösartiger Tumoren nicht möglich sei.

„Es ist daher ganz selbstverständlich und spricht durchaus nicht, wie von Manchen angenommen wird, gegen die Existenz anaplastischer Zustände, wenn man nicht imstande ist, die geringsten Grade der Anaplasie mit dem Mikroskop nachzuweisen. Selbst in solchen Fällen, wo die Zellen ihre größere selbständige Existenzfähigkeit bereits durch die vorhandene Malignität der Geschwulst dokumentiert haben. Es kann aber keinem Zweifel unterliegen, daß diese Verwischung der Grenze zwischen den gutartigen und bösartigen Geschwülsten nicht bloß für unsere mangelhafte Erkenntnisfähigkeit besteht, sondern auch in Wirklichkeit, und es haben eigentlich niemals die Pathologen daran gezweifelt, daß es eine scharfe Grenze zwischen gutartigen und bösartigen Geschwülsten nicht gibt." (1907)

Damit steht nicht im Widerspruch, daß es nach Hansemann einen eindeutig charakterisierten Begriff der Bösartigkeit gibt:

„Die anatomische Definition der Malignität ist eine durchaus scharfe. Wir nennen einen Tumor maligne, wenn er destruierend, nicht nur verdrängend in die Umgebung hineinwächst und Metastasen macht, d. h. gleichartige Wucherungen, von dem Primärtumor getrennt." (1902)

Sind die Forderungen dieser Definition erfüllt, liegt einwandfrei ein bösartiger Tumor vor. Entspricht eine Geschwulst nur teilweise den Bedingungen, so ist die Situation mehrdeutig: Hansemann nennt Tumoren, die destruierend wachsen und rezidivieren, aber keine Metastasen machen, lokal bösartig; solche, die destruierend wachsen und gelegentlich Metastasen machen, bedingt bösartig.

Alle Abweichungen der Tumorzellen von normalen Zellen, morphologische so gut wie funktionelle, sind in dem Ausdruck Anaplasie zusammengefaßt. In dieser allgemeinen Verwendungsweise hat sich der Begriff als brauchbar und dauerhaft erwiesen. Über Entstehung und Natur dieser Abweichungen ist allerdings im Anschluß an die Arbeiten Hansemanns eine umfangreiche Diskussion entstanden. In ihren Rahmen gehört der Vorschlag von Beneke und Fischer-Wasels, den Begriff der Anaplasie durch den der *Kataplasie* zu ersetzen; da er keine neuen Einsichten ergeben hat, erübrigt sich hier seine Besprechung.

Die Vorstellungen Hansemanns wurden modifiziert von Borst. Dieser zweifelte an der Möglichkeit der Entdifferenzierung normaler differenzierter Zellen und glaubte eher, daß die morphologischen und funktionellen Besonderheiten der Geschwülste „. . . an einem von vornherein eigenartigen Gewebe, also infolge kongenitaler Anlage disponierten Gewebe . . ." (1902) zum Vorschein kämen. An diesem Ausgangsgewebe sollte sich ein quantitativ exzessives und qualitativ abnormes (degeneratives) Wachstum abspielen. Borst brauchte deshalb vor allem den Begriff der *Gewebsreife:*

„Die Differenzierung, Ausreifung der Gewebe ist in den Blastomen stets geringer als in den entsprechenden typischen Geweben. Der Grad der Atypie ist freilich sehr verschieden. Manche Geschwülste zeigen nur sehr subtile Unterschiede gegenüber den entsprechenden typischen Geweben — das sind die sogenannten homoioplastischen (homoiotypischen) Geschwülste oder Geschwülste von geringer Ana-(Kata-)plasie oder Geschwülste mit vorgeschrittener Gewebsreife. Bei anderen Blastomen verbirgt sich der normale Wachstumstypus mehr und mehr, die Atypie des Wachstumsproduktes tritt stärker hervor — das sind die sogenannten heteroplastischen (heterotypischen) Geschwülste, die stark ana-(kata-)plastischen Tumoren, die Blastome mit mangelhafter Gewebsreife." (1902)

Ein *autonomer Wachstumsexzeß* liegt nach BORST allen echten Geschwülsten zugrunde; in dieser Hinsicht besteht kein prinzipieller Unterschied zwischen gut- und bösartigen Tumoren:

„Dieser Wachstumsexzeß erreicht bei den malignen Geschwülsten die höchsten Grade. Und wenn deshalb bei den malignen Geschwülsten das blastomatöse Wachstumsproblem viel aufdringlicher in die Erscheinung tritt als bei den gutartigen, so ist es in den letzteren prinzipiell doch ebenso erhalten wie in den ersteren, und man wird nur verschiedene Grade der gleichen Störung des Zellebens annehmen dürfen, um den offenkundigen Beziehungen der benignen zu den malignen Blastomen gerecht werden zu können.“ (1924)

Morphologisch lassen sich gut- und bösartige Tumoren bis zu einem gewissen Grade durch das Ausmaß der Gewebsreife auseinanderhalten. Völlig verläßlich ist jedoch dieses Kennzeichen nicht. BORST gelangte daher zur Schlußfolgerung, daß nur das destruktive Wachstum die Bösartigkeit eines Tumors beweist: „So scheint mir also als ausschließliches Attribut der malignen Geschwülste nur die *Autodestruktivität* anerkannt werden zu können“ (1924).

Die Begriffe *Homologie und Heterologie* haben bis zum heutigen Tag eine gewisse Bedeutung behalten. Sie gestatten eine grob-übersichtsmäßige Beurteilung der Geschwülste, entsprechend der Formulierung von LETTERER:

„Die Erfahrung lehrt, daß die Gruppe der gutartigen Gewächse in der Regel den homologen Gewebsbau, die bösartigen den heterolog-atypischen Bau zeigen; aber auch diese Regel ist kein Gesetz und hat ihre Ausnahme.“ (1959)

Mit Homologie und Heterologie wird bewußt oder unbewußt eine histogenetische Aussage angestrebt. Nun wird aber im 20. Jahrhundert das Prinzip einer histogenetischen Einteilung der Tumoren, das seit VIRCHOW die morphologische Onkologie beherrscht hat, mit immer größerer Zurückhaltung gehandhabt. Immerhin ist dort, wo Tumorzellen eine ausgesprochene Ähnlichkeit mit Normalzellen aufweisen, eine Ableitung der einen Form aus der anderen naheliegend. Hier ist der Begriff der Homologie durchaus brauchbar; er entspricht der Gutartigkeit (v. ALBERTINI, 1955). Liegt jedoch eine solche Ähnlichkeit nicht vor, so wird die histogenetische Ableitung zur Spekulation. Dies gilt vielfach auch für den Versuch, Übereinstimmungen zwischen Tumorgeweben und Normalgeweben früher Entwicklungsphasen zu finden. Allerdings läßt sich manchmal strukturanalytisch ein Rückschluß auf embryonale oder fetale Gewebe durchführen (z.B. bei den epithelialen Geschwülsten der Schilddrüse). Im großen und ganzen kann aber der Begriff der Heterologie nicht mehr ausdrücken als die Ungewißheit der Ableitung; dies muß nicht gleichbedeutend sein mit Bösartigkeit.

Auch der Begriff *Anaplasie* hat sich gehalten. Er wird nicht selten gleichsinnig mit Heterologie gebraucht, geht aber im Grunde genommen weit darüber hinaus. Die Anaplasie drückt aus, daß die eingetretenen Veränderungen nicht mehr nur im Ungemäßen des Standortes und der Lebensphase liegen, daß es vielmehr für sie unter den normalen Geweben des wachsenden und erwachsenen Organismus überhaupt kein Pendant mehr gibt. Wie erwähnt, verstand HANSEMANN unter der Anaplasie alle morphologischen und funktionellen Abweichungen der Tumorzellen von Normalzellen. Dies ist theoretisch gerechtfertigt. In der praktischen Diagnostik spielen aber bisher nur die morphologischen Merkmale eine Rolle. Dementsprechend dient der Begriff der Anaplasie heute ganz überwiegend der zusammenfassenden Bezeichnung der Formabweichungen bösartiger Tumoren. In dieser Bedeutung wird er uns im folgenden Abschnitt wieder begegnen.

Welches ist nun die Gesamtbewertung der Gut- und Bösartigkeit von Tumoren in der klassischen Ära der deutschen Pathologie? Sie geht aus einer Formulierung von ALBRECHT (1907) hervor, die in unserer Zitatenreihe den Abschluß bilden soll:

„Die Unterscheidung der Geschwülste in benigne und maligne ist bekannter- und vielbeklagtermaßen keine wissenschaftliche, sondern eine praktische, keine pathologisch-anatomische, sondern eine klinische. Die Grenze ist keine scharfe, weder morphologisch, noch physiologisch. Aber ebenso oft wie die Theorie den unscharfen Begriff verwirft, ebenso oft hält ihn die Praxis ihr wieder zur Beantwortung vor. Klinisch wird man schließlich jeden Tumor als bösartig betrachten müssen, welcher durch seine Eigenart oder durch Komplikationen, welche aus dieser Eigenart hervorgehen, im weiteren Verlauf zum Untergange seines Trägers führen muß. Pathologisch-anatomisch hat man sich im großen und ganzen dahin geeinigt, drei Haupteigentümlichkeiten als charakteristisch, wenn auch in verschiedenem Grade, bei malignen Tumoren zu betrachten:

1. gesteigerte, anscheinend unbegrenzte Assimilation und Proliferation;
2. Eindringen in normale Gewebe;
3. Metastasenbildung; wozu oft noch
4. die lokale Rezidivbildung gerechnet wird."

Homologie und Heterologie sowie Anaplasie sind die wichtigsten Begriffe, die wir aus dem geschichtlichen Überblick übernehmen müssen, um den gegenwärtigen Stand des Malignitätsproblems darzulegen. Außerdem soll dieser historische Abschnitt die Konstanz des entscheidenden Ideengutes zeigen. Eine Grundvorstellung, wie diejenige von der Skala der Bösartigkeit, die heute so lebhaft diskutiert wird, liegt schon bei VIRCHOW voll ausgebildet vor. Erst in der Mitte unseres Jahrhunderts ist eine prinzipiell neue Idee über Gut- und Bösartigkeit aufgetaucht. Sie besteht in dem Versuch von BÜNGELER, nur noch die bösartigen Tumoren als echte Geschwülste anzuerkennen, die gutartigen dagegen als regulierte Wachstumsstörungen zu deuten und damit völlig aus der Klasse der Geschwülste auszuklammern. Die Betrachtung dieser Vorstellung soll jedoch nicht mehr in diesem geschichtlichen Teil, sondern im folgenden Kapitel vorgenommen werden.

III. Gut- und Bösartigkeit von Tumoren als Gegenstand der Grundlagenforschung

Dieses Kapitel soll in gedrängter Form eine Eigenschafts- und Bedeutungslehre der Tumoren vermitteln. *Was für Eigenschaften von Tumoren kann die Grundlagenforschung erfassen, und welche Folgerungen für die Bedeutung der Tumoren — ihre Gut- und Bösartigkeit — muß sie auf Grund dieser Eigenschaften ziehen?*

Von vornherein muß hierzu eine einschränkende Bemerkung gemacht werden: Der Großteil der zur Verfügung stehenden Untersuchungsergebnisse betrifft Tumoren, deren Bösartigkeit von Anfang an feststand und denen gerade deshalb das Interesse zugewandt wurde. Mit anderen Worten: Die bösartigen Tumoren sind besser erforscht als die gutartigen, und die Zusammenstellung der von der Grundlagenforschung erarbeiteten Tumoreigenschaften ergibt viel eher ein Inventar der Malignität als ein solches der Neoplasie schlechthin.

Das Kapitel ist folgendermaßen gegliedert:

1. Bemerkungen zur experimentellen Tumorforschung
2. Eigenschaften der Tumoren
   a) Vorwiegend morphologische Eigenschaften
      Zellbild
      Chromosomen und Zellteilung
      Gewebebild
      Wachstum und Ausbreitung
      Versuche zur Integration morphologischer Merkmale
   b) Vorwiegend funktionelle Eigenschaften
      Stoffwechsel
      Antigenität
   c) Besondere Tumor-Wirt-Probleme
      Kachexie
      Progression
      Regression
   d) Gesamtbeurteilung der Tumoren

1. Bemerkungen zur experimentellen Tumorforschung

Seit dem ersten Weltkrieg ist das Experiment der bestimmende Faktor der Tumorforschung. Den Ausgangspunkt der ganzen Entwicklung bildete die künstliche Erzeugung des Phänomens „Krebs". Als die Japaner mit dem experimentellen Teerkrebs den Weg gewiesen hatten, wurden chemische und physikalische Cancerogene in kaum mehr zu überblickender Folge eingesetzt — Faktoren also, die zum „Cancer" führen sollten und in unzähligen Fällen auch führten, denn daraufhin waren ja die Experimente in Dosierung und zeitlicher Ausdehnung angelegt. Erst nach und nach wurde erkannt, daß viele Cancerogene über Zwischenstadien, zu denen gutartige Tumoren gehören, das Endergebnis Krebs zustande bringen. Die experimentelle Tumorforschung steht jedoch unter dem Eindruck, daß es sich bei den gutartigen Geschwülsten tatsächlich nur um Stadien handelt, bei denen der Prozeß der Cancerogenese im allgemeinen nicht stehen bleibt — nicht um selbständige Tumortypen; dies wird uns später (III, S. 42; V, S. 64) beschäftigen. Diesen gutartigen Stadien wurden bisher kaum gezielte Untersuchungen gewidmet, und deshalb stellen die Beiträge der experimentellen Tumorforschung zur Frage der Gut- und Bösartigkeit in einem gewissen Sinne Nebenbefunde dar.

Für die Beurteilung der gut- und bösartigen Stadien experimenteller Tumoren mußten vorerst die Kriterien verwendet werden, die in der Ära der morphologischen Tumorforschung erarbeitet worden waren. Das waren einmal die von den Pathologen aufgestellten histologischen und cytologischen Kennzeichen. Ferner wurde der elementare Begriff der Lebensgefährdung des Wirtsorganismus übernommen und als Lebensverkürzung vielfach quantitativ erfaßt. Es erwies sich jedoch als notwendig, Tumoren über die Lebenszeit des Wirts hinaus zu halten, ja außerhalb des Wirts zu konservieren. Deshalb wurden die Methoden der Transplantation und Gewebezüchtung ausgebaut, was die Bedeutung des individuellen Wirts und der Bedrohung seines Lebens als Maß der Malignität verminderte. Dennoch wurden die morphologischen Kriterien der Gut- und Bösartigkeit auf die transplantierten und sogar auf die explantierten Tumoren übertragen. Dabei berücksichtigte man nicht immer die Schwierigkeiten, die mit der Erfassung von Gut- und Bösartigkeit eines Tumors außerhalb des natürlichen und ursprünglichen Wirtsorganismus verbunden sind. HAMPERL wies 1952 auf diesen Zusammenhang hin:

„Wenn wir die Zurückhaltung bedenken, die uns das Studium und die genauere Kenntnis der menschlichen Tumoren hinsichtlich einer scharfen, naturwissenschaftlich begründeten Unterscheidung zwischen Gut- und Bösartigkeit auferlegt, dann kann man nur staunen, mit welcher Sicherheit der Begriff der Malignität von der experimentellen Geschwulstforschung vielfach gehandhabt wird, so als ob es sich um eine eindeutig definierte Qualität handelte."

2. Eigenschaften der Tumoren

Nach dem im Einleitungskapitel Gesagten ist es verständlich, daß eine scharfe Abgrenzung morphologischer und funktioneller Eigenschaften undurchführbar ist. Insbesondere bei der Besprechung der morphologischen (d.h. mit morphologischen Methoden erfaßbaren) Merkmale müssen deshalb viele funktionelle Eigenschaften mitbehandelt werden.

a) Vorwiegend morphologische Eigenschaften

Unsere Aufmerksamkeit gilt hier in erster Linie den Tumoren des Menschen, deren Formanalyse ja auch im Zeitalter der experimentellen Forschung fortgesetzt wurde. Beobachtungen an den Tumoren der Laboratoriumstiere sollen zur Ergänzung herangezogen werden.

Den repräsentativsten Ausdruck findet die Tumormorphologie der Gegenwart in den ausführlichen Darstellungen von v. ALBERTINI (1955), EVANS (1956), HAMPERL (1956), MASSON (1956) und WILLIS (1960), ferner im „Atlas of Tumor Pathology" des Armed Forces Institute of Pathology, Washington. Diese Werke stellen den Anschluß an die im zweiten Kapitel behandelte klassische Konzeption der Tumormorphologie her. Zum Teil lassen sie daneben bereits den Einfluß von zwei neuen Methoden der morphologischen Analyse erkennen, nämlich der Exfoliativcytologie und der Elektronenmikroskopie.

α) *Zellbild*

Die deskriptive Cytologie der Tumoren hat, außer in den eben erwähnten Werken, ihren Niederschlag in dem Buch von COWDRY (1955) gefunden, sodann in neuester Zeit vor allem in der Darstellung von OBERLING und BERNHARD (1961), in der die vorläufig gründlichste Synthese licht- und elektronenmikroskopischer Befunde vollzogen ist.

Wir behandeln getrennt zunächst die lichtmikroskopische, anschließend die elektronenmikroskopische Morphologie der Tumorzellen. Dies ist gerechtfertigt im Hinblick auf den derzeitigen Stand der praktischen Einsatzmöglichkeiten der beiden Verfahren.

Die lichtmikroskopische Morphologie der Tumorzellen wird hier auf der Grundlage der *Exfoliativcytologie* dargestellt, denn diese Methode hat eine außerordentliche Verfeinerung der konventionellen deskriptiven Cytologie mit sich gebracht. Allerdings ist die folgende Bemerkung erforderlich: für die Pathologie waren die Zellmerkmale bisher nie die entscheidenden Punkte der Tumordiagnostik; diese beruhte vielmehr von jeher in allererster Linie auf den Gewebsmerkmalen. Die Exfoliativcytologie (PAPANICOLAOU, 1954) wurde deshalb von den Pathologen mit großer Skepsis aufgenommen. Sie wurde zunächst bestenfalls als Triagemethode für die Vornahme des nächsthöheren diagnostischen Eingriffs, bei dem dann die histologischen Kriterien in Funktion treten müssen, anerkannt (v. ALBERTINI, 1955). Hier hat sich nun, nach dem ersten Jahrzehnt von Erfahrungen mit der Exfoliativcytologie, ein gewisser Wandel vollzogen: die Methode darf bei manchen Tumorlokalisationen, wie den Portio- und Bronchuscarcinomen, als selbständiges diagnostisches Verfahren gelten. Das ändert aber nichts daran, daß in gesamtheitlicher Betrachtung die histologische Geschwulstdiagnostik die entscheidende Instanz bleibt.

Die von der Exfoliativcytologie erfaßten Eigenschaften der Tumorzellen dienen der Erkennung der Malignität, deren morphologisches Inventar sie in ihrer Gesamtheit bilden. Jedes der nachfolgend aufgeführten Einzelmerkmale kann bei normalen oder wenigstens nicht-neoplastischen Zellen so gut vorkommen wie bei Tumorzellen jeder Art. PAPANICOLAOU hält dafür ein umfangreiches differentialdiagnostisches Register bereit. Erst die Summation von Einzelbefunden erlaubt eine Beurteilung, die aber oft bei einer der Zwischenklassen von PAPANICOLAOU haltmachen muß (PAPANICOLAOU I—V, wobei I das sichere Fehlen und V das sichere Vorhandensein der Malignität bedeutet). Die exfoliativcytologische Stufenleiter ist also eine solche der in der Methode vorhandenen Evidenz des Malignitätsnachweises und darf nicht mit einer Skala der Malignität verwechselt werden.

Unter diesen Gesichtspunkten sind die von PAPANICOLAOU angegebenen *allgemeinen cytologischen Kriterien der Malignität* zu beurteilen. PAPANICOLAOU teilt sie in drei Gruppen ein, nämlich (Reihenfolge verändert) in solche der ganzen Zelle, des Kerns, des Cytoplasmas.

An *Merkmalen der ganzen Zelle* werden angegeben: Vergrößerungen der Zellen über den normalen Bereich hinaus; Abweichungen in der Form der Zellen; degenerative und nekrotische Veränderungen.

Bei den *Merkmalen des Kerns* zählt PAPANICOLAOU die folgenden Malignitätskriterien auf: disproportionierte Kernvergrößerung mit deutlicher Verschiebung der Kern-Plasma-Relation; Hyperchromasie infolge erhöhten Chromatingehalts; Formabweichungen, wie Furchen-, Lappen-, Knospenbildungen; Vergrößerung der Nucleolen und Vermehrung ihrer Zahl über die normale Variabilität hinaus; Mehrkernigkeit in Verbindung mit Kernatypien; abnorme Mitosen; ausgesprochene Verdickung der Kernmembran; degenerative Veränderungen.

Die *Merkmale des Cytoplasmas* sind schließlich: besondere Färbungsreaktionen (ausgesprochene Baso- oder Acidophilie); Einschlüsse wie Pigmentkörner, Leukocyten, Zelltrümmer; atypische Vacuolenbildung.

Über alle diese Merkmale finden sich auch bei OBERLING und BERNHARD ausführliche Angaben, teilweise unter Zugrundelegung elektronenmikroskopischer Befunde.

Diesen letzteren haben wir uns nun zuzuwenden. Wie verhält es sich mit der *morphologischen Charakterisierung der Tumoren im Bereich der Elektronenmikroskopie?* Die großen Erwartungen, die an die neue Technik geknüpft wurden, bezogen sich auf die Auffindung spezifischer morphologischer Kennzeichen in den Zellen bösartiger Tumoren.

"These great expectations have not materialized. To date, it has been impossible to link the malignant process to specific fine structural alterations, and considering methodological limitations, one may even wonder if this will ever be possible." (BERNHARD 1963.)

Alle Übersichten über die elektronenmikroskopische Morphologie normaler und neoplastischer Zellen (DALTON und FELIX, 1956; HOWATSON und HAM, 1957; MILLER, 1958; DALTON, 1959; OBERLING und BERNHARD, 1961; LUSE, 1961; BERNHARD, 1958, 1961, 1963) stimmen darin überein, daß bisher keine spezifischen Strukturmerkmale der Malignität nachweisbar sind. Dagegen hat die Elektronenmikroskopie die lichtmikroskopisch erarbeiteten Kriterien bestätigt und ergänzt. Die schon von früher bekannte Strukturvereinfachung, die mit der Malignität verbunden sein kann, ist auch elektronenmikroskopisch erfaßbar. BERNHARD (1961) weist darauf hin, daß infolge dieser Erscheinung Krebszellen und embryonale Normalzellen sehr ähnlich aussehen können, wobei folgende Eigenschaften im Vordergrund stehen: Unregelmäßigkeiten der Zellgrenzen, geringere Ausprägung der Zellpolarität, vorwiegend an freie Ribosomen gebundene Basophilie, Tendenz zur Schwellung der Mitochondrien, Erhöhung der Kern-Plasma-Relation, Hypertrophie der Nucleolen. Häufig zeigen allerdings die Krebszellen das Bild der homologen Embryonalzellen in karikaturmäßiger Verzerrung. Eventuell können mit Hilfe des Elektronenmikroskops in Tumorzellen, die im lichtmikroskopischen Aspekt übereinstimmen, Unterschiede im Differenzierungsgrad (in der „Entdifferenzierung") aufgedeckt werden. HAGUENAU und ARNOULT (1959) demonstrierten dies für Zellen menschlicher Mammacarcinome und nahmen an, daß diese Möglichkeit in Zukunft die prognostische Beurteilung beeinflussen könnte. Zur Zeit ist diese Frage noch offen.

Auf elektronenmikroskopische Befunde an den Zelloberflächen wird im Abschnitt Gewebebild eingegangen.

Am Ende des Abschnitts über das Zellbild haben wir somit festzuhalten: *Auch unter Einbeziehung der Elektronenmikroskopie ist das Phänomen „Krebs" — und damit erst recht das Phänomen „Tumor" — auf cellulärem Niveau morphologisch noch nicht faßbar. Damit entfällt aber auch die Möglichkeit, auf diesem Wege gut- und bösartige Tumoren grundsätzlich zu unterscheiden.*

β) Chromosomen und Zellteilung

Hinsichtlich der Zellteilung stehen bei den Tumoren *quantitative und qualitative Besonderheiten* zur Diskussion.

Bei der quantitativen Seite des Problems handelt es sich um die *Zahl der (regulären) Zellteilungen* in Tumoren im Vergleich zu den homologen Normalgeweben. Von den Mausergeweben abgesehen, werden in nichtneoplastischen Geweben, die sich weder in Wachstum noch in Regeneration befinden, Mitosen ausgesprochen selten angetroffen. Auf diesem Hintergrund fiel von jeher die Häufung von Mitosen in manchen Tumoren auf. Diese Besonderheit wurde deshalb zur Beurteilung der Wachstumsgeschwindigkeit herangezogen, letztere wiederum mit der Bösartigkeit gleichgesetzt und damit aus der Zahl der Mitosen ein Malignitätskriterium geschaffen, das als solches in manche „Grading"-Systeme einging. Dieser unstatthaften Vereinfachung gegenüber hebt v. ALBERTINI (1955) hervor, daß die Häufigkeit der Mitosen lediglich ein Maß der Proliferation darstellt, diese aber in verschiedenen Tumoren und in verschiedenen Entwicklungsstadien derselben

Tumoren sehr stark wechseln kann. Tatsächlich ist das Wachstum der Tumoren ganz allgemein durch große Schwankungen gekennzeichnet, wobei Schübe rascherer Proliferation mit langsameren Phasen und eigentlichen Stillständen abwechseln können. Als temporärer Einzelbefund sagt also ein Mitoseindex nichts über das Gesamtverhalten eines Tumors, seine Gut- oder Bösartigkeit aus.

„Vielen gutartigen Geschwülsten können Mitosen völlig fehlen, nämlich dann, wenn es sich um weit ausdifferenzierte Gewächse handelt, die eine Gewebsreife erreicht haben, die dem Normalgewebe nahesteht. Es handelt sich dabei meist um alte Geschwülste, die ihre prospektive Bedeutung erreicht und damit auch ihr Wachstum eingestellt haben, z. B. ein altes Fibrom, das vorwiegend aus kollagenen Fasern besteht. In jungen gutartigen Geschwülsten, z. B. in zellreichen Fibromen, die noch wenig fibrilläre Zwischensubstanz ausgebildet haben, sieht man dagegen cft eine ganz beträchtliche Zahl von Mitosen.“ (v. Albertini, 1955).

Die qualitative Seite des Problems der Zellteilung in Tumoren betrifft *Besonderheiten in Zahl und Struktur der Chromosomen.* Seit Hansemann und Boveri wird das Vorkommen von numerisch abnormen Chromosomensätzen und von abnormen Einzelchromosomen in Tumorzellen registriert und mit Vorstellungen über die Entstehung der Tumoren in Verbindung gebracht. In neuerer Zeit steht dabei im Rahmen der somatischen Genetik die Mutationstheorie (Entstehung von Tumorzellen durch Mutation somatischer Zellen; Bauer, 1928, 1963) im Vordergrund. Dagegen wird erst seit rund 20 Jahren systematisch untersucht, welche Bedeutung die numerischen und strukturellen Chromosomenanomalien für das Verhalten der Tumoren besitzen (Übersichtsarbeiten: Koller, 1947, 1956, 1957, 1960; Levan, 1956, 1959; Schultz, 1958; Hauschka, 1956, 1958, 1961, 1963; Rutishauser, Haemmerli und Sträuli, 1963). Auch hier dient als Vergleichsbasis die Stabilität der normalen Zellen im Hinblick auf Zahl und Struktur ihrer Chromosomen. Obwohl bei bestimmten Zellklassen polyploide Elemente häufig, ja regelmäßig auftreten, zeigt die weit überwiegende Mehrzahl aller somatischen Zellen den diploiden Chromosomensatz. Noch seltener als Zahlabweichungen sind bei den normalen Zellen Strukturabweichungen der Chromosomen.

In Tumoren kommen beide Anomalien verhältnismäßig häufig vor. Die zahlreichen Geschwülste ohne solche Abweichungen beweisen jedoch, daß numerische und/oder strukturelle Veränderungen am Genom keine absolute Bedingung der Neoplasie darstellen. Damit erhebt sich die Frage, ob Chromosomenveränderungen wenigstens für bösartige Tumoren charakteristisch sind. Auch das ist jedoch nicht der Fall; die nachfolgenden Ausführungen sollen das kurz belegen. Dabei muß jedoch weitgehend auf Ergebnisse abgestellt werden, die an transplantablen Tiertumoren gewonnen wurden.

Cytogenetik und Populationsgenetik der Tumoren erfuhren ihren großen Aufschwung mit dem Einsatz der *Ascitestumoren von Maus und Ratte* (Bayreuther, 1952; Levan und Hauschka, 1952; Makino, 1952, 1956; Hauschka, 1953; Makino und Kano, 1953; Tjio und Levan, 1954; Schaiber, 1955; Schümmelfeder und Wessel, 1956; Yoshida, 1956). Es handelt sich dabei durchwegs um bösartige Geschwülste, denn die Fähigkeit eines Tumors, in der Suspensionsform zu existieren, bedeutet an und für sich, daß die Progression weit vorgeschritten ist. Trotz dieser Tatsache kennt man Ascitestumoren, die *diploid* sind und *keine strukturellen Chromosomenveränderungen* erkennen lassen. Bei manchen transplantablen Tumoren — übrigens nicht nur bei Ascitestumoren, sondern auch bei Hämoblastosen — kann dieser „Normalzustand“ des Genoms seit Jahren als stabiles Merkmal verfolgt werden (Hauschka, 1958, 1961). Den Übergang zu Geschwülsten mit sichtbar abnormem Genom bilden die *pseudodiploiden* Tumoren. Ihre Zellen besitzen zwar im großen und ganzen die normale artspezifische Chromosomenzahl (die allerdings oft durch Fehlen von Chromosomen einerseits und Vermehrung — Polysomie — von Chromosomen anderseits zustandekommt); dagegen liegen stets an einzelnen Chromosomen strukturelle Abweichungen vor. Der Großteil der Ascitestumoren ist nun aber eindeutig *polyploid bzw. aneuploid,* wobei hyperdiploide Werte und solche in der Nähe der Tetraploidie am häufigsten angetroffen werden. Fast regelmäßig sind mit diesen numerischen Abweichungen auch strukturelle verbunden. Die atypischen Chromosomenzahlen sind nicht so zu verstehen, daß sie immer in sämtlichen untersuchten Zellen eines Tumors verwirklicht sind. Im allgemeinen stellen die Ascitestumoren gemischte Populationen dar, die sich aus Zellrassen mit verschiedenem Genotypus zusammensetzen. Meist überwiegt ein Populationsanteil mit einer bestimmten Chromosomenzahl, die sog. *Stammlinie;* daneben kommen Zellinien mit anderen Werten vor, die u.U. weit streuen. Im Verlaufe der Transplantationen können Führungswechsel erfolgen; an die Stelle einer bisherigen Stammlinie tritt eine neue, die fast immer einen höheren Grad von Polyploidie bzw. Aneuploidie repräsentiert. Dieses Vorkommnis kann mit einem deutlichen Progressionsschub verknüpft sein. Schon der Übergang eines Tumors in die Ascitesform, d.h. die Erwerbung der Fähigkeit zur Existenz in Suspension, stellt einen Progressionsschritt dar, und tatsächlich erfolgt in dieser Phase auch häufig eine Ablösung in der Stammlinie. Instruktiv ist ein von KLEIN (1955) bekanntgegebenes Beispiel: ein Mammacarcinom der Maus mit dem normalen diploiden Satz von 40 Chromosomen ging spontan in einen hypotetraploiden Ascitestumor mit 72 Chromosomen über. Polyploide Tumorzellen können offenbar den Einflüssen der Umwelt, also des Wirts, mit einer höheren adaptiven Plastizität begegnen als diploide Zellen. Aus diesem Grunde kann in bestimmten Entwicklungsphasen eines Tumor-Wirt-Systems die Selektion einer Stammlinie höherer Ploidie relativ rasch vor sich gehen und die Weiterexistenz des Tumors sicherstellen.

Dies sind lediglich einige Hinweise auf die wichtigsten Vorstellungen, die die Cytogenetik der Tumoren entwickelt hat, und zwar überwiegend an Ascitestumoren der Nagetiere. Wie weit sie auch für Tumoren zutreffen, die nicht transplantabel sind und vor allem auch nicht die extreme Progression der Ascitestumoren durchgemacht haben, bleibt abzuwarten. Zahlreiche Hinweise legen nahe, daß es sich um allgemeine Gesetzmäßigkeiten handelt, wenn auch in nicht-transplantablen soliden Tumoren die populationsgenetischen Verschiebungen eine viel geringere Dynamik aufweisen als in Ascitestumoren.

Beim *Menschen* gibt es keine echten Ascitestumoren, höchstens *tumorzellhaltige Exsudate.* An solchen, ferner an *Leukämien,* wurden bisher die meisten zuverlässigen cytogenetischen Untersuchungen durchgeführt (HANSEN-MELANDER, KULANDER und MELANDER, 1956; KOLLER, 1956; ISING und LEVAN, 1957; MAKINO, ISHIHARA und TONOMURA, 1959; NOWELL und HUNGERFORD, 1960, 1961; ISHIHARA, MOORE und SANDBERG, 1961; SANDBERG, ISHIHARA, MIWA und HAUSCHKA, 1961; FITZGERALD, 1962; ISHIHARA, KIKUCHI und SANDBERG, 1963). Auch bei soliden menschlichen Tumoren wurden Chromosomenanalysen in Angriff genommen (FRITZ-NIGGLI, 1954, 1955). Die technischen Schwierigkeiten sind hier erheblich größer als bei tumorzellhaltigen Exsudaten und Leukämien, und erst in jüngster Zeit zeichnen sich Wege zu ihrer Überwindung ab. Dies ist ein weiterer Grund dafür, daß sich auch beim Menschen die bisherigen Untersuchungen weit überwiegend auf bösartige Tumoren erstrecken. Die Resultate stimmen mit den an Ascitestumoren gewonnenen Einsichten überein und lassen sich folgendermaßen zusammenfassen:

Es gibt unter den exsudatbildenden Geschwülsten und Leukämien des Menschen eindeutig diploide Tumoren, bei denen bisher auch keine strukturellen Chromosomenveränderungen nachweisbar sind. Ferner kommen pseudodiploide Tumoren vor; das wichtigste Beispiel ist die chronische myeloische Leukämie, bei welcher bereits in zahlreichen Fällen im numerisch normalen Karyotyp ein abnormes Chromosom (das sog. Philadelphia-Chromosom) gefunden wurde. Schließlich besitzt ein Teil — und zwar wahrscheinlich der größere Teil — der exsudatbildenden Tumoren aneuploide Zellen, deren Chromosomenzahlen mit Vorliebe um den diploiden, triploiden und tetraploiden Wert schwanken. In diesen Kernen gelangen die verschiedenartigsten Formveränderungen der Chromosomen zur Beobachtung. — Alle diese Angaben beziehen sich auf die Stammlinien. In anderen Populationsanteilen können viel stärkere Abweichungen vorliegen. So beschreiben SANDBERG, ISHIHARA, MOORE und PICKREN (1963) Zellen aus dem Peritonealexsudat eines Falles von Coloncarcinom, die 600 und mehr Chromosomen, gelegentlich sogar einige tausend Chromosomen enthalten.

Viel spärlicher und naturgemäß auf solides Wachstum beschränkt sind Angaben über das *Genom gutartiger menschlicher Tumoren* (Ishihara und Makino, 1960; Hauschka, 1961). Erfaßt und fast ausnahmslos als diploid befunden sind vorderhand Papillome verschiedener Lokalisationen.

Angesichts der Schwierigkeiten, die exakten Chromosomenanalysen bei soliden Tumoren entgegenstehen, werden in jüngerer Zeit in zunehmendem Maße *Bestimmungen der Desoxyribonucleinsäure (DNS) in Tumorzellkernen* zu Aussagen über die Ploidie herangezogen. Die feineren Schwankungen der Chromosomenzahlen werden damit nicht erfaßt. Dafür lassen sich in großen Zahlen von Tumorzellen wenigstens die Größenordnungen der Genome bestimmen, wobei als weiterer Vorteil hinzutritt, daß auch die intermitotischen Kerne gemessen werden können. Die wichtigsten Ergebnisse sollen deshalb hier erwähnt werden, obwohl damit der Rahmen der vorwiegend morphologischen Eigenschaften überschritten wird. Für umfassende populationsgenetische Analysen ist eine Kombination der morphologischen und cytochemischen Methodik unerläßlich.

Wir beschränken uns hier auf Untersuchungen an Tumoren des Menschen (Leuchtenberger, Leuchtenberger und Davies, 1954; Atkin und Richards, 1956; Leuchtenberger, 1958; Atkin, Richards und Ross, 1959; Stich, Florian und Emson, 1959, 1960; Bader, 1959; Atkin und Ross, 1960; Leuchtenberger und Leuchtenberger, 1960; Ojima, Inui und Makino, 1960; Reid und Singh, 1960; Richards und Atkin, 1960; Grundmann, Hillemanns und Rha, 1961; Atkin 1962; Ojima, Inui und Takayama, 1962; Sandritter, 1962; Sandritter und Fischer, 1962; Stich und Steele, 1962; Seidel und Sandritter, 1963). Die mit den verschiedenen Verfahren der cytophotometrischen DNS-Messung erzielten Ergebnisse lassen folgende Schlüsse zu:

In ruhenden Normalgeweben scharen sich die DNS-Werte eng um einen Mittelwert, der das normale Genom repräsentiert. Mausergewebe zeigen — in Übereinstimmung mit der den Mitosen vorangehenden DNS-Synthese — eine Streuung zwischen diploiden und tetraploiden Werten. Gutartige Tumoren verhalten sich fast ausnahmslos wie die homologen Normalgewebe. Dasselbe kann bei bösartigen Geschwülsten zutreffen; meistens ist aber bei ihnen eine mehr oder weniger starke Streuung der DNS-Werte vorhanden. In der Regel herrschen innerhalb der Gesamtstreuung bestimmte Größenbereiche vor, die z.T. als Stammlinien aufzufassen sind; sie können einem diploiden Genom entsprechen, liegen aber häufiger in einer aneuploiden bzw. polyploiden Region. Frühstadien, z.B. das Carcinoma in situ der Portio, besitzen i.a. bereits das DNS-Muster bösartiger Tumoren.

Die synoptische Auswertung von morphologischen Chromosomenanalysen und DNS-Bestimmungen gewährt Einblick in die wirklichen populationsgenetischen Verhältnisse der Tumoren. Die morphologische Untersuchung hält die exakten Chromosomenzahlen und -formen der bis zur Metaphase gelangenden Tumorzellen fest und deckt damit denjenigen Populationsanteil auf, der sich teilt und dadurch die Proliferation gewährleistet, d.h. eben die Stammlinie. Die cytochemische Untersuchung weist nach, welche weiteren Populationsanteile sich allenfalls in einem Tumor befinden, läßt also recht eigentlich das erkennen, was heute als *Mosaikstruktur von Tumoren* bezeichnet wird (Stich und Steele, 1962; Stich, 1963). Damit taucht eine Vorstellung auf, die für die *theoretische Deutung* der Gut- und Bösartigkeit von zunehmender Wichtigkeit ist, daß nämlich *der Wettbewerb der in einem Tumor vorhandenen Zellinien, unterschiedlich beeinflußt durch Wirtsfaktoren, das Gesamtverhalten eines Tumors ausmacht.* Stich und Steele (1962) stellten dies folgendermaßen dar:

"... not all cell types present in a tumor divide. Some of the aneuploid cells apparently do not enter mitosis and others proceed to the metaphase but do not complete a normal mitotic cycle. This observation raises the question whether all the cells composing a tumor have malignant properties. It could be assumed that only the dividing cells, which contribute to the growth of the tumor, are malignant neoplastic cells. Such an assumption, however, must be considered with extreme caution, because it seems doubtful that all the nondividing cells should have lost their potentiality to divide. It can be only concluded that the nondividing or rarely dividing cell types are inferior to the stemline cells in regard to multiplication at the time of sampling. Changed environmental conditions may favor one of these cell types over the established stemline. The shift in cell populations of tumors exposed to radiation or antimetabolites supports such an assumption."

In dieser Gedankenwelt ist auch Platz vorhanden für die Möglichkeit einer rückläufigen Bewegung, d.h. für die *populationsgenetische Deutung der Tumorregression:* "A minor karyotypic change could expurgate the neoplastic transformation by producing a relatively nonmalignant or entirely harmless variant" (HAUSCHKA, 1961). Erste experimentell gewonnene Unterlagen liegen vor (HAUSCHKA, 1958; HAUSCHKA und LEVAN, 1958; HSU, 1960).

Es ist gar nicht anders denkbar, als daß alle diese Vorstellungen nach und nach zu einer *gedanklichen Umgestaltung des Problems der Gut- und Bösartigkeit* führen müssen. Wie weit sie in absehbarer Zeit auch für die *praktische Beurteilung* gut- und bösartiger Tumoren Bedeutung erlangen werden, ist vorderhand nicht abzusehen (vgl. auch ATKIN und RICHARDS, 1962).

An die Besprechung von Chromosomen und DNS-Gehalt muß sich hier diejenige des *Sexchromatins* anschließen. Wiederum soll nur auf die Verhältnisse bei den Tumoren des Menschen eingegangen werden (für die Gesamtheit der mit dem Sexchromatin zusammenhängenden Fragen vergleiche man: Symposium on Sex Chromatin, Acta Cytologica **6**, 1—142, 1962).

Das Sexchromatin tritt in den intermitotischen Kernen von somatischen Zellen des Menschen und vieler Säugetiere in Erscheinung; es geht hervor aus einem X-Chromosom, das eine stark kondensierte Heterochromatinmasse bildet. Dies ist jedoch nur dann der Fall, wenn sich ein weiteres X-Chromosom im Kern befindet; dieses zweite X-Chromosom verhält sich als Euchromatin und ist nicht sichtbar. Demgemäß besitzen nur die Zellen des weiblichen Organismus ein echtes Sexchromatinkörperchen. Die Zahl dieser Körperchen kann sich vermehren in Zellen mit mehr als zwei X-Chromosomen; es besteht also eine Korrespondenz zwischen Ploidie und Anzahl der Sexchromatinkörperchen (BARR und CARR, 1962; GRUMBACH und MORISHIMA, 1962; OHNO, 1963). Was für die normalen Gewebe gilt, trifft nach MOORE und BARR (1955) bzw. BARR und MOORE (1957) sowie SOHVAL und GAINES (1955), RIVIÈRE (1956) und MORETTI (1959) auch für gutartige Tumoren zu: ihre Kerne zeigen eine eindeutig männliche bzw. weibliche Konstellation, die dem Geschlecht des Tumorträgers entspricht (abgesehen von manchen Teratomen, auf die in diesem Zusammenhang nicht einzugehen ist). Auch in einem Teil der bösartigen Tumoren kann das Sexchromatin beobachtet werden (TAVARES, 1957, 1962). Im Zusammenhang mit den strukturellen Veränderungen, die in Kernen bösartiger Tumoren vorliegen können, wird allerdings die Beurteilbarkeit des Sexchromatins oft sehr erschwert, wenn nicht verunmöglicht. Die Vorsicht ist deshalb gerechtfertigt, von „chromocenters resembling sex chromatin" zu sprechen (DE WITT, RABSON, LEGALLAIS, DEL VECCHIO und MALMGREN, 1959; DE WITT, 1962). Unter diesem Vorbehalt sind die Unterschiede zu beurteilen, die zwischen dem Verhalten des Sexchromatins in Normalgeweben und gutartigen Tumoren einerseits und manchen bösartigen Tumoren andererseits festgestellt worden sind. Sie wirken sich naturgemäß vor allem bei den Tumoren der Frauen aus; BARR und MOORE (1957) fanden hier durchwegs geringere Werte als in normalen weiblichen Geweben, wobei für ca. ein Viertel der Fälle die Prozentzahlen im männlichen Bereich lagen. Die Verfasser betonen, daß dies keine chromosomale Geschlechtsumkehr bedeutet, sondern lediglich eine der verschiedenen in bösartigen Zellen möglichen morphologischen Chromosomenabweichungen. Aufschlußreich sind die Sexchromatinwerte, die MORETTI (1959) beim Vergleich gut- und bösartiger Ovarialtumoren ermittelte: in serösen Cystomen fand er 59,5%, in pseudomucinösen Cystomen 61% und in den beiden verkrebsten Formen 48,08 bzw. 51,33%; Adenocarcinome ließen das Sexchromatin in 29,6% und solide Carcinome in 18,9% erkennen. Die prozentuale Erkennbarkeit des Sexchromatins bei gut- und bösartigen Geschwülsten kann also Unterschiede aufweisen, die offensichtlich teils mit Hetero- und Aneuploidie, teils mit degenerativen Kernveränderungen zusammenhängen. Nach BARR und MOORE (1957) geht das Verschwinden des Sexchromatins in bösartigen Geschwülsten mit der Entdifferenzierung und Anaplasie parallel. TAVARES (1957, 1962) versuchte sogar, die Selbständigkeit seiner Gruppe der „undifferentiated-cell carcinomata" mit Hilfe der Sexchromatin-Abweichungen zu stützen. Auf morphologische Unterschiede am Sexchromatin selbst wurde bisher kaum aufmerksam gemacht. Dagegen kann das Sexchromatin in polyploiden bösartigen Tumoren in doppelter und mehrfacher Anzahl pro Kern festgestellt werden (ATKIN, 1960). Nach BARR und MOORE ist es in über 15% der bösartigen Tumoren mehrfach vorhanden. Gewebekulturen scheinen diesen Unterschied allerdings nicht aufzuweisen: DE WITT, RABSON, LEGALLAIS, DEL VECCHIO und MALMGREN sahen mehr als 2 (bis 4) sexchromatinartige Chromozentren in 8% der Kerne zweier menschlicher Fibroblastenkulturen, 4% der Kerne eines menschlichen Knochenmarks sowie 4% der Kerne eines menschlichen Brustdrüsenkrebses. Es handelt sich dabei um den Ausdruck einer Polyploidie, wie sie in Gewebekulturen nicht selten auftritt. Unter Berücksichtigung dieser Tatsache läßt die Gewebezüchtung beim Sexchromatin so wenig wie bei vielen anderen cytologischen Merkmalen einen grundsätzlichen Unterschied zwischen normalen und neoplastischen Geweben erkennen. ORSI und RITTER (1958) fanden hinsichtlich prozentualem Vorkommen und morphologisch-färberischen Eigenschaften des Sexchromatins überhaupt keine Abweichungen zwischen einem rezent kultivierten menschlichen Mammatumor von allerdings nicht erwähnter klinischer Dignität und den verschiedensten Geweben von Menschen bzw. Primaten. In altkultivierten Tumorzellstämmen, z. B. HeLa, ist das Sexchromatin im allgemeinen nicht mehr erkennbar. — Trotz aller methodischen Schwierigkeiten wurde gelegentlich für Tumoren des Menschen eine Diskrepanz zwischen „Tumorgeschlecht" und Geschlecht des Patienten vermutet. Während sich Lehmann, Hodges und Oyamada (1959) über Prostatatumoren zurückhaltend äußerten, gingen Hienz und Ehlers (1957) bzw. Ehlers und Hienz (1958) bei den Mammacarcinomen erheblich weiter: sie nahmen einen Zusammenhang zwischen Erfolg bzw. Mißerfolg der Hormontherapie und zellkernmorphologischem Tumorgeschlecht an. Spätere Untersucher (Zanella, Peracchia und Chiampa, 1961) bestätigten dies nicht, und die Frage muß heute mindestens als unentschieden gelten (vgl. auch Hienz, 1959).

Aus allen bisherigen Ausführungen geht folgendes eindeutig hervor: *Nach dem derzeitigen Stand der Kenntnisse über Zellteilung und Chromosomen ist eine grundsätzliche Unterscheidung von gut- und bösartigen Tumoren auf karyologischer Grundlage ausgeschlossen.*

Schließlich sind hier noch einige Hinweise auf das Problem der *Amitose* erforderlich. Seit Remak und Flemming wird angenommen, daß es neben der Mitose auch eine Amitose gibt, d.h. eine Teilung durch einfache, direkte Durchschnürung zuerst des Nucleolus, dann des Kerns und schließlich — fakultativ — auch des Plasmas. Das entscheidende Merkmal ist das Fehlen der Karyokinese. Manche Cytologen bezweifeln das Vorkommen echter Amitosen. Eine grundsätzliche Ablehnung ist aber sicher falsch. Bucher (1959) bearbeitete das reichlich komplexe Problem der Amitose monographisch und gelangte zum Ergebnis, „daß die amitotische Kernteilung durch Untersuchungen an lebenden Zellen — insbesondere von Gewebekulturen in vitro, aber auch von anderen Untersuchungsobjekten — nachgewiesen ist".

Im großen und ganzen müssen Amitosen die Bedeutung eines proliferativen Prozesses haben, wenn sie auch möglicherweise Ausdruck der Zellvermehrung unter erschwerenden Umständen sind (Erschöpfungsteilungen: Homann, 1952). Amitosen wurden früher eher häufiger festgestellt als heute, wobei offenbar Fehldeutungen atypischer Erscheinungsbilder von Mitosen eine Rolle spielten. Gelegentlich wurden wohl auch Kernsegmentationen bzw. -fragmentationen mit Amitosen verwechselt, also regressive Vorgänge (Undritz, 1958), die von den progressiven Amitosen unterschieden werden müssen. Mit solchen Verwechslungen ist in erhöhtem Maße bei bösartigen Tumoren zu rechnen, in denen atypische Mitosen und Segmentierungen polyploider Kerne häufiger als in normalen Geweben vorkommen. Bei manchen älteren Beschreibungen ist deshalb eine Entscheidung kaum möglich. Dies gilt z.B. für die Entstehung lebensfähiger Tumorzellen durch sog. Kernsprossung. So wurden die von Ghon und Roman (1916) in Lymphosarkomen beobachteten Zwergzellen auf Amitosen zurückgeführt. In neuerer Zeit setzte sich Homann für die Existenz echter Amitosen in bösartigen Tumoren ein. Er zeigte (1952), daß sich in Mäuse-Ascitestumoren amitotische Kernteilungen als häufige, amitotische Zellteilungen dagegen als seltene Vorkommnisse erkennen ließen. Stevens und Schwenk (1959) beobachteten Amitosen in einem Ascitestumor des Goldhamsters. Homann (1955) beschrieb Amitosen auch in bösartigen Tumoren des Menschen, und zwar in bis zu 80% aller Zellteilungsbilder. Naturgemäß sind histologische Präparate in dieser Hinsicht schwierig zu beurteilen. Es gibt aber Bilder von weitreichender Evidenz. So sind in rasch gewachsenen Chondrosarkomen fast nie Mitosen zu finden, dagegen sehr viele Zellen mit zwei Kernen und sehr viele spiegelbildlich angeordnete Zellen. Es ist deshalb naheliegend, hier an Amitosen zu denken; Lichtenstein (1959) teilt diese Auffassung („cell division in chondrosarcomas tends to be amitotic"). Gey, Bang und Gey (1954) konnten Amitosen in roller-tube-Kulturen eines menschlichen Chondrosarkoms direkt beobachten. — Auf jeden Fall muß festgehalten werden, daß die Amitose bestenfalls einen pathologischen Zustand anzeigt. Ihr vielfaches Vorkommen in einem Gewebe spricht jedoch für dessen bösartig-neoplastische Natur, da anscheinend kein anderer pathologischer Prozeß eine gleiche Häufung dieser Anomalie erkennen läßt.

Am Ende der beiden Abschnitte über die cellulären Merkmale der Tumoren haben wir uns zu fragen, wie weit der Begriff einer *bösartigen Zelle* gerechtfertigt ist. Der Ausdruck „malignant cell" ist in der angelsächsischen Literatur geläufig — was bedeutet er aber? Die Frage kann auch so formuliert werden: Ist der Begriff der Bösartigkeit schon auf die Einzelzelle anwendbar, oder ist er nur für Zellverbände sinnvoll? Bösartigkeit ist letzten Endes durch die Lebensbedrohung charakterisiert und kann deshalb auf Einzelzellen nicht unmittelbar zutreffen. Doch ist es zweifellos erlaubt, von Zellen eines bösartigen Tumors zu sprechen, vorausgesetzt, daß die Natur des Tumors mittels eindeutiger Kriterien bestimmt worden ist. Die Populationsanalysen zeigen nun aber, daß nicht alle Zellen eines bösartigen Tumors gleich bösartig oder überhaupt bösartig sind (wie es umgekehrt auch denkbar ist, daß nicht jede Zelle eines gutartigen Tumors gutartig ist). Wirklich bösartig ist die Zelle eines bösartigen Tumors dann, wenn sie zum Ausgangspunkt eines neuen bösartigen Tumors werden kann; sie muß also die prospektive Bedeutung (und nicht die prospektive Potenz) zur Bildung eines bösartigen Tumors aufweisen (v. ALBERTINI, 1949). Daß eine Einzelzelle diese Bedeutung besitzen kann, ist von der experimentellen Onkologie vielfach demonstriert worden, seit FURTH und KAHN (1937) erstmals eine Leukämie mit einer einzigen Zelle übertragen hatten. Für die Metastasierung ist diese Tatsache von großer Wichtigkeit. — Wir müssen aber noch einen Schritt weiter gehen. Zellen mit der prospektiven Bedeutung zur Bildung eines bösartigen Tumors kommen nicht nur in bösartigen Tumoren bzw. in Tumor-Wirt-Systemen vor. Sie können in vitro in Explantaten normaler (vorwiegend embryonaler) Zellen entstehen. Trotz vieler unverwertbarer Mitteilungen gibt es Untersuchungen, die keine Zweifel an dieser Möglichkeit zulassen. Solange die *Malignisierung in vitro* nur aus dem morphologischen und funktionellen Verhalten der betreffenden Zellen in der Kultur erschlossen wird, bleibt der Sachverhalt anfechtbar; er ist es nicht mehr, wenn die Rückverpflanzung der veränderten Zellen in den homo- bzw. isologen Wirt zum unmittelbaren Wachstum eines bösartigen Tumors führt. Naturgemäß kann dieser Beweis wohl beim Versuchstier, dagegen kaum beim Menschen erbracht werden (EARLE, NETTLESHIP, SCHILLING, STARK, STRAUS, BROWN und SHELTON, 1943; GEY, GEY, FIROR und SELF, 1949; EARLE, SHELTON und SCHILLING, 1950; GEY, COFFMAN und KUBICEK, 1952; LEIGHTON, KLINE und ORR, 1956; BERMANN, STULBERG und RUDDLE, 1957; MOORE, 1957; SYVERTON, 1957; LEVAN und BIESELE, 1958; LEVAN, 1959). — Ist die Malignität der Einzelzelle u.U. reversibel? Die Molekularpathologie beschäftigt sich mit dieser Frage, doch liegen noch keine für eine Übersicht verwertbaren Resultate vor.

Fassen wir nun das Problem der „malignant cell" zusammen: *Der Begriff der bösartigen Zelle, umschrieben durch die prospektive Bedeutung zur Bildung eines bösartigen Tumors, muß anerkannt werden, und zwar innerhalb und außerhalb eines Tumor-Wirt-Systems. Mit morphologischen Methoden allein kann jedoch die dieser Definition entsprechende Zelle nicht eindeutig erfaßt werden.*

γ Gewebebild

Die morphologische Tumordiagnostik und damit die Tumordiagnostik überhaupt stützt sich nach wie vor in allererster Linie auf histologische Kriterien. Dies hat seine guten Gründe. Wichtige Eigenschaften der Tumorzellen kommen erst im Gewebeverband zum Vorschein, indem einerseits in den Zellen vorhandene, aber schwer erkennbare Merkmale summiert bzw. potenziert werden, andererseits bestimmte Besonderheiten der Zellen erst im Kontakt mit anderen Zellen wirksam werden. Ersteres betrifft vor allem den Differenzierungsgrad, letzteres die räumliche Ausbreitung. Dies sind denn auch die beiden Hauptfragen der histologischen Diagnostik in bezug auf die Gut- und Bösartigkeit: *Welchen Differenzierungsgrad erreicht der Tumor, und wie verhält er sich zu seiner Umgebung?* Die zweite Frage wird wegen ihrer besonderen Wichtigkeit in einem eigenen Abschnitt behandelt. — Das Gewebebild eines Tumors offenbart aber nicht nur Eigenschaften, die in den Tumorzellen unmittelbar vorgebildet sind; es weist auch Züge auf, die der Stufe Histologie eigen sind. Zu ihnen gehören regressive Vorgänge im Tumor und Reaktionen des Wirtsorganismus; beide sind stark abhängig vom Tempo, den der in einem Gewebe ausgebrochene Wachstumsexceß anschlägt. Letzteres läßt sich einigermaßen beurteilen an Hand der Mitosenzahl; was sie für die Beurteilung von Gut- und Bösartigkeit bedeutet, wurde im vorangehenden Abschnitt erläutert.

Wir haben also das Gewebebild an dieser Stelle unter dem Gesichtspunkt des *Differenzierungsgrades* zu beurteilen. Dafür kommen drei Möglichkeiten in Betracht:

a) Die Differenzierung des Tumors entspricht derjenigen des homologen Normalgewebes. Dies ist die Regel bei den gutartigen Tumoren. Die aspektmäßige Übereinstimmung kann so ausgesprochen sein, daß an eine bloße Überproduktion normaler Zellen gedacht werden muß; es liegt also wohl eine Störung vor, „welche aber, zum Unterschied von der malignen Wucherung, lediglich das Wachstum im Sinne einer verstärkten Synthese betrifft, d.h. der Wachstumsexceß geht *nicht* mit einer qualitativen Abartung der Zelle einher“ (RATZENHOFER, 1958). Gleiche Differenzierungsgrade kommen aber auch in bösartigen Tumoren vor. “The degree of differentiation and organization seen in many papillary carcinomas and adenocarcinomas approaches that of the normal tissues” (WILLIS, 1960).

b) Der Tumor weist gegenüber dem homologen Normalgewebe einen Differenzierungsverlust, eine Entdifferenzierung, auf. HANSEMANNs alter Terminus „Entdifferenzierung“ ist weiterhin zulässig, vorausgesetzt daß er ausschließlich auf dem Niveau der Histologie verwendet wird: Der Zellbestand eines Gewebes wird nach und nach ersetzt durch Elemente, die sich nicht standortsgemäß ausdifferenzieren — das Tumorgewebe als ganzes wird also entdifferenziert. Ebenso ist für diesen Vorgang bzw. den durch ihn hervorgerufenen Zustand nach wie vor der Ausdruck *Anaplasie* gerechtfertigt. Ohne Zweifel kann sich schon in gutartigen Tumoren eine diskrete Umschichtung im Verhältnis von weniger differenzierten und höher differenzierten Populationsanteilen abspielen. Oft äußert sie sich eher in einer Verringerung gewebespezifischer funktioneller Leistungen als in deutlich erkennbaren Formveränderungen. Die morphologisch faßbare Entdifferenzierung, die eigentliche Anaplasie, gehört im großen und ganzen zur Bösartigkeit. Insofern hat BERENBLUM (1962) recht, wenn er von der Anaplasie schreibt: “... its value is essentially utilitarian: it represents those features by which the histopathologist is able to diagnose malignancy under the microscope”. Ein besonderes Problem ist die Bedeutung der Anaplasie für die Malignität: ist sie tatsächlich ihr eigentliches morphologisches Korrelat, oder kommt sie nur als Folge des Wachstumsexcesses zustande? BERNHARD (1963) diskutiert diese Frage unter Zugrundelegung der elektronenmikroskopischen Befunde.

c) Die Differenzierung des Tumors geht über diejenige des homologen Normalgewebes hinaus („Superdifférenciation“, MASSON, 1956). Es handelt sich dabei um ein seltenes Vorkommnis, das zudem nicht immer deutlich von der Metaplasie abgegrenzt werden kann. Als Beispiel gibt MASSON Synovialome an, die zusammenhängende epitheliale Strukturen aufbauen.

Die Erwähnung der *Metaplasie* ist hier anzuschließen. Bei ihr weicht die Differenzierung von der vorgezeichneten Entwicklung eines Gewebes ab, d.h. es treten nicht ortsübliche ausgereifte Strukturen auf (z.B. verhornendes Plattenepithel in einem Schleimhautepithel). Der Prozeß ist bei Tumoren jeder Verhaltensweise so gut wie bei vielen nicht neoplastischen Veränderungen verbreitet.

Eine abschließende Bemerkung zum Thema des Differenzierungsgrades muß der oft erwähnten Tatsache gelten, daß die Differenzierung in verschiedenen Regionen eines Tumors eine verschiedene Höhe erreichen kann. Naturgemäß sind solche Schwankungen dort am ausgesprochensten, wo Entdifferenzierungen auftreten können, also in bösartigen Tumoren. Für alle Versuche des „Grading“ stellen die lokalen Unterschiede des Differenzierungsgrades eine beträchtliche Schwierigkeit dar.

Wir haben nun das Gewebebild der Tumoren noch unter einem anderen Gesichtspunkt zu betrachten, nämlich unter demjenigen des *innergeweblichen (zwischencellulären) Zusammenhangs.* Dieser ist allerdings mit dem Differenzierungsgrad eng verbunden. In grober Annäherung kann formuliert werden, daß mit zunehmender Entdifferenzierung auch die Einrichtungen der Zellverbindung abgebaut werden. Darauf beruht die besondere Ausbreitungsweise vieler bösartiger Tumoren (infiltratives Wachstum und Metastasierung, vgl. den folgenden Abschnitt). Der reduzierte Gewebezusammenhang und die dadurch bedingte verstärkte Desquamationstendenz vieler bösartiger Tumoren bilden ferner eine Voraussetzung der *Exfoliativcytologie.* Dazu noch einige Bemerkungen.

Besonders an den Deckepithelien spielt sich schon normalerweise eine ständige intensive Exfoliation von Zellen ab (BERTALANFFY, 1963). Gutartige Tumoren heben sich kaum von diesem normalen Hintergrund ab. Eine Ausnahme machen die Darmpolypen, doch handelt es sich bei ihnen im Grunde genommen nicht um eine stärkere Ablösung von Einzelzellen, sondern um das Abbrechen ganzer Tumorfragmente (PAPANICOLAOU, 1954). Bronchusadenome können ausnahmsweise cytologisch erfaßt werden (STRUPLER, 1955). Weit über die Norm hinaus führt dagegen die Desquamation bei den meisten bösartigen Tumoren der Deckepithelien. Da hier zudem qualitative Veränderungen der Zellen in Erscheinung treten (vgl. Abschnitt Zellbild), bildet die frühzeitige Erfassung der Carcinome von weiblichem Genitaltrakt, Respirations- und Verdauungstrakt die Hauptdomäne der Exfoliativcytologie.

Der *Verlust des zwischencellulären Zusammenhangs im Krebsgewebe* wurde mittels Mikromanipulationsexperimenten demonstriert (COMAN, 1944; ZEIDMAN, 1947; MC CUTCHEON, COMAN und MOORE, 1948). VON ALBERTINI (1948) beobachtete sodann im Phasenkontrastmikroskop bei hochmalignen Tumoren den Untergang der Zellmembranen und das Zusammenfließen der Krebszellen zu symplasmatischen Massen. Er sah in dieser auf *Desorganisation beruhenden Inkonstanz des Plasmas* einen Extremzustand der Bösartigkeit.

Näheren Aufschluß über die *strukturellen* Veränderungen beim Abbau der Zellverankerungen brachte dann die *Elektronenmikroskopie.* Hier sind deshalb einige Ergänzungen zu den Angaben im Abschnitt über das Zellbild angezeigt. Auf die Verhältnisse bei den Stützgeweben soll nicht näher eingegangen werden. Bei ihnen geschieht die Zellverbindung durch geformte Intercellulärsubstanzen, die zudem in Grundsubstanz eingeschlossen sein können; die Produktion dieser hochdifferenzierten Strukturen erfolgt bei den Tumoren der Stützgewebe in umgekehrter Proportionalität zur Teilungsintensität der Zellen, wodurch die großen Unterschiede im Verhalten etwa eines Fibrosarkoms und eines polymorphzelligen Sarkoms zustande kommen. — Bei den *Epithelien* wies die Elektronenmikroskopie zunächst die normalen Kontakteinrichtungen nach (VOGEL, 1957; MERCER, 1963). In gutartigen Tumoren wurden keine wesentlichen Veränderungen dieser Strukturen festgestellt. Dagegen kann der verringerte Zusammenhang von Carcinomzellen auf Defekten des Anheftungsapparates beruhen. Untersuchungen von LUIBEL, SANDERS und ASHWORTH (1960) an der menschlichen Cervix uteri ergaben, daß bei Carcinomen zwar die Kontaktstrukturen noch vorhanden sind, aber nicht mehr so regelmäßig verteilt wie bei Zellen des normalen Cervixepithels. Größere Oberflächensegmente von Krebszellen können völlig frei sein von Anheftungsplatten. Die Plasmaverdichtungen in den sog. „attachment plates" sind in Krebszellen weniger ausgesprochen oder ganz fehlend. Die Intercellularspalten zwischen Krebszellen sind erweitert und können verschiedenartige Zelltrümmer enthalten. Diese Unregelmäßigkeiten der Zellverankerung treten beim invasiven Cervixcarcinom deutlicher in Erscheinung als beim Carcinoma in situ. Den fortschreitenden Abbau der zwischenzelligen Verankerungsstrukturen beobachteten am gleichen Objekt auch GLATTHAAR und VOGEL (1961). Sie sahen daneben aber auch eine stärkere Gliederung der Oberfläche von Krebszellen, hervorgerufen durch das Auftreten zottenartiger Plasmafortsätze. Solche Microvilli haben indessen keine Haftfunktionen, dienen vielmehr der Oberflächenvergrößerung; sie werden gleichermaßen in nicht neoplastischen Zellen mit lebhaftem Stoffwechsel angetroffen.

Weniger aufschlußreich sind vorderhand die Angaben über die Rolle *chemischer* Faktoren beim Verlust des innergeweblichen Zusammenhangs. Grundsätzlich erwiesen ist die Bedeutung von *Calcium*. In zahlreichen Untersuchungen wurde der Calciumgehalt von Krebsgewebe demjenigen vergleichbarer Normalgewebe gegenübergestellt und vermindert gefunden. So stellten CARRUTHERS und SUNTZEFF (1944, 1946) fest, daß in der Epidermis der Maus im Verlauf der Methylcholanthrencarcinogenese Calcium, Kupfer und Zink abnehmen. Und zwar trat schon unmittelbar nach Beginn der Methylcholanthrenapplikation ein Calciumabfall in Erscheinung. Er blieb aber in der Folge während der progressiven Hyperplasie der Epidermis stationär; erst mit dem Übergang der Hyperplasie in Carcinom erfolgte ein weiterer Calciumsturz. Die Untersuchungen von LANSING, ROSENTHAL und KAMEN (1948) über den Umsatz von Radiocalcium in verschiedenen Normalgeweben der Maus, worunter Epidermis und Dermis, und in einem Pflasterzellcarcinom der Maushaut bestätigten und ergänzten diese Ergebnisse. Der lebhafte Calciumaustausch der gesunden Epidermis ging schon in den Frühstadien der Methylcholanthren-Hyperplasie zurück; Spätstadien dieser Hyperplasie sowie Pflasterzellcarcinom waren überhaupt nicht mehr zur Calciumaufnahme fähig. Die Verfasser nahmen eine Störung in einem calciumbindenden Proteinkomplex an der Zelloberfläche an. CARRUTHERS und SUNTZEFF fanden auch einen verminderten Gehalt an Calcium, Kupfer und Zink in Pflasterzellcarcinomen der menschlichen Haut, verglichen mit normaler Epidermis. BRUNSCHWIG, DUNHAM und NICHOLS (1946) ermittelten einen verringerten Calcium- und erhöhten Kaliumgehalt in menschlichen Magencarcinomen, desgleichen DUNHAM, NICHOLS und BRUNSCHWIG (1946) in menschlichen Dickdarmcarcinomen. Dickdarmpolypen zeigten eine weniger ausgesprochene Reduktion des Calciums, dagegen ebenfalls eine Zunahme des Kaliums. DE LONG, COMAN und ZEIDMAN (1950) stießen in menschlichem Dickdarmkrebs auf einen gegenüber der angrenzenden normalen Schleimhaut um 44% verringerten Calciumgehalt. — Unklar sind zur Zeit noch die Vorstellungen über die Rolle von *Mucopolysacchariden*. GASIC, LOEBEL und BADINEZ (1960) untersuchten die Grundsubstanz bzw. intercelluläre Kittsubstanz bei transplantablen Sarkomen und Carcinomen der Maus mittels der HALE- und PAS-Reaktion. HALE-positive Substanz fand sich häufiger bei nicht metastasierenden Tumoren, PAS-positive bei metastasierenden Tumoren. Dem HALE-positiven Material sprachen die Autoren deshalb eine antimetastatische Wirkung zu. Da die Substanz bei nicht metastasierenden Tumoren auch intracellulär festgestellt wurde, z.T. in kontinuierlichem Zusammenhang mit den zwischenzelligen Depots, nahmen GASIC u. Mitarb. an, daß Kittsubstanz von bestimmten Tumorzellen synthetisiert und sezerniert werden kann. Mit dem Verlust dieser Fähigkeit könnte der Übergang zu eindringendem Wachstum und Metastasierung zusammenhängen. GASIC und BAYDAK (1962) äußerten später auf Grund von Untersuchungen an Ascitestumorzellen die Vermutung, daß alle Zellen einen Überzug aus einem Mucoproteinkomplex (saures Mucopolysaccharid und Eiweiß) besitzen, wobei das Eiweiß die intercelluläre Verkittung bewirkt. Bei Abtrennung der Proteinkomponente sollte die Demaskierung des sauren Mucopolysaccharids (positive HALE-Reaktion) erfolgen, ein Zustand, der bei Ascitestumorzellen die Aggregation begünstigen würde. Hier sind offensichtlich noch verschiedene Widersprüche zu klären; sie mögen z.T. mit der umstrittenen Spezifität der verwendeten histochemischen Reaktionen zusammenhängen.

Einige Folgerungen über die Bedeutung des Gewebebildes für die Beurteilung von Gut- und Bösartigkeit sollen am Schluß und unter Einbeziehung des nächsten Abschnitts, der die Ausbreitungsweise der Tumoren behandelt, gezogen werden.

δ *Wachstum und Ausbreitung*

Das *Tumorwachstum* ist Auseinandersetzung mit der Umgebung, also dem Wirtsorganismus, und müßte eigentlich im Rahmen des Tumor-Wirt-Systems behandelt werden. Immerhin stellen die zwei Hauptwachstumstypen, die wir kennen, tumoreigene

Merkmale dar; der Wirt entscheidet mehr über Variationen des Grundverhaltens. Dieses letztere besteht entweder in einem *verdrängenden* oder in einem *eindringenden* Wachstum. Die deutschen Ausdrücke kennzeichnen zur Genüge das Wesen der beiden Typen. Das verdrängende Wachstum wird auch *expansiv* genannt, während für das eindringende Wachstum die beiden Termini invasiv und infiltrativ gebracht werden. Es empfiehlt sich jedoch, sie nicht als Synonyme zu verwenden, sondern folgende Unterscheidung zu treffen: Das eindringende Wachstum ist *invasiv,* wenn es mittels ganzer Fronten und Keile aus Tumorgewebe erfolgt, die sich in und zwischen das Normalgewebe drängen und es aufbrechen; es ist *infiltrativ*, wenn es mittels Einzelzellen bzw. kleiner Zellgruppen vor sich geht, die sich von der Tumorrandzone ablösen und vorerst in Spalträumen der Umgebung ausbreiten, um sich später zu kleinen Verbänden zusammenzuschließen. Mikroskopisch liegt der Unterschied zwischen invasivem und infiltrativem Wachstum darin, daß ersteres „glattrandig" ist, letzteres nicht. Wenn Foulds (1958a) betont, daß das invasive Wachstum des Mammacarcinoms der Maus mittels kompakter Zellstränge erfolgt, so berührt er eben den erwähnten Unterschied. Glattrandig ist natürlich auch das expansive Wachstum; naturgemäß entwickelt es aber einen viel regelmäßigeren Gesamtumriß als das invasive Wachstum.

Ohne Zweifel bildet für das infiltrative Wachstum die Exfoliation von Tumorzellen eine wichtige Voraussetzung. Beim invasiven Wachstum fällt diese Bedingung dahin. Das Eindringen in die Gefäße, auf dem die Metastasierung beruht, erfolgt i.a. durch Infiltration, doch kommt auch die breit-invasive Eröffnung von Venenwänden vor. — Auf die feineren cytomorphologischen und cytochemischen Vorgänge beim infiltrativen Wachstum kann hier nur hingewiesen werden. Es ist anzunehmen, daß sich Tumorzellen nicht nur ablösen, sondern u.U. auch aktiv bewegen. Leider ist aber über die amöboide Beweglichkeit von Tumorzellen in vivo et situ kaum etwas bekannt, so zahlreich auch einschlägige Beobachtungen aus Gewebekulturen vorliegen. David und Mangakis (1963) konnten an menschlichen Mammacarcinomen mit Hilfe des Elektronenmikroskops Hinweise darauf gewinnen, daß sich die infolge Vermehrung der Myofibrillen kontraktilen Tumorzellen keilförmig oder amöboid vorschieben. Außerdem nahmen die Verfasser an, daß die Oberfläche der Tumorzellen, erweitert durch Einbeziehung des endoplasmatischen Reticulums, ein die Grundsubstanz der Umgebung auflösendes Enzym abgibt. Dieses alte Problem (Duran-Reynals, 1950; Balasz und v. Euler, 1952) ist immer noch ungelöst.

Das Tumorwachstum jeglichen Typs kann mit einer *Zerstörung* des umgebenden Normalgewebes einhergehen. Diese ist, gesamthaft betrachtet, beim eindringenden Wachstum viel ausgesprochener als beim verdrängenden Wachstum — viele Einzelfälle zeigen aber das gegenteilige Verhalten. Ob die beiden Hauptwachstumstypen die Zerstörung der Umgebung auf gleiche Weise bewerkstelligen, ist hier nicht zu diskutieren. Von jeher sieht ein Teil der Pathologen im destruktiven Wachstum ein Kronzeugnis der Malignität. Diese Auffassung ist nicht gerechtfertigt. So können, wie im nächsten Kapitel gezeigt wird, hohe Grade lokaler Zerstörung mit einem fast vollständigen Fehlen der Metastasierungsbereitschaft verbunden sein.

Wir kommen zur Hauptsache, nämlich zur Frage des *Zusammenhangs von Wachstumstypus und Gesamtverhalten eines Tumors.* Daß hier keine einfache Beziehung erwartet werden kann, geht schon daraus hervor, daß im gleichen Tumor verdrängendes und eindringendes Wachstum nebeneinander vorkommen können. Dies gilt nicht nur, wie früher besonders von Fischer-Wasels (1927) betont, für einen Primärtumor und seine Metastasen. In der gleichen Tumormasse können beide Wachstumsarten ausgebildet sein, wobei über die Art dieses Nebeneinanders oft die Textur der Umgebung entscheidet. Gelegentlich drückt die Kombination einen zeitlichen Ablauf aus: Ein Tumor kann vorerst expansiv wachsen, dann — vielleicht zunächst nur an einer Stelle — invasiv oder infiltrativ. Zweifellos gibt es auch Tumoren, die von Anfang an vorwiegend verdrängend und daneben in geringem Maße auch eindringend wachsen. In der histologischen Diagnostik ist es nicht immer möglich, alle aufschlußreichen Abschnitte zu finden. Diese Bemerkungen mögen genügen, um die Schwierigkeiten der Verhaltensanalyse aus dem Wachstumstyp zu illustrieren. Wenn allerdings in einem Präparat eindringendes Wachstum eindeutig erkennbar ist, so bildet dies einen entscheidenden Hinweis darauf, daß der vorliegende Tumor kaum gutartig sein kann. Seltene Ausnahmen (z.B. die Hämangiome) bestätigen diese Regel. In diesem Sinne hat das Merkmal Invasion bzw. Infiltration nichts von der Bedeutung verloren, die ihm in der klassischen Ära der Pathologie beigelegt wurde.

Wir kommen zur *Metastasierung*. Noch viel eher als bei der Beschreibung der Wachstumstypen sieht sich der Morphologe hier veranlaßt, statische Befunde dynamisch zu interpretieren. Im übrigen kann im experimentellen Bereich die Dynamik der Metastasierung, wenigstens in einzelnen ihrer Phasen, direkt beobachtet werden (WOOD, 1958).

Über die Metastasierung stehen uns eine Anzahl neuerer Übersichtsarbeiten zur Verfügung (COMAN, 1954; HAMPERL, 1954, 1960; ZEIDMAN, 1957; WILLIS, 1958; WALLACE, 1961; WOOD, HOLYOKE und YARDLEY, 1961; COLE, MCDONALD, ROBERTS und SOUTHWICK, 1961). Eindrucksvoll geht aus diesen Arbeiten die komplexe Natur des Phänomens Metastasierung hervor. Eine ältere Auffassung (WALTHER, 1948) berücksichtigte ganz überwiegend die Rolle topographischer und hydromechanischer Faktoren der Strombahn und wies dem Tumor eine eher passive Bedeutung als bloßes Transportgut zu. Demgegenüber erkennen wir heute — wenigstens in Umrissen — eine Konstellation von Eigenschaften des Tumors, die zur Metastasierung unerläßlich sind. Einige von ihnen sollen hier stichwortmäßig genannt sein: das invasive bzw. infiltrative Wachstumsvermögen als Voraussetzung des Eindringens in die Strombahn; die Exfoliation von Tumorzellen als Voraussetzung ihrer vasculären Dissemination; die Fähigkeit der Tumorzellen, als Einzelelemente innerhalb der Strombahn überhaupt lebens- und teilungsfähig zu bleiben; die Verformbarkeit (Plastizität) der Tumorzellen bei der Passage von Capillarfiltern; schließlich zahlreiche physikalische und chemische Oberflächeneigenschaften der Tumorzellen, die ihr Verhalten gegenüber Gefäßendothelien, Blutgerinnseln und überhaupt den verschiedensten cellulären und humoralen Einwirkungen des Wirtsorganismus bestimmen. Die Gesamtheit dieser Eigenschaften kann im Begriff der *Metastasibilität* zusammengefaßt werden; er umschließt die Minimalausrüstung eines Tumors für die Metastasierung. Was der Tumor damit zustande bringt, wird allerdings weitgehend vom Wirt mitbestimmt, denn noch viel ausgesprochener als beim Wachstum handelt es sich bei der Metastasierung um eine Angelegenheit des Tumor-Wirt-Systems. Trotzdem ist es gerechtfertigt, vom Tumor her mit dem Sammelbegriff der Metastasibilität zu operieren. Ihre einzelnen Komponenten sind nicht besonders aufschlußreich. Nehmen wir als Beispiel die Exfoliation von Tumorzellen nach Eindringen des Tumors in die Strombahn. Die jüngste Arbeitsrichtung der Exfoliativcytologie beschäftigt sich mit dem Nachweis von Tumorzellen im Blut des Patienten (vgl. außer den Übersichtsarbeiten zur Metastasierung auch PAPANICOLAOU, 1960; J. W. STEWART, 1960). Theoretisch könnte die Menge der unter vergleichbaren Bedingungen im Blut nachweisbaren Tumorzellen als Gradmesser der Metastasierung dienen. Praktisch läßt sich dies bisher nicht verwirklichen. Fürs erste stehen die immer noch großen technischen Schwierigkeiten im Wege. Nur bei einem kleinen Prozentsatz der Patienten mit klinisch nachgewiesener Krebserkrankung können im peripheren Blut tatsächlich Krebszellen gefunden werden. Daß bisher noch nie zirkulierende Zellen eindeutig gutartiger Tumoren festgestellt wurden, kann also beim gegenwärtigen Stand der Methode nicht als Argument für das Fehlen der Dissemination bei gutartigen Tumoren verwendet werden. Sodann lassen aber die bisherigen Erfahrungen über das Vorkommen von Tumorzellen im Blut trotz aller der Methode noch anhaftender Mängel doch einen wichtigen Schluß zu: Ein unmittelbarer Zusammenhang zwischen dem Vorhandensein von Tumorzellen im Blut und dem Auftreten von Metastasen ist nicht erkennbar, und damit fallen prognostische Aussagen auf dieser Grundlage dahin. Offenbar muß zur Beurteilung die gesamte Metastasibilität berücksichtigt werden — dies ist aber zur Zeit im klinischen Bereich wenig mehr als ein gedankliches Postulat.

Mittels der Metastasibilität bringen die Tumoren die Lebensbedrohung zustande. Sie ist dazu wohl nicht das einzige, sicher aber das wichtigste Mittel. Als Kriterium der Malignität steht deshalb die Metastasierung in noch höherem Ansehen als das eindringende Wachstum, ja sie wird häufig als das einzig entscheidende Merkmal der Malignität bezeichnet, etwa in der Formulierung: *Ein Tumor, der metastasiert, muß ohne weiteres als bösartig bezeichnet werden.*

Dieser lapidaren Feststellung gegenüber regen sich Einwände, die im großen und ganzen zwei Sachverhalten zugeordnet werden können:

a) Zellen nicht-neoplastischer Gewebe und gutartiger Tumoren werden im Organismus verschleppt;

b) Tumoren, die auf Grund aller übrigen Kriterien als gutartig gelten müssen, bilden Metastasen.

Bemerkungen zu a.

Die *Verschleppung nicht-neoplastischer Gewebeteile über Teilstrecken des Kreislaufs* ist eine gesicherte Tatsache und trifft nicht nur für Endometrium und Placenta (Syncytiotrophoblast) zu, von denen dies am besten bekannt ist. Von der Placenta abgesehen, gelangen die Zellen meist passiv durch *Intravasation* in die Strombahn; dieser Vorgang wird von COLE, MCDONALD, ROBERTS und SOUTHWICK ausführlich diskutiert. Die verschleppten Zellen gehen in der Regel nach kürzerer oder längerer Zeit zugrunde. Ob sie in besonderen Fällen lebensfähig bleiben können, muß als unentschieden gelten. Vermutet wurde diese Möglichkeit besonders bei der Schilddrüse. VON GIERKE (1942) stellte dafür den Begriff der *hämatogenen Transplantation* auf: Schilddrüsenzellen sollten mit dem Blutstrom verfrachtet werden und an besonders günstigen Stellen, vor allem im Knochenmark, am Leben bleiben können. VON GIERKE nahm an, daß aus solchen hämatogenen Transplantaten in einem späteren Zeitpunkt Tumoren hervorgehen könnten, was er als sekundäre Malignität bezeichnete. Auf diese Weise erklärte er das Vorkommen solitärer Knochentumoren vom geweblichen Typus der Schilddrüse bzw. ihrer Adenome beim Fehlen eines Primärtumors in der Schilddrüse. Auch heute noch hat diese Interpretation ihre Anhänger: „Il n'est pas impossible que certains ‚goitres métastatiques' des os résultent de la prolifération hyperplasique ou adénomateuse de vésicules thyroïdiennes normales ayant migré par voie vasculaire et s'étant greffées dans l'os" (GRICOUROFF, 1962). Die meisten Autoren sind jedoch der Ansicht, daß es sich um Metastasen von primären Schilddrüsentumoren handelt, die allerdings sehr klein und unauffällig sein können — es liegt also hier jene Gruppe von Tumoren vor, die unten unter b zu besprechen ist. — So gut wie Zellen normaler Gewebe, können natürlich auch *Zellen gutartiger Tumoren durch Intravasation verschleppt* werden. Wenn auch, wie bereits erwähnt, bisher keine Zellen gutartiger Tumoren aus dem Blut isoliert wurden, so fanden sie sich doch gelegentlich in Lymphbahnen und -knoten. Alle diese passiv verschleppten Tumorzellen gehen offensichtlich nach ihrer Arretierung zugrunde. Was für sie in vollem Umfang zutrifft, gilt nach zahlreichen Erhebungen der Pathohistologie und Exfoliativcytologie auch weitgehend für bösartige Geschwülste: *Embolisierung von Tumorzellen bedeutet noch lange nicht Metastasierung.* Wenn aber aus vasculär disseminierten Tumorzellen Tochtergeschwülste hervorgehen, so ist damit die Bösartigkeit erwiesen. Die Schlüsselstellung der Metastasierung wird also durch die Tatsache, daß Zellen nicht neoplastischer Gewebe und gutartiger Tumoren in der Blut- und Lymphbahn transportiert werden, nicht erschüttert. Schwieriger sind dagegen, die unter b angeführten Beobachtungen zu deuten.

Bemerkungen zu b.

Mitteilungen über *Tumoren, die in Gewebebild und Wachstumstyp keinerlei Merkmale der Bösartigkeit offenbaren und trotzdem metastasieren,* sind nicht selten. Dementsprechend wurden Bezeichnungen eingeführt, die dem Sinne nach die Existenz „gutartiger metastasierender Tumoren" postulieren. Die heutige Grundeinstellung dieser gesamten Kasuistik gegenüber ist skeptisch: Der eindeutige Beweis, daß die Primärtumoren nirgends, auch nicht in einem mikroskopisch kleinen Abschnitt, den Übergang zur Bösartigkeit vollzogen haben, ist i.a. nicht erbracht und tatsächlich auch sehr schwer zu erbringen. Dieser Argumentation liegt die Annahme zugrunde, daß sich die Malignität auch neben der Metastasierung noch irgendwie morphologisch manifestieren *muß*. Es wird aber gerade zu den Folgerungen der vorliegenden Untersuchung gehören, daß dieser Schluß nicht durchaus zwingend ist. Trotz dieser prinzipiellen Bemerkung, dürfen wir folgendes festhalten: Bei der Mehrzahl der sog. „gutartigen metastasierenden Tumoren" läßt sich die Bösartigkeit des Primärtumors demonstrieren; die Minderzahl, bei der dies nicht gelingt, kann nicht für bestimmte Aussagen herangezogen werden.

Einen Teil der einschlägigen Kasuistik, z.B. Hirntumoren, wie Gliome und Meningiome betreffend, analysierte Willis 1952. Das Hauptbeispiel findet sich jedoch bei den Geschwülsten der *Schilddrüse*, und zwar als Gruppe von Tumoren, deren Zwitterstellung durch Bezeichnungen, wie malignes oder metastasierendes Adenom, metastasierende Kolloidstruma, Struma colloides maligna und zahlreiche andere, ausgedrückt wird. Diese Tumoren müssen wir etwas näher betrachten.

Wegelin (1926) erfaßte die Problematik sehr genau, wenn er schrieb:

„Fast nirgends so deutlich wie auf dem Gebiet der epithelialen Strumen tritt die Tatsache zutage, daß die Bösartigkeit keineswegs an bestimmte morphologische Strukturen gebunden ist, sondern in der Hauptsache von biologischen, morphologisch oft nicht faßbaren Eigenschaften der Tumorzellen abhängt. Verbindet man nämlich die Begriffe der Gut- und Bösartigkeit mit einem bestimmten, histologisch fest umrissenen Geschwulsttypus, so stößt man gerade hier auf klaffende Widersprüche, und es ist deshalb nicht zu verwundern, daß die Verfechter einer derartigen schematischen Anschauung zu der paradox klingenden Bezeichnung ‚Metastasenbildung gutartiger Tumoren' ihre Zuflucht nehmen mußten. ... Auf alle Fälle möchte ich für die ganze folgende Darstellung daran festhalten, daß die Metastasenbildung in meinen Augen das Hauptmerkmal der Bösartigkeit ist und daß deshalb eine metastasierende gutartige Struma für mich eine Contradictio in adjecto bedeutet."

Die in Frage stehenden Tumoren der Schilddrüse sind nach der heute überwiegenden Auffassung „microscopically malignant as evidenced by invasion of one or more of the following structures: blood vessels, lymph vessels, tumor capsule" (Warren und Meissner, 1953). Nun ist allerdings der Beweis, daß es sich beim Fehlen dieser histologischen Malignitätskriterien nur um ein Versagen der Untersuchungstechnik handelt, nicht zu erbringen. Die Frage, ob es metastasierende Schilddrüsentumoren ohne morphologische Merkmale der Bösartigkeit am Primärtumor gibt, ist also im Grunde genommen nicht zu beantworten. Wegelin ließ die Entscheidung offen. Er wählte für die ganze Gruppe, deren Bösartigkeit für ihn außer Zweifel stand, die Benennung *metastasierendes Adenom;* im übrigen war er sich der taxonomischen Schwierigkeiten durchaus bewußt:

„Faßt man den Begriff des Carcinoms rein von der biologischen Seite auf und nennt man jeden metastasierenden epithelialen Tumor Carcinom, so ist natürlich gegen diese Zuteilung der fraglichen Tumoren nichts einzuwenden. Teilt man jedoch die Schilddrüsentumoren nach morphologischen Gesichtspunkten ein, wie wir es in der bisherigen Darstellung getan haben, so muß die Bezeichnung Carcinom abgelehnt werden. Denn sowohl der primäre Tumor wie die Metastasen besitzen Sonderzüge, die dem gewöhnlichen Carcinom nicht zukommen, hingegen bei den Adenomen der Schilddrüse regelmäßig angetroffen werden."

Die Bösartigkeit der hier behandelten Tumoren kann nicht in Abrede gestellt werden, denn die Tatsache der Lebensbedrohung ist prinzipiell verwirklicht, auch wenn die Metastasierung Besonderheiten aufweist, von denen die Bildung solitärer Knochenmetastasen von sehr protrahiertem Verlauf den auffälligsten Zug darstellt (Spirig, 1948). Die Mehrzahl der Autoren beurteilt heute die Tumoren, im Sinne der Überlegungen von Wegelin, biologisch und nicht morphologisch. Die logische Konsequenz hinsichtlich der Nomenklatur, nämlich die Einordnung bei den Carcinomen, wird allerdings nicht immer durchgeführt. Wo es der Fall ist, werden z.T. komplizierte Bezeichnungen gewählt, z.B. „low grade, localized carcinoma in follicular (papillary) adenoma" (Warren und Meissner).

Abschließend können wir festhalten, daß auch die sog. „gutartigen metastasierenden Tumoren", in erster Linie repräsentiert durch die „metastasierenden Adenome" der Schilddrüse, die entscheidende Bedeutung der Metastasierung für den Begriff der Malignität nicht erschüttern. Die erwähnten Tumoren können mit ihren Metastasen das Leben des Wirts bedrohen und sind deshalb bösartig. Daß diese Bösartigkeit am Primärtumor nicht in jedem Falle durch weitere Malignitätskriterien zu demonstrieren ist (und was daraus für taxonomische Schwierigkeiten konstruiert werden können), bildet ein Problem für sich.

Wir haben nun in zwei Abschnitten die histologischen Kennzeichen der Tumoren geprüft und können im Hinblick auf Gut- und Bösartigkeit eine Zwischenbilanz ziehen. Eindringendes Wachstum und Metastasierung sind die beiden morphologisch faßbaren Eigenschaften, mit denen ein Tumor das Leben seines Wirts gefährdet. Wie weit die beiden Eigenschaften eine zwangsläufige Abfolge bilden, kann nicht entschieden werden, denn es ist durchaus denkbar, daß einzelne Tumorzellen durch Diapedese ins Innere von Gefäßen gelangen (was bei der mikroskopischen Untersuchung höchstens durch Zufall entdeckt wird). Wo eindringendes Wachstum vorhanden ist, muß *potentiell* mit Metastasierung gerechnet werden; die *aktuelle* Metastasierung kann für lange Zeit oder gänzlich ausbleiben, und es ist eine Aufgabe der klinischen Empirie, die Tumorklassen zu umschreiben, bei denen diese Besonderheit die Regel ist (vgl. Kapitel IV). Eindringendes Wachstum und Metastasierung sind zwar die beiden morphologisch greifbaren Kennzeichen der Lebensgefährdung; die Fortsetzung dieses Kapitels wird jedoch zeigen, daß im biochemischen Bereich mit weiteren lebensgefährdenden Eigenschaften von Tumoren zu rechnen ist. Für diese „funktionellen" Merkmale ist meist noch kein bestimmtes strukturelles Korrelat bekannt; man kann sie höchstens überschlagmäßig der Anaplasie unterstellen. Daraus geht hervor, *daß das Vorhandensein von eindringendem Wachstum und Metastasierung zwar beweist, daß ein Tumor bösartig ist, daß aber das Fehlen der beiden morphologischen Kennzeichen nicht beweist, daß ein Tumor gutartig ist.*

ε *Versuche zur Integration morphologischer Merkmale*

Am Ende der Übersicht über die vorwiegend morphologischen Eigenschaften der Tumoren muß auf die Versuche hingewiesen werden, die morphologischen Merkmale zur Aufstellung bestimmter Beurteilungssysteme zu verwerten. Das Ziel solcher Anstrengungen ist ein praktisches: Auf Grund der mikroskopischen Befunde sollen Voraussagen über den klinischen Verlauf gemacht werden können. Zweifellos ist dies bis zu einem gewissen Grade möglich. Kein Auswertungsschema morphologischer Kennzeichen, wie immer es erdacht sein mag, kann jedoch mehr vermitteln als eine grob orientierende Aussage über die möglichen Verhaltensweisen eines Tumors: Zu groß ist die räumliche und zeitliche Inkonstanz der verwertbaren Merkmale. Wird eine Aussage in Zahlenwerten abgegeben, so täuscht dies eine Genauigkeit vor, die dem Verfahren niemals zukommen kann. Aus diesem Grunde wird heute den *Methoden zur schematischen Ermittlung, gewissermaßen Errechnung, des Malignitätsgrades aus den morphologischen Befunden* keine große Bedeutung mehr zugemessen. Damit steht selbstverständlich nicht im Widerspruch, daß jeder Pathologe bei der Tumordiagnostik seine Beobachtungen nach einem ganz bestimmten System integriert — er strebt aber damit keine formel- oder zahlenmäßige Aussage an.

Schon in den früher erwähnten Arbeiten HANSEMANNs finden sich Ansätze zu einem Grading der Tumoren. Die seither veröffentlichten Vorschläge zur Ermittlung von *Malignitätsgraden, Malignitätsindices, Malignogrammen* gelten zwei Dingen, die auseinandergehalten werden müssen: Der bereits erwähnten prognostischen Beurteilung des Einzelfalles und dem Vergleich der Malignität verschiedener Tumortypen.

Für das morphologische Grading des Einzelfalles steht meistens ein Probeexcisat zur Verfügung. An ihm läßt sich oft nur das Gewebebild, d.h. der Differenzierungsgrad, beurteilen. Deshalb beschränken sich manche Vorschläge auf die Einstufung des Differenzierungsgrades. In der Durchführung dieses Prinzips ging BRODERS (1920, 1926, 1940) voran. Seine ursprüngliche Idee bestand darin, die Carcinome nach dem Umfang der differenzierten Strukturen in vier Grade einzuteilen:

mindestens 75% differenziert = Grad 1,
mindestens 50% differenziert = Grad 2,
mindestens 25% differenziert = Grad 3,
weniger als 25% differenziert = Grad 4.

Das einfache Rezept von BRODERS erwies sich bald als ungenügend. Zwar wurden weitere Versuche eines Grading auf der ausschließlichen Grundlage des Gewebebildes unternommen (BLOOM, 1958). Mehrheitlich wurde jedoch ein Bedürfnis nach Einbeziehung der Metastasierung empfunden. Dabei stieß man auf die Grenzen, die dem Nachweis von Metastasen beim Lebenden, trotz aller Fortschritte der klinischen Diagnostik, nach wie vor gezogen sind. Die im Gang befindliche Einführung des *TNM-Systems* stellt den Versuch dar, dieser Schwierigkeit Herr zu werden. Allerdings handelt es sich dabei vorderhand nicht um ein eigentliches Grading, sondern um den Plan einer einheitlichen Beschreibung und Klassifizierung jedes Einzelfalles von Krebs auf Grund der Ausdehnung des Primärtumors (T), des Zustandes der regionalen Lymphknoten (N) und des Vorhandenseins von Fernmetastasen (M). Die Ausarbeitung des Systems geht auf Vorarbeiten der Weltgesundheitsorganisation zurück und liegt jetzt in den Händen der Unio Internationalis contra Cancrum (vgl. SCHINZ, 1959; SCHINZ und WELLAUER, 1959). Für die Weiterentwicklung des TNM-Systems dürfte eine möglichst weitgehende Kontrolle durch Autopsiebefunde von großer Bedeutung sein.

Ausschließlich auf Autopsiebefunden aufgebaut und deshalb auf den Vergleich verschiedener Tumortypen ausgerichtet ist der Versuch von WALTHER. Nach gründlicher Analyse aller bis 1948 mitgeteilten Grading-Systeme führte WALTHER einen Malignitätsindex ein, der auf den drei Faktoren lokales Wachstum (c), lymphogene (l) und hämatogene (h) Metastasierung beruht. Entsprechend ihrer Bedeutung für die Malignität teilte WALTHER den drei Faktoren die Größenordnungen 1, 2 und 10 zu und bezog den Wert der drei Faktoren auf 100 Fälle der betreffenden Tumorart. Er kam auf diese Weise zu der Formel M (Malignitätsindex) $= \frac{1 \times c^* + 2 \times l^* + 10 \times h^*}{100}$ (* ausgedrückt in Prozenten). Bei einer Tumorart, die nie infiltrativ wächst und nie metastasiert, ergibt dies den Wert 0; bei einer Tumorart, deren sämtliche Vertreter infiltrativ wachsen sowie lymphogen und hämatogen metastasieren, berechnet sich der Malignitätsindex $\frac{100 + 200 + 1000}{100} = 13{,}0$. Zwischen 0 und 13 liegen die Indices sämtlicher Tumoren. Das epidermoide Pflasterzellcarcinom des Bronchus hat z.B. den Wert 6,1, das kleinzellige Bronchuscarcinom den Wert 9,2.

Für den Versuch von WALTHER treffen die am Anfang dieses Abschnitts gemachten Bemerkungen zu, und er hat dementsprechend auch keine praktische Bedeutung erlangt. Überhaupt ist vorderhand nicht zu erkennen, wie das Grading von Tumortypen und die prognostische Beurteilung des Einzelfalles in nützliche Verbindung gebracht werden können (HAMPERL, 1956). Noch weniger Sinn dürfte Rückschlüssen von einem „errechneten" typischen Verhalten auf den Einzelfall zukommen, wenn die Beurteilung einmal nicht mehr nur auf einigen wenigen Strukturmerkmalen, sondern auf einer größeren Gruppe morphologischer *und* funktioneller Kriterien des Tumor-Wirt-Systems beruhen wird.

b) Vorwiegend funktionelle Eigenschaften

Schon im bisherigen Text wurden zahlreiche funktionelle Merkmale der Tumoren erwähnt. Wir haben uns nun noch denjenigen Eigenschaften der Tumoren zuzuwenden, die mit den eigentlichen Methoden der Biochemie ermittelt werden. Diese Arbeitsrichtung hat im vergangenen Jahrzehnt einen gewaltigen Aufschwung erfahren. Wir können uns darüber am besten Rechenschaft ablegen an Hand der zusammenfassenden Darstellungen, die seit dem Erscheinen der 2. Auflage (1954) von GREENSTEINs nachgerade klassischer

Monographie „Biochemistry of Cancer“ veröffentlicht wurden (BUTENANDT und DANNENBERG, 1956; GRIFFIN, 1960; LE PAGE und HENDERSON, 1960; LE BRETON und MOULÉ, 1961; BUSCH, 1962).

Einigermaßen faßbare Beiträge zum Problem der Gut- und Bösartigkeit finden sich beim Tumorstoffwechsel, auf den sich deshalb die nachfolgenden Ausführungen konzentrieren. Ferner sollen einige Hinweise auf den Einsatz der Immunochemie in der Onkologie gegeben werden.

Nachdrücklich muß hier die am Anfang dieses Kapitels gemachte einschränkende Bemerkung in Erinnerung gerufen werden. Auch die biochemische Analyse der Geschwülste erstreckt sich bisher fast ausschließlich auf bösartige Tumoren. Die untersuchten bösartigen Geschwülste sind ferner weit überwiegend solche der Laboratoriumstiere. An der Spitze stehen aus verschiedenen Gründen die experimentellen Tumoren der Leber: Es handelt sich um ein biochemisch besonders vielseitiges Organ, das deshalb auch sehr gut untersucht ist; die Regeneration nach partieller Hepatektomie liefert ein nicht neoplastisches Vergleichsgewebe höchster Proliferationsintensität, dessen mitotische Aktivität diejenige hochmaligner Tumoren übertrifft; Tumoren lassen sich zuverlässig induzieren und relativ leicht vom Normalgewebe abgrenzen; zudem stehen verschiedene spontan entstandene oder cancerogen-induzierte Lebertumoren in transplantabler Form zur Verfügung. Trotzdem läßt sich auch bei den Lebertumoren eine fundamentale Schwierigkeit nicht aus der Welt schaffen, nämlich die Tatsache, daß es sich um uneinheitliche Gewebe handelt. Wir wollen hier gar nicht so weit gehen, an die früher behandelten populationsgenetischen Verhältnisse zu denken. Wie alle Tumoren, sind die Lebertumoren heterogen infolge der Anwesenheit von Wirtszellen, ferner infolge der Unterschiede im Vitalitätsgrad der Tumorzellen, wobei nekrobiotische und nekrotische Elemente besonders schwerwiegende Fehlerquellen darstellen. Diese Schwierigkeit besteht in geringerem, aber keineswegs zu vernachlässigendem Maße bei den Ascitestumoren, die deshalb nach den Lebertumoren die am häufigsten gebrauchten Untersuchungsobjekte darstellen. Auf jeden Fall geht aus diesen Bemerkungen deutlich hervor, wie sehr sich die biochemischen Analysen auf bösartige Tumoren konzentrieren. Allerdings werden bei der Leber, neben den voll entwickelten bösartigen Tumoren, gelegentlich auch Entwicklungsstadien dieser letzteren miterfaßt. Die Eigenschaften präcanceröser Veränderungen können aber nicht ohne weiteres mit denjenigen gutartiger Tumoren gleichgesetzt werden — auch wenn in vielen experimentellen Systemen der Übergang gutartiger Tumoren in bösartige die Regel darstellt (vgl. Abschnitt 4 dieses Kapitels).

a Stoffwechsel

Aus den eben angeführten Gründen gehen wir auf den *Baustoffwechsel der Tumoren* nicht ein. Über die chemische Zusammensetzung bösartiger Geschwülste im Vergleich zu Normalgeweben ist eine unübersehbare Fülle von Einzelbeobachtungen produziert worden. Sie mit rigoroser Kritik zu ordnen, wäre zwar ein verdienstvolles Unternehmen; wahrscheinlich würde aber auch davon kein nennenswerter Ertrag für das Problem der Gut- und Bösartigkeit anfallen.

Wir haben uns somit kursorisch mit dem *Energiestoffwechsel der Tumoren* zu beschäftigen und zunächst die Frage zu stellen: *Ist ein grundlegender Unterschied zwischen der Energieproduktion von normalen Zellen und derjenigen von Tumorzellen bekannt?* Die Frage wird von WARBURG bejaht: Er sieht in der fakultativen Anaerobiose „einen biochemischen Unterschied zwischen Krebszellen und normalen Körperzellen, wie er gröber und fundamentaler nicht ausgedacht werden kann“ (1962). Die Frage wird von vielen Biochemikern verneint, womit natürlich auch die Ablehnung der Warburgschen Auffassung verbunden ist. Wir stehen hier vor einer weitreichenden Meinungsverschiedenheit von unverminderter Aktualität. Für ihr Verständnis ist eine Rekapitulation der elementaren Tatsachen über die *Verknüpfung von Atmung und Glykolyse* notwendig (LEUTHARDT, 1963).

Anaerobe glykolytische Vorgänge gehen in den meisten Zellen den oxydativen Prozessen voraus und liefern den letzteren die erforderlichen Substrate. Glykolyse und Atmung sind also voneinander abhängig. In allen tierischen Geweben setzt unter anaeroben Verhältnissen Glykolyse, d.h. Bildung von Milchsäure, ein. Bei Sauerstoffzutritt geht die Glykolyse zurück oder verschwindet vollständig. Es handelt sich dabei um die Koppelung von Glykolyse und Atmung, die von Pasteur bei der Hefe beobachtet wurde und als Pasteur-Reaktion bezeichnet wird. Normalerweise erfolgt also nur bei Sauerstoffmangel eine Milchsäurebildung, *anaerobe Glykolyse.* Einzelne Zellarten produzieren aber auch bei Sauerstoffzutritt Milchsäure, *aerobe Glykolyse;* hier ist offenbar die Pasteur-Reaktion, d.h. die Hemmwirkung der Atmung auf die Glykolyse, beeinträchtigt.

Vor diesem Hintergrund muß die Diskussion über *Atmung und Glykolyse von Tumoren* beurteilt werden (Aisenberg, 1961).

Warburg führte seine grundlegenden Untersuchungen im zweiten und dritten Jahrzehnt unseres Jahrhunderts durch; die wichtigsten Arbeiten dieser Periode sind vereinigt in dem Band „Über den Stoffwechsel der Tumoren" von 1926. Das Hauptergebnis besteht darin, daß die Energieproduktion in Tumorzellen zwar durch Atmung *und* Gärung (= Glykolyse) erfolgt, daß letztere aber eine viel größere Bedeutung besitzt als in nicht neoplastischen Zellen: Nicht nur ist sie an und für sich höher, sie wird auch durch die Atmung nicht zum Verschwinden gebracht. Warburg fand die Kombination einer hohen anaeroben mit einer hohen aeroben Glykolyse nur bei Tumoren. Beim Embryo konnte er wohl eine anaerobe Glykolyse im gleichen Größenbereich wie bei Tumoren ermitteln; bei Anwesenheit von Sauerstoff verschwand aber die Milchsäure fast vollständig, d.h. die Energieproduktion wurde dann zur Hauptsache von der Atmung übernommen. Die hohe Glykolyse an und für sich war also keine besondere Eigenschaft von Tumoren, sondern eine allgemeine Erscheinung wachsender Gewebe; der fundamentale Unterschied zwischen Embryo und Tumor, d.h. zwischen geordnetem und ungeordnetem Wachstum, lag im Verhältnis von Atmung und Glykolyse. Bei ruhenden erwachsenen Geweben (dem sog. stationären Zustand von Bindegewebe und Epithel nach Warburg) wurde erwartungsgemäß eine geringe anaerobe Glykolyse und eine kaum mehr meßbare aerobe Glykolyse festgestellt.

Warburg führte seine Messungen in vitro durch, und zwar zuerst an Schnitten solider Tumoren; erst später konzentrierte er sich auf Ascitestumoren. Mit dem Übergang zu den letzteren waren natürlich keine Angaben über das Verhalten gut- und bösartiger Geschwülste mehr zu erwarten; dagegen liegen solche Auskünfte aus der früheren Schaffensperiode vor. Damals wurden das Flexner-Jobling-Carcinom der Ratte, an menschlichen Tumoren zahlreiche Carcinome und vereinzelte Sarkome, ferner Blasenpapillome und Nasenpolypen geprüft. Im Hinblick auf Gut- und Bösartigkeit hielten Warburg, Posener und Negelein (1924) folgendes fest:

„Wir finden die anaerobe Glykolyse für das Epithel der Papillome ebenso groß wie für das Epithel der Carcinome, die anaerobe Glykolyse für das Bindegewebe der Polypen kleiner, etwa halb so groß wie für das Epithel der Papillome und Carcinome. In bezug auf die anaerobe Glykolyse — zum mindesten in bezug auf ihre Größenordnung — besteht also kein Unterschied zwischen gutartigen und bösartigen Tumoren.

Gehen wir dagegen zu aeroben Bedingungen über, so tritt ein Unterschied auf, der unser größtes Interesse verdient. Das Verhältnis aerobe Glykolyse/Atmung ist für gutartige Tumoren nicht 3—4, wie für bösartige Tumoren, sondern 3—4mal kleiner, rund 1. Zwar glykolysieren auch die gutartigen Tumoren, wenn wir sie mit Sauerstoff sättigen, und zwar reicht auch die Atmung der gutartigen Tumoren nicht aus, um die Glykolyse zum Verschwinden zu bringen, aber das Verhältnis Spaltungsstoffwechsel/Oxydationsstoffwechsel ist für die gutartigen Tumoren weit zugunsten des Oxydationsstoffwechsels verschoben. Pro Molekül veratmeten Sauerstoffs bilden die bösartigen Tumoren 3—4mal mehr Milchsäure als die gutartigen Tumoren.

So bestätigt die Stoffwechseluntersuchung die Erfahrungen der Pathologie, daß zwischen gutartigen und bösartigen Tumoren keine prinzipiellen, sondern nur graduelle Unterschiede bestehen."

Warburgs in vitro-Ergebnisse wurden schon früh ergänzt durch den Nachweis, daß Tumoren in vivo viel Milchsäure produzieren (Cori und Cori, 1925a, b; Warburg, Wind und Negelein, 1926). Später zeigte Le Page (1948a, b, 1950), daß Leber und Niere in vivo einen hohen Milchsäuregehalt erlangen, wenn die Blutzufuhr zu den beiden Organen unterbrochen wird; in vitro läßt sich jedoch diese Fähigkeit zur Glykolyse bei Leber und Niere nicht feststellen, offenbar weil die Glucoseverwertung im Organschnitt blokkiert ist. Dies demonstriert eindrücklich, welche Schwierigkeiten der Abstimmung von in vitro- und in vivo-Befunden entgegenstehen. Eine solche Korrelation ist aber unerläßlich, wenn wir über die Verhältnisse von Atmung und Glykolyse im Tumor-Wirt-System klare Vorstellungen gewinnen sollen. Ein entscheidend beteiligter, aber weitgehend vernachlässigter Faktor ist auch die Gefäßversorgung der Tumoren (BUSCH, 1962).

Neben Untersuchungen an Tumoren in vivo wurden Studien an überlebenden Gewebsschnitten solider Tumoren, an Zellen von Ascitestumoren, an Extrakten und Homogenaten der verschiedensten Geschwülste, daneben aber auch an praktisch allen Geweben des embryonalen und erwachsenen Organismus bis zur Gegenwart fortgesetzt (Zusammenstellung bei AISENBERG). Aus diesen Arbeiten geht hervor, daß tatsächlich ein Großteil der Tumoren eine hohe anaerobe und aerobe Glykolyse aufweist, daß dies aber auf keinen Fall als ein für Tumoren spezifisches Merkmal aufgefaßt werden darf: Ganz abgesehen von embryonalen Geweben, besitzen viele normale Gewebe des erwachsenen Organismus eine hohe anaerobe Glykolyse und manche, wie Knochenmark, Dünndarmschleimhaut, Nierenmark und Retina, auch eine hohe aerobe Glykolyse.

WARBURGs Auffassung wird also durch diese Ergebnisse nicht bestätigt. Inzwischen war aber WARBURG längst einen Schritt weitergegangen: Er hatte die hohe Glykolyse der Krebszellen als Kompensation einer Störung der Atmung interpretiert und auf dieser Vorstellung — Sauerstoffmangel, subletale Schädigung der Zellatmung, Selektion von Zellen mit besonders guter glykolytischer Kapazität — eine Theorie der Krebsentstehung aufgebaut (1955, 1956a, b). Die von WARBURG postulierte Schädigung der Respiration ließ sich jedoch nicht eindeutig nachweisen, und hier setzte denn auch von Anfang an die Kritik ein (WEINHOUSE, 1955, 1956). Sie ist in der Zwischenzeit, nach einem Jahrzehnt intensivster Erforschung des Energiestoffwechsels normaler und neoplastischer Gewebe, nicht verstummt. Alle in Normalgeweben aktuell oder potentiell vorhandenen Reaktionsketten der Energiegewinnung stehen auch den Tumorgeweben zur Verfügung; dies bezieht sich nicht nur auf die Oxydationsreihe einschließlich des Citronensäurecyclus und auf die Glykolyse, sondern auch auf den Kohlenhydratabbau über den Pentosephosphatcyclus mittels der Transaldolase-Transketolase-Reaktionen. Es wurden aber auch keine tumorspezifischen, in Normalgeweben nicht angelegten Wege der Energiegewinnung entdeckt.

Vorübergehend hatte es den Anschein, als wäre die Hemmung der Atmung durch die Glykolyse, also die „umgekehrte Pasteur-Reaktion" (im angelsächsischen Schrifttum als Crabtree-Effekt bekannt), ein charakteristisches Merkmal des Tumorstoffwechsels — oder wenigstens des Stoffwechsels bösartiger Tumoren (die stärkste Reaktion findet sich bei Ascitestumorzellen). Auch dies hat sich nicht bewahrheitet. Aufschlußreich sind z.B. die Ergebnisse von LÖFFLER, LENNERT, RICK und REMMELE (1959): Homogenate menschlicher Lymphknoten mit verschiedenen entzündlichen und neoplastischen Erkrankungen zeigten hinsichtlich Atmung, Glykolyse und Crabtree-Effekt kein gesetzmäßiges Verhalten, und insbesondere der Crabtree-Effekt trat bei bösartigen Tumoren nicht häufiger in Erscheinung als bei gutartigen Lymphknotenveränderungen.

Eine abschließende Aussage über den Energiestoffwechsel der Tumoren ist im gegenwärtigen Zeitpunkt ausgeschlossen. Die Tatsache, daß viele Tumoren eine hohe aerobe Glykolyse entfalten, ist zwar gesichert. Es handelt sich jedoch um eine Eigenschaft, die sich in gleichem Ausmaß auch in manchen nicht neoplastischen Geweben findet. Eine allfällige Bedeutung für die Cancerogenese ist ungeklärt. Bisher konnte eine Schädigung der Respiration bei Tumoren nicht schlüssig demonstriert werden. Dies gilt sowohl in quantitativer wie in qualitativer Hinsicht. Doch kann offenbar die Atmung der Tumorzellen, die im Größenordnungsbereich derjenigen der Normalzellen entspricht, die erhöhte anaerobe Glykolyse nicht ausgleichen; dies hat das Bestehenbleiben einer aeroben Glykolyse zur Folge.

Wir müssen somit die Folgerung ziehen, daß *auf dem Gebiet des Energiestoffwechsels ein grundlegender Unterschied zwischen normalen Zellen und Tumorzellen noch nicht bekannt ist.* Innerhalb der Tumoren tritt naturgemäß ein entsprechender Unterschied erst recht nicht in Erscheinung. Immerhin wissen wir, daß im Ausmaß der aeroben Glykolyse gut- und bösartige Tumoren doch wesentlich voneinander abweichen können.

Diesem Überblick über die Zusammenhänge von Atmung und Glykolyse der Tumoren lassen sich einige *Hinweise auf weitere Hauptprobleme der biochemischen Tumorforschung* anschließen. Wir gehen dabei aus von der oben benützten einfachen Bilanzvorstellung des Energiestoffwechsels. Wenn Tumoren eine an und für sich normal funktionierende, aber nicht mehr steigerungsfähige Respiration aufweisen, so stellt sich die Frage, was diesen Mangel an funktionellen Reserven bedingt. Die Atmungsenzyme sind in den Mitochondrien untergebracht. Aus diesem Grunde wird die folgende Alternative diskutiert: entweder ist der Enzymgehalt der Tumorzellen verringert (was durch Verminderung der Mitochondrienzahl pro Zelle und/oder durch Verminderung des Enzymbestandes pro Mitochondrion zustande kommen kann), oder der Atmungsapparat der Tumorzellen steht trotz normaler quantitativer und qualitativer Ausbildung der Mitochondrien unter dem Einfluß bestimmter Hemmfaktoren. Eine Antwort ist zur Zeit nicht möglich. Die Erfahrungen der Elektronenmikroskopiker tragen wenig zur Entscheidung bei: "All the intermediate states between extreme richness and almost complete absence of chondriosomes are found; often, however, tumor cells tend to show fewer, smaller, and denser mitochondria" (Oberling und Bernhard, 1961). In ähnlicher Weise mehrdeutig sind die Ergebnisse von Untersuchungen an Mitochondrien mittels biochemischer Methoden. Fast alle einschlägigen Studien, bei Le Breton und Moulé gründlich resumiert, wurden am Leber — Lebertumor — Modell durchgeführt. Sie zeigen immerhin, daß in Tumorzellen eine Reduktion der Mitochondrienmasse und auch des Gehaltes an manchen Schlüsselsubstanzen, z.B. Pyridinnucleotiden, vorkommt. Die funktionelle Bedeutung derartiger Differenzen ist jedoch nicht abgeklärt. Aber auch die Bedeutung der anderen Möglichkeit, nämlich des intracellulären Auftretens atemhemmender Mechanismen, läßt sich heute noch kaum beurteilen.

Wir müssen abschließend die mögliche Rolle von Veränderungen der Enzymsysteme in einem größeren Zusammenhang sehen als nur in demjenigen von Atmung und Glykolyse. Den Ausgangspunkt können die Vorstellungen von Greenstein (1954, 1956) bilden. Sie drücken aus, daß die Tumoren im Hinblick auf ihre Enzymgarnitur einem gemeinsamen Muster entgegenstreben, das somit für den „Zustand Tumor" charakteristisch ist. Vergleicht man das grobe Enzymmuster verschiedener Tumorarten derselben Species, etwa der Maus, mit den Verhältnissen der homologen Normalgewebe, so kann man tatsächlich die Tendenz zu einer solchen *Konvergenz* erkennen. Prüft man aber mit verfeinerten Methoden verschiedene Tumorarten, die vom gleichen Organ — vorzugsweise der Leber — ausgehen, so stößt man auf die Tendenz der Tumoren, ihre individuellen Enzymmuster zu entwickeln. Pitot (1963) spricht in diesem Zusammenhang von *Divergenz.* Eine Vereinigung der beiden Auffassungen scheint möglich, und zwar auf der Grundlage einer enzymatischen Readaptation der Tumoren, die so vielfältig sein kann wie das aus ihr resultierende biologische Verhalten. Im großen und ganzen dürfte ein Abbau normaler enzymatischer Regulationen allerdings überwiegen. Deshalb spricht man heute oft von *enzymatischer Entdifferenzierung* der Tumoren. Ihre Korrelation mit der strukturellen Entdifferenzierung stellt den einen Aufgabenkreis der Molekularpathologie im Bereich der Onkologie dar (der andere, heute aktuellere umfaßt die biochemisch-strukturelle Analyse der Kernveränderungen während und nach der Cancerogenese). Wie sich das Problem der Malignität im Zuge dieser Entwicklung gestalten wird, ist schwer vorauszusagen. Ein praktischer Beitrag zur Frage der Gut- und Bösartigkeit von Tumoren ist aber jedenfalls in absehbarer Zeit von dieser Seite nicht zu erwarten.

β) *Antigenität*

Die Abweichungen der Tumorzellen von Normalzellen werden seit langem, in den letzten Jahren aber mit erhöhtem Nachdruck, auf immunologischem Gebiet gesucht. Deshalb müssen wir hier der Vollständigkeit halber wenigstens die hauptsächlichen Problemstellungen erwähnen. Es ist zur Zeit noch nicht deutlich zu erkennen, welche Dimension den immunologischen Erscheinungen der Tumoren zukommt; nach den bisher vorliegenden Ergebnissen ist sie eher bescheiden, doch wird uns wahrscheinlich die Zukunft eines Besseren belehren. Wir beschränken uns auf den Zentralbegriff der Immunologie, die Antigen-Antikörper-Reaktion, und vernachlässigen die in weiterem Sinne immunologischen Vorgänge, die sich in einem Tumor-Wirt-System abspielen können (vgl. für das Gesamtgebiet die Übersichten von GREEN, 1958; BLACK und SPEER, 1959; SOUTHAM, 1960; MILGROM, 1961; STRÄULI, 1962, sowie die beiden Symposien über Tumorimmunität Cancer Res. 21, 1961 und Annals of the New York Academy of Sciences 101, 1962).

Die kritische Frage ist diejenige nach der *Antigenität der Tumorzellen.* Wenn sich Tumorzellen überhaupt von den homologen Normalzellen immunologisch unterscheiden, so ist dies möglich durch *Verlust normaler Antigene, Gewinn neuer Antigene und qualitative Veränderungen bestehender Antigene.* Nach dem vorhandenen Beobachtungsgut können alle drei Möglichkeiten, einzeln und kombiniert, vorkommen; doch beziehen sich alle Feststellungen auf einzelne Tumor-Wirt-Systeme, und Verallgemeinerungen sind, ungeachtet der verschiedenen bereits existierenden immunologischen Krebstheorien, keineswegs zulässig.

Untersuchungen an transplantablen Tumoren auf iso-, homo- und heterologen Wirten haben, trotz der vielen durch sie veranlaßten Umwege, unsere Vorstellungen über die immunologischen Verhältnisse der Geschwülste gewaltig gefördert. Wir wollen in diesem Zusammenhang vor allem an die bei den Ascitestumoren vollzogene Verknüpfung von Populationsgenetik und Antigenität (Immunoselektion) denken (HAUSCHKA, 1957). Trotzdem ist es klar, daß das Terrain, auf dem die Entscheidung fallen muß, vom Tumor in seinem primären Wirt, vom *autologen System,* gebildet wird. Nur unter dieser Voraussetzung können wir den Menschen in unsere Bemühungen einbeziehen. Wenn wir uns in dieser Weise auf autologe Tumor-Wirt-Systeme beschränken, so schmilzt die Literatur erheblich zusammen. An Hinweisen auf Antigenveränderungen in primären Tumoren fehlt es jedoch nicht.

Von den erwähnten drei Möglichkeiten ist vor allem der *Antigenverlust* belegt. WEILER (1952, 1954, 1956, 1959) verfolgte die an der Rattenleber mittels Buttergelb und an der Hamsterniere mittels Stilböstrol ausgelöste Cancerogenese und stellte bei beiden Modellen einen graduellen Abbau organspezifischer Antigene bis zum völligen Fehlen in den ausgebildeten Carcinomen fest. Bestätigt wurden diese Ergebnisse durch NAIRN, RICHMOND, MCENTEGART und FOTHERGILL bzw. NAIRN, RICHMOND und FOTHERGILL (1960). Diese Autoren untersuchten, außer den beiden tierischen Systemen, auch Haut und Hauttumoren vom Menschen; trotz technischer Schwierigkeiten hielten sie auch in bösartigen Hautgeschwülsten den mindestens partiellen Verlust der organspezifischen Antigene für erwiesen.

Der Verlust spezifischer Organ- oder Gewebeantigene in Geschwülsten läßt sich mit verschiedenen Arbeitshypothesen der Tumorforschung in Verbindung bringen. Da es sich um den Abbau von Proteinen handelt, liegt einmal ein Zusammenhang mit der enzymatischen Entdifferenzierung nahe. Beide Vorstellungen wiederum berühren sich eng mit der *Deletionstheorie* (MILLER und MILLER, 1952): durch Bindung von Cancerogenen an zellwachstumsregulierende Proteine kommt es zur Inaktivierung dieser Stoffe, die somit nicht mehr repliziert werden können; auf diese Weise geht eine Schlüsselposition für die normale Zellfunktion verloren. Andererseits kann es sich bei den während der Cancerogenese verschwindenden Antigenen um *Identitätsproteine* handeln; wegen des Fehlens dieser „self markers“ werden die Tumorzellen außerhalb ihres Ursprungsorgans nicht als ortsfremd erkannt und bleiben deshalb von den Abwehrmechanismen unbelästigt.

Verfolgt man diesen letzteren Gedanken weiter, so erkennt man, wie sehr die Gut- oder Bösartigkeit eines Tumors von seiner immunologischen Struktur abhängen kann: Letztere bedingt die „Identifizierbarkeit“ des Tumors durch den Wirt, und dadurch wird wiederum der Einsatz der Abwehrmaßnahmen des Wirtsorganismus bestimmt.

So weit diese Hypothesen. Wir müssen zum Schluß den Abwehrvorrichtungen auf der Stufe der *Antikörperbildung* noch eine Bemerkung widmen. Sie können in Funktion treten, wenn in einem Tumor Antigene erscheinen, die den normalen Zellen bzw. Geweben bzw. Organen des Wirts, ja seiner Species, fehlen. Ihre Entstehung unter der Einwirkung physikalischer, chemischer und viraler Cancerogene bereitet gedanklich keine allzu großen Schwierigkeiten. Mit ihrem Nachweis ist es jedoch noch nicht zum besten bestellt (Zilber, 1957, 1958; Southam, 1961). Trotzdem hat sich die klinische Empirie bereits mit der Möglichkeit auseinandergesetzt, die offensichtlich ungenügende spontane Antikörperbildung gegen Geschwülste zu verstärken durch Autoimmunisierung der Patienten mit ihrem Tumor unter Verwendung von Adjuvantien des Freundschen Typus (Witebsky, Rose und Shulman, 1956; Graham und Graham, 1955, 1959; Finney, Byers und Wilson, 1960). Eindeutige Erfolge sind bisher nicht zu verzeichnen.

Wir überblicken zur Zeit noch in keiner Weise das Zusammenspiel der verschiedenen Vorgänge (Antigengewinn, -verlust, -veränderungen), die die Antigenität der Tumorzellen modellieren. Noch weniger können wir die Antigenität mit den übrigen Haupteigenschaften der Tumoren in ein verläßliches Bezugssystem bringen. Dazu muß gesagt werden, daß sich die immunologische Erforschung der Tumoren noch im Anfangsstadium befindet. Es läßt sich aber voraussehen, daß der Komplex von Eigenschaften, der hier unter dem Stichwort Antigenität umrissen wurde, die Auffassungen über Gut- und Bösartigkeit von Tumoren in zunehmendem Maße beeinflussen wird.

c) Besondere Tumor-Wirt-Probleme

In diesem Abschnitt sollen Besonderheiten von Tumoren besprochen werden, die überhaupt nur im Rahmen des Tumor-Wirt-Systems zur Auswirkung gelangen. Dazu gehört einmal die metabolische Beeinflussung des Wirts, die mit dem Stichwort Kachexie bezeichnet zu werden pflegt. Sodann sind hier Verhaltensänderungen von Tumoren, charakterisiert durch Zu- oder Abnahme in der Lebensgefährdung des Wirts, zu behandeln; für diese beiden Erscheinungen sollen die Stichworte Progression und Regression verwendet werden.

α) Kachexie

Beim tumorkranken Menschen so gut wie beim tumorkranken Versuchstier kann sich ein Stoffwechselsyndrom entwickeln, dessen hauptsächliche Komponenten allgemeine Schwäche, Anorexie, Eiweiß- und Fettverlust, Störungen im Wasser- und Elektrolythaushalt und Anämie sind. Die für dieses Syndrom übliche Benennung Kachexie ist nicht für die Onkologie reserviert; sie dient auch zur Beschreibung (symptomatologisch) ähnlicher Zustände bei nicht neoplastischen chronischen Erkrankungen.

Zwei Deutungsversuche der Kachexie, einzeln oder kombiniert, stehen zur Verfügung.

Das Syndrom kann als ausschließlicher Effekt von Eigenschaften der Geschwülste, die wir bereits kennengelernt haben, interpretiert werden. Wachstum und Ausbreitung eines Tumors führen durch Beeinträchtigung und schließlich Zerstörung wichtiger Organe, durch ständige Blutverluste, eventuell durch chronisch-unspezifische Infektionen von ulcerierten Tumorpartien aus zu den Erscheinungen der Kachexie, und die Annahme zusätzlicher chemischer Faktoren ist nicht unbedingt erforderlich. Es leuchtet ein, daß eindringendes Wachstum und Metastasierung am ehesten geeignet sind, solche Erscheinungen hervorzurufen. Doch kann ausnahmsweise auch expansives, ja exstruktives Wachstum (exstruktiv: an inneren und äußeren Oberflächen) zur Kachexie führen (z.B.

bei sehr großen Ovarialkystomen, vgl. Kap. IV). Auch ganz abgesehen von diesen Sonderfällen, läßt sich kein durchgehender und einfacher Zusammenhang zwischen den morphologischen Merkmalen eines Tumors und seiner Fähigkeit zur Erzeugung einer Kachexie erkennen. Dies mag immerhin als Hinweis darauf gelten, daß an der Kachexie besondere Tumoreigenschaften, deren morphologische Repräsentation zur Zeit nicht faßbar ist, beteiligt sein könnten.

Damit kommen wir zur anderen Interpretation: Die Kachexie ist das Ergebnis besonderer Stoffe, die vom Tumor produziert werden und auf den Wirt einen toxischen Effekt ausüben. Für die Mehrzahl der heutigen Autoren machen erst Beeinflussungen dieser Art die Kachexie aus, die demnach aufzufassen ist als "the sum of those effects produced by neoplasms in the host, which are not the immediate result of mechanical interference with recognizable structures" (COSTA, 1963). Wir könnten auch von einer Kachexie im engeren Sinn sprechen, hervorgerufen durch chemische Faktoren. Die Suche nach diesen letzteren ist schon alt und hat zur Isolierung der verschiedenartigsten Stoffe geführt. Von ihnen allen sind heute die sog. *Toxohormone* (NAKAHARA und FUKUOKA, 1958, 1961) die wichtigsten. Im Gegensatz zu verschiedenen anderen Stoffgruppen, denen ähnliche Wirkungen zugeschrieben werden, können Toxohormone nur aus vitalem, nicht aus nekrotischem Tumorgewebe extrahiert werden. Die Gewinnung und Einengung des aktiven Prinzips, das bisher noch nicht in chemisch reiner Form vorliegt, muß hier nicht dargelegt werden. Die Hauptwirkung der Toxohormone besteht in der Senkung des Katalasegehaltes der Leber. Eine exakt vergleichbare Bestimmung des Enzyms Katalase ist jedoch noch nicht möglich, und infolgedessen haftet auch den Angaben über den Toxohormongehalt eines Tumorextraktes noch eine beträchtliche Ungenauigkeit an. Dennoch sind NAKAHARA und FUKUOKA der Auffassung, daß Toxohormone in allen bösartigen Geschwülsten des Menschen und der Tiere gebildet werden, ja daß dies die eigentliche funktionelle Besonderheit des Krebsgewebes darstellt. Solchen weitreichenden Aussagen muß jedoch entgegengehalten werden, daß der Katalaseeffekt, auf dem vorderhand noch der Toxohormon-Nachweis beruht, nicht streng tumorspezifisch ist. Er kann auch bei nicht neoplastischen Proliferationsprozessen auftreten. Um so weniger ist er spezifisch für bösartige Tumoren. Nach den Untersuchungen von BEGG u. Mitarb. (BEGG, DICKINSON und MILLER, 1953; BEGG, 1958) ist nur eine abstufende Aussage möglich: "A malignant tumor produces a greater depression of catalase activity than a benign tumor of similar size and growth rate."

Auch wenn der Komplex Toxohormone-Katalasehemmung einmal genauer untersucht sein wird, bleibt erst noch seine Bedeutung für das Zustandekommen der Kachexie abzuklären. Für unsere Übersicht genügt es, wenn mit der Erwähnung der Toxohormone auf die chemischen Faktoren hingewiesen ist, die in Zukunft für die theoretische und praktische Interpretation der Gut- und Bösartigkeit eine Rolle spielen dürften.

β) Progression

Der Ausdruck Progression wurde in der vorliegenden Übersicht schon mehrfach gebraucht, und zwar im Sinne der Entwicklung eines Tumors auf größere Bösartigkeit hin. Diese allgemeine Verwendung des Terminus ist sicher zulässig; für unser Thema ist es jedoch nützlich, wenn wir uns auch die eigentliche und engere Bedeutung des aus der experimentellen Onkologie stammenden Begriffes vergegenwärtigen.

Progression bezeichnet ursprünglich den *Übergang eines Tumors vom Zustand der Abhängigkeit („dependence") zum Zustand der Autonomie.* Abhängigkeit und Autonomie beziehen sich auf die homöostatischen Einrichtungen des Organismus, und damit ist es auch klar, weshalb die Progression nur im Rahmen des Tumor-Wirt-Systems behandelt werden kann.

Es gibt verschiedene homöostatische Einrichtungen des Organismus. Das in der experimentellen Onkologie am besten untersuchte Regulationssystem ist das hormonale, und deshalb beziehen sich die meisten Angaben auf Tumoren endokrin gesteuerter bzw. rückgesteuerter Organe. An diesen Tumoren vollzieht sich der *Übergang von der Hormonabhängigkeit zur Hormonunabhängigkeit;* wenn letzteres als Autonomie bezeichnet wird, so ist dabei zu bedenken, daß es sich um Autonomie in bezug auf *ein* homöostatisches System handelt, aber nicht um Autonomie schlechthin. Allerdings ist die Hormonabhängigkeit oft der letzte regulative Zusammenhang, der in einem Tumor-Wirt-System erkennbar ist, so daß nach ihrem Aussetzen dann tatsächlich die Autonomie des Tumors vollständig ist.

Zum Begriff der Autonomie mag hier bemerkt werden, daß es sich um Unabhängigkeit von Regulationssystemen, selbstverständlich aber nicht vom Stoffwechsel des Wirts handelt. Kein Tumor ist autark (BÜNGELER und DONTENWILL, 1959), jeder benötigt zu seiner Existenz einen Wirtsorganismus oder den künstlichen Ersatz eines solchen.

Wir kennen bei Nagetieren eine ganze Anzahl von Tumoren, die den Übergang von Hormonabhängigkeit zu Hormonunabhängigkeit demonstrieren (FURTH, KIM und CLIFTON, 1960; FURTH und KIM, 1961; DONTENWILL, 1961). Es sind Tumoren der folgenden Gewebe bzw. Zellen: thyreotrope und mammotrope Anteile der Hypophyse (Ratte, Maus), Epithel der Schilddrüse (Ratte, Maus), Nebennierenrinde (Maus), Leydigsche Zellen des Hodens (Maus), fast sämtliche Zellarten des Ovars (Maus), Epithel der Brustdrüse (Ratte, Maus), Epithel der Niere (Goldhamster), glatte Muskulatur von Uterus und Nebenhoden (Goldhamster), Bindegewebe von Uterus und Becken (Meerschweinchen). Diese Tumoren können durch bestimmte Störungen des endokrinen Gleichgewichts hervorgerufen werden, z.B. die mammotropen Hypophysentumoren der Ratte durch Oestrogenzufuhr, die thyreotropen Hypophysentumoren der Maus durch Thyreoidektomie. Von diesen Anomalien bleiben die Tumoren zuerst abhängig („dependent", „conditioned"); im Verlaufe von Transplantationen werden sie jedoch unabhängig, und zwar oft schon in frühen Passagen. Die Autonomie tritt also nicht im ursprünglichen Wirt in Erscheinung, was bei der Übertragung der Ergebnisse auf den Menschen berücksichtigt werden muß. Den Verhältnissen beim Menschen kommen experimentelle Modelle viel näher, die von Spontantumoren, z.B. Brustdrüsencarcinomen der Maus, ausgehen und deren Beeinflußbarkeit durch (Steroid-)Hormone zu erfassen versuchen; auch dabei können Übergänge von der Abhängigkeit zur Autonomie beobachtet werden (MÜHLBOCK und VAN NIE, 1961).

Wie verhalten sich die morphologischen Merkmale im Verlauf dieser Übergänge? Wenn FURTH, KIM und CLIFTON schreiben, daß die abhängigen Tumoren einer Population normaler Zellen gleichen, während die autonomen Tumoren die Merkmale anaplastischer Carcinome besitzen, so kann dies höchstens als Regel für den Aspekt der beiden Extremzustände gelten. Ausnahmen sind häufig; die Autonomie kann ohne greifbare strukturelle Veränderungen eintreten (MÜHLBOCK und VAN NIE, 1961; FURTH, 1963).

Volle Hormonabhängigkeit und volle Hormonunabhängigkeit sind somit zwei Progressionsstufen, die sich funktionell eindeutig unterscheiden lassen. Entsprechende morphologische Unterschiede können, müssen aber nicht vorhanden sein. Zwischen den beiden funktionellen Extremen gibt es nun aber Zwischenstadien, die schwierig zu erfassen sind. Ihre theoretische Deutung erfolgt mit Vorteil aus populationsgenetischer Sicht:

"If left uncontrolled, most dependent tumours seem to give rise to less and less responsive autonomous variants. Such tumours seem to comprise the majority of human neoplasms. Hormones can slow down their progression but cannot arrest them. The eternal danger is that among the progeny of such tumour cells, a rapidly growing, fully autonomous variant or mutant sets the end to conceivable specific hormonal control. It is probable that what is regarded as an autonomous, hormone-responsive tumour, is a mixed population of variously responsive and non-responsive clones, and loss in responsiveness results in part from elimination of responsive variants, in part from an adaptive modification." (FURTH und KIM, 1961).

Bedauerlich ist, daß diese Zwischenstadien, in denen die Autonomie erreicht ist mit Ausnahme der (im Entstehen begriffenen) Hormonunabhängigkeit, als „autonome hormonabhängige Tumoren" etikettiert werden, denn bei klarer Begriffsführung stellt dieser Ausdruck offensichtlich eine Contradictio in adjecto dar.

Es ist ohne weiteres anzunehmen, daß alle *Tumoren des Menschen* im Verlaufe ihrer Entwicklung einmal im weitesten Sinne hormonabhängig sind (wie letzten Endes alle Bestandteile des Organismus) und daß der Abbau dieser regulativen Verbindung mit dem Auftreten der Bösartigkeit zusammenhängt. Eine Hormonabhängigkeit im engeren Sinne, die für die Klinik von großer Bedeutung ist, liegt bei einem Teil der *Carcinome von Mamma und Prostata* vor (BOYLAND, 1961). Soweit diese Abhängigkeit besteht, kann durch Elimination der vom Tumor benötigten Hormone, also durch Maßnahmen der „negativen Chemotherapie", wie Kastration, Adrenalektomie und Hypophysenausschaltung, eine vorübergehende Hemmung der Tumoren und vor allem ihrer Metastasen erreicht werden. Dasselbe ist möglich durch hormonale Hemmung der den Tumor begünstigenden endokrinen Drüsen. Der Erfolg ist deshalb stets nur vorübergehend, weil die Progression zur Hormonunabhängigkeit offenbar in jedem Falle erfolgt, so daß es sich zur Hauptsache um eine Frage der Geschwindigkeit dieses Ablaufs handelt.

Auch im Stadium der Hormonabhängigkeit sind die hier erwähnten Mamma- und Prostatatumoren eindeutige Carcinome; die erwähnten therapeutischen Vorkehrungen wirken sich ja gerade gegen die oft ausgedehnte Metastasierung am eindrucksvollsten aus. Wir müssen hier nochmals auf das Problem der „autonomen hormonabhängigen Tumoren" eingehen und es folgendermaßen präzisieren: *Ein Tumor kann schon eindeutig bösartig (= lebensgefährdend) sein, bevor er die völlige Autonomie vom Wirtsorganismus erlangt hat.* Der Begriff der Autonomie eignet sich deshalb im Grunde genommen nicht zur Definition der Bösartigkeit. Dagegen kann allerdings eingewendet werden, daß die hormonabhängigen bösartigen Tumoren nur eine kleine Gruppe darstellen und daß auch bei ihnen der Trend zur Erlangung der vollen Autonomie unverkennbar ist.

Der Geltungsbereich der Progression reicht weit über das Paradebeispiel des Übergangs von Hormonabhängigkeit zu -unabhängigkeit hinaus. Nach FOULDS (1954, 1958a, b, 1961), der sich um die gedankliche Klärung des Begriffes besonders bemüht hat, bedeutet Progression "development of a tumour by permanent, irreversible, qualitative changes in one or more of its characters" (1958a). FOULDS bezieht sowohl die präneoplastischen Vorgänge wie auch die besonderen Manifestationen der serienmäßig transplantierten Tumoren in die Gesamtschau der Progression ein. Auf diese Weise ergibt sich ein weites Spektrum möglicher Eigenschaften und Eigenschaftsänderungen. Es ist eine der anregendsten Vorstellungen von FOULDS, daß sich ein Tumor nicht als Ganzes verändern muß, sondern daß seine Hauptmerkmale unabhängig voneinander in die Progression eintreten können:

> "Various identifiable characters of a tumour undergo progression independently of one another. The structure and behaviour of tumours are determined by numerous unit characters, which within wide limits are independently variable, capable of highly varied associations and liable to independent progression. The terms 'benign' and 'malignant' are not adequate for current needs. 'Malignancy' is not a unitary quality of tumours; it has many components including rate of growth, powers of invasion, capacities for metastasis and responsiveness to extrinsic stimuli. Each of these unit characters needs separate assessment. Hormone-responsiveness is a unit character that has received much attention both in the laboratory and in the clinic and it has become evident that hormone-responsiveness, within wide limits, is independent of many other tumour characters including histological structure, rate of growth and functional activity and can undergo independent progression." (1961)

Die Malignität setzt also den Zusammenschluß einer ganzen Anzahl von „unit characters" voraus. Fehlen einzelne wichtige Eigenschaften, so sind die entsprechenden Tumoren nach FOULDS unvollständig; er zählt z.B. zu den „imperfect carcinomas" die folgenden Geschwülste:

1. Tumoren, die typische Carcinome sind, mit Ausnahme der Tatsache, daß ihr Wachstum mehr oder weniger durch bekannte Einflüsse reguliert ist. Beispiele: die hormonempfindlichen Carcinome von Mamma und Prostata.

2. Tumoren, die invasiv wachsen, aber nicht metastasieren. Beispiel: Basalzellcarcinom.

3. Tumoren, die weder invasiv wachsen noch metastasieren und trotzdem die cytologischen Merkmale bösartiger Geschwülste besitzen. Beispiel: Carcinoma in situ.

4. Nicht progressive oder sogar regredierende Tumoren, die invasives Wachstum aufweisen können. Beispiele: Die Carcinomatoide der Haut bei Labortieren und die selbstheilenden Tumoren der Haut beim Menschen (Molluscum sebaceum, Keratoacanthoma).

Ein Teil dieser Tumoren wird uns im nächsten Kapitel beschäftigen.

Die experimentelle Onkologie weist uns eine Fülle von Merkmalen einerseits der im Entstehen begriffenen, andererseits der serienmäßig transplantierten Tumoren vor, die — wie bereits erwähnt — den Wirkungsbereich der Progression vergrößern. Wir wollen uns kurz dieser Ausweitung zuwenden.

Am längsten untersucht ist die experimentelle Erzeugung von Hauttumoren, und aus diesem Arbeitsgebiet stammen grundlegende Vorstellungen über die Pathogenese der Tumoren (vgl. die Übersichten von BERENBLUM, 1954a, b; DAMMERT, 1957; SETÄLÄ, 1960, 1962). Die kombinierte Einwirkung von Cancerogenen als eigentlich determinierenden Faktoren („initiation") und von proliferationsfördernden Einflüssen als realisierenden Faktoren („promotion") führt zu einer Abfolge verschiedener Entwicklungsstadien, die sich durchaus dem Begriff der Progression einordnen läßt. Allerdings gelangt diese Progression oft nicht bis zur Stufe des bösartigen Tumors, sondern nur bis in einen Bereich, der schon 1941 von ROUS und KIDD in ihrer Arbeit über „conditional neoplasms and subthreshold neoplastic states" maßgebend beschrieben wurde.

Bei der experimentellen Induktion von Tumoren kann an der Haut so gut wie an den endokrinen Drüsen häufig eine Hyperplasie festgestellt werden, die dem Auftreten der verschiedenen Verhaltensstufen von Geschwülsten vorangeht. Der Terminus *hyperplasiogene Tumoren* darf nicht von der Einsicht ablenken, daß die Hyperplasie lediglich ein vorübergehendes Stadium eines als Ganzes determinierten Prozesses bildet.

Am anderen Ende ihrer Spannweite umfaßt die Progression Eigenschaften von Tumoren, die meist erst im Verlaufe von Transplantationen zum Ausdruck gelangen. Schon die *Transplantabilität* selbst (worunter hier die Übertragbarkeit eines Tumors durch lebende Tumorzellen und nicht durch zellfreies Material verstanden wird) setzt einen (noch im ursprünglichen Wirt erreichten) Progressionsgrad voraus, zu dem es in vielen Tumoren offenbar nie kommt. Auf die immunologischen Voraussetzungen der Tumortransplantation ist hier nicht nochmals einzugehen. Es darf aber im großen und ganzen angenommen werden, daß die Übertragbarkeit auf isologe, homologe und heterologe Wirte verschiedenen und meist aufeinanderfolgenden Progressionsschritten entspricht. Die üblichen Transplantationstumoren der experimentellen Onkologie lassen sich homolog überpflanzen und verdanken gerade dieser Tatsache ihre Verbreitung über die Laboratorien der ganzen Welt. Alle diese Tumoren müssen als bösartig gelten, wenn auch in sehr unterschiedlichem Maße; manche von ihnen lassen so eindeutige Kennzeichen, wie eindringendes Wachstum und Metastasierung, nie erkennen und töten ihre Wirte durch Erzeugung einer Kachexie oder auf überhaupt noch nicht abgeklärte Weise. Deshalb ist es auch außerordentlich schwierig, eine Kopplung der Transplantabilität mit anderen Merkmalen („unit characters") der Malignität zu erkennen. GREENE (1952), der bösartige menschliche Tumoren in die vordere Augenkammer des Meerschweinchens übertrug, glaubte einen festen Zusammenhang zwischen Metastasierung und Heterotransplantabilität zu erkennen: "All tumors that manifest the ability to grow as isolated satellites of the primary lesion are also capable of growth in alien hosts". Das kurzfristige Tumorwachstum in der Versuchsanordnung von GREENE genügt jedoch unserer heutigen Idee von Heterotransplantabilität nicht mehr. Die Untersuchungen von TOOLAN (1951, 1953, 1954, 1957) über die Transplantation menschlicher Tumoren auf konditionierte Labortiere haben inzwischen gezeigt, daß die heterologe Übertragung nur mit verschwindend wenig menschlichen Tumoren gelingt, deren Bösartigkeit im ursprünglichen Wirt zudem gewaltige Unterschiede aufweist. Dasselbe gilt übrigens für die neuerdings geprüfte Übertragung menschlicher Tumoren auf Menschen, also homolog (SOUTHAM, 1960).

Bei den transplantierten Tumoren stellt sodann der *Übergang aus der soliden Wuchsform in die Ascitesform* (KLEIN und KLEIN, 1956) einen markanten Progressionsschritt dar. Er wurde bereits in populationsgenetischer Sicht erörtert (Abschnitt 1/1). Die Assoziation der Konvertibilität mit anderen Kennzeichen der Bösartigkeit ist von der gleichen Undurchsichtigkeit, die uns soeben bei der Transplantabilität aufgefallen ist.

Viel wichtiger als diese Vorgänge an den beiden Enden des Progressionsbereiches sind solche in seinem Zentrum. Gemeint sind die *Übergänge von gutartigen in bösartige Tumoren.* Daß sie vorkommen, ist sicher; wie häufig sie vorkommen, ist nur sehr ungenau bekannt. Wenn in der gleichen Körperregion, im gleichen Organ nacheinander gut- und bösartige Geschwülste auftreten, muß dies noch nicht bedeuten, daß die letzteren aus den ersteren hervorgegangen sind: Die bösartigen Tumoren können in unmittelbarer Nachbarschaft der gutartigen neu entstanden sein. Wenn ein Tumor strukturell uneinheitlich ist, z.B. nebeneinander verdrängendes und eindringendes Wachstum zeigt, beweist auch das noch keinen Übergang von Gut- zu Bösartigkeit: Ein von Anfang an (und auf Grund anderer Merkmale) bösartiger Tumor kann zuerst expansiv wachsen und erst allmählich zu eindringendem Wachstum übergehen. Selbstverständlich muß bei der morphologischen Beurteilung auch das Übergreifen eines bösartigen Tumors auf einen benachbarten gutartigen Tumor als Möglichkeit der Täuschung berücksichtigt werden: An der Prostata können Carcinome in Adenome einwachsen, die beiden Tumorarten gehen jedoch von verschiedenen Regionen der Drüse aus.

Im *experimentellen Bereich* wurde der Übergang von gutartigen Tumoren in bösartige vor allem an den endokrinen Drüsen und an der Haut, ferner an der Leber untersucht. Wie oben auseinandergesetzt wurde, ist bei den *endokrinen Drüsen* der morphologisch belegbare Wechsel vom Adenom zum Carcinom in keiner für uns erkennbaren Weise mit dem Verhalten einer allenfalls vorhandenen Hormonabhängigkeit koordiniert. — Die experimentelle Onkogenese der *Haut* kann, je nach Art und Dosierung des verwendeten Cancerogens, zunächst zur Entstehung gutartiger Tumoren (Papillome, „Teewarzen") führen, die oft wieder verschwinden; bei erneuter bzw. fortgesetzter Applikation des Cancerogens oder eines Cocancerogens treten dann u.U. an genau den gleichen Stellen Carcinome auf. Aber auch die unmittelbare Umwandlung von Papillomen in Carcinome kommt vor. — Schließlich sind hier einige Bemerkungen über die experimentellen Tumoren der *Leber* am Platze. Es wurde früher darauf hingewiesen, welche Bedeutung diesen Geschwülsten für die Biochemie der Tumoren zukommt. Um so wichtiger wäre eine möglichst klare Erfassung der Adenom-Carcinom-Sequenz in der Leber; dies ist jedoch nicht bei allen Versuchsanordnungen möglich. Immerhin lassen sich gewisse Grundzüge erkennen. Bei Verwendung eines leberwirksamen Cancerogens wie des Buttergelbs, 4-Dimethylamino-azobenzol (BROCK, DRUCKREY und HAMPERL 1940; GLINOS, BUCHER und AUB, 1951; LAUBER und DANNEBERG, 1956) entstehen hepatocelluläre und cholangiocelluläre Carcinome. Für beide Tumorarten kommen nicht neoplastische Vorstufen in Frage, beim Leberzellkrebs regenerierendes Leberparenchym, beim Gallengangskrebs gewucherte Gallengänge. Die hepatocellulären Carcinome können ihren Ursprung zudem in Adenomen nehmen, die sich als oft nur für kurze Zeit vorhandene Übergangsstadien zwischen Regenerate und Carcinome einschieben. Bei den cholangiocellulären Carcinomen ist die Existenz gutartig-neoplastischer Vorstufen fraglich; die Gallengangswucherungen und -cysten dürfen jedenfalls nicht als Tumoren aufgefaßt werden.

Beim *Menschen* sind Auskünfte über die Häufigkeit des Überganges gutartiger Tumoren in bösartige noch viel schwieriger zu erlangen als bei den Versuchstieren. Grundsätzlich kann jeder gutartige Tumor bösartig werden. In welchem Maße mit dieser generellen Möglichkeit bei speziellen Tumoren gerechnet werden muß, kann auf Grund klinisch-statistischer Erhebungen wenigstens größenordnungsmäßig beurteilt werden. Wir können in diesem Sinne drei Kategorien aufstellen:

1. Gutartige Tumoren, die nur ausnahmsweise bösartig werden, wie Fibrome, Lipome, Myome usw.

2. Gutartige Tumoren, die nicht nur ausnahmsweise, aber auch nicht geradezu regelmäßig bösartig werden.

3. Gutartige Tumoren (oder besser Tumorkomplexe), aus denen regelmäßig bösartige Tumoren hervorgehen, wie die multiplen Dickdarmpolypen (Polyposis intestinalis).

Der klinischen Medizin bereitet nur die mittlere Kategorie besondere Schwierigkeiten; deshalb müssen wir im nächsten Kapitel auf die zugehörigen Tumoren eingehen.

Blicken wir an dieser Stelle noch einmal auf die *Schilddrüsentumoren des Menschen* zurück. Früher herrschte die Auffassung vor, daß sich die meisten Carcinome der Schilddrüse aus Adenomen entwickeln (GRAHAM, 1929). Inzwischen hat sich ein entschiedener Wandel vollzogen, und heute halten manche Autoren praktisch alle Carcinome für de-novo-Bildungen (ACKERMAN und DEL REGATO, 1962). Die Wahrheit dürfte zwischen den Extremen liegen, allerdings der heutigen Wertung stark angenähert. Wenn im Autopsiegut eines endemischen Kropfgebietes Schilddrüsencarcinome viel häufiger vertreten sind als in einem Gebiet ohne endemischen Kropf (z.B. Bern 1,04%, Berlin 0,09%: WEGELIN, 1928), so ist das kein schlüssiger Beweis für die Sequenz der beiden Tumorformen. Aufschlußreicher sind Angaben über das Vorliegen von Carcinomen in chirurgisch entfernten Knotenkröpfen. An der Mayo-Klinik betrug z.B. dieser Anteil im Jahrzehnt 1938—1947 4,8% (BEAHRS, PEMBERTON DE J. und BLACK, 1951). Nach WARREN und MEISSNER sollen vor allem die follikulären Carcinome aus Adenomen hervorgehen, dagegen die papillären Carcinome überhaupt keine wirklich gutartigen Vorstadien durchlaufen. — Rezidive nach chirurgischer Entfernung gutartiger (epithelialer) Schilddrüsentumoren sind verhältnismäßig häufig bösartig (EGLOFF, 1961). Obwohl es sich nicht um eine direkte Abfolge handelt, bildet diese Feststellung einen wichtigen Hinweis auf die mögliche Bedeutung der thyreotropen Stimulation für die Progression von Schilddrüsentumoren.

Am Schluß dieses Abschnittes soll noch erwähnt werden, daß es bei den *Nierentumoren des Menschen* besonders überzeugende Beispiele des Überganges von der Gut- zur Bösartigkeit gibt. Und zwar handelt es sich um die Tumoren der wasserklaren Zellen (Nierenstrumen, Grawitz-Tumoren). Von diesen zunächst gutartigen Geschwülsten wies APITZ (1943) nach, daß sie in Nierenkrebs übergehen können. Besonders bemerkenswert ist die folgende Feststellung von APITZ:

„Durch weitere Abwandlung der Geschwulstzellen kann ein Nierenkrebs sarkomatös werden, indem sich die Krebszellen zu spindelzelligen und fibroblastischen Formen, vielleicht auch zu Muskelzellen umbilden; bei dieser Umwandlung kann die Malignität nochmals verstärkt werden."

Die Steigerung der Bösartigkeit äußert sich in vermehrter Metastasierung; unter Umständen findet jedoch erst in den Metastasen die sarkomatöse Umwandlung statt. Die Befunde von APITZ wurden später von LARGIADÈR (1958) bestätigt.

γ Regression

Unter Regression verstehen wir die rückläufige Bewegung, die zur Verkleinerung eines Tumors und eventuell zu seinem Verschwinden führt. Erstreckt sich das Verschwinden des Tumors auch auf die mikroskopische Größenordnung, so ist die Regression in Heilung übergegangen. Morphologisch ist die Heilung nie mit Sicherheit nachweisbar; deshalb bedient man sich in Labor und Klinik der Überlebenszeit. Die angesetzten Fristen — z.B. 5 oder 10 Jahre in der Humanmedizin — stellen durch die Praxis sanktionierte Kompromißwerte dar. Sie beweisen eine Tumorlatenz von der betreffenden Zeitdauer, dagegen noch keine Dauerheilung.

Regression ist also nicht ein zur Progression reziproker Begriff. Es kann z.Z. nicht beurteilt werden, ob es einen stufen- oder einheitsweisen Abbau der Malignität gibt; die Möglichkeit sollte auf jeden Fall nicht ausgeschlossen werden. Was wir bis jetzt unter

Regression verstehen, ist ein viel gröberer Vorgang, nämlich die fortschreitende Reduktion der Tumormasse. Man sollte annehmen, daß dabei auch verhältnismäßig massive Kräfte am Werk sein müssen; um so auffälliger ist es, daß sie so gut wie unbekannt sind.

Die experimentelle Onkologie kennt Regressionen vor allem bei zwei Gruppen von Tumoren:

1. Bei homo- und heterolog transplantierten Geschwülsten. Die klassischen Transplantationstumoren der Nagetiere zeigen z.T. hohe spontane Regressionsquoten (z.B. 25% beim Flexner-Jobling-Carcinom).

2. Bei den oben behandelten konditionalen (bedingten) Tumoren. Die Bedingung, an die das Geschwulstwachstum gebunden ist, liegt entweder im Fortbestehen des determinierenden tumorerzeugenden Reizes (exogener Einfluß physikalischer oder chemischer Art, endogener Einfluß in Form einer hormonalen Gleichgewichtsstörung) oder in der Einwirkung eines Realisationsfaktors. Störungen dieser pathogenetischen Konstellation führen zum Untergang der Tumoren.

Was sich in dieser zweiten Gruppe experimenteller Tumoren abspielt, kommt zweifellos auch beim Menschen vor. Demzufolge könnten Regressionen beobachtet werden bei Geschwülsten, die noch keine volle Autonomie erreicht haben, auch wenn sie hinsichtlich bestimmter Merkmale als bösartig imponieren. Es soll jedoch keineswegs behauptet werden, daß damit die Frage der Regression bösartiger Tumoren des Menschen beantwortet ist.

Gutartige Tumoren gelangen früher oder später zu einem endgültigen Wachstumsstillstand. Auch bei ihnen sind jedoch ausgesprochene Regressionen und Spontanheilungen selten; diese Vorgänge beschränken sich weitgehend auf papillomatöse Geschwülste der Haut und der Schleimhäute, die wahrscheinlich als konditionale Tumoren aufgefaßt werden müssen (mit Beteiligung von Viren am pathogenetischen Komplex).

Wie steht es mit der *Regression bösartiger Tumoren des Menschen?* Phasen stark eingeschränkten Wachstums, bis zum vorübergehenden Stillstand, kommen nicht allzu selten vor. Verlangsamtes Wachstum und Wachstumsstillstand — unter Umständen bis zum Tode des Trägers — sind vor allem beim Prostatacarcinom bekannt (bzw. einer langsam wachsenden Form desselben; Fabry, 1955). Ob dagegen eine Regression und Heilung bösartiger Tumoren möglich ist, muß mindestens als unentschieden gelten. Selbstverständlich kommt hier nur die spontane, d.h. nicht durch therapeutische Maßnahmen erklärte Rückbildung in Frage. Regressionen nach nicht radikaler Operation und Verschwinden von Metastasen nach Entfernung des Primärtumors müssen gesondert rubriziert werden; dieses Prinzip ist in den kasuistischen Arbeiten nicht durchwegs innegehalten.

Die Zahl der in der Literatur mitgeteilten Fälle von Spontanheilung ist winzig klein, wenn man sie mit dem klinischen Beobachtungsgut über bösartige Tumoren überhaupt vergleicht. Hinzu kommt erst noch die Unhaltbarkeit der meisten Mitteilungen bei kritischer Betrachtung. Man könnte also vom praktischen Standpunkt aus diese ganze Kasuistik vernachlässigen, wenn es nicht um die prinzipielle Frage des Vorkommens spontaner Krebsheilungen ginge. — Die älteren Literaturangaben und die Beobachtungen in schweizerischen Kliniken wurden von Frauchiger (1929) analysiert mit Hilfe folgender Forderungen: Übereinstimmung der klinischen und histologischen Diagnose; bekannte Spätresultate; Sektionsbefund. Bei Anlegung dieses strengen Maßstabes fand die Verfasserin keinen einzigen Fall von einwandfrei festgestellter Spontanheilung ohne vorangegangenen operativen Eingriff, dagegen 26 Fälle nach nicht radikalen bzw. palliativen Operationen. Neuere Zusammenstellungen stammen von Stewart (1952), Everson und Cole (1956) und Boyd (1957). Everson und Cole analysierten 600 angelsächsische Literaturfälle seit 1900 und anerkannten bei 47 die eingetretene spontane Regression bzw. Heilung (vgl. aber die Kritik von Kidd, 1961). Unter den positiven Fällen sind Neuroblastome häufig, wie übrigens auch bei Boyd. Die Sammelstatistik von Everson und Cole enthält ferner einige Fälle von Blasenpapillomen und -carcinomen, die sich nach

Ausschaltung der Blase mittels Harnleiterumpflanzung zurückbildeten. Solche Vorkommnisse sind tatsächlich den Urologen bekannt; vielleicht muß man aber auch auf sie den Begriff des konditionalen Tumors anwenden. Boyds Schlußfolgerung lautet, "that there is no room for doubt as to the fact that in exceptional cases spontaneous regression, which may be complete and lasting, can occur in human cancer".

Wir wollen abschließend Folgendes festhalten: Bei der Regression „bösartiger" Tumoren muß daran gedacht werden, daß es sich um Geschwülste handeln könnte, deren Progression nicht bis zur vollen Bösartigkeit gediehen war. Das ist der theoretische Standpunkt. Für die praktische Beurteilung gilt trotzdem, daß *ausnahmsweise mit der Regression bösartiger Tumoren zu rechnen ist und infolgedessen die Gleichsetzung Regression = gutartiger Tumor nicht statthaft ist.*

d) Gesamtbeurteilung der Tumoren

Wenn wir die in diesem Kapitel erwähnten Kennzeichen der Tumoren gesamthaft betrachten, so fällt uns die Bildung von zwei Eigenschaftskomplexen auf:

1. Wir haben auf der einen Seite Tumoren, die im Zell- und Gewebebild höchstens geringe Abweichungen von homologen Normalstrukturen erkennen lassen, verdrängend wachsen und nicht metastasieren, ihr Wachstum meist nach kürzerer oder längerer Zeit ganz einstellen, keine auffälligen Stoffwechselanomalien entfalten.

2. Auf der anderen Seite sehen wir Tumoren, die im Zell- und Gewebebild Abweichungen zeigen, die dem Begriff der Anaplasie entsprechen, eindringend wachsen und metastasieren, ihr Wachstum unaufhaltsam, wenn auch in wechselndem Tempo, bis zum Tode des Wirts fortsetzen, erhebliche Stoffwechselanomalien, insbesondere eine hohe aerobe Glykolyse aufweisen.

Die meisten Geschwülste lassen sich der einen oder anderen dieser beiden Tumorklassen zuordnen. Neben diesem imposanten Hauptkontingent erblicken wir aber bei genauerem Zusehen Tumoren, die Eigenschaften der beiden Hauptklassen in sich vereinigen und deshalb eine Zwischenstellung einnehmen — als wären die beiden großen Haufen durch eine Postenkette miteinander verbunden.

Wir erkennen derartige Zwischenglieder im humanmedizinischen und im experimentellen Bereich. Zum ersteren gehören z.B. Tumoren, die nicht metastasieren, obwohl sie eindringend wachsen — im Einzelfall etwas Banales, für ganze taxonomische Einheiten (wie sie uns im nächsten Kapitel beschäftigen werden) dagegen etwas Außergewöhnliches. Die besondere Eigenschaftsmischung kann merkwürdig stabil sein: So wachsen die Tumoren des zugezogenen Beispiels u.U. während Jahren invasiv bzw. infiltrativ und metastasieren doch nicht; es ist, wie wenn ihnen die Metastasibilität abginge. Im experimentellen Bereich tritt hingegen die Stabilität der Zwischenglieder weniger deutlich in Erscheinung. Meist folgen hier verschiedene Eigenschaftsmischungen im Sinne der Progression rasch aufeinander, und das ist auch durchaus verständlich; handelt es sich doch fast immer um Versuchsanordnungen, die auf das Ziel „Cancer" hin angelegt sind.

Wir stoßen hier auf die wichtige Einsicht, daß humanmedizinische und experimentelle Onkologie noch nicht die gleiche Optik benützen. Die klinische — und mit ihr die humanpathologische — Geschwulstforschung erblickt in erster Linie die beiden großen Hauptklassen der Tumoren, weniger deutlich die Vorgänge im Zwischenbereich; die experimentelle Tumorforschung erfaßt vor allem die auf den Endzustand „Cancer" gerichtete fließende Entwicklung, weniger die stationären Zustände, die unter natürlichen (d.h. nicht experimentellen) Lebensbedingungen eines Organismus mit genügend langer Lebensdauer eine große Rolle spielen können. Eine Vereinigung der beiden Gesichtsfelder wird sich aber nach und nach verwirklichen lassen (vgl. Kapitel V).

Angesichts des Verteilungsmusters, das die Eigenschaftslehre der Tumoren offenbart (zwei große Hauptklassen von Geschwülsten und ein dünn besiedelter Zwischenbereich), ist die Frage berechtigt, *ob allen diesen Gebilden überhaupt ein einheitliches biologisches*

Phänomen zugrunde liegt. In dieser Hinsicht müssen wir uns überlegen, welche Merkmale allen Tumoren gemeinsam sind. Wir begegnen dabei dem alten Problem einer *Definition der Tumoren.*

Alle Tumoren stellen überschüssiges Wachstum dar, womit ausgedrückt werden soll, daß es sich um vom Organismus nicht benötigtes und demzufolge nicht in sein Form- und Funktionsgefüge integriertes Gewebe handelt; die Tumoren entspringen also Wachstumsexzessen. Diese (lokalen) Wachstumsexzesse müssen durch etwas ausgelöst werden. Art und Wirkungsweise der zuständigen Stimuli stehen hier nicht zur Diskussion; dagegen soll in Erinnerung gerufen werden, daß nach ihrer Auslösung die neoplastischen Wachstumsexzesse nicht mehr an die weitere Einwirkung der ursprünglichen Stimuli gebunden sind. Das exzessive Wachstum führt an den betroffenen Zellen und Geweben zwangsläufig zu Veränderungen, denen ein Abbau der nicht unmittelbar an der Zellvermehrung beteiligten Funktionen und ihrer strukturellen Repräsentationen zugrunde liegt. Diese Veränderungen sind irreversibel in dem Sinne, daß Tumoren nicht zum Zustand der homologen Ausgangsgewebe zurückkehren.

Unsere bisherige Feststellung, daß Tumoren *irreversible Wachstumsexzesse* darstellen, trifft grundsätzlich für beide Hauptklassen zu. Damit ist über die großen Unterschiede im Verhalten der beiden Klassen noch nichts ausgesagt. Beruhen eindringendes Wachstum und Metastasierung nur auf einer höheren Intensität des allen Tumoren eigenen Wachstumsexzesses, oder setzen sie zusätzliche Faktoren voraus, die auf der Stufe des verdrängenden Wachstums noch nicht wirksam sind? Überzeugende Hinweise auf solche Faktoren hat uns unsere phänomenologische Umschau nicht eingetragen. Es ist aber offensichtlich, daß hier das kardinale Problem der Beziehungen oder der „Beziehungslosigkeit“ zwischen Tumor und Wirt beteiligt ist.

Beziehungslosigkeit muß auf jeden Fall sehr relativ verstanden werden. Der Tumor ist immer an den Stoffwechsel des Wirts angeschlossen und von ihm abhängig, auch wenn er ihn in groteskem Maße mißbraucht (indem er z.B. als „Eiweißfalle“ funktioniert). Hingegen kann die Ausschaltung der speziellen Regulationsverbindungen neuraler, hormonaler und immunologischer Art sehr weit führen, nämlich bis zur *Korrelations- und Destinationstaubheit* (Graffi, 1940) der Tumorzellen. Wir können damit nicht umhin, den mißverständlichen Begriff der Autonomie aufzugreifen.

Sind alle Tumoren autonom? Wenn alle Tumoren Wachstumsexzesse im Sinne der Bildung unbenötigten Gewebes darstellen, so muß dieser Überschußproduktion, die sich über die auslösende Stimulation hinaus verselbständigt, eine Regulationsstörung zugrunde liegen. Das braucht noch nicht Autonomie zu bedeuten, die ja einen Endzustand darstellt. Wir haben gesehen, wie die volle Autonomie über verschiedene Stufen erreicht wird. Wieviel ist davon in den beiden großen Tumorgruppen verwirklicht?

Wir haben oben formuliert, daß die Tumoren aus überschüssigem Gewebe bestehen, das nicht ins Form- und Funktionsgefüge des Organismus integriert wird. Diese Festlegung begegnet keinen Einwänden bei der zweiten Tumorklasse — abgesehen von der Besonderheit, daß einzelne Geschwülste eine Hormonabhängigkeit lange beibehalten können. Anders ist es bei der ersten Klasse. Sie schließt hyperplastische Bildungen ein, die Ausdruck einer funktionellen Anpassung sind. Wir finden sie vor allem in den endokrinen Drüsen und müssen sie korrekterweise als knotige Hyperplasien bezeichnen — es wäre denn, wir wollten den Tumorbegriff tatsächlich auf sie ausdehnen. Konsequenter ist jedoch der Vorschlag von Büngeler (1951a, b; Büngeler und Dontenwill (1959), diese Gewächse als *regulierte abhängige Wachstumsstörungen* von den echten Geschwülsten abzugrenzen. Büngeler rechnet nun aber zu diesen „Hyperplasien“ nicht nur die sog. Adenome der Epithelkörperchen und der Nebenniere, sondern unter anderem auch Glomustumoren, zahlreiche der im nächsten Kapitel zu behandelnden Tumoren von intermediärer Verhaltensweise, die Neurofibromatose, das multiple Myelom, und es ist klar, daß hier wiederum sehr Verschiedenartiges vereinigt ist. Liegt eine Gemeinsamkeit in der nicht neoplastischen Natur dieser Wachstumsstörungen? Wir können uns dieser Frage in einem größeren Zusammenhang zuwenden, denn BÜNGELER hat ihre Geltung noch weiter gefaßt.

BÜNGELER schlägt nämlich vor, alle Gewächse, die sich in der ersten der beiden Hauptklassen zusammendrängen, aus dem Tumorbegriff auszuklammern und ebenfalls den regulierten Wachstumsstörungen zuzurechnen. Entscheidend ist das Fehlen oder Vorhandensein der Autonomie: „Der autonome Wachstumscharakter ist das Fundament des Geschwulstbegriffs, der also logischerweise nur noch für die bösartigen Geschwülste reserviert bleiben müßte" (1951b). Der nicht autonome und damit eben regulierte Wachstumscharakter eines Großteils der gutartigen Tumoren bleibt allerdings hypothetisch, und dies ist denn auch einer der Einwände gegen BÜNGELERs Auffassung. BÜNGELER hat dieses Gegenargument vorweggenommen:

„Daß wir noch nicht bei allen gutartigen Gewächsen wissen, welchen Regulationsstörungen sie ihre Entstehung verdanken, sollte uns veranlassen, nach diesen Korrelationsstörungen zu suchen. Dem Fortschritt wenig förderlich erscheint es uns aber, jede gutartige Geschwulst nur deshalb als ‚autonom' zu bezeichnen und sie grundsätzlich mit den bösartigen Geschwülsten in einer gemeinsamen Kategorie unterzubringen, weil uns der Mechanismus ihrer Entstehung noch nicht bekannt ist" (1959).

Die von uns vorhin gestellte Frage, ob allen Tumoren überhaupt ein einheitliches biologisches Phänomen zugrunde liegt, wird somit von BÜNGELER eindeutig verneint. Regulierte und autonome Wachstumsstörungen sind zwei wesensmäßig verschiedene Vorkommnisse. Hier erhebt sich aber ein weiterer Einwand: Auch die bösartigen Tumoren sind nicht sämtlich autonom in dem einzig vertretbaren Sinne, daß sie von allen bekannten Regulationseinrichtungen des Wirtsorganismus abgeschnitten sind. Wir haben dies vor allem im Hinblick auf die Hormonabhängigkeit, die in sonst eindeutig malignen Tumoren erhalten sein kann, erfahren und auch die damit verbundenen Schwierigkeiten der Begriffsbestimmung erwähnt. Dabei ist die uns bekannte Hormonabhängigkeit sicher das Beispiel einer relativ massiven Regulation, verglichen mit weiteren humoral übermittelten homöostatischen Einflüssen, die wahrscheinlich in Tumoren wirksam bleiben. Wir müssen also festhalten, daß Autonomie weder in gutartigen Tumoren immer fehlt noch in bösartigen Tumoren immer vorhanden ist, oder mit anderen Worten: *Die Tumoren lassen keinen unmittelbaren Zusammenhang zwischen Lebensgefährdung und Autonomie erkennen.*

Da Autonomie nicht einmal zu den absoluten Voraussetzungen der bösartigen Geschwülste gehört, kann man sich fragen, ob sie überhaupt in die Definition der Tumoren aufgenommen werden soll, wie das fast allgemein üblich ist. Dabei ist wohl zu bedenken, daß sich Autonomie auf die normalen und obligaten Regulationsvorrichtungen des Organismus bezieht und nicht auf einen tumorauslösenden und -erhaltenden Stimulus. Insofern ist WILLIS (1960) beizupflichten, wenn er in seiner Tumordefinition von abnormem Gewebe spricht, dessen Wachstum überschüssig und unkoordiniert ist "and persists in the same excessive manner after cessation of the stimuli which evoked the change". Und hier hat zweifellos auch BÜNGELER recht mit dem Ausschluß aller auf Grund einer besonderen Stimulation entstandener und *mit dem Aufhören dieser Stimulation wieder verschwindender* Gewächse. Er weist auch auf die Möglichkeit hin, daß solche Hyperplasien als stark proliferierende Zellsysteme durch cancerogene Faktoren besonders leicht in echte und schließlich in bösartige Tumoren umgewandelt werden können. Doch ist dies sicher nicht die einzige Möglichkeit, wie hyperplasiogene Tumoren in eine pathogenetische Sequenz eingefügt sein können. Üblicherweise gehören sie wohl in eine durchlaufende Folge von Progressionen, die keiner intermediären Onkogene mehr bedarf. Überhaupt ist die Tumorprogression, wie wir sie heute sehen, das bewegte Mosaik aus „unit characters", ein ernsthaftes Argument gegen eine scharfe Umgrenzung von regulierten Wachstumsstörungen (an Stelle der gutartigen Tumoren) einerseits und bösartigen Tumoren andererseits.

Trotz der angedeuteten Einwände verdient BÜNGELERs Vorstoß, der auf eine Revision des Tumorbegriffs abzielt, hohe Anerkennung. Wir müssen uns bewußt sein, daß eine solche Revision im Grunde genommen unser ständiges Anliegen ist, wobei gerade die Durchsetzung der cellularpathologischen Grundideen mit relationspathologischen Vorstellungen erwünscht ist. In diesem Sinne ist es verständlich, wenn DOERR (1958) BÜNGELERs These ein „Glanzstück theoretischer Medizin" nennt; sie ist tatsächlich heuristisch wertvoll.

Dennoch müssen wir für die vorliegende Übersicht an einem *Gesamtbereich der Tumoren* festhalten. In ihm sind auf Grund von Eigenschaftsgruppierungen *zwei Hauptklassen* erkennbar: Die erste ist so beschaffen, daß sie nicht zu einer (unmittelbaren) Lebensgefährdung des Wirts führt, während die zweite zwangsläufig eine lebensbedrohende Wirkung entfaltet. Die beiden Hauptklassen sind nicht isoliert, sondern durch Zwischenstufen verbunden. Letztere erscheinen der experimentellen Tumorforschung als lückenlose Abfolge, wie auf einem Fließband präsentiert. Für die klinische Onkologie ist der Eindruck etwas anders, was aber zum Teil durch das Fehlen der Zeitraffung bedingt sein kann. Auf jeden Fall bilden die Zwischenstufen für die praktische Medizin ein erhebliches Problem; ihm ist das nächste Kapitel gewidmet.

IV. Gut- und Bösartigkeit von Tumoren als Gegenstand der klinischen Medizin

Wir haben gesehen, wie in der klinischen Medizin die beiden phänomenologischen Hauptgruppen der Geschwülste als verhältnismäßig stabile Gebilde erscheinen. Die erste ist infolge ihrer Eigenschaftsgruppierung nicht lebensbedrohlich, die zweite ist lebensbedrohlich. Beide müssen uns hier nicht weiter beschäftigen. Doch ist durch diese Aufteilung das praktische Vorgehen noch nicht vollständig bestimmt. Einmal können Tumoren der ersten Klasse durch ihre Lokalisation zu einer Lebensgefährdung führen. Sodann weisen die Tumoren im Zwischenbereich der beiden Hauptgruppen einzelne bzw. unvollständige Merkmale der Bösartigkeit auf, und die Auswirkungen dieser besonderen Eigenschaftsmischung auf den Wirt sind u.U. schwierig zu erkennen und vorauszusehen. Wir müssen deshalb in diesem Kapitel zwei Konstellationen berücksichtigen:

1. Lokalisationsbedingte Lebensbedrohung durch gutartige Tumoren.
2. Zwischenbereich von Gut- und Bösartigkeit: bedingte Gutartigkeit und Halbbösartigkeit.

1. Lokalisationsbedingte Lebensbedrohung durch gutartige Tumoren

Das verdrängende Wachstum der gutartigen Tumoren verläuft langsam und erlaubt deshalb der Umgebung des tumortragenden Organs eine Anpassung durch Verlagerung und Umgruppierung.

Wenn sich dieser Prozeß in der *Bauchhöhle* abspielt, können auf diese Weise gewaltige Gebilde entstehen. Die größten Tumoren, die zur Beobachtung gelangen, gehören zum Typus des *Cystadenoma pseudomucinosum glandulare* des Eierstocks (Riesencystom, MARTIUS). Bei diesen Tumoren kann schließlich sogar ein Zustand erreicht werden, der zum Tode führt, und insofern läßt sich hier an eine Lebensbedrohung durch die bloße übermäßige Tumorgröße denken (BARTELHEIMER, 1962). Indessen entwickeln die Trägerinnen der Riesencystome eine besondere Art der Kachexie, und auf diese ist im allgemeinen der letale Ausgang zurückzuführen. In anderen Fällen gehen die Patientinnen an einem *Pseudomyxoma peritonei* (Gallertbauch) zugrunde. Dieses Krankheitsbild muß hier besonders erwähnt werden, denn die mit den Pseudomucinmassen in die freie Bauchhöhle gelangten Cystenepithelien bringen durch ihr Haften und Wuchern auf der Peritonealoberfläche eine Lebensbedrohung zustande, die derjenigen durch einen bösartigen Tumor nahekommt und zu schwierigen diagnostischen und vor allem therapeutischen Situationen führt (KAYSER, 1960).

In der *Brusthöhle* sind gutartige Tumoren an und für sich seltener als in der Bauchhöhle, und ihre Expansion führt naturgemäß früher zu schweren Störungen.

Noch ausgesprochener ist letzteres in der *Schädelhöhle* der Fall. Hier treffen wir deshalb auch diejenigen Geschwülste an, die die lokalisationsbedingte Lebensbedrohung am reinsten demonstrieren. Zülch (1958) drückt dies folgendermaßen aus: „Das Auftreten einer Hirngeschwulst — welcher Art auch immer — bedeutet für den Patienten ohne Übertreibung die Feststellung, daß der Prozeß ohne Operation, oder in seltensten Fällen Bestrahlung, zum Tode führt". Er unterscheidet sodann die primäre Malignität des Gewebes eines Tumors von der sekundären Malignität, die aus dem Sitz der Geschwulst und ihrem Verhalten zu den Hirnzentren, Liquorbahnen und Hirngefäßen entspringt. Gutartige Tumoren, die infolge ihrer Lokalisation im Gehirn das Leben bedrohen und ohne Operation auch zerstören, sind das *Angioblastom* und *Spongioblastom.* Ihnen stehen als primär bösartige Hirntumoren das *Medulloblastom* und *Glioblastom* gegenüber. Zwischen diesen beiden wohlcharakterisierten Gruppen befinden sich einige Tumortypen von weniger eindeutigem Verhalten. Zülch bezeichnet sie als bedingt gutartige oder semimaligne Tumoren; als solche werden sie uns unten beschäftigen.

Das Wachstum gutartiger Hirntumoren innerhalb der Liquorräume führt zu besonders rasch auftretenden und dramatischen Störungen. Dies gilt sinngemäß auch für die Entwicklung gutartiger Tumoren in den *Lichtungen bzw. Sekret- und Exkretwegen der Abdominal- und Thorakalorgane*, also z.B. in den Gallenwegen und in den Bronchien. Den gutartigen Bronchialtumoren kommt eine besondere praktische Bedeutung zu. Sie beruht einerseits auf der Fülle von Komplikationen, die der Bronchialverschluß zur Folge haben kann (Atelektase, Emphysem, Bronchiektasie, Pneumonie, Absceß), andererseits auf der unter Umständen schwierigen Differentialdiagnose gegenüber dem Bronchuscarcinom. Dies trifft vor allem zu für die eigentlichen *Bronchusadenome.* Obwohl wir es hier mit einer histologisch uneinheitlichen Tumorgruppe zu tun haben, treffen wir bei allen ihren Vertretern mehr oder weniger ausgesprochene Teilmerkmale der Malignität an. Deshalb ist es zweckmäßig, die Bronchusadenome zum Zwischenbereich zu rechnen; sie werden dementsprechend im folgenden Abschnitt behandelt.

Am Schlusse dieser Ausführungen über die lokalisationsbedingte Lebensbedrohung durch gutartige Tumoren ist zu erwähnen, daß es auch, allerdings seltener, eine *funktionsbedingte Lebensbedrohung durch gutartige Tumoren* gibt. Sie beruht auf Funktionsexzessen des im Übermaß vorhandenen und/oder übermäßig aktivierten Tumorgewebes. Am auffälligsten ist dies bei manchen *Adenomen der endokrinen Organe;* die vermehrte Hormonausschüttung kann eine charakteristische und u.U. bedrohliche Symptomatologie produzieren (Hypophyse, Schilddrüse, Inselorgan des Pankreas, Nebennierenmark und -rinde).

2. Zwischenbereich von Gut- und Bösartigkeit: bedingte Gutartigkeit und Halbbösartigkeit

Wir haben in Kapitel I Virchows Skala der Bösartigkeit kennengelernt, ebenso einige Zwischenstufen, die Hansemann aus dieser Stufenfolge herausgegriffen hatte: *lokal bösartige Tumoren* (eindringendes Wachstum ohne Metastasierung) und *bedingt bösartige Tumoren* (eindringendes Wachstum mit nur gelegentlicher Metastasierung). Später begann man, die Geschwülste des Zwischenbereichs als *halbbösartig oder semimaligne* zu bezeichnen (Zollinger, 1946, 1960; Rössle, 1949). Man wollte damit diejenigen Tumoren zusammenfassen, bei denen die Zuteilung zu Gut- und Bösartigkeit, „die reine Schwarz-Weiß-Malerei der Dignität" (Zollinger, 1960) nicht möglich ist. Als entscheidendes Merkmal der Halbbösartigkeit wurde das *Fehlen der Metastasierung trotz Vorhandenseins von eindringendem Wachstum* erkannt. Rössle versuchte dies damit zu erklären, daß den zugehörigen Tumoren die Destruktivität abginge:

„Es fehlt diesen Geschwülsten des Zwischenbereichs zwischen gut- und bösartigen Tumoren noch das eigentliche Siegel der Malignität: der zell- und gewebszerstörende Charakter, das destruierende Wachstum. Seine genaue Unterscheidung vom infiltrativen Wachstum ist nicht neu, aber oft vernachlässigt; sie ist von großer praktischer Bedeutung; solche nur infiltrierende Tumoren sind nicht als ‚halbreif', wie es oft geschieht, sondern als halbbösartig oder unvollkommen maligne zu bezeichnen. Sie sind eine Gefahr für den Körperort, aber keine Gefahr für die anderen Organe; sie erobern die Umgebung und machen, weil ihre letzten Grenzen dem Chirurgen leicht entgehen, gerne Rezidive, aber sie vernichten nicht den Organismus durch die Generalisation, d.h. durch Metastasen."

Die Auseinanderhaltung von eindringendem und zerstörendem Wachstum ist aber kaum möglich; auch ist die Metastasierung sicher nicht an die destruktive Wachstumskomponente gebunden. Eine befriedigende Erklärung der Dissoziation von Invasivität und Metastasibilität bei semimalignen Tumoren steht uns nicht zur Verfügung.

Im übrigen charakterisiert dieser Merkmalkomplex nicht alle Tumoren im Zwischenbereich. Manche Geschwülste treffen wir in dieser Sphäre an, weil sie die bei der Behandlung der Progression erwähnte Tendenz aufweisen, aus dem gutartigen Zustand in den bösartigen überzugehen (und zwar nicht nur ausnahmsweise, aber auch nicht geradezu regelmäßig). ZUPPINGER (1949) nannte diese Geschwülste *bedingt gutartig.*

Bedingt gutartig und halbbösartig ist nicht dasselbe. Doch kann natürlich ein vorher gutartiger Tumor, bei dem die Progression im Gange ist, vorübergehend den Zustand eines halbbösartigen Tumors manifestieren, indem er bereits eindringend wächst, aber noch nicht metastasiert. Wir müssen uns deshalb fragen, *ob es möglich und wünschbar ist, die beiden Verhaltensweisen auseinanderzuhalten.* Die Antwort wird uns weniger Schwierigkeiten bereiten, wenn wir sie erst im Anschluß an eine *Durchsicht der im Zwischenbereich hauptsächlich anzutreffenden Tumortypen* aufgreifen.

RÖSSLE zählte ,,die meisten Glioblastome des Gehirns, die Mischgeschwülste der Mundregion, die multilokulären, vielkammerigen Geschwülste des Eierstocks und der weiblichen Brustdrüse, sowie die sog. Basaliome der Haut" zu den halbbösartigen Tumoren. ZOLLINGER nahm zuerst (1946) Basaliom, Adamantinom, Cylindrom, Carcinoid, Speicheldrüsenmischtumor, rezidivierendes Fibrom, Riesenzelltumor des Knochens und Sarkoid der Brustdrüse unter die semimalignen Geschwülste auf. Später (1960) setzte sich seine Liste aus Basaliom, Adamantinom, Cylindrom, Carcinoid, Speicheldrüsenmischtumor, Desmoid, Bronchusadenom und Basalfibroid zusammen. Inzwischen hatte ZUPPINGER seine klinische Einteilung der Knochentumoren vorgeschlagen und dabei Myxofibrom, Chondrom, Riesenzelltumoren, Chordom und Adamantinom in der Gruppe der bedingt gutartigen Geschwülste zusammengefaßt.

Wir behandeln zuerst die *epithelialen Tumoren.*

Das *Basaliom* kommt in allen Verzeichnissen semimaligner Tumoren vor. Es stellt einen von der Epidermis oder ihren Anhangsgebilden ausgehenden, cytologisch durch basalzellartige Elemente charakterisierten Tumor dar, der eindringend wächst, jedoch nicht metastasiert. Damit verkörpert diese Geschwulst den Begriff der Semimalignität in exemplarischer Weise, und es ist gerechtfertigt, die Zwischenstellung auch durch die Namengebung zu betonen. Im angelsächsischen Schrifttum wird dies meistens nicht durchgeführt, sondern die Reihe der Hauttumoren vom Basalzelltypus unter der Bezeichnung ,,basal cell epithelioma" oder ,,basal cell carcinoma" zusammengefaßt. Daß diese Tumoren nicht oder nur außerordentlich selten metastasieren, wird jedoch betont (LUND, 1957). Andererseits wird in der deutschen Literatur häufig noch die Unterscheidung von Basaliom und Basalzellcarcinom vorgenommen, wobei letzteres die anaplastische, voll bösartige und damit u.U. auch zur Metastasierung befähigte Form des Basalzelltumors bildet (GOTTRON und NIKOLOWSKI, 1960). Wie weit dies möglich und richtig ist, kann hier nicht diskutiert werden. Der Verständigung am zuträglichsten ist auf jeden Fall die Auffassung v. ALBERTINIs (1955), daß es in der Haut nur *ein* echtes Carcinom, das Pflasterzellcarcinom (Carcinoma spinocellulare), gibt. Damit ist den Basalzelltumoren eine Sonderstellung zugewiesen, die am zweckmäßigsten durch ihre Unterbringung bei den semimalignen Tumoren ausgedrückt wird. Ihr entscheidendes Merkmal ist, wie hier wiederholt werden soll, das Fehlen der Metastasierung. ,,Das ist eine Regel, die ausnahmslos gilt" (GREITHER und TRITSCH, 1957). Mitteilungen über metastasierende Basaliome tauchen zwar gelegentlich auf (LATTES und KESSLER, 1951). In allen derartigen Fällen handelt es sich aber offensichtlich um besondere Tumoren, die sinngemäß bei den

Pflasterzellcarcinomen einzuordnen sind. Von den Spielformen der letzteren ist es nach v. Albertini vor allem das Epithelioma pavimenteux métatypique intermédiaire von Darier, das als metastasierendes Basaliom fehlgedeutet werden kann.

Im Anschluß an die Basaliome sollen hier die weiteren epithelialen Tumoren besprochen werden, nämlich Speicheldrüsenmischtumoren, Cylindrome, Carcinoide sowie die zum größten Teil als Cylindrome und Carcinoide auftretenden Bronchusadenome.

Wir haben bei diesen Drüsentumoren mit folgenden Eigenschaften zu rechnen:

a) die Struktur kann vom Bild des kaum veränderten Drüsenepithels bzw. des Adenoms bis zu dem des eindeutigen Carcinoms reichen;

b) die lokale Ausbreitung kann neben expansivem Charakter in wechselndem Ausmaß invasiv-infiltrativen Charakter besitzen;

c) Metastasenbildung kann vorkommen.

Und zwar sind diese Eigenschaften in unberechenbarer Weise kombiniert, so daß z.B. ein Tumor mit dem Strukturbild eines Adenoms Metastasen bilden kann. Hier ist an das in Kapitel III über das „metastasierende Adenom" Gesagte zu erinnern. Am häufigsten kommt das invasiv-infiltrative Wachstum mit entsprechender Rezidivneigung, aber ohne Metastasierung vor, und insofern muß die Zuordnung dieser Geschwülste zur Gruppe der semimalignen Tumoren durchaus in Erwägung gezogen werden. Dagegen spricht, daß viele individuelle Vertreter dieser Drüsentumoren während Jahren und Jahrzehnten kaum über das Stadium des Adenoms hinaus gelangen, d.h. genau genommen nicht einmal die Ausgangslage eines semimalignen Tumors erreichen; und daß andere nach ebenso ausgedehntem harmlosem Verlauf plötzlich bösartig werden, d.h. das für die bedingt gutartigen Tumoren vorgesehene Verhalten offenbaren. Die eindeutig registrierten Fälle dieser letzteren Art sind allerdings nicht zahlreich. Zunahme der Bösartigkeit wird bei diesen Drüsentumoren häufig im Zusammenhang mit Rezidiven beobachtet; Rezidive wiederum sind aber ein Ausdruck der Semimalignität (soweit es sich nicht von vornherein um Malignität handelt).

Diese allgemeinen Bemerkungen sollen darauf aufmerksam machen, daß für diese Drüsentumoren die Einordnung im Zwischenbereich von Gut- und Bösartigkeit zwar gerechtfertig, ja erforderlich, gedanklich aber schwierig durchzuführen ist. Offensichtlich genügt hier das einfache Schema des eindringenden Wachstums ohne Metastasierung nicht. Diese Schwierigkeit wird bei einem Blick auf die einzelnen Tumortypen deutlich erkennbar.

Bei den *Speicheldrüsenmischtumoren* (Abb. 1) weist schon die große Zahl der vorgeschlagenen Benennungen auf die unterschiedliche Beurteilung durch die Pathologen hin. Die hier verwendete Bezeichnung ist die gebräuchlichste. Es ist jedoch Willis (1960) zuzustimmen, der für den rein epithelialen Ursprung dieser Geschwülste eintritt und sie „pleomorphic adenomas and adenocarcinomas" nennt. Im großen Rahmen der epithelialen Ausformungen treffen wir bei den Speicheldrüsenmischtumoren eine Fülle von Strukturbildern nebeneinander und — wenn wiederholte morphologische Analysen über größere Zeitspannen möglich sind — unter Umständen auch nacheinander an. Eindringendes Wachstum kann bei sorgfältiger mikroskopischer Untersuchung in den meisten Fällen gefunden werden. Metastasen sind selten; ihr Auftreten fällt in der Regel mit einer Beschleunigung des Tumorwachstums zusammen, und gelegentlich läßt sich nachweisen, daß dann die Geschwulst abschnittweise oder als Ganzes ins Stadium des voll etablierten Carcinoms eingetreten ist.

Dasselbe gilt für das *Cylindrom* (Abb. 2). Unter dieser Bezeichnung wird hier ein Tumor von charakteristischem Bau verstanden, der von den Schleimhautdrüsen der oberen Luft- und Speisewege ausgeht. Cylindromatöse Anteile kommen auch in den Speicheldrüsenmischtumoren und weiteren Geschwülsten vor; es ist deshalb zweckmäßig, mit v. Albertini die einheitlich gebauten Schleimhauttumoren als Cylindrome im eigentlichen Sinne hervorzuheben. Die Cylindrome breiten sich invasiv-infiltrativ aus und metastasieren ziemlich häufig. HERTIG (1957) stellte in seinem Untersuchungsgut in 23 % Metastasen fest. Und zwar ließ ihr Auftreten keine Abhängigkeit vom histologischen Typus der Primärgeschwulst und ihrer Rezidive erkennen. HERTIG teilte in dieser Hin-

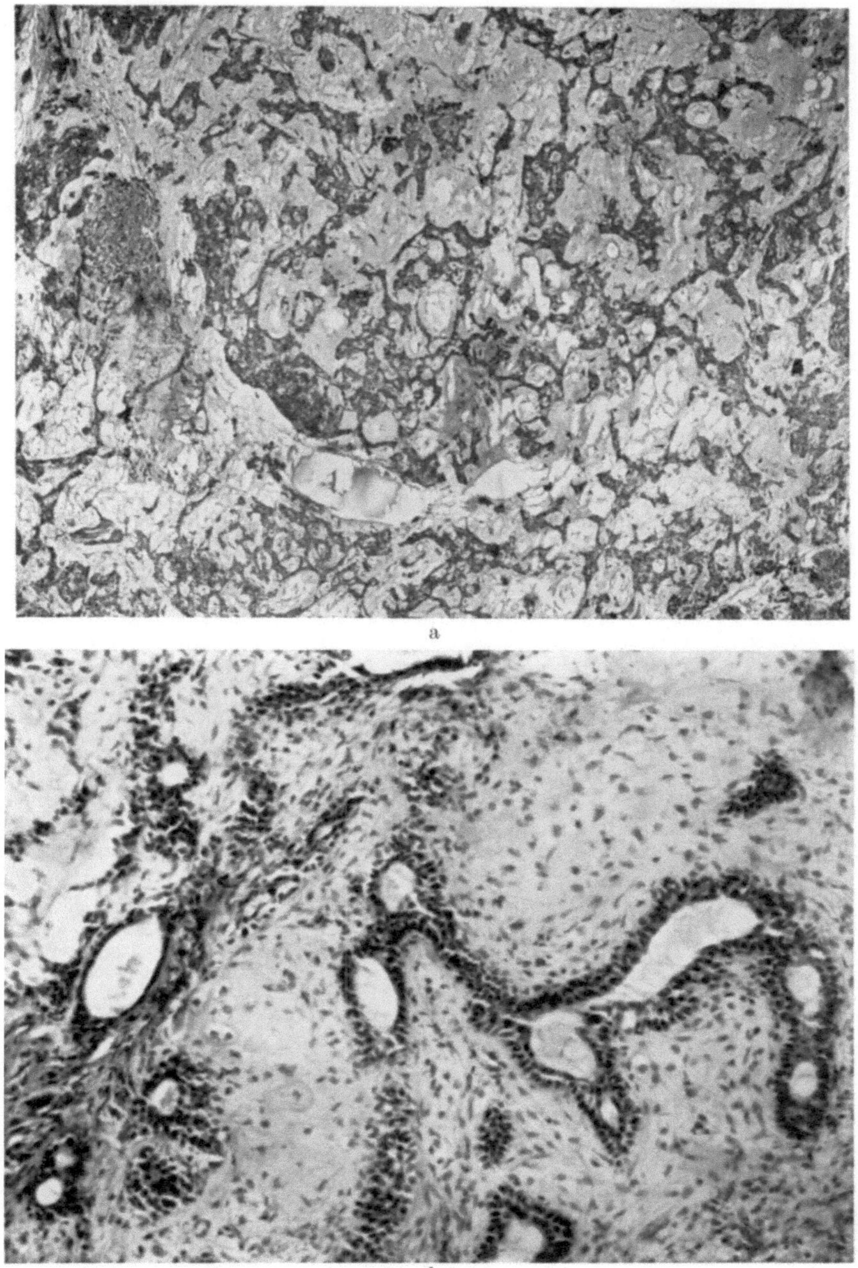

a

b

Abb. 1a u. b. Speicheldrüsenmischtumor, Glandula parotis. a Maßstab 25:1, 23jährig, ♀ (Path. Inst. Zürich, Mb 858/65). b Maßstab 110:1, 17jährig, ♀ (Path. Inst. St. Gallen, MB 6079/37)

sicht die Cylindrome in drei Gruppen ein. Gruppe I wies in allen Manifestationen das typische Cylindrombild auf. Gruppe II zeigte diesen Aspekt noch in den Primärtumoren, während in den Rezidiven bereits die morphologischen Zeichen der Malignität auftraten. Gruppe III besaß diese Bösartigkeit von vornherein. Die Schlußfolgerung lautet, „daß das Cylindrom weitgehend unabhängig von den üblichen morphologischen Kennzeichen der Malignität biologisch einen recht hohen Malignitätsgrad aufweist".

Teilweise sehr ähnliche Verhältnisse liegen beim *Carcinoid* vor. Dieser Tumor geht von den argentaffinen Zellen aus und kann wie diese Serotonin (5-Hydroxytryptamin) bilden. Zwischen der endokrinen Aktivität, der histologischen Struktur und dem Ver-

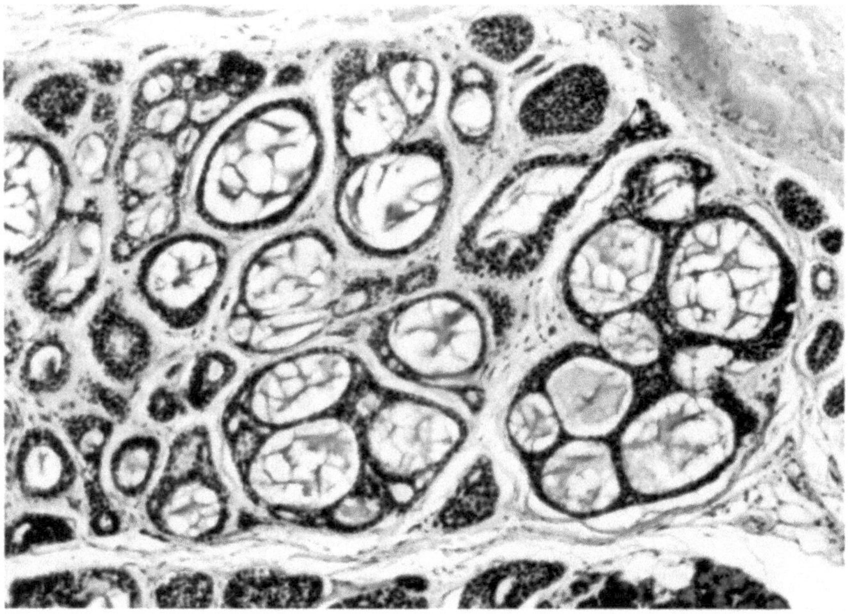

a

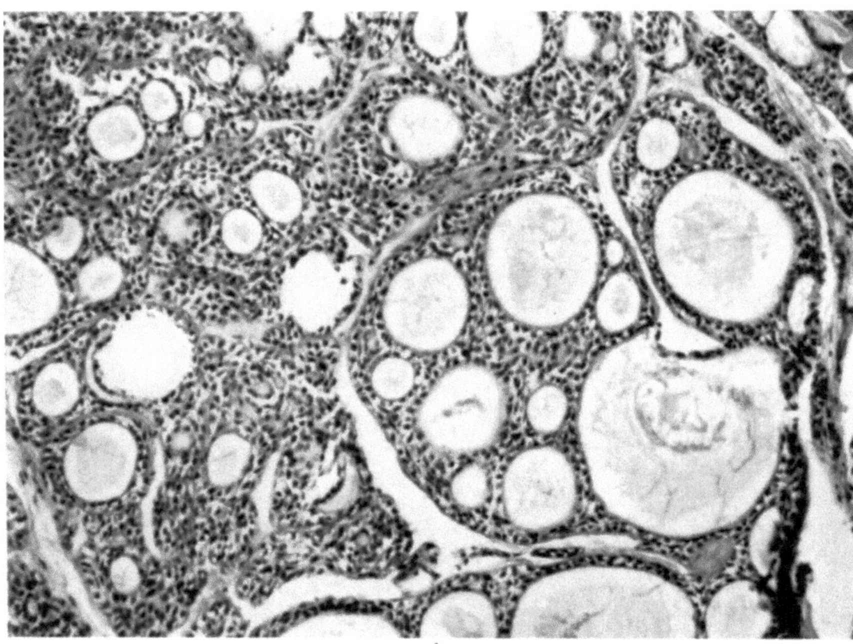

b

Abb. 2a u. b. Cylindrom. a Rechte Halsseite. Maßstab 110:1, 41jährig, ♀ (Path. Inst. Zürich, MB 4964/65). b Cylindromatöser Anteil im Mischtumor des Mundbodens. Maßstab 110:1, 60jährig, ♂ (Path. Inst. St. Gallen, MB 3715/35)

halten hinsichtlich Gut- und Bösartigkeit besteht keine eindeutige Beziehung. Eindringendes Wachstum kommt, wenn auch in sehr wechselnder Intensität, allen Carcinoiden zu. Die Metastasierungstendenz ist verschieden und weitgehend von der Lokalisation des Primärtumors abhängig; am kleinsten ist sie bei den Appendix-, am größten bei den Dünndarmcarcinoiden. Dieses unterschiedliche Verhalten ist so ausgesprochen, daß die Appendixcarcinoide als gutartige, die Dünndarmcarcinoide als bösartige Tumoren bezeichnet wurden. Ein solches Vorgehen erscheint jedoch heute als unzweckmäßig; es ist erforderlich, daß die Zwischenstellung der ganzen Gattung Carcinoid zum Ausdruck gebracht wird. Nicht nur unzweckmäßig, sondern geradezu unmöglich ist der Versuch, auf Grund der histologischen Struktur gut- und bösartige Formen zu unterscheiden; wie bereits angedeutet, können sich nicht metastasierende und metastasierende Carcinoide vollkommen gleichen, wenn auch gelegentlich bei den letzteren eine gewisse Polymorphie des sonst ausgesprochen gleichförmigen Zellbildes auffallen kann (HEDINGER, 1958, 1959).

Hauptlokalisation der Carcinoide ist der Verdauungskanal (Ileum, Appendix, Magen); sie kommen ferner in Gallenwegen und Pankreas und gelegentlich in Teratomen vor. In den letzten Jahren ist es zur Gewißheit geworden, daß es sich bei einem Teil der Bronchusadenome um Carcinoide handelt.

Damit haben wir die beiden Hauptvertreter der Sammelgruppe *Bronchusadenom* kenngelernt, denn es darf als gesichert gelten, daß sich die nicht primär malignen epithelialen Bronchustumoren überwiegend, wenn nicht ausschließlich, aus Cylindromen und Carcinoiden zusammensetzen (HAMPERL, 1937, 1952; FEYRTER, 1959a, b). Die Auffassung, daß in den Bronchien außerdem Geschwülste vom Typus der Speicheldrüsenmischtumoren vorkommen (DELARUE, DEPIERRE und PAILLAS, 1952), hat sich nicht durchgesetzt. Es ist zwar nicht zu bestreiten, daß in den Bronchien Tumoren angetroffen werden, deren Zuordnung schwierig ist; doch stehen ihrer Unterbringung bei den Cylindromen und Carcinoiden wenigstens keine grundsätzlichen Bedenken entgegen.

Die Abgrenzung der uns hier beschäftigenden Tumoren von den Bronchuscarcinomen geht im wesentlichen auf GEIPEL (1931) zurück. Er beschrieb infiltrativ in der Bronchialwand wachsende, aber nicht metastasierende Tumoren und trennte sie als gutartige Basalzellkrebse von den eigentlichen Bronchialkrebsen ab. HAMPERL (1937) führte dann die maßgebende pathomorphologische Analyse dieser Tumorklasse durch und teilte ihre Vertreter unter die Cylindrome und Carcinoide auf. Er betonte, daß sich diese Geschwülste gegenüber der Bronchialwand ebenso infiltrierend und destruierend verhalten wie die Carcinome, ließ aber ihre Einordnung bei den gutartigen Tumoren bestehen. Den Übergang in echte Carcinome hielt er für möglich, wenn auch noch keineswegs für bewiesen. Inzwischen haben sich vielfache Hinweise ergeben, daß solche Übergänge stattfinden (LESCHKE, 1956; KREYBERG, 1959; STRÄULI, 1960); nach dem oben über Cylindrome und Carcinoide Gesagten ist dies auch durchaus zu erwarten. Die Evolution zu voller Bösartigkeit kann sich manifestieren durch formale Anaplasie, invasiv-infiltratives Wachstum über den Bereich der Bronchialschleimhaut hinaus, Metastasierung zuerst in die regionären Lymphknoten, später in entferntere Organe. Im Hinblick auf diese Verhältnisse nahm LESCHKE eine Dreiteilung der Bronchusadenome vor in

1. gutartige Adenome,
2. regionär bösartige Adenome,
3. krebsig entartete Adenome.

Das Hauptkennzeichen der regionär bösartigen Adenome LESCHKEs besteht in der Metastasierung bis in die regionären Lymphknoten. Die Prognose dieser mittleren Gruppe stimmt nach LESCHKE mit derjenigen der gutartigen Adenome überein, während den krebsig entarteten Adenomen die Prognose des Bronchialcarcinoms zukommt. Es liegt in der Natur der Sache, daß auch diesem Unterteilungsversuch eine gewisse Willkür anhaftet. Die epithelialen Tumoren der Bronchien gleiten in unberechenbarem Tempo den höheren Graden der Malignität zu, und es ist nur beschränkt möglich, charakteristische Stadien dieses Ablaufs herauszugreifen. Für ihre Typisierung steht, wie auch LESCHKE betont, keinerlei Übereinstimmung von Gewebebild und biologischem Verhalten zur Verfügung. Bemerkenswert ist, daß dieses Gefälle zur Malignität gelegentlich Geschwülste hervorbringt, die morphologisch in Primärtumor und Metastasen die mannigfaltigsten Kombinationen von Carcinoid und kleinzelligem Bronchuscarcinom erkennen lassen

(STRÄULI, 1960). In diesem Zusammenhang ist zu erwähnen, daß WILLIAMS und AZZOPARDI (1960) bei einem Patienten mit einem kleinzelligen Bronchuscarcinom, bei dem die Sektion kein Intestinalcarcinoid nachweisen ließ, das volle klinische Carcinoidsyndrom feststellten. Hier liegen noch ungelöste histogenetische Probleme, und unsere Vorstellungen von den Verwandtschaftsverhältnissen der epithelialen Bronchustumoren werden früher oder später Revisionen erfahren. Das ändert nichts daran, daß es im gegenwärtigen Zeitpunkt richtig ist, die nicht primär bösartigen epithelialen Bronchustumoren als Cylindrome und Carcinoide zu deuten. Die Sammelbezeichnung Bronchusadenome ist für diese zwischen Gut- und Bösartigkeit gleitenden Tumoren im Grunde genommen unzweckmäßig; sie ist jedoch eingebürgert und auch durch die Nomenklaturkommission der Unio Internationalis Contra Cancrum sanktioniert (Adenoma bronchiale cylindromatosum und Adenoma bronchiale carcinoides).

Überblicken wir nun die von Drüsenepithelien ausgehenden Tumoren gesamthaft, so erkennen wir bei ihnen in bezug auf Gut- und Bösartigkeit eine gemeinsame Tendenz zu Wandel und Übergang. Sie wird durch den Begriff der *Semimalignität* nur teilweise erfaßt. Zahlreiche Vertreter aller hier behandelten Gruppen sind *aktuell*, d.h. im Zeitpunkt der Untersuchung, in Struktur und Verhalten gutartig, so daß sie vorbehaltlos als Adenome bezeichnet werden können; *potentiell* sind sie bösartig, d.h. die meisten von ihnen würden bei längerem Bestehen volle Malignität erlangen. Längeres Bestehen hat dabei die Größenordnung von Jahren und Jahrzehnten. Dem Zustand dieser Tumoren im Stadium des Adenoms wird der Begriff der *bedingten Gutartigkeit* gerecht. Für individuelle Vertreter der Speicheldrüsenmischtumoren, Cylindrome und Carcinoide kann eine sorgfältige Verlaufsanalyse u.U. entscheiden, ob sie sich halbbösartig oder bedingt gutartig verhalten haben. Für die Typengruppen und erst recht für die Gesamtheit dieser Drüsentumoren kommt nur die Aussage in Betracht, daß sie die *Halbbösartigkeit und bedingte Gutartigkeit kombiniert* repräsentieren.

Diese Konstellation liegt nicht nur bei epithelialen Tumoren vor. Wir müssen mit ihr auch bei *Tumoren des lymphatischen Systems* rechnen. Hier ist das *großfollikuläre Lymphoblastom* (RÜTTNER und v. ALBERTINI, 1947; v. ALBERTINI und RÜTTNER, 1950; RÜTTNER, 1950) ein gutes Beispiel: Dieser Tumor kann das ganze Spektrum ineinander übergehender Merkmale entfalten — Wandel vom homologen zum anaplastischen Bild, invasiv-infiltratives Wachstum mit entsprechender Rezidivneigung, Metastasierung — und auf diese Weise in ein Retikulosarkom übergehen.

Die *Retikulosen* können hier nur gerade erwähnt werden. Die Proliferationsprozesse des retikuloendothelialen (retikulohistiocytären) Systems sind hinsichtlich der Beteiligung neoplastischer, entzündlicher und metabolischer Komponenten noch nicht befriedigend analysiert. Dementsprechend ist auch die Beurteilung von Gut- und Bösartigkeit dieser Prozesse — sowohl ihrer mehr lokalisierten wie ihrer mehr generalisierten Spielformen — mit Schwierigkeiten verbunden, die im Rahmen der vorliegenden Übersicht nicht bewältigt werden könnten.

Wir wenden uns nun den von *Binde- und Stützgeweben ausgehenden Tumoren* zu.

STOUT (1953) stellte die Geschwülste der Weichteile im Hinblick auf das therapeutische Vorgehen in Gruppen zusammen. Eine Gruppe umfaßt „tumors that are malignant because of infiltrative growth, but do not metastasize“ und enthält neben Myxom, differenziertem Liposarkom und dem aus mesodermalen Melanoblasten aufgebauten Melanosarkom vor allem das Fibrosarkom der Haut. Es ist außerordentlich schwierig, die fibrocytären Tumoren im Hinblick auf ihre Verhaltensweisen zu ordnen, und das Fibrosarkom der Haut ist wohl kaum die einzige Geschwulst von intermediärer Stellung.

Wir kennen bei den fibrocytären Tumoren einerseits unzweifelhaft gutartige Tumoren, die *Fibrome*, andererseits unzweifelhaft bösartige Tumoren, die *Fibrosarkome*. Dazwischen gibt es Geschwülste, deren Zuteilung zur einen oder anderen dieser beiden Formen schwierig oder unmöglich ist. "It is truly impossible to distinguish fibromas from slowly growing fibrosarcomas" (PACK und ARIEL, 1958). Langsames Wachstum ist nun aber charakteristisch für die Mehrzahl der Fibrosarkome, und dementsprechend wirkt sich auch die invasiv-infiltrative Ausbreitung nur allmählich aus und erfolgt die Metastasierung erst spät. Nur vereinzelte Fibrosarkome metastasieren frühzeitig in die Lungen; aus dem Strukturbild ist dieses Verhalten jedoch nicht abzulesen. In diesem Zusammenhang ist auf eine wichtige Feststellung von PACK und ARIEL hinzuweisen: "Although fibrosarcomas usually exhibit a rather uniform degree of malignancy throughout the entire tumor, a very malignant nidus may be seen in an otherwise well-differentiated tumor". Das Auftreten höherer Malignitätsgrade innerhalb der Fibrosarkome wird durch solche Beobachtungen bewiesen. Ob aber dasselbe für die ganze Klasse der fibrocytären Tumoren gilt, ist bisher nicht eindeutig bekannt: wir wissen wenig Genaues über Übergänge von Fibromen in Fibrosarkome. Wie soll nun die ganze Klasse beurteilt werden? Es scheint gerechtfertigt, am eindeutig gutartigen Fibrom und am eindeutig bösartigen Fibrosarkom festzuhalten und bei den Zwischenformen von *lokal destruktiven fibrocytären Tumoren* zu sprechen, die als *semimaligne* aufzufassen sind. Praktisch wird es sich dabei meist um Desmoide handeln (s. unten). VON ALBERTINI, der das Vorkommen echter Fibrosarkome bezweifelt, bezeichnet die hier gemeinte Geschwulstform als lokal destruktives zellreiches Fibrom; sie kommt nach ihm am häufigsten im Bewegungsapparat (Muskulatur, Fascien und Skelet) vor, auch das Desmoid der Bauchdecke gehört dazu.

Das *Desmoid* entspricht tatsächlich dem Begriff der Semimalignität in einem Maße, wie wir es bisher nur beim Basaliom kennengelernt haben. Es geht von Fascien und Aponeurosen aus und zwar in engerer Fassung von der Bauchwand, in weiterer Fassung auch von anderen Teilen des Bewegungsapparates. Der Tumor breitet sich invasiv-infiltrativ aus, was besonders in der Muskulatur zum Ausdruck kommt, und rezidiviert in hohem Grade. Mit zunehmender Rezidivzahl steigt meist auch die Malignität an. Das Desmoid metastasiert nicht, doch stellte WALKER (1953) — im Gegensatz zu den meisten anderen Autoren — in zwei seiner 16 Fälle den Übergang in volles Fibrosarkom mit Metastasierung fest. In Anbetracht dieser Tatsache teilte WALKER dem Desmoid innerhalb der Reihe der semimalignen Tumoren eine höhere Bösartigkeit als dem Basaliom zu. Die prognostische Situation stellte er demgemäß in folgender Weise dar:

„Wird ein Desmoid bei seinem ersten Auftreten weit im Gesunden (was auch histologisch bestätigt werden muß) entfernt, so ist die Prognose absolut gut. Geschieht dies nicht oder ungenügend, so wird mit größter Wahrscheinlichkeit ein Rezidiv folgen. Mit ansteigender Rezidivzahl wird die Prognose wegen Gefahr der malignen Entartung zunehmend schlechter."

Dem Desmoid nicht gleichzustellen ist das sog. *periostale Desmoid*, eine vom Periost ausgehende fibroplastische Proliferation, die — wenn überhaupt zu den Tumoren gehörig — völlig gutartig ist (UEHLINGER, 1957).

Zur Ergänzung sollen noch zwei besondere bindegewebige Geschwülste angeführt werden:

1. Das bereits erwähnte *Fibrosarkom der Haut* ist eine örtliche Variante der lokal destruktiven fibrocytären Tumoren. Es geht vom Corium aus und entfaltet in der für die semimalignen fibrocytären Geschwülste charakteristischen Weise ein langsames invasiv-infiltratives Wachstum. In der dermatologischen Literatur wird oft eine solitäre Form (Dermatofibrome progressif et récidivant; DARIER, 1924) von dem meist mehrknotigen Dermatofibrosarcoma protuberans (HOFFMAN, 1925), das zudem eine ausgesprochene Tendenz zu exophytischem Wachstum aufweist, abgegrenzt.

2. Im Gegensatz zum Fibrosarkom der Haut kann das sog. *Basalfibroid*, das ZOLLINGER in seine Liste aufgenommen hatte, nicht als semimaligne anerkannt werden. Der Tumor wird zweckmäßigerweise als *juveniles nasopharyngeales Angiofibrom* bezeichnet. Er tritt ausschließlich bei adoleszenten Männern auf und bildet sich nach Erreichung der vollen Geschlechtsreife häufig spontan zurück. Das Wachstum ist rein expansiv, kann aber trotzdem im Raume des Nasopharynx und seiner Umgebung zu schweren Störungen (Verlegung des Atemweges, Blutungen, Infektion) führen. Auf diese Weise kann ausnahmsweise das zustande kommen, was im ersten Teil dieses Kapitels als *lokalisationsbedingte*

Lebensbedrohung durch gutartige Tumoren beschrieben wurde. Sternberg (1954) erwähnt zwei Todesfälle durch Komplikationen in seiner Serie von 25 Angiofibromen.

Als besondere Geschwulstart haben wir noch das *Synovialom* (Abb. 3, 4) zu erwähnen. Die Abklärung seiner Stellung ist durch Geiler (1961) erheblich gefördert worden. Anstelle des malignen „Synovioms“, in dem sich früher der ganze Typus konzentrierte, enthält die Zusammenstellung von Geiler gut- und bösartige Tumoren der Synovialis (Gelenkkapseln, Schleimbeutel, Sehnenscheiden) sowie Übergangsformen. Histologisch sind alle Synovialome durch die wechselnde Mischung bindegewebiger und pseudo-

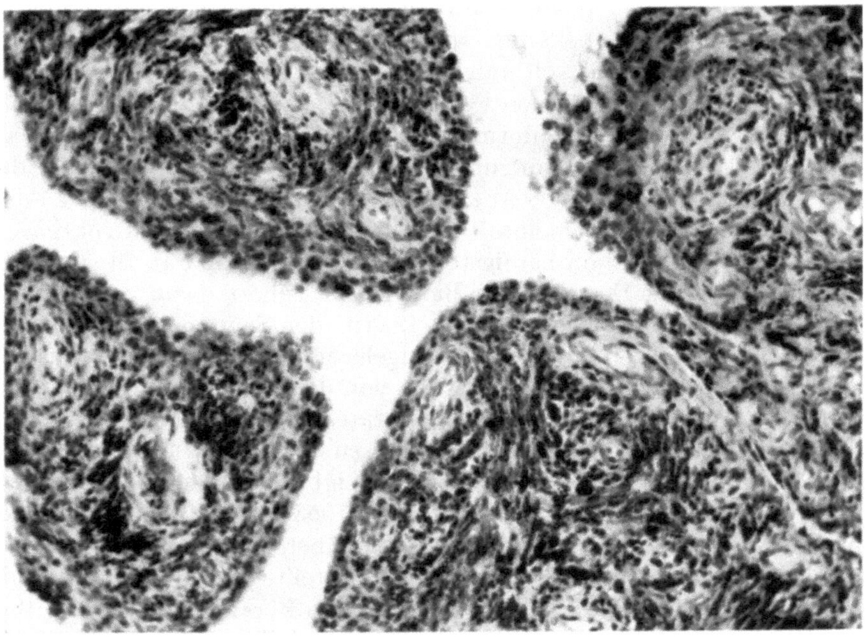

a

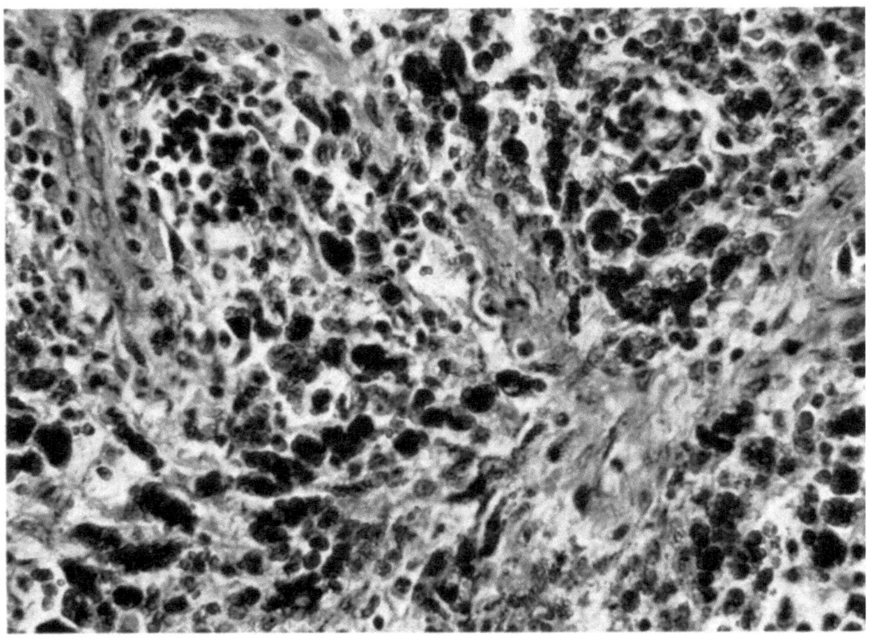

b

Abb. 3a u. b. Gutartiges Synovialom, Kniegelenk. a Maßstab 100:1, 26jährig, ♂ (Path. Inst. St. Gallen, MB 535/26). b Maßstab 266:1, 45jährig, ♀. Umfangreiche Hämosiderinspeicherung (Path. Inst. St. Gallen, MB 3332/46) epithelialer Anteile gekennzeichnet; als taxonomisches Merkmal verwendet GEILER sodann das Fehlen oder Vorkommen von Riesenzellen. Auf diese Weise lassen sich vier Untergruppen aufstellen:

1. „gutartiges" riesenzellfreies Synovialom (Abb. 3a und b),
2. gutartiges Riesenzellsynovialom,
3. bösartiges riesenzellfreies Synovialom (Abb. 4a und b),
4. bösartiges Riesenzellsynovialom.

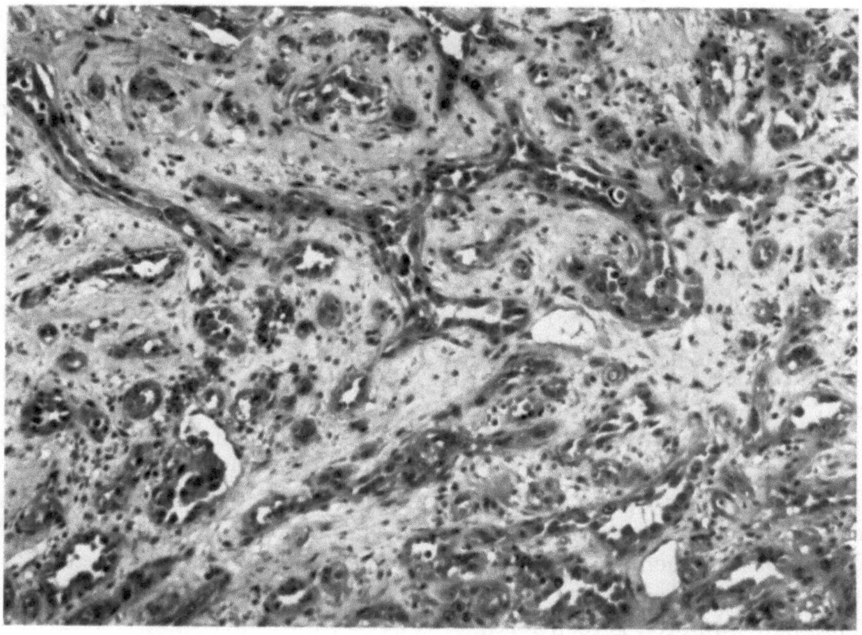

a

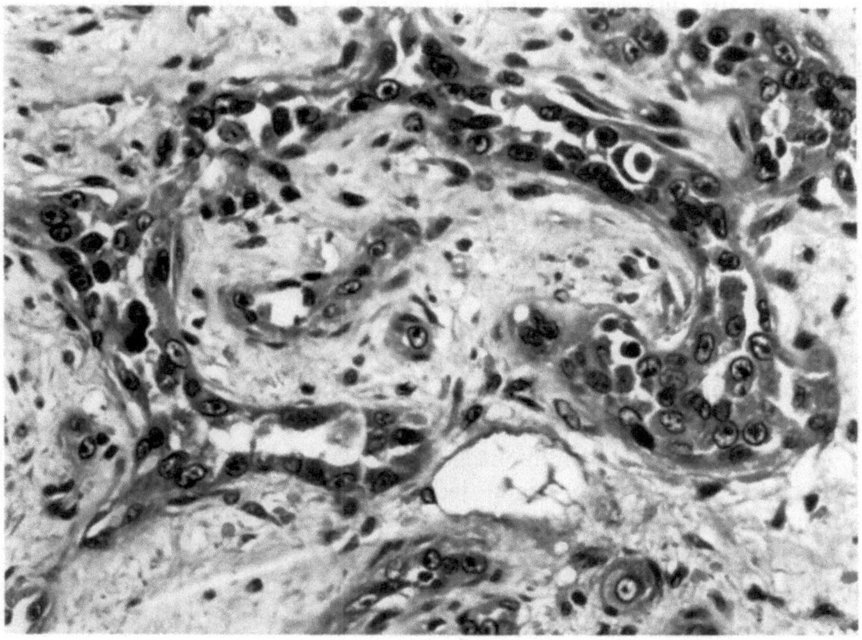

b

Abb. 4a u. b. Bösartiges Synovialom, Oberschenkel. Charakteristisch die Spaltbildungen innerhalb des Tumorgewebes und deren mesothelähnliche Auskleidung durch Tumorzellen. a Maßstab 150:1; b Maßstab 320:1, 33jährig, ♂ (Path. Inst. Zürich, MB 12417/63)

Das gutartige riesenzellfreie Synovialom ist ein seltener Tumor, dessen Dignität von GEILER mit Vorsicht beurteilt wird; trotz der Ausreifung ihrer Strukturelemente zeigt die Geschwulst eine Tendenz zu eindringendem Wachstum, so daß sie als semimaligne bezeichnet werden könnte. Um für diesen Tumor das Attribut gutartig zu vermeiden, schlägt GEILER die Bezeichnung „reifes Synovialom“ vor, womit aber wiederum keine Eindeutigkeit erzielt ist. — Das gutartige Riesenzellsynovialom, ein viel häufigerer Tumor, ist durch seltene Übergangsformen mit invasiv-infiltrativem Wachstum an die bösartigen Synovialome angeschlossen. Die letzteren sind in beiden Spielformen eindeutig bösartige, d.h. metastasierende Geschwülste, wenn auch die Metastasierung meist ausgesprochen spät auftritt, oft erst im Anschluß an therapeutische Maßnahmen. — Für die Gesamtgruppe der Synovialome ist die Unterbringung im Zwischenbereich höchstens mit Vorbehalt gerechtfertigt, denn bei der Mehrzahl handelt es sich entweder um gutartige oder um bösartige Geschwülste.

Im Anschluß an die Bindegewebstumoren sind die *Knochentumoren* zu betrachten. Die Frage der Gut- und Bösartigkeit erweist sich bei einigen Vertretern der Skeletgeschwülste immer wieder als praktisch sehr bedeutsam (ZUPPINGER, 1949; UEHLINGER, 1957, 1959; HELLNER, 1961).

Zuerst soll das *Adamantinom (Ameloblastom)* erwähnt werden. Es stellt einen weit überwiegend im Unterkiefer lokalisierten epithelialen Tumor dar, der nach der vorherrschenden Auffassung von Residuen des Schmelzorgans ausgeht. Das Adamantinom gehört damit wohl im topographischen, nicht aber im streng histogenetischen Sinne zu den Knochengeschwülsten (v. ALBERTINI, 1955). Das Wachstum des Adamantinoms ist langsam, aber ausgesprochen invasiv-infiltrativ. Der umgebende Knochen wird zerstört, nach unvollständiger Abtragung des Tumors ist ein Rezidiv mit großer Wahrscheinlichkeit zu erwarten. Metastasierung in cervicale Lymphknoten und Lungen wurde zwar in einigen Fällen beschrieben (vgl. WILLIS, 1960), stellt aber auf jeden Fall eine große Ausnahme dar. Auf Grund dieser Merkmale ist die Einreihung des Adamantinoms bei den semimalignen Tumoren gerechtfertigt.

Dies gilt auch für das sog. *Adamantinom der Tibia.* Seit der ersten Beschreibung dieses Tumors durch FISCHER-WASELS (1913) wurden verschiedenartige Vorstellungen über die Histogenese entwickelt; von ihnen hat zur Zeit die Auffassung von HICKS (1954) und von LEDERER und SINCLAIR (1954), daß es sich um ein *Skeletsynoviom* handelt, am meisten Boden gewonnen. Das Verhalten des Tumors läßt sich gut mit demjenigen eines Synovialoms in Einklang bringen: „Die Geschwulst ist über Jahre als semimaligne zu bewerten, kann aber schlußendlich, wenn nicht radikal eingegriffen wird, über Lymphknoten- und Lungenfernmetastasen zum Tode führen“ (UEHLINGER, 1957).

Die *Tumoren des knorpelbildenden Gewebes* entfalten das schillernde Spektrum der Gut- und Bösartigkeit in besonders auffälliger Weise. Die Darstellungen, die dieses Phänomen in der Literatur gefunden hat, sind vielgestaltig und oft widerspruchsvoll; sie können hier nicht analysiert werden, doch sollen ihre Hauptzüge im Hinblick auf die Praxis nachgezeichnet werden.

Eine bloße Einteilung in Chrondrome = gutartige und Chondrosarkome = bösartige Geschwülste wird den Tatsachen nicht gerecht. Die beiden extremen Verhaltenstypen kommen zwar vor; dazwischen liegen jedoch zahlreiche intermediäre Typen, die die Klinik der Knorpeltumoren beherrschen.

Sicher gutartig sind die *epiexostotischen Chondrome,* d.h. die von den Knorpelkappen der Exostosen ausgehenden Geschwülste. Die gesamten aus Knochen- und Knorpelgewebe bestehenden Gebilde von organoidem Aufbau werden als *osteocartilaginäre Exostosen* oder *Osteochondrome* bezeichnet; doch ist streng genommen nicht bewiesen, daß sie echte Geschwülste und nicht Skeletmißbildungen darstellen (v. ALBERTINI, 1955; LICHTENSTEIN, 1959). Die solitär auftretenden Osteochondrome müssen wahrscheinlich als formes frustes der hereditären Exostosenkrankheit aufgefaßt werden. Bei diesem

Leiden wird der Übergang einzelner osteocartilaginärer Exostosen in Chondrosarkome gelegentlich beobachtet; das Vorkommnis ist jedoch zu selten, um ein aktives Vorgehen gegenüber Osteochondromen schlechthin zu rechtfertigen (HELLNER, 1961).

Bei den eindeutigen Tumoren der knorpelbildenden Matrix haben wir es mit einer Gruppe zu tun, die folgendermaßen aufgeteilt werden kann (UEHLINGER, 1959; ACKERMAN und SPJUT, 1962):

1. chondromyxoides Knochenfibrom,
2. Chondroblastom,
3. Chondrom i.e.S. (Enchondrom).

Das erste ist ein sicher gutartiger Tumor; beim zweiten ist die Gutartigkeit nicht mehr unbestritten; das dritte ist ein Tumor mit einem breiten Überschneidungsbereich zur Malignität.

Im einzelnen ist zu den drei Tumortypen Folgendes zu bemerken:

Das *chondromyxoide Knochenfibrom* wurde von JAFFE und LICHTENSTEIN (1948) abgegrenzt als „distinctive benign tumor likely to be mistaken especially for chondrosarcoma". Der Tumor tritt hauptsächlich in der distalen Femur- und proximalen Tibiametaphyse auf und zeigt histologisch einen bunten Wechsel knorpeliger und schleimiger Partien mit zellreichen Abschnitten vorwiegend reticulocytären Charakters; hier sind meist auch zahlreiche Riesenzellen eingefügt. Trotz dieses eher unruhigen Strukturbildes ist der Tumor eindeutig gutartig (UEHLINGER, 1957; LICHTENSTEIN, 1959).

Beim *Chondroblastom* handelt es sich um einen Tumor, der zuerst von CODMAN (1931) als "epiphyseal chondromatous giant cell tumor of the upper end of the humerus" beschrieben wurde. JAFFE und LICHTENSTEIN (1942) führten die heute übliche Bezeichnung ein. Die Geschwulst wird überwiegend bei männlichen Patienten im zweiten Lebensjahrzehnt angetroffen, und zwar vor allem in der proximalen Humerusmetaphyse, proximalen und distalen Tibiaepiphyse und distalen Femurepiphyse. In einer zellreichen Matrix kommt es fleckweise zur Ausdifferenzierung von hyaliner Grundsubstanz, die nach und nach verkalkt, aber nie verknöchert. Auch hier können reichlich Riesenzellen auftreten. Der Tumor wurde als Einheit auch von GESCHICKTER und COPELAND (1949) hervorgehoben. Die Verfasser gelangten jedoch zum Ergebnis, daß er in gut- und bösartigen Varianten auftritt, deren Unterscheidung auf Grund mikroskopischer Beurteilung möglich ist:

> "Biopsy, followed by roentgen therapy, should be the initial procedure in these growths. The section should then be submitted to competent pathologists for final diagnosis. Resection or amputation should not be performed unless the malignant nature of the lesion has been verified."

LICHTENSTEIN (1959) nahm an, daß es sich bei den bösartigen Varianten von GESCHICKTER und COPELAND um eigentliche Chondrosarkome handelt und hielt an der absoluten Gutartigkeit des Chondroblastoms fest. UEHLINGER (1957) machte auf die einzige Beobachtung eines Übergangs in Chondrosarkom aufmerksam (Fall von HATCHER und CAMPBELL) und deutete sie im Sinne einer durch Röntgenbestrahlung ausgelösten malignen Entartung. Daß derselbe Vorgang spontan ablaufen kann, wurde bisher nicht eindeutig nachgewiesen. Die immer noch andauernden Meinungsverschiedenheiten (vgl. z.B. HELLNER, 1961; SCHILLING, 1962) müssen wohl folgendermaßen geschlichtet werden: Wenn auf Grund der klinischen, röntgenologischen und histologischen Befunde eindeutig ein Chondroblastom im Sinne von JAFFE und LICHTENSTEIN festgestellt werden kann, ist damit die Gutartigkeit des vorliegenden Tumors bewiesen; wenn allerdings die Abgrenzung von einem Chondrom oder Riesenzelltumor der langen Röhrenknochen nicht sicher gelingt, muß die zweifelhafte Prognose dieser letzteren Tumortypen in Rechnung gestellt werden (s. unten).

Chondromyxoidfibrom und Chondroblastom sind nahe verwandte Tumoren, die in vielen Spielformen auftreten können. Das letzte Wort über Richtigkeit und Notwendigkeit ihrer Unterscheidung ist wohl noch nicht gesprochen (DAHLIN, 1956; LICHTENSTEIN,

1959). Verhaltensmäßig stimmen sie auf jeden Fall so weitgehend überein, daß sie einer gemeinsamen therapeutischen Taktik zugänglich sind:

„Grundsätzlich sollte man sich bei diesen Spielarten des Chondroblastoms und des chondromyxoiden Fibroms zunächst auf kleine Eingriffe beschränken, da die Geschwülste in der Regel gutartig oder nur semimaligne sind, d.h. wohl zum Rezidiv, nicht aber zur Metastasierung neigen" (UEHLINGER, 1957).

Nun ist noch das eigentliche *Chondrom* zu besprechen (vgl. Abb. 5). Es tritt als Enchondrom im Innern der Knochen auf, und zwar am häufigsten in den Phalangen von Hand und Fuß, ferner in den Hand- und Fußwurzelknochen, in den langen Extremitätenknochen und im Becken. Weitere Lokalisationen kommen vor, sind aber selten.

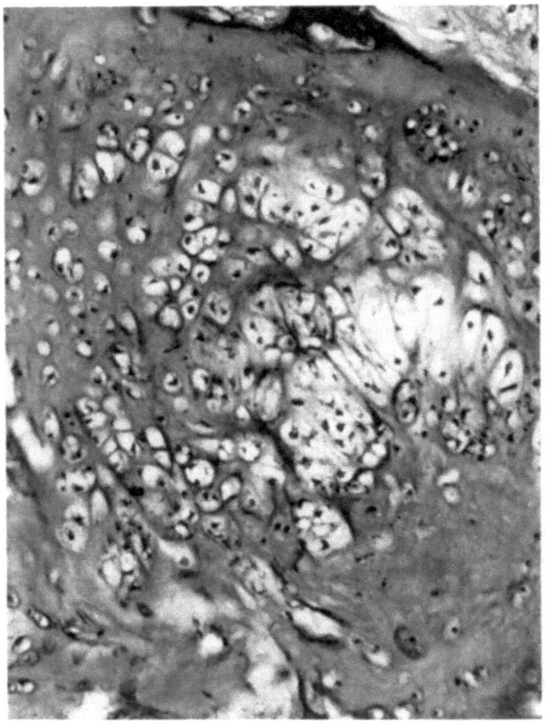

Abb. 5a

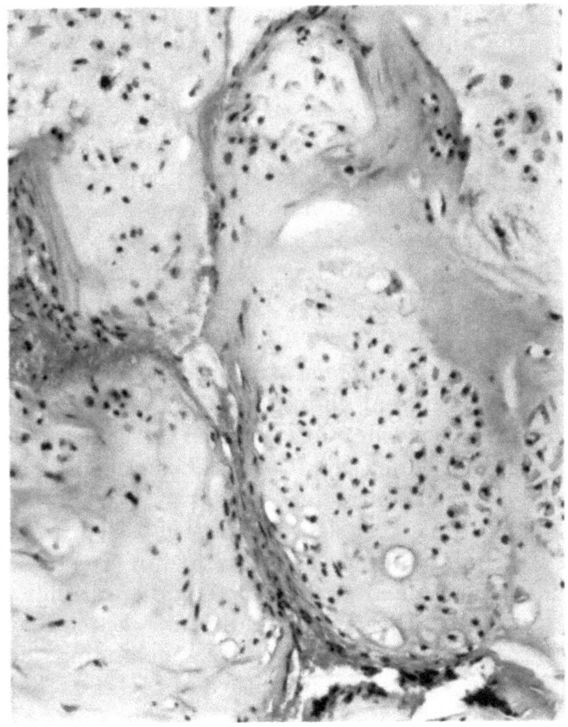

Abb. 5b

Finger- und Zehenchondrome (Abb. 5a) sind typenmäßig stabile Geschwülste und deshalb *gutartig*.

Dagegen weisen die *Chondrome der langen Röhrenknochen und des Beckens* eine ausgesprochene *Neigung zum Übergang in Chondrosarkom* auf (Abb. 5b). Dieser Prozeß zieht sich im allgemeinen lange hin. Er kann beginnen mit einer gewissen cytologischen Unruhe. Nach LICHTENSTEIN (1959) darf eine Knorpelgeschwulst dann nicht mehr als gutartig bezeichnet werden, wenn

1. viele Zellen verklumpte Kerne aufweisen,
2. Zellen mit zwei derartigen Kernen gehäuft auftreten,
3. Riesenzellen mit großen Kernen in Ein- oder Mehrzahl erscheinen.

Die Wachstumsweise kann auch nach Einsetzen dieser Zellveränderungen expansiv bleiben; doch nimmt das Wachstumstempo zu, und nach unvollständigen Eingriffen machen sich Rezidive immer rascher bemerkbar. Man kann dieses Stadium als *proliferierendes Chondrom* (BESSLER, 1953) bezeichnen. Schließlich tritt eindringendes Wachstum hinzu, in wechselndem Ausmaß mit morphologischen Ausprägungen der Anaplasie bis zum vollen Bilde des Sarkoms kombiniert. Aber auch jetzt kann es noch Jahre dauern, bis sich Metastasen bilden; sie beschränken sich beim Chondrosarkom weitgehend auf die Lungen.

Die Enchondrome führen zur Entstehung von *zentralen Chondrosarkomen* (Abb. 5c), während bei der oben erwähnten Entartung von Osteochondromen *periphere Chondrosarkome* auftreten. Diese Unterscheidung ist von praktischer Bedeutung, denn das zentrale Chondrosarkom erfordert die Amputation, während beim peripheren Chondrosarkom die Abtragung an Ort und Stelle erwogen werden kann (LICHTENSTEIN, 1959).

Im Gegensatz zu den Finger- und Zehenchondromen dürfen die Chondrome aller übrigen Lokalisationen sicher nicht als gutartig bezeichnet werden. Andererseits handelt es sich bei ihnen, solange das Proliferationsstadium noch nicht eingesetzt hat, um expansiv wachsende Tumoren ohne morphologische Malignitätszeichen. Diese Charakterisierung kann auch noch bei Rezidiven durchaus zutreffen. Die Unkenntnis der Instabilität

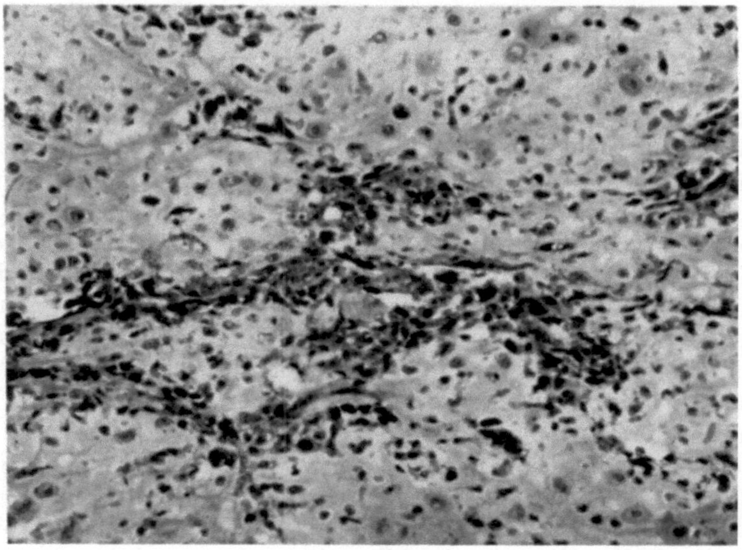

Abb. 5c

Abb. 5a—c. Die praktisch wichtigen Knorpeltumoren. Maßstab einheitlich 110:1. a Enchondrom, Kleinfinger, 28jährig, ♂ (Path. Inst. Zürich, MB 6289/64). b Beckenchondrom, 35jährig, ♂ (Path. Inst. Zürich, MB 7535/60) c Chondrosarkom, Tibia, 15jährig, ♂ (Path. Inst. St. Gallen, MB 2221/52)

dieser Phase ist an vielen verhängnisvollen Fehlbeurteilungen schuld. Die Chondrome können jedoch auch nicht als semimaligne Geschwülste aufgefaßt werden: Die Konstellation des infiltrativen Wachstums bei fehlender Metastasierung wird in einem Stadium erreicht, welches auf Grund der Morphologie, insbesondere der Cytologie, bereits zum Chondrosarkom gezählt werden muß. Dagegen erfüllt die hochgradige Tendenz zum Übergang in den bösartigen Tumor den Begriff der bedingten Gutartigkeit in vollkommener Weise. ZUPPINGER (1949) rechnete deshalb die *Chondrome* zu den *bedingt gutartigen Tumoren*, und viele sind ihm wenn nicht in der Bezeichnung so in der Sache gefolgt. HELLNER (1961) reihte bei den semimalignen Geschwülsten ein: Chondroblastome der Epiphysen langer Röhrenknochen (s. oben), alle Beckenchondrome, Wirbelchondrome. Semimaligne sind aber für ihn „Gewächse, bei denen mit hoher Wahrscheinlichkeit mit einer malignen Entartung gerechnet werden muß". ZOLLINGER (1960) nahm das Beckenchondrom wie auch das gleich zu besprechende Osteoklastom nicht in seine Liste der semimalignen Tumoren auf, da er die beiden für bezüglich ihrer Dignität nicht bestimmbare Tumoren hält.

Zusammenfassend kann über die *Knorpeltumoren* Folgendes festgehalten werden: Eindeutig gutartig sind das Chondromyxoidfibrom und das Finger- und Zehenchondrom, eindeutig bösartig ist das Chondrosarkom. Letzteres geht selten als peripheres Chondrosarkom aus einer osteocartilaginären Exostose (Osteochondrom), häufig als zentrales Chondrosarkom aus einem Enchondrom der langen Röhrenknochen und des Beckens hervor. Wegen des häufigen Übergangs in Chondrosarkom muß das Enchondrom der langen Röhrenknochen und des Beckens als bedingt gutartiger Tumor aufgefaßt werden. Vom Enchondrom der langen Röhrenknochen wird als besonderer Tumortyp das (benigne) Chondroblastom abgegrenzt; falls sich seine Sonderstellung bestätigt, liegt damit ein gutartiger Knorpeltumor der langen Röhrenknochen vor.

Nach den Knorpelgeschwülsten müssen die *Riesenzelltumoren* behandelt werden. Riesenzellen kommen in verschiedenen Geschwulsttypen des Skelets vor, bilden aber nie das pathognomonische morphologische Merkmal und sind deshalb als Einteilungsprinzip unbrauchbar. Die schlecht definierte Sammelgruppe der riesenzellhaltigen Geschwülste, die ursprünglich sogar die sog. braunen Tumoren des Hyperparathyreoidismus einschloß, wurde nach und nach in bestimmte Einheiten aufgeteilt. Der wichtigste Schritt war die Abgrenzung des eigentlichen Riesenzelltumors des Knochens durch JAFFE, LICHTENSTEIN und PORTIS (1940). Die Stellung dieses Typus wurde durch die nachfolgende Charakterisierung weiterer Einheiten, wie des oben besprochenen Chondromyxoidfibroms und benignen Chondroblastoms, ferner des nicht ossifizierenden Knochenfibroms und der aneurysmatischen Knochencyste, bestätigt und gefestigt.

Der Riesenzelltumor des Knochens stellt eine vorwiegend solide Geschwulst dar, die morphologisch durch ein dichtes Netzwerk von Zellen zweierlei Formats gekennzeichnet ist: kleine spindelförmige oder ovoide Elemente einerseits, vielkernige Riesenzellen andererseits. Diese Zellen entstammen dem Stützgewebe des Skelets, und vieles spricht dafür, daß sie zum System der Osteoblasten—Osteoklasten gehören. Dementsprechend führte STEWART (1922) für den Riesenzelltumor die Bezeichnung *Osteoklastom* ein. Dieser Name hat sich weitgehend, aber nicht vollständig durchgesetzt; das Für und Wider wird von WILLIS (1960) vorzüglich auseinandergesetzt.

Die Riesenzelltumoren treten überwiegend in den Altersklassen von 20—40 Jahren auf und befallen die Enden der Röhrenknochen, vor allem das distale Ende des Femur, proximale Ende der Tibia und distale Ende des Radius, seltener weitere Knochen. Die Wachstumsweise ist bei der Mehrzahl der Riesenzelltumoren expansiv, wobei das Periost im allgemeinen die Grenze darstellt. Rezidive sind jedoch auch bei derartigen Tumoren nach unvollständiger Entfernung häufig. Eine Minderzahl wächst eindringend, indem sie das Periost durchstößt und in die Muskulatur einbricht. Ein Teil dieser Tumoren metastasiert lymphogen und hämatogen. Über die Häufigkeit dieses unterschiedlichen Verhaltens gibt es eine öfters zitierte Schätzung von LICHTENSTEIN (1959):

"Given a sizable group of proved giant-cell tumors, approximately one-half are likely to have a favorable outcome if properly treated by whatever method, approximately one-third are likely to prove more aggressive and recur after treatment (and a considerable proportion of these may eventually come to amputation), while the remaining 15 per cent more or less will be frankly malignant and prone to metastasize to the lungs."

Hier erhebt sich die Frage, ob dem gut- oder bösartigen Verlauf stabile Tumorvarianten entsprechen, oder ob ein Übergang von gutartigen in bösartige Formen stattfindet. Eine definitive Antwort kann nicht gegeben werden. Es besteht jedoch guter Grund zur Annahme, daß im großen und ganzen individuelle Riesenzelltumoren von einer mehr gutartigen zu einer mehr bösartigen Verhaltensweise übergehen. Daneben gibt es zweifellos Typen, die vom ersten Zeitpunkt ihrer klinischen bzw. histologischen Erfassung an bösartig sind. In derartigen Fällen entzieht sich möglicherweise das gutartige Stadium der Aufmerksamkeit, besonders da auch das Tempo des Übergangs in die volle Malignität sehr verschieden sein kann. Die Existenz primär bösartiger Typen kann jedoch durch diese Überlegung nicht in Abrede gestellt werden. "This malignant behaviour does not presuppose supervening sarcoma in a benign tumour, but is a property of certain members of the class *ab initio*" (WILLIS, 1960).

Ein Problem für sich, das hier nicht diskutiert werden soll, ist die Umwandlung eines gutartigen Riesenzelltumors in eine bösartige Geschwulst durch die Röntgenbestrahlung. Abgesehen von den großen Schwierigkeiten, die sich der morphologischen Bearbeitung dieser Frage entgegenstellen, ist die Entscheidung zwischen Transformation eines vorhandenen und Entstehung eines neuen Tumors oft kaum zu treffen (SCHÜRCH und

Uehlinger, 1944; Cahan, Woodard, Higinbotham, Stewart und Coley, 1948; Zuppinger, 1949; Hohl, 1950; Sissons, 1958).

Für die Praxis ist es von großer Bedeutung, ob der Zug eines Riesenzelltumors zur Bösartigkeit schon in einem frühen Stadium morphologisch erkannt werden kann. Der grundsätzlichen Bejahung steht entgegen, daß in Metastasen von Riesenzelltumoren manchmal keine eindeutigen histologischen Kennzeichen der Malignität auffindbar sind. Dennoch unternahmen Jaffe, Lichtenstein und Portis den Versuch eines *Grading* von Riesenzelltumoren. Er beruht auf den cytologischen Merkmalen der kleinen Zellen, nicht der Riesenzellen; je nach dem Vorhandensein geringer, mäßiger oder ausgesprochener Atypien dieser Elemente werden die Grade I—III angenommen. Die drei Grade entsprechen im wesentlichen den drei Verhaltensgruppen im obigen Zitat von Lichtenstein. Die allgemeinen Einwände, die gegen jede Art von Grading vorgebracht werden können, sind in Kapitel III besprochen. Doch haben für die Riesenzelltumoren die Untersuchungen von Murphy und Ackerman (1956) die Brauchbarkeit des vorgeschlagenen Grading bestätigt.

Die Riesenzelltumoren demonstrieren die Probleme, die mit einer zwischen Gut- und Bösartigkeit gleitenden Geschwulstklasse zusammenhängen, in ähnlich nachdrücklicher Weise wie die oben besprochenen Drüsentumoren, insbesondere die Bronchusadenome. Wie diese, können sie mit den isolierten Begriffen der Semimalignität und bedingten Gutartigkeit nicht voll erfaßt werden. Wir müssen deshalb abschließend feststellen, daß die *Riesenzelltumoren* die *Semimalignität und bedingte Gutartigkeit kombiniert* zum Ausdruck bringen.

Wir haben nun diejenigen Tumorarten, deren Stellung zwischen Gut- und Bösartigkeit von praktischer Bedeutung ist, behandelt. Der Vollständigkeit halber bleiben einige seltene Geschwülste zu besprechen, die im Zusammenhang mit Halbbösartigkeit bzw. bedingter Gutartigkeit erwähnt zu werden pflegen.

Hierzu zählen die sog. *Myxome.* Es handelt sich um bindegewebige Tumoren, die durch die Gegenwart von intercellulärer schleimiger Substanz (Mucoid) gekennzeichnet sind. Die sog. Gallertkrebse, d.h. epitheliale Tumoren mit Produktion und intra- und intercellulärer Ablagerung von Schleim (Mucin), gehören nicht in diese Klasse. Die Fähigkeit der Mucoidbildung kommt dem gesamten Mesenchym zu; eine spezifische Bildungszelle gibt es nicht, und deshalb bezweifeln manche Autoren die Existenz eines echten Schleimtumors oder Myxoms (Willis, 1960). Ohne Zweifel kann in vielen bindegewebigen Tumoren, wie Fibromen, Neurilemmomen, Chondromen, Lipomen, die Mucoidproduktion abschnittsweise wieder zum Vorschein kommen. Wir können in solchen Fällen von Fibromen etc. mit Mucoidbildung sprechen; ein zwingender Grund zu nomenklatorischen Kombinationen, wie Fibromyxom etc., besteht jedoch nicht. Ohnehin ist meistens nicht geklärt, ob wirklich aktive Zelleistungen vorliegen und nicht Degenerationserscheinungen („mucoide Degeneration"). Verhaltensmäßig bedingt die Myxom-Komponente meist keine Veränderung (die Gallertkrebse sind in dieser Hinsicht anders zu beurteilen).

So liegen die Dinge bei den üblicherweise als Myxome bezeichneten Geschwülsten. Es ist jedoch Masson (1956) beizupflichten, daß es auch ein reines Myxom im Sinne eines Mesenchymoms gibt. Der Tumor ist auf jeden Fall sehr selten. Er kommt vorwiegend in der Unterhaut und in der Muskulatur vor und kann invasiv-infiltrativ wachsen, wobei er nach Masson die mucoide Zwischensubstanz für ein buchstäblich flüssiges Eindringen in die Umgebung verwendet. Die Beurteilung des Verhaltens dieser reinen Myxome ist die folgende:

> "Ils se comportent les uns comme des tumeurs bénignes à évolution locale, les autres comme des tumeurs infiltrantes à malignité atténuée. Ils récidivent sur place, mais ne semblent pas donner de métastases."

Die Einordnung der reinen Myxome bei den semimalignen Tumoren ist damit gegeben.

Ferner ist hier das *Chordom* anzuführen. Der von Residuen der Chorda ausgehende Tumor tritt am oberen und unteren Ende des Achsenskelets in Erscheinung. Er wächst ausgesprochen eindringend und führt damit früher oder später unweigerlich zu einer therapeutisch schwer beeinflußbaren Lebensbedrohung. Metastasierung kann in einzelnen Fällen hinzutreten. Aus diesen Gründen erscheint es zweckmäßig, das Chordom bei den bösartigen Tumoren unterzubringen.

Es gibt eine Reihe weiterer seltenen Geschwülste, bei denen die Frage der Gut- und Bösartigkeit offen ist, weil vorläufig noch keine genügenden Erfahrungen über ihren Verlauf zur Verfügung stehen. Von ihrer Aufzählung kann deshalb abgesehen werden.

Dagegen ist zum Schluß noch einmal auf die *Hirntumoren* zurückzukommen. Im ersten Teil dieses Kapitels wurde erwähnt, daß sämtliche Hirntumoren eine lokalisationsbedingte Lebensbedrohung zur Folge haben, daß aber daneben ein Teil von ihnen (Medulloblastome und Glioblastome) zudem eine primäre Malignität des Gewebes besitzt, die einem andern Teil (Angioblastomen und Spongioblastomen) nicht zukommt. Zwischen diesen beiden biologischen Typen reiht Zülch eine Anzahl von Geschwülsten als semimaligne oder bedingt gutartig ein. Es sind dies (Zülch, 1956, 1958): *Umschriebene, faserbildende Astrocytome; Oligodendrogliome; Ependymome; Plexuspapillome; Pinealome und Gangliocytome.* Bei diesen Tumoren kann, im Gegensatz zu den Angio- und Spongioblastomen, auch bei zweckmäßigster Behandlung nicht sicher mit Dauerheilung gerechnet werden; sie führen aber auch nicht unweigerlich zum Tode, wie die Medullo- und Glioblastome. Die Zwischenstellung kommt zum Ausdruck durch die Neigung zu Rezidiven, die Gefahr von Abrißmetastasen (Plexuspapillome), schließlich auch durch die Umwandlung in rein bösartige Formen. So kann das Astrocytom in fließendem Übergang durch Stadien, die Zülch im „Astrocytom mit maligner Entartung" zusammenfaßt, zum Glioblastom werden. An und für sich können also diese Hirntumoren tatsächlich zu den Geschwülsten mit zugleich semimaligner und bedingt gutartiger Verhaltensweise gezählt werden. Das praktische Bedürfnis nach diesem Vorgehen ist jedoch gering. Durch ihre hochgradige, ja absolute lokalisationsbedingte Lebensgefährlichkeit bilden die Hirntumoren ohnehin eine Sonderklasse. Ihre Unterteilung in gutartige, bedingt gutartige bzw. halbbösartige und bösartige Typen ist zwar für die Zusammenarbeit von Neurochirurgen und Pathologen von Bedeutung; dagegen weist die spezielle prognostische und therapeutische Beurteilung, wie sie die Gesamtklasse der Hirngeschwülste erfordert, den intermediären Typen eine wesentlich geringere Rolle als im übrigen Organismus zu.

Wenn wir uns nun einen *Überblick* über die Geschwülste des Zwischenbereichs verschaffen wollen, so geschieht dies am besten in Form der nachfolgenden Liste.

Tumoren des Zwischenbereichs von Gut- und Bösartigkeit

1. *Halbbösartige (semimaligne) Tumoren*
   Charakterisierung: eindringendes Wachstum mit hoher Rezidivneigung; keine Metastasierung
   - Basaliom
   - Lokal destruktive fibrocytäre Tumoren
   - Hauptvertreter: Desmoid
   - Adamantinom (Ameloblastom, Skeletsynoviom)
2. *Bedingt gutartige Tumoren*
   Charakterisierung: anfangs und oft lange Zeit expansives Wachstum; häufig allmählicher Übergang in volle Bösartigkeit
   - Chondrom (Enchondrom) mit Ausnahme der Finger- und Zehenchondrome
3. *Kombinationsklasse*
   Charakterisierung: Verlauf gemäß 1. *oder* 2. oder kombiniert
   - Speicheldrüsenmischtumoren
   - Cylindrom
   - Carcinoid
   - Bronchusadenome (= Cylindrome und Carcinoide)
   - Riesenzelltumor (Osteoklastom)
   - (Synovialome)

Mit Hilfe dieser Liste soll nun die eingangs gestellte Frage nach der *Zweckmäßigkeit und Notwendigkeit einer Unterscheidung von halbbösartigen und bedingt gutartigen Tumoren* aufgegriffen werden.

Es gibt Gründe dafür und dagegen.

Dafür spricht, daß es die morphologische Diagnostik bei semimalignen und bedingt gutartigen Geschwülsten mit zwei verschiedenen Typen zu tun hat. Die Entscheidung über Gut- und Bösartigkeit eines Tumors muß vom Pathologen und Kliniker gemeinsam getroffen werden; die Basis dieser Deutung und Vereinbarung bildet aber nach wie vor die histopathologische Diagnose. Im Rahmen der klassischen histo- und cytopathologischen Leitzeichen für die Dignitätsbestimmung von Tumoren kommt dem eindringenden Wachstum eine Schlüsselstellung zu. Es ist vorhanden bei typischen Vertretern der semimalignen Tumoren, fehlt dagegen bei typischen Vertretern der bedingt gutartigen Tumoren. Der deskriptive Befund ist also bei den beiden Geschwülsten verschieden.

Nun zeigen aber die Tumoren des Zwischenbereichs besonders nachdrücklich, was im Grunde genommen für alle Geschwülste gilt: Die morphologische Diagnose kann nur das Fundament einer pathologisch-klinischen Analyse bilden, in deren Verlauf die Verhaltensweise eines Tumors erfaßt werden muß. Bei den semimalignen und bedingt gutartigen Tumoren leistet der Pathologe von vornherein einen Beitrag zu dieser Diskussion, indem er den Momentanbefund seiner deskriptiven Diagnose durch eine prognostische Beurteilung ergänzt. So stellt er im einen Fall zwar die morphologische Diagnose eines Tumors mit eindringendem Wachstum, macht aber den Kliniker darauf aufmerksam, daß erfahrungsgemäß keine Metastasierung zu erwarten ist; umgekehrt diagnostiziert er im anderen Fall einen gutartigen Tumor, fügt aber hinzu, daß erfahrungsgemäß mit einem Übergang in volle Bösartigkeit zu rechnen ist.

Gegen die Zweckmäßigkeit und Notwendigkeit der Unterscheidung semimaligner und bedingt gutartiger Tumoren spricht einmal die Existenz der Kombinationsklasse. Bei praktisch so wichtigen Geschwülsten wie den Speicheldrüsenmischtumoren und Bronchusadenomen versagt die Aufteilung in die beiden Verhaltensgruppen. Einzelfälle, die in typischer Weise semimaligne oder bedingt gutartig verlaufen, ändern an dieser Feststellung nichts. Hier ist vom theoretischen Standpunkt aus zu bemerken, daß die Kombinationsklasse letzten Endes nur eine allen Geschwülsten immanente Eigenart zum Ausdruck bringt, nämlich die Unbestimmtheit in bezug auf Gut- und Bösartigkeit. Indessen geht es an dieser Stelle um praktische Dinge. Und in dieser Hinsicht muß zugegeben werden, daß die Unterscheidung von semimalignen und bedingt gutartigen Tumoren beim gegenwärtigen Stande der Therapie keine wesentlichen Folgen hat.

Eine Erörterung der *Therapie* geht über die Kompetenz des vorliegenden Beitrages hinaus. Es sind lediglich einige Hinweise am Platze. Die Behandlung der Geschwülste des Zwischenbereichs ist chirurgisch und/oder radiologisch. Für semimaligne wie für bedingt gutartige Tumoren gilt gleichermaßen die Vorschrift, daß eine *vollständige Entfernung bzw. Zerstörung des Tumors* angestrebt werden muß. Maßnahmen, die dies nicht gewährleisten, z.B. die Curettage bei Skeletgeschwülsten, sind unzulässig. Ferner muß nach durchgeführter Therapie eine Überwachung der Patienten vorgekehrt werden, wie sie bei den bösartigen Geschwülsten üblich ist.

Die Hervorhebung und Zusammenfassung der Tumorgruppen des Zwischenbereichs erfolgt aus den *Bedürfnissen der Praxis* heraus. Deshalb *ist es angezeigt, eine einheitliche Bezeichnung für diese Geschwülste zu wählen.* Doch sollte keine der beiden vorhandenen Benennungen verwendet werden, denn die Begriffe Semimalignität und bedingte Gutartigkeit müssen zur Verfügung stehen für die Charakterisierung der beiden durch sie definierten Verhaltensweisen, so weit dies eben durchführbar ist. Die beiden Begriffe sollten auch nicht gleichsinnig und wechselweise gebraucht werden, denn sie bezeichnen verschiedene Dinge. Sie könnten höchstens dann als Synonyme eingesetzt werden, wenn die Morphologie aus der Beurteilung ausgeschaltet würde; daran ist aber nicht zu denken.

erfahren. Der Faktor Zeit äußert sich ferner beim Wechsel in der Zellqualität, d.h. bei dem Auftreten der Anaplasie.

Nun gibt es aber zweifellos bevorzugte Konstellationen; es sind dies vor allem:

1. Wachstumsexzesse geringen Tempos ohne Qualitätsänderung der Zellen,

2. Wachstumsexzesse hohen Tempos mit frühzeitiger („von vornherein bestehender") Qualitätsänderung der Zellen.

Alle Übergangstypen von 1 zu 2 kommen jedoch vor. Dabei ist vor allem auch zu bedenken, daß Qualitätsänderungen der Zellen sowohl plötzlich wie allmählich auftreten. Konstellation 1 kann für die Dauer ihres Bestehens als gutartig bezeichnet werden; Konstellation 2 ist bösartig. Die Grundlagenforschung hat gegen diese Benennungen nichts einzuwenden. Andererseits sieht sie sich aber auch nicht veranlaßt, aus ihnen ein festes Einteilungsschema der Tumoren zu konstruieren.

Soweit der Standpunkt der theoretischen Onkologie.

Eine Vereinigung der beiden skizzierten Gesichtsfelder ist beim gegenwärtigen Stande unseres Wissens nur in Form eines Kompromisses möglich. Die praktische Medizin muß sich darüber im klaren sein, daß die Einteilung in gut- und bösartige Tumoren ausschließlich pragmatische Bedeutung hat. Die Grundlagenforschung muß bedenken, daß ihre aus der Arbeit mit experimentellen Tiertumoren stammenden Vorstellungen die Verhältnisse beim Menschen nicht genügend erklären. Die eigentliche experimentelle Erforschung der Tumoren des Menschen steht noch weitgehend bevor. Bisher wissen wir kaum etwas über die Biologie der oben erwähnten Wachstumsexzesse geringen Tempos ohne Qualitätsänderung der Zellen, die klinisch als gutartige Tumoren imponieren. Die Entscheidung über das Wesen der sog. Gut- und Bösartigkeit von Tumoren muß aber letzten Endes beim Menschen fallen.

VI. Zusammenfassung

1. Die Unterscheidung von gut- und bösartigen Tumoren entspringt einer uralten ärztlichen Empirie. Das ausschlaggebende Merkmal ist die Lebensgefährdung. Ihr Fehlen oder Vorhandensein konnte ursprünglich nur im Verlauf des einzelnen Krankheitsfalles (im Längsschnitt) erkannt werden.

2. Als mit der Einführung der Cellularpathologie die eigentliche Erforschung der Tumoren begann, wurde versucht, die Lebensgefährdung auch in einem beliebigen isolierten Stadium des einzelnen Krankheitsfalles (im Querschnitt) zu erfassen. Die deskriptive Pathologie fand die morphologischen Korrelate der Lebensgefährdung und damit der Malignität im infiltrativen und invasiven Wachstum (in der vorliegenden Arbeit als eindringendes Wachstum zusammengefaßt) und in der Metastasierung.

3. Darüber hinaus wurde der Versuch unternommen, das allgemeine Zell- und Gewebebild der Tumoren in Beziehung zu setzen zur Verhaltensweise. Hier ließ sich jedoch nicht die gleiche Sicherheit gewinnen wie bei der Berücksichtigung von eindringendem Wachstum und Metastasierung. Immerhin ergaben sich folgende Zusammenhänge:

a) Übereinstimmung im Bauplan eines Tumors mit demjenigen seines Ausgangsgewebes (Homologie) entspricht im großen und ganzen einem gutartigen Verhalten.

b) Fehlende Übereinstimmung im Bauplan eines Tumors mit demjenigen eines Normalgewebes — das Ausgangsgewebe ist in solchen Fällen oft nicht zu ermitteln — entspricht im großen und ganzen einem bösartigen Verhalten. — Dieser Zustand kann als Heterologie bezeichnet werden. Der Ausdruck wurde ursprünglich für das örtlich oder zeitlich fehlerhafte Auftreten von an und für sich normalen Geweben verwendet. Nicht-homologe Tumoren zeigen jedoch meistens Abweichungen der Zellen und Gewebe, die mit keiner Norm irgendeines Standortes oder Entwicklungsschritts übereinstimmen. Für diese Besonderheit hat sich der Ausdruck Anaplasie eingebürgert.

4. Damit sind die Möglichkeiten, die der deskriptiven Pathologie zur Beurteilung von Gut- und Bösartigkeit zur Verfügung stehen, erschöpft. Auf folgende Einschränkungen muß besonders hingewiesen werden:

a) Mit Hilfe der morphologischen Kriterien ist nur ein Nachweis, nicht aber ein Ausschluß der Malignität möglich. — Die experimentelle Krebsforschung lehrt uns, daß Tumoren das Leben auch ohne eindringendes Wachstum, Metastasierung und Anaplasie bedrohen und zerstören können.

b) Mit Hilfe der morphologischen Kriterien werden nur Aussagen über das Hier und Jetzt gewonnen. — Eine Einheit des Ortes und der Zeit darf bei den Tumoren nicht vorausgesetzt werden. Das heißt aber, daß Extrapolationen auf eine andere als die untersuchte Stelle und auf einen späteren als den berücksichtigten Zeitpunkt unzulässig sind.

Angesichts dieser Komplikationen wiegt es um so schwerer, daß bisher keine andere Disziplin imstande ist, der deskriptiven Pathologie die Verantwortung für den Nachweis der Gut- und Bösartigkeit von Tumoren abzunehmen. Die Morphologie verfügt über unbefriedigende Kriterien, die anderen Arbeitsrichtungen verfügen über gar keine.

5. An dieser Situation ändern auch die modernen Entwicklungen der morphologischen Erforschung der Tumoren nicht viel. Die Exfoliativcytologie (klinische Cytologie) besitzt bereits ein umfangreiches differentialdiagnostisches Inventar der Anaplasie auf Ebene der Zelle. Damit wird die Auseinandersetzung mit der Problematik der Anaplasie auf das Niveau der Einzelzelle vorverlegt. Etwas Ähnliches geschieht in der Elektronenmikroskopie für den subcellulären Raum. Hier ergibt sich nach und nach ein Katalog unspezifischer ultrastruktureller Eigenschaften von Tumorzellen. Dies wird inskünftig die Erfassung der Anaplasie in Zellen erlauben, die für das Lichtmikroskop unverdächtig sind.

6. Im übrigen ist die Tumorforschung der Gegenwart jedoch vorwiegend funktionell orientiert. Sie kann Tumoren fast beliebig unter Verwendung physikalischer, chemischer und mikrobieller Faktoren erzeugen; sie kann spontan aufgetretene oder induzierte Tumoren wiederum fast nach Belieben in Serien transplantieren. Diese Arbeitsweise schließt in sich, daß die verwendeten Tumoren bösartig sind oder es über kurz oder lang werden. Das Auftreten von Tumoren, die gemäß den Kriterien der deskriptiven Pathologie als gutartig zu bezeichnen sind, läßt sich zwar häufig beobachten. In der Regel handelt es sich jedoch um Übergangsstadien auf dem Weg zum bösartigen Tumor, zum Cancer. Andererseits kann bei von vornherein bösartigen Tumoren oft eine Steigerung der Malignität festgestellt werden, etwa so, daß ein solider Tumor im Zuge der Transplantationen in die Ascitesform übergeht. Es ist deshalb verständlich, daß für die experimentelle Tumorforschung die Gutartigkeit nicht die Bedeutung einer selbständigen Kategorie besitzt. Die experimentellen Tumoren sind charakterisiert durch eine Entwicklungstendenz, die auf Ablösung von der Homöostasie des Wirtsorganismus und damit auf Bösartigkeit abzielt. Geschwindigkeit und Reichweite dieses Prozesses werden von den Grundeigenschaften des Tumors und des Wirts gemeinsam bestimmt und können deshalb nur im Rahmen des ganzen Tumor-Wirt-Systems verstanden werden. Diese Konzeption wird mit dem Begriff der Progression umrissen und nimmt in der experimentellen Tumorforschung der Gegenwart eine Schlüsselstellung ein.

7. Die klinische Onkologie (worunter hier die Zusammenarbeit von klinischer Pathologie und klinischer Medizin verstanden wird) ist im Begriff, die Vorstellung von der Tumorprogression zu übernehmen. Allerdings kann sie sich ihrer Dynamik nicht in vollem Umfang anschließen. Die Tumoren des Menschen treten vor allem in zwei großen Klassen in Erscheinung:

a) Tumoren mit homologem Zell- und Gewebebild, denen eindringendes Wachstum und Metastasierung abgehen und damit auch die Lebensgefährdung fehlt.

b) Tumoren mit anaplastischem Zell- und Gewebebild, die eindringendes Wachstum und Metastasierung zeigen und damit eine Lebensgefährdung zur Folge haben.

Die meisten Tumoren der ersten Klasse sind in ihrer Verhaltensweise stabil. Eine generell wirksame Progression von der Gut- zur Bösartigkeit ist deshalb für die klinische

Onkologie nicht erkennbar. Daß aber solche Übergänge vorkommen, ist auch für die Klinik eine feststehende Tatsache.

8. Die in der Klinik beobachteten Übergänge von der Gut- zur Bösartigkeit können verschiedener Art sein. Von Tumortypen, die in der Regel gutartig bleiben, können einzelne Vertreter ausnahmsweise bösartig werden. Die Seltenheit des Vorkommnisses läßt weniger an einen kontinuierlichen Ablauf als an die diskontinuierliche Einwirkung neuer Faktoren („Cancerisierung eines gutartigen Tumors") denken. Anders verhält es sich mit den folgenden beiden Tumorgruppen in der Zwischenzone von Gut- und Bösartigkeit:

a) Halbbösartige (semimaligne) Tumoren. Sie zeigen von Anfang an eine Dissoziation des Malignitätssyndroms, morphologisch gekennzeichnet durch eindringendes Wachstum ohne Metastasierung, klinisch durch während langer Zeit fehlende Lebensbedrohung.

b) Bedingt gutartige Tumoren. Sie sind zunächst gutartig, gehen aber nach kürzerer oder längerer Zeit in bösartige Tumoren über — dies aber nicht ausnahmsweise, sondern mehr oder weniger regelmäßig.

Die beiden Gruppen sind in der vorliegenden Arbeit zusammengefaßt als Tumoren der verhaltensmäßigen Übergangsgruppe. Die Vereinigung rechtfertigt sich aus praktischen Gründen, denn die Therapie sämtlicher Vertreter ist diejenige der bösartigen Tumoren. Die Benennung drückt aus, daß für die Charakterisierung viel mehr Verhaltens- als Formmerkmale maßgebend sind.

9. Die begriffliche Deutung der Gut- und Bösartigkeit von Tumoren befindet sich im Fluß. Im klinischen so gut wie im experimentellen Arbeitsfeld kann Gut- und Bösartigkeit nur noch als Merkmal eines Tumor-Wirt-Systems, nicht eines isoliert betrachteten Tumors gedeutet werden. Die Analyse der Systeme im Hinblick auf die ihnen innewohnende Dynamik wird nach und nach zu einer Vereinigung der Vorstellungen von klinischer und experimenteller Onkologie führen.

Literatur

Ackerman, L. V., and J. A. del Regato: Cancer. Diagnosis, treatment, and prognosis, 3rd ed. Saint Louis: C. V. Mosby Co. 1962.

—, and H. J. Spjut: Tumors of bone and cartilage. Atlas of tumor pathology, sect. II, fasc. 4. Washington, Armed Forces Institute of Pathology, 1962.

Aisenberg, A. C.: The glycolysis and respiration of tumors. New York and London: Academic Press 1961.

Albertini, A. v.: Über die Bedeutung der Dissoziationserscheinungen in Krebszellen. Schweiz. med. Wschr. **78**, 717—724 (1948).

— Zur Frage der Potenzänderungen somatischer Zellen unter neoplastischen Bedingungen. Schweiz. Z. Path. **12**, 169—174 (1949).

— Histologische Geschwulstdiagnostik. Stuttgart: Georg Thieme 1955.

—, u. J. R. Rüttner: Über das Wesen des Großfollikulären Lymphoblastoms (Brill-Symmers-Disease). Dtsch. med. Wschr. **75**, 27—29 (1950).

Albrecht, E.: Die Grundprobleme der Geschwulstlehre. Teil II. Das Problem der Malignität. Frankfurt. Z. Path. **1**, 377—425 (1907).

Apitz, K.: Die Geschwülste und Gewebsmißbildungen der Nierenrinde. IV. Mitt. Strumen, Krebse und Carcinosarkome. Virchows Arch. path. Anat. **311**, 360—431 (1943).

Atkin, N. B.: Sex chromatin and chromosomal variation in human tumours. Acta Un. int. Cancr. **16**, 41—46 (1960).

— The relationship between the deoxyribonucleic acid content and the ploidy of human tumours. Cytogenetics **1**, 113—122 (1962).

—, and B. M. Richards: Deoxyribonucleic acid in human tumours as measured by microspectrophotometry of Feulgen stain: a comparison of tumours arising at different sites. Brit. J. Cancer **10**, 769—786 (1956).

— — The clinical significance of ploidy in carcinoma of the cervix: its relation to prognosis. Brit. med. J. **1962II**, 1445—1446.

— —, and Angela J. Ross: The deoxyribonucleic acid content of carcinoma of the uterus: an assessment of its possible significance in relation to histopathology and clinical cours, based on data from 165 cases. Brit. J. Cancer **13**, 773—787 (1959).

—, and Angela J. Ross: Polyploidy in human tumors. Nature (Lond.) **187**, 579—581 (1960).

Bader, S.: A cytochemical study of the stem cell concept in specimens of a human ovarian tumor. J. biophys. biochem. Cytol. **5**, 217—229 (1959).

Balasz, E. A., and J. v. Euler: The hyaluronidase content of necrotic tumor and testes tissue. Cancer Res. **12**, 326—329 (1952).

BARR, M. L., and D. H. CARR: Correlations between sex chromatin and sex chromosomes. Acta cytol. (Philad.) **6**, 34—42 (1962).

—. and KEITH L. MOORE: Chromosomes, sex chromatin and cancer. Proc. Sec. Canad. Cancer Res. Conf. **2**, 3—16 (1957).

BARTELHEIMER, H.: Zur Frage der Gut- und Bösartigkeit aus klinischer Sicht. In: Diagnostik der Geschwulstkrankheiten, herausg. von H. BARTELHEIMER und H.-J. MAURER, S. 36—42. Stuttgart: Georg Thieme 1962.

BAUER, K. H.: Mutationstheorie der Geschwulstentstehung. Berlin: Springer 1928.

— Das Krebsproblem. Berlin-Göttingen-Heidelberg: Springer 1963.

BAYREUTHER, K.: Der Chromosomenbestand des Ehrlich-Ascites-Tumors der Maus. Z. Naturforsch. **7**, 554—557 (1952).

BEAHRS, O. H., J. DE PEMBERTON, and B. M. BLACK: Nodular goiter and malignant lesions of the thyroid gland. J. clin. Endocr. **11**, 1157—1165 (1951).

BEGG, R. W.: Tumor-host-relations. In: Advances in cancer research, vol. 5, p. 1—54. New York: Academic Press 1958.

— T. E. DICKINSON, and J. MILLER: The effect of benign and malignant tumors on liver catalase activity. Canad. J. med. Sci. **31**, 315—319 (1953).

BERENBLUM, I.: Carcinogenesis and tumor pathogenesis. In: Advances in cancer research, vol. 2, p. 129—175. New York: Academic Press 1954a.

— A speculative review: The probable nature of promoting action and its significance in the understanding of the mechanism of carcinogenesis. Cancer Res. **14**, 417—477 (1954b).

— The nature of tumour growth. In: General pathology, ed. by H. FLOREY, 3rd ed., p. 528—550. London: Lloyd-Luke Ltd. 1962.

BERMAN, L., C. S. STULBERG, and F. H. RUDDLE: Criteria of malignancy. I. Morphology of Detroit strains of human cells in tissue culture. Trans. N.Y. Acad. Sci., Ser. II **19**, 432—434 (1957).

BERNHARD, W.: Electron microscopy of tumor cells and tumor viruses: a review. Cancer Res. **18**, 491—509 (1958).

— Elektronenmikroskopischer Beitrag zum Studium der Kanzerisierung und der malignen Zustände der Zelle. Verh. dtsch. Ges. Path. **45**, 8—37 (1961).

— Some problems of fine structure in tumor cells. In: Progress exp. tumor research, vol. 3, p. 1—34. Basel and New York: Karger 1963.

BERTALANFFY, F. D.: Aspects of cell formation and exfoliation related to cytodiagnosis. Acta cytol. (Philad.) **7**, 362—371 (1963).

BESSLER, W.: Das Beckenchondrom und Chondrosarkom. Virchows Arch. path. Anat. **323**, 72—92 (1953).

BLACK, M. M., and F. D. SPEER: Immunology of cancer. Int. Abstr. Surg. **109**, 105—116 (1959).

BLOOM, H. J. G.: The value of histology in the prognosis and classification of breast cancer. Proc. roy. Soc. Med. **51**, 122—126 (1958).

BORST, M.: Die Lehre von den Geschwülsten, Bd. 1. Wiesbaden: Bergmann 1902.

— Allgemeine Pathologie der malignen Geschwülste. Leipzig: Hirzel 1924.

BOVERI, T.: Über mehrpolige Mitosen als Mittel zur Analyse des Zellkerns. Verh. phys.-med. Ges. Würzb. **34**, 67—90 (1902).

— Zur Frage der Entstehung maligner Tumoren. Jena: Fischer 1914.

BOYD, W.: The spontaneous regression of cancer. Proc. Sec. Canad. Cancer Res. Conf. **2**, 354—360 (1957).

BOYLAND, E.: Human hormone-dependent tumours. In: Progress of exp. tumor research, vol. 2, p. 145—157. Basel and New York: Karger 1961.

BROCK, N., H. DRUCKREY u. H. HAMPERL: Die Erzeugung von Leberkrebs durch den Farbstoff 4-Dimethylamino-azobenzol. Z. Krebsforsch. **50**, 431—456 (1940).

BRODERS, A. C.: Squamous-cell epithelioma of the lip. J. Amer. med. Ass. **74**, 656—664 (1920).

— Carcinoma. Grading and practical application. Arch. Path. **2**, 376—381 (1926).

— The microscopic grading of cancer. In: G. T. PACK and E. M. LIVINGSTONE, Treatment of cancer and allied diseases, vol. 1, p. 19—41. New York: Hoeber 1940.

BRUNSCHWIG, A., L. J. DUNHAM, and S. NICHOLS: Potassium and calcium content of gastric carcinoma. Cancer Res. **6**, 230—232 (1946).

BUCHER, O.: Die Amitose der tierischen und menschlichen Zelle. Protoplasmatologie. In: Handbuch der Protoplasmaforschung, Bd. VI E 1. Wien: Springer 1959.

BÜNGELER, W.: Die Definition des Geschwulstbegriffes und die Abgrenzung der Hyperplasien gegenüber den Geschwülsten. Verh. dtsch. Ges. Path. **35**, 10—28 (1951a).

— Geschwülste und regulierte abhängige Wachstumsstörungen (Hyperplasien) im Rahmen der Cellular- und Relationspathologie. Z. Krebsforsch. **58**, 72—102 (1951b).

—, u. W. DONTENWILL: Hormonell ausgelöste geschwulstartige Hyperplasien, hyperplasiogene Geschwülste und ihre Verhaltensweisen. Dtsch. med. Wschr. **84**, 1885—1894 (1959).

BUSCH, H.: An introduction to the biochemistry of the cancer cell. New York and London: Academic Press 1962.

BUTENANDT, A., u. H. DANNENBERG: Die Biochemie der Geschwülste. In: Handbuch der allgemeinen Pathologie, Bd. VI, Teil 3, S. 107—241. Berlin-Göttingen-Heidelberg: Springer 1956.

CAHAN, W. G., H. Q. WOODARD, N. L. HIGINBOTHAM, F. W. STEWART, and B. L. COLEY: Sarcoma arising in irradiated bone. Report of eleven cases. Cancer (Philad.) **1**, 3—29 (1948).

CARRUTHERS, C., and V. SUNTZEFF: The role of calcium in carcinogenesis. Science **99**, 245—247 (1944).

— — Calcium, copper and zinc in the epidermal carcinogenesis of mouse and man. Cancer Res. **6**, 296—297 (1946).

CODMAN, E. A.: Epiphyseal chondromatous giant cell tumors of the upper end of the humerus. Surg., Gynec. Obstet. **52**, 543—548 (1931).

COLE, W. H., G. O. McDONALD, S. S. ROBERTS, and H. W. SOUTHWICK: Dissemination of cancer. Prevention and therapy. New York: Appleton-Century-Crofts 1961.

COMAN, D. R.: Decreased mutual adhesiveness; a property of cells from squamous cell carcinoma. Cancer Res. **4**, 625—629 (1944).
— Mechanisms responsible for the origin and distribution of blood-borne tumor metastases: a review. Cancer Res. **13**, 397—404 (1954).
CORI, C. F., and G. T. CORI: The carbohydrate metabolism of tumors. I. The free sugar, ladic acid and glycogen contents of malignant tumors. J. biol. Chem. **64**, 11—22 (1925a).
— — The carbohydrate metabolism of tumors. II. Changes in the sugar, ladic acid and CO_2-combining power of blood passing through a tumor. J. biol. Chem. **65**, 397—405 (1925b).
COSTA, G.: Cachexia, the metabolic component of neoplastic diseases. In: Progress of exp. tumor research, vol. 3, p. 321—369. Basel and New York: Karger 1963.
COWDRY, E. V.: Cancer Cells. Philadelphia and London: Saunders 1955.
DAHLIN, D. C.: Chondromyxoid fibroma of bone, with emphasis on its morphological relationship to benign chondroblastoma. Cancer (Philad.) **9**, 195—203 (1956).
DALTON, A. J.: Organization in benign and malignant cells. Lab. Invest. 8, 510—537 (1959).
—, and M. D. FELIX: The electron microscopy of normal and malignant cells. Ann. N.Y. Acad. Sci. **1**, 1117—1140 (1956).
DAMMERT, K.: Zur Histologie der chemischen Hautcarcinogenese im Lichte der Zweiphasenhypothese, untersucht an Mäusen. Acta path. microbiol. scand., Suppl. **124**, 1—139 (1957).
DARIER, J.: Dermatofibromes progressifs et récidivants ou fibrosarcomes de la peau. Ann. Derm. Syph. (Paris) **5**, 545—562 (1924).
DAVID, H., u. N. MANGAKIS: Zur Frage des invasiv-infiltrativen Wachstums von Krebszellen. Arch. Geschwulstforsch. **22**, 92—105 (1963).
DELARUE, J., R. DEPIERRE et J. PAILLAS: La place nosologique des épistomes bronchiques (épitheliomes à stroma remanié). J. franç. Méd. Chir. thor. **6**, 140—156 (1952).
DELONG, R. P., D. R. COMAN, and I. ZEIDMAN: The significance of low calcium and high potassium content in neoplastic tissue. Cancer (Philad.) **3**, 718—721 (1950).
DEWITT, SARA H.: Chromocenters resembling sex chromatin. Acta cytol. (Philad.) **6**, 95—96 (1962).
— A. S. RABSON, F. Y. LEGALLAIS, P. R. DEL VECCHIO, and R. A. MALMGREN: Chromocenters resembling sex chromatin in human tissue-culture cell lines. J. nat. Cancer Inst. **23**, 1089—1095 (1959).
DOERR, W.: Grenzen der Geschwulstdiagnostik. Schleswig-Holstein. Ärztebl., H. 8 (1958).
DONTENWILL, W.: Die endokrinen Regulationen hyperplastischer und maligner Gewebsproliferationen. Verh. dtsch. Ges. Path. **45**, 74—88 (1961).
DUNHAM, L. J., S. NICHOLS, and A. BRUNSCHWIG: Potassium and calcium content of carcinomas and papillomas of the colon. Cancer Res. **6**, 233—234 (1946).
DURAN-REYNALS, F.: Introduction — The ground substance of the mesenchym and hyaluronidase. Ann. N.Y. Acad. Sci. **52**, 943—1196 (1950).
EARLE, W. H., H. NETTLESHIP, E. L. SCHILLING, T. H. STARK, N. R. STRAUS, M. F. BROWN, and E. SHELTON: Production of malignancy in vitro. IV—VI. J. nat. Cancer Inst. **4**, 165—247 (1943).
— M. SHELTON, and E. L. SCHILLING: Production of malignancy in vitro. XI. J. nat. Cancer Inst. **10**, 1105—1113 (1950).
EGLOFF, B.: Bösartige Schilddrüsengeschwülste mit besonderer Berücksichtigung maligner Recidive primär gutartiger Kröpfe. Schweiz. med. Wschr. **91**, 424—430 (1961).
EHLERS, P. N., u. H. A. HIENZ: Zellkernmorphologisches Geschlecht und hormonelle Beeinflußbarkeit des Mamma-Carcinoms. Langenbecks Arch. klin. Chir. **288**, 485—498 (1958).
EVANS, R. W.: Histolocigal appearances of tumours. Edinburgh and London: Livingstone Ltd. 1956.
EVERSON, T. C., and W. H. COLE: Spontaneous regression of cancer: preliminary report. Ann. Surg. **144**, 366—383 (1956).
FABRY, CHRISTEL: Untersuchungen über das Lebensschicksal von Patienten mit histologisch festgestelltem Prostatacarcinom. Z. Krebsforsch. **60**, 672—681 (1955).
FEYRTER, F.: Über das Bronchuscarcinoid. Virchows Arch. path. Anat. **332**, 25—43 (1959a).
— Über das Cylindrom (mucipare Adenom) des Bronchialbaumes. Virchows Arch. path. Anat. **332**, 44—55 (1959b).
FINNEY, J. W., E. H. BYERS, and R. H. WILSON: Studies in tumor auto-immunity. Cancer Res. **20**, 351—356 (1960).
FISCHER-WASELS, B.: Über ein primäres Adamantinom der Tibia. Frankfurt. Z. Path. **12**, 422—441 (1913).
— Allgemeine Geschwulstlehre. In: Handbuch der normalen pathologischen Physiologie, Bd. 14/2, S. 1341—1766. Berlin: Springer 1927.
FITZGERALD, P. H.: The Ph^1 chromosome in uncultured leukocytes and marrow cells from human chronic granulocytic leukemia. Exp. Cell Res. **26**, 220—222 (1962).
FOULDS, L.: The experimental study of tumor progression: a review. Cancer Res. **14**, 327—339 (1954).
— The biological characteristics of neoplasia. In: Cancer, ed. by R. W. RAVEN, vol. 2, p. 27—44. London: Butterworth 1958a.
— The natural history of cancer. J. chron. Dis. 8, 2—37 (1958b).
— Progression and carcinogenesis. Acta Un. int. Cancr. **17**, 148—156 (1961).
FRAUCHIGER, RUTH: Zur Frage der Spontanheilungen von Carcinomen. Kritische Zusammenstellung. Z. Krebsforsch. **29**, 516—548 (1929).
FRITZ-NIGGLI, HEDI: Analyse menschlicher Chromosomen. I. Karyotyp eines Mammakarzinoms. Schweiz. Z. allg. Path. **17**, 340—351 (1954).
— Chromosomenanalysen bei Karzinomen des Menschen. Oncologia (Basel) 8, 121—135 (1955).
FURTH, J.: Influence of host factors on the growth of neoplastic cells. Cancer Res. **23**, 21—34 (1963).
—, and M. O. KAHN: The transmission of leukemia of mice with a single cell. Amer. J. Cancer **31**, 276—282 (1937).

Furth, J., and U. Kim: Biological foundation of cancer control by hormones. In: Biological approaches to cancer chemotherapy, ed. by R. J. C. Harris, p. 259—276. London and New York: Academic Press 1961.

— —, and K. H. Clifton: On evolution of the neoplastic state; progression from dependence to autonomy. Nat. Cancer Inst. Monogr. No 2, 149—171 (1960).

Gasic, G., and Tatjana Baydak: Adhesiveness of mucopolysaccharides to the surfaces of tumor cells and vascular endothelium. In: Biological interactions in normal and neoplastic growth, p. 709—716. Boston (Mass.): Little, Brown & Co. 1962.

— F. Loebel, and O. Badinez: Cementing substances in metastasizing and nonmetastasizing transplantable tumours in mice. Nature (Lond.) **185**, 864—865 (1960).

Geiler, G.: Die Synovialome. Morphologie und Pathogenese. Berlin-Göttingen-Heidelberg: Springer 1961.

Geipel, P.: Zur Kenntnis der gutartigen Bronchialtumoren. Frankfurt. Z. Path. **42**, 516—544 (1931).

Geschickter, C. F., and M. M. Copeland: Tumors of bone, 3rd ed. Philadelphia-London-Montreal: Lippincott 1949.

Gey, G. O., F. B. Bang, and Margaret K. Gey: Responses of a variety of normal and malignant cells to continuous cultivation, and some practical applications of these responses to problems in the biology of disease. Ann. N.Y. Acad. Sci. **58**, 976—999 (1954).

— W. D. Coffman, and M. T. Kubicek: Tissue culture studies of the proliferative capacity of cervical carcinoma and normal epithelium. Cancer Res. **12**, 264—265 (1962).

— Margaret K. Gey, W. M. Firor, and W. O. Self: Cultural and cytologic studies on antologous normal and malignant cells of specific in vitro origin. Conversion of normal into malignant cells. Acta Un. int. Cancr. **6**, 706—711 (1949).

Ghon, A., u. B. Roman: Über das Lymphosarkom. Frankfurt. Z. Path. **19**, 1—138 (1916).

Gierke, E. v.: Über die Strumatumoren der Knochen und anderer Organe. Frankfurt. Z. Path. **56**, 276—295 (1942).

Glatthaar, E., u. A. Vogel: Zur Ultrastruktur des Plattenepithelkarzinoms der Portio. Gynaecologia (Basel) **151**, 212—226 (1961).

Glinos, A. P., N. L. R. Bucher, and J. C. Aub: The effect of liver regeneration on tumor formation in rats fed 4-dimethylamino-azobenzene. J. exp. Med. **93**, 313—324 (1951).

Gottron, H. A., u. W. Nikolowski: Karzinom der Haut. In: Dermatologie und Venerologie, hrsg. von H. A. Gottron u. W. Schönfeld, Bd. IV, S. 295—406. Stuttgart: Thieme 1960.

Graffi, A.: Einige Betrachtungen zur Ätiologie der Geschwülste speziell zur Natur des wirksamen Agens der zellfrei übertragbaren Hühnertumoren. Z. Krebsforsch. **50**, 501—551 (1940).

Graham, A.: Nodular goiters: their relation to neoplasia. Amer. J. Surg. **7**, 163—173 (1929).

Graham, J. B., and R. M. Graham: Antibodies elicited by cancer in patients. Cancer (Philad.) **8**, 409—416 (1955).

— — The effect of vaccine on cancer patients. Surg. Gynec. Obstet. **109**, 131—138 (1959).

Green, H. N.: Immunological aspects of cancer. In: Cancer, ed. by R. W. Raven, vol. 3, p. 1—41. London: Butterworth 1958.

Greene, H. S.: The significance of the heterologous transplantability of human cancer. Cancer (Philad.) **5**, 24—44 (1952).

Greenstein, J. P.: Biochemistry of cancer, 2nd ed. New York: Academic Press 1954.

— Some biochemical characteristics of morphologically separable cancers. Cancer Res. **16**, 641—653 (1956).

Greither, A., u. H. Tritsch: Die Geschwülste der Haut. Stuttgart: Thieme 1957.

Gricouroff, G.: La thyroïdose métastatique bénigne et ses tumeurs. Bull. Ass. franç. Cancer **49**, 300—311 (1962).

Griffin, A. C.: The metabolism of the cancer cell. In: Fundamental aspects of normal and malignant growth, ed. by W. W. Nowinski, p. 877—925. Amsterdam-London-New York-Princeton: Elsevier 1960.

Grumbach, M. M., and A. Morishima: Sex chromatin and the sex chromosomes: on the origin of sex chromatin from a single X chromosome. Acta cytol. (Philad.) **6**, 46—51 (1962).

Grundmann, E., H. G. Hillemanns u. K. Rha: Cytophotometrische Untersuchungen am menschlichen Portioepithel während der Krebsentwicklung. I. Das Verhalten von Kernvolumen und Desoxyribonucleinsäure. Z. Krebsforsch. **64**, 390—402 (1961).

Haguenau, Françoise, et Jacqueline Arnoult: Le cancer du sein chez la femme. Etude comparative au microscope électronique et au microscope optique. Bull. Ass. franç. Cancer **46**, 177—210 (1959).

Hamperl, H.: Über gutartige Bronchialtumoren (Cylindrome und Carcinoide). Virchows Arch. path. Anat. **300**, 46—88 (1937).

— Lungengeschwülste. Strahlentherapie **86**, 377—382 (1952).

— Über die Gutartigkeit und Bösartigkeit von Geschwülsten. Verh. dtsch. Ges. Path. **35**, 29—54 (1952).

— Metastasen. Acta Un. int. Cancr. **10**, 154—160 (1954).

— Die Morphologie der Tumoren. In: Handbuch der allgemeinen Pathologie, Bd. VI/3, S. 18—106. Berlin-Göttingen-Heidelberg: Springer 1956.

— Ausbreitung und Wachstum der Tumoren. Langenbecks Arch. klin. Chir. **295**, 22—40 (1960).

Hansemann, D.: Studien über die Specifität, den Altruismus und die Anaplasie der Zellen, mit besonderer Berücksichtigung der Geschwülste. Berlin: Hirschwald 1893.

— Die mikroskopische Diagnose der bösartigen Geschwülste, 2. Aufl. Berlin: Hirschwald 1902.

— Einige Bemerkungen über die Anaplasie der Geschwulstzellen. Z. Krebsforsch. **5**, 510—515 (1907).

— Das Problem der Krebsmalignität. Z. Krebsforsch. **17**, 172—191 (1920).

HANSEN-MELANDER, E., S. KULANDER, and Y. MELANDER: Chromosome analysis of a human ovarian cystocarcinoma in the ascites form. J. nat. Cancer Inst. **16**, 1067—1081 (1956).

HAUSCHKA, T. S.: Cell population studies on mouse ascites tumors. Trans. N.Y. Acad. Sci., Ser. II, **16**, 64—73 (1953).

— Tissue genetics of neoplastic cell populations. In: Proc. Canad. Cancer Conf., vol. 2, p. 305—345. New York: Academic Press 1957.

— Correlation of chromosomal and physiologic changes in tumors. J. cell. comp. Physiol. **52** (Suppl. 1), 197—233 (1958).

— The chromosomes in ontogeny and oncogeny. Cancer Res. **21**, 957—974 (1961).

— Chromosome patterns in primary neoplasia. Exp. Cell Res., Suppl. **9**, 86—98 (1963).

—, and A. LEVAN: Cytologic and functional characterization of singlecell clones isolated from the Krebs-2 and Ehrlich ascites tumors. J. nat. Cancer Inst. **21**, 77—135 (1958).

HEDINGER, C.: Karzinoidsyndrom und Serotonin. Helv. med. Acta **25**, 351—379 (1958).

— Karzinoidsyndrom. Schweiz. med. Wschr. **52**, 1362—1364 (1959).

HELLNER, H.: Semimaligne Geschwülste. Arch. Geschwulstforsch. **18**, 107—119 (1961).

HERTIG, P.: Histologie und Prognose der Zylindrome. Oncologia (Basel) **10**, 91—107 (1957).

HEUSINGER, C. F.: System der Histologie, Teil 1. Eisenach: Bärecke 1822/23.

HICKS, J. D.: Synovial sarcoma of the tibia. J. Path. **67**, 151—161 (1954).

HIENZ, H. A.: Die zellkernmorphologische Geschlechtserkennung in Theorie und Praxis. Heidelberg: Dr. Alfred Hüthig 1959.

—, u. P. N. EHLERS: Das zellkernmorphologische Geschlecht von Mamma- und Prostatacarcinomen. Klin. Wschr. **35**, 985 (1957).

HOFFMAN, E.: Über das knollentreibende Fibrosarkom der Haut (Dermatofibrosarcoma protuberans). Derm. Z. **43**, 1—28 (1925).

HOHL, K.: Therapie und Prognose des primären und sekundären osteogenen Sarkoms. Zürcher Erfahrungen 1919—1949. Oncologia (Basel) **3**, 163—191 (1950).

HOMANN, W.: Zur Biologie des Mäuseascitescarcinoms. I. Mitt. Über die Morphologie der Zellteilungsvorgänge beim Mäuseascitescarcinom. Z. Krebsforsch. **58**, 511—523 (1952).

— Die Amitose als Zellteilungsform in bösartigen Geschwülsten. Z. Krebsforsch. **60**, 283—290 (1955).

HOWATSON, A. F., and A. W. HAM: The fine structure of normal and malignant cells as revealed by the electron microscope. Canad. Cancer Conf. **2**, 17—58 (1957).

HSU, T. C.: Reduction of transplantability of Novikoff Hepatoma cells grown in vitro and the consequent protecting effect to the host against their malignant progenitor. J. nat. Cancer Inst. **25**, 927—936 (1960).

HUXLEY, J.: Biological aspects of cancer. London: Allen & Unwin 1958.

ISHIHARA, T., Y. KIKUCHI, and A. A. SANDBERG: Chromosomes of twenty cancer effusions: correlation of karyotypic, clinical, and pathological aspects. J. nat. Cancer Inst. **30**, 1303—1361 (1963).

—, and S. MAKINO: Chromosomal conditions in some human subjects with nonmalignant diseases. Texas Rep. Biol. Med. **18**, 427—437 (1960).

— G. E. MOORE, and A. A. SANDBERG: Chromosome constitution of cells in effusions of cancer patients. J. nat. Cancer Inst. **27**, 893—934 (1961).

ISING, U., and A. LEVAN: The chromosomes of two highly malignant human tumours. Acta path. microbiol. scand. **40**, 13—24 (1957).

JAFFE, H. L., and L. LICHTENSTEIN: Benign chondroblastoma of bone; a reinterpretation of the so-called calcifying or chondromatous giant cell tumor. Amer. J. Path. **18**, 969—991 (1942).

— — Chondromyxoid fibroma of bone; a distinctive benign tumor likely to be mistaken especially for chondrosarcoma. Arch. Path. **45**, 541—551 (1948).

— — and R. B. PORTIS: Giant cell tumor of bone. Its pathologic appearance, grading, supposed variants and treatment. Arch. Path. **30**, 993—1031 (1940).

KAYSER, H.-W.: Pseudomyxoma retroperitoneale. Geburtsh. u. Frauenheilk. **20**, 730—733 (1960).

KIDD, J. G.: Does the host react against his own cancer cells? Cancer Res. **21**, 1170—1183 (1961).

KLEIN, E.: Immediate transformation of solid into ascites tumors. Studies on a mammary carcinoma of an inbred mouse strain. Exp. Cell Res. **8**, 213—255 (1955).

KLEIN, G., and E. KLEIN: Conversion of solid neoplasms in ascites tumors. Ann. N.Y. Acad. Sci. **63**, 640—665 (1956).

KOLLER, P. C.: Abnormal mitosis in tumors. Brit. J. Cancer **1**, 38—47 (1947).

— Cytological variability in human carcinomatosis. Ann. N.Y. Acad. Sci. **63**, 793—816 (1956).

— The genetic component of cancer. Cancer, ed. by R. W. RAVEN, vol. I, p. 335—403. London: Butterworth 1957.

— Chromosome behavior in tumors: Readjustments to Boveri's theory. Cell physiology of neoplasia, p. 9—37. Austin: University of Texas Press 1960.

KREYBERG, L.: Lung tumours: Histology, aetiology and geographic pathology. Acta Un. int. Cancr. **15**, 78—95 (1959).

LAENNEC, R. T. H.: Note sur l'anatomie pathologique Paris 1804.

LANSING, A. I., T. B. ROSENTHAL, and M. D. KAMEN: Calcium ion exchanges in some normal tissues and in epidermal carcinogenesis. Arch. Biochem. **19**, 177—183 (1948).

LARGIADÈR, F.: Morphologie, Histogenese und Klassifikation der Nierentumoren. Urol. int. (Basel) **6**, 273—367 (1958).

LATTES, R., and R. W. KESSLER: Metastasizing basal-cell epithelioma of the skin. Report of two cases. Cancer (Philad.) **4**, 866—878 (1951).

LAUBER, W., u. P. DANNEBERG: Zur Morphologie der durch p-Dimethyl-amino-azobenzol erzeugten Leberveränderungen und Tumoren bei der Ratte. Z. Krebsforsch. **61**, 327—345 (1956).

Lebert, H.: Physiologie pathologique, Bd. 2. Paris: Baillère 1845.

LeBreton, E., and Y. Moulé: Biochemistry and physiology of the cancer cell. In: The cell, ed. by J. Brachet and A. E. Mirsky, vol. 5, p. 497—544. New York and London: Academic Press 1961.

Lederer, H., and A. J. Sinclair: Malignant synovioma simulating "adamantinoma of the tibia". J. Path. Bact. **67**, 163—168 (1954).

Lehman, T. H., C. V. Hodges, and A. Oyamada: Nuclear sex chromatin differentiation in benign and malignant prostatic tumors. J. Urol. (Baltimore) **81**, 172—177 (1959).

Leighton, J., Ira Kline, and H. C. Orr: Transformation of normal human fibroblasts into histologically malignant tissue in vitro. Science **123**, 502—503 (1956).

LePage, G. A.: Phosphorylated intermediates in tumor glycolysis. I. Analysis of tumors. Cancer Res. **8**, 193—196 (1948a).

— Phosphorylated intermediates in tumor glycolysis. III. Effects of anoxia and hyperglycemia. Cancer Res. **8**, 201—202 (1948b).

— A comparison of tumor and normal tissues with respect to factors affecting the rate of anaerobic glycolysis. Cancer Res. **10**, 77—88 (1950).

—, and J. F. Henderson: Biochemistry of tumors. In: Progress in experimental tumor research, vol. 1, p. 441—476. Basel and New York: Karger 1960.

Leschke, H.: Über nur regionär bösartige und über krebsig entartete Bronchusadenome bzw. Carcinoide. Virchows Arch. path. Anat. **328**, 635—657 (1956).

Letterer, E.: Allgemeine Pathologie. Grundlagen und Probleme. Stuttgart: Thieme 1959.

Leuchtenberger, C.: Quantitative determination of DNA in cells by Feulgen microspectrophotometry. In: General cytochemical methods, vol. 1, p. 219—278. New York, N. Y.: Academic Press Inc. 1958.

—, and R. Leuchtenberger: Quantitative cytochemical studies on the relation of desoxyribonucleic acid of cells to various pathological conditions. Biochem. Pharmacol. **4**, 128—163 (1960).

— —, and M. Davies: A microspectrophotometric study of the DNA content in cells of normal and malignant human tissues. Amer. J. Path. **30**, 65—85 (1954).

Leuthardt, F.: Lehrbuch der physiologischen Chemie, 15. Aufl. Berlin: de Gruyter 1963.

Levan, A.: Chromosomes in cancer tissue. Ann. N.Y. Acad. Sci. **63**, 774—792 (1956).

— Relation of chromosome status to the origin and progression of tumors: The evidence of chromosome numbers. In: Genetics and cancer, p. 151—182. Austin: University of Texas Press 1959.

—, and J. J. Biesele: Role of chromosomes in cancerogenesis, as studied in serial tissue cultures of mammalian cells. Ann. N.Y. Acad. Sci. **71**, 1022—1053 (1958).

—, and T. S. Hauschka: Chromosome numbers of three mouse ascites tumors. Hereditas (Lund) **38**, 251—255 (1952).

Lichtenstein, L.: Bone tumors, 2nd ed. St. Louis: Mosby 1959.

Lobstein, J. F. D.: Traité d'anatomie pathologique, Bd. 1. Paris: Levrault 1829.

Löffler, H., K. Lennert, W. Rick u. W. Remmele: Stoffwechseluntersuchungen an Lymphknoten und Tonsillen. Klin. Wschr. **37**, 1059—1064 (1959).

Luibel, F. J., E. Sanders, and C. T. Ashworth: An electron microscopic study of carcinoma in situ and invasive carcinoma of the cervix uteri. Cancer Res. **20**, 357—361 (1960).

Lund, H. Z.: Tumors of the skin. Atlas of tumor pathology, sect. I, fasc. 2. Washington, Armed Forces Institute of Pathology, 1957.

Luse, Sarah: Ultrastructural characteristics of normal and neoplastic cells. In: Progress exp. tumor research, vol. 2, p. 6—34. Basel and New York: Karger 1961.

Makino, S.: A cytological study of the Yoshida sarcoma, and ascites tumor of white rats. Chromosoma (Berl.) **4**, 649—674 (1952).

— Further evidence favoring the concept of the stem cell in ascites tumors of rats. Ann. N.Y. Acad. Sci. **63**, 818—830 (1956).

— T. Ishihara, and A. Tonomura: Cytological studies of tumors. XXVII. The chromosome of thirty human tumors. Z. Krebsforsch. **63**, 184—208 (1959).

—, and K. Kano: Cytological studies of tumors. IX. Characteristic chromosome individuality in tumor strain-cells in ascites tumors of rats. J. nat. Cancer Inst. **13**, 1213—1235 (1953).

Martius, H.: Lehrbuch der Gynäkologie, 7. Aufl. Stuttgart: Thieme 1962.

Masson, P.: Tumeurs humaines, 2nd ed. Paris: Maloine 1956.

McCutcheon, M., D. R. Coman, and F. B. Moore: Studies on invasiveness of cancer. Adhesiveness of malignant cells in various human adenocarcinomas. Cancer (Philad.) **1**, 460—467 (1948).

Meckel, J. F.: Handbuch der pathologischen Anatomie, Bd. 2. Leipzig: Voss 1818.

Mercer, E. H.: Recent work in the electron microscopy of tumours. Cancer, Progress volume 1963, p. 66—72. London: Butterworths 1963.

Milgrom, F.: A short review of immunological investigations on cancer. Cancer Res. **21**, 862—868 (1961).

Miller, E. G., and J. A. Miller: In vivo combinations between carcinogens and tissue constituents and their possible role in carcinogenesis. Cancer Res. **12**, 547—556 (1952).

Miller, F.: Orthologie und Pathologie der Zelle im elektronenmikroskopischen Bild. Verh. dtsch. Ges. Path. **42**, 261—332 (1958).

Moore, Alice E.: Criteria of malignancy. II. Biological consideration of normal and abnormal cell lines. Trans. N.Y. Acad. Sci., Ser. II **19**, 435—446 (1957).

Moore, K. L., and M. L. Barr: The sex chromatin in benign tumors and related conditions in man. Brit. J. Cancer **9**, 246—252 (1955).

Moretti, I.: La cromatina sessuale nei tumori ovarici. Tumori **45**, 13—28 (1959).

MÜHLBOCK, O., and R. VAN NIE: Hormone dependence and autonomy. In: Biological approaches to cancer chemotherapy, ed. by R. J. C. HARRIS, p. 277—282. London: Academic Press 1961.

MÜLLER, J.: Über den feineren Bau und die Formen der krankhaften Geschwülste. Berlin: Reimer 1838.

MURPHY, W. R., and L. V. ACKERMAN: Benign and malignant giant-cell tumors of bone; clinical-pathological evaluation of thirty-one cases. Cancer (Philad.) **9**, 317—339 (1956).

NAIRN, R. C., H. G. RICHMOND, and J. E. FOTHERGILL: Differences in staining of normal and malignant cells by non-immune fluorescent protein conjugates. Brit. med. J. **1960 II**, 1941—1943.

— — M. G. MCENTEGART, and J. E. FOTHERGILL: Immunological differences between normal and malignant cells. Brit. med. J. **1960 II**, 1335—1340.

NAKAHARA, W., and F. FUKUOKA: The newer concept of cancer toxin. In: Advances in cancer research, vol. 5, p. 157—175. New York: Academic Press 1958.

— — Toxohormone. Springfield (Ill.): Thomas 1961.

NICHOLSON, G. W. DE P.: Method in oncology — the organism and the tumour. In: Studies on tumour formation. London: Butterworth 1950.

NOWELL, P. C., and D. A. HUNGERFORD: Chromosome studies on normal and leukemic human leucocytes. J. nat. Cancer Inst. **25**, 85—109 (1960).

— — Chromosome studies in human leukemia. II. Chronic granulocytic leukemia. J. nat. Cancer Inst. **27**, 1013—1035 (1961).

OBERLING, C., and W. BERNHARD: The morphology of the cancer cells. In: The cell, vol. V, p. 405—496. New York and London: Academic Press 1961.

OHNO, S.: The origin of the sex chromatin body. Acta cytol. (Philad.) **7**, 147 (1963).

OJIMA, Y., N. INUI, and S. MAKINO: Cytochemical studies on tumor cells. V. Measurement of deoxyribonucleic acid (DNA) by Feulgen — microspectrophotometry in some human uterine tumors. Gann **51**, 371—376 (1960).

— —, and S. TAKAYAMA: Studies on the DNA content and the chromosomes in 7 cases of human primary gastric carcinoma. Gann **53**, 123—128 (1962).

ORSI, E. V., and H. B. RITTER: A report of sex chromatin in human tumor tissue culture. Exp. Cell Res. **15**, 244—246 (1958).

PACK, G. T., and I. M. ARIEL: Tumors of the soft somatic tissues. A clinical treatise. New York: Hoeber-Harper 1958.

PAPANICOLAOU, G. N.: Atlas of exfoliative cytology. Cambridge (Mass.): Harvard Univ. Press 1954.

— Atlas of exfoliative cytology. Suppl. 2. Cambridge (Mass.): Harvard Univ. Press 1960.

PITOT, H. C.: Some biochemical essentials of malignancy. Cancer Res. **23**, 1474—1482 (1963).

RATZENHOFER, M.: Merkmale der malignen Wucherung. Wien. klin. Wschr. **49**, 967—973 (1958).

REID, B. L., and S. SINGH: Deoxyribonucleic acid values (Feulgen microspectrophotometry) in epithelium of human ectocervix, normal and cancerous. J. nat. Cancer Inst. **25**, 1291—1303 (1960).

RICHARDS, B. M., and N. B. ATKIN: The difference between normal and cancerous tissues with respect to the ratio of DNA content to chromosome number. Acta Un. int. Cancr. **16**, 124—128 (1960).

RIVIÈRE, M.: Sur la présence de la "chromatine sexuelle" dans les tumeurs humaines et en particulier dans les néoplasmes des glandes germinatives. Bull. Cancer **43**, 3—51 (1956).

RÖSSLE, R.: Stufen der Malignität. S.-B. dtsch. Akad. Wiss. Berlin, Math.-nat. Kl. 1949, Nr. 5, S. 1—32.

ROUS, P., and J. G. KIDD: Conditional neoplasms and subthreshold neoplastic states. A study of tar tumors of rabbits. J. exp. Med. **73**, 365—389 (1941).

RÜTTNER, J. R.: Großfollikuläres Lymphoblastom mit Ausgang in Reticulosarkom. Schweiz. Z. Path. **13**, 92—97 (1950).

—, u. A. v. ALBERTINI: Das großfollikuläre Lymphoblastom. Schweiz. Z. Path. **10**, 109—124 (1947).

RUTISHAUSER, A., GISELA HAEMMERLI u. P. STRÄULI: Cytogenetik transplantabler tierischer und menschlicher Tumoren. Neujahrsbl. naturforsch. Ges. Zürich **1963**, 1—85.

SANDBERG, A. A., T. ISHIHARA, T. MIWA, and T. S. HAUSCHKA: The in vivo chromosome constitution of marrow from 34 human leukemias and 60 non-leukemic controls. Cancer Res. **21**, 678—689 (1961).

— — G. E. MOORE, and J. W. PICKREN: Unusually high polyploidy in a human cancer. Cancer (Philad.) **16**, 1246—1254 (1963).

SANDRITTER, W.: Die Frühdiagnose des Krebses in der pathologischen Anatomie. Med. Welt 8, 403—410 (1962).

—, u. R. FISCHER: Über den DNS-Gehalt des normalen Plattenepithels, des Carcinoma in situ und des invasiven Carcinoms der Portio. Proc. I. Intern. Congr. of Exfoliative Cytology. Wien 1961, S. 189—195. Philadelphia: Lippincott 1962.

SCHAIBER, E.: Untersuchungen über die Zahl und Art der Chromosomen beim Mäuseascitescarcinom. Z. Krebsforsch. **60**, 460—469 (1955).

SCHILLING, H.: Klinik und Morphologie der gutartigen Knochengeschwülste. Langenbecks Arch. klin. Chir. **300**, 692—716 (1962).

SCHINZ, H. R.: Das TNM-System bei den wichtigsten Krebslokalisationen und dessen Ausbau. Krebsforschung und Krebsbekämpfung, Bd. 3, S. 320—332. München u. Berlin: Urban & Schwarzenberg 1959.

—, u. J. WELLAUER: Das TNM-System bei den wichtigsten Krebslokalisationen und dessen Ausbau. Fortschr. Röntgenstr. **91**, 89—117 (1959).

SCHÜMMELFEDER, N., u. W. WESSEL: Chromosomenbestand und -morphologie der Zellen des Ehrlich- und des MCa_1-Ascitestumors der Maus. Z. Krebsforsch. **61**, 214—226 (1956).

SCHÜRCH, O., u. E. UEHLINGER: Zur Strahlenbehandlung der Riesenzellgeschwülste der langen Röhrenknochen. Schweiz. med. Wschr. **74**, 109—122 (1944).

SCHULTZ, J.: Malignancy and the genetics of the somatic cell. Ann. N.Y. Acad. Sci. **71**, 994—1008 (1958).

SEIDEL, A., u. W. SANDRITTER: Cytophotometrische Messungen des DNS-Gehaltes eines Lungenadenoms und einer malignen Lungenadenomatose. Z. Krebsforsch. **65**, 555—559 (1963).

SETÄLÄ, K.: Progress in carcinogenesis, tumor-enhancing factors. A bio-assay of skin tumor formation. In: Progr. Exp. Tumor Res., vol. 1, p. 225—278. Basel and New York: Karger 1960.

— (ed.) Visualization of dormant cellular features in mouse epidermis correlated with skin tumor evolution. Acta path. microbiol. scand., Suppl. **155**, 1—142 (1962).

SISSONS, H. A.: Malignant tumors of bone and cartilage. In: Cancer, ed. by R. W. RAVEN, vol. 2, p. 324—349. London: Butterworth 1958.

SOHVAL, A. R., and J. A. GAINES: Sexual differences in nuclear morphology of tumors, inflammations, hyperplasia and squamous metaplasia. Cancer (Philad.) **8**, 896—902 (1955).

SOUTHAM, C. M.: Relationships of immunology to cancer: a review. Cancer Res. **20**, 271—291 (1960).

— Applications of immunology to clinical cancer. Past attempts and future possibilities. Cancer Res. **21**, 1302—1316 (1961).

SPIRIG, M.: Langfristig metastasierendes Schilddrüsenadenom. (Ein Beitrag zur Kenntnis sekundärer Knochentumoren.) Oncologia (Basel) **1**, 246—258 (1948).

STERNBERG, S. S.: Pathology of juvenile nasopharyngeal angiofibroma — a lesion of adolescent males. Cancer (Philad.) **7**, 15—28 (1954).

STEVENS, D., and E. SCHWENK: Amitosis in a new ascites tumor. Experientia (Basel) **15**, 470 (1959).

STEWART, F. W.: Experiences in spontaneous regression of neoplastic disease in man. Texas Rep. Biol. Med. **10**, 239—253 (1952).

— Early cancer. Baltimore: Thayer lecture, Johns Hopkins University 1960.

STEWART, J. W.: Circulating cancer cells in the blood stream. In: Cancer, ed. by R. W. RAVEN, Progress volume, p. 51—57. London: Butterworths 1960.

STEWART, M. J.: The histogenesis of myeloid sarcoma, with a criticism of the chronic haemorrhagic osteomyelitis theory. Lancet **1922 II**, 1106—1108.

STICH, H. F.: Mosaic composition of preneoplastic lesions and malignant neoplasms. Exp. Cell Res., Suppl. **9**, 277—285 (1963).

— S. F. FLORIAN, and H. E. EMSON: Desoxyribonucleic acid (DNA) content of human carcinoma cells. Lancet **1959 II**, 385—386.

— — — The DNA content of tumor cells. I. Polyps and adenocarcinomas of the large intestine of man. J. nat. Cancer Inst. **24**, 471—482 (1960).

—, and H. D. STEELE: DNA content of tumor cells. III. Mosaic composition of sarcomas and carcinomas in man. J. nat. Cancer Inst. **28**, 1207—1218 (1962).

STOUT, A. P.: Tumors of the soft tissues. In: Atlas of tumor pathology, sect. II, fasc. 5. Washington: Armed Forces Institute of Pathology 1953.

STRÄULI, P.: Johannes Müller und die Anfänge der cellularpathologischen Geschwulstbetrachtung. Schweiz. med. Wschr. **87**, 1305—1307 (1957).

— Gut- und Bösartigkeit beim Bronchialadenom. Oncologia (Basel) **13**, 192—203 (1960).

STRÄULI, P.: Krebs und Organismus (Immunologie) Helv. med. Acta **29**, 425—436 (1962).

STRUPLER, W.: Die Zytologie des Tracheo-Bronchialsekretes. Fortschr. Hals-Nas.-Ohrenheilk. **3**, 280—387 (1955).

SYVERTON, J. T.: Comparative studies of normal and malignant human cells in continuous culture. Ann. N.Y. Acad. Sci., Spec. Publ. **5**, 331—340 (1957).

TAVARES, A. S.: Nuclear "sex" in undifferentiated cell carcinomata. J. Path. Bact. **74**, 25—29 (1957).

— Sex chromatin in tumor cells. Acta cytol. (Philad.) **6**, 90—93 (1962).

TJIO, J. H., and A. LEVAN: Chromosome analysis of three hyperdiploid ascites tumors of the mouse. Lunds Univ. Årsskr. **50**, 3—38 (1954).

TOOLAN, HELENE WALLACE: Successful subcutaneous growth and transplantation of human tumors in X-irradiated laboratory animals. Proc. Soc. exp. Biol. (N.Y.) **77**, 572—578 (1951).

— Growth of human tumors in cortisone-treated laboratory animals: the possibility of obtaining permanently transplantable human tumors. Cancer Res. **13**, 389—394 (1953).

— Transplantable human neoplasms maintained in cortisone-treated laboratory animals: H.S. No 1, H.Ep. No 1, H.Ep. No 2, H.Ep. No 3, and H.Emb.Rh. No 1. Cancer Res. **14**, 660—666 (1954).

— Permanently transplantable human tumors maintained in conditioned heterologous hosts: H.Chon. No 1, H.Ep. No 4, and H.Ad. No 1. Cancer Res. **17**, 418—420 (1957).

UEHLINGER, E.: Benigne und semimaligne cystische Knochengeschwülste. In: Röntgendiagnostik, Ergebnisse 1952—1956, hrsg. v. H. R. SCHINZ, R. GLAUNER u. E. UEHLINGER, S. 73—103. Stuttgart: Thieme 1957.

— Die pathologische Anatomie der Knochengeschwülste. Helv. chir. Acta **26**, 597—620 (1959).

UNDRITZ, E.: Mitose und Polyploidie. In: Internat. Symposium über klin. Cytodiagnostik, S. 75—81. Stuttgart: Thieme 1958.

VIRCHOW, R.: Die Cellularpathologie in ihrer Begründung auf physiologische und pathologische Gewebelehre. Berlin: Hirschwald 1858.

— Die krankhaften Geschwülste, Bd. 1. Berlin: Hirschwald 1863.

— Zur Diagnose und Prognose des Carcinoms. Virchows Arch. path. Anat. **111**, 1—25 (1888).

VOGEL, A.: Zelloberfläche und Zellverbindungen im elektronenmikroskopischen Bild. Verh. dtsch. Ges. Path. **41**, 284—295 (1957).

WALKER, H.: Fascien-Desmoide. Zugleich eine Betrachtung des Semimalignitätsbegriffs. Helv. chir. Acta **20**, 175—195 (1953).

WALLACE, A. C.: Metastasis as an aspect of cell behavior. Canad. Cancer Conf. **4**, 139—165. New York and London: Academic Press 1961.

WALTHER, H. E.: Krebsmetastasen. Basel: Schwabe 1948.

WARBURG, O.: Über die Entstehung der Krebszellen. Naturwissenschaften **42**, 401—406 (1955).

— On the origin of cancer cells. Science **123**, 309—314 (1956a).

— On respiratory impairment in cancer cells. Science **124**, 269—270 (1956b).

WARBURG, O.: Über die fakultative Anaerobiose der Krebszellen und ihre Anwendung auf die Chemotherapie. Arb. Paul-Ehrlich-Inst., H. 59, 12—26 (1962).

— (Herausgeber): Über den Stoffwechsel der Tumoren. Berlin: Springer 1926.

— K. POSENER u. E. NEGELEIN: Über den Stoffwechsel der Carcinomzelle. Biochem. Z. **152**, 309—344 (1924).

— F. WIND u. E. NEGELEIN: Über den Stoffwechsel von Tumoren im Körper. Klin. Wschr. **5**, 829—832 (1926).

WARREN, S., and W. A. MEISSNER: Tumors of the thyroid gland. Atlas of tumor pathology, sec. IV, fasc. 14. Washington: Armed Forces Institute of Pathology 1953.

WEGELIN, C.: Schilddrüse. In: Handbuch der speziellen pathologischen Anatomie und Histologie, hrsg. v. F. HENKE u. O. LUBARSCH, Bd. 8, S. 1—547. Berlin: Springer 1926.

— Malignant disease of the thyroid gland and its relations to goiter in man and animals. Cancer Res. **3**, 297—313 (1928).

WEILER, E.: Die Änderung der serologischen Organ-Spezifität beim Buttergelbtumor der Ratte im Vergleich zu normaler Leber. Z. Naturforsch. **76**, 324—326 (1952).

— Über die Immunologie von Tumoren. Strahlentherapie **93**, 213—222 (1954).

— Antigenic differences between normal hamster kidney and stilboestrol-induced kidney carcinoma: Complement fixation reactions with cytoplasmic particles. Brit. J. Cancer **10**, 553—559 (1956).

— Loss of specific cell antigen in relation to carcinogenesis. In: Ciba Foundation symposium on carcinogenesis, p. 165—175. London: Churchill 1959.

WEINHOUSE, S.: Oxidative metabolism of neoplastic tissue. In: Advances in cancer research, vol. 3, p. 269—325. New York: Academic Press 1955.

— On respiratory impairment in cancer cells. Science **124**, 267—269 (1956).

WILLIAMS, E. D., and J. G. AZZOPARDI: Tumours of the lung and the carcinoid syndrome. Thorax **15**, 30—36 (1960).

WILLIS, R. A.: The spread of tumours in the human body. London: Butterworth 1952.

— Modes of spread of malignant tumours. In: Cancer, ed. by R. W. RAVEN, vol. 2, p. 45—57. London: Butterworth 1958.

WILLIS, R. A.: Pathology of tumours, 3rd ed. London: Butterworths 1960.

WITEBSKY, E., N. R. ROSE, and S. SHULMAN: Studies of normal and malignant tissue antigens. Cancer Res. **16**, 831—841 (1956).

WOLFF, J.: Die Lehre von der Krebskrankheit, Bd. I. Jena: Fischer 1907.

WOOD jr., S.: Pathogenesis of metastasis formation observed in vivo in the rabbit ear chamber. Arch. Path. **66**, 550—568 (1958).

— E. D. HOLYOKE, and J. H. YARDLEY: Mechanisms of metastasis production by blood-borne cancer cells. Canad. Cancer Conf. **4**, 167—223. New York and London: Academic Press 1961.

YOSHIDA, T. H.: Contributions of the ascites hepatoma to the concept of malignancy of cancer. Ann. N.Y. Acad. Sci. **63**, 852—880 (1956).

ZANELLA, E., A. PERACCHIA, u. L. CHIAMPO: Über die Bedeutungslosigkeit des Geschlechtschromatins für die Behandlung von Tumoren hormonabhängiger Organe. Z. Krebsforsch. **64**, 83—87 (1961).

ZEIDMAN, I.: Chemical factors in the mutual adhesiveness of epithelial cells. Cancer Res. **7**, 386—389 (1947).

— Metastasis: a review of recent advances. Cancer Res. **17**, 157—162 (1957).

ZILBER, L. A.: Studies on tumor antigens. J. nat. Cancer Inst. **18**, 341—358 (1957).

— Specific tumor antigens. In: Advances of cancer research, vol. 5, p. 291—329. New York: Academic Press 1958.

ZOLLINGER, H. U.: Gut- und Bösartigkeit der Geschwülste. Vjschr. naturforsch. Ges. Zürich **91**, 81—94 (1946).

— Semimaligne Tumoren. Schweiz. med. Wschr. **90**, 567—568 (1960).

ZÜLCH, K. J.: Biologie und Pathologie der Hirngeschwülste. In: Handbuch der Neurochirurgie, hrsg. v. H. OLIVECRONA u. W. TÖNNIS, Bd. III, S. 1—702. Berlin-Göttingen-Heidelberg: Springer 1956.

— Geschwülste und Parasiten des Nervensystems. In: KAUFMANN-STAEMMLER, Lehrbuch der spespeziellen pathologischen Anatomie, Bd. III/1, S. 427—566. Berlin: De Gruyter & Co. 1958.

ZUPPINGER, A.: Zur Diagnostik und Therapie der Knochentumoren. Fortschr. Röntgenstr. **71**, 373—394 (1949).

B. Allgemeine Richtlinien der Tumorbehandlung

Von

H. Oeser

Mit 2 Abbildungen

Kein Abschnitt in diesem Handbuch wird eine solch subjektive oder gar persönliche Einstellung zu seinem Thema tragen wie die folgenden Ausführungen über Richtlinien der Tumorbehandlung. Das stete Fließen der Forschung, damit der Wandel der Anschauungen und Auffassungen bedingen, daß solche Darlegungen nur mit der Sicht auf die gegenwärtige wissenschaftliche Situation geschrieben werden. Das gesamte Krebsproblem spiegelt nicht allein den Stand und die Summe unseres Wissens wider. An vielen Stellen berühren sich die Grenzen zwischen Wissenschaft und Glauben. Noch herrschende Vorstellungen basieren auf veralteten Experimenten. Eine methodische, sonst in jedem Handbuch zu findende Sammlung von publizierten Meinungen oder Therapievorschlägen zu diesem Thema wäre daher unergiebig und nicht sinnvoll.

Zudem vollzieht sich auch ein Wandel in der Form der Publikationen. Während in früheren Jahren den allgemein-ärztlichen Ausführungen zur Geschwulstbehandlung — oft mit einem Gout persönlicher Philosophie — viel Platz eingeräumt wurde, werden heute die Seiten der Veröffentlichungen mit Detail-Ergebnissen spezieller Forschung gefüllt. Die Schau auf das Gesamtgebiet verliert sich in Einzelheiten. Um dieses zu vermeiden, werden die allgemeinen Richtlinien der Tumorbehandlung in bestimmte Thesen unterteilt.

I. Die Tumorzelle ist der Träger der Tumor-Erkrankung

Die morphologische Betrachtungsweise der Geschwülste begann einst das klinisch-anatomische Bild der Tumoren zu analysieren und zu differenzieren. Mit dem Mikroskop wurde die *Fein*struktur der Geschwülste aufgedeckt (1838 JOHANNES MÜLLER: Über den feineren Bau und die Formen der krankhaften Geschwülste). Die Tumorzelle wurde als Baustein der Tumoren erkannt. Elektronen-, UV-Licht-Mikroskopie, Röntgenstrahlen-Absorptionsmessungen u.a. beschäftigen sich heute mit der *Ultra*struktur der Tumorzelle. Biochemische Untersuchungsmethoden sind seit der Jahrhundertwende hinzugekommen, mit denen das physiologische Geschehen im Tumor, in den Tumorzellen erforscht wird. Die experimentelle Krebsforschung studiert die kausale Genese der Geschwülste. In dem großen Lehrgebäude, das mit Hilfe der morphologischen Betrachtungsweise, ergänzt durch die Biochemie und die experimentelle Krebsforschung, errichtet worden ist, thront die Geschwulstzelle als Träger der Geschwulstkrankheit.

Die Tumor*zelle* steht am Anfang der Tumorentstehung. Es hat die Tumorgenese als örtlich bedingtes, örtlich umschriebenes celluläres Geschehen zu gelten. Die eigentliche *Tumor*bildung dürfte dagegen zweifellos das Produkt eines langen Konfliktes zwischen Umgebung (oder Allgemeinorganismus) und den örtlich wuchernden Zellen sein, ebenso wie das weitere Wachstum des Tumors in Beziehung zum Tumorträger stehen dürfte. Diese Wechselbeziehung findet vorerst eine Erklärung nur mit Hilfe von Hypothesen, deren Inhalt je nach Einstellung und Eigenheit des Forschers mehr auf den Gebieten der Biochemie, der Pathologie oder gar der teleologischen Betrachtung liegt. Die unbestreitbaren Erfolge mittels der Tumorbeseitigung sprechen gegen die Behauptung, daß die Tumorentstehung grundsätzlich als eine Allgemeinerkrankung aufzufassen sei. Das Bekenntnis zur Ganzheitsbehandlung der Geschwulsterkrankung — in neuerer Zeit von HERBERGER ausgesprochen — mag das ärztliche Handeln als solches verbreitern, weist es jedoch in eine falsche, sogar gefahrvolle Richtung! *Der erste Angriff auf den Tumor muß als lokale Maßnahme vorgenommen werden.* Die Durchführung der Strahlenbehandlung, voran die Wahl der Bestrahlungstechnik, erhält dadurch eine klare Anweisung.

Über die zeitliche Dauer der Tumorbildung seit Entstehen der ersten Tumorzellen können rechnerische Überlegungen gewisse Anhaltspunkte vermitteln. In Anlehnung an frühere Arbeiten von MOTTRAM (1935), LETTRÉ (1941), neuerdings von COLLINS et al. (1956), M. SCHWARZ (1961), SPRATT et al. (1962/63) u.a. (zusammenfassende Darstellungen bei GERSTENBERG und bei OESER u. Mitarb., 1964) ist ein solches Rechenmodell in Abb. 1 entworfen, versehen mit Angaben über Gewicht und Volumen des Tumors in Relation

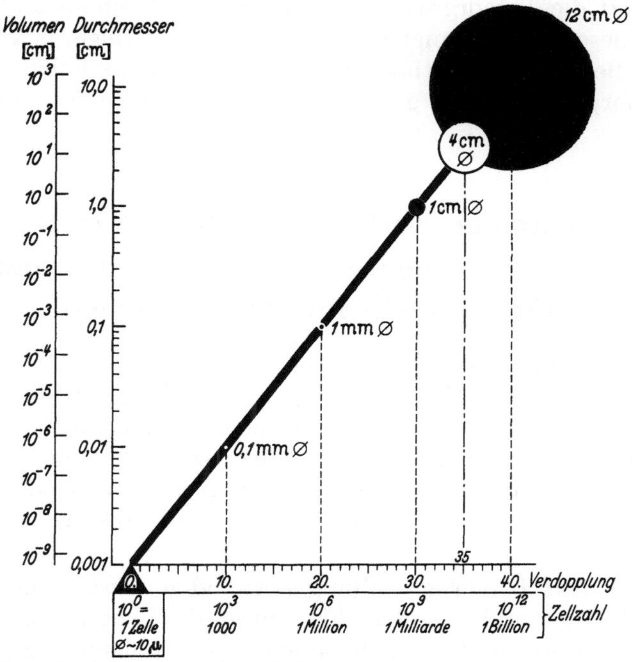

Abb. 1. Beziehung zwischen Zellzahl, Volumen und Durchmesser. Angenommener Durchmesser *einer* Zelle ≈ 10 μ

zur Anzahl der Zellteilungen resp. Zellzahl. Die Verdopplungszeit ($= t_D$) als zeitliches Intervall, währenddem sich das Volumen eines Tumors verdoppelt, ist ein brauchbares quantitatives Maß für die Kinetik des Tumorwachstums. Mit einem solchen Modell wird das komplizierte Geschehen der Tumorentstehung und der Tumorbildung sehr, fast erschreckend vereinfacht betrachtet. Gegenüber den unsicheren Angaben einer Tumoranamnese vermittelt ein solches Modell jedoch Vorstellungen — bei retrospektiver Auswertung der Tumorgröße zu verschiedenen Zeitpunkten auch Zahlen — über die zeitlichen Termine vom Fahrplan der Geschwülste. In Wirklichkeit dürften durch das Zusammenwirken verschiedener Faktoren diese Termine noch weiter auseinanderliegen. Mittels Anwendung von Radionukliden und aus der Analyse von Röntgenbefunden sind Einblicke in die Wachstumsgeschwindigkeit zu gewinnen. Die Verdopplungszeit beträgt bei den bisher am Menschen untersuchten Tumoren (vorwiegend Bronchuscarcinome, Dickdarmtumoren, Lungenmetastasen) bei sehr bösartigem Verhalten der betreffenden Geschwülste durchschnittlich 10—30 d, bei üblicher Wachstumsrate der bösartigen Geschwülste 60—200 d, sie kann bei mehr benignem oder sog. semimalignem Verhalten der Tumoren bis 1000 d erreichen. Diese Zahlen mögen Zweifel auslösen und Unruhe erwecken in unserem Lehrgebäude. Sicher wird ein solches Modell dem biologisch äußerst komplizierten Geschehen nicht gerecht, es läßt z.B. die Probleme der Metastasierung außer Betracht. Aber als Modell vermag es zu veranschaulichen, welche lange Zeitspanne die *prä-klinische Phase* der Tumorbildung in mathematisch-theoretischer Sicht umfaßt.

Die differente Dynamik des Tumorwachstums, erkennbar an Unterschieden in den Verdopplungszeiten der Tumoren, vermag den Tatbestand zu erklären, daß bei Geschwülsten einer bestimmten Lokalisation, mit gleichem histologischem Aufbau, mit gleicher Ausdehnung und bei vollkommen gleicher Bestrahlungstechnik die Bestrahlungseffekte völlig verschieden sein können. Ebenso wird verständlich, daß die zeitliche Dosisverteilung, speziell die Fraktionierung, wesentlich an der Effektivität einer Strahlenbehandlung beteiligt ist, indem sie die Abweichungen zwischen der Generationszeit des mitbestrahlten gesunden Gewebes und der Verdopplungszeit des bestrahlten Tumors in biologischer Weise auszunutzen versucht. Mit einer gewissen statistischen Wahrscheinlichkeit steht zuletzt die Tumorgröße in Beziehung zur lympho- und hämatogenen Ausbreitung. Aus all diesen Überlegungen lassen sich zweckmäßige, ja vorteilhafte Hinweise für die Wahl der Behandlungsmethode gewinnen. In jedem Fall ist die Tumorzelle, in Addition der Tumor, der Ort, der gezielt und wirksam mit der Behandlung angegriffen werden muß.

II. Nur die vollständige Entfernung oder die restlose Zerstörung des Tumors sind heute bewiesene Voraussetzungen für die bleibende Tumorfreiheit

Erfolge im Sinne von Krebs-„Heilungen“ werden bis heute ausschließlich durch chirurgische Maßnahmen und durch Anwendung ionisierender Strahlen erzielt. Bei der Strahltentherapie ist die restlose Vernichtung aller Tumorzellen nur durch eine *gezielte* Bestrahlung der Geschwulst zu erreichen. Andersartige Bestrebungen, angefangen von dem früheren Strahlen-„Bad“ (Dessauer) bis zur Körperganz- oder -abschnittsbestrahlung in heutiger Zeit, besitzen höchstens einen palliativen Wert bei generalisierten Geschwülsten.

Die zur erfolgreichen Tumorbehandlung notwendige *Bestrahlungstechnik* ist wie der chirurgische Eingriff lehr- und erlernbar. Sie umfaßt die Beherrschung des physikalischen Instrumentariums und erfordert Kenntnisse über die strahlenbiologischen Vorgänge. Das *physikalische* Wissen bestimmt die Wahl der Bestrahlungsbedingungen, die dem jeweils vorliegenden Tumorbefund angepaßt sein müssen. In der zeichnerischen Darstellung der räumlichen Strahlenverteilung im durchstrahlten Körperabschnitt mitsamt Tumor findet diese physikalische Komponente der Strahlenbehandlung ihren sichtbaren Ausdruck. Solche Isodosen-Pläne dürfen zu keinem Werturteil verleiten, etwa zu Aussagen betr. Überlegenheit bestimmter Bestrahlungsbedingungen, noch können sie Geltung als Richtlinien einer Tumorbestrahlung erlangen. Denn diesen berechneten (oder ermittelten) Isodosen-Plänen fehlt die Relation zwischen der physikalischen Dosis und dem biologischen Bestrahlungseffekt. Krokowski (1959) regte deshalb an, solche Isodosen-Aufstellungen zukünftig zu *Effekt*-Kurven zu erweitern, um im voraus die erreichbaren therapeutischen Strahlenwirkungen abschätzen, zugleich die unerwünschten Bestrahlungseffekte vermeiden zu können. Fermenthistochemische Untersuchungen werden ihrerseits dabei helfen, Einblicke in die Wirksamkeit der verschiedenen Strahlenqualitäten/-dosen und in den Ablauf der Strahlenwirkungen an bestimmten Funktionssystemen zu erhalten (Becker u. Mitarb.).

Das *strahlenbiologische* Wissen entscheidet über die Dosierung und ihre zeitliche Verteilung, ebenso über die Auswahl der Bestrahlungsbedingungen, um nachteilige Auswirkungen an mitbestrahlten Geweben oder Organen zu vermeiden.

Die *ärztliche Intuition und Erfahrung* sind beiden Komponenten übergeordnet, denn sie sind ausschlaggebend für die Indikation, Durchführung und Güte der Bestrahlung. Nur ärztliches Können vermag die für den Tumorbefund und für den Kranken optimale Dosis zu bestimmen.

Die geforderte, für den Erfolg unerläßliche, restlose Vernichtung der Geschwulst ist nur durch eine Strahlendosis zu erzielen, die in ihrer durchschnittlichen Gesamthöhe nahe der Toleranzdosis für das Muttergewebe der betreffenden Geschwulst liegt. E. G. MAYER stellte das Problem der Dosierung als alle anderen überragend heraus, sichtbar an der historischen Entwicklung der Strahlenheilkunde, zu belegen mit den Namen WINTZ, PFAHLER, HOLFELDER, COUTARD, CHAOUL. Die erforderliche Dosis, als maximal bezeichnet und zweckverbunden mit einer radikalen Wirkung in bezug auf die Tumorzerstörung, ist von *physikalischen* (= Bestrahlungsbedingungen, Volumendosis u.a.) und von *biologischen* (= Allgemeinzustand, Tumorbefund u.a.) Faktoren abhängig. Auf diese Wahl der für den Einzelfall geeigneten Strahlendosis darf nie zugunsten einer Standard-Dosis verzichtet werden. J. C. EVANS (1964) kritisierte treffend die monotone Gleichförmigkeit, mit der heute im Schrifttum die „Magischen 6000 R" zur kurativen und palliativen Strahlentherapie empfohlen werden. Die Bestrahlung mit einer sicher den Tumor zerstörenden Strahlendosis verlangt vom Strahlentherapeuten ein qualifiziertes Können. Für den Kranken bedeutet sie einen körperlichen Eingriff, gleichzusetzen mit einer Radikaloperation, behaftet mit einem kalkulierten und berechtigten Risiko. Das sog. Düsseldorfer Strahlenurteil des Bundesgerichtshofes vom 16. 1. 1959 hat die Strahlentherapeuten bekanntgemacht mit der juristischen Auffassung von der Haftung bei Komplikationen. Gerade geheilte Tumorkranke erleben und erleiden die gelegentlich lästigen und unausweichbaren Folgen einer radikalen Therapie. Aber bei noch mehr Tumorkranken dürfte die Heilchance durch eine *Unter*dosierung verspielt worden sein! Die juristisch begründete Aufklärungspflicht läßt die individuelle Urteilungsfähigkeit des Patienten unbeachtet, sie kann jedoch letztlich der Wahl und der Entscheidung nicht ausweichen, ob das Wohl oder der Wille des Kranken zum herrschenden Gesetz wird.

Die Verwendung von Radionukliden zur internen Tumorbestrahlung in den letzten Jahren bedeutet einen Wendepunkt in der Entwicklung der Strahlenapplikation. Seit rund 30 Jahren waren die Strahlentherapeuten bemüht, die verschiedenen Komponenten der Bestrahlungstechnik — wie die räumliche und zeitliche Strahlenverteilung, die Dosierung u.a.m. — in ihrer Bedeutung für die Tumorzerstörung zu erfassen und in ihrer Wirkung zu verbessern. Die ionisierenden Strahlen waren dabei ein wirkungsvolles, aber völlig unspezifisches Pharmakon, ohne Affinität zu irgendwelchen Organen, Geweben oder Körpersubstanzen. Die Strahlenquelle wurde in eine festgelegte, definierte Position zum Tumor gebracht, die Strahlung auf den Tumor konzentriert. Jetzt vertrauen wir die Bestrahlung den gewählten Isotopen an, deren Affinität und Verweildauer im Tumor und in bestimmten Geweben im Test ermittelt worden sind. Die Strahlenquelle wird dem physiologischen Geschehen unterstellt, sie ist von dem Strahlentherapeuten unabhängig geworden. Diese Erweiterung und Verfeinerung der Bestrahlungstechnik in den letzten Jahren, vor allem durch Einführung neuer Strahlenqualitäten, haben die anfangs geforderte restlose Zerstörung aller Tumorzellen als erwiesene Voraussetzung der Tumorheilung keineswegs erleichtert. Diese Forderung zu erfüllen bleibt unverändert eine qualifizierte fachliche Leistung!

III. Die erste Behandlung entscheidet über das Schicksal des Geschwulstträgers

„Im allgemeinen hat ein Krebskranker nur eine Chance. Wenn die erste Behandlung erfolglos ist, ist die Wahrscheinlichkeit späterer Dauerheilung in vielen Fällen praktisch gleich null. Das gilt für radiologische und für chirurgische Therapie. Es besteht ein fundamentaler Unterschied zwischen der Einstellung solcher Chirurgen und Radiotherapeuten, die vorwiegend oder ausschließlich Krebse behandeln und denen, die mehr Allgemeinpraxis ohne besondere Konzentration auf Krebstherapie treiben" (BUSCHKE, 1962).

Die These von der ausschlaggebenden Bedeutung der ersten Tumorbehandlung ist durch folgende Tatbestände begründet: Die Wahl des *falschen* Behandlungsverfahrens oder die *unvollkommene* Durchführung einer Behandlung, z.B. die Bestrahlung mit unzureichender Dosierung, behindern — oder *ver*hindern sogar — später jede radikale Therapie. Die Erfolgsaussichten sind bei der Behandlung der epithelialen Malignome entscheidend von der anatomischen Ausdehnung des Tumors bei Behandlungsbeginn abhängig. Dieser prognostische Faktor hat in den bekannten Stadieneinteilungen, neuerdings verbessert als TNM-System, Anerkennung und Nutzanwendung gefunden.

Der Tumorkranke durchläuft die verschiedenen Stadien seines Tumorleidens, und „stufen"-weise verschlechtern sich die Heilungsaussichten. Zu Beginn der Tumorbildung ist eine Heilung durch Zerstörung oder Elimination aller Tumorzellen *möglich*. Zu einem späteren Zeitpunkt führt die Tumorbeseitigung mit großer Wahrscheinlichkeit zu einem Mißerfolg, trotz gleicher Radikalität bei der Anwendung gleicher Mittel. Das lokale Rezidiv nach unzureichender Bestrahlung oder nach nicht vollständiger Exstirpation bedeutet nicht den *Wiederbeginn* eines Tumorprozesses, sondern die Fortsetzung der Tumorerkrankung. Jeder Rückfall, auch beim „harmlosen" Hautkrebs, stellt die additive Fortsetzung der Tumorerkrankungen dar. Jedes Rezidiv besitzt deshalb eine wesentlich schlechtere Prognose als ein anatomisch gleichartiger Erstbefund. Die Uhr für den Ablauf der Tumorerkrankung kann nie zurückgestellt werden! Aus diesem Grund steht der Arzt dem Tumorkranken in einer Notfallsituation gegenüber, in der sofort gehandelt werden muß, speziell bei der ersten Erfassung eines Tumorträgers.

Die Probleme der Diagnostik und der Therapie sind dem Frühfall bösartiger Tumoren in besonderem Maß eigen. Wen trifft die Schuld an der fatalen Verzögerung der Krebserkennung/-erfassung, die SUTHERLAND (1960) wieder brandmarkte? Die heutige Situation in der Krebsbekämpfung erzwingt eine Diskussion auch zu der Frage, wer die Geschwulsterkrankung zu beurteilen und zu behandeln vermag. HELLNER (1964) gab dazu im deutschen Schrifttum eine klare Stellungnahme: „Über die Behandlung einer Geschwulst können nur Chirurg und Radiologe oder beide zusammen ein Urteil abgeben. Es ist also unmöglich, daß ein nicht mit allen Möglichkeiten einer Behandlung vertrauter Arzt ein Urteil abgibt, ob sich ein Patient operieren oder bestrahlen oder kombiniert behandeln lassen soll". K. H. BAUER (1963) schreibt den Krebsoperationen eine Sonderstellung zu. Der Krebskranke gehöre nicht in die Hände des chirurgischen Allgemeinpraktikers, sondern in die erfahrener Spezialisten. Für die Strahlentherapie dürfte das gleichermaßen gelten. Als Übelstand ist zu rügen, daß das optimale Behandlungsverfahren nur in seltenen oder wenigen Fällen in gemeinsamer fachlicher Aussprache zwischen den Fachdisziplinen ausgewählt wird. Wir stehen damit vor der Situation, daß die bestmögliche Behandlung für jeden Tumorkranken heute zwar gewünscht, aber nicht erfüllt wird, vielleicht sogar auf dem bisherigen Weg, d.h. ohne dirigistische Lenkung gar nicht erreichbar ist. Einer solchen Erkenntnis sollte nicht ausgewichen werden, sonst geht das Gesetz des Handelns von uns Ärzten auf jene über, denen aus staatlichen oder finanziellen Gründen an einer entscheidenden Lösung dieses Problems gelegen ist. Die These: Die erste Behandlung entscheidet über das weitere Schicksal des Tumorkranken — führt zwangsläufig zur Diskussion um die zweckmäßige Form der Krebsbekämpfung. Die Feststellung und Einstufung der „Malignität" durch den Arzt beruht heute vorwiegend auf einer optischen Information: entweder über das mikroskopische Bild oder auf Grund der klinischen Untersuchungsergebnisse. HAMPERL kennzeichnete dies: „Seit jeher ist der Betrachter der Gestalt gleichzeitig Richter darüber gewesen, was Tumor ist und was nicht". Deutungen eines statischen Bildes oder Befundes, die aus einem dynamisch ablaufenden Geschehen gesehen oder erfaßt worden sind, werden also zur Aussage über das *biologische Verhalten* des Tumors zum Gesamtorganismus benutzt. Für dieses entscheidende Urteil fehlt in allen konventionellen Einstufungen der Tumorgüte jedoch die *Zeit*, in der das Tumorgeschehen abläuft. Die Anamnese kann hierzu einige, oft unsichere Hinweise geben. Für die beste Auskunft ist der Tumor selbst zuständig. Eine zuverlässige

Information über den Grad der Malignität werden uns jene Untersuchungen vermitteln, die *direkt* am Tumorgeschehen teilhaben. Die Verdopplungszeit war als ein Kriterium hier bereits angeführt (s. S. 77); sie kennzeichnet das Tempo, mit dem der Tumor als fahrender Zug durch die Stationen in den geschaffenen (anatomischen) Stadieneinteilungen hindurchbrausen oder -bummeln kann.

Die Bewertung unserer heutigen Behandlungsverfahren geschieht durch Berechnung der Verhältnis-Heilungen resp. Leistungen aus einzelnen Serien. Die betreffenden Behandlungsreihen bedürfen zum statistischen Vergleich der weitgehend gleichartigen Zusammensetzung in bezug auf Tumorform und Tumorausdehnung. Die Einbeziehung des Kriteriums der Tumorverdopplungszeit (t_D) könnte die Zusammensetzung des jeweiligen Krankengutes noch weiter differenzieren, indem der Grad der Malignität bei dem Einzelfall, somit auch für die Gesamtheit des Kollektivs, gekennzeichnet wird. Die Bedeutung demonstriert ein Beispiel: Hautmetastasen z.B. nach operiertem Mammacarcinom benötigen bis zum Erreichen einer Größe von 1 mm bei einer t_D von 11 d, 7 Monate, bei einer t_D von 164 d annähernd 9 Jahre (Collins et al.). Im letzteren Fall ($t_D = 164$ d) bewiese eine 5jährige Symptomfreiheit nicht die Wirksamkeit einer Behandlungsmethode. Durch Einstufung der Tumordynamik könnten also unsere therapeutischen Leistungen eine noch genauere Beurteilung finden.

Der Grundsatz unseres heutigen Handelns bleibt unverändert bestehen: Der erste Angriff auf den Tumor entscheidet über das weitere Schicksal des Tumorträgers!

IV. Operation und Bestrahlung wirken im Effekt gleichartig auf den Tumor, sie sind deshalb keine rivalisierenden Behandlungsverfahren

Der Strahlentherapeut, erzogen zu tumorbiologischem und physikalischem Denken, wird die gleichartige Wirkungsweise von Operation und Bestrahlung leicht zu erkennen vermögen. Der Energieaufwand beim chirurgischen Eingriff ist offenkundig, er erfolgt auf der Ebene der makroskopischen und makrocellulären Mechanik. Die Energieübertragung durch Strahlen findet auf mikrocellulärer Ebene statt, auf den Gebieten der Biophysik und Biochemie. Dieses mag dem Laien als ein Geheimnis erscheinen, nach erfolgreicher Strahlenanwendung gelegentlich als ein Wunder. Als Folge der Energieeinwirkung resultiert die Elimination des Tumors aus dem Organismus oder die Vernichtung der Tumorzellen im Körper.

Die Abgrenzung der Indikationsgebiete für Chirurgie und Strahlentherapie stützt sich heute noch vorwiegend auf quantitative, d.h. graduelle Unterschiede in den jeweiligen Behandlungseffekten. *Sofort-Effekte* sind bei dem chirurgischen Eingriff die Radikalität, bei der Bestrahlung die strukturelle Veränderung des Tumors sowohl in makro- als auch in mikroskopischer Sicht. Der *Spät-Effekt* wird mit der statistischen Analyse der Resultate bewertet; gebräuchliche Kriterien sind dabei die Tumorfreiheit nach einer gewissen Zeitspanne oder die Überlebensdauer der behandelten Kranken. Sofort- und Spät-Effekt stehen bei allen Behandlungsverfahren unabhängig voneinander in Relation zum Ausgangsbefund. Eine primäre Tumorbeseitigung als optimaler Soforteffekt garantiert keine bleibende Tumorfreiheit. Umgekehrt ist eine längere Überlebenszeit nie ohne primären Behandlungserfolg zu erzielen.

Der Sofort-Effekt wird verständlicherweise vom Chirurgen günstig, häufig sogar zu optimistisch beurteilt, denn in der Indikation zum chirurgischen Eingriff liegt der Glaube, den Tumor in toto entfernen zu können. Dem Sofort-Effekt nach Anwendung ionisierender Strahlen wird dagegen mehr Skepsis entgegengebracht. Es hat sich das Urteil gebildet, daß der Sofort-Effekt nach Bestrahlung von der Strahlenempfindlichkeit des Tumorgewebes — häufig gleichgesetzt dem Grad der Gewebereife — abhängig sei. Diese

Auffassung läßt die Bedeutung der räumlichen Strahlenverteilung für den Bestrahlungseffekt unberücksichtigt. Der erfolgreichen Tumorzerstörung durch Strahlen ist vielmehr eigen, daß der Raum der bestrahlten Geschwulst nicht zum Defekt wird, sondern daß das peritumorale gesunde Gewebe zur Regeneration, im günstigen Fall zur restitutio ad integrum führen kann. Ein Gegengewebe ist erforderlich — nicht zum Zweck der Tumorabwehr, sondern als körpereigenes Mittel, den Schauplatz der Energieeinwirkung zu säubern, Heilvorgänge zweckstrebig auszubilden und zu beenden.

Wird zur Beurteilung des Sofort-Effekts bei der Operation und bei der Bestrahlung die biologische Beziehung der Geschwulst zur Nachbarschaft herangezogen, so ist zu unterscheiden zwischen Tumoren *mit* und *ohne* Gegengewebe. Ein Gegengewebe besitzen die Tumoren der Haut, einschließlich Anhangsgebilden, von Pharynx und Larynx, am männlichen und weiblichen Genitale. Ohne Gegengewebe sind die Tumoren des Magen-Darm-Traktes, in gewissem Maß auch die fortgeschrittenen Neoplasmen der Harnblase — insgesamt jene Tumorlokalisationen in röhrenförmigen Organen, bei denen der Tumor als Ganzes in räumlicher Hinsicht ein „Wand"-Problem bildet, insbesondere wenn die Strahlenempfindlichkeit des Tumors der des wandbildenden Gewebes gleich ist. Weil allein die operative Behandlung imstande ist, dieses Wandproblem zu lösen, ist das Primat der Chirurgie berechtigt. Das chirurgische Handeln zielt auf Beseitigung des Tumors als mechanisches Hindernis und die Wiederherstellung der Durchgängigkeit, einschließlich der Kontinuität des röhrenförmigen Organs. Der Chirurg handelt vielfach dabei unter Zwang und muß Notlösungen finden: Ein Drittel aller Dickdarmgeschwülste wird mit der Erscheinung des akuten Ileus in die Klinik eingewiesen. Restharn oder latente Urämie infolge tumoröser Verlegung von Harnleiter oder Harnröhre zwingen, das Abflußhindernis auszuschalten oder zu umgehen. Der durch Tumor verlegte Speiseröhrenabschnitt muß ersetzt oder umgangen werden. Der operative Eingriff löst das Druck-Problem in der geschlossenen Schädelkapsel bei der Behandlung der Hirntumoren. Die Strahlentherapie kann solche Aufgaben nicht erfüllen, weil die örtlichen biologischen Voraussetzungen wohl eine Zerstörung der Tumorzellen durch Strahlen erlauben würden, jedoch die Tumorvernichtung neue Probleme — entweder sofort als Defekt in der Wand des betreffenden röhrenförmigen Organs oder später als Narbenstriktur — aufwirft. Das Messer des Chirurgen hat hier aus *biologischen* Gründen den Vorrang — und nicht, wie BOCK (1963) es begründet, weil der Chirurgie in der Zeit möglicher Frühdiagnostik mit ihrem durch verbesserte Technik wesentlich gefestigten und ausgeweiteten Bereich unbedingt der Vortritt gebühre.

Die Problematik der lokalen Heilung nach und im bestrahlten Tumorbezirk ist umfassender als hier erörtert und beschrieben werden kann. Auf die anatomischen Eigenheiten, z.B. von Larynx und Kiefer, wäre einzugehen, wo der freigelegte und infizierte Knorpel resp. Knochen die Abheilung verhindert. Die Besonderheiten im Hirngewebe wären zu erwähnen, ebenso die ungünstigen Verhältnisse im Fettgewebe der weiblichen Brustdrüse für die Heilung eines primär bestrahlten Mammacarcinoms. Diese und andere Details gehören zu den einschlägigen Abschnitten dieses Handbuches.

Das logische und biologische Denken sollte die Stellung von Chirurgen und Strahlentherapeuten in der Krebsbekämpfung bestimmen — nicht ein Wetteifer in Blindheit für das Handeln des Anderen! Rivalität ist nicht immer ein Stimulanz für den optimalen Erfolg. Oft fühlt sich der Rivale angetrieben, mehr zu wollen als zu können!

Klare Abgrenzungen sind indessen nicht in der Überzahl. Die radikale Operabilität ist durch das hohe Alter der Tumorkranken, durch ihren geschwächten Allgemeinzustand, durch den Tumorbefund u.a.m. eingeengt. Die Zusammenarbeit zwischen Chirurgen und den Strahlentherapeuten wird dann unerläßlich. Über den zweckmäßigen Einsatz der beiden wirksamen Waffen Stahl und Strahl bei den Grenzfällen der verschiedenen Tumorlokalisationen werden die betreffenden Abschnitte in diesem Handbuch berichten. Nur ein grundsätzliches Problem soll hier angeschnitten werden. Bei dem chirurgischen Eingriff und bei der Bestrahlung handelt es sich um zwei gleichermaßen wirksame und gleichartig wirkende Behandlungsverfahren. Das Kombinieren von Operation und Bestrahlung verleitet dazu, die Bedeutung des Einzeleingriffes zu verkennen. Es besteht die Gefahr, daß unsachgemäß behandelt wird, weil die Verantwortung geteilt wird. Der eine schiebt dem anderen die Hauptlast zu. Und unabwendbare Folge ist, die bereits vielerorts Tatbestand sein dürfte, daß die strikten und strengen Regeln des Operierens und des Bestrahlens in der Praxis nicht beachtet werden. Die Gefahr unvollständiger, sogar unsinniger Eingriffe wird auch durch irrige Vorstellungen heraufbeschworen. Die Entfernung von Tumorgewebe wird als Befreiung von Ballast angesehen u.a.m. Nur die Aussprache zwischen Chirurg und Strahlentherapeuten zwecks gemeinsamer Festlegung eines zielbewußten Behandlungsplans schützt davor, daß solche Maßnahmen rein palliativen Charakters und ohne jeden Nutzeffekt für den Tumorkranken unterbleiben. Die Gefahr der mangelnden ärztlichen Zusammenarbeit wird zuletzt durch das System der Krankenversicherung geschürt, indem jedes Be-Handeln besser entgolten wird als die

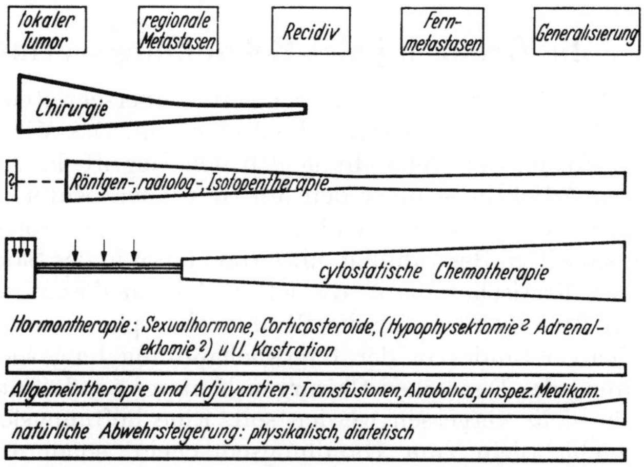

Abb. 2. Von H. E. Bock 1964 vorgeschlagene Richtlinien zur Wahl des Behandlungsverfahrens bei tumorösen Erkrankungen

kluge Zurückhaltung und Überweisung zu dem, der die sachgemäße Behandlung durchzuführen versteht. Merke deshalb: Eine „halbe“ Krebsoperation und eine „halbe“ Krebsbestrahlung ergeben keine vollwertige Krebsbehandlung!

Zu der speziellen Tumorbehandlung, bisher allein durch Operation und Strahlenanwendung mit Erfolgen belegt, versucht heute der Internist vorzudringen — als Dritter im Bunde, in großzügiger Weise dabei von der pharmazeutischen Industrie unterstützt. In Anlehnung an Behandlungsversuche, deren kritische Überprüfung weder erfolgte noch angestrebt wurde, sehen es Internisten als Pflicht an, eine der Operation vorausgehende oder unmittelbar an die Operation sich anschließende erste chemotherapeutische Welle zu erwägen, sogar mit Recht sie zu fordern (Bock, 1963). Die Therapie der Malignome beim Menschen wurde mit diesen Forderungen neu geformt (Abb. 2). Es dürfte unumstritten sein, daß die bei der speziellen Tumorbehandlung anfallenden Aufgaben die Mithilfe des Internisten erfordern und diese einbeziehen. Der Tumorkranke steht gewöhnlich in einem höheren Lebensalter. Die Probleme der Geriatrie tauchen auf. Nebenbefunde und Komplikationen sind häufig (u.a. Glicksman, 1962). Zur eigentlichen Malignom-Behandlung beim Menschen haben jedoch die allgemein-internistische und die cytostatische Therapie nur auf dem Gebiet der Hämoblastosen ein Beweismaterial vorgelegt, vorwiegend in Form morphologischer Befunde am Knochenmark und Lymphgewebe und in bezug auf die Zusammensetzung der Zellelemente im strömenden Blut. All diese Effekte chemotherapeutischer Behandlung wären durch Strahlenanwendung in gleichem Maß und in gleicher Häufigkeit zu erzeugen gewesen — vielleicht sogar einfacher und billiger! Eine solche Chemotherapie des Krebses ist also geboren und gefördert rein durch Rivalität und bedeutet vorerst keine Leistungssteigerung unserer Resultate, dokumentiert in den veröffentlichten Erfolgsbilanzen. Als „eigenständige Behandlungsform zur Bekämpfung von Tumorzellaussaat und Tumorzellansiedlung, d.h. zur Metastasen- und Rezidiv*verhütung*" — als „circumoperative" Therapie beim Bronchialcarcinom und für andere Malignome als wichtige, nicht mehr zu entbehrende und unbedingt zu erwägende Maßnahme (BOCK, 1963) — mit diesen Worten hat sich die Chemotherapie eine *Aufgabe* gestellt, aber bisher keine Beweise der Leistung erbracht! Die angestrebte Krebsbehandlung bezieht ihren Antrieb und ihre Argumente aus der experimentellen Krebsforschung. Die Vielzahl der heute angepriesenen Medikamente darf nicht das Erreichte und das Erkannte erdrücken oder vergessen lassen: Allein Operation und Bestrahlung sind bis heute unsere bewährten und erwiesenen Behandlungsmaßnahmen gegen bösartige Tumoren. Ihr Einsatz zur Krebsbekämpfung sollte nicht in rivalisierender Form, sondern in logischer Weise erfolgen!

V. Kenne die Grenzen jedes Behandlungsverfahrens!

Wer die Grenze des sinnvoll radikalen Eingriffes überschreiten will, sollte zuvor zwischen erzielbarem Gewinn und erzeugtem Leid abwägen. Das Mißverhältnis zwischen Gewinn und Leid als Folgen der Behandlung ließ den Begriff der heroischen Therapie aufkommen, wobei das Adjektiv weniger den Mut des Therapeuten als das Heldentum des Kranken kennzeichnet. Auch die Strahlenheilkunde kennt solche heroische Maßnahmen, wie z.B. die einzeitige Bestrahlung mit Großfeldern in der Sauerstoff-Überdruckkammer. Berechtigt ist Kritisches bis in die letzte Zeit zu diesen ultra-radikalen Eingriffen gesagt worden. BUSCHKE hat für die Strahlentherapie bereits 1951 auf die Rolle des gesunden Menschenverstandes in der Krebsbehandlung hingewiesen. 1963 forderte DERRA bei der Eröffnung des Deutschen Chirurgen-Kongresses, daß die Idee des Menschlichen in der Therapie nicht vergessen werden soll. Eine hoffnungslose Prognose treibt verständlicherweise nicht allein zum Handlungsentscheid, sondern häufig auch zum Wagnis des Handelns! Jedoch nur in Ausnahmefällen, die dann gewöhnlich propagandistischen Zwecken dienten und dem Akteur den Segen zu seinem gewagten Handeln erteilten, konnte unter Darbringung von Opfern ein Gewinn an Lebenszeit errungen werden.

Bei der Strahlenbehandlung von Grenzfällen der Kurabilität sind Felderwahl und Dosierung einer genauen Kalkulation und Überlegung zu unterziehen. Die Volumendosis belastet zusätzlich zur Tumorerkrankung den Organismus, die Herddosis greift in die Wechselbeziehung zwischen Tumor und Umgebung ein. Die Bestrahlung von sicher inkurablen Tumoren bedarf der noch strengeren Indikationsstellung. „Der Ausdruck ‚palliativ' bezeichnet eine Form der Behandlung, die auf Linderung spezifischer, von unheilbarer Krankheit verursachter Symptome gerichtet ist in einem Versuch, die erträgliche Periode der Überlebenszeit zu verlängern. Zu häufig wird etwas getan, ‚ut aliquid fiat', ohne Rücksicht auf den möglichen Nutzen oder tatsächlichen Schaden, den es verursacht" (BUSCHKE, 1951). Die Zuweisung zur palliativen Bestrahlung soll meistens den bisherigen Arzt von der Last des Behandelns befreien. „Die Strahlentherapie-Abteilung wird als ein bequemer Abfalleimer betrachtet, um hoffnungslose Krebspatienten los zu werden" (BUSCHKE, 1951). Bei den Kranken mit fortgeschrittenen Befunden ist zuerst zu prüfen, ob der vorliegende Zustand ausschließlich durch den Tumor hervorgerufen ist. Mangelnde Sorgfalt kann sich verhängnisvoll auswirken: Eine junge Frau wurde einige Jahre nach der Strahlenbehandlung eines fortgeschrittenen Mammacarcinoms bewußtlos in eine Klinik eingewiesen. Die Vorgeschichte und keine Untersuchung prägte die Diagnose von cerebralen Metastasen. Die Obduktion erbrachte als Todesursache eine Tubargravidität; einzelne Tumorzellen waren in den axillären und anderen Lymphknoten nachweisbar. Je weiter die Tumorerkrankung fortgeschritten ist, um so weniger gezielt kann behandelt werden. Die Gefahr der Polypragmasie ist gegeben, denn alle Kranken haben den Willen zu leben, sie erwarten vom Arzt das therapeutische Handeln. *Keine* Therapie erzeugt Defätismus!

Als Möglichkeiten einer zusätzlichen Tumorbehandlung existieren heute:

1. *Chemotherapie mit Cytostatika.* Die cytostatisch wirksamen Substanzen lassen sich nach ihrem Wirkungsmechanismus in vier Grundklassen einteilen:

a) *Alkylierende Cytostatika,* marktgängig z.Z. Mitarson®, Cytotoxan®, Mitomen®, Leukeran®, Sinalost®, Endoxan®; *Äthylenimine,* TEM®, Thio-TEPA®, Bayer E-39®, Treninom® und *Methyl-Sulfonsäure-Verbindungen,* wie Myeleran®.

b) *Antimetabolite,* gebräuchlich sind Folsäure-, Purin- und Pyrimidin-Analoge wie Aminopterin, Methotrexat, Purinethol, 5-Fluoruracil (5-FU).

c) *Mitose-hemmende Alkaloide:* Colchizin, Proresid®, Vinkaleukoblastin (Velbe®), Leurokristin (Vinkristin).

d) *Onkolytische Antibiotika:* Actinomycine (Sanamycin), Mitomycin C, Carcinophilin, Sarcomycin u.a.

2. *Hormonale Therapie:* Oestrogenbehandlung des Prostatacarcinoms; Corticosteroide und Anabolika, geeignet besonders zur Nachbehandlung. Endokrinotherapie durch Operation und Bestrahlung (= Orchi- bzw. Ovariektomie, bilaterale Adrenalektomie, Kastrationsbestrahlung, Hypophysenausschaltung, unter anderem durch Implantation von Radionukliden).

3. *Ergänzungsbehandlung* auf immunbiologischer, physikalischer (speziell als Thermotherapie), diätischer und klimatischer Grundlage.

Die aufgezählten, keineswegs vollständig genannten Behandlungsverfahren *wollen* bei Malignomen des Menschen tumor-spezifisch wirksam sein, sie *können* Behandlungseffekte objektiver und subjektiver Art auslösen, aber *keinesfalls sind sie Ersatz* für Operation und Strahlenanwendung. Dies muß ausdrücklich auch hier wiederholt werden!

Vom bestrahlenden Geschwulst-Therapeuten dürfen Kenntnisse in den zusätzlichen Möglichkeiten der Tumorbehandlung gefordert und erwartet werden. Die hastige Entwicklung tumor-wirksamer Mittel darf das Interesse nicht lähmen oder einengen. Die Erfahrungen über therapeutische Breite, klinische Steuerbarkeit und der Zeitpunkt der Wirkungsentfaltung der Cytostatica sollten dem Strahlentherapeuten bekannt sein. Ebenso sollte eine kritische Einstellung vorhanden sein gegenüber voreiligen und enthusiastischen Publikationen! Je fortgeschrittener ein Tumor ist, um so eingeengter sind die Indikationen für Operation und Bestrahlung, um so größer wird die Gefahr der Polypragmasie. Die Grenzen der Strahlenanwendung sind nicht so fest abgesteckt wie die der Radikaloperation. Dieses verführt dazu, die Grenzen der Indikation zur Bestrahlung weit zu stecken, oder überhaupt keine zu sehen und anerkennen zu wollen. Zuviel von der Bestrahlung zu verlangen, zeugt von Unvernunft — zu wenig zu erwarten, spricht von Unkenntnis!

VI. Der Strahlentherapeut soll ein behandelnder Arzt sein!

Die technisch-physikalische Seite der Strahlentherapie, gefördert und getragen von einer mächtigen, kaufmännisch arbeitenden Industrie, erdrückt mehr und mehr die Person und die Persönlichkeit des Arztes. Man besichtigt heute die Mammut-Bestrahlungsanlagen — man besucht nicht mehr den Strahlentherapeuten!

Der Aufwand an Technik und an elektronischem Zubehör, die Strahlenschutz-Insignien u.a.m. verdrängen den Kranken aus dem persönlichen Kontakt zum Strahlentherapeuten. Entscheidend gefördert wird dieser Tatbestand dadurch, daß während der Dauer der Strahlenapplikation Strahlentherapeut und Kranker voneinander getrennt, höchstens durch ein Sprechfenster, durch eine Sprechanlage miteinander verbunden sind. In jeder anderen Fachdisziplin führt die Behandlung zur Begegnung zwischen Arzt und Kranken. Der Strahlentherapeut erscheint deshalb zwangsläufig — dies nicht nur für den Laien, sondern häufig auch für andere Kollegen — nur als Bediener des Bestrahlungsgerätes, als notwendige komplementäre Ergänzung zum Strahlenphysiker! Dazu fehlt dem Akt der Strahleneinwirkung das Faszinierende des Handelns, wie es im Operationssaal dem Zuschauer entgegenglänzt! Das heutige Übergewicht an Technik und Physik ist dem Laien oft furchterregend, weil unverständlich. Der unsichtbare Wirkungsmechanismus der ionisierenden Strahlen ist unvorstellbar, geheimnisvoll und löst daher Angst aus. Symptome der fortschreitenden Tumorerkrankung werden irrtümlich, aber auch mit Wissen des Arztes als Nebenwirkungen der Strahlenanwendung zum Trost des Kranken bezeichnet. Der Strahlentherapeut muß also vieles berücksichtigen, was mit der Bestrahlung gar nichts zu tun hat, sein Können ist häufiger und heftiger umstritten als das des Chirurgen!

Diese Einschätzung der Strahlentherapie, diese Einstellung zum Strahlentherapeuten spiegeln sich offen in der Rangstellung an noch vielen deutschen Universitäten und Krankenhäusern. Die Bestrahlungen erfolgen in räumlicher und organisatorischer Bindung an die Hauptfächer, wie Innere Medizin und Chirurgie. Der Adnex und der Besitzanspruch werden deutlich mit den Adjektiven wie gynäkologische, dermatologische Strahlenabteilung . . . zum Ausdruck gebracht. Der Strahlentherapeut ist hierbei Befehlsempfänger des zuweisenden Arztes, angestellt, um eine vorgeschriebene Strahlendosis zu verabfolgen! Es tut not, die Strahlentherapeuten aufzurufen, sich ihrer ärztlichen Aufgabe bewußt zu sein. Der Strahlentherapeut ist ein Arzt, dem die Anwendung der Strahlen auf Grund seiner Ausbildung, Kenntnisse und Erfahrungen obliegt. Der bestrahlte Patient gehört in die Hände des Strahlentherapeuten, nicht in die Obhut des Hilfspersonals, etwa der technischen Assistentin oder des Strahlenphysikers. Bei der Tumorbehandlung sollte der Strahlentherapeut möglichst ein klinisch-radiologischer Geschwulsttherapeut sein (Buschke). Wenn ihm die ärztliche Einstellung zu dieser Aufgabe fehlt — wenn er glaubt, sich in „die Welt des Rechenschiebers, der Logarithmen und der verzweckten Berechnungen" (Goin, 1958) zurückziehen zu können, so sollte er die Aufgaben der Strahlenbehandlung von Geschwulstkranken nicht übernehmen und von sich weisen.

Die *erste ärztliche Aufgabe* besteht in der Aussprache mit dem Kranken, um die Bindung, die Verbindung zu schaffen. Diese Aussprache stößt auf die viel diskutierte Frage, ob der Arzt dem Kranken die Wahrheit der Diagnose sagen oder vorenthalten soll. Die Situation ist meistens für den Strahlentherapeuten voll Problematik und Schwere: Der zuweisende Arzt hat geschwiegen, die Diagnose verschwiegen, häufig sogar die Überweisung zur Strahlenbehandlung mit einer falschen Indikation begründet. Die dem Arzt von juristischer Seite auferlegte Pflicht zur Aufklärung erweckt Besorgnis, schafft Spannung zwischen Arzt und Kranken. Die Folgen sind Zwietracht unter den Kollegen und Mißtrauen bei dem Kranken.

Von berufener Seite ist zur ärztlichen Haltung und Handlung in heutiger Zeit Stellung genommen worden, im deutschen Schrifttum z.B. von v. Kress (1960). Die Begegnung mit dem Krebskranken, vor allem im hoffnungslosen Endzustand, zwingt den Arzt, Stellung zu nehmen zu seiner Mission, zu seinen ärztlichen und menschlichen Aufgaben. Die Frage, ob dem Krebskranken die Wahrheit gesagt oder verschwiegen werden soll, kann nicht durch statistische Erhebungen beantwortet werden, wie sie Gilbertsen und Wangensteen (1962) sowohl an operierten und geheilten als auch an ungeheilten Krebskranken angestellt haben. Statistische Messungen liefern Mittelwerte, deren Verteilung von der Ausgangssituation abhängig ist. Die Hilfeleistung für den Kranken hat im Rang immer höher zu stehen und sei sie auch eine juristisch begründete Aufklärungspflicht. Bei keiner anderen Krankheit stellt die Wahrheitspflicht gegenüber dem Kranken ein so umstrittenes, allgemeingültig gar nicht lösbares Problem dar (Martini, 1963). Es kommt vielmehr darauf an zu erkennen und zu fühlen, *was* man *wem* sagen darf und muß (Fierz, 1960). Kluges, Tiefes und Erlebtes ist im Schrifttum aller Sprachen niedergelegt über die ärztliche Verantwortung und über den Sinn des Arztseins. Der Strahlentherapeut sollte nicht des Psychiaters bedürfen für die seelische Führung seiner Kranken; er muß als Arzt dieses selbst vollbringen.

Die *zweite ärztliche Aufgabe* legt dem Strahlentherapeuten die Verpflichtung auf, dem Tumorkranken gegenüber stets eine optimistische Haltung einzunehmen. Nicht er allein ist zu dieser Haltung verpflichtet — auch seine Umgebung, insbesondere seine Mitarbeiter, überhaupt seine gesamte Atmosphäre müssen Zuversicht ausstrahlen. Der Krebskranke ist bedrückt von dem chronischen Verlauf seiner Erkrankung, ist belastet mit dem Wissen oder mit der Ahnung um die fragliche, wenn nicht sogar infauste Prognose. „Die Überweisung zur Strahlenbehandlung bedeutet für die meisten Geschwulstkranken die letzte Station der therapeutischen Möglichkeiten. Eine Weiterüberweisung ist nicht mehr möglich. Mehr als die Vertreter aller anderen medizinischen Fachdisziplinen kommen wir Strahlentherapeuten mit vielen unserer Patienten in eine Situation, in der die Allgemeinbehandlung mehr zum menschlichen, denn zum rein fachärztlichen Problem wird" (VIETEN).

Die Gabe von Optimismus und Zuversicht stärken die Hoffnung des Kranken. Und die Hoffnung wirkt als ein Katalysator, der den Wirkungsmechanismus der spezifisch wirkenden Maßnahmen beschleunigt und unwägbare, aber nicht unwichtige Effekte hinzufügt. Der Mensch bedarf der Hoffnung! In jeder Sprache und auf jeder menschlichen Ebene hat die Kraft des Glaubens und der Hoffnung den ihr zustehenden Ausdruck gefunden. „Der erwachsene Krebskranke hat das Bedürfnis, sich wie ein Kind behütet zu fühlen" (MURPHY, 1953). Die Sehnsucht des Kranken nach einer Hoffnung ist im Grunde ein Wissen darum, daß im Wesen des Menschen ein Sinn liegt, der über die körperliche Existenz hinausreicht. Im Zustand der Hoffnungslosigkeit geht das Wissen um den Sinn der menschlichen Existenz verloren (FIERZ, 1960). Der optimistisch eingestellte Strahlentherapeut wird letzten Endes keine höhere Leistungsquote vorweisen können, aber die qualitative Wertung seiner Behandlungsresultate würde ihn mit der besseren Leistung auszeichnen.

Die *dritte ärztliche Aufgabe* heißt Schmerzbekämpfung! Die Mehrzahl der Geschwulstkranken befindet sich in einem höheren Lebensalter, in dem jeder Tag, ja jede Stunde einen größeren Wert zugesprochen erhält als in der Jugend. Diese Freude wird durch den Schmerz vergällt, er zernagt langsam den glimmenden Lebenswillen. In der Behandlung der Endstadien der Geschwulstkrankheiten nimmt deshalb die Schmerzbekämpfung eine zentrale Bedeutung ein. Der Strahlentherapeut sollte mit den therapeutischen Möglichkeiten vertraut sein. Eine Übersicht gaben im deutschen Schrifttum K. H. BAUER, GEITH, HOMBURGER, DU MESNIL u.a. Die Wahl der Mittel ist markt- und gewohnheitsbedingt, sie ist vom Allgemeinzustand und Tumorbefund abhängig und steht zuletzt in Beziehung zur Krankenpflege. Medikamentöse Maßnahmen können gesteigert werden bis zu operativen Eingriffen zwecks Schmerzausschaltung. Die Regel soll bei allem sein: Beginne vorsichtig und zurückhaltend mit Medikamenten — aber dosiere stets ausreichend! „Wenn ein Patient das Endstadium der Krankheit erreicht hat, in dem mehr radikale, radiologische oder chirurgische Prozeduren unvernünftig wären, finden wir einen häufigen Irrtum in der zu schüchternen Dosierung pharmakologischer Mittel. Manche Ärzte scheinen Angst zu haben, selbst im Endstadium ausreichende Dosen von schmerzstillenden Mitteln zu geben. Das wiederholte Argument für Euthanasie würde weniger Unterstützung finden, wenn die Behandlung des Endstadiums des Krebses mit mehr Verständnis geübt würde . . ." (BUSCHKE, 1951).

Die *vierte ärztliche Aufgabe:* Belasse den Kranken in seinem Alltag, in seinem Beruf so lange wie möglich! Bestrebungen laufen derzeit in der Bundesrepublik Deutschland an für eine zeitweilige und zwangsweise Invalidisierung kurativ behandelter Geschwulstkranker. H. KIRCHHOFF (1963) u.a. befürworten diese Zusatztherapie als „dritte Waffe" in der Geschwulstbekämpfung. Sie soll alle therapeutischen Maßnahmen umfassen, die die Abwehrkräfte und die Abwehrlage des Organismus gegenüber dem Geschwulstgeschehen unterstützen könnten. Geldmittel stehen bereits zur Durchführung dieser Genesungsfürsorge in Form von mehrwöchigen Nachkuren in speziellen Sanatorien für viele Kranke zur Verfügung.

Der weitere Ausbau der „Metaphylaxe" wird angestrebt — in extremer Weise mit dem Ziel, jeden erfolgreich behandelten Geschwulstkranken für 2 Jahre berufsfrei bei Fortzahlung des Gehaltes leben zu lassen. Bedenken gegen solche Pläne dürften berechtigt, ja angebracht sein. Das Schicksal der Geschwulstkranken hängt von der Güte der Erstbehandlung des Tumors ab — nicht von der Güte der Nachbehandlung des Allgemeinorganismus! Es wäre besser gewesen, den Anfang der Krebsbehandlung mit Konzentration und Spezialisierung zu beginnen — anstatt am Ende die Nachbehandlung zu organisieren! Die Beweiskraft der vorgelegten Statistiken zu überprüfen, wäre wertvoll gewesen, damit die gepriesene „dritte Waffe" auch die Skeptiker niederringt. K. H. BAUER (1963) erhob in einem Grundsatz-Gutachten Einwände mit psychologischen, sozialen und ärztlichen Argumenten. Der Wohlfahrtsstaat hat die Gesundheitspflege seiner Bürger in sein Programm aufgenommen. Will er Beruf und Arbeit als Unheil, als Unbill für das Individuum ansehen?

Die *letzte ärztliche Aufgabe:* „Der Mensch hat auch das Recht zum Sterben — und wir haben nicht das Recht, ihn daran zu hindern und ihn immer wieder seinen Qualen zurückzugeben" (MARTINI, 1963). „Die Aufgabe des Arztes ist die Verlängerung des Lebens, aber nicht die Verlängerung des Sterbens" (Lord HORDES, zit. nach R. PATERSON, 1957). In diesen Worten ist das Letzte enthalten.

Die allgemeinen *Richtlinien der Tumorbehandlung* sollen abschließend eine *zusammengefaßte Formulierung* finden:

Die Tumorzelle ist der Träger der Tumorerkrankung. Die gezielte Vernichtung der Tumorzellen im Organismus durch ionisierende Strahlen oder die Elimination des Tumors aus dem Körper mit Hilfe chirurgischer Maßnahmen bieten heute allein die Chance einer Heilung.

Bei allen Malignomen verschlechtert sich die Tumorgüte mit dem Fortschreiten der Erkrankung. Die erste Behandlung ist deshalb für das Schicksal des Tumorträgers ebenso ausschlaggebend wie dessen Früherfassung mit einem kurablen Tumorbefund.

Strahlentherapeut und Chirurg sollten nicht rivalisierend um die besseren Leistungszahlen ringen, sondern ihre Behandlungsverfahren in logischem Einsatz zur Krebsbehandlung anwenden. Die Leistungen der Bestrahlung sind — in Anlehnung an GARLAND — zu 60% vom vorliegenden Tumorbefund, zu 30% vom Geschick und von der Erfahrung des Strahlentherapeuten und zu 10% von den gewählten Bestrahlungsbedingungen abhängig. Deshalb: Lerne bestrahlen!

Jede Tumorbehandlung ist unlösbar mit allgemeinen ärztlichen Aufgaben verbunden, die sich steigern, je mehr der Tumorträger zu einem Tumor-Kranken, zuletzt zu einem unheilbaren Kranken wird. Kenntnisse von den Möglichkeiten andersartiger Behandlungsmethoden gehören zu den ärztlichen Aufgaben ebenso wie die Hilfeleistung bis an das Sterbebett.

Die Vielfalt der Tumoren und die Mannigfaltigkeit ihres Verlaufs erlauben nicht, starre Richtlinien für ihre Behandlung aufzustellen. Die Kunst des Behandelns besteht auch bei der Tumorbekämpfung darin, die Gunst der Natur auszunutzen und nicht, ihr entgegenzuwirken!

Literatur

ACKERMAN, L. V., and J. A. DEL REGATO: Cancer. Diagnosis, treatment and prognosis. St. Louis: C. V. Mosby Co. 1962.

Arbeitstagung der Gesellschaft zur Bekämpfung der Krebskrankheiten Nordrhein-Westfalen e. V., April 1963: Ärztliche Nachsorgeprobleme bei Krebskranken. Mitteilungsdienst, H. 10, Bd. II, 1963.

ARCHAMBEAU, J. O., and O. WILDERMUTH: Comfort and support of the cancer patient. Radiol. clin. (Basel) **33**, 13—21 (1964).

ASHBURY, H. H.: Psychiatric problems in patients undergoing radiation. Amer. J. Roentgenol. **83**, 571—574 (1960).

BAUER, K. H.: Das Krebsproblem. Berlin-Göttingen-Heidelberg: Springer 1963.

BECKER, J.: Aufgaben des modernen Strahlenklinikers. Strahlentherapie **124**, 7—15 (1964).

BOCK, H. E.: Die allgemein-internistische und cytostatische Therapie der malignen Tumoren beim Menschen. Internist (Berl.) **4**, 77—83 (1963).

BUSCHKE, F.: Die Rolle des gesunden Menschenverstandes in der Krebsbehandlung. Fortschr. Röntgenstr., Sonderheft zu Bd. **75**, 40—49 (1951).
— What is a radiotherapist? Radiology **79**, 319—321 (1962).
COLLINS, V. P.: Time of occurence of pulmonary metastasis from carcinoma of colon and rectum. Cancer (Philad.) **15**, 387—395 (1962).
CRAMER, H.: Aufgaben und Möglichkeiten moderner Krebstherapie. Arch. Geschwulstforsch. **1**, 166—181 (1949).
DALICHO, W. A.: Möglichkeiten und Probleme der modernen Krebsbehandlung. Dtsch. Gesundh.-Wes. **9**, 840—848 (1954).
DERRA, E.: 80. Dtsch. Chirurgen-Kongr. München, 1963.
DIAMOND, H. D.: Die interne Krebstherapie; deutsche Übersetzung von P. OBRECHT und P. BERG. Stuttgart: Georg Thieme 1960.
DOMANIG, E.: Grundsätze der Therapie des Krebskranken. Krebsarzt **1**, 62—66 (1946).
DRUCKER, S.: The patient with cancer, the refering physician and the radiation therapist. New Engl. J. Med. **257**, 825—827 (1957).
EVANS, J. C.: The magic 6000. Radiol. clin. (Basel) **33**, 34—38 (1964).
FIEBELKORN, H. H.: Die Strahlentherapie der bösartigen Geschwülste. In: R. DU MESNIL, Lehrbuch der Strahlenheilkunde. Stuttgart: Ferdinand Enke 1958.
FIERZ, H. K.: Angst, Wahrheit und Zuversicht bei der Krebserkrankung. Oncologia (Basel) **13**, 204—220 (1960).
GARLAND, L. H.: Radiation therapy of cancer. Amer. J. Roentgenol. **86**, 621—639 (1961).
GEITH, W.: Zur medikamentösen Schmerzbekämpfung bei der Behandlung Tumorkranker. Med. Klin. **1962**, 1489—1492.
GERSTENBERG, E.: Die Tumorverdopplungszeit, ihre röntgenologische Bestimmung und ihre Bedeutung für die Röntgendiagnostik. Fortschr. Röntgenstr. **1**, 39 (1964).
— Die Wachstumsrate maligner Tumoren. Münch. med. Wschr. **106**, 670—674 (1964).
GILBERTSEN, V. A., and O. H. WANGENSTEEN: Should the doctor tell the patient that the disease is cancer? Cancer J. Clin. (Amer. Cancer Soc.) **12**, 82—86 (1962).
GLAUNER, R.: Zusammenarbeit von Strahlentherapie und Chirurgie bei der Krebsbekämpfung. Strahlentherapie **76**, 521—528 (1947).
GLICKSMAN, A. S.: Common medical problems in radiotherapy patients. Amer. J. Roentgenol. **87**, 525—530 (1962).
GOIN, L. S.: Wissenschaft und Abgeschlossenheit gegenüber klinischer Zusammenarbeit und Beratung. Fortschr. Röntgenstr. 88, 117—124 (1958).
GROTE, L. R.: Die seelische Führung des krebskranken Menschen. Therapiewoche **5**, 11—16 (1954/55).
HAMPERL, H.: Die Morphologie der Tumoren. In: Handbuch der allgemeinen Pathologie, Bd. VI/III. Berlin-Göttingen-Heidelberg: Springer 1956.
HELLNER, H.: Die Beurteilung einer Geschwulstkrankheit. Med. Klin. **59**, 526—529 (1964).
HERBERGER, H.: Behandlung und Pflege inoperabler Geschwulstkranker. Dresden u. Leipzig: Theodor Steinkopff 1960.
HOMBURGER, F.: The biologic basis of cancer management. New York: Paul B. Hoeber 1959.
— Die Behandlung der Endstadien des Krebsleidens. Dtsch. med. Wschr. **1961**, 1169—1175.
KAHR, E.: Die zusätzliche Allgemeinbehandlung als weiterer Fortschritt bei der Krebstherapie. Strahlentherapie **108**, 507—523 (1959).
KARNOFSKY, D. A.: Why prolong the life of a patient with advanced cancer. Cancer J. Clin. (Amer. Cancer Soc.) **10**, 9—11 (1960).
— Rationale for aggressive or extraordinary means of treatment of advanced cancer. Cancer J. Clin. (Amer. Cancer Soc.) **12**, 166—170 (1962).
KIRCHHOFF, H.: Die Invalidisierung der Krebskranken. Dtsch. Krebskongr. Mainz, 28. 9. 1963.
KRESS, H. v.: Über ärztliche Haltung und Handlung Dtsch. med. J. **11**, 545—551 (1960).
KRETZ, J.: Die Allgemeinbehandlung des Krebskranken und Krebsgefährdeten. Wien: Urban & Schwarzenberg 1946. XI, 80 S.
KROKOWSKI, E.: Bedeutung der speziellen Gewebsabsorption für den strahlenbiologischen Effekt. Strahlentherapie **109**, 300—304 (1959).
LEB, A.: Therapie der malignen Tumoren. Krebsarzt **10**, 12—15 (1955).
MARTINI, P.: Über die ärztliche Führung von unheilbar Krebskranken. Internist (Berl.) **4**, 83—86 (1963).
MAYER, E. G.: Probleme der Röntgen-Therapie der Karzinome. Strahlentherapie **66**, 233—240 (1939).
MESNIL, R. DU: Leitende Gesichtspunkte für die Strahlenbehandlung von Krebserkrankungen. Strahlentherapie **95**, 9—32 (1954).
—, u. H. ST. STENDER: Ärztliche Betreuung und Allgemeinbehandlung Geschwulstkranker während und nach der Strahlentherapie. Radiologe **2**, 279—287 (1962).
MURPHEY, B. J.: Psychological management of the patient with incurable cancer. Geriatrics 8, 130—134 (1953). Ref. Zbl. ges. Radiol. **41**, 312 (1953).
OESER, H.: Chirurg und Strahlentherapeut in der Krebsbekämpfung. Radiol. Austriaca **9**, 291—296 (1957).
— E. KROKOWSKI u. E. GERSTENBERG: Die Bedeutung der Verdoppelungszeit von Tumoren für die Krebsbekämpfung. Münch. med. Wschr. **106**, 675—680 (1964).
PATERSON, R.: The use and abuse of palliative radiotherapy. J. Fac. Radiol. (Lond.) 8, 235—238 (1957).
PENDERGRASS, E. E.: Host resistance and other intangibles in the treatment of cancer. Amer. J. Roentgenol. **85**, 891—896 (1961).
RIES, J., u. A. P. BLASIU: Zur internen Behandlung der Krebskranken durch den praktischen Arzt. Med. Mschr. **9**, 6—10 (1955).
RIESBECK, K. H.: Zur Methodik der Röntgenstrahlenbehandlung bösartiger Geschwülste. Leipzig: Georg Thieme 1959.
RUCKENSTEINER, E.: Die Koordination von Radiologie und Chirurgie bei der Bekämpfung des Krebses. Strahlentherapie **46**, 7—71 (1933).

SCHINZ, H. R.: Die modernen Methoden der Krebstherapie und deren Kritik. In: Krebsforschung und Krebsbekämpfung, Bd. II, S. 134—174. München u. Berlin: Urban u. Schwarzenberg 1957.

SCHLEGEL, O.: „Zusätzliche" oder „grundlegende" Krebsbehandlung? Hippokrates (Stuttg.) **24**, 140—142 (1953).

SCHULZ, MILFORD D.: On the choice of modality in the treatment of cancer. Amer. J. Roentgenol. **83**, 1—5 (1960).

SUTHERLAND, R.: Cancer, the significance of delay. London: Butterworth & Co. 1960.

VIETEN, H.: Einleitung zum Thema „Betreuung Geschwulstkranker". Radiologe **2**, 279 (1962).

WANKE, R.: Grundzüge und Aussichten der chirurgischen Entfernung maligner Tumoren. Münch. med. Wschr. **99**, 977—983 (1957).

ZABEL, W.: Ganzheitsbehandlung der Geschwulsterkrankungen. Hippokrates **25**, 730—736, 766—773 (1954).

ZDANSKY, E.: Über die sinnvolle Koordination der Operation und der verschiedenen strahlentherapeutischen Möglichkeiten. Radiol. Austriaca **10**, 107—118 (1958).

C. Organization of the fight against cancer

By

L. Henry Garland

1. Introduction

Cancer is a heterogeneous group of diseases of widely varying incidence and natural course. Taken as a whole, cancer constitutes the second most common cause of death in at least two continents, being second only to deaths due to cardiovascular and renal disease. Like other biologic processes, the pattern of cancer varies from decade to decade. For example, in the United States of America the reported death rates from cancer of the stomach and cancer of the uterus have each decreased about 50% during the last 25 years, while that from cancer of the lung has increased several fold. The fight against cancer must therefore be organized in the light of the varying pattern of the disease, as well as in the light of the many other factors requiring the attention of health and allied workers, notably increasing average age of the population, increasing urbanization, and decreasing sense of family responsibility for the elderly.

In general, the organization of the fight against cancer can be said to be relatively loose in some countries, and relatively close-knit and well defined in others. Since the pattern of medical service, hospital service and allied organizations vary greatly in different countries, the remarks in this chapter will pertain chiefly to current patterns in the United States of America, and to recommendations stemming from clinical experience in that country.

2. Professional programs

Cancer is but one of many diseases with which mankind is afflicted. Its prevention, diagnosis and treatment must be considered along with other problems in the overall picture. The well-trained, conscientious and interested physician is regarded as the cornerstone in the fight against cancer. He, rather than the scalpel or the radiation device or the chemical agent, is regarded as the prime facility towards which our efforts should be directed. With increasing numbers of well-trained general physicians, internists, surgeons, pathologists and radiologists, there will be increasing numbers of patients diagnosed with disease still reasonably localized and therefore eligible for curative treatment. Better, there will be increasing degrees of prevention by inculcation of sensible habits of personal hygiene and attention to precancerous lesions.

The first steps in the organization of the fight against cancer are therefore, the support of general public education and of sensible medical education. When the word "medical" is used in this chapter it is taken to include dental also, since the welltrained, alert dentist is in the optimum position to detect localized intraoral cancer when that common neoplasm is still curable.

The physician of prime importance in the medical aspect of the cancer fight is the pathologist. His is frequently the decision upon which benign can be distinguished from malignant lesions, and therefor correct therapy be planned. His number, his position in the medical hierarchy, his continued postgraduate training should be fostered.

The general physician, the general surgeon or the general internist are the doctors most apt to be consulted first by the patient with cancer. Such physicians have a keen appreciation of the possibility of cancer, and constitute our first line of defense against this disease. This appreciation is stimulated by postgraduate courses and suitable literature. Cancer prevention clinics and cancer detection centers have great appeal to those not familiar with their actual operation. However, in practice they have proved to be very difficult to staff with able interested nurses, technicians and doctors; they tend to be overcrowded with consequent long delays (as much as 9 months) between presentation for examination and actual completion of same; their contribution to reduction in cancer morbidity or mortality is negligible.

For these reasons, it is believed best to encourage instruction in neoplastic diseases, their prevention, diagnosis and treatment as part of the general medicodental curriculum. At the same time, research into means of prevention, and methods for earlier diagnosis or improved treatment should proceed hand in hand, especially at university-sponsored institutes and research hospitals.

3. Prevention

As in the case of most other diseases, prevention is the real goal in cancer. If cancers are divided into the two broad groups, the accessible group and the nonaccessible group, the experienced physician knows that just as the former are often detected while small or localized, the latter seldom are. Nonaccessible cancers (lung, stomach, colon, kidney, ovary) are seldom detected by patient or physician while still in a localized and potentially curable stage. Prevention is therefore the principal answer to this group.

The cause of a small number of human cancers is reasonably well established, and some of these causes are preventable. Examples include the following:

Avoidance of excessive exposure to certain chemicals (arsenic, nickel, chromium, asbestos, coal tar derivatives, etc.) to reduce the incidence of carcinoma of the skin, and respiratory tract epithelium.

Avoidance of excessive exposure to benzol and ionizing radiation, to reduce the incidence of leukemia.

Avoidance of excessive amounts of ultraviolet radiation to reduce the incidence of skin cancer, of beta-napthylamine and fellow chemicals to reduce the incidence of bladder cancer.

Avoidance of excessive local irritation by ill-fitting dentures in the mouth (reducing oral cancer), avoidance of excessive use of snuff or chewing tobacco (to reduce the incidence of carcinoma of the nasal passages and mouth) and avoidance of dietary imbalances to reduce the incidence of sideropenic anemia (which is sometimes associated with carcinoma of the hypopharynx and esophagus).

HUEPER (1959) reports considerable progess in the prevention of cancers of occupational origin. However, he notes that effective control of environmental cancer hazards related to human habits is at present difficult because of educational, sociologic, economic and political implications and complications. For example, it would be difficult to dissuade many Asiatics from the widespread habit of chewing betel nut cuds, which are causally related to cancer of the oral cavity and lip.

Likewise, the occurrence of medicinal or iatrogenic cancers resulting from the medical use of ionizing radiation, arsenicals, tars, benzol, and aromatic chemicals cannot entirely be suppressed, because of the special indications for which these agents are used and of insufficient knowledge as to the cancerogenic and chronologic level at which they may elicit tumors in different individuals.

Other important aspects of the prevention problem, and a discussion of criteria for measuring the effectiveness of preventive measures, are outlined in recent publications of HUEPER and BAUER.

4. Diagnosis

Patients with tumors of various types, both benign and malignant, are usually first seen either in the offices of private physicians, or in the outpatient departments of hospitals and clinics of various types. Some come with frank evidence of tumor, some with questionable evidence and some merely in an attempt to exclude the possibility of tumor. Diagnostic facilities must vary widely with the size of the community, the economic level of the majority of persons in the community, the ability to attract and retain skilled paramedical personnel (technicians, nurses and social workers) and the various facilities available. By and large, the interested physician is again the cornerstone of the program. Cancer examinations should always be part of a general medical examination, since patients may actually be suffering from conditions far more important than a small slow-growing basal cell skin cancer and may need treatment for a disease or condition far removed from the presenting sign. Patients who demand a cancer detection may be given information along the lines of the following (which is condensed from material utilized by the California Medical Association in conjunction with the California Division of the American Cancer Society):

Cancer detection examination. Strictly speaking, there is no such thing as a cancer examination, since an examination to detect cancer is essentially the same as that to detect other disease processes in various parts of the body. Your doctor will therefore make a general physical examination after ascertaining your clinical history. He will note especially the following:

a) Skin. Certain chronic thickenings of the skin, areas of ulceration or tumors may require removal and examination under the microscope.

b) Nose, throat and mouth. Small areas of thickening, lumps and nonhealing ulcers of the lips, gums, mouth and throat will be evaluated. Symptoms such as hoarseness, difficulty in swallowing and cough will call for additional study.

c) Breast. The female breasts will be inspected in the sitting position and examined when lying down. Certain types of lumps may be suspicious and the physician may advise removal for microscopic examination by the pathologist.

d) Rectum. By inserting the gloved finger in the rectum, the physician can often detect growth in the rectum, prostate and adjacent organs. In those over the age of 45, direct inspection through the proctoscope is frequently useful.

e) Female genital organs. Females, especially those over the age of 45, should have periodic examination of the genital organs. By using the finger and eyes the physician can often establish the presence of an area from which tissue may be removed for microscopic examination. In most persons he will advise examination of exfoliated cells (vaginal smear cytologic examination).

f) Lungs. In persons over the age of 45, especially males, x-ray examination of the chest may be indicated and may disclose an abnormal finding warranting further study.

The above observations apply to persons without symptoms. If you are having symptoms, additional studies, clinical, laboratory and radiologic may be called for. Whether symptomatic or asymptomatic, you should realize that the examination pertains to the status of your health on the day you are examined. To be of lasting value in the detection of localized tumors, such examinations should be repeated at least annually. You will note that elaborate blood counts, chemical tests and x-ray studies are not listed. The reason is that these have a very small yield in asymptomatic persons and when they are positive, often disclose conditions for which medical science does not currently have a useful cure. For example, the value of detecting a silent or asymptomatic chronic leukemia is questionable.

The practicing physician, whether he be in individual practice, in group clinic or in full time hospital practice has at his disposal various consultants skilled in refined methods of diagnosis, involving the use of the broad armamentarium available to modern medicine. The fundamental point to recollect is that a majority of curable cancers are accessible and can be diagnosed by simple physical examination, requiring no elaborate apparatus. Biopsies may be taken of many such lesions in the office or outpatient department. When properly preserved in formalin, or in alcohol and ether, the material can be promptly delivered to the skilled cytologist or pathologist for his examination, and plans made for appropriate treatment shortly thereafter. Persons who willingly present themselves for examination to their personal physician are much more apt to accept such treatment (despite absence of symptoms), than those called in for or required to take a survey.

For most nonaccessible tumors, more or less elaborate diagnostic facilities are necessary. The smaller or earlier the deep seated tumor, the harder it is to diagnose. There are not enough medical personnal to provide complete annual examinations for nonaccessible tumors in the entire population.

5. Surveys

Diagnostic surveys of apparently healthy adults have been advocated for specific cancer sites, such as:

oral cancer by saliva smears,
lung cancer by chest radiography, and
cervix cancer by vaginal smears.

As far as smear techniques are concerned, the number of false positives raises a problem, and the difficulty of effecting prompt adequate treatment of true positives is considerable. When used under *individual* practice conditions these methods *are* useful, because the true positive tends to be correctly identified and the individual concerned tends to heed the recommended treatment. Otherwise the results have not proved great.

Concerning chest radiography of asymptomatic adults, extensive experience in the United States has shown that the number of curable lung cancers detected by this method is relatively small. A positive survey minifilm usually carries a shadow equal at least to a 2 cm diameter opacity: a primary bronchial cancer of this size contains on average 260,000,000 cancer cells, and ever so often is no longer curable by resection. Posner, McDowell and Cross found similar circumstances to prevail in England and Wales. The sad truth is that mass radiography is a macroscopic weapon not suited to the detection of curable lung cancers. A better weapon awaits development. Mass screening programs are not the answer to the cancer problem (New Data on Morbidity from Cancer, Journal of the American Medical Association. 171, 428, Sept. 26, 1959).

6. Treatment

Having established the diagnosis of cancer, the next step facing the doctor is the estimation of the apparent extent of the disease. If the disease is localized, then radical radiotherapy or surgery may be called for. If not localized, palliative surgery, radiotherapy or chemotherapy may be the optimum treatment. For the common cancers of the skin, lip, oral cavity, larynx and cervix, well-trained radiologists with adequate radiation facilities are widely spread throughout the United States. For the common cancers of the breast, colon and rectum, well-trained surgeons are widely available. These men constitute our first line of attack in the treatment phase of the program. In selected cases of cancer of the breast and other sites, combined methods of treatment may be called for, utilizing both radiology and surgery. The indications for such combined treatment are best ascertained by joint consultation. This may be by means of formal consultative tumor boards in hospitals and clinics, or by informal consultation, such as takes place daily in radiologic, pathologic and other doctors' offices and departments. Again, the vital place of skillful pathology is stressed in this important picture. Note that we do not use the word *early:* very few nonaccessible cancers are diagnosed *early;* happily, some are diagnosed while still *localized.*

A major problem in daily practice is to convince the layman that many forms of cancer *are* curable, and that radiotherapy ranks with surgery as one of our two curative weapons today. Color photographs of patients cured for 5 or more years are useful in this regard.

In order to assess the adequacy of diagnosis and treatment, it is essential that follow-up facilities be maintained. Further, it is desirable that periodic review of short and longterm results be made in each area so that the medical and dental profession in that area may know the *facts* concerning their success or failure in local cancer control, and may compare their results with those obtained at other and perhaps better organized areas. The cancer treatment center should be of value for the diagnosis and treatment of cancer in certain select sites, for example base of the tongue and bladder. Adequate radical surgery or radiotherapy in these two sites is not simple, requires practice and experience, which may be aided by centralization. On the other hand, competent surgery of localized sigmoid cancer, or competent radiotherapy of localized uterine cancer usually is not difficult and can be performed by well-trained surgeons and radiologists in their various communities, thereby avoiding the psychic and economic trauma of moving patients away from their homes and relatives.

The organization of a tumor clinic in a general hospital is encouraged by many students of the cancer problem. Details concerning optimum methods of organization of a tumor clinic have been published by bodies such as the American College of Surgeons. Modifications of the plan are in process of periodic review by groups such as the College of Surgeons, the College of Physicians and the College of Radiology in the United States. Tumor clinics in large general hospitals in areas where there is a large population may serve an useful purpose. They normally include both diagnostic and therapeutic departments, social service departments, followup departments and are affiliated with the tumor registry of the hospital in question. Details concerning equipment, staffing, records and so forth have been outlined by C. F. Branch in recent publications sponsored by the American College of Surgeons[1].

7. Follow-Up

The importance of maintaining a careful follow-up department or service cannot be overstressed. The physician or surgeon who accepts a cancer patient for treatment should accept the responsibility of maintaining follow-up so that he knows the ultimate outcome of his efforts. When a large volume of patients has to be handled, this is not simple. It requires funds, patience and interest. However without it, sound education and sound modification of therapeutic programs is impossible[2].

To aid the above professional programs (prevention, diagnosis, treatment and follow up) there are a host of organizations in the United States which may be listed as follows:

The 70 teaching medical schools, with their undergraduate, graduate and postgraduate teaching programs, refresher courses and the like.

The 50 state medical associations, with their annual teaching sessions, plus the national and regional medical associations (A.M.A., S.M.A., etc.) with their conventions.

The numerous county medical societies, many with special committees on cancer.

The several specialty societies, state, regional and national, notably the American Colleges of Surgeons, of Physicians, of Radiologists and of Pathologists. These bodies sponsor or organize much graduate teaching in cancer.

The numerous paramedical organizations — nursing, technical, biostatistical, social and so forth with interests in cancer.

The Federal and some State governments are currently budgeting more for cancer research than can be spent wisely with the research talent available. We need interested, educated brains more than money. One very useful activity of government is support and operation of State Tumor Registries. Connecticut, New York, and California are leaders in this important field. The objective of the Registry is to provide general data

---

[1] Also as "Organization of Tumor Clinic in a General Hospital" in Pack and Ariel.

[2] See for example, Latourette, Laupe & Hodges "Organized Clinical Investigation of Cancer". University of Michigan, Ann Arbor, Annual Reports, 1937 to date.

on cancer morbidity in the state. This provides a means of studying the extent and nature of the cancer problem; evaluating diagnostic methods, treatment and survival of cancer cases; advancing study of the epidemiology of the disease; indicating leads for clinical and other types of research; and providing facts for professional and lay education. The Registry also promotes continuing care of the cancer patient since it insists upon and provides for an effective system of follow-up.

The voluntary fund-raising agencies such as the American Cancer Society and its several state or regional bodies, furnish funds for cancer education and the support of research.

Finally, there are several foundations designed to aid general or special fields in cancer (e.g. leukemia, or Hodgkins' disease). That there is overlap between some of these official and unofficial agencies is unavoidable. That coordination might be cumbersome and fraught with unwise regimentation is obvious.

8. Lay programs

The principal lay programs in the cancer picture are

(a) Those of the American Cancer Society, and its several state and regional divisions, and

(b) Those affiliated with special hospitals such as the Memorial Center in New York City, and the several State Cancer Hospitals (Roswell Park, New York; Columbia, Missouri, and so forth).

These bodies have a triple program of aiding education, service and research. Education is both lay and professional. Lay education is fostered at all levels, school, college, home and place or work. Professional education is supported with funds channelled through the medical division of the local chapter or the state medical school. Much literature and valuable statistics emanate from American Cancer Society headquarters, 521 West 57th St., New York 10, N.Y.

Service is nominal. To undertake really broad nursing, home-care, transportation and allied services requested by patients with cancer would utilize more resources than are available. For practical purposes, the County, State and Federal aid and welfare programs provide many of these services for those who will make the effort to seek them out and utilize them. Many divisions of the Cancer Society supplement these with

(a) transportation (e.g. from residence to place of therapy),

(b) home care (e.g. cooking, reading or sewing)[1],

(c) visiting nurse of nurses' aid service,

(d) dressings (e.g. for colostomy cases), and

(e) unusual drugs (e.g. expensive hormones).

Research is aided via funds placed at the disposal of research-granting committees chosen and supervised with care. These are largely national in scope. However a few divisions maintain State Research Grants Committees to allocate funds ear-marked by the donors for intrastate use.

The greatest need in the lay program is the continued support of education of the general public concerning the nature of cancer, the which types are amenable to *cure* if treated promptly and thoroughly, the importance of avoiding unqualified healers, and the efforts of medical scientists to evolve an agent as useful against cancer as those against infections, diabetes and the like.

The Federal and State Goverments are active in the Cancer Research and Educational picture. There is now an enormous chemotherapy investigation program under the auspices of the National Cancer Institute, Bethesda, Maryland. There are several State Cancer Registries receiving tax fund support.

[1] See also "Organization of Home Care Program for Cancer Patients" Chirkasky, M. & Oppenheim, A. in Vol. 1, "Cancer" Pack & Ariel, Ed. 2.

9. Special facilities

a) Cancer detection centers

Cancer detection centers were operated on a pilot basis under the auspices of the Cancer Commission of the California Medical Association in four different cities for periods up to almost 3 years. They were located in Santa Barbara, Fresno, Ventura and San Fransicso. The following summarizes our experience: *Terminology.* Initially, the term "Detection Clinic" was used, but, since "clinic" implies to many persons a place wherein the sick are diagnosed and treated, and since detection agencies were designed for the examination of apparently well persons, the term *"center"* was substituted. This, of course, did not eliminate confusion; it merely reduced it.

To aid in clarifying the functions of the various cancer fighting agencies of the medical profession and the Cancer Society, the following terms were developed and have been used in the State:

1. Cancer Information Center. This center is a county branch office of the State Division of the Cancer Society, which attempts to furnish information to inquirers on matters pertaining to cancer prevention, diagnosis or treatment. As a general rule the center refers patients or examinees to physicians chosen in rotation from a panel furnished by the local county medical society, or, in the case of indigents, to a suitable free clinic as near their residence as possible. While detection centers were being tested, a certain number of applicants were referred directly to them.

2. Cancer Detection Center. This is a center to which are directed for examination those persons who have no signs or symptoms of tumor. It is operated by local agencies, with the approval of the local county medical society, and the support of the local branch of the Cancer Society. Funds of the latter are augmented by a nominal payment by some examinees, and by money from other sources such as the State Division of the Cancer Society.

3. Consultative Tumor Board. This is a volunteer board composed of physicians and surgeons interested or qualified in cancer work (especially pathologists, surgeons, and radiologists), which meets periodically in an approved hospital, and offers advisory recommendations as to diagnostic or therapeutic procedures on patients referred by other physicians. It provides consultation on adequately worked-up cases.

4. Treating Physicians and Surgeons. These are radiologists, surgeons, and other physicians to whom patients are referred for treatment.

In the above list of agencies the terms "clinic" and "facility" are carefully avoided. Some "cancer clinics" furnish only simple physical examination; others furnish complete diagnostic studies; a few provide complete diagnostic and therapeutic services. Some are for indigents only; others accept only paying patients. It cannot always be determined at a distance which function a given "cancer clinic" fulfills. Therefore, until such time as there is clarity regarding the services actually available, it may be best to defer using the word. For some reason "facility" is eschewed. A building may contain microscopes, stains, and technicians, but without a competent tissue pathologist it is of little value to the public or profession as a cancer diagnostic agency. Similarly, an x-ray unit or a few capsules of radium (both of which are often referred to as therapeutic facilities) are worthless without an accompanying physician trained in their usage.

Minimum Standards: Theory. "The cancer detection, cancer prevention or well person center is designed to detect abnormalities not producing symptoms sufficient to send the patient to the doctor. These centers do not diagnose or treat diseases." In order to underline this aspect, the following Statement of Purpose was issued by the California Cancer Commission: "The purpose of the 'detection center' shall be to make periodic physical examinations of presumably well persons to discover early chronic disease with special emphasis on the early recogniton of cancer or lesions that may lead to cancer."

The minimum Standards are:

1. The 'detection center' shall have the continued approval and support of the county medical society. The clinicians must be members of that society.

2. The center must be conducted in the out-patient department of a Class A medical school or an approved hospital. If located away from the institution, it must be operated as an integral out-patient department of that institution.

3. Where there is no approved hospital or medical school in the community, the 'detection center' will be operated by the county medical society and all of the activities will be under the immediate supervision and control of the society.

4. The center shall be supervised by a physician who has had training and experience in the diagnosis and treatment of cancer.

5. The center shall have proper housing and adequate factilties and supplies to conduct complete physical examinations. The clinical laboratory and x-ray departments shall be accessible to it.

6. A sufficient number of clinicians shall be available at regular to provide complete physical examination of every patient accepted by the center.

7. Adequate records shall be kept of the history, physical findings and recommendations, and of the dispositions of patients. Sufficient personal shall be available to provide for necessary nursing, stenographic and record services.

8. The examination shall include: (a) history; (b) blood count and urinalysis; (c) x-ray film of the chest; (d) nose and throat examination, including lips and intra-oral; (e) examination of the breasts; (f) physical examination of chest, abdomen and extremities (including skin); (g) examination of lymph nodes: neck, axillae and groins; (h) pelvic examination; (i) rectal examination; (j) Papanicolaou vaginal smear.

9. Examinees that present suspicious history or abnormal physical findings shall be referred to their family physician for diagnosis and treatment. If there is no family physician, the patient shall be referred to a physician or clinic as directed by the policy of the county medical society.

10. A summary of the pertinent facts and recommendations of the center shall be sent to the physician or clinic to whom the patient is referred.

11. One month after such reference to physician the case shall be followed up by letter or social service visit and a complete report of the diagnosis and treatment shall be obtained.

12. Examinees shall be expected to make uniform contributions toward the expenses of the center if able to do so, but this shall not be in excess of the established cost of the examination.

13. All publicity concerning the center must have the approval of the county medical society.

14. Regularly scheduled periodic meetings will be held by the staff to study, review and follow up the cases seen in the center. An annual report of the work of the center will be sent to the Cancer Commission.

Minimum Standards: Practice. In practice, it was soon found impossible to limit examinations to presumably well persons. For one thing, local physicians sometimes thought the center was a free diagnostic clinic and referred deserving symptomatic persons for study and the social service worker or attending nurse was loath to turn them away. For another, persons who had been given a diagnosis of cancer elsewhere came in saying that they "felt quite well but wished a check-up". When the sincere and hard-working physician (who had often just examined a score of persons without evidence of cancer) triumphantly found a stony hard prostate (and a chest x-ray was reported as showing metastases), the patient merely remarked, " Well, I wanted to be sure that those university hospital doctors were right!" Such examples are not exceptional.

In none of the four "pilot" detection centers, therefore, were examinations confined to presumably well persons without symptoms. It was impossible to do so. The following figures accordingly represent the results of examinations of a miscellaneous group of persons, symptomatic, follow up and otherwise:

In the four centers, 2,479 persons — 342 males and 2,137 females — were examined. Five cases of cancer were detected in persons without symptoms. All of the other cancers detected were in persons with frank tumors in the lip or breast (who came for advice) or in persons with symptoms such as bloody vaginal or rectal discharge who presented themselves for diagnosis and treatment. Including these persons with symptoms and some who had obvious recurrences and were seeking follow up examination, a total of 50 proven cancers were reported. In Center A, 748 persons were examined during a period of 25 months; 25 cancers were observed. In Center B, 930 persons (females only) were examined during a period of 24 months; 7 cancers were observed (skin 2, nasal cavity 1, breast 2, cervix 2).

In Center C, 376 persons were examined during a period of 17 months; 8 cancers were recorded (lip 2, breast 3, cervix 2, sigmoid colon 1).

In Center D, 425 persons were examined during a period of 18 months; 14 were suspected of cancer, 11 of these are now under observation and one is scheduled for operation.

Of the entire group of 40 persons with established cancers, 38 have been given some form of surgical or radiological treatment, and in a majority of these cases, the cancer is recorded as initially arrested.

Other Findings. In addition to cancers, other lesions were, of course, discovered. Some of these were justifiably labeled precancerous and the finding of them represents a worthwhile yield. However, the term precancerous is not calculated to diminish cancerphobia in the susceptible, and should be used with greater discretion than was shown by one center which listed as precancerous the following entities: 1. verruca; 2. pigmented nevus, axilla; 3. fibromyoma uteri; 4. suspicious smear. The psychological damage resulting from casual use of the term precancerous, or from giving a false positive diagnosis of cancer, is not to be lightly regarded.

Some persons are found to have ailments such as hypertension, emphysema, arthritis, and so forth, which resulted in referral to physicians and, presumably, in benefit to the examinees. Space does not warrant a complete listing of these findings herewith.

Discussion. The concept of the detection center for apparently well persons is understandable. However, when it is realized that about 50% of cancers occur in nonaccessible sites (internal organs, etc.) and that the early recognition of small curable cancers in these sites is extremely difficult, the practical problem is obviously considerable. The sifting of a population of millions would require a medical and nursing force not available today; indeed, with a yield of only about one cancer per 1,000 "well persons" examined, the maintenance of interest and diagnostic acuity on the part of the corps of examining physicians is exceedingly difficult.

The early diagnosis of accessible cancers (skin, breast, etc.) is more difficult than many persons appreciate. Even when surgically removed tissue is available, histological criteria are not always black or white. This point is well illustrated by WILLIS in the early chapters of his textbook on tumors.

Other observers (Michigan Cancer Detection Center Survey) have stressed the practical problems involved in any large-scale cancer detection center program, namely:

1. Long waiting periods before examination (up to nine months).
2. Extreme difficulty of maintaining competent professional staff.
3. Lack of uniformity or completeness of examination.
4. Tendency to syphon off all available funds to the detriment of other parts of the cancer control program.

5. Perplexity of examiners and lay volunteer workers at the fact that no cancers may be found in the first several hundred persons examined.

6. Absence of adequate follow-up to ascertain if those advised to secure treatment really did so.

Curphey (1949) has commented on the 5,279 female and 877 male persons examined by the five cancer detection centers in Philadelphia between 1944 and 1946. In this group, 24 cancers were found, distributed as follows:

Females: 14 cancers of accessible sites (breast, cervix, skin); 5 cancers of inaccessible sites (fundus uteri, gallbladder and abdominal area).

Males: 5 cancers of inacessible sites (prostate, ileum and lung).

He regarded only 14 of the 24 as salvagable, and concluded that: "Such a record is distinctly discouraging and establishes the fact that no matter how well organised and medically efficient the detection clinic be, there is little it can offer to the patient with inaccessible cancer at this time."

He calculated that the yield throughout the then 240 detection centers in the United States was about one case per 100 patients with symptoms, and only one per 1,000 without symptoms. Further, the bulk of those detected were cancers of the skin, breast and cervix.

From the foregoing, it seem obvious that routine examination of apparently well persons yields too small a number of curable cancers to be a practical procedure at present. Examination of selected groups, such as adults over 55, might yield five cases per 1,000 but, if the inaccessible lesions were excluded, the yield would probably be closer to 2.5 per 1,000. Confining examinations to females would be a still more worthwhile procedure, from the statistical viewpoint.

Stimulating every physician to make his office a detection center for inaccessible tumors would be a more practical approach to the problem. If every adult over 45 were to have a simple physical examination (inspection and palpation) of five common accessible sites, annually, more cancer would be detected in a curable stage than by any other method at present available. The five sites are: skin, lip and oral cavity, breast, cervix, rectum and rectosigmoid.

Such preliminary examinations need no laboratory work, x-rays, smears or other special tests. It is quite agreed that the results of properly performed cytologic studies of vaginal, bronchial, gastric and urinary secretions are sometimes a good clue to early cancer. However, such tests on a statewide basis are not yet technically feasible.

The "tumor clinic" is commonly spoken of as a place for the diagnosis and treatment of cancer. However, if most cancers are to be diagnosed early they must be sought when they are first detectable — in the practitioner's office. The practicing physician is the person whose interest we must hold in order to make significant advance. His is the best, most widespread and most economic "detection center".

Frequency of Re-check. If periodic detection examinations are in order, how often should they be repeated? Kirklin (1948) has shown that x-rays of the stomach every three months would be necessary to detect early gastric cancer. Sante (1949) has observed that chest surveys should probably be repeated quarterly to be of value as a representative picture. If repeated on a mass scale every three months they "would soon become one of the principal enterprises of the nation". For practical purposes, an annual re-check of accessible sites would appear to be the most feasible approach at the moment.

Possible Alternative Programs. If cancer detection centers are not practical or worthwhile, what then should be done? Several years ago, Ackerman (1947) suggested one alternative as follows: "Without disrobing the cancer detection clinics of the nobility of their aims, it may be justly considered whether the effort and expense cannot be put to better service in increasing and sponsoring the facilities for training of specialists (tumor pathologists, radiotherapists and surgeons) on the skill of whom the therapeutic results will greatly depend". If the author might comment on this, he would stress the great need for additional numbers of tumor pathologists and radiotherapists (the editor).

Therefore alternative number 1 for the Cancer Society might be an intensive program to secure more qualified pathologists throughout the country. Number 2 would be to aid state medical associations to encourage their members to make every physician's office a detection center. Number 3 could be to extend simple, sensible health education in our schools and colleges.

b) Cancer clinics

with and without hospitalization facilities;
free and private;
allopathic and otherwise (osteopathic, naturopathic, etc.).

Caveat emptor. Let him going to a "cancer clinic" inquire carefully from some local reliable source prior to entrance. Such sources are the local official medical society, or university hospital administrator, or Better Business Bureau.

c) Cancer institutes and hospitals

Similar precautions applied to edifices or installations carrying these titles. There are a few bona-fide research institutes and several bona-fide cancer hospitals but it is well to remember that outside of a few long proven and distinguished examples these devices tend to change ownership, sponsorship or quality of staff in different decades — and may not always live up to their resounding title.

Once more we emphasize that it is the man not the machine that counts. An interested, able physician is usually the key to the cancer problem at the present time — not a building, a device or a title.

d) Cancer-phobia incidental to cancer detection propaganda

Some adults are extremely health conscious and introspective — especially those who have relatives with cancer. When persons of this type are bombarded with literature listing "the seven danger signals" which might mean the presence of cancer they tend to become additionally alarmed. It has been calculated by some experienced surgeons that in adult females only approximately 7 % of breast lumps prove to be cancer; to detect a majority of those seven, one must therefore recommend many excisional biopsies. Even though these reveal benign lesions, worry or phobia tends to persist. It has been calculated that only about 1 % of colon polyps in adults *are* carcinomatous or will become carcinomatous; the remainder are and mostly remain benign. Yet the possessor of a polyp tends to worry ad infinitum. These facts explain the prevalence of understandable fear of cancer and the potential enhancement of cancer-phobia.

WAKEFIELD (Cancer Education for the Public in Great Britain — Cancer, Vol. 3, Butterworth and Co., London) believes that fear of cancer has not induced people to seek medical advice promptly. This has been my own experience. For this reason, all physicians and health officials must be continually alert to suitable adjustment and modification of public health education material so that cancer-phobia will not be enhanced thereby. Dissemination of optimistic *facts* concerning the curability of localized accessible cancers, and the long term controllability of certain other types of cancer will help. But most important is personal contact with the wise and experienced nurse or social worker, and especially the kindly and experienced personal physician.

Cancer detection propaganda must be delicately attuned in the light of its true but modest accomplishments and its definite but hard-to-measure phobia inducing potentials.

10. Agencies in other countries

a) Sweden

Sweden is a relatively compact country and maintains an advanced, well-organized cancer program. It has been described under the heading "Organisation der Krebsbekämpfung in Schweden" by ELIS BERVEN in *Oncologia* 9, 135, 1956, obtainable from S. Karger, Basel, Switzerland.

Since radiotherapy ranks along with surgery in the Swedish medical program, readers may wish to read also "The Organization of Medical Radiology in Sweden" by the same author published in the *Indian Journal of Radiology* for August 1953. Reprints of both articles have been available from that center of radiological research and therapy, The Radiumhemmet, Stockholm, Sweden.

Postgraduate courses for physicians, nurses and midwives are stressed by Professor KOTTMEIER, who succeeded JAMES HEYMAN as the outstanding therapist of cervix cancer in the world. In recent years, physicians have been invited to come to the various University Clinics on Saturdays for small group teaching.

"We do not believe in cancer detection centers. Every doctor's office should be an institution for the detection of cancer. We do not think medical examination of healthy men and women should be limited to the detection of cancer: vascular disease and obesity are common in these persons."[1]

b) Denmark

Denmark is very well organized thanks to men like JOHANNES CLEMMESEN who with ARNE NIELSEN and others have reported on many phases of cancer organization for several decades. (CLEMMESEN, appropriately, is chief pathologist at the Finsen Institute and Radium Center of Copenhagen, and director of the Danish Cancer Registry.)

As in Sweden, treatment tends to be centralized, and diagnosis is dispersed amongst individual practitioners and clinics. Studies on the endemiology of cancer in Denmark have been published in *Cancer*, Vol. 3, Chapter 9, (Butterworth & Co., London).

c) Finland

The cancer program is described by L. KALAJA, and N. VOIPIO, in "Annales Medicinae Internae Fenniae" **48**, 99 1959.

d) Great Britain

The fight against cancer is somewhat loosely organized, except for its radiotherapeutic aspects. Problems of lay education have been critically studied by JOHN WAKEFIELD who states:

"The Ministry of Health has, with little success, encouraged local authorities, both verbally and financially, to devise their own education schemes. Detailed plans for local schemes have already been devised and published by the Central Council for Health Education and do not need re-stating. So long as Government policy remains one of encouragment of individual schemes, it is difficult to see how any coordinated national plan can be put into effect. Perhaps some adaptation of the Lancashire experiment would be a suitable compromise between local endeavour and a separate national campaign. Whole-time education officers based on, or near, cancer treatment centers in the hospital regions, where expert lecturers would be most readily available, would be responsible to the Ministry for providing cancer education services to local authorities in the region in co-operation with local medical officers of health. Each authority would contribute a proportion of the cost and claim refund of half the cost from the Ministry as at present. This machinery — an adaptation of the original privately financed project — works well in Lancashire and there is no obvious reason why it should not do so elsewhere.

"Any scheme of education begun in the hope of swiftly improving the number of successful treatments can only lead to disappointment. The effects of a well planned scheme in Great Britain to-day may well be to produce in the first year or two a significant improvement in the number of cases seen at an early stage (especially those of cancer of the cervix uteri, since ignorance of the meaning of symptoms is a cause of delay in this form of cancer, but not in cancer of the breast), followed by a falling off in the number

[1] KOTTMEIER, H. L. personal communication to the author. 12. 3. 59, also Collected Papers King Gustav V. Jubilee Clinic. Volume 7, 1956.

and a levelling out at a very slightly improved figure. From then on a very slow but steady improvement would be expected, as a healthier attitude to the disease develops under the influence of propoganda. At present what people are taught about cancer is fundamentally less important than how they are taught. It has been shown that knowledge alone does not conquer fear of cancer; the first task is, therefore, to create an attitude of mind that will enable people to receive and accept reliable information. Until then, the mental shutters are closed and any light that gets through is dim, diffused and filtered through the dusty louvres of prejudice. Obviously, one cannot set about generating optimism and confidence in vacuo: it has to be the result of some positive and well-conceived programme of education. But it is as well to hear in mind that one is concerned mainly to produce by personal example a healthier attitude of mind and a willingness to talk and think as freely about cancer as about other serious diseases, and not only to drive home a prescribed number of teaching points. For the present, we are merely at the stage of clearing the way for those who will later bring enlightenment and freedom from the fear which now degrades us all."

The fundamental program in England would appear to be similar to that in the United States, namely:

(a) research into causation and possible prevention;
(b) better education, both lay and professional;
(c) better treatment and follow-up.

Radiotherapy is separate from radiodiagnosis and pursued largely in centers, special hospitals and the like. This aids the acquisition of statistical data, the accumulation of experience and teaching; however, its impact on the overall cure rate of cancer in a nation remains to be ascertained. In a relatively small country like England such division is probably more practical than in a large continental area. The British Empire Cancer Campaign, 11 Grosvenor Crescent, London, S.W. 1, publishes a highly informative *Annual Report* of Scientific Researches performed under its auspices or with its aid.

e) U.S.S.R.

Oncology in the Soviet Union is described by SHIMKIN as being a separate speciality of medicine, administered by the U.S.S.R. Ministry of Health or by the ministries of health of the 15 republics. He quotes as reported 1,000 oncologic dispensaries and departments said to employ over 2,500 physicians. There are 11 institutes of roentgenology, radiology and oncology. Details may be found in the "Year Book of Cancer" series 1957—1958, pp. 506—510, published by the Year Book Publishers, Chicago, Illinois.

f) France

The National League against Cancer maintains offices in Paris at 6 avenue Marceau and publicizes various aspects of the cancer problem in a manner similar to that in Scandinavian countries, Great Britain and the United States of America.

Its popular bulletins include illustrated ones such as "La lutte contre le cancer" and a quarterly magazine with the same title. These stress the importance of seeing a physician, accepting reliable treatment and supporting the common goal of research and prevention. They list 17 anti-cancer centers spread throughout the country:

Paris: Foundation Curie, Institut Gustave Roussy, Hôpital de l'Hôtel Dieu, Hôpital Necker, Hôpital de la Salpetrière, Hospital Tenon.

Alger: Hôpital de Mustapha, and centers in Angers, Bordeaux, Caen, Lyon, Lille, Marseille, Montpellier, Nancy, Nantes, Reims, Rennes, Strasbourg and Toulouse.

The Quarterly Bulletin lists the hospitals and centers in each of these locations, the hours of attendance and the special clinics available—gynecologic, urologic, proctologic and so forth.

General References

Ackerman, L. V., and J. A. del Regato: Cancer St. Louis: C. V. Mosby Co. 1947.

Bauer, K. H.: Das Krebsproblem: Berlin-Göttingen-Heidelberg: Springer 1963.

Cancer Detection: Method and potential value: A statement by the California Cancer Commission Calif. Med. **78**, 473—476 (1953).

Curphey, T. J.: Cancer detection clinics. Nassau Med. News **22**, 1 (1949).

Garland, L. H.: Detection of cancer of the lung. Amer. J. Roentgenol. **74**, 402—412 (1955).

— Cancer detection: the present status. Calif. Med. **84**, 122—123 (1956).

— Radiation therapy of cancer, chapt. 28. The physiopathology of cancer, ed. by F. Homburger, Md. D., second ed. New York: Hoeber 1959.

—, and C. P. McCullough: Cancer detection, A county medical society program: Technique and results. Calif. Med. **80**, 65—69 (1954).

Hueper, W. C.: Environmental cancer, chapt. 24. The physiopathology of cancer, ed. by F. Homburger, M. D., second ed. New York: Hoeber 195.9

Kirklin, B. R., and J. R. Hodgson: Cancer of the stomach, its incidence and detection. Amer. J. Roentgenol. **60**, 600—604 (1948).

Michigan Cancer Detection Survey: J. Mich med. Soc. **48**, 441 (1949).

Pack, G. T., and I. M. Ariel: Treatment of cancer and allied diseases, second ed., vol. 1. New York: Hoeber 1958.

Posner, E., L. A. McDowell, and K. W. Cross: Mass radiography and cancer of the lung. Brit. med. J. **1959** I, 1213.

Sante, L. R.: Discussion of small film screening of major cities by T. F. Hilbish. Radiology **52** 251 (1949).

Willis, R. A.: The pathology of tumours. St. Louis: C. V. Mosby Co. 1948.

1. Die Organisation der Krebsbekämpfung in der Schweiz

Von

F. Burckhardt

Ausgangspunkt der organisierten Krebsbekämpfung in der Schweiz war die Gründung der *Schweizerischen Krebsliga*, die 1910 erfolgte. Diese Vereinigung, die ursprünglich aus einer kleinen Gruppe von Medizinern und Laien bestand, innert Jahresfrist jedoch schon mehr als 400 Mitglieder gewann (heute umfaßt sie deren 5000), hatte sich in ihren Statuten weitgehende Aufgaben gestellt: Die Liga sollte die Erforschung und Bekämpfung der Krebskrankheit unterstützen, die Fürsorge für Krebskranke fördern und die Bevölkerung über das Wesen der Krankheit und speziell über die Notwendigkeit frühzeitiger Behandlung aufklären. Es ist klar, daß diesen Aufgaben anfänglich nur in beschränktem Ausmaße entsprochen werden konnte, nicht zuletzt auch deshalb, weil die notwendigen Mittel fehlten. Früh setzte zwar — durch Wanderausstellungen, Vorträge, Merkblätter und einen eigens geschaffenen, großen Krebsfilm — die Aufklärung der Bevölkerung ein; auch die Früherfassung der Tumoren, immer wieder in den öffentlichen Veranstaltungen der Liga verlangt, wurde gefördert, als — zuerst in Lausanne und Genf, später auch in der deutschen Schweiz — Kliniken und Spitäler regelmäßige Krebssprechstunden und Gratisuntersuchungen, vor allem für Frauen, einführten. Dagegen mußte die Krebsforschung zunächst weitgehend der privaten Initiative schweizerischer Forscher überlassen bleiben; erst vom Zeitpunkt an, wo größere Stiftungen und Legate, Bundessubventionen und Zuwendungen aus den Bundesfeierspenden sowie die 1955 eingeführte jährliche Kartenaktion die finanzielle Lage der Liga wesentlich verbesserten, konnten zahlreiche Arbeiten und Untersuchungen schweizerischer Krebsforscher subventioniert werden. Ebenso fehlten für eine wirksame Krebsfürsorge anfänglich die erforderlichen Mittel; auch diese Aufgabe fand erst mit der finanziellen Erstarkung der Liga ihre Erfüllung.

Vor allem aber und zu einem wesentlichen Teil ist der heutige Stand der Krebsbekämpfung in der Schweiz auf die Initiative des kürzlich verstorbenen Prof. Dr.med. H. R. Schinz (Zürich) zurückzuführen, dem übrigens auch die 1951 erfolgte Schaffung der Schweizerischen Krebszeitschrift „Onkologia" zu verdanken war. Der sog. „Plan Schinz", 1955 der Schweizerischen Krebsliga vorgelegt und von ihr gutgeheißen, stellte eine umfassende Planung der Organisation und Finanzierung der Krebsbekämpfung in der Schweiz dar; die damit verbundenen Vorschläge sind in der Folge zum größten Teil verwirklicht worden. So führten die Jahre nach 1955 dazu, daß — entsprechend dem Plan von Prof. Schinz — in allen schweizerischen Kantonen *kantonale oder regionale Ligen* gegründet wurden und daß diesen Ligen zahlreiche Aufgaben übertragen werden konnten, die von ihnen besser zu lösen waren als von einer zentralen Stelle, wie der Schweizerischen Nationalliga.

Diese neue Konzeption der Krebsbekämpfung in der Schweiz erfuhr ihren weiteren, Ausbau, als 1963/64 die Nationalliga ihre Statuten den geänderten Verhältnissen anpaßte, ihre eigene Organisation straffte und vor allem ihr Generalsekretariat dadurch verstärkte und leistungsfähiger machte, daß sie dessen administrative Aufgaben einem Juristen übertrug und zusätzlich den Posten eines wissenschaftlichen Sekretärs schuf. Die Jahre 1966 und 1967 führten zu einer neuerlichen Erweiterung der Administration der Liga und des Stabs ihrer vollamtlichen Mitarbeiter.

So kann die *heutige Organisation* der Krebsbekämpfung in der Schweiz folgendermaßen umschrieben werden:

1. In die Aufgaben der *Volksaufklärung* teilen sich die Nationalliga und die kantonalen Ligen. Auf schweizerischer wie auf kantonaler Ebene werden aufklärende Veranstaltungen und Vorträge durchgeführt; die Nationalliga hat ferner neue Krebsfilme herstellen lassen, die den kantonalen Ligen für Vorführungen zur Verfügung stehen. In ähnlicher Weise dient auch das jährliche Merkblatt, das bei Gelegenheit der Kartenaktion in der ganzen Schweiz zur Verteilung gelangt und worin auf bestimmte Alarmzeichen bei drohender Krebserkrankung aufmerksam gemacht wird, der Aufklärung der Bevölkerung und wird von ihr stark beachtet.

Auch an einer Prüfung fraglicher Krebsheilmittel ist die Öffentlichkeit sehr interessiert. Wo sich solche Untersuchungen als notwendig erweisen, sorgt die Nationalliga für ihre Durchführung.

Endlich wird auch die Aufklärung der praktizierenden Ärzte über Fortschritte und neue Methoden der Krebsbekämpfung nicht vernachlässigt. Zu diesem Zweck bemühen sich die kantonalen Ligen um eine Verstärkung des Kontakts mit den Ärztegesellschaften ihres Kantons; als Folge solcher Kontaktnahmen mit diesen Organisationen wie auch mit den medizinischen Fakultäten der schweizerischen Universitäten werden, neben wissenschaftlichen Vorträgen in den Ärztevereinigungen, insbesondere Fortbildungskurse für praktizierende Ärzte organisiert und durchgeführt.

2. Die *Krebsfürsorge* und die damit verbundenen sozial-medizinischen Aufgaben liegen in den Händen der kantonalen Ligen. Diese haben, entsprechend den Vorschlägen von Prof. Schinz, in fast allen Kantonen nichtärztliche Beratungs- und Fürsorgestellen eingerichtet, die entweder selbständig oder in Verbindung mit einem Spital oder einer lokalen Tuberkuloseliga organisiert sind. Ihre Aufgaben bestehen vor allem darin, das schwere Los bedürftiger Krebskranker finanziell und fürsorgerisch zu erleichtern und ihnen in ihren Schwierigkeiten zu helfen, sei es durch Beiträge an die Behandlungskosten und den Lebensunterhalt, sei es durch menschlichen Beistand und persönliche Beratung. Auch die Überführung krebsverdächtiger Personen in ärztliche Behandlung, die Vermittlung von Pflegestätten und Erholungsaufenthalten und die Betreuung aus der ärztlichen Behandlung entlassener früherer Krebspatienten gehören zum Tätigkeitsbereich solcher kantonalen Fürsorgestellen.

3. Gleichermaßen müssen auch die Aufgaben der vermehrten *Krebsprophylaxe* und die Förderung der *Nachkontrollen* Krebskranker in erster Linie auf kantonalem Boden gelöst werden. Hier sind raschere Erfolge einstweilen in denjenigen Kantonen zu erwarten, die über Universitätskliniken oder größere Spitäler und Polikliniken und damit über ausgebaute cytologische Untersuchungsstationen und über organisierte Nachsorgedienste verfügen. Der Nationalliga wie auch den kantonalen Ligen obliegt es, alle diese Bestrebungen und Untersuchungsmöglichkeiten zu propagieren und — auch finanziell — zu unterstützen und damit sowohl die Früherfassung des Krebses wie auch die regelmäßige Nachkontrolle operierter oder bestrahlter Patienten zu verbessern.

Auch die statistische Erfassung der Krebsfälle und der Behandlungsergebnisse bedarf noch einer vermehrten Förderung durch Zusammenarbeit von Universitätsinstituten, Spitälern und Krebsligen. In einzelnen Kantonen liegen bereits die ersten erfreulichen Resultate solcher Statistiken vor; eine Intensivierung dieser wichtigen Bemühungen auf dem Gebiet der Krebsbekämpfung ist vorgesehen.

4. Was endlich die *Krebsforschung* betrifft, so setzen sich dafür in der Schweiz — von der besonders leistungsfähigen chemischen Industrie abgesehen — verschiedene Institute und Arbeitsgruppen ein. Im Bereich der Grundlagenforschung seien vor allem das unter der Direktion von Prof. Dr. H. Isliker stehende Schweizerische Institut für experimentelle Krebsforschung in Lausanne genannt, ferner die Abteilung für Krebsforschung und experimentelle Pathologie der Universität Zürich (Leitung: PD Dr. P. Sträuli) und eine am Tiefenauspital in Bern unter PD Dr. S. Barandun arbeitende Forschungsgruppe. Auch die klinische Krebsforschung hat im Laufe der letzten Jahre einen erkennbaren

Aufschwung genommen, so vor allem durch die Gründung einer Schweizerischen Chemotherapiegruppe, die von Dr. KURT W. BRUNNER (Bern) geführt wird; ferner sind an verschiedenen Spitälern und Instituten onkologische Stationen und Arbeitsgruppen entweder bereits wirksam tätig (Zürich, Genf, Bern, Davos etc.) oder im Aufbau begriffen (Basel, Lausanne, La Chaux-de-Fonds, Neuchâtel, Aarau etc.).

Die Finanzierung dieser Institute und Gruppen und ihrer Forschungsprojekte erfolgt in der Hauptsache aus Mitteln der öffentlichen Hand (Bund und Kantone), wobei die Bundessubventionen vom Schweizerischen Nationalfonds zur Förderung der wissenschaftlichen Forschung verwaltet und verteilt werden. In neuester Zeit zeichnet sich allerdings die Tendenz ab, die Tätigkeit des Nationalfonds auf die Subventionierung der Grundlagenforschung zu beschränken und der klinischen Krebsforschung neue Finanzquellen zu erschließen; hierfür ist auch die schweizerische Krebsliga aufgerufen, die in der Förderung der klinischen Onkologie eine ihrer Hauptaufgaben sieht. Außerdem liegt es der Krebsliga auf dem Sektor der Forschung ob, sich um eine Koordinierung der von den einzelnen Instituten und Gruppen verfolgten Projekte zu bemühen und die notwendigen Querverbindungen wie auch die Beziehungen zu ausländischen Krebsorganisationen zu fördern; auch die Verleihung eines jährlichen Preises für die beste wissenschaftliche Forschungsarbeit, die Organisation wissenschaftlicher Kongresse und Vorträge und die Herausgabe eines vierteljährlichen Bulletins gehören zum Aufgabenbereich der Liga.

5. Daß die *Beschaffung der Mittel* für die Krebsbekämpfung in der Schweiz sich zwischen Bund, Kantonen und Krebsliga aufteilt, ist bereits erwähnt worden. Für die experimentelle Forschung außerhalb der Industrie ist im wesentlichen der Bund verantwortlich; die Kosten der Krebsfürsorge, der Aufklärung und der Förderung der Prophylaxe und der Nachkontrollen tragen die Kantone und zu einem guten Teil die Schweizerische Krebsliga. Wohl erhält die Liga auch gewisse Bundeszuwendungen; in der Hauptsache aber stammen ihre Mittel aus Mitgliederbeiträgen, Legaten und Schenkungen der gebefreudigen schweizerischen Bevölkerung und aus der jährlichen Kartenaktion, deren Bruttoertrag Fr. 1 000 000.— überstiegen hat. Es ist jedoch ganz selbstverständlich, daß die Krebsliga wie auch alle Institute und Arbeitsgruppen, die sich dem Kampf gegen den Krebs widmen, den erweiterten Aufgaben ohne eine vermehrte Unterstützung seitens des Staates nicht gerecht werden können; glücklicherweise besteht bei den Behörden Verständnis und Hilfsbereitschaft.

Entsprechend der politischen Struktur des Landes, ist die Krebsbekämpfung in der Schweiz nicht zentralisiert; auch ein eidgenössisches Krebsgesetz ist bis jetzt noch nicht geschaffen worden. Dennoch zeigen sich in den verschiedenen Kantonen und ihren Universitäten, Forschungszentren und Krebsligen vielfältige Anstrengungen und erfreuliche Resultate. Manches ist noch unvollkommen; die Aufgaben sind jedoch bekannt und die Ziele gesetzt. So hofft auch die Schweiz, im weltweiten Kampf gegen den Krebs ihren Beitrag leisten zu können.

C. II. Die Organisation der Krebsbekämpfung in Dänemark

Von

Helge Johansen

Aus der Radiumstation Kopenhagen (Direktor: Prof. Dr. med. h. c. JENS NIELENS †)

Im Anfang dieses Jahrhunderts wurde in Dänemark eine beunruhigende Zunahme der Krebskrankheiten und ihre Bedeutung als Todesursache festgestellt.

1890—1899: 119 Krebstodesfälle in Dänemark pro 100000,

1900—1909: 132 Krebstodesfälle in Dänemark pro 100000.

Diese Tatsache sowie die ersten Berichte aus dem Ausland über die durch Radiumbehandlung bösartiger Leiden erzielten guten Erfolge veranlaßten den Gynäkologen ERNST, im November 1904 in der Gesellschaft für Gynäkologie und Obstetrik dem Verein Dänischer Ärzte die Einsetzung eines Ausschusses vorzuschlagen, der die Möglichkeit einer Verbesserung dieser Sachlage untersuchen sollte. 1905 wurde die Bildung des Krebsausschusses des Vereins Dänischer Ärzte beschlossen.

Dieser Ausschuß setzte sich aus 15 Mitgliedern zusammen, und zwar aus 14 Ärzten und dem Professor für Veterinäranatomie an der Tierärztlichen Hochschule, C. O. JENSEN, dem es als erstem gelang, eine bösartige Geschwulst von einem Versuchstier auf ein anderes zu transplantieren. Prof. JENSEN wurde im Jahre 1907 Vorsitzender des Ausschusses.

Der Krebsausschuß hatte ein großes Arbeitsprogramm: Erforschung der Entstehung, der Verbreitung und der Behandlung der Krebskrankheiten, Aufklärung der Bevölkerung durch gemeinverständliche Darstellungen, um frühzeitig Hilfe bringen zu können, und schließlich eine kostenlose mikroskopische Untersuchung eingesandter histologischer Präparate von unbemittelten, auf Gebärmutterkrebs verdächtigen Patientinnen.

1907 wurde beschlossen, daß sich der Krebsausschuß in Zukunft nicht nur mit dem Gebärmutterkrebs sondern mit dem Krebs aller Organe befassen sollte. Gleichzeitig schloß man sich dem Internationalen Verband für Erforschung des Krebses an. Im gleichen Jahr wurde eine Statistik über das Vorkommen des Krebses in Dänemark begonnen, indem eine Zählung sämtlicher Krebskranken in Dänemark am 1. 4. 08 vorgenommen wurde. Alle Ärzte Dänemarks erhielten Fragebogen, die zu über 99% beantwortet wurden. Diese Zählung ergab in Dänemark 42,8 Krebskranke pro 100000 Einwohner, gegenüber 35,3 in Schweden, 28,6 in Holland und 21,5 in Deutschland.

Die Mittel des Krebsausschusses kamen in den ersten Jahren von privaten Zuschüssen, teils vom Verein Dänischer Ärzte, teils von der Carlsberg-Stiftung. Schon 1908 wurde im Staatshaushaltgesetz ein Betrag für die kostenlosen mikroskopischen Untersuchungen bereitgestellt.

1910—1911 fanden die ersten Beratungen innerhalb des Krebsausschusses über eine Reihe von Vorschlägen statt, wie Gründung einer Krebsstiftung zur finanziellen Unterstützung von Krebskranken und Förderung wissenschaftlicher Arbeit. Aus wirtschaftlichen Gründen mußten diese Pläne aber aufgegeben werden.

Im Jahr 1912 veranstaltete ein Kreis von Privatpersonen eine Sammlung zum Ankauf von Radium. Es wurde ein Ausschuß mit dem Röntgenologen Prof. FISCHER als Vorsitzendem gebildet. Hieraus entstand am 4. Juli 1912 *die zur Erinnerung an König Frederik VIII. gegründete Radiumstiftung.*

Die Aufgabe der Radiumstiftung war: „Hilfeleistung zur Behandlung von Krebs und krebsähnlichen Leiden, in erster Linie durch Beschaffung von Mitteln zur Behandlung dieser Krankheiten mit Radium".

Die erste Radiummenge (125 mg) wurde in Paris gekauft, und der erste dänische Behandlungsort, die erste dänische Radiumstation, wurde im Kgl. Frederiks Hospital in Kopenhagen eingerichtet. Der erste Kranke wurde am 7. Mai 1913 vom Chef der Abteilung, dem Dermatologen Dr. C. E. JENSEN, behandelt. Bereits im nächsten Jahr wurden weitere zwei Radiumstationen in Dänemark errichtet, in Aarhus und Odense.

Eine große, landesumfassende Sammlung versetzte 1921 die Radiumstiftung in die Lage, mit Subvention des dänischen Staates eine größere und bessere Radiumstation mit 20 Betten in einer Villa im Finsen-Institut in Kopenhagen einzurichten. Chef wurde der Radiologe Dr. COLLIN. Ein Facharzt für Histologie (Dr. FRIDTJOF BANG) sowie ein Physiker (der spätere Prof. I. C. JACOBSEN) wurden der Abteilung zugeteilt.

Nach und nach bereitete es der Radiumstiftung große Schwierigkeiten, ihre Aufgaben in befriedigender Weise zu bewältigen. Trotz der Staatszuschüsse beanspruchte der tägliche Betrieb alle Einnahmen der Stiftung (Renten und Spenden), so daß es keine Möglichkeit gab, die Arbeit zu erweitern oder Laboratorien zu errichten, geschweige denn, die wissenschaftliche Arbeit zu unterstützen.

Eine Reorganisation war erforderlich. In einer Sitzung im Oktober 1928 wurde die Verschmelzung der Radiumstiftung und des Krebsausschusses des Vereins Dänischer Ärzte in eine nationale Vereinigung auf breiterer Grundlage mit Aufnahme von Vertretern der Verwaltungsbehörden, philanthropischen Einrichtungen u.a. beschlossen, deren Interesse für die Förderung bedeutsam sein konnte.

Man gründete den „Landesverein zur Bekämpfung des Krebses unter der Leitung des dänischen Krebsausschusses" mit folgenden Zwecken:

1. Hilfeleistung zum Betrieb der Radiumstationen und zur Anschaffung von therapeutischen Hilfsmitteln, einschließlich des Radiums.
2. Unterstützung der experimentellen und klinischen Krebsforschung.
3. Verbreitung von Kenntnissen über das Wesen und die Behandlung der Krebskrankheiten in dem Umfange, wo es erforderlich und zweckmäßig erscheint.
4. Ergänzung der öffentlichen Unterstützung notleidender Krebspatienten.

Die finanzielle Grundlage des Landesvereins bildeten nach wie vor in erster Linie die Mitgliedsbeiträge, die sich jetzt auf rund eine Million dänische Kronen jährlich belaufen, ferner Spenden und Zuschüsse, unter anderem aus dem Verkaufsüberschuß künstlerischer Telegrammformulare des Staatlichen Telegraphendienstes und den Einnahmen aus der am jährlichen „Krebstag" veranstalteten Sammlung.

Der dänische Staat gewährte viele Jahre hindurch dem „Landesverein zur Bekämpfung des Krebses" einen bescheidenen Zuschuß. Als das Betriebsdefizit der Radiumstationen stieg, wurde auch der Staatszuschuß erhöht, bis er rund 10 Millionen dänische Kronen pro Jahr betrug. Es leuchtete bald allen ein, daß der eigentliche Krankenhausbetrieb eine Staatsaufgabe sein müsse, und der Staat hat denn auch den Betrieb der drei dänischen Radiumstationen am 1. April 1963 übernommen; das gleiche gilt für die Aufrechterhaltung der radiophysikalischen und radiobiologischen Laboratorien, die der Landesverein im Jahre 1954 errichtet hatte.

Der „Landesverein zur Bekämpfung des Krebses" kann sich seiner wichtigen Aufgabe besser widmen, die in der Förderung der wissenschaftlichen Arbeit besteht, und zwar durch vermehrte Zuschüsse für die vom Landesverein unterhaltenen theoretischen und experimentellen Laboratorien (unter anderem das 1949 errichtete Fibiger-Laboratorium) sowie für die statistische Forschung (das 1942 errichtete Krebsregister). Ferner ermöglicht die Unterstützung von Einzelpersonen wissenschaftliche Arbeiten.

Eine andere wichtige Aufgabe des Landesvereins besteht in Propaganda und Aufklärung der Bevölkerung über Krebskrankheiten. Hier seien erwähnt die Aufklärungskampagne über den Brustkrebs mit Unterricht in der Selbst-Palpation der Brüste, der Feldzug gegen das Zigarettenrauchen der Kinder, die Schirmbildaktion, Untersuchung auf Präcancerose und Gebärmutterkrebs durch vaginale cytologische Untersuchung bei einer größeren Bevölkerungsgruppe, finanziert durch den Landesverein zur Bekämpfung des Krebses. Letztere Untersuchung dauert schon mehr als 1 Jahr und scheint schon jetzt guten Erfolg im Nachweis des Cancer colli uteri im Frühstadium zu zeitigen.

C. III. Organization of cancer control in Poland

By

T. Koszarowski

The population of Poland amounted in 1964 31,161,000 inhabitans. The age distribution shows a large proportion of young people and a clear majority of women (Fig. 1).

The cancer incidence index amounts to 215.0 (100,000) the Polish population being young. The total cancer mortality amounts to 37,000 per year.

The administration of the country is divided into 17 provinces.

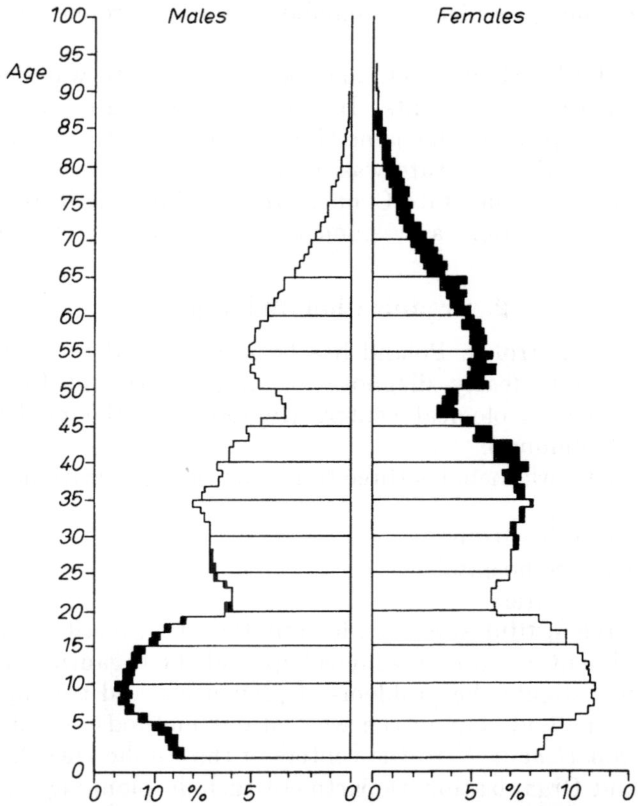

Fig. 1. Pupulation of Poland 1964 by age and sex. ■ Represents the difference in the age group

1. Historical outline

The organization of cancer control begun in the first years of the twentieth century. In 1906 a "Committee for Research and Control of Cancer" was set up in the "Warsaw Hygiene Society". The task of the Committee was to organize the research and the treatment of cancer, to care for the incurable patients and the public education on cancer.

Clinics for patients suffering from tumours were set up in Lódz in 1917, and in Wilno several years later.

In 1921 the Warsaw Committee was reorganized into the Polish Committee for Cancer Control. It was the first attempt to organize nation-wide control of cancer. In 1924 the 1st Congress on Prevention of Cancer was held. In accordance with the resolutions taken at the Congress Committees for Cancer Control were set up in bigger Polish towns. The Committees started publishing a periodical review "Nowotwory" (the Neoplasma).

A turn-point in the history of Polish oncology was the creation of the Radium Institute in Warsaw in 1932 on the initiative of Maria Sklodowska-Curie. It was a specific present of the Polish nation to the great compatriot.

The first gram of radium was offered to the Institute by Maria Sklodowska-Curie. The Radium Institute was the first organized scientific oncological center in Poland, it provided the foundation for a modern tumour clinic closely linked with histopatology and able to apply modern methods of radiotherapy and surgery.

The methods of cooperation of an oncological team (histopathologist, radiotherapist and surgeon) worked out, provided the foundation for the present organization of cancer control.

During the World War II, in 1944, the Radium Institute was destroyed along with the accumulated scientific documents. In 1947 the Institute was completely rebuilt, enlarged and fully equipped. At the same time a Cancer Institute was set up at Gliwice and in 1951 a branch of the Institute was organized in Kraków.

In 1951, by a Decree of the state Council, the Radium Institute was appointed to a scientific research organization and named: Maria Sklodowska-Curie's Institute of Oncology.

2. Organization and objectives

Since 1952 Cancer control in Poland has been conducted by means of a network of Cancer Detection Centers (early diagnosis of neoplasma) and Provincial Oncological Hospitals, the so-called oncological centers (representing the modern diagnostics and combined therapy of tumours).

The oncological network includes three fundamental organizational units with distinct objectives:

1. Scientific research institutes,
2. Provincial oncologic hospitals,
3. Cancer detection centers.

1. Scientific research institutes. Scientific activities of the institutes include the research in the field of experimental and clinical oncology and the organization of cancer control.

The Institutes investigate the problems of prevention and treatment of tumours and precancerous conditions and convey the worked out methods — through its Methology and Organization Department — to the centers of the Public Health Services. Activities of the Methology and Organization Department include planning and organizing of the oncologic centers all over the country; organizing the training of physicians and auxillary personnel; compiling of statistics' cancer incidence rate and morbidity.

The Institute of Oncology acts as a consultant for the whole country assisted by provincial consultants.

2. Provincial oncologic hospitals (80—150 beds) act as service centers with a team of specialists — oncologists (histopathologist, radiotherapist and surgeon), who use the most modern methods of diagnosis and of combined therapy of tumours (Fig. 2).

The important departments of a provincial oncologic hospital are: Methology — and Organization Department and Documentation Department ("follow up").

Activities of the Methology and Organization Department of a Provincial Oncologic Hospital include:

a) Organization of the control of cancer in the province,
b) Preventive action,
c) Consultations for the local centers of the Public Health Service,
d) Training of the medical staff in oncology,
e) Public education,
f) Care of the incurable patient,
g) Registration of the Cancer incidence rate and the analysis of the cancer morbidity in the province.

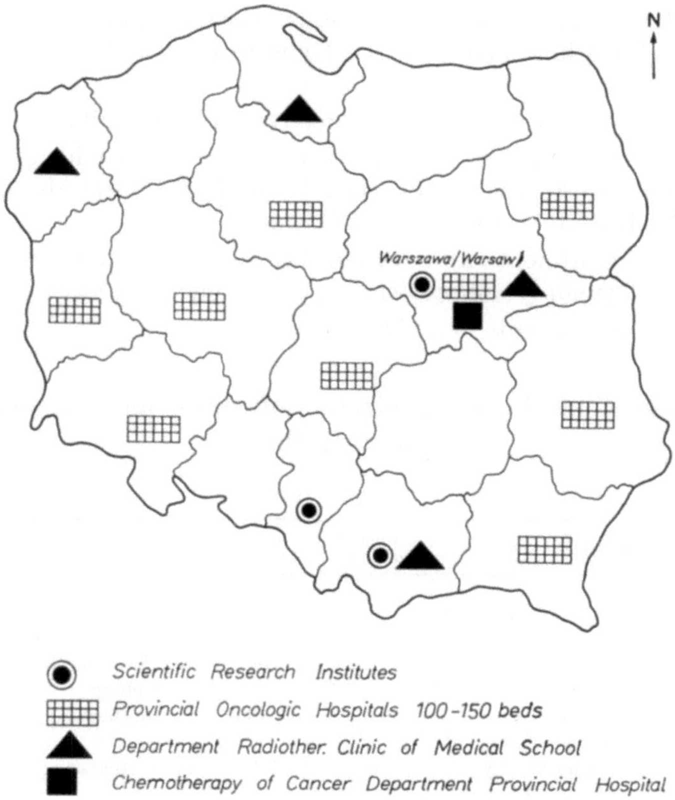

Fig. 2. Network of the Cancer Hospital Centers in Poland 1964

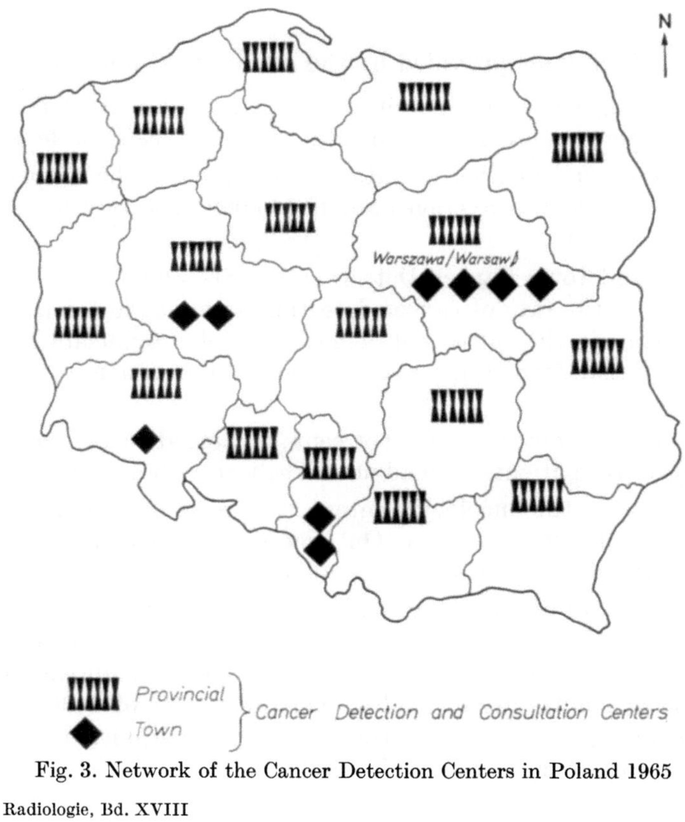

Fig. 3. Network of the Cancer Detection Centers in Poland 1965

Besides the Provincial Oncologic Hospitals there are also four oncologic sections: 3 in the Radiological Clinic and 1 in the Gynecological and Obstetrical Clinic of the Medical Schools.

3. Cancer Detection Centers. (Fig. 3.) The objectives of these units are:

a) Early detection of tumours and the earliest possible referring of the patient to the appropriate center for treatment (Provincial Oncologic Hospitals, Clinics of Medical School, Provincial Hospitals, Institutes of Oncology).

b) Detection and treatment of precancerous conditions by means of modern diagnostic methods (biopsy, oligobiopsy, kolpomicroscopy, cytology and other methods).

c) Care of incurable patients in a given area.

3. The present oncologic organization of cancer hospital and detection centers in Poland

Table 1

Organization units	Number of units	Number of beds	Activities
1. Institute of Oncology with two branches at Gliwice and Kraków	3	645	Scientific research, service, complex therapy of tumours
2. Provincial Oncologic Hospitals	9	709	Service, complex therapy of tumours teaching
3. Oncologic Department Provincial Hospital of Chemotherapy	1	40	Chemotherapy
4. Oncologic Department Radiotherapy of Medical School	4	160	X-ray therapy
Provincial Cancer Detection Consultation Centers	26		Detection of precancerous conditions and early stage of cancer and referring them for treatment

4. Service provided by the oncological network

In all these oncological centers about 15,000 patients are treated during a year and more than 370,000 persons are given consultations in outpatient departments.

From these, the annual number of patients examined in the outpatient departments of Provincial Cancer Hospitals averages about 135,000. The rate of cancer detection on these averages 14 per cent.

In the country and town Cancer Detection Centers about 120,000 patients are examined every year and the rate of cancer detection amounts to 5.5 per cent. The rate of detection of neoplasma in the outpatient departments of Provincial Oncological Hospitals and in the country and town Cancer Detection Centers amounts to 11 per cent (see Table 3).

Early cases of cancer represent 21.5 per cent; advanced cases available for treatment 62 per cent; the group of patients with advanced cancer with no hope of cure 16.5 per cent.

The main purpose of the oncologic centers is to work out the methods of treatment and to organize the consultation service. Only more serious cases of cancer, which require combined treatment (about 50 per cent of all the cancer incidence) are treated there.

The Warsaw Institute of Oncology made an attempt at studies on the curability of cancer. A non-selected group of 1000 cancer patients, referred to the Institute in 1950, was studied, disregarding the type of malignancy, stage of the disease and localization of the tumour; another similar group studied consisted cases of 1000 patients referred in 1955. From both these groups 610 and 543 patients were admitted for treatment.

The obtained results were as follows in Table 2.

Table 2

	1950	1955
Number of treated patients 5 years survival rate	610 172 = 28.19%	543 185 = 34.8%

The actual cost of treatment for one patient in an oncologic unit amounts to 3115 zlotys.

The cost of the cure of one patient in an oncologic service amounts to 10,385 zlotys.

The Cancer Detection Centers direct and coordinate the whole entity of the fight against cancer in the particular province, public education, organization, early cancer detection, complex treatment and patients follow up, cancer epidemiology and care of chronic patients.

Simoultaneously the treatment and detection of cancer is caried on by all National Health Service branches within particular specialized hues.

5. Preventive action

The preventive action consists in examining groups of an apparently healthy population and has the character of epidemiologic studies. There are two types of examination: a) mass screening, b) specialistic, employing laboratory technics.

Cancer Detection Centers carry out the type of specialistic examinations which include women over 30 years of age and men over 40 years of age. About 40,000 of such examinations are performed every year in the oncologic centers.

Table 3 illustrates the detection of cancer in the Cancer Detection Centers and oncologic mass-screening.

Cancer prevention and early detection are within the scope of preventive organization of:

1. The Industrial Health Service,
2. The antenatal care,
3. Ginecological Service network etc.

6. Care of the incurable patients

The problem of the care of the incurable patients has been discussed in this country as well as at the international forum.

Table 3

	Cancer Detection Centers	Mass-screening
Number of examined persons per annum	255,000	40,000
Detected tumours, per cent	11%	0.29—0.85%
Of these:		
Early cancer cases	21.5%	63% (in this 30% preinvasive cancer)
Advanced stages of cancer but qualified for treatment	62%	34%
Cancer cases with no hope for cure	16.5%	3%

In Poland about 300 beds are reserved for hospitalization of chronic patients; these beds are distributed among the hospitals of particular provinces and in one hospital near Warsaw there are 30 of these reserved beds.

7. Training of the staff

Oncology is a team-speciality which includes three fundamental branches of training: histopathologic, radiotherapeutic and surgical. A training of at least six years is required for specialization according to the programme in each of the above branches. A physician, specialized in one of the basic clinical branches and a radiologist or a radiotherapist are given priority for specialization in the field of oncologic radiotherapy. In some special circumstances the period of specialization in oncology may be shortened than described by the programme.

For the specialization in the field of oncologic surgery general surgeons have been admitted for a period of 2 to 3 years.

Similary, the required period for specialization in the field of oncologic histopathology for specialists in pathology has taken 2 to 3 years.

Specialization in oncology takes place in the Institutes of Oncology and in the Provincial Oncologic Hospitals. Specialists of this type fill posts in Provincial Oncologic Hospitals and if possible, Provincial Cancer Detection Centers. Provincial consultants are appointed from among those oncologists.

At present there are in Poland 110 specialists — oncologists (trained in one of the three mentioned branches) and 103 postgraduate students are trained.

In principle the specialist in oncology should build up the menagement and staff of oncological centers.

At the Institute of Oncology in Warsaw, there are three sections of the Postgraduate Medical School, where physicians are trained in histopathology, radiotherapy and oncologic surgery. The courses take three months and are held throughout the year.

In addition training of physicians of various specializations is carried on in courses or individually at the Institute. An average of 130 physicians is trained annually.

At the Oncologic Centers auxilliary personnel is also trained (laboratory assistants, nurses, workers of the Methology — and Organization Department, etc.). Over 30 persons of this personnel are trained annually.

8. Scientific information

The scientific information is conveyed to the National Health Service centers by means of congresses organized by the Polish Cancer Society, by participation of oncologists in national congresses of other specializations, or by publishing works in scientific periodicals and articles in the popular press.

Scientific films and films popularizing cancer problems are also prepared.

In the Warsaw Institute of Oncology six films were produced; two of them are dealing with cancer of the breast, one with the radical neck dissection (Crile's operation) and one with cancer of the rectum, two with early detection of cancer.

9. Public education

Public education is conducted by means of publications popularising science and by means of popular articles in the press, by radio lectures and film shows on cancer problems. The film "For Human Life" was shot at the Institute. It shows, in a popular way, that cancer is a curable disease. Public education has intentionally been carried on a limited scale because our first aim has been to ensure the possibility of treatment and to avoid undesirable disproportions between the recommended treatment and between the available treatment facilities.

10. Statistics

The registration of cancer incidence rate is centralized in the Methology — and Organization Department of the Institute of Oncology. The supplied statements provide information as to the localization and type of tumours, age and sex of the patients, details of the verification of the diagnosis (histopathologic, radiological, clinical or other data), as well as the morbidity in different provinces.

The cancer registry is based on the reports of the malignant tumours collected all over the country.

Selected urban and rural areas (approximately 2 mil. inhabitants) serve to check the accuracy of — all collected dates.

References

Bulletin of the Methology—and Organization Department of the Institute of Oncology 1, 2, 3. Warsaw

KOSZAROWSKI, T.: Organization of cancer control in Poland. Zdrow. publ. (Public Health) 5, (1958)

— On the neoplastic diseases. Tygodnik Demokratyczny (Democratic Weekly) 8, 33 (1961).

KOSZAROWSKI, T.: Cancer and microscope. Polityka (Politica) 5, 17 (1961).

— The evolution of general notions in oncology as a basis for the organization of the fight against neoplastic diseases. Santé publ. (Buc.) 2 (1963).

Reports presented at the XIth Session of the European Section of the World Health Organization, Luxemburg 1961.

C. IV. Die Organisation der Krebsbekämpfung in Nordrhein-Westfalen Aufgaben, Wege und Wandlung

Von

W. Flaskamp

Vorsitzender der Gesellschaft zur Bekämpfung der Krebskrankheiten Nordrhein-Westfalen e.V.

Die Gesellschaft zur Bekämpfung der Krebskrankheiten Nordrhein-Westfalen e.V. mit ihrem Sitz in Düsseldorf, im folgenden GBK genannt, wurde Ende 1950 aus der Taufe gehoben. Mahnrufe der Ärzteschaft, Enqueten der Standesorganisationen und wissenschaftlichen Gesellschaften, Hilferufe aus überfüllten Krankenhäusern, Mitteilungen der Träger von Krankenversicherungen usw. wiesen auf die steigende Zahl und die besondere Not der Krebskranken hin.

Aus einem von der Abteilung Gesundheit des Landesministeriums einberufenen Gremium, in dem alle ärztlichen Fächer und Organisationen, die Universitäten und Akademien, wissenschaftliche Gesellschaften, Ärztekammern usw. vertreten waren, wurde eine kleine Anzahl von Ärztinnen und Ärzten ausgewählt und beauftragt, Vorschläge zur Behebung dieser Not zu machen. Aus diesem ausgewählten Ärztekreis ist die GBK hervorgegangen.

Bei der Absteckung der Aufgabengebiete dieser neu gegründeten Gesellschaft ergab sich zwangsläufig die Notwendigkeit, vordringlich den Akzent auf „Krankenversorgung" zu setzen, und erst nach Lösung dieses Problems forscherische und theoretische Fragen anzugehen.

Der GBK bot sich damals sowohl das Bild einer quantitativen Zunahme der Krebskrankheit, als auch das eines erheblichen Anschwellens der Todesursache Krebs. In die Augen fiel zunächst eine erhebliche Verschleppung der Krankheitsfälle. Damals berichteten erfahrene Kliniker über eine erschütternd geringe Operabilitätsziffer, die beim Gebärmutterkrebs z.B. oft unter 20% abgesunken war. Dabei stimmten aber vielerorts angestellte Berechnungen darin überein, daß die Zunahme der Krebskrankheiten, mit Ausnahme der Erkrankung an Lungen- und Brustkrebs, nur eine relative sei, und das Ansteigen der Krebsziffern wesentlich beeinflußt sei durch die Erhöhung der durchschnittlichen Lebenserwartung und die Vervollkommnung der ärztlichen Diagnostik.

Hier ist vorwegzunehmen:

Das Absinken der Operabilitätsziffern, also die „*Verschleppung*", damals vielfach bedingt durch Kriegsschicksal und wirtschaftliche Not, ist aufgehalten worden. Sie hat — zweifellos ein Erfolg der Laienaufklärung und ärztlichen Fortbildung — einem eindrucksvollen Anstieg der Operabilitätsziffern Platz gemacht. Das heißt jedoch nicht, daß es keine Verschleppung mehr gäbe. Die „Patientenverschleppung" hat ihre Ursachen im Fluch des Kurpfuschertums, dem unheimlichen Einfluß unverantwortlicher Presseberichte und besonders in der grenzenlosen Unkenntnis und dem Nichtwissen über den Krebs in allen Bevölkerungsschichten. Aber auch die sog. „Ärzteverschleppung" kann nicht geleugnet werden.

Für die GBK ergab sich die Notwendigkeit, sowohl die Bevölkerung als potentielle Krebspatienten als auch die Ärzteschaft zum Kampf gegen den Krebs auf den Plan zu rufen. Wir wußten, daß wir damit keine grundsätzlich neuen Wege einschlugen! Aber sie waren verschüttet und ungangbar geworden. Es hat — wir können auf Kritik nicht verzichten — u.E. oft am notwendigen Elan und Tempo, welche die drohende Gefahr nun einmal verlangten, gefehlt. Institutionen, die zum Kampf gegen die Krebskrankheit geschaffen worden waren, litten oft an einer zu großen, die Arbeit erschwerenden Mitgliederzahl(!). Nicht selten lähmte auch ungesunder Bürokratismus den Fortschritt.

Wir waren also genötigt, eine „Organisation" aufzustellen.

Auf Wunsch der Schriftleitung wird auf Zitierung von Namen möglichst verzichtet.

Wir waren und sind uns dessen heute noch bewußt, daß die Empfehlung, eine Krankheit durch „Organisation" zu bekämpfen, bei vielen Ärzten Unbehagen auslöst. Sie scheuen Normierung oder Standardisierung der Behandlung, fürchten Bürokratismus, Dirigismus, Vorschriften. Man bezweifelt die Möglichkeit, ein individuelles Geschehen, um das es sich bei jeder Krankheit handelt, durch „Organisation" beeinflussen zu können. *Hier wird ein Denkfehler begangen!* Organisation, wie wir sie auffassen, ist nicht Normierung und Standardisierung, sondern der Versuch, ein *Ordnungsprinzip* aufzustellen! Sie erfüllt die wichtigste ärztliche Forderung, im Organismus die gestörte Ordnung wieder herzustellen.

Wir stellen mit Nachdruck fest: Es geht bei der „Organisation" der Krebsbekämpfung nicht darum, „Normen" für die Behandlung der Krebskrankheit aufzustellen, sondern darum, *aus ärztlicher Sicht* eine sinnvolle Planung für eine Erfolg versprechende Bekämpfung zu suchen. Mit dem Hinweis, „aus ärztlicher Sicht", soll aber nicht gesagt sein, daß Krebsbekämpfung eine rein ärztliche Angelegenheit sei. Wir werden zeigen, daß es sich um ein vielschichtiges Gesellschaftsproblem handelt, das zwar den Arzt an der Spitze sieht, daß dieser aber ohne eine Vielzahl von Helfern, wie staatliche und kommunale Einrichtungen, Versicherungs- und Fürsorgeorgane usw., nicht lösen kann. Hier die Synthese zu finden, schien uns eine sehr wichtige Aufgabe.

Man kann die Organisation der Krebsbekämpfung mit der Organisation eines großen allgemeinen Krankenhauses vergleichen, in dem alle klinischen Fächer, wie Innere Medizin, Chirurgie, Gynäkologie, Röntgenologie usw., untereinander und mit der Verwaltung des Hauses engste Verbindung pflegen in dem Bestreben, eine hochqualifizierte ärztliche und pflegerische Leistung mit gleichwertigen Leistungen auf dem Verwaltungssektor zu koppeln.

Die Krebsbekämpfung und ihre sinnvolle Durchführung, die wir also „Organisation" nennen, bietet im Vergleich zur Bekämpfung anderer Krankheiten besondere Schwierigkeiten, die in der Natur des Krebsgeschehens begründet sind. Ein seiner Entstehung nach unbekannter Prozeß, nur an seinen nach außen hin manifest werdenden Folgen erkennbar, soll erfolgreich behandelt, *„bekämpft"* werden.

Mit dem Unvermögen, die ätiologische Ursache auf eine dem Publikum allgemein verständliche Formel zu bringen, setzen die ersten Schwierigkeiten ein. Wir mußten auch der Öffentlichkeit sagen, daß der Kampf weiter dadurch kompliziert wird, daß der Patient nicht nur durch das eigentliche Krankheitsgeschehen bedroht ist. Ihm werden auch durch die Behandlungsmaßnahmen und Krankheitsfolgen schwere Lasten aufgebürdet.

Wir haben die Krebsbekämpfung verglichen mit dem Angriff auf eine Festung, die in die Hände des Angreifers gefallen ist. Der Festung, hier dem Patienten, darf kein Schaden zugefügt werden. Nur der Feind, nach Waffen, Stärke und Kraft unbekannt, muß vertrieben werden!

1. Die Laienaufklärung

Uns schien vordringlich, den potentiellen Patienten, also den Laien, über die Gefahr, die ihm drohe, aufzuklären.

Aufklärung der Bevölkerung über Krankheiten ist eine ebenso schwierige wie unbefriedigende Aufgabe. Wir Ärzte standen und stehen ihr kritisch und skeptisch gegenüber. An dieser Einstellung haben bis auf unsere Tage die Massenmedien — Presse, Funk, Film, Fernsehen — ein gerüttelt Maß Schuld! Vor Jahrzehnten zeigten unsere Zeitungen und Zeitschriften kaum Interesse an der Abhandlung makabrer Themen wie Krankheit, Leiden und Sterben. Wir Ärzte beschränkten uns auf unsere Fachorgane. Auch wir waren nicht bereit, die Laienpresse an der Erörterung von Gesundheits- und Krankheitsproblemen teilnehmen zu lassen. Wir meinen heute, daß diese Einstellung zu einer Zeit richtig war, als noch ein intimeres Verhältnis und Zeit zu fruchtbarem Gedankenaustausch zwischen Arzt und Patienten bestand und auch die Presse selbst desinteressiert war. Die nicht wegzuleugnende Lockerung des Verhältnisses zwischen Arzt und Patient, deren Gründe an dieser Stelle nicht erörtert werden können (Vermassung, Kollektiv- und Komputerdenken in Fragen wirtschaftlichen und sozialen Schutzes, Krankenscheinhorizont, Überfüllung der Sprechzimmer mit Bagatellkrankheiten, ,,Krankfeiern" ohne Krankheit), aber auch die Umstellung der Massenmedien, welche mehr und mehr medizinische Themen diskutieren, zwangen die Ärzteschaft zu einem Stellungswechsel.

Wir bekennen uns heute zu einer ärztlich gelenkten Laienaufklärung und stellen uns zur Verfügung!

Einer Darstellung der Wege, die wir in der Laienaufklärung beschritten, muß vorausgestellt werden der Erfahrungssatz: *Besonders erfolgreich ist das gesprochene Wort.*

Wir verfügen über mehr als fünfzehnjährige Erfahrungen von Wissensübermittlung durch Hunderte von Vorträgen vor Zehntausenden von Hörern. Wir haben mit Erstaunen und Freude die Aufnahmebereitschaft des Publikums festgestellt und registrieren günstige Folgen, wie wir sie z.B. in frühzeitigem Aufsuchen der Sprechstunden der Ärzte feststellen können.

Das gesprochene Wort wird wesentlich unterstützt durch das Bild in jeder Form. Wir stellten den Vortragenden Diapositivserien zur Verfügung. Vortragsdauer nicht über eine Stunde, nicht zu viel Bilder — vorsichtige Auswahl! Auch der Film kann das Wort eindringlicher machen. Hier ist jedoch Kritik am Platze. Wir kennen nur sehr wenige wirklich gute Filme zum Thema Aufklärung über Krebs. Filme mit Demonstration dramatisch-geheimnisvoller Vorgänge in Operationssälen, oder Vorweisung von Mammutmaschinen zu Narkose- oder Bestrahlungszwecken, erwecken falsche Eindrücke und erzeugen Angst und Behandlungsscheu, wenn sie nicht gar das Problem simplifizieren. Hier ist Neuland, dessen Beackerung schwer, aber erfolgversprechend ist!

Wir haben selbst an der Herstellung vieler Filme mitgewirkt. Wir waren nie zufrieden! Die Schwierigkeiten liegen in der Darstellung medizinischer Probleme überhaupt, ihrer Auswahl und Abgrenzung. Der sachliche, nüchterne Dokumentationsfilm, von dem größte Publikumsbreite gefordert wird, verlangt ein Team von kundigen Ärzten, Fachregisseuren und Technikern. Filme mit eingeblendeter ,,Story" verniedlichen. Wir glauben Kurzfilme mit begrenzter Thematik (s. unten) empfehlen zu sollen.

Auch die *Bühne* wurde von uns zur Volksbildung herangezogen. Hier bestehen ähnliche Schwierigkeiten wie beim Film, da Stoff und Form noch nicht gefunden sind. Unsere Erfahrungen waren vielsagend, daß ein Bühnenwerk ,,schaurigen" Inhalts höhere Besucherfrequenzen aufwies, als ein Schauspiel, in dem in bewußt zarter Form das Interesse geweckt werden sollte.

Unseres Erachtens ist auch die beste Form des Fernseh- und Rundfunkgespräches noch nicht gefunden. Es fehlt meist die Begrenzung auf ein bestimmtes Thema. Die Redner stehen oft auch unter Zeitdruck. Bei dem üblichen Frage- und Antwortspiel werden nicht selten Nebensächlichkeiten in den Vordergrund gespielt und Hauptfragen nicht beantwortet. Es geschieht auch nicht selten, daß nicht der sachkundige Arzt zur Hauptperson wird, sondern der fragestellende Reporter. Es tut sich hier ein erfolgversprechendes Tätigkeitsfeld für krebskundige ärztliche Berichterstatter und erfahrene Reporter auf! Auf keinen Fall darf aber wegen der augenblicklich noch bestehenden Unvollkommenheiten auf Fernseh- und Rundfunkunterrichtung der Bevölkerung verzichtet werden!

Das gesprochene Wort kann durch viele Kanäle in die Öffentlichkeit hineingetragen werden. Wir sprachen in Volkshochschulen, Berufsschulen, Oberklassen aller Schulsysteme, vor beruflichen Organisationen — Hebammen, Gymnastinnen, Masseuren, Schwestern, Fürsorgerinnen —, vor karitativen Verbänden, Wohlfahrtsorganisationen, den Gliederungen des Roten Kreuzes u.a.m. Anzusprechen sind auch die Lehrberufe, sozialpädagogischen Institute, Krankenkassen und Krankenversicherungen, die Betriebe mit ihren Belegschaften usw. Sind hier vornehmlich gesundheitliche bzw. Krankheitsprobleme zu besprechen, so sollten vor politischen Kreisen und Parlamenten die gesellschaftlichen und gesundheitspolitischen Aspekte klargelegt werden. Auch Parlamentariern,

Mitgliedern von Stadträten und ähnlichen Instanzen tut Aufklärung über das Krebsproblem not! Wir scheuen uns nicht festzustellen, daß sich viele Mitglieder der zitierten Gremien über Umfang und Bedeutung des Krebsproblems nicht klar sind! Oft wird verkannt, daß die Krebskrankheit kein rein ärztliches Problem, sondern auch ein gesellschaftliches, soziales, wirtschaftliches Problem von Katastrophencharakter ist. Es geht nicht allein um Volksaufklärung, Bereitstellung von Mitteln für Heilmaßnahmen, Unterstützung Kranker und ihrer Familien, Rentenprobleme usw.

Den angesprochenen Personen und Gremien muß die Notwendigkeit der Eigenverantwortung für vorbeugende Maßnahmen — Wasser- und Luftverseuchung durch krebsfördernde Substanzen, Lebensmittelhygiene, Pflege des Arbeitsplatzes, usw. — klargemacht werden. Der schmackhafte Köder — es ist fast beschämend, diesen Begriff hier anwenden zu müssen — ist der Hinweis, daß hierfür aufgewendete Mittel unvorstellbar hohe Zinsen tragen. Darüber sollten sich namentlich die Verantwortlichen der Industrie Gedanken machen! Der früh erkannte Krebs erspart den Versicherungsträgern hohe Behandlungskosten! Die Hygiene von Luft, Wasser, Boden, die Pflege der Lebensmittel, die Reinhaltung des Arbeitsplatzes setzt sich in klingende Münze um durch Senkung der Erkrankungsziffern, Kontinuität der Arbeit, höhere, fruchtbringende Arbeitsleistung.

Der Laienaufklärung haftet ein gewisses Odium an. Man redet von „Propaganda". Laienaufklärung ist keine Propaganda! Das Wesen der Propaganda ist Reklame. Unser Bestreben ist, Gesundheitsbildung zu vermitteln, das Gesundheitswissen zu vermehren, das Gesundheitsgewissen zu wecken. Hier mitzuwirken dünkt uns ärztliche Pflicht. Wir erfüllen damit eine prophylaktische Aufgabe. Wir sind bestrebt, dem Publikum Greuelgeschichten über die Krebskrankheit fernzuhalten und vermeiden bewußt, therapeutische Themen abzuhandeln. Wir erblicken unsere Aufgabe darin, dem „Patienten von morgen" klarzumachen, daß er selbst für sein körperliches Befinden verantwortlich ist, daß er selbst die Möglichkeit hat, bis zu einem gewissen Grade an der Früherkennung, auf die es ankommt, teilzunehmen. Daher schildern wir erfaßbare Frühsymptome, um den Hörer für die notwendige Früherkennung und rettende Frühbehandlung zu interessieren. Wir weisen darauf hin, daß in vielen Fällen die Natur Warnzeichen aufstellt, wie den Ausfluß, die Blutung, den Schmerz, oder Organveränderungen, die fühlbar, tastbar, sichtbar sind.

Bedeutungsvoll wie das gesprochene Wort ist auch das geschriebene. Die Laienpresse — wir schrieben es schon — hat ihre Spalten dem Thema „Krankheit" und in den letzten Jahren bevorzugt dem Thema „Krebs" geöffnet. Es sind aber noch recht viele Kinderkrankheiten und „Haltungsschäden" zu beseitigen. Noch werden zu viel Krebserreger gefunden, noch zu viel diagnostische „Teste" verkündet, noch zu viel unfehlbare Medikamente empfohlen. Noch fehlt manchen Verantwortlichen der Presse das Vermögen, Echtes von Unechtem zu unterscheiden! Es ist unser Recht, wenn nicht gar unsere Pflicht, Verstöße gegen Inhalt und Form zu kritisieren. Ist doch der Leidtragende der Patient! Wir bedauern, daß in unseren Sprechstunden die Zeugen fehlen, die Folgen manch marktschreierischer Kundmachungen über Krebsheilung mitzuerleben: den Freudenruf des Krebskranken „ich werde nun gesunden" und den Verzweiflungsschrei, wenn der Patient erfahren muß, daß das angepriesene Medikament, auf das er alle seine Hoffnungen setzte, ein Schwindel ist.

Wir fragen: „*Wissen diejenigen, die solche Nachrichten verbreiten, was sie tun?*

Der Krebspatient lebt im Inferno. Wie jeder Schwerkranke bezieht er alles auf sich, was er hört, sieht und liest. Ist es dem Arzt schon schwer, dem Kranken klarzumachen, daß das Gehörte keinen Bezug auf ihn habe, so ist es fast unmöglich, ihn vom Buchstabenglauben zu befreien. Was gedruckt und gar noch bebildert ist, wird fast immer für lautere Wahrheit gehalten.

Bewährte Operationen und Strahlenbehandlungen, dringend angezeigt, werden zugunsten einer zweifelhaften Therapie unterlassen, erprobte medikamentöse Zusatzbehandlungen abgelehnt.

Die „Information", ein Krebsmittel sei gefunden, ist nicht nur eine Falschmeldung, nicht nur ein Beweis des Nichtwissens um pychische Zusammenhänge, sie ist ein Einbruch in die Beziehung zwischen Arzt und Patient. Am Ende der Katastrophe steht die Vertrauenskrise zwischen Arzt und Patient.

Wir haben Verfassern dieser unverantwortlichen Veröffentlichungen die Frage vorgelegt, ob sie bereit seien, sich oder ihre Angehörigen mit den von ihnen gepriesenen Krebsheilmitteln behandeln zu lassen. Der Rest war Schweigen!

Wir erheben gegen die Verfasser dieser der Volksgesundheit schadenden Artikel auch den Vorwurf, daß sie der Laienpresse, deren Mitarbeit uns notwendig und wertvoll dünkt, schwerste Prestigeverluste zufügen. Will man dem sachverständigen Arzt zumuten, eine Presse des geschilderten Niveaus durch Beiträge zu unterstützen? Wir stellen mit Befriedigung fest, daß unsere Bedenken auch von ernsten Vertretern der Presse geteilt werden. Im „*Kollegium der Medizin-Journalisten*" haben sich Kenner des Problems, Ärzte, Naturwissenschaftler, Redakteure, Zeitungs-, Funk- und Fernsehkundige zusammengeschlossen, bemüht um echte Wissensvermittlung. Wir meinen, daß uns hier wertvolle Helfer im Kampf gegen den Krebs erwachsen sind. Es muß zu engster Zusammenarbeit kommen. Auch aus eigenen Reihen erwuchsen uns Mitarbeiter. Es ist höchst verdienstvoll, daß sich uns Hochschullehrer wie Praktiker zu Vorträgen vor dem Laienpublikum und für Veröffentlichungen in der Laienpresse zur Verfügung stellten. Die örtlichen Ärzteorganisationen und viele Leiter von Gesundheitsämtern halfen uns bei der Ausrichtung der Veranstaltungen.

Wir meinen raten zu sollen, sich vornehmlich der Feder der *Ärzte* zu bedienen, wenn über Krankheiten berichtet werden soll. Nur der Arzt kennt „das Kranksein" mit Angst und Sorge, beginnend mit der Deutung von Anamnese und Befunden. Nur der Arzt kennt den Schock des Erkennens des Leides, die innere Abwehr, die Ablehnung der therapeutischen Maßnahmen, die Furcht vor Verstümmelung, Arbeitslosigkeit, Rente, Tod. Demgegenüber sollten Naturwissenschaftler, Techniker, Chemiker und Physiker das Wort ergreifen zum gleichwertigen Thema: Veredelung von Wasser, Luft und Boden, Schutz unserer Nahrungsmittel, Beseitigung des radioaktiven Mülls unserer Krankenanstalten.

Auch das Gespräch mit dem Patienten am Schreibtisch, im Vortrag, am Fernsehschirm und Rundfunkgerät muß zwischen Arzt und Patient — auch dem potentiellen — geführt werden. Der Arzt ist hier in seinem Beruf als Helfer und Führer tätig. Die angesprochenen nichtärztlichen Berufe müssen mit Einsatz ihrer Fachkenntnisse den „Kampf" in der Öffentlichkeit führen. Nicht fehlen im Gespräch und im geschriebenen Wort sollte das „Heer der Fürsorger". Ihm obliegt Aufklärung über wirtschaftliche Hilfe, Krankengeld, Rente, Familienhilfe, Genesungsmöglichkeiten, Kuren usw. Der Betriebsarzt, die Fürsorgerin, die kundigen Referenten der Krankenkassen können aus ihren Erfahrungen berichten und Empfehlungen geben.

Wir haben uns unter anderem erfolgreich auch an eine besondere Presse gewandt, an die Zeitschriften der großen Versicherungs- und Krankenkassenverbände und an die Werkszeitungen. Diese haben eine sehr große Verbreitung und Resonanz; sie werden gern und viel gelesen. Es wäre verdienstvoll, wenn auch hier häufiger Hinweise über den Stand des Wissens, auf Vorbeugungsmöglichkeiten und Erfolge der ärztlichen Behandlung gegeben würden. Hier sind auch hygienische und diätetische Empfehlungen und immer wieder der Rat zur Vorsichtsuntersuchung und die Warnung vor dem Kurpfuscher in seinen vielen Gestalten, vom Hausierer aufwärts bis zum Großbetrüger am Platze. Hier dürften manche Publizisten etwas mehr Mut aufbringen! Namentlich mehr Mut zu unpopulären Forderungen, zum Angriff auf Tabus. Wir wissen z.B., daß zwischen Nicotinabusus und Bronchialcarcinom ein direkter Zusammenhang besteht. Warum verweigern Laienblätter Artikel über „Lungenkrebs und Rauchergewohnheiten"? Wir meinen, daß gerade dieses Thema bevorzugt in die Laienaufklärung über Krebs gehöre und daß es ruhig und sachlich abgehandelt werden sollte. Die amerikanische Zigarettenindustrie stiftet Millionenbeträge für die Erforschung der Zusammenhänge und beliefert die Presse mit Hinweisen, in England warnt man in Funk, Kino und Presse, sogar auf der Zigarettenpackung vor dem Übermaß. In der Bundesrepublik haben sich, unterstützt von weitsichtigen Unternehmern auch schon Forschergruppen gebildet. Die Presse müßte u.E. mehr darüber berichten!

Es ist noch einiges Grundsätzliches zur *Thematik* der Laienaufklärung zu sagen. Laienaufklärung ist nicht Wissensvermittlung über Carcinogenese, oder Bekanntgabe von Behandlungsmethoden mit Darstellung der Technik von Operationen und Bestrahlungen und des Wirkungsmechanismus von Medikamenten. Diese sind rein ärztliche Angelegenheiten! Der Laie ist aufzufordern, Gesundheitspflege und körperliche Hygiene durchzuführen. Er soll über wichtige Krankheitssymptome geschult, Wegweiser kennenlernen, zur Selbsterkennung und Vorsichtsuntersuchungen aufgefordert werden. Zugleich soll ihm die Furcht vor der Erkrankung durch Hinweise auf die Heilungserfolge genommen werden. Der so überzeugte Patient wird sich leichter zum Arztgang entschließen und auch zur Genesung eine positive Einstellung finden.

Die Thematik lautet: *Der Krebs ist heilbar! Krebs ist tödlich, wenn nicht ärztlich behandelt!*

Es ist notwendig festzustellen, daß Laienaufklärung in all ihren Formen nur einen geringen Erfolg hat, ja oft wirkungslos bleibt, wenn nicht durch eine zentrale Steuerung die zur Aufklärung berufenen Kreise beraten und mit Mitteln unterstützt werden. Jedes Land der Bundesrepublik Deutschland hat eine ,,Ländergesellschaft für Krebsbekämpfung". Diese sind die Schwerpunkte der Aufklärungsaktionen. Ihnen bietet sich hier ein ,,weites Feld", das noch sehr erfolgreich beackert werden kann. Die Ländergesellschaften müssen den Kreisen, die der Aufklärung bedürfen, oder gar von sich aus um Aufklärungsveranstaltungen bitten — also auch der Presse, Funk und Fernsehen — Ärzte namaft machen, die sich als Redner und Berichterstatter eignen. Die Ländergesellschaften müssen diesen Rednern Filme, Bildmaterial, Diapositivserien, Statistiken usw. zur Verfügung stellen. Den Vortragenden kann nicht zugemutet werden, Kosten für dieses Anschauungsmaterial persönlich zu bestreiten. Jede Bevormundung der Sprecher hat zu unterbleiben.

Besonders wirkungsvoll hat sich uns auch die Verbreitung von Aufklärungsbroschüren, Schriften und Handzetteln erwiesen. Die GBK stellte den Ärzten für ihre Wartezimmer, den Krankenkassen, Versorgungseinrichtungen, Betrieben, Behörden, Gesundheitsämtern, Post- und Bahndirektionen und Fürsorgeeinrichtungen aller Art Millionen von Aufklärungsschriften zur Verfügung. Wir können berichten, daß sich ein Erfolg der Laienaufklärung insofern abzeichnet, als sich im Gegensatz zu der von vielen Klinikern um 1950 gemeldeten Beobachtung, wonach sich in einem erschreckend hohen Prozentsatz Patienten in inoperablem, ja desolatem Zustand vorstellten, ein Wandel gezeigt hat, und daß die Operabilitätsziffer weiter und weiter ansteigt und die ,,Frühfälle" dominieren.

Es wäre aber falsch zu verschweigen, daß wir in unseren Vorträgen und Veranstaltungen mit einer höheren Besucherfrequenz gerechnet hatten. Es erscheint ein genau definierbarer Kreis von Hörern. Es ist ein Kreis echt Wißbegieriger und verantwortungsbewußter Menschen, durchsetzt mit Hörern, die Sensationen erwarten. Es fehlt jene ,,Masse", welcher Aufklärung über Gesundheit, Körperpflege, Reinlichkeit usw. besonders not täte. Diese Beobachtung hat Allgemeingültigkeit, sie beschränkt sich keineswegs auf unser Land. Überall wurden gleiche Beobachtungen gemacht.

Ein klassisches Beispiel bot die Reaktion auf den *Terry-Report* mit seiner Warnung vor übertriebenem Zigarettengenuß, der zum Lungenkrebs führen könne. Vorübergehend registrierte man ein Absinken des Tabakkonsums, dem groteskerweise eine Steigerung folgte. Es kann hier nicht erörtert werden, inwieweit die wissenschaftlichen Diskussionen über die Entstehung des Lungenkrebses, welche im Gegensatz zur Ansicht der meisten Krebsforscher von Düsseldorfer Gelehrten weniger auf den Zigarettenkonsum als auf die ,,industrielle Dunstglocke" zurückgeleitet wurde, dem Publikum nur eine zu willkommene Ausrede war, die Zigarettensucht zu befriedigen.

Aus unseren Erfahrungen über den Erfolg und die Nachhaltigkeit unserer Laienaufklärung haben wir die Konsequenz gezogen, daß die Intervalle, in denen das Publikum mit dem Problem Krebs konfrontiert werden solle, kurz sein müssen. Immer und immer wieder müssen wir unsere warnende Stimme erheben. Aber wir müssen uns auch um neue Wege kümmern.

Presse, Funk und Fernsehen müssen wir bitten, der Gesundheitsvermittlung noch mehr Raum zur Verfügung zu stellen. Wir glauben auch ausländischen Vorbildern nacheifern zu sollen, durch Abzeichen, Lichtreklamen, Briefmarken usw. die Aufmerksamkeit des Publikums auf den Feind seiner Gesundheit zu lenken.

Gegenwärtig testen wir die Reaktion der Öffentlichkeit auf ein Buch aus eigenen Reihen. Wir wollen den Laien ansprechen. Einer vom Herausgeber und Verleger sehr gut ausgestatteten Ausgabe mit reichem Bild- und Kurvenmaterial war die gewünschte

Breitenwirkung nicht beschieden. Eine „Taschenbuchausgabe“ des Werkes, in der auf qualifizierte Aufmachung, farbige Bilder usw. verzichtet wurde, erfreut sich sehr großer Nachfrage. Wir leiten aus diesem „Test“ zunächst nur ab, daß unser Publikum nicht gewillt ist, Geld für Fortbildung in Gesundheitsfragen auszugeben.

Eine Fernsehanstalt berichtete, daß einer unserer „Dokumentarfilme“ in Laienkreisen eine sehr gute Resonanz, eine sehr hohe Zuschauerzahl und eine sehr hohe Wertung durch die Jury erfahren habe. In diesem Dokumentarfilm, der regiemäßig hervorragend geführt, in dessen Ablauf eine Elite von Krebskundigen aus Praxis und Forschung zur Bevölkerung sprachen, waren Probleme der Früherkennung, der Frühbehandlung, Hinweise auf Behandlungsmöglichkeiten gegeben und sogar Probleme der Nachsorge und Berentung, schließlich auch der experimentellen Forschung angeschnitten worden. Es fehlte natürlich keineswegs an Kritiken im eigenen Lager. Der Erfolg erklärt sich vielleicht aus der Erfahrung: Wer Vieles bringt, wird manchem etwas bringen!

Wir schließen das Kapitel „Laienaufklärung“ mit einem Hinweis auf eine erfolgreiche Mitwirkung des „*Deutschen Gesundheitsmuseums, Köln*“. In einer Ausstellung „Kann es Krebs sein“ zeigte das Gesundheitsmuseum vorzügliches Anschauungsmaterial in Tafeln, Bildern, Zahlen, Modellen. Der Ausstellung, die in vielen Städten gezeigt wurde, an der wir beratend mitwirken konnten, war ein großer Erfolg beschieden.

2. Die ärztliche Fortbildung

Wenn wir es für erforderlich hielten, auch die ärztliche Fortbildung über Krebsprobleme zu „organisieren“, so muß daran erinnert werden, daß ihre Planung in das Jahr 1950 hineinfiel, in einen Zeitpunkt, zu dem ein großer Teil älterer und jüngerer Ärzte gerade aus Krieg und Kriegsgefangenschaft zurückgekehrt war, bzw. sich noch in Kriegsgefangenschaft befand. Die Abhaltung großer wissenschaftlicher Tagungen oder Kongresse verbot sich aus äußeren Gründen, wie Mittellosigkeit, Verkehrsschwierigkeiten usw. Es bestand auch ein großer Mangel an Büchern und Zeitschriften. Wir mußten schließlich auch berücksichtigen, daß sehr viele Ärzte sich noch im Wiederaufbau ihrer Praxen befanden und wissenschaftliche Interessen hinter die Forderungen des Alltags zurückgestellt werden mußten.

Es war also notwendig, an den Anfang aller Überlegungen, wie diese Fortbildung durchzuführen sei, die Frage nach der technischen Möglichkeit zu stellen. Nach Beratungen und Abstimmung mit den Fakultäten, örtlichen ärztlichen Vereinigungen und den Ärztekammern unseres Landes, unter Berücksichtigung verkehrstechnischer Gesichtspunkte usw. entschlossen wir uns, örtliche Fortbildungsschwerpunkte zu schaffen. Ausgeklammert wurden Universitätsstädte und Städte mit medizinischen Akademien, ebenso Orte, die zum örtlichen Bildungsbereich dieser Einrichtungen gehörten. Wir verlegten diese Schwerpunkte sowohl in die industriellen Ballungsräume unseres Landes mit ihren Großstädten, als auch an die Peripherie und hinein in ländliche Bezirke. *Wir gingen zu den Kollegen!*

Lehrkräfte waren rasch gefunden. Es waren die Universitäten, Akademien und großen Krankenhäuser, welche uns die Lehrer stellten. Aber auch aus den Reihen der praktizierenden Ärzte gewannen wir Vortragende.

Bedeutungsvoll war die Festlegung von Form und Thematik. Es erwies sich später als richtig, daß wir beschlossen hatten, keine Großreferate halten zu lassen, sondern durch die Behandlung abgegrenzter Themata, diese allerdings aus der Optik mehrerer Fachexperten — Internist, Chirurg, Gynäkologe, Pathologe usw. — dargestellt, das Interesse der aus Praktikern und Fachärzten zusammengesetzten Hörerschaft zu erwecken. Wir meinen Erfolg gehabt zu haben. Wir sprachen vor 20—30 Hörern und in übervollen Hörsälen vor 600—800 Kollegen. Man versicherte uns, daß Thematik und Form des angebotenen Stoffes richtig ausgewählt seien. Auf eine eingehende Darstellung der Themen glauben wir verzichten zu können. Es sei verwiesen auf unseren „*Mitteilungs-*

dienst", der später besprochen wird. Hier haben wir Zusammenstellungen von Themen gegeben. Besondere Resonanz fanden Vorträge, in denen auf die uns immer wieder vorgetragenen Wünsche nach einer Darstellung der frühdiagnostischen Methoden und der Nachbehandlungsmöglichkeiten eingegangen wurde. Im Bestreben, den Kollegen die Praxis der Fährtensuche nahezubringen, richteten wir Kurse für Kolposkopie ein, deren Leitung der Altmeister der Kolposkopie HINSELMANN übernahm.

Es soll nicht verhehlt werden, daß der Besucherkreis, wir müssen hier auf die analoge Feststellung bei der Laienaufklärung hinweisen, sich aus einer ganz bestimmten Auswahl von Ärzten zusammensetzte. Es waren die Wissensdurstigen aller Altersstufen und Fächer, wie sie in allen Fortbildungsveranstaltungen anzutreffen sind. Wir waren uns klar darüber, daß die Mehrzahl der Ärzte durch ihre Praxis in einem Maße überlastet ist und bleiben wird, daß ihnen eine Teilnahme oft unmöglich ist.

Wir begrüßten es daher freudig, daß sowohl auf Bundes- als auch Länderebene von unseren Ärztekammern Fortbildungseinrichtungen geschaffen wurden, die sich auch des Themas „Krebs" annahmen. Es hat sich als vorteilhaft erwiesen, Fortbildungsveranstaltungen mit festgelegten Programmen zu organisieren, fern der Wohnsitze der Ärzte in landschaftlich schön gelegenen Orten, meist Bädern, in denen der Arzt, ausgeruht, Fortbildung erfährt. Wir wissen, daß diese hochqualifizierten Fortbildungsveranstaltungen von vielen hundert Ärzten mit einem Eifer besucht werden, der Bewunderung abnötigt. Aber auch in örtlichen ärztlichen Vereinen ruht die Fortbildung nicht. Hier konnte sich unsere Gesellschaft durch Empfehlung von Rednern und Themen und durch Bereitstellung von Demonstrationsmaterial einschalten.

3. Mitteilungsdienst

Einen weiteren Weg der Wissensübermittlung an die Ärzte schlugen wir mit der Schaffung eines „*Mitteilungsdienst*" ein. In unregelmäßigen Intervallen, etwa 3—4mal jährlich, je nach Anfall von Stoff und aktuellen Problemen, überreichen wir der Ärzteschaft Bände mit Berichten über die Arbeit unserer Gesellschaft, über Forschungsergebnisse unseres Zentrallaboratoriums und unserer klinischen Außenstationen. Hier geben wir auch Resultate der von uns vergebenen Forschungsaufträge bekannt und berichten über den Stand der Krebsbekämpfung und Krebsforschung im In- und Auslande. Hier finden die Kollegen schließlich Hinweise auf wissenschaftliche Neuerscheinungen, Buch- und Zeitschriftenreferate.

Wir können mit Genugtuung und Freude feststellen, daß der „*Mitteilungsdienst*" große Anerkennung gefunden hat. Wir versenden ihn ohne Entgelt an alle Ärzte, die den Wunsch haben, ihn zu besitzen, an die medizinischen Fakultäten der Bundesrepublik und die Ländergesellschaften, die im Deutschen Zentralausschuß für Krebsforschung und Krebsbekämpfung zusammengeschlossen sind. Die Zahl der Ärzte und Bibliotheken aus dem Auslande, die um Zusendung bitten, steigt dauernd. Gegenwärtige Auflage 7000 Exemplare.

Wir haben den Themenkreis unseres *Mitteilungsdienstes* auf Themen von allgemeinem Interesse erweitert, z.B. durch Berichte über die internationale Krebsstatistik, die neuen Anschauungen über die Carcinogenese, haben unter anderem auch Themen aus der Immunologie, physiologischen Chemie usw. von erfahrenen Forschern bearbeiten lassen. Um den berechtigten Ansprüchen der Praktiker gerecht zu werden, haben wir Themen für die Praxis, wie z.B. Nachbehandlung mit Cytostaticis, immer und immer wieder aus verschiedenen Federn darstellen lassen.

4. Bibliothek

Schließlich haben wir eine Bibliothek eingerichtet, in der die in- und ausländische Krebsliteratur gesammelt wird. Wir haben uns im gewissen Sinne einseitig auf die Krebsliteratur eingestellt. Diese Bibliothek, inzwischen auf über 15000 Bände angewachsen, hat internationalen Rang erreicht. Sie ermöglicht das Studium der großen Handbücher ebenso wie die Lektüre periodischer Zeitschriften in fast allen Sprachen. Eine Sammlung von Sonderdrucken erfaßt fast 4000 Arbeiten. Interessenten fertigen wir auf Anforderung kostenlos Photokopien an. Die Leitung der Bibliothek liegt in den Händen eines diplomierten Bibliothekars. Sie wird der vor der Vollendung stehenden „Tumorklinik" in Essen zur Verfügung gestellt werden.

5. Die Konsiliarstellen

Das Thema Fährtensuche und Früherkennung schien uns, wie für die Laienaufklärung, auch für die Ärzteschaft von besonderer Bedeutung. So bemühten wir uns denn, neben der Übermittlung theoretischer Kenntnisse durch unsere Vortragsreihen den Kollegen auch praktische Hilfestellung zu geben und sie am Patienten in die frühdiagnostischen Möglichkeiten nach ihrem neuesten Stande einzuführen. Die Schaffung der von uns sog. „*Konsiliarstellen*" stand einfach im Raum! Es soll nicht verhehlt werden, daß es außerordentlich schwierig war, hier organisatorische Maßnahmen zu treffen. Es fehlte nicht an Beispielen. Diese aber waren in der Turbulenz der Kriegs- und Nachkriegsjahre unbrauchbar geworden bzw. überlebt. Sie hatten auch mit der raschen Entwicklung der diagnostischen Methoden nicht Schritt halten können. Anfänglich blieben auch Kompetenzkonflikte nicht aus. Mußten wir doch bei unseren Planungen nicht nur allein auf die Ärzteschaft Rücksicht nehmen, der zu helfen unser vornehmstes Ziel war. Auch die Allgemeinheit meldete sich. Sie litt unter dem schon beschriebenen Ärztemangel und kritisierte die kriegsbedingte Unvollkommenheit der Ausrüstung der Krankenhäuser und Laboratorien.

Diese Mängel sind heute behoben. Eine Schilderung unserer zunächst getroffenen organisatorischen Maßnahmen und der Wege, die wir gingen, scheint uns aber trotzdem wichtig. Wir standen vor Neuland, das erschlossen werden mußte. So waren auch Irrwege unvermeidlich. Wir wollen auch diese darstellen in der Annahme, daß sie von Interesse sind und Fehlplanungen, Zeit und Mittel ersparen.

Zunächst machten wir den Versuch, ähnlich wie im Auslande, z.B. den USA, „*allgemeine Beratungsstellen*" zur Früherkennung der sog. internen und chirurgischen Krebse zu organisieren. Wir schufen poliklinische Einrichtungen, in denen von sachkundigen Ärzten, ausgestattet mit dem besten Rüstzeug der Diagnostik, Krebsfährtensuche getrieben werden sollte. Die Zuweisung von Patienten geschah durch Ärzte. Ursprünglich war aber auch an freiwillige Besucher gedacht worden. Wir haben die gleiche Feststellung gemacht wie das Ausland: Der Versuch „allgemeine Konsiliarstellen" einzurichten, scheiterte! Die personelle Besetzung und die apparative Einrichtung hatten längst ihre Parallelen in den Polikliniken unserer großen Krankenanstalten. Es ergab sich auch, daß der Kostenanfall in keinem Verhältnis zum diagnostischen Erfolge steht. Wir empfehlen demnach heute die Errichtung allgemeiner Konsiliarstellen nicht mehr!

Diese Konsiliarstellen hatten auch zu falschen Vorstellungen bei den Patienten geführt. Nicht wenige Patienten, die vorstellig wurden, erblickten in den allgemeinen Konsiliarstellen eine willkommene Gelegenheit zu kostenlosen Untersuchungen! Das war nicht ihre Aufgabe. Andere Patienten hatten Bedenken gegen die Anonymität dieser Konsiliarstellen. Sie wünschten den ihnen bekannten Arzt zu sehen.

Wir wurden in der Öffentlichkeit nicht selten von Ärzten, mehr aber noch von Patienten wegen des Verzichtes auf die allgemeinen Konsiliarstellen kritisiert. Der Ruf nach diesen Stellen wurde in der Laienwelt und sogar in Parlamenten(!) erhoben, da man von der falschen Vorstellung ausging, daß diesen Konsiliarstellen besondere Apparaturen und diagnostische Hilfsmittel zur Verfügung stünden, wodurch eine bessere Diagnostik als in der Praxis oder in Kliniken gewährleistet sei.

Den kritisierenden Kollegen haben wir entgegnet, daß jeder Arzt, der über die notwendigen diagnostischen Einrichtungen nicht selbst verfüge, diese dem Patienten durch Nichtüberweisung zu Fachärzten oder in eine Klinik nicht vorenthalten dürfe, daß hier eine „allgemeine Konsiliarstelle" nicht zuständig sei.

Es war für uns auch interessant, daß der Ruf nach der „allgemeinen Konsiliarstelle" besonders von der Männerwelt ausging. Uns Ärzten fällt die Deutung leicht. Viele „Männerkrebse" sind schwer diagnostizierbar, die Behandlungserfolge unbefriedigend. Die Allgemeinheit kennt aber die erfolgreiche Diagnostik und Therapie der typischen „Frauenkrebse". Es werden also Erfolge der Krebsdiagnostik bei Frauenkrankheiten auf Krebserkrankungen bei Männern projiziert. Hier ist in der Sprechstunde und in der Presse noch viel Aufklärungsarbeit zu leisten.

Als einem besonders schwierigen Problem, dessen organisatorische Lösung noch nicht befriedigt, muß der Früherkennung der sog. „gynäkologischen Krebse" besonderer Raum gewidmet werden. Es wird oft behauptet, Krebserkrankungen der weiblichen Unterleibsorgane und der Brüste seien leicht zu diagnostizieren. Wir meinen, die diagnostischen Schwierigkeiten werden unterschätzt. Die Entscheidung über Gutartigkeit oder Bösartigkeit einer Brustgeschwulst z.B. erfordert ein großes Maß an Erfahrung. *Wir verlangen*, wir kommen später darauf zurück, *daß jede sog. „gynäkologische Krebsberatung" eine Untersuchung der Brüste einschließt.* Diesen Standpunkt haben wir bewußt auch in unseren Aufklärungsvorträgen vor Laien vertreten. Wir haben deshalb, da gerade aus diesem Kreise, aber auch aus Ärztekreisen immer wieder die Frage nach ihrem Wert an uns herangebracht wird, das Thema „Selbstuntersuchung der Brüste", wie insbesondere in den USA empfohlen, vor Laien sowohl als auch vor Ärzten abgehandelt.

Wir halten uns für verpflichtet, hier anzumerken, daß viele Ärzte, denen sich auch der Verfasser anschließt, gegen die viel diskutierte „Selbstuntersuchung" der Frauen Bedenken anmelden. Wir fürchten Fehldiagnosen und Züchtung von Krebsangst. Diese Befürchtungen wurden auch in einem Seminar der Weltgesundheitsorganisation in Oslo 1965 laut. Auch viele Patientinnen bekennen, daß ihnen die Selbstuntersuchung der Brüste nicht zusage.

Die Selbstuntersuchung der Brüste wird jedoch von vielen Ärzten empfohlen und auch von vielen Frauen geübt. Wir können also auch in Fortbildungsveranstaltungen für den Arzt auf Hinweise nicht verzichten. Es muß dem einzelnen Arzt überlassen bleiben, ob er seinem Patienten die Selbstuntersuchung empfiehlt, wie auch die Entscheidung bei ihm liegt, die diagnostischen Maßnahmen durch aktives Vorgehen, z.B. Probeexcision, oder konservatives Abwarten, abzuschließen. Wir glauben, daß die Selbstuntersuchung nur durchgeführt werden solle nach einer sehr gründlichen Aufklärung und Anweisung. Man möge sich nicht zu einer Empfehlung entschließen, wenn der Eindruck besteht, daß der Intelligenzgrad der Patientin zu wünschen übrig läßt. Wir befürchten auch neben Entstehen von Krebsangst eine unheilvolle „Selbstberuhigung" der Frau, die zwar Knötchen fühlt, aber diese nicht als krankhaft erkennt und sich dem Arzt entzieht.

Die mit Recht mehr und mehr an Boden gewinnende Mammographie gehört in die Hand von Kennern, ebenso wie der Zellabstrich aus dem Mammasekret!

Noch problematischer aber erscheint uns die Feststellung eines Genitalkrebses. Die Problematik liegt hier in der Vielfalt der diagnostischen Möglichkeiten, deren Beherrschung nicht allgemein ist, nicht allgemein sein kann. Augenblicklich ist sie nur kleineren Gruppen von Ärzten, vornehmlich Gynäkologen und Pathologen — nicht einmal allen Vertretern dieser Fachdisziplinen — eigen. Nun sind aber diese Methoden für die Früherkennung von solch großer Bedeutung, daß ein Verzicht darauf geradezu als Kunstfehler bezeichnet werden muß. Wir prüften und pflegten diese Untersuchungsmethoden zunächst in unseren „Konsiliarstellen". Diese wurden und werden kritisiert! Wir haben aus Kritiken viel gelernt. Sind doch unsere Einrichtungen in stetem Wandel, den uns die Dynamik der Forschung und Fortschritte der Diagnostik diktieren. Die alten Krebsberatungsstellen sind aber aus der Entwicklungsgeschichte der Früherkennungsmaßnahmen nicht mehr wegzudenken.

Im Jahre 1951 empfahlen wir die Einrichtung sog. Krebsberatungsstellen für Frauen, später von uns auf Wunsch der Ärztekammern Konsiliarstellen genannt. Damals erfuhren wir keine Kritik! Heute ist vergessen die Not der Ärzte, die Primitivität der damaligen Möglichkeiten, aber auch, daß man uns um Hilfe anging! Wir erlebten aber zu unserer Freude die Erfüllung eines unserer frühesten Leitsätze: Die Krebsberatungsstelle soll für den Arzt eine Fortbildungsmöglichkeit sein! So kam es denn zunächst zur Einrichtung der schon erwähnten Kurse durch Hinselmann, in denen viele Ärzte, insbesondere Frauenärzte, sich in der mehr und mehr verwendeten Kolposkopie unterrichten ließen.

Neben der Möglichkeit der praktischen Fortbildung der Ärzte erfüllen die Konsiliarstellen die wichtige Funktion der *Beratung* der Ärzte und Patientinnen. Hier tat sich nun im Laufe der Jahre eine doppelte Problematik auf, die uns zu Kursänderungen zwang. Es vollzog sich zunächst ein *Wandel in der Einstellung der Patienten* den Konsiliarstellen gegenüber. Noch mehr trat in den Vordergrund die offenbar werdende *Verschiebung der Aufgabenbereiche der Ärzteschaft* in der freien Praxis einerseits und der Konsiliarstellen andererseits. Bevor wir diese beiden Probleme analysieren und die Folgerungen schildern, die wir daraus zogen, erscheint es uns notwendig, den anfänglichen Status zu fixieren, um die Ursachen des Wandels zu verstehen. Im Lande Nordrhein-Westfalen wurden 186 Konsiliarstellen eingerichtet. Sie wurden von der GBK apparativ ausgestattet, d.h. mit modernen Kolposkopiegeräten, Photoapparaten, wenn nötig Mikroskopen, Untersuchungstischen, Instrumenten und Laboratoriumsnotwendigkeiten ausgerüstet. Sie wurden hauptsächlich angegliedert an große Krankenanstalten mit selbständigen gynäkologischen Abteilungen. Die Leitung übernahmen ehrenamtlich die Chefärzte dieser Abteilungen. Nur in wenigen Städten richteten wir — hier waren organisatorische Überlegungen ausschlaggebend — in Gesundheitsämtern Konsiliarstellen ein. Zur Durchführung des Schriftverkehrs wurden Vordrucke entworfen, zur Deckung der Kosten für Sachauslagen Mittel zur Verfügung gestellt. Erst nach einigen Jahren konnten wir den amtierenden Ärzten als Ersatz für Sprechstundenausfall eine geringe Entschädigung anbieten.

Hier ist nach unserer Meinung nicht der Platz, einen detaillierten Bericht über die Entwicklung, Frequenz, die Zusammensetzung der Klientel nach Altersgruppen und sozialer Stellung, die Zahl der Arztüberweisungen usw. zu geben und auch nicht der Ort, über Befunde zu berichten. Wir verweisen auf Veröffentlichungen in unserem „Mitteilungsdienst" und auf die Arbeiten unserer Referenten[1]. Die Öffentlichkeit wurde durch die Presse über die Einrichtung der Konsiliarstellen orientiert, wobei betont wurde, daß diese als verlängerter Arm der praktizierenden Ärzte zu betrachten seien. Das Publikum wurde auch unterrichtet, daß der Besuch dieser Konsiliarstellen auch ohne ärztliche Überweisung möglich sei. Nach Durchführung der Untersuchungen wurde dem von der Besucherin genannten Arzt ihres Vertrauens schriftlich Bericht erstattet.

Die Gesamtfrequenz der 186 Konsiliarstellen betrug von 1952—1965 504372 Frauen, bei denen insgesamt 792397 Untersuchungen (Erst- und Wiederholungsuntersuchungen) durchgeführt wurden. Bei diesen 504372 Frauen wurden 7115 = 1,41% neue Krebsfälle gefunden.

		1952—1965	
Konsiliarstellen		186	
Gesamtuntersuchungen		792397	
davon Erstuntersuchungen	504372		
davon Wiederholungsuntersuchungen	288025		
Zahl der untersuchten Frauen		504372	
Carcinom-(Neu)-Fälle		7115	= 1,41%
Sog. Carcinoma in situ-Fälle		642	
Carcinombefund nach Organen			
Ca. mammae		2145	
Ca. colli uteri		3346	
Ca. corpus uteri		884	
Ca. vulvae		87	
Ca. vaginae		102	
Ca. adn.		347	
Extragenitale Organe		204	

[1] Dr. Weber ist Referent für „Konsiliarstellen", Prof. Dr. Zinser für „Cytologie". Sie sind erreichbar über die „Zentralstelle für Krebsbekämpfung" — 4 Düsseldorf, Postfach 3527.

Hier müssen wir nun zurückkommen auf die oben angedeutete Problematik, die Einstellung der Patienten zu unseren Einrichtungen betreffend.

Die verhältnismäßig kleine Zahl von Besucherinnen ließ uns aufmerken. Nach unseren Berechnungen hätten etwa 5 Millionen Frauen aus Nordrhein-Westfalen die Konsiliarstellen besuchen sollen. Diese Zahl hatten wir geschätzt nach dem Anteil der geschlechtsreifen Frauen in der Gesamtzahl der weiblichen Bevölkerung unseres Landes. Es war nicht die Krebsfurcht, welche die Probandinnen fernhielt. Auf ausdrückliches Befragen haben sich nur 3% der Besucherinnen dahingehend geäußert, daß sie aus Angst und Furcht vor der Krebskrankheit gekommen seien. Zweifellos blieb ein zahlenmäßig nicht zu erfassender Prozentsatz von Frauen den Konsiliarstellen aus einer gewissen Scheu fern, aus falsch verstandener Scham, vor der wir Respekt haben müssen, wenn wir auch bemüht sein müssen, diese Bedenken zu zerstreuen.

Ein großer Teil der Frauen blieb aus Interesselosigkeit fern, über die wir schon bei der Schilderung der Besucherzahlen unserer Aufklärungsvorträge für das Laienpublikum klagen mußten. Hier sei wiedergegeben eine bittere Kritik aus dem Munde einer Vertreterin der Presse anläßlich einer Besprechung in einem unserer Ministerien. Die kluge, aufgeschlossene Reporterin tat anläßlich der Erwähnung, daß die Frequenz der Konsiliarstellen zu wünschen übrig lasse, ihre Meinung dahingehend kund, daß der Besuch auch darunter leide, daß er „kostenlos" sei! Wir glaubten in einer Schilderung unserer Erfahrungen auf diesen Hinweis nicht verzichten zu dürfen, weil er uns geradezu pathognomonisch dünkt für die Einstellung des Publikums zu Krankheitsproblemen.

Wir glauben andererseits aber auch, daß die abnehmende Frequenz darin zu suchen ist, daß als Folge der ärztlichen Fortbildung und der Tatsache, daß sich mehr und mehr Ärzte der modernen Untersuchungsmethoden bedienen, eine Rückwanderung der Frauen in die Praxis dieser ihnen persönlich bekannten Ärzte vonstatten ging. Diese Frauen entzogen sich also nicht den empfohlenen Vorsichtsuntersuchungen. Sie zogen es vor, ihre Ärzte aufzusuchen, nachdem sie erfahren hatten, daß auch hier neuzeitliche Untersuchungsmethoden durchgeführt würden. *So ging gewissermaßen automatisch ein weiterer unserer Wünsche, der uns bei der Gründung der Konsiliarstellen vorschwebte, in Erfüllung, daß nämlich die Fährtensuche in der Praxis, insbesondere in der Praxis der Frauenärzte vor sich zu gehen habe.*

Wir haben uns in unseren Ausführungen bemüht, freimütig offenbar gewordene Schwächen unserer Krebsbekämpfung und organisatorischen Maßnahmen aufzuzeigen und wollen deshalb auch eine Beobachtung nicht unerwähnt lassen, daß sich nämlich in den Kreisen der Frauen, die sich regelmäßig Vorsichtsuntersuchungen zu unterziehen bereit waren, eine gewisse Unsicherheit über die „Zuständigkeit" der Untersucher bemerkbar machte. Die Frauenwelt weiß nicht zu unterscheiden zwischen der Konsiliarstelle und der Praxis ihres stets aufgesuchten Arztes. Wir sind es der Öffentlichkeit und der Ärzteschaft schuldig, hier für Klarheit zu sorgen und die Grenzen abzustecken. Wir wollen an einem Beispiel die Schwierigkeiten aufzeigen: Frauenärzte berichteten, daß Frauen ihrer Klientel, bei denen sie alle Untersuchungsmethoden, Brustuntersuchung, Kolposkopie, Cytologie, bimanuelle Abtastung usw. durchgeführt hatten, sich — gewissermaßen hinter ihrem Rücken — auch noch in Konsiliarstellen an Kliniken untersuchen ließen. Hier wurde natürlich keine andere Untersuchungsmethodik durchgeführt. Nur blieben in vielen Fällen beide Teile, erstuntersuchender Arzt und Arzt der Konsiliarstelle, ahnungslos über das Geschehen. Unvermeidlich taten sich also Schwierigkeiten auf.

Wir müssen zunächst grundsätzlich feststellen: Wir haben immer wieder betont, daß als Idealzustand anzustreben sei, daß „Krebsberatung" und „Vorfelddiagnostik" (gleichbedeutend mit Brustuntersuchung, Kolposkopie, Zellabstrich, bimanueller Palpation) in jedem Sprechzimmer durchgeführt werden solle. Dieser Wunsch ist leider unerfüllbar! Einmal wegen des Zeitaufwandes, dann wegen der Kosten der technischen Ausrüstung und, soweit es die Cytologie angeht, wegen der besonderen Kenntnisse, die hier Voraussetzung sind. *Über die Fähigkeit, aus dem cytologischen Bilde zu entscheiden, ob Krebs oder Krebsverdacht vorliegt oder nicht, verfügt selbst heute noch nur ein begrenzter Kreis von Gynäkologen und Pathologen!*

6. Die cytologischen Zentren

Um die cytologische Kunst und ihre Ergebnisse in das rechte Licht zu rücken, sind einige grundsätzliche Bemerkungen unerläßlich. Die Cytologie hat in der Fährtensuche nach dem gynäkologischen Krebs die Kolposkopie übertroffen. Um sie unseren Ärzten und Patienten dienstbar zu machen, richteten wir „*cytologische Zentren*" mit bestimmten „Einzugsgebieten" ein. Heute unterstützen wir 10 Zentren. Ihre Zentrale ist das Kölner Zentrum unter Leitung von K. H. Zinser, Lehrlabor und Modell für viele Laboratorien in Deutschland und im Auslande.

In die Kritik dieser Zentralisierung hat sich ein Denkfehler eingeschlichen. Streng muß die cytologische *Technik* von der cytologischen *Diagnostik* unterschieden werden! Die Abstrich*technik* ist für jedermann erlernbar! Sie kann in jeder Praxis durchgeführt werden! Sie ist damit zu einem diagnostischen Hilfsmittel von höchster Bedeutung geworden. Die Ärzte aber, die in der Praxis die *Abstrichtechnik* ausüben, müssen — bis auf sehr wenige Ausnahmen — auf die cytologische *Diagnostik* verzichten! Hier muß — es besteht Grund dazu — mit Ernst gesagt werden: Die Cyto*diagnostik*, also die Auswertung der Präparate, gehört in die Hand von Experten, wenn nicht durch Fehldiagnosen Unheil angerichtet werden soll!

Hier setzt die Arbeit der cytologischen Zentren ein. Gerade diese Forderung, deren Berechtigung niemand bestreiten wird, zeigt die Notwendigkeit der „Organisation", sinnvolle Arbeitsteilung auf der einen, Zentralisation auf der anderen Seite. Erstrebenswert ist die Durchführung des Abstrichfverahrens wo immer nur möglich! Wir haben deswegen in unseren Fortbildungsvorträgen und unseren Schriften die Praxis des Abstrichverfahrens breit geschildert. Die Auswertung der Präparate aber muß in „cytologischen Zentren" Sachkennern überlassen werden.

Die Bedeutung der gynäkologischen Cytologie beruht darauf, daß sie in der Lage ist, die Therapie des Collumcarcinoms in die Vor- und Frühstadien zu verlegen. Bei optimaler Leistung der Cytologen und Histologen und sorgfältiger Abstrichtechnik ist das in fast 70% aller Fälle möglich.

Dabei ist auch zu beachten, daß die Behandlungskosten eines Frühfalles etwa DM 280.—, die eines klinischen Carcinoms mindestens DM 28000.— bis DM 34000.— betragen.

Von 1957 bis 1965 wurden durch die cytologischen Zentren in Nordrhein-Westfalen 9135 histologisch bestätigte Fälle meist im Frühstadium entdeckt. Der materielle Wert des cytologischen Suchprogramms läßt sich danach einschätzen.

Die Cytologie gewinnt fraglos zunehmend an Bedeutung, vor allem auch gegenüber der Kolposkopie. Das beweisen eindeutig z.B. die Erfahrungen des Kölner cytologischen Zentrallaboratoriums. Von den dort erfaßten und cytologisch bestätigten Frühfällen hatten nur 27% einen suspekten kolposkopischen Befund aufgewiesen.

Wir meinen, daß großen cytologischen Zentrallaboratorien der Vorzug zu geben ist wegen der größeren diagnostischen Sicherheit, der besseren Ausbildungsmöglichkeiten und der dort vorhandenen Kontinuität.

Die Zahl der allein im Jahre 1965 in den zehn cytologischen Zentren untersuchten Patientinnen betrug 183387! Um einen Einblick in die große Leistung der Zentren zu geben, sei der Tätigkeitsbericht aus Monat Mai 1966 wiedergegeben.

Schon zeichnet sich eine weitere Entwicklung ab! Neben Gynäkologen wünschen mehr und mehr Pulmonologen, Laryngologen, Chirurgen, Internisten, Urologen, Stomatologen usw. cytologisch beraten zu werden. Wir sind dabei, auch hier nach Wegen zu suchen und beraten uns mit erfahrenen Pathologen und Klinikern. Uns beschäftigt unter anderem in hohem Maße das Problem der Früherfassung des Bronchialcarcinoms. Wir suchen ein Team von Pathologen, Cytologen, Klinikern zu formieren und richten in

Spezialkliniken ,,Zentren" ein, von denen höchste diagnostische Leistungen gefordert werden. In Zusammenarbeit mit der Landesversicherungsanstalt Rheinland haben wir bis heute schon 30 bronchologische Untersuchungsstellen eingerichtet.

Anzuhören sind aber auch die Versicherungsträger, handelt es sich doch um Aufgaben der Prophylaxe, zu deren Erfüllung noch der Kostenträger fehlt. Öffentlichkeit und gesetzgebende Körperschaften müssen deshalb auf die gesundheitlichen und wirtschaftlichen Aspekte der Früherkennungsmaßnahmen hingewiesen werden. Es geht um Volksgesundheit, aber auch um Volksvermögen. Ohne ,,Organisation" geht es also nicht. Die Entwicklung der medizinischen Technik, die Forderung nach modernster Apparatur, Kolposkopen, Bronchoskopen, Laboratoriumseinrichtungen drängen zur Zentralisierung.

Bericht über die Tätigkeit der cytologischen Zentren im Monat Mai 1966

Cytologisches Zentrum	Gesamtzahl der		Negativ	Positiv	Davon histologisch gesichert	Nicht auswertbar
	Patienten	Abstriche				
Aachen	1802	3294	1785	16	13	1
Düsseldorf	2491	4982	2445	28	2	18
Duisburg	191	353	189	2	2	—
Essen	383	383	379	4	3	—
Köln (ZINSER)	7358	14716	7165	178	100	15
Köln (MERKL)	4348	4567	4309	25	25	14
Meschede	842	1204	830	5	2	7
Münster	543	811	538	5	5	—
Oberhausen	551	1102	542	9	5	—
Ürdingen	882	1464	872	8	5	2
Insgesamt	19391	31876	19054	280	162	57

Damit wird die Abgrenzung der Kompetenzen offenbar. Das oft gebrauchte Wort ,,*Jede Praxis ist eine Krebsberatungsstelle*", wenn es auch besser hieße: ,,*Jede Praxis sollte eine Krebsberatungsstelle sein*", besteht nur in der Theorie zu Recht. In seiner Sprechstunde treibt der vielbeschäftigte Praktiker ,,Krebsberatung" in dem Sinne, als er durch anamnestische Erhebungen und seine Untersuchungsergebnisse die Fährte aufspürt. Seinem Können, wir betonen ausdrücklich seinem Können, nicht seinem Wissen, sind aber Grenzen gesetzt durch den nun einmal notwendigen Verzicht auf differenziertere diagnostische Hilfsmittel. Der praktizierende Arzt wird nur selten Zeit zu Kolposkopie finden, die heute verlangt werden muß. Er wird, selbst wenn er die Technik des cytologischen Abstrichs beherrscht, nur selten Zeit finden, die Abstrichtechnik durchzuführen, Präparate zu fixieren usw. und nach Ausfüllung der unentbehrlichen Formulare an das für ihn zuständige Laboratorium einzusenden. Eine weitere Möglichkeit zur Diagnostik steht ihm nicht zur Verfügung. Der Praktiker, der ,,Schützengrabenarbeit" leistet, ist gezwungen, seine Patienten weiterzuleiten, will er sich nicht dem Vorwurf aussetzen, nicht alle diagnostischen Möglichkeiten ausgeschöpft zu haben. Wir haben bewußt den oft gebrauchten Schützengrabenvergleich übernommen. Im Schützengraben liegt ein einzelner Mann mit leichter Waffe. Er kämpft umsonst, wenn ihn nicht schwere Waffen unterstützen. So muß sich der Praktiker nach Hilfe umschauen, also ,,organisieren". Er wählt nach seinem Gutdünken in freiem Entscheid den Fachkollegen, die Konsiliarstelle, das cytologische Zentrum, oder die Klinik.

Es ist aber nötig, festzustellen, daß auch von Fachärzten oft eine echte Fährtensuche, wie wir sie unabdingbar verlangen müssen, nicht immer durchgeführt werden

Probeexcision ist überlebt! Gefordert wird die erweiterte Biopsie in Form der Konisation. Sie gehören in die Klinik! Auf eine eingehende Begründung muß hier verzichtet werden. Darüber ist genügend Literatur erschienen. Ihre Technik gestattet, weitere Bezirke des Muttermundes zu erfassen und Gewebe aus der Cervix uteri zu gewinnen. Die Krönung der Diagnose bleibt der histologische Befund, also die Hilfe des pathologischen Institutes.

Wir leisten also Gemeinschaftsarbeit, beginnend im Sprechzimmer des zuerst konsultierten Arztes, der sich, wie der Facharzt, zu seinen Grenzen bekennen muß. Die von uns eingerichteten Konsiliarstellen und cytologischen Zentren haben den Sinn, die diagnostischen Möglichkeiten auszuschöpfen. Sie wollen dem Kollegen direkt, dem Kranken indirekt beistehen.

Die Entwicklung der „Konsiliarstellen" und „cytologischen Zentren" ging in einem geradezu atemberaubenden Tempo vor sich. *Wir veröffentlichten Befunde bei* 683587[1] *Patienten aus unseren zehn cytologischen Zentren.* Damit ist das größte in der Weltliteratur bekanntgewordene frühdiagnostische Untersuchungsprogramm verwirklicht. Wir können die Bitten der Ärzte um diagnostischen Beistand aus Mangel an Ärzten und medizinischem Hilfspersonal oft nicht mehr erfüllen. Die Zahl der Ausbildung heischenden Kollegen des In- und Auslandes wächst ständig. Allein im Zentrallaboratorium von Prof. ZINSER in Köln, wohl einem der größten und bekanntesten der Welt, wurden vom 1. 1. 1965 bis 31. 12. 1965 328 Gastärzte aus Europa und Übersee geschult und beraten.

Dieser Entwicklung muß Rechnung getragen werden. Unser „Tempo" wird kritisiert. Manchen Kollegen dauert der Befundbericht zu lange, andere beklagen sich, daß sie ortsgebunden seien an bestimmte Zentren. Unsere Kritiker mögen uns bei der Lösung von Nachwuchs- und Ausbildungsproblemen helfen. Ihr Rat ist uns willkommen. Aber sie müssen sich unterrichten lassen über den Mangel an cytologisch erfahrenen Ärzten, über das Fehlen von geschulten Hilfskräften. Wir erstreben Ausbildung von Ärzten sowohl, als auch besonders von „Cytologisten" in den Schulen der medizinisch-technischen Mitarbeiter. Die Kritiker mögen sich auch über die Vorschriften über Ausbildung in der Cytologie, wie sie von den zuständigen Fachgesellschaften festgelegt sind, informieren.

Wir zweifeln nicht daran, daß das „cytologische Zentrum" zu einer Dauereinrichtung werden wird, in Analogie zu ärztlich geleiteten Laboratorien. Wahrscheinlich wird neben der cytologischen Untersuchung auch die Histopathologie in den Aufgabenkreis dieser Stellen hineinwachsen.

Damit haben wir den Aufgabenkreis der praktizierenden Ärzte, der Konsiliarstellen und cytologischen Laboratorien abgegrenzt. Wir hoffen, daß durch diese Grenzziehung auch die Unsicherheit der Patienten — „wohin gehöre ich ?" — verschwindet. Eine Frau, bei der die von uns geforderten Untersuchungen und von uns als für sog. Krebsberatung unabdingbaren Untersuchungen, also Brustuntersuchung, Kolposkopie und Cytologie, in der Sprechstunde durchgeführt wurden, bedarf des Rates einer Konsiliarstelle nicht mehr. Den Konsiliarstellenleitern ist zu empfehlen, jede Patientin zu befragen, ob Vorsorgeuntersuchungen vorgenommen wurden. Bejahendenfalls sind die Patientinnen zurückzuweisen.

Wir halten es nicht für zweckmäßig, einen vollkommenen Abbau der Konsiliarstellen vorzunehmen, wie er von uns gefordert wurde. Wir haben die Zahl der Konsiliarstellen vermindert! Es hat sich z.B. herausgestellt, daß einige Konsiliarstellen nur wenig frequentiert werden. Ihre Aufrechterhaltung verbietet sich. Es sind dies insbesondere die Konsiliarstellen in Kleinstädten, in denen nur wenige Gynäkologen tätig sind und der Gynäkologe eines Krankenhauses in der Konsiliarstelle seine eigene Klientel untersucht. Er ist zu dieser Untersuchung verpflichtet und benötigt kein Instrumentarium von der GBK! Wir überlegen auch, ob es vertretbar ist, in kleinen Orten mehrere Konsiliarstellen zu unterhalten. Hier kann eine Abmachung über Wechsel in bestimmten Zeiträumen sinnvoll werden. Wir schließen uns auch der Meinung der Mehrheit der Ärzte an, daß Konsiliarstellen bei amtlichen Stellen nur in besonderen Ausnahmefällen eingerichtet

[1] Inzwischen auf 900000 gestiegen.

werden sollten. Wir wissen zwar, daß hier die falsche Meinung, es würde durch Gesundheitsämter ein Dirigismus ausgeübt, mitspielt. Wir müssen aber auch die nun einmal nicht wegzuleugnende Scheu der Patientin, mit einer behördlichen Institution auch nur äußerlich in Verbindung zu kommen, berücksichtigen. Wir werden also in unserem Lande Konsiliarstellen abbauen. Wir wissen, daß die hervorragende Zusammenarbeit, die sich in den 15 Jahren gemeinsamer Arbeit ergeben hat, es uns leicht machen wird, für die Verringerung Verständnis zu finden. Wir erfahren die Unterstützung der Frauenärzte, in deren Praxen die neuzeitliche Fährtensuche immer tiefere Wurzeln schlägt.

In einigen Ländern der Bundesrepublik sind große Konsiliarstellen angelehnt an Kliniken, oder als selbständige Institute eingerichtet worden. Noch sind die dort gesammelten Erfahrungen in Einzelheiten nicht bekannt. Sie werden für unsere Entscheidungen aber wichtig sein. Wir vertreten im Grundsatz den Standpunkt, daß diese Einrichtungen regional abgewandelt werden sollten. Ein Schema kann nicht aufgestellt werden. Erstrebenswert ist die ärztliche Zuweisung. Diese muß dem freien Entscheid des Arztes, seiner „*asklepischen Sorgfaltspflicht*" (NEUFFER) und dem Willen des Patienten überlassen bleiben.

7. Die Außenstationen

Wir erwähnten in unserer Einleitung, daß bei der Gründung der GBK beschlossen wurde, auch die Durchführung einer gezielten Kranken*behandlung* in unser Programm aufzunehmen. Es leitet uns dabei weniger der Gedanke nach einer Verbesserung der erprobten chirurgischen und radiologischen Methoden, als vielmehr der Vorsatz, Möglichkeiten von Zusatzmethoden — wir nannten sie „*Ergänzungsbehandlung*" — zu prüfen. Standen wir doch damals in den Anfängen der Ära der Cytostatika. Zu uns hatte sich neben vielen anderen auserlesenen Forschern und Klinikern auch DOMAGK gesellt, dessen Gedanke es war, in Analogie zu der von ihm inaugurierten Therapie mit Sulfonamiden und Tuberkulostaticis ein Zellgift von selektiver Wirkung auf die Krebszelle zu schaffen. DOMAGKs Wunsch war es, eine kausale Krebstherapie zu finden, mit einem spezifisch wirkenden Medikament. Ihm schwebte das „Cancerostaticum" vor. Es war für uns faszinierend zu erleben, wie DOMAGK, Pathologe von Rang, begabt mit reichen Kenntnissen der Bakteriologie, der Biochemie, der Chemie und physiologischen Chemie, gewissermaßen in das Lager der Kliniker „überging", die Forderung nach „*Forschung am Krankenbett*" erhebend. So schufen wir Sonderabteilungen, die wir „*Außenstationen*" unserer Zentralstelle nannten.

Wir kamen zu dem Entschluß, diesen Außenstationen besondere Aufgaben zuzuteilen, in dem Sinne, daß in großen Kliniken Betten z.B. für Krebse des Magen-Darm-Kanals, für Lungenkrebse, urologische Krebse, chirurgische Krebse, Krebse des Kehlkopfes, gynäkologische Krebse usw. bereitgestellt wurden. Ihre Leiter erfuhren eine Unterstützung durch Anhebung ihres Ärzte- und Schwesternetats, durch Bereitstellung von Diätschwestern und Laborantinnen. Es wurden Zuschüsse für Heilmittel und Diäten gewährt.

Wir können unter Hinweis auf unsere Veröffentlichungen in unserem „*Mitteilungsdienst*" mit Genugtuung feststellen, daß erfolgreiche Arbeit geleistet wurde. Wir bereicherten unsere Erfahrungen auf allen Gebieten, sei es der klinischen Dokumentation und Statistik, der klinischen Laboratoriumsforschung, seien es therapeutische Erfahrungen mit Erfolgen und Mißerfolgen.

Besonders wertvolle Erkenntnisse erwuchsen uns aus dem Studium der Cytostatika. Es wurden viele Cytostatika auf Wert und Unwert geprüft. Wir verweisen auf Veröffentlichungen aus den Medizinischen Kliniken Bielefeld, Essen-Werden, Köln, Münster, der Urologischen Klinik Wuppertal-Barmen, den Chirurgischen Kliniken Lippstadt und Lüdenscheid, den Frauenkliniken Bonn, Düsseldorf, Oberhausen, der Hals-Nasen-Ohren-Klinik Münster, der Röntgenabteilung Siegen.

Wir prüften in den Außenstationen auch die diätetische Behandlung der Krebskranken. Dazu ist zu sagen, daß es u.E. eine spezifische Krebsdiät, etwa im Sinne einer Zuckerdiät, nicht gibt. Wir gaben Pläne für eine Schonkost bekannt.

Erfahrungen am Krankenbett, jedem Arzt geläufig, am Krankenlager des Krebskranken aber besonders dramatisch in Erscheinung tretend, forderten von uns auch eine Stellungnahme zu sozialen Problemen. Wir erlebten das Leid der Patienten, als sie erkannten, daß ihnen Arbeitsunfähigkeit und Erwerbsunfähigkeit drohe, als sie sahen, daß ihre Familien Not leiden und Unterstützungen durch Versicherungsträger zwangsläufig nach Ablauf bestimmter Fristen wegfallen mußten. Es war für uns ein Bestandteil unserer Behandlung — der seelischen Krankenbehandlung — ,wenn wir nach Möglichkeiten suchten, den Kranken diese Belastungen zu nehmen. Wir übernahmen daher mit Beginn der ,,Aussteuerung" die Krankenhauskosten und gaben ein Tagegeld. Es war ferner unser Bestreben, den Familien gewisse Begünstigungen durch Einschalten von Fürsorgeorganen, z.B. der Gesundheitsämter und karitativen Vereinigungen, zukommen zu lassen.

Diese Ausführungen haben heute nur noch historischen Wert. Wir haben die zwölf Außenstationen bis auf zwei aufgelöst, die wir mit besonderen Forschungsaufträgen beauftragten. Es sind dies die Universitäts-Frauenklinik Düsseldorf (Direktor: Prof. Dr. ELERT) und die Medizinische Universitätsklinik Münster i. Westf. (Direktor: Prof. Dr. HAUSS). Das von uns aufgestellte klinische Programm ist inzwischen Allgemeingut geworden. Wir hielten auch eine Konzentration unserer Mittel auf das „Zentrallaboratorium" in Düsseldorf und die *„Essener Klinik"*, über welche noch berichtet wird, für erforderlich.

8. Die Klimastationen

Gewissermaßen zur Krönung der Krankenbehandlung, aber auch geleitet von forscherischen Interessen gingen wir noch einen Schritt weiter und vollzogen die Einrichtung sog. *Klimastationen*, die wir im Nordseebad Norderney, in Ebenhausen, Bayerisch-Gmain, also im See- und Voralpenklima, aufbauten. Hier sollte die Krankenhausbehandlung ihren Abschluß erfahren. Wir stützten uns auf die Erfahrungen von Klinikern, welche den Wert klimatischer Nachbehandlung geprüft und für bedeutungsvoll hinsichtlich des Heilerfolges gefunden hatten. Wir wünschten in diesen Klimastationen auch die ,,Ergänzungsbehandlung", namentlich die Behandlung mit Cytostaticis, fortzuführen. Es schwebte uns auch vor, klimato-biologische Einflüsse objektivieren zu lernen (Blutforschung usw.).

Wir vertreten heute die Ansicht, daß die Klimabehandlung zu einem festen Bestandteil der Rehabilitation Krebskranker geworden ist. Leiter von Hals-Nasen-Ohren-Kliniken bestätigen uns subjektive und objektive Besserung ihrer Patienten und eine Verlängerung der Überlebenszeit. Wir haben aus dem Munde von Chirurgen erfahren, daß osteoklastische Prozesse im geeigneten Klima eine günstige Beeinflussung erfuhren. Die Gynäkologen glauben eine Besserung ihrer Erfolge feststellen zu können.

Wie für die ,,Außenstationen" ist auch für die ,,Klimastationen" zu sagen, daß sie für die GBK heute nur noch historischen Wert besitzen.

In einer genialen Konzeption übernahm die *,,Arbeitsgemeinschaft der Träger der gesetzlichen Kranken- und Rentenversicherung für Krebsbekämpfung im Lande Nordrhein-Westfalen, Sitz Bochum"* 1956 unser Modell und organisierte im Rahmen einer verstärkten Metaphylaxe für Geschwulstkranke stationäre sanatoriumsmäßige Nachkuren in Nachkurkliniken, Nachkursanatorien, Nachkurheimen. Diese Nachkuren der durch Operation oder Strahlen, hormontherapeutisch und chemotherapeutisch behandelten Geschwulstkranken werden durch Ausfertigung eines formularmäßigen ärztlichen Einweisungsberichtes durch die freiberuflich tätigen Ärzte, Fachärzte, Klinik- und Krankenhausärzte, durch Vermittlung der für den einzelnen Geschwulstkranken zuständigen Krankenkasse bewilligt. Für die nicht versicherten Geschwulstkranken werden durch die *Überörtliche Krankenhilfe des Landschaftsverbandes Rheinland in Köln-Deutz sowie des Landschaftsverbandes Westfalen-Lippe in Münster* in gleicher Weise wie für die kranken- und rentenversicherten Geschwulstkranken Krebsnachkuren durchgeführt[1].

---

[1] Rheinisches Ärzteblatt, Heft 10/1963.

Wenn die beratenden Ärzte der „*Arbeitsgemeinschaft*" — die Federführung liegt in Händen der Ruhrknappschaft, Bochum i. W. — sich 1963 noch vorsichtig zurückhaltend über die Erfolge der Nachkuren in den von ihnen großzügig geleiteten Heimen äußerten, so setzt sich allmählich doch die Ansicht durch, daß trotz der schwer zu beurteilenden Ergebnisse neben dem subjektiv menschlichen Erfolg (Ablenkung vom Leid) auch objektive Besserungen (Erholung vom Operations- und Strahlenschock, Gewichtszunahme, Besserung des Blutbildes) und eine Verlängerung der Überlebenszeit nicht zu bestreiten sind.

Die Objektivierung der Klimaeinflüsse muß weiteres Ziel der Forschung sein, wie auch die Prüfung der Ergebnisse hinsichtlich Heilung, Überlebenszeiten usw.

Über den Zweck der „*Arbeitsgemeinschaft*", ihre Aufgaben und Ziele, ihre Gesundheitsmaßnahmen, die wirtschaftliche Betreuung des von ihnen versorgten Personenkreises, die Aufbringung der Mittel, über die Indikationen und Kontraindikationen, welche sich für die Verschickung in Nachkureinrichtungen allmählich herausschälen, über Vereinbarungen mit den *Landschaftsverbänden Rheinland und Westfalen-Lippe* raten wir in Organen der „Arbeitsgemeinschaft" nachzulesen. Dem Leser wird offenbar werden, daß ein gigantisches Hilfswerk für die Krebskranken errichtet wurde, daß neben wirtschaftlicher Sicherstellung der Kranken und ihrer Familien auch forscherische Arbeit geleistet wird, daß neben der dringend erforderlichen statistischen Auswertung der Ergebnisse klinische Probleme, z.B. die Deutung der Rolle der Chemotherapie, geprüft werden.

„*Arbeitsgemeinschaft*" und „*Landschaftsverbände*" sind völlig unabhängig von der *GBK*. Es besteht aber personelle Zusammenarbeit und wissenschaftlicher Gedankenaustausch. Es scheint uns ein Hinweis namentlich für Leser außerhalb der Bundesrepublik Deutschland erforderlich, daß nicht nur der sozialversicherte Geschwulstkranke über seine zuständige Krankenkasse der metaphylaktischen Maßnahmen, wie sie die „Arbeitsgemeinschaft" eingerichtet hat, teilhaftig wird, sondern daß auch für nichtversicherte Geschwulstkranke, die weder der gesetzlichen Krankenversicherung, noch der Rentenversicherung angehören, durch die „Landschaftsverbände" entsprechend dem jeweiligen Wohnsitz der Kranken Kurmöglichkeiten zur Verfügung stehen. Es kann also behauptet werden, daß im Lande Nordrhein-Westfalen für Krebskranke die Kostenübernahme für ambulante und stationäre Behandlung und für die nachgehende Genesungsfürsorge garantiert ist! Wir glauben hier hinzufügen zu müssen, daß ähnliche Maßnahmen auch in anderen Bundesländern entwickelt wurden.

9. Die Zentralstelle

Mittelpunkt und Gehirn der GBK ist ihre „*Zentralstelle*". Sie ist Sitz der kaufmännischen und wirtschaftlichen Verwaltung mit Aufgaben wie Versorgung der klinischen Außenstationen, cytologischen Zentren, des Zentrallaboratoriums, der Bibliothek und Unterstützung von Forschungsvorhaben usw. mit Mitteln, welche das Land Nordrhein-Westfalen großzügig bereitstellt.

Der GBK stehen jährlich etwa zwei Millionen Mark zur Verfügung. Sie werden bewilligt vom Landtag nach Anhören seines aufgeschlossenen Sozialausschusses nach Befürwortung durch die Abteilung Gesundheit des Innenministeriums. Hier sitzen Männer, denen Krebsbekämpfung und Krebsforschung Herzensangelegenheit ist.

Die Mittel werden zweckgebunden zur Verfügung gestellt. Ihre Verwendung unterliegt der Kontrolle des Landesrechnungshofes. Als Aufsichtsinstanz fungiert ein „*Verwaltungsrat*" unter dem Vorsitz des Leiters der Abteilung Gesundheit des Innenministeriums. Ihm gehören weiter Vertreter des Innenministeriums, Finanzministeriums, der frei praktizierenden Ärzteschaft und der GBK an.

Des weiteren befindet sich in der „Zentralstelle" das „*Zentrallaboratorium*". Dieses setzt sich zusammen aus sieben voll eingerichteten Forschungslaboratorien. Hier werden biochemische, chemotherapeutische und immunologische Probleme der Krebsforschung bearbeitet. Außerdem ist eine Gewebezüchtung eingerichtet, die im Zusammenhang mit Problemen der Leukämieforschung Untersuchungen über onkogene Viren dient. Ein entsprechender Tierstall ist ebenfalls vorhanden.

Dieses Zentrallaboratorium sollte ursprünglich der Unterstützung der klinischen Außen- und Klimastationen dienen. Hier wurden diagnostische Untersuchungen durchgeführt, für die in diesen Kliniken die apparativen und technischen Möglichkeiten nicht bestanden.

Das Zentrallaboratorium hat inzwischen sein Arbeitsgebiet erheblich ausgeweitet. Aus diesem ragen zur Zeit folgende Themen vorher:

a) Untersuchungen über krebstypische Eiweißkörper bei Tumoren und ihre molekulare Struktur

Insbesondere sollen Untersuchungen über die Konformation bestimmter Bluteiweißstoffe, wie sie bei Patienten mit Waldenströmscher Erkrankung vorkommen, angestellt werden. Unter Konformation versteht man die zeitweilige Veränderung von Gestalt, Größe und anderer physikalischen und chemischen Eigenschaften, die derartige Eiweißmoleküle erfahren, wenn sie verschiedenen Lösungsmitteln ausgesetzt werden. Da bei der Waldenströmschen Erkrankung ein solcher Eiweißstoff in hoher Konzentration vorliegt, eignet sich das Blut dieser Patienten besonders gut als Ausgangsmaterial für die geschilderten Untersuchungen. Mit Hilfe der zur Verfügung stehenden Geräte wie Ultrazentrifuge, Tiselius-Elektrophorese, Polarimeter und hochempfindlichen Meßgeräten konnte unter bestimmten biochemischen Bedingungen eine gezielte Aufspaltung derartiger krebstypischer Eiweißmoleküle beobachtet werden. Die Untersuchungen vertiefen das Verständnis über den Aufbau von Eiweißstoffen, deren Erkennung und Charakterisierung in der Diagnose von Blutkrebs bereits Bedeutung erlangt hat. Das Auftreten bestimmter Eiweißstoffe bei einer Blutkrebserkrankung ist insofern von großer Bedeutung, als bereits lange Zeit nach charakteristischen Stoffen in Körperflüssigkeiten Krebskranker gesucht wird, um mit deren Hilfe bösartige Geschwülste bereits im Frühstadium zu erkennen.

b) Untersuchungen über den Einfluß zellwachstumshemmender Medikamente auf den Stoffwechsel von Tumoren

Diese Studien haben z.B. zu dem Ergebnis geführt, daß das Carzinophilin, eine aus Pilzen gewonnene Substanz, auf das Zellwachstum in gleicher Weise hemmend wirkt, wie gewisse im chemischen Laboratorium hergestellte Substanzen. Es handelt sich um eine Substanz, die in entsprechenden Konzentrationen gleiche chemische Eigenschaften zeigt, wie die synthetisch gewonnenen Verbindungen. Die Untersuchungen werden zur Zeit ausgedehnt auf die Prüfung, ob ein Zusammenhang besteht zwischen dem chemisch nachweisbaren Effekt und der zellwachstumshemmenden Wirkung.

c) Wirkungsmechanismus von Medikamenten

Bei der Krebsbehandlung mit Medikamenten wird bei hoher Dosierung ein starker Rückgang der weißen Blutkörperchen beobachtet, der auf eine Schädigung des Knochenmarks zurückzuführen ist. Vor einiger Zeit sind einige chemische Substanzen, sog. hochpolymere Kohlenhydrate sowie gewisse Flavonkörper beschrieben worden, von denen man sich eine Schutzwirkung bezüglich der Knochenmarksschädigung versprach. Die Substanzen haben sich jedoch bei den bisherigen tierexperimentellen Untersuchungen als wirkungslos erwiesen.

d) Schon begonnene Untersuchungen über Virus-Leukämien mittels der Gewebekultur und Übertragungsversuche festzustellen, ob virusbedingte Gegenstoffe auftreten, werden fortgeführt

e) Neu aufgenommen werden Experimente, ob und in welcher Weise das Tumorwachstum bzw. eine Behandlung mit Cytostaticis einen Einfluß auf die Antikörperbildung ausüben

Im Verlauf des Tumorwachstums wird eine Verminderung der Antikörperbildung beobachtet, die sich klinisch in erhöhter Infektanfälligkeit äußert. Die cytostatische Therapie führt oft zu ähnlichen Nebenwirkungen, die eine Hemmung der Synthese von Antikörpern zur Folge haben. Es kann ein sog. symptomatisches Antikörpermangelsyndrom auftreten. Die Antikörperbildung wird durch serologische und morphologische Methoden gemessen und der Einfluß verschiedener Cytostatika auf diesen Vorgang geprüft.

f) Auch Untersuchungen über eine kombinierte zellwachstumshemmende Wirkung gehen weiter

Sie dienen einer möglichen Verhinderung oder Verzögerung des Eintritts einer sog. „Resistenz“ gegen die Chemotherapie. In bisher abgeschlossenen Versuchen konnte gezeigt werden, daß durch Kombination zweier cytostatisch wirksamer Medikamente eine starke Erhöhung der Wachstumshemmung eintritt. Es ist zu prüfen, ob unter den gleichen Bedingungen auch eine Steigerung der Nebenwirkungen zu beobachten ist. Dies wurde zunächst am Beispiel des Cortisonabbaus in der Leber verfolgt. Die Untersuchungen werden in Zusammenarbeit mit dem Physiologisch-Chemischen Institut der Universität Düsseldorf (Prof. Dr. STAIB) fortgeführt.

Das Zentrallaboratorium hat eine bedeutungsvolle Aufgabe auch darin gesehen, für die Frühdiagnostik des Krebses empfohlene *Teste* zu überprüfen. In Gemeinschaftsarbeit zwischen Laboratorium und klinischen Außenstationen wurde unter Einsatz beträchtlicher Mittel mit Sorgfalt eine Vielzahl von Testen geprüft, so unter anderem der *Knüchel*- und der *Bolen*-Test, die Thymolreaktion, die Trübungsreaktionen, der *Makari*-Test und auch die diagnostischen Methoden nach LEUPOLD, v. BREHMER, *Curry*-Steigbilder und schließlich die Neo-*Abderhalden*-Reaktion.

Wir fanden keine Reaktionen, die wir als krebsspezifisch deuten konnten. Wir sind uns des Ernstes unserer Aussagen bewußt! Würde doch für die Ärzteschaft und die Patienten ein echter „Krebstest“ von größter Bedeutung sein.

10. Wissenschaftsrat

Eine wertvolle Unterstützung bei oft schwierigen Entscheidungen hat die GBK in ihrem „*Wissenschaftsrat*“, dem es obliegt, über die Förderung von Forschungsvorhaben zu entscheiden. Wir haben wissenschaftliche Arbeitsaufträge für das Studium des Bronchialcarcinoms, Erfahrungen über seine Therapie, histologischen Typ, geographische Verteilung usw., für Gewebezüchtung, für Nachuntersuchungen von Patienten, bei denen cytostatische Behandlungen durchgeführt waren, für statistische Arbeiten über Häufung, Verteilung und Prognosen von Knochentumoern, für Mammographie, für die Untersuchung von Exkreten und Exsudaten auf Krebszellen, für Nachweis von Carcinomzellen im Wundsekret, für Markierung menschlicher Tumoren mit radioaktiven Stoffen usw. vergeben. Die Ergebnisse haben wir im „*Mitteilungsdienst*“ veröffentlicht.

Eine besondere Auszeichnung war es für die *GBK*, daß sie mit der Ausschreibung der Stiftung „*Krebsforschung Professor Dr. Gerhard Domagk an der Universität Münster in Westfalen*“ in ihrem „Mitteilungsdient“ beauftragt wurde.

11. Das klinische Forschungsinstitut in Essen

Kritische Überprüfung des Wertes und der Ergebnisse unserer Außen- und Klimastationen hatte dazu geführt, ihre Zahl herabzusetzen. Wir konnten feststellen, daß ihre ursprünglichen Aufgaben — Vervollkommnung der Diagnostik, Studium der „Ergänzungsbehandlung“, namentlich der in ihren frühesten Anfängen geprüften cytostatischen Behandlungsmethoden — Allgemeingut wurden.

Die Klimastationen verwandelten sich in Nachkureinrichtungen der „Arbeitsgemeinschaft“ bzw. „Landschaftsverbände“.

Es wurde auch offenbar, daß der Einsatz unserer Mittel an einem umfangreicheren Krankengut wirtschaftlicher sei. Die von uns zunächst eingerichteten 12 Außenstationen konnten ein relativ kleines Krankengut aufnehmen und bearbeiten. So erhob sich zwangsläufig der Ruf nach einer Zentralisation, nach einer eigens auf die von uns geforderte „*Forschung am Krankenbett*“ ausgerichteten Klinik. Dieser Plan ist Wirklichkeit geworden! Erdacht, beraten und geplant in der GBK, unterstützt von einer verantwortungsbewußten Landesregierung, insbesonderer ihrer Abteilung Gesundheit, wurden erhebliche Mittel bereitgestellt. Die Stadt Essen und die Verwaltung ihrer Krankenanstalten wetteiferten mit der Großzügigkeit der Landesregierung und ihrer Ministerien, stellte Grund und Boden und Mittel zur Verfügung. So wurde im Jahre 1960 im Gelände der Städtischen Krankenanstalten Essen der erste Spatenstich getan.

Inzwischen ist diese Klinik in die Obhut des Klinikums Essen, der neu gegründeten medizinischen Fakultät der Universität Münster übergegangen. Diese hat einen zweiten Lehrstuhl für Innere Medizin geschaffen, dessen Schwerpunkte Onkologie und klinische Grundlagenforschung der Onkologie sein werden. Inhaber ist Prof. Dr. C. G. SCHMIDT-Münster. In der neuen Klinik werden dieses Fach und die Strahlenforschung (Direktor: Prof. Dr. E. SCHERER) vereint sein. Von einer Gesamtzahl von etwa 200 Betten entfallen auf die Innere Medizin zwei Drittel, auf die Strahlenklinik ein Drittel der Betten. Eine gemeinsame Isotopenabteilung sowie eine Medizinische Poliklinik runden das Bild ab.

Da bei der ursprünglichen Planung der Klinik die Überführung in den Verband der Universitätskliniken nicht vorauszusehen war, und dadurch erhöhte Anforderungen an klinische Forschung und Lehre zu berücksichtigen waren, erwies sich der Bau eines größeren Laboratoriumstraktes als notwendig. Das Arbeits- und Sozialministerium des Landes Nordrhein-Westfalen hat in Anbetracht des überörtlichen Charakters der Essener Klinik die volle Finanzierung dieses zweiten Baues übernommen. Die klinische Abteilung wird im Jahre 1967 ihre Tätigkeit aufnehmen. Im Laboratoriumsbau, der in 2 Jahren fertiggestellt werden soll, werden heiße Tierställe, heiße Laboratorien und Isotopenbetten neben konventionellen Laboratorien Aufnahme finden.

Gleichzeitig wird dieses Gebäude — erstmalig in der Bundesrepublik — *sterile Krankenzimmer (Steril Units) erhalten, die zur Behandlung des Chorionepithelioms und zu Knochenmarktransplantationen vorgesehen sind.* Dieser Bau wird neben der großen Bibliothek der GBK auch ihre Laboratorien als Leihgabe aufnehmen.

Die Essener Klinik wird klinische Forschung auf onkologischem Gebiet betreiben, wobei sowohl Verfahren der Frühdiagnostik, der klinischen Immunologie als auch besonders Fragen der Chemotherapie im Vordergrund stehen sollen.

Unsere Pläne und Schöpfungen entwickelten wir unter dem Begriff „Organisation“ — wir sprachen vom „Ordnungsprinzip“. Die Erfüllung unserer Aufgaben stand unter dem dynamischen Druck, der Unruhe des „Fortschrittes“, der raschen Entwicklung des Krebsproblems. Wir waren oft zu Umstellungen gezwungen, wie den Verzicht auf die „Allgemeinen Konsiliarstellen“, die Reduzierung der früheren „Krebsberatungsstellen“, den Übergang von den Außenstationen zur Tumorklinik, neue Wege in der Krankenhausbehandlung und der Nachsorge. Wir mußten handeln wie der Arzt am Krankenbett, uns dem „Symptom“, dem sofort Erforderlichen, anpassen.

Die Erfüllung der vielen Aufgaben war nur möglich durch Teamarbeit. Es ist eine glückliche Fügung, daß sich ein Kreis begeisterter Frauen und Männer fand, der Wege und Ziele festzulegen versuchte und sich notwendigen Wandlungen elastisch anpaßte. Es ist auch ein Glücksfall, daß sich ihnen Forscher und Kliniker hohen Ranges zugesellten und daß die unvermeidlichen materiellen Fragen von Parlamenten, Regierungsstellen und Behörden großzügig gefördert wurden.

12. Der Westfälische Verein für Krebs- und Lupusbekämpfung

Wissenschaftliche Objektivität machte es uns zur Pflicht, festzustellen, daß der Kampf gegen den Krebs in Westfalen schon früher aufgenommen wurde. Hier wurde am 28. Januar 1927 der „*Westfälische Verein für Krebs- und Lupusbekämpfung e.V.*“ gegründet. Er hatte sich entwickelt aus dem im Jahre 1913 durch KRÜCKMANN ins Leben gerufenen „Krebs- und Lupusausschuß“. Mittel stammten aus Privatkreisen und der Landesversicherungsanstalt Westfalen, die sich tatkräftig für die Belange des Vereins einsetzten.

Im Jahre 1932 wurde die Lupus-Heilstätte Hornheide nahe Münster eröffnet. Sie diente zunächst der Asylierung und Behandlung von Lupuskranken. Sie war die erste

Heilstätte dieser Art in Deutschland. Aus ihr entwickelte sich später die Fachklinik „Haus Hornheide" des Westfälischen Vereins für Krebs- und Lupusbekämpfung. Sie steht unter Leitung des jeweiligen Direktors der Universitäts-Hautklinik Münster.

Da infolge der Fortschritte in der Behandlung des Lupus mit Antibioticis und operativen Maßnahmen die Zahl der Asylierungsfälle abnahm, entwickelte sich die Fachklinik Hornheide zu einem Zentrum für die Behandlung von Hautkrebs. Mit welcher Meisterschaft hier gearbeitet wird, bewiesen Ausführungen und Demonstrationen von Operationserfolgen durch EHRING auf dem Krebskongreß 1966 in München.

Seit seiner Gründung hat sich der Westfälische Verein auch Fragen der allgemeinen Krebsbekämpfung und Volksaufklärung zugewendet. Auch wurden Radium-Leihgaben an Krankenhäuser im westfälischen Raum zur Verfügung gestellt.

C. V. Information regarding the organisation to combat cancer in Italy

By

A. Ratti

1. The Italian League against tumours

The Italian League to combat tumours was founded in 1927 with the two-fold object, firstly to assist patients suffering from cancer, and secondly to promote research and studies in the field of cancerology in order to improve the diagnosis and treatment of cancerous diseases.

The League is directly controlled by the Italian Ministry of Health. It is directed by a council which is partly appointed by the government and partly by the members.

The League has an extensive organisation, and has many sections situated in the provincial towns and cities. The governing bodies of these sections are elected by the local members.

An annual budget of $ 600,000, of which the largest part is supplied by the government, is divided as follows:

research	$ 100,000
press and propaganda	$ 50,000
subsidies to scientific institutions and centres for the diagnosis and treatment of tumours	$ 100,000
assistance to needy patients	$ 300,000
various	$ 50,000

The League patronizes the organisation of annual postgraduated courses for physicians in clinical cancerology.

2. Research and treatment institutes

a) Tumour institutes

These are represented by three National Tumour Institutes. They are situated in Milan, Rome and Naples. The first of these was inaugurated in Milan in 1928. It has at present a total of 250 beds and will shortly be enlarged to a total of 650 beds. This will bring the grand total of all three institutes to 1200 beds.

These Institutes are regarded as scientific research institutes and are obliged to carry out tests for all new medical, surgical and radiological treatment of "Leading Centres" for further study in the diagnosis and therapy of tumours.

Although they are under governmental control, they possess a high degree of independence.

The activity of these institutes is very intense and at the institute in Milan alone, there are approximately 15,000 first-patient-examinations, over 4000 surgical operations and approximately the same number of radiological treatments carried out yearly. They have the most modern high-voltage radio-therapy equipment installed.

Statistics and epidemiological research in the field of tumours is also part of their work.

b) Hospitals with special tumour departments

Apart from the three Tumour Institutes there are General Hospitals which have dealt with the problems of diagnosis and therapy of tumours for years. The most important of these are the "San Giovanni Hospital" in Turin, the "Ospedale Maggiore" in Novara, the "Radium Institute" in Bologna and the "Ospedale Civile" in Padua.

c) Provincial Centres for the diagnosis and treatment of tumours

At the present time there are 35 centres. These are situated in the most important provinces, and represent a part of the organisation for social illness and are partly run by the Italian Ministry of Health. They have a prependerant diagnostic function with special regard to early anti-tumour diagnosis problems. They are subsidized partly by the League, partly by a partnership between the communal and provincial administrations and partly by the Ministry of Health.

The work is undertaken by medical personnel and social workers, for which they are paid.

Normally the diagnostic equipment is the property of the National League, but for therapy the equipment of the local hostpitals is generally used.

3. Scientific research

The cancerological research is undertaken in the Tumour Institutes and in many other University and Hospital Institutes. It is partly subsidized by the National Council for Sciantific Research and partly, as already said, by the Italian League against Tumours.

Every year the Italian League against Tumours, the Ministry of Health and other institutes distribute many scholarships for the study of research in Italy and other countries.

The Italian Society of Cancerology, founded in 1951, assembles the principal research workers in this field. It possesses absolute administrative independence, and the financial efforts are supported by the members only. Every three years it organises a National Congress, and annually scientific meetings. At the present time it has 500 members.

4. Teaching

In Italy there are no special professorships in oncology. The cancerology teaching is given in the form of separate lessons by biology professors and clinic physicians. Post-graduated courses are organized by the above mentioned tumour institutes in collaboration with the universities.

Recently an association has come into existence for the promotion of the research against cancer. It has the aim to obtain financial aid for sciantific research.

D: Statistics in Cancer

By

Johannes Clemmesen

With 11 Figures

Endemiology

I. History of Methods

1. General

It follows from the very long periods of induction found for various malignant neoplasms, as well as from the multiplicity of causative factors, that systematical collection of numerical facts, i.e. statistics, will form a most useful instrument in the study of this group of diseases. Furthermore, the absence of simple tests for making the diagnosis in apparently healthy persons with an ease sufficient for mass application has added to the significance of statistical study.

Nevertheless, the epidemiological method was applied with success in the early 16th century when "mala metallorum" was observed more frequently among miners in Schneeberg than among workers in the open, while a systematic collection of statistical data did not take place until the attempt at a general census of cancer in London in 1728. Reliable results from mass statistics date only from RIGONI STERN of Padua in 1842, and naturally a true evaluation had to await the development of Fisher's theory of statistical testing of probabilities, from 1917.

TANCHOU reporting on cancer deaths in Paris in 1843 and 1844 concluded that "the cause of cancer is complex and is neither completely internal nor completely external" and gave the ratio of cancer deaths to general mortality in Paris as 2.54 per cent against but 1.63 for the districts of Sceaux and Saint Denis. Obviously, these results would be influenced by variations in mortality from other diseases, and when TANCHOU supported the theory that the increase in cancer then observed was conditioned by the civilisation of countries and persons, STERN pointed out in 1844 that the corresponding ratio for Verona for the period 1760 to 1839 would amount to 0.75 per cent, concluding: "I am not sure that the civilisation of our city is so much lower than in the country around Paris that we would expect a ratio of 0.75 to 1.63."

DOMENICO ANTONIO RIGONI STERN, supplementary Professor in Padova, was born in Asiago 1810. He studied death certificates from the City of Verona, for the years 1760 to 1839, and pointed out 1844, that particularly the cancerous diseases need statistical investigation. STERN agreed with TANCHOU that such statistics should be collected in every city in the civilised world, and his own statistics from 1842, giving rates distributed on age groups, seem to have been the first rate study of lasting value, as it will appear from the following section on mammary and uterine cancer, in which the qualifications of his methods will be discussed.

Among other authors W. H. WALSHE (1846) reviewed cancer occurrence in Hobart, Calcutta, China, Egypt, Algiers, Senegal, Copenhagen, Massachusetts, and New York, from which city he reported 27 cancer deaths for the year 1842. From such comparisons WALSHE concluded that "whenever the disease is particularly rare, it may be remembered that a low state of civilisation prevails, whenever social organization is of a highly perfect kind, there cancer flourishes". This may be the explanation that WALSHE produces tables giving figures for various social groups, scaled from "gentlemen" and "ladies", followed by "servants", and categories like tavern-keepers, sailors, and schoolmasters, down to players, and surgeons, for men, and for women ending with "schoolmistresses", and "soldiers' wives".

However, such uncritical attitude to figures collected was not universal in England: SEPTIMUS W. SIBLEY, reporting on the cancer cases from the records of Middlesex Hospital (1859), pointed out that material from his hospital does not show the relative liability of the different organs to be affected with cancer, as it contains an undue proportion of cancers easily recognized, while patients with cancers of the internal organs will go to general hospitals. He added, "it need hardly be observed that in order to form a correct idea of the relative liability of the different ages to become attacked with the disease, it is necessary to compare these numbers with the relative numbers of persons living at these various ages".

In 1864, AUGUST HIRSCH of Berlin published a text book of geographical and historical pathology, in which he pointed out that although cancer in general seemed a frequent disease to anybody doing frequent autopsies, it was impossible to judge its incidence from hospital statistics, and mortality statistics could claim very little confidence.

Nevertheless, although with some reservation, he quoted statements that in the United States cancer is clearly rarer than in Eastern parts of the world, and that particularly the tropical and subtropical areas of America show nearly complete exemption from cancer, in particular of uterine and mammary type.

It will appear from these examples, that in the middle of the 19th century European workers had realized the principles fundamental to statistics on cancer, in particular that incidence must be calculated separately for the various age groups. At the same time little doubt was expressed about the efficiency of the medical diagnosis — the point where, in fact, most of their statistics failed, although the quality of their census figures may also be subject to some doubt.

2. Autopsy statistics

In the later part of the 19th century and the first decades of the 20th the accumulating material of postmortem records was used for a number of statistical studies, usually limited to one or a few hospitals from the same region, but sometimes on an extensive scale as in DORMANNS's survey of Germany for the period 1925—1933 (1936). However useful such studies may have been to local medical workers with knowledge of all details of their background, they cannot now serve as conclusive statistical evidence, because they usually give no information on the size of the population from which cases have been drawn — the population-at-risk. Ideally this would only be possible to a hospital serving all cases from a limited population with known age distribution. Furthermore the admission of cases of similar diseases, the methods of therapy, and its degree of efficiency, together with rules for the performance of autopsy, are all factors influencing the number of cases that may, or may not, come to the attention of the prosector. Variations in administrative rules, and in personnel may even fatally influence the results of statistical studies based on autopsy material.

Still more serious is the fact, pointed out by DORMANNS himself, that also at his time 25—33 per cent of all carcinomas in his material had clinically been incorrectly diagnosed, or not diagnosed at all.

It should not be forgotten that workers of the past will often have realized the fallacies of their methods while using them in lack of better ways, nor that authors like ASK-UPMARK, 1932, GEORGIANA BONSER, 1934, or DORMANNS, in 1936, have succeeded in demonstrating the increase of bronchial carcinomas among men by means of studies of this kind. Also in later developed regions like Africa, pioneer studies reporting on practical experience have served to open the country to cancer research by giving a gross orientation on the presence or absence of various malignant diseases that might be expected — as it will appear from the symposium of the International Union against Cancer held in 1956 in Kampala, Uganda, and Leopoldville, Belgian Congo. However, the need for good information on the population-at-risk in such studies is clear from the example of liver carcinoma in South Africa, given by OETTLÉ and HIGGINSON (1956).

BERMAN in his well-known pioneering study among Bantu miners in South Africa found 87% of all carcinomata to be liver cancer, while Higginson, later, in a hospital study on both sexes saw a corresponding value of only 5%. Now we know that a rate study among Bantu males in Johannesburg would have shown three times as many cases as BERMAN found. The explanation is the following:

BERMAN's study was limited to young Bantu men, usually aged under 30, and with a few exceptions over 45 years, all selected as being of good health and kept under observation for nine months only. In this place postmortems had to be incomplete, and lungs were sent elsewhere to be examined for silicosis so that lung tumours would not be found at autopsy itself. HIGGINSON's cases were, contrarily, of both sexes and all ages and were drawn from a hospital draining a large area, many cases being brought a long distance for special treatment, while liver cancer patients would usually not turn up, because no effective treatment existed.

From an urban area in Johannesburg a later study by HIGGINSON and OETTLÉ (1960), considered to cover all cases, showed 114 liver cancers out of 410 carcinomas in men, and 25 out of 399 in women, respectively 27.8% and 6.3%, the final figure thus lying between the two extremes confirming the essence of BERMAN's statement.

It thus appears from earlier statements that statistics on post-mortem findings may serve as an important clue, although they require additional information before final conclusions can be drawn.

3. Prevalence

Around the beginning of the 20th century efforts were made to arrive at accurate figures for cancer in various countries, based on the prevalence of the disease, i.e. the number of cases known at a given time.

LASCH (1940) gives the following list: A census of cancer patients was made in Germany, and the Netherlands, 1900, in Spain, 1902, and in Portugal with her colonies, 1904, in Baden, 1904 and 1906, and in Sweden 1905/06. It may be added that a Cancer Research Committee formed in Natal, 1905, in 1907 and in 1910 reported on an attempt to record all cases of malignant disease in European, Indian and Bantu populations of Natal and Zululand (OETTLÉ, 1956). Attempts at statistics, or more local evaluations were attempted in Württemberg 1931, Baden 1933/34, in Schweiz 1933, in Japan, Poland and Yugoslavia. According to LASCH these attempts failed to show results approaching a reasonable estimate. Physicians failed to report and repeated notifications of individual patients were difficult to avoid.

Two further examples came from Hungary and Denmark, where attempts were made to count all cancer patients at a certain date; these studies permit an analysis of the failure of the methods of that period.

In 1907 DOLLINGER reported from Hungary on a census of persons suffering from cancer on October 15th, 1904, but found such so pronounced variations between adjacent regions, as 55.0 and 5.3 per cent of all deaths, that he could only ascribe them to lack of understanding on the part of physicians.

From Denmark FIBIGER and TRIER (1910) reported on a similar inquiry to all Danish physicians about cancer cases under their treatment on April 1st, 1908. Here 99 per cent of doctors responded, but the number of cases reported was only 1135, or about 10 per cent of the number of new cases reported annually in the 1950'ies.

It will be evident that in such studies a neoplastic disease that takes long in killing the patient will show a higher prevalence than a rapidly fatal cancer, and while prevalence figures may be of some use in the organization of patient care etc. only the number of new cases occurring during a given period, i.e. the incidence rate, will be useful in studies of the causes of cancer.

A determination of the prevalence of cancer in Denmark was tried again per February 15th, 1943, by CLEMMESEN and MARIE LINDHARDT as a check in the preparation of a Danish Cancer Registry, but in spite of participation of all physicians in the country, only 4451 cases were reported against a total of 9,428 notified to the registry as diagnosed in 1943. While 15 per cent of the excess over the 1908 figures could be explained by increased longevity of the population, acceptance of the validity of both totals for 1943 would imply that patients survive diagnosis only about six months on the average.

In Norway a more modern method was applied as early as 1907, when reports were collected on about 6,000 cases of cancer with full information on family details. As in Hungary, cases were reported with considerable variation in efficiency, but the information on relatives could be used twenty years later for a family study by WAALER, 1931, in which direct information was collected by 115 medical students. In a series of hypotheses, presented with considerable caution, WAALER suggested that the origin of cancer is based partly on disposition, and partly on exogenous factors.

In England BASHFORD and J. A. MURRAY in 1905 advised against a cancer census, finding that the German effort in spite of its efficiency had left cancer problems much where they were. It will be clear from this survey that, largely, the same applies to all prevalence studies.

4. Mortality statistics

Mortality statistics will be the method of choice for statistical investigation of an invariably fatal group of diseases. It is the more astonishing, that while death certificates from Verona for the period 1760 to 1839 could give information of lasting validity in the hands of a local medical officer, centuries of effort in many countries by governmental statisticians, research committees, insurance companies etc. should be nearly of no avail, as reflected, for instance, in the majestic review by HOFFMAN from 1915.

One explanation may be that STERN limited his study to mammary and uterine cancer, which diseases must have been the subject of fairly uniform and reliable diagnosis by Veronese physicians. He does not explain why other diagnoses except cancer of the face were not included, but it would seem reasonable to speculate that he may have considered the diagnoses of other "cancerous diseases" too varying in quality to permit statistical analysis.

During the following period cancer was usally discussed as a whole, although, for instance, a single material from Frankfurt am Main from 1865 onwards, quoted by HOFFMAN, differentiated certain forms of "accessible" and "inaccessible" cancers with a view to diagnosis. Such subdivisions proved to be the way in cancer statistics.

In the report of 1905 of the Imperial Cancer Research Fund, London, BASHFORD and J. A. MURRAY pointed to the lack of evidence of the alleged increase in the occurrence of cancer, and explained the influence of factors such as age distribution and longevity, much opposed by HOFFMAN, 1915, but leading into a period of fruitful realism in the evaluation of cancer statistics.

It is clear that individually death certificates issued without the use of modern hospital facilities must vary in accuracy with time and place. Figures on sites of cancer easily accessible to accurate diagnosis, or coming from hospitals with good diagnostic facilities, will be of relatively high reliability, unless equally good possibilities for effective treatment reduce their value as a measure of the incidence of cancer. Just in those regions where all cancer cases are fatal the reliability of diagnosis will often leave something to be desired.

Occupational mortality statistics, first introduced in England about 1850, will naturally be hampered by difficulties in obtaining adequate information on a series of occupations held through a lifetime for periods of varying length. Often, the last occupation will be stated differently on death certificate and in the census, to which come difficulties involved in obtaining accurate figures on the age distribution of the normal members of the various occupations.

In an analysis of mortality data from Stuttgart WEINBERG and GASTPAR, in 1904, found evidence of an excess of mortality from uterine cancer among the poorer part of the population, and based on American data MAYNARD of Pretoria in 1909 stated that the lowest death rates from cancer are found in occupations of the highest social status. Weinberg's results from Germany, 1912, suggested social differences in cancer of breast and BROWN and MOHAN LAL in 1914 in English data found suggestion of a direct association between high cancer death rate and a low occupational status, which they confirmed on material from Hamburg. STEVENSON, 1923, reported on a moderate increase in mortality from cancer in general down a scale of eight social classes established by occupational, not industrial, subdivisions although, marked exceptions were found in favour of the specially situated occupations of mining and agriculture. Finally, YOUNG and RUSSELL, 1926, took advantage of 46,118 cards in the Registrar-General's Office for deaths during the period 1910—1912, and worked out the distribution according to occupation for cancer of various sites. They emphasized that since it is not uncommon to find occupations with an excessive mortality from cancer in certain sites for which no explanation can be found in the industrial risks, these represent only a part of several predisposing causes operating under different conditions.

Nevertheless, it later became possible to demonstrate for "exposed" organs a steady and considerable increase in cancer mortality as the social scale descended, while "non-exposed" sites showed the same mortality for all social classes. This observation was analyzed in a series of publications from the Registrar-General's Office, London, in particular those for 1921 (1927), and for 1931 (1938), all reviewed by KENNAWAY, 1950, and supplemented with a report by LOGAN for 1950 (1954).

These studies demonstrated a social grading among men and women of death rates for cancer of all sites in the alimentary canal above pylorus, with higher rates for the less well-to-do strata of the population, when classified according to occupation. A similar grading was found for uterine cancer, while cancer of the female breast showed a directly opposite trend. Other studies showed particularly high rates for cancer of the upper alimentary canal among waiters and barmen, respectively 2,579 and 2,695 against 1,000 for all occupied and civilian males, 1927. As far as the suspected influence of alcohol is concerned, these findings were supported by CLEMMESEN, 1941, 1951, with mortality studies on Danish breadwinners, classified on an industrial basis into groups of occupations, irrespective of income. In these studies male breadwinners of the hotel- and restaurant group, as well as commercial travellers, showed excess of deaths from oesophageal cancer.

Apart from the sources of error, involved in mortality statistics as previously described, it might be objected to these studies, that differences between social classes in access to medical diagnosis and treatment would tend secondarily to influence mortality rates. The validity of this objection was, however, affected when CLEMMESEN and NIELSEN, 1951, on recent cases from København demonstrated social gradings similar to the English for cancer of the stomach, and for cancer of the uterine cervix, adding lung cancer in men. In this study based on registration cases 22 administrative subdistricts, were classified into five final groups according to annual rental. American morbidity studies on five social classes, similarly grouped according to income, were reported by DORN and CUTLER, 1959, in an excellent review of the whole problem, and showed good agreement with the observations from England and Denmark.

In spite of various sources of error, differences in incidence of cancer between social classes in the same city have thus been demonstrated with certainty.

5. Registration

At the International Cancer Congress in Bruxelles 1936, where DORMANNS presented the extensive German autopsy statistics, CRAMER strongly urged the analysis of mortality data as a prerequisite to the prevention of cancer, pointing to the demonstration of social differences in cancer mortality. Admittedly, reliability of mortality statistics must have improved during the nineteen thirties due to increased possibilities of diagnosis at a stage when the primary still dominates the clinical picture, and such analysis was still to render invaluable services in the study of some forms of cancer. Nevertheless, progress in therapy made mortality statistics increasingly inadequate as a measure of cancer incidence, particularly for some sites which at the same time came in need of means for better evaluation of treatment.

It is clear from the paper by LASCH, 1940, describing the establishment of the first European cancer registration in Mecklenburg in 1937, that he fully realized the significance to research of cancer registration. There is, however, reason to believe that in most cases the possibility of following the fate of treated hospital patients will be a stronger promotor of cancer registration. The German project, which envisaged coordination of registration in Mecklenburg, Wien, Sachsen-Anhalt, and Saarland, broke down during World War II. In the United States, where cancer registration had started in Massachusetts in 1927, the National Cancer Institute in 1938 initiated a series of studies in morbidity of cancer finally including ten metropolitan areas scattered throughout the United States. This study was repeated during 1948 and 1949, as reported by DORN and CUTLER, 1959. In Connecticut, and New York State outside New York City, registration was adopted in 1940.

Notwithstanding the value of regional studies of this kind, as adopted in France in 1943 and in England 1945, for smaller nations total registration is an easier way of follow-up of individual patients and of avoiding effects of migration, quite apart from their advantage in more elaborate systems of census and registration of persons. Such national registration was established in Denmark in 1942, reviewed by CLEMMESEN, 1965, in Norway in 1952, as reported by PEDERSEN and MAGNUS, 1959, in Finland in 1953, described by SAXEN and KORPELA, 1959, in Belgium in 1953, and in Iceland, Israel, and the Netherlands in 1954 (WHO subcommittee 1959), and finally in Sweden as reported by RINGERTZ, 1960[1]. A review of these activities was published by STOCKS in 1959.

It follows from the varying dependance on age of the various forms of cancer, that accurate information on the age distribution of the population in which cases arise is prerequisite to registration as to other systems of cancer statistics.

Everywhere registration will show some cases diagnosed without access to all modern facilities. Totals for most or all sites will, therefore, include a varying number of cases on which information will be not better than from death certificates issued by practitioners, which, in fact, is often the only source. Thus, if some region reports 100 per cent hospital admissions for some site of cancer, this may reflect a highly efficient system, but it may also be the result of diagnostic inefficiency outside hospitals. In reports on cancer registration the evaluation of the validity of diagnosis for various sites of cancer will therefore be fundamental.

On the other hand it may be pointed out that a system of follow-up of patients may or may not be a link in a registration project, but it is not indispensable to research into aetiology and may even become a practical hindrance to the latter.

Registration has thus become an important tool in modern cancer research. For the evaluation of cancer incidence and as a basis of cancer epidemiology this method cannot be substituted by mortality statistics.

[1] It should be noticed that so far (1966) Swedish registration is based solely on reports from hospital physicians on inpatients and outpatients.

6. Interview studies

a) Retrospective studies

In the nineteen twenties international comparisons by the Cancer Commission of the League of Nations suggested that differences in mortality rates from breast cancer could not be referred to differences in statistical technique, diagnosis, or treatment, and a committee under the British Ministry of Health decided to examine a series of breast cancer patients and controls with a view to aetiology. This resulted in the wellknown study by JANET LANE-CLAYPON from 1926.

Earlier investigations, like REHN's important contribution on occupational bladder tumours from 1895, were mostly carried out with purely epidemiological technique and without statistical assistance, but LANE-CLAYPON's inquiry became the first of a considerable number of studies from many countries, based on interviews of cancer patients and controls, followed by statistical treatment of answers. In the study of the aetiology of lung cancer, where this technique proved particularly useful, it was first adopted in studies later published by SADOWSKY, GILLIAM and CORNFIELD, 1953 and by MÜLLER, 1940.

The valuable results attained notably with regard to the association between tobacco smoking and cancer of the bronchus, may perhaps tend to overshadow a number of particular conditions, on which they largely depended:

1) The theory for testing was based on observations from both the clinical and the experimental field and was in full agreement with evidence on hand.

2) Consequently, the issue could be covered by relatively few questions, easy to formulate. Since they did not seriously affect emotions or interests they were easy to answer, and answers easy to record.

3) The phenomenon to be explored — the smoking of tobacco — was reasonably easy to remember and to check since to some extent it was observable by others. It occurred with sufficient frequency to give a satisfactory number of positive answers, and could be measured with fair accuracy in the individual case.

4) Finally, the rapid change in the situation studied favoured comparison between regions and groups differently advanced in exposure.

In fields of applied science, like medicine, results from research are tested by practical application. Nevertheless, it is obligatory to research workers to study the demands of theoretical science, with a view to the academical proof even after the practical settlement of the topical issue.

It has been said with a view to interview studies in cancer aetiology that if generalisations regarding risk be derived from the comparison of patients and controls, the cases interviewed must be truly representative of all cases of the disease, and the controls must be truly representative of the general population from which the cases are drawn. It was added that, unfortunately, these important requirements are exceedingly difficult to meet in practice, and were not yet known to have been met in any case history study of cancer.

In consequence of the multiplicity and interaction of carcinogenic factors it may be commented that the fulfilment of these theoretical demands would require the very knowledge on carcinogens we are trying to collect. Generalisations regarding risk is just what has for too long marred progress in cancer aetiology. We know that the aetiology of bladder tumours may vary from town to town, and probably both quality and quantity of aetiological factors vary equally for malignant diseases of other sites. Consequently, workers in studies of the interview type may find it more fruitfull to aim at uniformity of cases interviewed, and at comparability between controls and index persons, than to strive for unattainable representativity.

In the numerous studies of this type quoted in the following, shortcomings, and sources of errors and bias are easy to demonstrate. Still, in spite of theoretical possibilities of error, not demonstrated to have materialized, it seems a medical task to draw the necessary conclusions from such imperfect data, different in shortcomings, but uniform in their results.

Generally, it may be concluded that as a means of study the interview method is indispensable although its value will mostly be of orientating character.

b) Prospective studies

In spite of the valuable results obtained by the method described, it can be objected that theoretically studies of this type may suffer from selection of persons and from bias of their memory caused by the very presence of disease. In order to avoid such sources of error prospective studies have been organized.

Ideally, prospective studies should be carried out by following a healthy section of the general population from the first exposure to a suspected carcinogenic factor till the end of the probable induction period. Apart from the very important information about individual persons obtained by such procedure this is in principle not too remote from the method applied when a cancer registry covering a closed population examines social habits and other behaviour and follows the incidence of malignant diseases through the years.

Practically, in prospective inquiries large numbers of persons are interrogated about their present habits, and followed for some years with a view to their fate as far as cancer is concerned. In studies of this kind Doll and Hill, 1956, followed mortality among 40,701 British doctors, Hammond and Horn, 1958, covered 187,783 American men, Dorn approximately 249,000 policyholders, and Hammond, 1964, 422,094 men from the United States.

The considerable scale necessary in prospective studies entails that their justification must have been demonstrated beforehand by the retrospective method, so that the issue is clear and questions may be formulated relevant to the essential problems. On the other hand the high degree of representativity, and the possibility of unexpected observations in the follow-up of prospective studies will enable us to study possible associations between malignant and other diseases.

It may become possible in this way to evaluate the relative risks of various neoplastic diseases with appreciable cure rates, but up to now the follow-up in prospective studies has been based on information on deaths, probably because studies evaluating incidence would require a system of registration as its basis. For all their merits prospective studies have therefore, so far, only measured mortality risks.

7. Genetical statistics

a) Pedigree studies

The genetical field reflects quite faithfully the historical development of methods in statistical cancer research, from individual observation to the use of statistics. Earlier reviews of first-rate value like those of Oluf Jacobsen, 1946, and Woolf, 1955, and critical methodological surveys by Clemmesen, 1949, 1965, and Elving Anderson, Goodman and Reed, 1958, will however, justify a selection of examples for illustration in the following, while more outstanding results will be reviewed in the chapter on the pertinent type of cancer.

In 1802 the Society for Investigating the Nature and Cure of Cancer sent a questionary to all English physicians including the question: "Is cancer hereditary?" but four years later the committee was dissolved without apparent results.

The 19th century saw a number of pedigrees on cancer families published, but Puig in 1885 after a critical survey found that lack of controls invalidated the various clinical materials, and that each cancer form requires separate studies, while Weinberg in 1903 disclaimed any value of earlier reports and statistics because of disparate methods and lack of control material. If the modern reader of the critical reviews mentioned should find himself in much the same position, this will at least be based on knowledge of the limitations of specific procedures and of the negative results of modern cancer statistics.

From the following period a few examples will illustrate the size and scope of numerous studies. Bashford, in 1908, tried to analyze 669 family histories which were the more usable among 2,932 hospital records, and Florschütz, 1914, worked on a material of 85,000 insurance policies with 22,000 deaths. Little, 1923 compared with general mortality rates the frequency of cancer in families of children whose father or mother had died from cancer, or where a cancer death had already occurred among the children themselves.

These studies were concerned with a possible genetical background of cancer in general, but Waaler's comprehensive study of 1931 paid attention to separate sites. Advantage was taken from 6,000 reports on cancer patients collected from 1908 to 1928, including information on relatives brought up to date 20 years later.

As controls Waaler used the relatives of spouses, and for further comparison he used mortality statistics for 1901—1920 for patients, and those for 1881—1900 for parents of patients. In consideration of the results reported from attempts at the estimate of prevalence rates from about this period, it is understandable that Waaler realistically abstained from drawing conclusions, and limited himself to suggestions. Generally, it may be said that even if good diagnostic means existed in central places it is the overall application of such methods which alone will enable us to obtain reliable statistics for research purposes.

Papers on breast cancer by Lane-Claypon, 1926, Wainwright, 1931, and Wassink, 1935, now pointed to a higher incidence of breast cancer among relatives of breast cancer patients, while Stocks and Karn, 1933, after thorough analysis of family histories of 450 cancer patients and an equal number of matched controls found no evidence of hereditary transmission of cancer. Hunter, 1933, using American insurance records for comparison of cancer deaths and other deaths with regard to parents and sibs of applicants came to the same conclusion, and Hanhart, 1943, who studied the incidence of cancer in the progeny of 121 couples of which each member had suffered from cancer, found the number of malignant diseases no greater than for the corresponding age group in the general population of Zürich. However, Woolf in 1955 doubted whether such negative interpretation of these findings was justified.

The introduction of the registration of cancer cases, on the background of an equal access to effective diagnosis for all parts of the population, caused the realization that the position of genetical cancer statistics might, after all, not have changed too much since the days of Puig and Weinberg.

It had been clear for many years that unless cancer of some specific site or combination of sites is involved, or cases occur particularly early in life, single family histories will in genetics correspond in significance to individual case records in clinical medicine. They may serve as a starting point for study, but not as evidence. Only the statistical computation of the risk involving the various groups of relatives at their specific age will give a measure of the hereditary trend and serve for comparison with the general population. Bashford, for instance, realized in 1908 that the risk of coincidence of cancer cases in one family due to chance alone will depend on the age of members in connection with the specific age distribution of the various malignant diseases, but he found an estimate difficult beyond the point of impossibility with the means of his time. About 1940 statistical experience had accumulated and it was becoming evident that the risk of cancer at least for some malignant diseases, depends on social class, and marital state, — we might now include habits of tobacco smoking, and various other factors.

A joint effort by a new-established cancer registry and the University Institute of Genetics, København, resulted in studies of breast cancer by Jacobsen, 1946, and of the uterine cancer by Brøbeck, 1949. Videbaek, 1947, wrote on leukaemia, and methodological reassessments were published by Busk, 1948 and 1952, and by Clemmesen, 1949.

These studies attempted to collect a number of control families for comparison with families of patients suffering from the pertinent malignant disease, but on revision by Busk it appeared that calculation on the basis of mortality rates showed a higher number of cases in the control families than had been found on interview[1].

This finding illustrates clearly the dangers involved in the use of control propositae, who will naturally know less about the occurrence of cancer in their families than patients, to whom the question of disease is topical. Similarly, it appeared that the difference between close and remote relatives, with regard to information on cases occurring, was more pronounced in the control material than in the families of patients. The opposite finding might in fact have been expected as result of the hereditary tendency to cancer of the breast, which also this severer test showed to be present among Jacobsen's patients.

Videbaek, 1947, and Brøbeck, 1949, who shared a part of their control materials had made this more complete than Jacobsen's by interviewing more than one member of each family, and, in fact, for close relatives, parents and sibs, the number of cases found corresponded to the expected value. Sisters, — although not mothers — of patients with cervical cancers showed more cases of uterine cancer than expected, and fathers showed a higher incidence of oesophageal cancer. Both of these observations might, however, be explained, if we assume that the propositae came from a less well-to-do stratum of the population than the controls. This supposition is in conformity with the far lower per cent of cervical cancer among relatives of controls than in the data of the Cancer Registry and the opposite trend for breast cancer, appearing from Brøbeck's figures.

In Videbaek's study from 1947 leukaemia showed identical frequency among relatives of patients and controls when only close relatives were considered, as shown by Busk, 1952.

The methodological consequences of this partial failure of a wellorganized attempt to collect valid data for control seem to be:

1) Control propositi should match index cases as closely as possible with regard to age, social class, area of residence and other environmental factors related to incidence of malignant diseases. As shown by Anderson *et al.* 1958 spouses and their families may be used with advantage, as far as married patients are concerned.

2) When at all possible, information on control families should be collected on the basis of information from more than one person. As stressed by Woolf, 1955: "Ideally each living member of every family should be contacted".

3) Information on parents and sibs is so much more reliable than on other groups of relatives that it may be profitable to restrict a study to these close relatives.

4) Information on the fate of relatives should be objectively checked, for instance by death certificates or case records, preferably for both malignant and non-malignant fatal diseases. Cancer registration covering several generations has, so far, not been accomplished.

5) Control data must include mortality or incidence rates for computation of risk. At these computations of expected values full attention should be paid to variables known to influence cancer rates.

[1] For sites other than the breast, Busk deliberately made no use of incidence rates available from the cancer registry, on the assumption that in Denmark the memory of relatives would more closely correspond to the information from death certificates, due to reluctance on the part of doctors to disclose the real nature of the disease. Mammary cancer was made an exception because its relatively favourable prognosis will at the same time tend to reduce both this reluctance of doctors and the value of death certificates as a measure of the incidence of the disease.

It will be evident that the realization of the insufficiency of information obtainable on relatives more remote than parents and sibs has removed the basis for theories on the possible paths of inheritance of cancer in man. The restriction of studies to close relatives will furthermore reduce our chance to exclude the effect of possible exogenous carcinogenic factors to which the immediate family of propositi may be exposed together. The latter difficulty may however, to some extent be eliminated by the use of spouses as control, and the restriction of effort to a narrower field may even prove a practical advantage.

The consequences of this outlook were first drawn by WOOLF, 1955. On the basis of a thorough study of earlier investigations, excellently reviewed in his monograph, he analyzed close relatives of 222 patients who had died from gastric cancer and of 216 who had died from breast cancer, and compared their mortality rates with those of the general population. For both sites occurrence among relatives exceeded the expected values, while this did not apply to other types of malignant growth. As a control against exogenic factors WOOLF made sure that deaths from stomach cancer were no more frequent among 540 spouses of stomach cancer patients, than in the general population.

This study applied the sequential analysis method (Stat. Res. Group, Columbia Univ., 1945, Wald, 1947) first adopted to research in human genetics by Macklin, 1954; this method enables us to conclude a study as soon as the null hypothesis can be rejected.

From a methodological point of view the monograph by ELVING ANDERSON, GOODMAN and SHELDON REED, 1958, on variables to human breast cancer represents a mile-stone, the authors acknowledging that the material is not wholly representative, which, of course, will rarely be the case. The propositae of this study were 544 women with a microscopical diagnosis of breast carcinoma. The control group was composed of the parents and siblings of the husbands of propositae, the validity of this choice resting mainly on the assumption that the families of husband and wife are on the average more comparable than any other pairing of families — as assumption which in some European communities might be subject to some doubt, for instance, if men more than women should be inclined to marry beyond their social stratum.

It would be difficult to do justice to this valuable study in methodology except by recommending it to workers planning an effort in the genetics of human cancer.

Generally, it appears from the literature on the subject that genetical studies require careful consideration of all statistical information available on the community concerned.

b) Twin studies

In principle most twin studies are comparisons between monozygotic (identical) and dizygotic (fraternal) twin pairs with regard to the number of pairs with both partners attacked, given in per cent. When this socalled concordance ratio is higher for monozygotic than for dizygotic twins it is taken to indicate the existence of a genetic factor.

SIEMENS, in 1924, emphasized the necessity of replacing scattered casuistics of cases seen in twins, with statistical analysis of representative series for comparison of monozygotic and dizygotic twins, and general evaluations of twin research have been given by WAARDENBURG and by VERSCHUER in 1957. Cancer studies have been reviewed by WOOLF, 1955, and compilations of earlier reports on single observations have been presented by e.g. GORER, 1938, and MACKLIN, 1940, while VERSCHUER and KOBER, 1956, surveyed serial studies in an attempt at compilation. Leukaemia studies have been reviewed by GUASCH, 1954, and by IOACHIM, 1962.

In their monograph, VERSCHUER and KOBER reported on twins among 16,997 patients treated for cancer in German hospitals during 1933—1938. From registers 194 pairs were found, but this figure was reduced to 69 by the death of one partner while a supplement from another study provided an eventual 90 pairs. The period of observation covered 20 years and all twins had been seen by KOBER. The question of homozygosity was decided by the polysymptomatic similarity test.

By complication from other series in which selection appeared to have been avoided, VERSCHUER and KOBER collected 120 monozygotic and 287 dizygotic pairs of which respectively 23 and 50 monozygotic and 54 and 133 dizygotic pairs derived from their own series and that of BUSK, CLEMMESEN and NIELSEN, 1948. They found a concordance/discordance ratio for monozygotic twins of 15: 85%, so that no difference was demonstrable for cancer in general — in accordance with earlier studies on families.

With regard to site of tumour, however, the ratio for monozygotic pairs for concordant to discordant site amounted to 20:5 and for dizygotic, including twins of different sex 7:37, from which VERSCHUER and KOBER concluded that the location of cancer is genetically influenced. The reviewer, regarding cancer as a group of diseases, would prefer the conclusion that a hereditary factor seemed demonstrable at least for gastric cancer, for which the ratio of concordant/discordant site was 11:13 for monozygotic twins and 12:29 for dizygotic, — or when the authors include only their own material and that of BUSK *et al.*, 4:7 and 7:17, respectively.

This observation seems entirely in conformity with other results if it is accepted that gastrointestinal polyposis plays a part in the etiology of gastro-intestinal cancers. The absence of a demonstrable genetical influence on mammary cancer seems in contradiction to a number of other studies reviewed in this section.

Another comprehensive series of twins collected with a view to avoiding selection, was published preliminarily by BUSK *et al.*, 1948, and finally by ARNE NIELSEN and CLEMMESEN, 1957. It arose from 140,000 cancer cases known to the Danish Cancer Registry for the years 1942 to 1955. During these years about 100,000 cases were reported from hospitals, which in about 73% of cases had answered the question whether the patient was a twin. A total of 849 pairs were notified, which after exclusions due to insufficient information shrank to 433 pairs. To avoid risk of selection it appeared necessary to exclude a further 97 pairs, where one partner had died before the study began. This view was strengthened by computations showing that a "retrospective" material, without such exclusion would cover 10 per cent only of the number of twin pairs expected in the material of the Cancer Registry from known birth rates for twins. When the study was restricted to pairs of which both partners were alive when the first cancer occurred, the data covered 20 per cent of the expected number. This coverage may seem disappointing, but the difficulties in attaining a higher percent will appear from the following. The age distribution, however, conformed with the expected so that it may be assumed that the material was without bias in this respect.

The Danish series is inferior to VERSCHUER and KOBER's in not being personally examined by the authors, particularly because twins were sorted out as monozygotic and dizygotic on the basis of somatic characteristics as reported by hospital physicians. Nevertheless, the distribution on the various categories of twins seems in accordance

This study was based on the registration of twin births in Denmark from 1910. Out of 23,000 pairs registered as live-born, the number of pairs traced amounted to 16,000. A number of 9,400 pairs were excluded due to the death of one partner before the age of five, and 6,400 were untraced at reporting in 1961. Nine hundred pairs had not been examined completely, so that finally 6,300 were left, and after the exclusion of all pairs with one partner died age under forty, 652 pairs with malignant growths remained. They included 141 monozygous pairs and 511 dizygous pairs, of which 270 were both of the same sex, and 241 of different sex, — a distribution found reasonably close to expectation.

Like the first Danish study this decided on monozygocity on the basis of hospital information, but data were independantly collected, and although some overlapping is difficult to exclude it is unlikely to be of significance. HARVALD and HAUGE checked for bias on homozygocity by means of blood grouping samples from 165 out of 652 pairs and found no reason to fear inaccuracy, but although their data had been collected on the basis of birth registration their coverage of twins expected amounted but to 27 per cent against 20 per cent found by NIELSEN and CLEMMESEN.

Like VERSCHUER and KOBER, HARVALD and HAUGE found a significantly increased proportion of same-sexed twins for neoplasms in stomach and colon-rectum, and they recommended that more extensive studies on twins should state findings separately for the two groups of dizygous twins. Like NIELSEN and CLEMMESEN they found no significant deviation from the expected with regard to zygocity and found no outstanding part played by genetics in malignant neoplasms in man. When taken together the two studies suggest that neither was collected with essential bias.

MAC MAHON and LEVY, 1964, combined the use of registration data for deaths and births for the collection of twin pairs with leukaemia. In a collection of birth certificates for children born in the Northwest United States between 1947 and 1960 incl. who subsequently died from neoplastic diseases within the same states they identified birth certificates for 3,472 children of which 55 were twins, ending with a final number of 53 pairs. The series was supplemented finally to number 4,679 leukaemia children with 77 individual twins and 72 twin pairs, of which 5 had both partners affected. The concordance rate of the series was 1:9 which was unusually high.

Estimating that in the series the 25 unlike-sex pairs represented half the dizygous pairs, and that therefore the 47 like-sex pairs would comprise 22 (47—25) monozygous pairs, and assuming that all the five concordant pairs were monozygotic the authors found a concordance rate for monozygous pairs in their data at about 25 per cent —, which might be of considerable consequence theoretically.

OSBORNE and DE GEORGE, 1964, challenged this assumption by means of an energetically pursued inquiry among patients first seen in Memorial Hospital, New York during the period May 1959 to Dec. 1961, and they succeeded in making their poll 98.2 per cent effective.

The authors pointed out that although in the United States twin pregnancies produce about 2.1 to 2.2 per cent of all babies in the white population this percentage has been reported to be only 1.94 at one months of age and 1.9 at 25 years. In the series of twin pairs with one partner suffering from cancer, by VERSCHUER and KOBER, 1957, from Germany, and BUSK *et al.* from Denmark, the per cent was 1.14 and OSBORNE and DE GEORGE found a ratio of 1.12 per cent.

They pointed out that twin born children, particularly the last born twin, experience environmental stresses during the prenatal and perinatal period which may well affect their later risk of malignant neoplasms, and they inaugurated further studies on this subject.

It applies to twin studies, like elsewhere in statistics on malignant diseases, that perfection is unattainable, and that it is easier to point to some possibility of error than to demonstrate its existence. Only through the compilation of studies and subsequent elimination of these possibilities can we arrive at results.

There may have been some tendency in the past to overestimate the significance of twin studies in cancer and it seems that such studies will demand far larger materials for conclusion than realized by many authors, but they may still yield some interesting results, particularly in the field of leukaemia.

c) The quantitative significance of genetics in cancer

Largely, it may be said that those features which malignant diseases have in common are due to phenomena inside the cell, while their differences will be extracellularly determined. Nevertheless, no hereditary disposition has been demonstrated for malignant diseases in general, although an influence of genetical factors has been shown to exist for mammary carcinoma, and for certain infrequent conditions related to malignant disease, as for instance intestinal polyposis, retinoblastoma, xeroderma pigmentosum, and Recklinghausen's neurofibromatosis. For most of the latter conditions a genic mechanism is demonstrable on an individual, non-statistical basis, although this is not the case for mammary carcinoma.

Like other factors involved in the aetiology of cancer, heredity has had its period of overestimation due to striking experimental results. Previously, it was often overlooked that mice inbred for 30 generations or more in attaining that homozygocity, which makes them susceptible to transfer of virus or prone to other ways of development of malignant disease, will loose similarity with the more heterozygotic conditions in man. HESTON pointed out in 1952, that a worker with experience on mouse strains with tendency to cancer "no longer asks if cancer is inherited in man, instead he asks how cancer is inherited, and how important are the genetic factors". Here the statistician evaluating quantitatively the significance of various factors influencing the incidence of cancer will probably find genetic factors far less significant in human cancer than most geneticists will be prepared to admit. It may even be assumed that the weak hereditary trend for mammary cancer may not be valid for the disease as such, but for some conditions favouring its development.

Even if the introduction of statistical methods into genetics on human cancer has opened possibilities for a critical evaluation of the incidence of malignant diseases among relatives of patients, it has at the same time necessitated the restriction of such studies to categories of relatives for which reliable information is available thereby excluding those more remote relatives that alone can give us indication of the path of inheritance. Gradually as the registration of cancer cases is extended these categories will come within the reach of research.

More serious difficulties to genetical research have been revealed by the demonstration of different incidence rates for various social classes, and for married and unmarried women. While it is still possible to adjust for such qualities, it may approach the limits of the possible to adjust for smoking habits and other widespread influences more difficult to assess but known to be associated with risk of malignant disease. Widespread exposure to carcinogens may even for some malignant diseases completely overshadow possible genetical factors. Thus, in some places gastric cancer shows a clear social grading, while in others it is claimed to be subject to genetical factors. In the single cases such difficulties may be met by the application of matched controls and similar measures, but it should be realized that like in other inquiries into the etiology of malignant diseases results from genetical studies may have their applicability qualified by region.

Finally, it may be underlined that our very methods are open to misinterpretation. Many processes in the human body will be subject to genetically determined variation. If we assume that some widespread carcinogen could be proved to interfere with some such process — or f. ex. a blood group —, causing cancer at the same time, it would be extremely difficult to dissociate such an effect from the socalled heredity of malignant disease.

In the study of cancer we should, therefore, carefully examine the intimate nature of the related phenomena before concluding to any hereditary transmission of the disease or its prerequisites. Furthermore, it should not be overlooked that the demonstration of a hereditary trend in some data may be in accord with its absence in others, because the genetical background may vary between countries.

8. International coordination

a) World Health Organization

In civilized communities the differences in habits between groups of people of different liability to cancer are difficult to establish, and thus difficult to analyze. For this reason comparison of results from statistical systems in different regions is fundamental to aetiological research. On the other hand uniformity of method is highly desirable.

With such views in mind a group of European workers in the field of cancer statistics, met in København in September 1946. As reported by SCHINZ, 1946, they pointed to the desirability both of national cancer registries, and of an international body for correlation of data, also with a view to uniformity in terminology and classification. Their recommendation was brought to the attention of the Interim Commission for a World Health Organization, and in March 1950 the WHO Expert Committee on Health Statistics established its "Subcommittee on the Registration of Cases of Cancer as well as their Statistical Presentation".

This subcommittee on cancer statistics in its reports of 1950, 1952, and 1959 worked out recommendations on methods for therapeutical statistics and for the establishment of reliable statistics on morbidity and mortality from cancer. Furthermore, the subcommittee reviewed developments in the classifications of neoplasms according to histological type and to stages, and classification of sites for the use of cancer registries.

The World Health Organization itself in its Epidemiological and Vital Statistics Reports has given highly valuable tables on mortality from cancer in various countries worked out with remarkable uniformity and also morbidity rates have been published (1958). It may perhaps not be superfluous to point out that the apparent uniformity in these tabulations of results from various countries may in some cases be a treacherous cover of fundamental differences in quality of data, the direct knowledge of which can never be substituted by second-hand figures.

While the World Health Organization has declared itself interested in cancer research, it remains to be seen how far this inter-governmental organization will be in the position to keep national and regional considerations restricted to its administrative level, and to select a staff by their scientific merit. No system of occasional consultation with experts will in the long run replace scientific leadership.

b) Non-governmental agencies

α) Nomenclature and staging

At the same time as WHO and with some overlapping of membership as a useful link of communication, the International Union against Cancer, or UICC, at its congress in 1950 established a committee on Tumour Nomenclature and Statistics, which later entered collaboration with a committee put down simultaneously by the International Congress of Radiology with a view to uniformity in the staging of cancer and the presentation of results of treatment. These committees with their "offspring committees", surveyed by CLEMMESEN, 1956, subsequently agreed on a number of items, and recommendations have gradually been worked out on uniform methods for the accurate staging of cancer in various sites, as prerequisite to comparability of results of treatment from various countries (cf. p. 227). In the field of histological nomenclature a tentative system has been published, too, (1965) and it deserves mentioning that in these committees difficulties were more often encountered in the technical establishment of criteria, than in the field of semantics.

β) Inter-regional comparison

Parallel to the work of these technical committees, various efforts were made to correlate research on a statistical basis into the etiology of a number of malignant diseases.

In 1950 UICC in collaboration with the Council of the International Organization for Medical Sciencies — or C.I.O.M.S., then C.C.I.C.M.S. — called for a symposium in Oxford on the Geographical Pathology and Demography of Cancer (1950, 1951), or as the members termed it the "Endemiology of Cancer".

The comparison of observations on cancers made in different regions and countries have for a long time past been termed "geographical pathology" presumably partly with the wider sense of the latter term in mind, and partly because pathologists by tradition were rather more concerned with oncology than most other disciplines in medicine. With the growing realization of the fundamental position of statistics in such inter-regional studies, it has become customary to speak of endemiological studies, or epidemiological studies, of which the first adjective would seem the more correct, since "endemiologic" means pertaining to or occurring in a certain people or region, while "epidemiologic" tends to signify a sudden spread and may with many people even suggest an infectious etiology.

In the report of this meeting it was attempted with due regard to possible inaccuracies to cover available information on "variations in the incidence and behaviour of cancer" in various regions. Furthermore, it was recommended that publications on the frequency of these diseases should, when possible, contain information for each site separately, on items, like age distribution, and the percentage of cases admitted in hospital, histologically examined, or verified by autopsy etc.

These recommendations were worked out with great care, and have repeatedly proved useful to later meetings. Other recommendations on the organization of research in this field were put into effect by the UICC, which through its Committee on Geographical Pathology and Demography of Cancer called a series of independant symposia: On Endemiology of Cancer of the Lung, Louvain, 1952, on Cancer of the Liver among Africans, Kampala, 1956, on Cancer among Africans, Leopoldville, 1956, on Gastro-intestinal Cancer in København, 1958 and on Tumours of the Urinary Bladder in Cairo, 1961, besides symposia at International Congresses, as on Leukaemia, London, 1958.

Also the International Society of Geographical Pathology contributed to the development in the field of cancer through the calling of its fifth meeting in Washington, 1954, on the subject of cancers of the stomach, liver, breast, uterus, and lung. For this occasion data collected through questionaries to local organizations in many countries were analyzed and presented by invited speakers. When functioning this method gives an opportunity for evaluation of quality at an early stage, which is essential in research but often difficult to practice in collaboration with governmental bodies to whom uniformity of method for administrative and political reasons will mostly take priority.

It seems from this review that governmental and non-governmental agencies both have important tasks in statistical cancer research, and that neither will be able to replace the other.

II. General theories on cancer based on statistics

As it appears from the historical part of this section results in statistics on malignant neoplasms have usually been obtained through subdivision of data into relevant groups. Thus, Stern was able to draw valid conclusions from his study of neoplasms of some accessible sites separately while numerous later workers with considerable means at their disposal failed to obtain results for cancer in general. It took from 1909 to 1926 to arrive from the vaguely suggestive results on social differences in mortality from "cancer" obtained by MAYNARD to YOUNG and RUSSELL's subdivision into occupational groups of data for various malignant neoplasms, although social differences in carcinomas of breast and uterus would seem to have been highly probable after the study by WEINBERG and GASTPAR from 1904.

Also when applied on the basis of relevant subdivisions statistical methods will be at their best in the exclusion of possiblities. Positive evidence will often be circumstantial, and general theories on malignant diseases inspired from statistics will demand at least some direct medical or biological evidence in support before they are advanced.

Another important limitation in the application of statistical methods in cancer research may too often have escaped attention, although emphasized already by STERN. Foreseeing objections to the accuracy of his figures he pointed out that he based his conclusions on observation of relative values in their context and not on computations based on absolute values. Conscientious workers have more than once ended in untenable theories after the comparison of absolute values of rates, even when observing adjustment for the interplay of factors such as the use of contraceptives and intercourse with extramatrimonial partners, or abstention from smoking in heavily polluted towns, and with the increasing use of electronic computations this may not have happened the last time. When possible, it seems more advantageous to collect special data, in some cases under the guidance of sophisticated analysis.

1. General disposition

a) Heredity

Early workers, like HOLLAND in 1739, in their notion of disposition combined heredity with a state of preparedness possibly caused by external factors, as also assumed by THIERSCH in 1865. In the statistical study of malignant neoplasms it will be fundamental whether we should count on the existence of some general or some specific, hereditary disposition.

None of the numerous students of genetics in cancer have, however, succeeded in establishing with certainty a general hereditary disposition to cancer. Among the few suggesting its existence are JACOBSEN who found a number of cases of other malignant neoplasms among close relatives of his breast cancer patients, all of them well established, but as pointed out by ANDERSON *et al.* possibly due to his material being from an urban area[1]. Similarly, VIDEBAEK, 1947, found a relatively high cancer incidence among relatives of leukaemia patients.

b) Cramer's theory

It was originally observed by CRAMER, as reported by J. A. MURRAY in 1928 that although the total cancer mortality among women was approximately equal in England, Holland, Switzerland, and Japan, the distribution on site varied between these countries. "This remarkable phenomenon", MURRAY wrote, "can hardly be due to coincidence, as one would have to assume if the incidence of cancer were determined entirely by local factors".

The explanation of this observation is probably that mammary carcinoma is most frequent among unmarried women in the larger oldage groups, while cervical carcinoma is dominated by married women, so that movements in rates for these sites tend to counterbalance each other. That this is not invariably the case appears from statistics from København published by CLEMMESEN in 1951 and 1955. Here both rates are high, presumably due to a frequent occurrence of artificial abortions resulting from strong sexual activity associated with high occurrence of cervical carcinoma and at the same time preventing the beneficial effect of lactation on the risk of mammary carcinoma.

[1] WOOLF, 1955, and ANDERSON *et al.*, both erroneously quote CLEMMESEN, 1949, seeking an explanation of JACOBSENS's finding, as believing in a general disposition to cancer as a whole.

It will be clear that an extension of CRAMER's hypothesis to neoplasms in men or to the relation of rates for men and women will not be automatically permissible, and data from registration areas have not lent any support to such assumption. In fact, the rapid increase in bronchial carcinoma observed among urbanized men in Western countries has not been counterbalanced by a decrease in rates for other malignant neoplasms, although in some places some neoplasms may decrease in incidence, as gastric carcinoma in the United States.

CRAMER's hypothesis was further developed by PELLER, 1952, but in a later paper of 1938 he seems himself to have abandoned his suggestion, the longevity of which he would probably have ascribed to what he with TROTTER in 1936 regarded as the "mysterious viability of the false".

c) Multiple cancer

The question has often been raised, whether primary neoplasms develop more often in different sites within the same person than according to chance alone, as discussed by WARREN and GATES in 1932.

Apart from multiple skin cancer,and probably tumours in the breasts, it seems that the computation of risk will be fundamental in this issue.

Evidently, malignant neoplasms with a high cure rate, particularly when occurring early in life, must offer a heavier risk of a second primary than will fatal tumours, — quite apart from the possible risk of leukaemia and cancer resulting from irradiation treatment. Consequently a scirrhus of the stomach has a heavier risk of coinciding with another primary than a fast-growing malignant melanoma. The varying risk at different ages for the various neoplasms should also be taken into consideration.

Other statistical difficulties arise from the manner of observation of the second primary. If observation is restricted to post-mortem findings we involve the demand of simultaneous presence of both primaries and this complicates the matter considerably, because we do not know precisely the time it takes for the various neoplasms to develop, nor do we know for how long they will be detectable at post mortem examination.

Further difficulties arise from the varying degree of certainty with which we demand the demonstration of a new primary. If we insist on histological verification we shall probably miss some cases, and if we demand difference in histological pattern, we shall miss more. Contrarily, the abandonment of these criteria may give too high figures.

On the background of such difficulties the correct way of procedure was adopted by WATSON, 1953, in a follow-up of 16,626 patients from Saskatchewan, for which the man-years exposure to the risk of developing a second primary was computed. WATSON compared this risk with the risk according to DORN's figures for the normal U.S. population, which showed very much the same rates as Saskatchewan figures and found no evidence of a constitutional tendency to develop a second cancer, nor of an immunity following a first.

The various publications in this field thus suggest, that the risk of a second primary tumour in a person once affected with cancer does not exceed that of other persons not previously affected.

d) Negative correlation with atherosclerosis

As reviewed by JUHL, 1955, various authors have observed less pronounced atherosclerotic changes at post-mortem examination of cancer patients, than they would expect from other experience. Most of these authors, however, seem to have neglected the bias involved in selection by death.

In a publication from 1957 JUHL ruled out the possibility that selection by death might have made his own material unrepresentative. His final data, reduced to 2,961 cancer autopsies and 3,815 other autopsies, confirmed his original impression of a negative correlation between cancer and atherosclerotic changes in the aorta and the coronaries. This applied for cancer of various sites, except the lung, for which no such negative correlation was found.

2. Mutation theory

Attempts to demonstrate a natural law reflected in the change of mortality rates with age were reviewed by DORN and CUTLER, 1959, who traced this way of thought back to DE MOIVRE, 1725. More recently, similar attempts have in the field of cancer been made by NORDLING, 1953, supported by ARMITAGE and DOLL, 1954, STOCKS, 1953, and SIMON IVERSEN, 1954.

NORDLING proposed that the conception of malignant cells as mutation of normal cells might be reconciled with the age curve of the incidence of cancer, if more than one mutation was necessary for malignant growth. In support of this hypothesis, various authors discussed the shape of mortality and incidence age curves, although only STOCKS, 1953, produced the necessary evidence of curves for cohorts[1] born at the same time, and followed through the years.

As pointed out by DORN and CUTLER, 1959, to whom interested readers are referred, their data from the United States do not lend any substantial support to the concept of NORDLING and others. The authors demonstrate that the age curves for specific primary sites show a diverse picture, and that even for those forms of cancer that conform most closely to the theory, this is the case only for a restricted age range which varies from one form of cancer to the other. For most forms even the two sexes do not show the same slope of logarithmic regression line.

So, it is difficult to see any evidence of the mutation theory in the curves on age distribution, although the theory may essentially be correct.

III. Various malignant neoplasms

Conditions for the diagnosis of malignant neoplasms vary considerably with the anatomical site of the lesion and with the diagnostic methods available, so that the reliability of observations on their occurrence and other statistical results will vary from time to time, differently for the various organs. Also the influence of aetiologic factors varies similarly. In the following it is intended to give a review of results for the more important organ systems and for the more influential etiologic factors, as known at present, more with a view to their illustrative value than to completeness. For more exhaustive reviews readers are referred to CLEMMESEN's monograph of 1965, and to reviews quoted in each section.

1. Upper respiratory and digestive tracts[1]

a) Tobacco smoking

Due to the accessibility of the upper passages of the respiratory and digestive systems observations on the occurrence of their neoplasms belong to the earliest studies of this category, and the relative ease with which exposure of these passages to environmental factors is observed has furthermore facilitated studies of these neoplasms.

Already in 1795 SÖMMERING stated that lip cancer was particularly frequent where pipe smoking was common, and this was confirmed by RECHNITZ, 1841, and by MELZER, 1850, for Hungary and present Yugoslavia, respectively. Tongue cancer was studied to considerable detail by D'ARCY POWER who in 1918 extended his analysis to Roman and Arab times but was unable to present statistical evidence.

The statistical era was inaugurated by MELZER's hospital statistics from Krain (Ljubliana) for the period 1787—1849, and in England STEVENSON in 1911 traced documentation on tongue cancer deaths back to 1868, finding an increase confined to the male sex of 228 per cent in 41 years.

---

[1] Cf. section on lung cancer p. 174.

The statistical analysis of data with a view to causes were greatly stimulated by the studies on the rapid increase in rates for bronchial carcinoma, but data for the upper digestive and respiratory passages were often regarded as of secondary importance, and were hampered because the better prognosis made neoplasms of these regions less accessible to studies based on death registration. A list of studies on the subject is found in the U.S. committee report on Smoking and Health from 1964, and a detailed analysis with CLEMMESEN, 1965.

Results from one of the best studies on the subject is found in table 1 quoting the study by SADOWSKY, GILLIAM and CORNFIELD published in 1953 but dating from the years 1938 to 1943, thus probably being the first systematic effort on this subject.

Table 1. *Total patients distributed by class of illness and type of smoking* (SADOWSKY *et al.*)

Type of smoking	Number of patients with cancer at specified site							
	Lip	Tongue	Other oral cavity[1]	Pharynx	Oesophagus	Larynx	Lung	Illness other than cancer
"Single" type of smoking								
Cigarettes only . . .	249	55	124	53	62	164	273	328
Cigars only	13	8	23	2	5	6	11	21
Pipes only	104	23	67	8	8	13	13	43
"Mixed" type of smoking								
Total	159	39	109	13	25	79	162	142
Total smokers	525	125	323	76	100	262	459	534
Nonsmokers	46	7	25	9	4	11	18	81
Percent who smoked	91.9	94.7	92.8	89.4	96.2	96.0	96.2	86.8
Percent who smoked cigarettes[2]	65.5	62.9	54.0	76.5	77.9	85.7	88.3	72.5

[1] Comprises cancer of the floor and roof of mouth, gum, buccal mucosa, palate, and tonsil.
[2] Those who smoked cigarettes only, or cigarettes together with cigars and/or pipes.

GILLIAM and his colleagues demonstrated associations between pipe smoking and cancer of the lip, and between cigarette smoking and laryngeal cancer. Additional associations were suggested between pipe and cigar smoking and cancer of the tongue, and between pipe, and possibly cigar, smoking and other cancer of the oral cavity, and between cigarette smoking and oesophageal cancer.

Other retrospective studies on the subject with similar results were published by SCHRECK *et al.* and by LEVIN *et al.* in 1950, and by WYNDER and his associates in 1956 and 1957, and finally by SCHWARTZ *et al.* in 1961.

The large prospective studies following considerable numbers of persons with regard to smoking habits and to cancer deaths, reviewed in the section on bronchial carcinoma, will naturally not show the same coverage for, for instance, neoplasms of the lip, the good prognosis of which will reduce the number of cases coming to attention, but with this reservation the following results will serve to give an impression of the situation:

DOLL and HILL who interrogated 40,637 British physicians on smoking habits and followed them from October 1951 published their last results in 1964. As illustrated they found higher mortality for smokers than for non-smokers for cancer of: the mouth, pharynx, or nose; the larynx or trachea; and the oesophagus. Since, however, the rates were not specifically higher in cigarette smokers than in other smokers the rates were examined quantitatively for all smokers classed together, equating 1 g of pipe or cigar tobacco with 1 cigarette.

The most marked feature was a substantially increased death rate for each type of cancer in men smoking 25 g or more a day, and it is evidently to this group that the excess mortality of smokers over non-smokers is largely due.

Only cancer of the oesophagus shows a progressive increase in mortality with an increase in the amount smoked. It must, however, be remembered that the numbers of deaths attributed to cancer of the mouth, pharynx or nose (19) and to cancer of the larynx or trachea (16) were very small, and that oesophagus showed but 29 deaths.

On the whole, however, it seems that the evidence on hand does not leave much room for doubt on a causative relationship. It might lay near to associate pipe smoking particularly with lip cancer, cigar smoking with oral carcinoma, and perhaps cigarette smoking with laryngeal carcinoma, but in consideration of concurrent carcinogenic factors such

Table 2. *Standardized death rates from cancers of the upper respiratory and digestive tracts* (DOLL and HILL, 1964)

Site (1)	No. of deaths[1] (2)	Death rate per 1,000: All men (3)	Non-smokers (4)	All smokers[2] (5)	Cigarette smokers[2] (6)	Mixed smokers[2] (7)	Pipe or cigar smokers[2] (8)
Mouth, pharynx, or nose	19 (2)	0.06	0.00	0.06	0.05	0.10	0.04
Larynx or trachea	16 (5)	0.05	0.00	0.06	0.05	0.03	0.10
Oesophagus	29 (1)	0.09	0.04	0.10	0.06	0.19	0.08
Total	64 (8)	0.20	0.04	0.22	0.16	0.32	0.22

[1] The numbers in parentheses are of deaths (included in the total figure) in which cancer of the specified site was certified as being associated with the death but not its direct or underlying cause.

[2] Currently smoking or past smokers in 1951.

Site	Death rate per 1,000 — Amount of tobacco smoked daily (g.)[1]: 1—14	15—24	25 +	All amounts	Given up smoking
Mouth, pharynx, or nose	0.04	0.01	0.21	0.07	0.06
Larynx or trachea	0.02	0.02	0.15	0.06	0.05
Oesophagus	0.08	0.14	0.20	0.12	0.02
Total	0.13	0.17	0.56	0.24	0.13

[1] Continuing smokers at 1 November 1951.

as sunrays, alcohol etc. this may be too much of a simplification, although the possibility of difference in the effect should not be left out of consideration. A final evaluation of risk would probably demand a prospective study carried out not on the basis of deaths but of cases occurring.

b) Chewing of tobacco (Betel)

In 1902 it was suggested by NIBLOCK from the General Hospital in Madras that the frequency of oral cancer in India was due to the chewing of betel, a quid essentially consisting of a fresh leaf from the betel plant, covering a content of areka nut and slaked lime spiced with e.g. catechu or tobacco, which may be specially prepared. During the following years this question was discussed from various sides, and it seems particularly interesting that MAXWELL in 1924 in a brief correspondence reported that in Formosa (where betel was chewed without tobacco) buccal cancer was comparatively rare.

Statistics entered into the discussion with a study by ORR from Neyoor in India between 12 and 65 years, and located to the usual site of the quid. Statistics dealing with the significance of tobacco chewing to oral carcinoma have followed during later years from MOORE, BISSINGER and PROEHL, 1953, SANGHVI *et al.*, 1955, and VOGLER *et al.*, 1962.

It may appear surprising that although it seems from these studies that non-combustible tobacco must be considered as carcinogenic this has not drawn much attention in the widespread discussion on tobacco as a cause of cancer.

Table 3. *Percentage of female snuff dippers by age groups, residence, and diagnostic groups* (VOGLER, LLOYD and MILMORE)

Age group, yr.	Diagnostic group							
	1 Ca. oral cav, etc.		2 Other disease		3 Ca. other site		4 No. cancer	
	No.	% users	No.	% users	No.	% users	No.	% users
Urban								
<45	9	22	23	0	51	0	217	0
45—54	12	42	13	0	47	6	88	2
55—64	6	33	12	0	32	3	46	2
≧65	11	55	9	11	40	3	26	8
Total	38	40	57	2	170	3	377	1
Rural								
<45	7	29	17	0	35	9	78	4
45—54	9	56	5	0	32	19	33	12
55—64	16	63	10	33	25	28	18	11
≧65	23	91	5	20	37	30	21	33
Total	55	75	37	11	129	20	150	11

c) Alcohol

Although alcohol is mostly considered carcinogenic in relation to carcinoma of the oesophagus (cf. the following section), it came into consideration as a possible cause of cancer of the tongue with the report by YOUNG and RUSSELL from 1926 on English deaths from cancer 1910—1912. Among brewers the authors found 17 cases of cancer of the tongue, or 189 per cent of the expected. For messengers and porters the corresponding figures were 43 deaths or 195 per cent; for dock and wharf labourers: 47, or 162 per cent; for coster mongers and hawkers: 38, or 181 per cent; and for butchers, who were supposed to consume an excessive amount of alcohol: 42 deaths, or 168 per cent. It may be noted that also tobacconists with 6 deaths showed 200 per cent of the expected.

These numbers may seem small for conclusion, also because various occupations under no suspicion of high alcohol intake showed values rather more in excess of the expected than those quoted. However, as pointed out by the authors, no occupation with a low incidence showed a high death rate from alcoholic diseases.

Further support of these findings came from the Registrar-General's report for the period 1921—1923, and from studies by WASSINK, 1930, and by KENNAWAY and KENNAWAY in 1936, and other authors.

It will be clear from general considerations that the effect of tobacco and alcohol will have to be considered simultaneously. This procedure was introduced by WYNDER *et al.* in two studies from 1956 and 1957. Both alcohol and tobacco consumption was found important for cancer of any area of the mouth except lip, but whether alcohol should be regarded as an initiating or a promoting factor could not be answered because the study contained very few heavy drinkers who were non-smokers.

The clearest evidence was, however, provided in 1962 by SCHWARTZ *et al.* Their study covered 3,937 male hospital patients from cities in France. A material of controls from traffic accidents showed such heavy alcohol consumption that they were of little use, but comparison was possible between those sites of cancer for which no association with alcohol had been suggested previously, and those under suspicion. It appeared that figures for the former group were remarkably uniform for alcohol consumption. This applied to cancer of stomach, intestine, rectum, and other digestive organs, skin, kidney, prostate, testis, and vagina.

A "reference group" was now formed from cancers with an average daily consumption of 11.3 cc of alcohol, and with a per cent of alcoholics of 37, and other cancers were compared with the reference group, adjustments being made for two factors at a time,

Table 4. *Comparison of group of reference with cancer associated with use of tobacco* (SCHWARTZ *et al.*, 1962)

International code number	Site	Number of cases	Consumption of tobacco compared with references: Crude comparison: Per cent of alcoholics	Crude comparison: Significance[1]	Significance after adjustment: Tobacco consumption	The two essential factors adjusted for	Significance
	Reference group	1196	37	—	—		
140	Lips	49	44	—	—		
141	Tongue	164	65	45.6	41.2	tobacco and occupation	37.1
143, 144	Oral cavity (other sites)	144	62	31.2	25.9	tobacco and inquiry period	20.7
145	Oral mesopharynx	141	61	29.4	22.6	tobacco and inquiry period	21.0
160	Nasal cavities	53	27	—	—		
147	Hypopharynx	206	69	68.2	56.0	tobacco and occupation	42.9
161	Larynx	249	58	34.3	25.1	tobacco and occupation	18.6
162	Bronchi	1159	41	—	—		
150	Oesophagus	362	58	47.2	40.5	tobacco and occupation	33.7
181	Bladder	214	34	—	—		

[1] Significance in evaluated by the value χ^2 with one degree of freedom; thus $p = 0.05$ and 0.01 corresponds to $\chi^2 = 3.84$ and $\chi^2 = 6.64$. The values of χ^2 are here very high and correspond to a high degree of significance. Empty spaces indicate absence of significance with a limit of 0.05 (χ^2 3.84).

one of which always the consumption of tobacco. Once adjustment had been made for tobacco consumption, other factors were but of little significance. The association with alcohol intake was found for cancer of tongue, hypopharynx, larynx and oesophagus, and probably for the buccal cavity and oro-pharynx. Contrarily, no association was found for bladder carcinoma, and for bronchial carcinoma, if any, only a very slight one.

These results suggest that an effect of alcohol in the development of cancer may take place independently of tobacco. When considered together with earlier evidence suggestions are very strong of an effect of alcohol in carcinogenesis, but it should not be unnoticed that generalisations may be dangerous, since there are considerable variations in habits of drinking and smoking, and that, so far, no experimental evidence has been produced which undoubtedly is in favour of a carcinogenic effect of alcohol.

d) Syphilis

An association of cancer of the tongue with syphilis was observed already by HUTCHINSON who in 1889 remarked that statistics which would enable us to give any confident opinion were wholly wanting. FOURNIER was reported in 1906 to have emphasized for long that cancer of the tongue should not only "as usual" be termed the cancer of smokers, but also the cancer of syphilitics.

On the whole most of the later statistical studies, beginning with a paper by SINGER from 1911, were based on counting of cases of cancer of various sites with and without syphilis and resulted in the finding of an association which has been most effectively confirmed by LEVIN, KRESS and GOLDSTEIN in their study from upstate New York from 1942 based upon enforced registration of both diseases.

Whether this association is real, and whether it may have been caused e.g. through the therapy with metalloids, or possibly through inefficiency of the old treatment may, however, demand a more direct approach than through statistics.

2. Alimentary canal

In English mortality statistics and in morbidity studies from the United States and Denmark, all malignant neoplasms in the alimentary canal above the pylorus show a clear social gradient unfavourable to the poorer strata, and international comparisons reveal marked differences in rates between oesophageal and gastric cancer. These two diseases are so different with regard to clarity of clinical picture, and accessibility to diagnosis, that it may be assumed that the reliability of rates in the various national statistics are different for the two diseases. In the three western countries mentioned, the social gradients for both suggest some carcinogenic influence through the alimentary canal, but it follows from dissimilarities in other variations that the etiology of the two diseases is probably different and complex in nature.

a) Oesophageal carcinoma

α) Occupational distribution

YOUNG and RUSSELL, 1926, in their analysis of the English material on occupational mortality from cancer for 1910—1912 found rates for cancers of the tongue and oesophagus in excess of expectation. Given as per cent of the expected, occupational groups engaged in the liquor trade showed the following values for oesophageal cancer: Brewers: 192%, inn-, hotel keepers and publicans: 156%; beer bottlers and cellarmen: 150%. For some of those supposed to consume an excessive amount of alcohol the ratios were: Commercial travellers: 157%; coachmen and cabmen: 141% and 171%; horsekeepers and grooms: 154%; dock and wharf labourers: 147%; costermongers and hawkers: 142%, etc.

The authors added that no group with a high death rate from alcoholic disease was found among the groups with unusually low incidence of oesophageal cancer, but because their percentages were based on relatively small numbers of cases authors restricted themselves to speaking of "very suggestive if not practically conclusive evidence" that the consumption of alcohol in excessive amounts predisposes and is intimately related as a causal factor to the frequency of cancer of the oesophagus. They fairly pointed out that some occupational groups among which many workers in metal, for which no apparent association with alcoholism can be postulated, showed high figures, as for instance: Plumbers: 170%; brass and bronze workers: 172%; tool scissors and file makers: 167%; and electrical apparatus makers: 200%. The authors' suggestion of hot tea as a possible causative factor in explanation of these findings would today seem highly speculative. It has to be admitted, however, that also the assumption of a carcinogenic activity of alcohol is without experimental confirmation.

In an analysis of a material from 1935—1939 of Danish death certificates for male breadwinners of various occupational groups classified according to industry, CLEMMESEN, 1941, arrived at somewhat similar results as far as oesophageal cancer was concerned.

Occupations of all oeconomical levels were grouped under the following categories: Agriculture, manufacture, commerce, transport, immaterial activity, domestic services, and unstated or unemployed. In the age group 45 to 64 years oesophageal cancer, although represented only by 47 cases, showed rates of 8.3 per 10,000 for commercial travellers and 6.1 for restaurant-hotel- and boardinghouse personell, against 3.1 per 10,000 for all "commercial activities" and 1.5 for all occupations together.

For the period 1943 to 1956 the morbidity material of the Danish cancer registry, according to Clemmesen and Sørensen, 1959, showed the following results:

Table 5. *Oesophageal carcinoma. Men. Denmark*

	Hotel- and restaurant staffs	Others	Total
1943—1947	23	627	650
1948—1952	12	571	583
1953—1956	15	394	409
Total	50	1,592	1,642
Ann. aver. per 100,000 men	17.8	5.4	5.5

β) Social distribution

In England the social distribution of cancer of the upper alimentary canal was analysed on the basis of the Registrar-General's material on mortality covering the periods 1921—1923, 1930—1932 and — partly — by Logan, 1954, in a material for 1950, related to 1 per cent sample results from the 1951 census.

Social classification was made in the following way: The best situated class signified as "5" in Table 24 represented professional occupations, class 3 skilled artisans and analogous workers, and class 1 labourers and other unskilled callings, while classes 4 and 2 were intermediates.

A Danish study based on hospital notifications supplemented with death certificates was published by Clemmesen and Nielsen, 1951, and covered men in the city of København, 1943—1947. In that study 22 administrative regional subdivisions of the city were classified according to five classes of annual rental.

Finally the American material of a ten city survey, published by Dorn and Cutler, 1959, grouped white inhabitants of the socalled census tracts according to median family income.

In Table 24A and B the review of the three material as given by Dorn and Cutler has been supplemented with the figures from the English Registrar-General's Office for 1921—1923. These figures suggest the presence of a carcinogenic influence common to the upper part of the alimentary tract.

γ) International distribution

Although in most countries, the cases of oesophageal cancer are few, the marked clinical characteristics of the disease suggests that the figures are fairly reliable. An earlier study by Clemmesen, 1951b, comparing death rates at various ages for Switzerland, England and Denmark showed considerably higher rates for the first country followed by the others in the order given.

A recent table founded on the figures of WHO and representing the crude rates for a number of countries is given in Fig. 1a and b, which may serve as an orientation.

δ) Genetical studies

Although apparently dominated by exogenous influence, oesophageal carcinoma might theoretically be conditioned by genetical factors determining why one person develops carcinoma as response to an exogenous influence, while others do not.

Practically, however, it has proved difficult to apply the usual genetical methods to a form of cancer prevalent among the poor, often occurring in alcoholics, and particularly at high age. The relatively rapid clinical course often taken adds to these difficulties.

In København Mogensen collected 48 cases of oesophageal carcinoma, later supplemented by Mosbech and Videbaek, 1955, up to 169 cases, of which 68 had to be discarded for various reasons. After the death of patients information was collected about 877 parents and siblings who showed 80 cases of cancer, five of which located in the oesophagus. Comparison with a control material, originating from earlier studies and counting 2,572 persons, suggested no genetical differences. In full correspondance with earlier experience, among 84 male propositi who were questioned about alcohol consumption the authors found 54 alcoholics and 18 engaged in "exposed occupations".

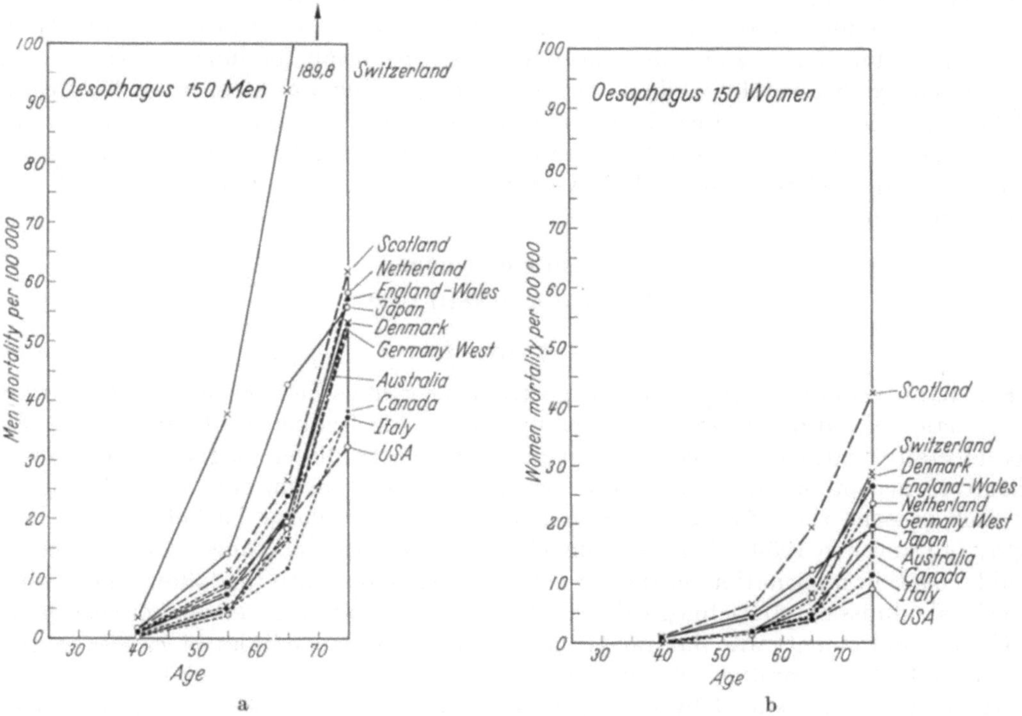

Fig. 1a and b. Oesophageal Cancer. Mortality rates at various ages for different countries, according to WHO Epid. vital. statist. rep. 1956. a Men, b Women

ε) *Syphilis*

In an analysis of occupational mortality issued by the English Registrar-General for 1921, it was pointed out that a partial correlation existed between oesophageal cancer and syphilis, which could not be explained as a result of the association of both with alcoholism. In their inquiry, however, Mosbech and Videbaek did not find syphilis recorded more often among their 83 patients than among a mixed series from a hospital department.

ζ) *Tobacco*

While some association between alcoholism and carcinoma of the oesophagus thus seems demonstrated with a fair degree of certainty, other factors will have to be taken into consideration, too.

In an early study by Sadowsky *et al.* an association was suggested between cigarette smoking and cancer of the oesophagus. In their analysis of 2,605 records for white men suffering from cancer, they saw 104 cases of oesophagus cancer and found a statistically significant excess of this disease among "pure" cigarette smokers, and for all smokers together.

HAMMOND and HORN in their extensive prospective study (p. 189) point to the rarity of nonsmokers among 34 deaths from oesophageal cancer, of which only one man had never smoked, but unfortunately no questions on alcohol consumption seem to have been asked in their inquiry. Similarly DORN in his study, reviewed on p. 192 found 24 deaths from oesophagus cancer with a mortality ratio of 2.18; with regard to the ratio of 2.95 for cirrhosis of liver he adds: "Several studies have reported that heavy smokers also tend to drink alcoholic liquors excessively, so that the increased death rate from cirrhosis of the liver may reflect the effect of the consumption of alcohol rather than any effect of cigarette smoking." Similar views may apply to the association between oesophagus cancer and smoking. Here it may be pointed out that in the English material from 1930 the social grading for oesophagus cancer is far steeper than for lung cancer for which site it is hardly discernible, while in Denmark the grading was steeper for lung cancer.

The discussion on the effect in carcinogenesis in the oesophagus of tobacco will, as has been pointed out, have to take place on the basis of studies in the combined effect of tobacco and alcohol, such as the investigations by SCHWARTZ *et al.* reviewed in the previous section.

b) Gastric carcinoma

(International statistics)

α) Classification

For many years mortality rates for gastric cancer have been tabulated separately in the statistics of various countries, probably due to the frequency of this disease. Such older mortality rates for cancer in a site inaccessible to direct diagnosis are, however, difficult to accept on their face value without information on the basis of diagnosis. For such reasons the Oxford Symposium on the Geographical Pathology and Demography of Cancer in 1950 (1951) recommended that statistics on cancer should, whenever possible, contain information on the per cent of cases falling into the following categories: 1) Hospital admission, 2) Histological verification, 3) Verification by autopsy or postmortem.

These requirements are but rarely met by authors and editors of cancer statistics and the following simplified classification of cases according to reliability of diagnosis was therefore recommended by the *Symposium in København* 1958 (1961) *on Cancer of the Alimentary Canal:*

First degree: Positive result of histological examination of primary tumours of the gastro-intestinal tract, or positive result of histological examination of secondary tumour and evidence of primary tumour of the gastrointestinal tract from radiological examination, endoscopy or surgical operation, or positive result of cytological examination and evidence of primary tumour of the gastro-intestinal tract from surgical operation radiological examination, endoscopy or autopsy.

Second degree: Positive result of cytological examination only, or positive evidence at surgical operation without biopsy, positive result of radiological examination only, or positive result of endoscopical examination only.

Third degree: Evidence based on case history and physical examination without further study, death certificates as only evidence.

β) Reviews from various countries

Absolute numbers of deaths are also for this cancer found in World Health Organization Report on Epid. and Vit. Stat. 1956 and rates are easy to calculate on the basis of population numbers given.

The most recent review on results in this field were published by HAENSZEL, 1958, and in the report of the said Symposium appearing in 1961.

γ) International differences

International differences in mortality rates for gastric cancer are pronounced. Their nature has been discussed for long, and it seems difficult to ascribe them merely to variations in definitions, in validity of diagnosis, or in clinical tradition.

Some major features will appear from Fig. 2a and b, worked out on the basis of WHO figures. SEGI's figures quoted by HAENSZEL will serve to clarify other capital points. It is striking that rates for the United States' white and non-white populations are lowest, showing respectively 16.3 and 23.6 deaths per 100,000 males, while the highest rates are shown by Japan (67.5), Finland (65.5), Chile (65.1) and Iceland followed by West Germany (45.6) and Norway (42.1). The other Scandinavian countries, Denmark (32.5) and Sweden (31.7) rank considerably lower, closely followed by Scotland (30.8) and England and Wales (28.3).

It was suggested by CLEMMESEN (1951b) on experience from Denmark, that regions with good facilities for medical diagnosis would show a relatively low per cent of gastric cancer. On the other hand it is clear that deficient diagnosis may also in some cases,

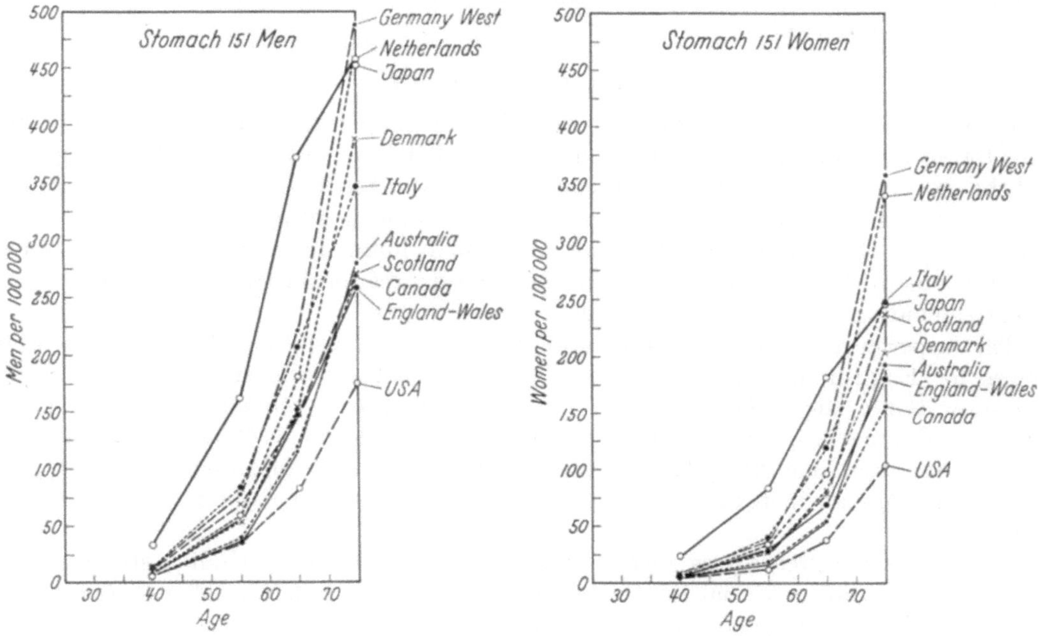

a b

Fig. 2a and b. Gastric Cancer. Mortality rates at various ages for different countries according to WHO Epid. vital. statist. rep. 1956. a Men, b Women

for instance among old people, tend to reduce figures, so that the problem becomes complicated. In support of this view it may be mentioned that while in Denmark cancer of this only site is more frequent in the rural areas than in towns as shown by CLEMMESEN and NIELSEN, 1952, CLEMMESEN and SØRENSEN, 1959, in England gastric cancer is more frequent in towns, although graded less steeply than rates at the same ages for other sites, as found by STOCKS, 1947, and in the United States by HAENSZEL. Furthermore, HAENSZEL finds the urban excess confined to ages under 75 and disappearing or being reversed at older ages, which is of interest, because the recognition of most cancers will often be less efficient among the old, particularly in rural areas. The finding supports, however, the suggestion that gastric cancer tends to be diagnosed more rarely where diagnostic means are better. As suggested by HAENSZEL, the less migrating European population may offer better possibilities for studies of such trends than the American.

δ) *Quality of diagnosis*

An evaluation of the reliability of the diagnosis of gastric carcinoma in the hospitals of København during the period 1915 to 1935 was attempted by JENS L. HANSEN, 1950,

In 542 cases this diagnosis had been given as gastric cancer, but proved incorrect in 146 on autopsy although 65 of showed malignant disease in a different site. Conversely, post mortem examination showed gastric cancer in 596 cases of which but 200 had had the diagnosis made before death. Roughly the total number of cases had thus been correctly estimated, but about one-third of the diagnosis had been referred to wrong individuals.

There is every reason to believe that the quality of diagnoses in København was as high as anywhere at that time but the material covered a long period in which diagnostic methods were considerably improved. Before detailed endemiological conclusions are drawn, it will therefore be necessary to analyze carefully the diagnostic situation at the time and in the area concerned. It is not unlikely that most statistical material on gastric cancer from the decades treated by HANSEN will not be of a quality allowing valid conclusions on etiology.

ε) Reality of decrease

In the beginning of his review from 1958 HAENSZEL pointed out that crude mortality rates for various countries will serve only as a yardstick for broad qualitative judgments, and the most interesting feature in his contribution seems to be the detailed demonstration of a decrease in mortality rates for gastric cancer among all age groups in the United States during the period 1930 to 1955. HAENSZEL found no evidence that inaccurate certifications in the past might have inflated the figures for gastric cancer, since he saw no corresponding increase for other sites.

This experience differs in an interesting way from the results of STOCKS, 1953, whose curves for English mortality rates from 1921 to 1950 are almost horizontal for men, and show but a slight decline for women, while contrarily mortality rates for gastric cancer in Denmark, according to CLEMMESEN and SØRENSEN, 1959, show a pronounced decrease for most age groups during the period 1931—1955, for all ages below 80 years. Beyond this age an increase is seen for men. A corresponding rise for women begins at 85 years.

This general decrease was further analyzed by means of morbidity studies on the basis of registration material for the years 1943—1952, supplemented with death certificates for about 12 per cent of cases in the capital, 28 per cent in provincial towns and 65 per cent in the rural areas. As originally shown by GRANDJEAN, 1958, in an analysis of the validity of the diagnosis of gastric cancer in Denmark, it appeared that the number of hospital admissions from 1943 to 1954 when adjusted for age remained practically at the value observed in 1953/54. Contrarily, the non-hospitalized patients in 1943 made 221.7 per cent, and in 1948 146.1 per cent of the figures computed on the basis of the 1953/54 numbers, so that the decrease of gastric cancer in Denmark was limited to non-hospitalized patients.

The incidence rates for various ages, illustrated in diagrams, by CLEMMESEN and SØRENSEN, 1959, show a more pronounced decrease in rates for rural areas, than for provincial towns, where it is stronger than in the capital, as suggested by CLEMMESEN, 1951.

ζ) Social distribution

The studies on social distribution of mortality from cancer of the stomach and the large intestine reported by the English Registrar-General's Office, for 1921, have in the following table been added to results from later years and from morbidity studies by CLEMMESEN and NIELSEN, 1951, and DORN and CUTLER, 1959, in the valuable review of the latter authors.

Similar studies were published by COHART, 1954, who assigned all known cases of gastric cancer among residents in New Haven, 1939, to one of 24 ecological districts, subsequently collected into seven fairly homogenous socioeconomic areas. Inter-area differences were statistically significant for men and of borderline significance for women, suggesting the probability that the association between socioeconomic status and stomach cancer incidence is real, even though a linear correlation does not exist. On the other hand, when the residential areas were grouped into three more inclusive region a statistically significant linear correlation between socioeconomic status and gastric cancer incidence was shown to exist for women in consonance with the English experience, while the male differences now lost their statistical significance.

Finally, RENNÆS and ØSTBERG, 1955, found that parishes with low rental values in the eastern part of Oslo had seen a higher mortality from gastric cancer in the period 1930—1950 than had the western during which period the decrease in rates had been substantial, but equally affecting the wealthier and less wealthier part of the city.

Such social differences seem to indicate that differences in gastric cancer are found within smaller groups than often assumed. Social as well as urban/rural differences as those previously mentioned will contribute to international differences to different extent, varying with the degree of urbanization, and with the definition of urban and rural areas. While Denmark, for instance, shows clear differences between urban and rural areas according to its own definitions, this country, according to the standards of the World Health Organization contains no rural areas at all.

η) Genetical studies

VIDEBÆK and MOSBECH, 1954 made a comparison of the incidence of gastric cancer and other tumours among 3,294 relatives of 302 patients with gastric cancer and a series of 4,782 relatives to 390 control probands collected during previous studies, respectively of 1947 and 1953. According to BUSK, 1948, the number of malignant neoplasms among all relatives of Videbaek's control probands of 1947 fell 28 per cent short of the expected number as computed from mortality statistics, while the categories parents and siblings corresponded fairly closely with the expected values. MOSBECH (1953) found the same per cent for his control material. Like BUSK he ascribed these findings to the difficulty in obtaining full information from healthy persons about malignant diseases among their relatives.

Both BUSK, 1948, and VIDEBÆK and MOSBECH, 1954[1], compared the incidence of cases found among various categories of relatives to cancer patients with expected numbers calculated from mortality statistics. When VIDEBÆK and MOSBECH found that, for instance, the number of cases of gastric cancers found among close relatives of their controls made less than half the numbers expected from mortality rates, they discarded mortality statistics as a basis of comparison in spite of the similarity in earlier studies with close relatives in their control material. In justification of this step they point to various principles but, nevertheless, it would seem that further conclusions from this study would require some explanation of the wide discrepancy between the two materials. To the present author it seems a possible explanation that the control material does not appear to have been collected with a view to the social gradings of for instance gastric and cervical carcinoma and the opposite social trend of mammary cancer. The control relatives include more cases of mammary carcinoma and fewer cases of uterine cancer than the relatives of patients suffering from a cancer prevalent among the poor, which seems in keeping with the assumption that they have been from a more wealthy stratum than average.

[1] Another significant problem has been illustrated by means of VIDEBÆK and MOSBECH's study. HAENSZEL 1958, has pointed out that authors in the field of cancer genetics have not taken into consideration that families with more than one case of the disease will as a consequence stand a proportionately greater chance, to be entered into the material of study, than families with one case only. Analysis of VIDEBÆK and MOSBECH's material reported by CLEMMESEN and SØRENSEN, 1959, has, however, refuted this interesting suggestion as far as their data are concerned.

It appears clearly from this example, that differences in the incidence of cancer between various groups require special consideration in genetical studies of the proband type.

Furthermore, MOSBECH, 1953, compared the occurrence of gastric cancer among 2,881 relatives of 234 patients with pernicious anaemia, with the occurrence of gastric cancer among 2,986 relatives of 226 controls, partly from VIDEBÆK's material of 1947.

Table 6. *Standard cancer ratios by income class for white men and women, gastrointestinal tract, based on mortality statistics for England and Wales. Incidence for ten cities in the United States after* DORN and CUTLER, 1959, *and incidence for København after* CLEMMESEN and NIELSEN, 1951

Income[1] Class	Mortality						Morbidity			
	England and Wales						København		United States Ten Cities	
	1921—1923		1930—1932[2]		1950[3]		1943—1947		1947	
	Men 13,590	Women	Men 18,876	Women 9,243	Men	Women	Men 828	Women 755	Men 1,724	Women 1,006
Stomach										
I	60	—	55	49	57	57	87	76	71	80
II	82	—	83	77	67	72	89	101	90	98
III	100	—	98	105	100	101	89	93	102	98
IV	106	—	112	106	114	106	119	104	105	112
V	130	—	122	121	132	138	108	107	124	112
	Men 2,004		Men 6,255	Women 4,425			Men 279	Women 347	Men 1,312	Women 1,574
Large Intest.										
I	132	—	110	119	123	103	101	100	101	99
II	112	—	104	99	100	100	99	79	102	97
III	100	—	102	102	105	97	88	87	102	97
IV	87	—	99	89	85	104	116	115	94	105
V	97	—	94	102	94	106	93	126	100	105
	Men 6,511		Men 8,933	Women 3,561			Men 554	Women 431	Men 1,108	Women 852
Rectum										
I	93	—	89	100	74	110	85	70	92	100
II	102	—	103	97	90	92	100	109	108	93
III	102	—	103	105	109	101	106	93	99	99
IV	96	—	97	86	101	114	103	100	97	103
V	98	—	98	106	87	90	100	106	104	108

[1] Class I represents the highest socioeconomic group, equivalent to Danish and British data, and Class V represents the lowest socioeconomic group.

[2] Data for ages 35—64 years.

[3] Data for ages 20—64 years. One per cent sample (LOGAN, 1954).

Patients with pernicious anaemia showed a slightly higher percentage in higher social classes than the controls, and this applied also to all categories of relatives. For further control the figures for both gastric and oesophageal cancer were compared with expected numbers calculated from Danish statistics on mortality. All results concurred in showing a higher frequency for gastric cancer among relatives of pernicious anaemia than in the other groups.

WOOLF, 1955, in his monograph traced death certificates for parents and siblings of 131 men and 69 women who had died from gastric cancer in Utah between 1940 and 1950. Among 1,639 relatives he found 44 deaths from gastric cancer — 23 of which among brothers — against a total of 25 expected for all relatives, calculated on the basis of the mortality for the general population of corresponding age. Deaths from other types of cancer numbered 67 against an expectation of 73.

Among 565 close relatives of 186 control propositi he saw 15 cases of gastric cancer against 16 expected, and 45 deaths from other types of cancer against 51 expected.

It is noteworthy that WOOLF also examined the occurrence of gastric cancer among spouses of 540 patients with this disease, in this way eliminating the effect of possible exogenous factors affecting both man and wife. He found the expected number of 18, while other types of cancer occurred in 43 cases against an expected number of 52, so that there was no evidence of a carcinogenic effect on spouses.

The fact that cancer of other types in all cases occurred more rarely than expected among relatives may perhaps tend to reduce the validity of the figures on gastric cancer in consideration of the difficulties involved in distinguishing the latter form from various other malignant tumours.

The contention of VIDEBÆK and MOSBECH was also supported by MADGE MACKLIN, 1955, in her study of 800 family records inspected for all verified cases of gastric or intestinal cancer. Among children of gastric cancer patients 19 cases of gastric cancer were observed against 3.8 expected. The expected value was derived from the population of Ohio, of the same sex and age, and dying in the same years. Among siblings 43 cases were found but only 9 were expected. The overall frequency was thus 4.8 times the expected value in agreement with VIDEBÆK and MOSBECH's findings.

Corresponding studies on intestinal cancer showed 13 cases of intestinal cancer among the offspring of a parent with the same disease against 3.73 expected and among siblings 29 cases against 13.3 expected.

MACKLIN by comparison of husbands and wives excluded the influence of common exposure, but was not in the position to tell to which proportion cases of polyposis were included in the group examined.

The view commonly held that the Bonaparte family suffered from hereditary gastric carcinoma, might theoretically be explained by hereditary gastro-intestinal polyposis. In the personal experience of the present author a piece of intestine ascribed to Napoleon Bonaparte, exhibited prior to World War II at the Royal College of Surgeons London showed a typical benign papilloma, cf. ABBATUCCI, 1933.

ϑ) General evaluation

In a general evaluation of the status of statistics in gastric cancer it is impossible to escape the consequences of diagnostic difficulties. The results of JENS L. HANSEN previously reviewed, suggest considerable caution in the application of detailed analysis. The fact that Danish rates have been diminishing for decades, particularly in areas where improvements in diagnosis will have been particularly felt, tends to strengthen the impression that, contrary to what is the case for mammary cancer, we will not be able to rely on the rates from the past. DOLL, 1956, in an analysis of trends in Norwegian mortality rates in the period 1899—1951 found a decrease in rates between 26 and 58 per cent for age groups below 69. For the group between 70 and 79 years, figures were constant while for 80—89 there was an increase to 267 per cent.

DOLL seems justified in assuming that the increased number of cases diagnosed among the old is due to improvements in diagnosis, but the decrease among the younger age groups is in keeping with the experience from Denmark that some overestimate of this cancer will sometimes be corrected with progress in diagnostics.

The possible effects of changes in food habits should, however, not be disregarded. The tendency of a reversed urban/rural ratio in comparison with cancer in other sites indicates an exogenic influence, difficult to estimate because of the paradoxical differences which seem to follow improvements in diagnostics.

A further example may be added from the cancer registry of Kampala, Uganda, reported by KNOWELDEN, 1957. The occurrence of gastro-intestinal cancer in Uganda falls short of the expected values as computed from Danish rates. Thus, 18 cases were reported for men against 35 expected, and 10 for women against 20 expected, although the total cancer rates equalled the Danish. In Africa, as elsewhere, there are pronounced and enigmatic differences in the occurrence of gastric cancer, but because of difficulties in diagnosis we are unable to make comparisons as long as no grading of diagnosis is made in terms of reliability, like those laid down by the Symposium in København 1958 (1961).

It thus appears from the present review that while we must assume pronounced differences in the incidence of gastric cancer, the complexity of reliable diagnosis makes it difficult to establish such differences with certainty. No explanation of these differences has so far been proposed with the support of scientific evidence, and there is a strong need for reliable observations on the incidence of gastric cancer from as many regions as possible.

3. Bronchial carcinoma

The description from 1531 by von Hohenheim, called Paracelsus, of mala metallorum, a peculiar lung ailment affecting miners in the Schneeberg district, was successful in calling medical attention to lung neoplasms, although the neoplastic nature of the disease was not realized till 1879, when the physician to the mines F. H. HÄRTING in collaboration with the district doctor W. HESSE took the endemic up for study. A born Schneeberger, MARGARETE UHLIG, 1921, referred to a layman on the staff of the mines as originally suggesting that radioactivity of the air might cause the disease, and this seems at long last to have been supported with statistical evidence by WAGONER *et al.*, 1964, from Colorado, who reported on the data of 2,500 white miners with 15,641 person-years at risk and 155 deaths. Adjusting for tobacco consumption WAGONER *et al.*, pointed to the possible influence of short-lived radioactive isotopes of lead bismuth, polonium, and thallium. It deserves mentioning that also the possible role played by various metals in the ore from Schneeberg and St. Joachimsthal were at some time incriminated as the cause of mala metallorum, including nickel, which in 1954 was shown to be carcinogenic in experiments by HUEPER. At some time it was mentioned that a prolific amount of mole in the mines might be of significance, and it should not escape notice that HÄRTING and HESSE reported that the tobacco consumption of their first patient had never been excessive, which indicates a higher age for the tobacco theory than usually assumed.

a) Demographical studies of increase

α) Reality of increase

It was on this background that an increase in lung cancer was observed during the first decades of the present century.

In 1898 ROTTMANN had suggested the chemical or physical effect of tobacco dust as the cause of bronchial carcinoma among German tobacco workers, and ISAAC ADLER of New York in 1912, reviewing the current discussion on the reality of the increase in deaths ascribed to cancer, expressed his belief in an isolated increase in bronchial carcinoma, although this disease was relatively rare. He mentioned tobacco smoke as one of the irritants that might be significant in the etiology of bronchial, carcinoma, and a similar view was taken by BRINKMANN, 1914, and ENGER, 1923, in postmortem studies from Leipzig on 6 cases among cigar makers and sorters — which according to SEYFAHRT, 1924, were infrequent occupations there. SEYFAHRT also had seen an increase in cases coming to autopsy, but the question remained, whether the increase in cases observed was real or only apparent and due to better diagnostics perhaps roentgen diagnosis. It was, however, gradually realized that neither dust from tarred roads, nor the influenza epidemics of 1918 would suffice as an explanation, and BRANDT of Riga in 1927 and GREENWOOD of London in 1928 pointed to statistical methods for the solution of the problem.

ASK-UPMARK in 1932 and GEORGIANA BONSER in 1934 succeeded in collecting reasonably good postmortem statistics from 43 hospitals in 35 towns of 14 countries, and comparing with English mortality rates BONSER concluded that factors were at work augmenting intrathoracical cancer death rates in males, quite apart from the question of more accurate clinical diagnosis, which factors must affect the sexes equally. In a convincing analysis of postmortem records from Leeds, BONSER in 1938 demonstrated an increase during the last ten years, entirely confined to males, "which strongly supports the view that it is real in nature".

While in the past, postmortem statistics may to some extent have been overestimated it does not appear from publications that this study attained quite the attention it deserved, although it may perhaps have impressed medical opinion. As it will be seen, it is rare that the statistical proof of the reality in the increase of a disease is provided before the latter is realized by practical physicians.

CORNFIELD *et al.*, 1959, found the greatest measure of control on the diagnostic improvement factor in the paper by CLEMMESEN, NIELSEN and JENSEN, 1953, reporting that the number of bronchial carcinomas diagnosed by mass radiography at the Central Tuberculosis Station, København, had increased at a rate exactly parallel to the rise in the city's death rates for this cancer, and in the cases notified to the national cancer registry since 1942. During the same period the per cent of hospital admissions (93) of biopsy-confirmed cases (67), and of postmortem examinations (60), remained constant. Even so, it might from a statistical point of view, — although hardly from a medical, — be possible that the attention of physicians had been proportionally intensified at all these different stages. Perhaps the closest approach to a proof lies in the fact that even if it were assumed that all deaths, occurring in København 1921—33 among men aged 45—64 and ascribed to pneumonia and bronchitis, were due to lung cancer their annual total would not equal the lung cancer death rates observed in 1953.

It may be noted that the increase in rates of bronchial carcinoma in the Danish capital began about 1930 lagging considerably behind that of England and Wales.

β) Sex

The increase in incidence of bronchial carcinoma has, so far, mainly affected the male sex, although e.g. women in the United States, white and non-white alike, according to DORN and CUTLER, 1959, showed a definite increase in mortality rates for the period 1914 to 1950, most pronounced for the last decades. In England, according to STOCKS (1958) the rise in rates for women began in the nineteen twenties.

On the European continent up to recent years even crude death rates for women in the various countries have been astonishing alike and constant, as appears from a report by CLEMMESEN and NIELSEN (1955). Nevertheless, incidence rates for bronchial carcinoma among women in København show a rising trend beginning about 1945 (CLEMMESEN, 1958).

The increase begun among the female sex may be expected gradually to reduce the value of the sex ratio as an indicator of local conditions. On the other hand, it is often overlooked that, at present, the comparison of rates for the sexes may assist in distinguishing between an increase due to diagnostic improvements, which will affect both sexes, and a real increase in incidence for one sex. As an example of this we may mention the curve for København around 1940, when the opening of a service for thoracic surgery caused a steepening of the rise in rates for men, and a proportionate dislocation of the horizontal curve for women to a higher level. Thus, we are not entirely unable to estimate the extent to which figures are influenced by diagnostic improvements.

γ) Socio-economical status

A social grading in the incidence of lung cancer was first observed in København, where the reality of the increase in cases was at that time still disputed by the cancer registry. On the basis of reports to the registry. CLEMMESEN and NIELSEN, 1951, studied the social distribution of newly diagnosed cancer cases for the period 1943—47. Social classification was carried out on the basis of residence in one of 22 administrative districts in the city, grouped into five classes according to the average annual rental, on the assumption that at that time and place this was a more reliable indicator of social status of a family than the annual income of the breadwinner. The wealthiest group of men showed a ratio of 66 per cent of the average against 116 per cent for the poorest. A corresponding observation was published by COHART in 1955 based on data from New Haven. The earlier reports on cancer mortality in England and Wales for the period 1930—32 did not indicate any social grading, but as shown in table 7, LOGAN found an analogous trend demonstrable for men when subdivided into five socioeconomical classes on an occupational basis.

DORN and CUTLER in their outstanding monograph of 1959 subdivided data for ten cities in the United States into five classes, based on the socalled census tracts, which are population units of small areas, usually with 3000 to 6000 people. The methods

Table 7

Site	Class[1]	United States, Whites 10 cities, 1947		København, 1943—1947		England and Wales			
						1950[2]		1930—1932[3]	
		1630 Men	359 Women	670 Men	Women	Men	Women	3,959 Men	1,077 Women
Lung and Bronchus	1	67	98	66	—	80	120	107	100
	2	78	88	99	—	79	94	96	100
	3	99	98	90	—	108	104	101	110
	4	118	99	97	—	89	96	91	82
	5	134	126	116	—	116	91	112	91

[1] Class 1 represents the wealthiest socioeconomic group. Danish subdivision according to annual rental: 1: 1440 kr.; 2: 1050—1150 kr.; 3: 850—950 kr.; 4: 750—850 kr.; 5: 645—750 kr.

[2] Data for ages 20—64 years.

[3] Data for ages 35—64 years.

employed were carefully tested and adjusted. The results quoted in table 7 have been given according to the English custom with the well-to-do class as number 1, and show for all three countries a definite gradient for socioeconomic status, unfavourable to the poor.

δ *Age distribution analyzed by* COHORTS[1]

Most malignant neoplasms outside the genital system show gradually higher rates with advancing age. In many areas we find lower rates for the numerically small age groups beyond 70 to 75 years, but in areas with easy access for old people to modern diagnostic facilities the slope has mostly been found to continue as, for instance, in the city of København where the urban excess for some neoplasms has been ascribed to the low rates for old people in rural areas. Age curves for single birth groups, or cohorts, take this course, which may, or may not, be modified in the overall age curve, according to the character of changes in incidence over the years.

Universal or personal carcinogen. It should be kept in mind that usual age distribution curves give but a momentary picture of the local "carcinogenic situation" most often constant through the life-time of all generations represented. Two possible developments may cause changes in the shape of such curves and, subsequently, in their level as shown in Fig. 1.

a) Effective exposure to a carcinogen of a cohort — or group born in the same period — will cause a peak in the age curve for cancer rates for the corresponding age group, and, as time passes on, an elevation for the later-born similarly exposed. A diagram worked out ten years later will consequently show a corresponding peak for an age group ten

[1] COHORT signifies in this connection a group of persons born in the same year, or period of years.

years older than in the first, representing the same cohort. Gradually as the heavier affected, later birth groups, or cohorts, will replace the older and less affected generation now in the old age groups the rise will involve the oldest part of the population. As a consequence of the general rising trend of the age curve the peak will in the later diagrams be found at a higher level, and, unless the carcinogenic influence has been eliminated, the younger age groups representing later-born cohorts will have moved to correspondingly higher levels. Finally, the age-distribution curve for the total population will assume the same shape as for the single cohorts or birth groups, which show a continnuos rise.

b) Contrarily, if from a certain year the entire population is exposed to an effective carcinogen we will expect the curve in its full length to be dislocated to a higher level, when the effect appears. In this case the curves for the various cohorts will coincide.

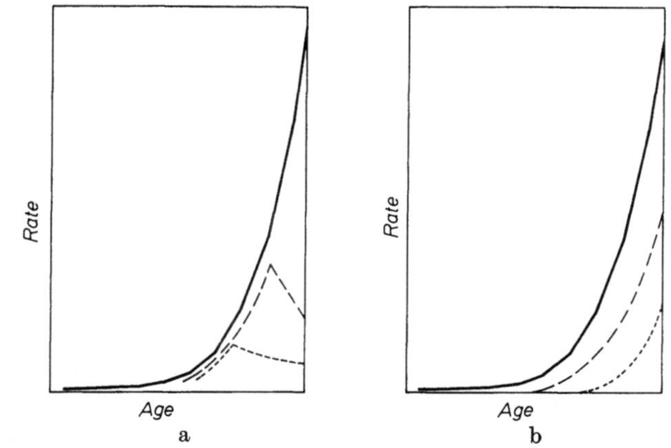

Fig. 3a and b. Patterns of increase in bronchial cancer. a) Carcinogen affecting all age groups simultaneously. b) Carcinogen affecting successive birth groups progressively

The outcome may be a compromise between the two possibilities. A carcinogen may, for instance, influence younger cohorts increasingly more than the older generations, who, on their side, may not be entirely exempted from the carcinogenic influence.

In 1951 KORTEWEG demonstrated that the peak appearing in the age curve for lung cancer in England was increasing in size and moving to older age groups thus developing according to a cohort pattern. At the symposium in Louvain in 1952 corresponding patterns were demonstrated by LEVIN for the United States, and by CLEMMESEN *et al.* for Denmark. As mentioned in both papers and further emphasized by CLEMMESEN and NIELSEN in 1955 based on data for various countries the cohort pattern of the increase in lung cancer develops in accordance with possibility a) and it is impossible to reconcile that pattern with the assumption of a general carcinogenic influence like air pollution, which would be supposed to follow the possibility illustrated above as b).

Prognosis of increase. Under the assumption that a) the group, or cohort, born in 1905 showed the highest possible level of lung cancer deaths, and b) that prevention, treatment, and the age distribution of the population would remain the same, CLEMMESEN *et al.* in 1953 attempted a computation of the number of deaths expected around 1990, on the basis of a prolongation of the age curve for cohort 1905 parallel to the curve for the older cohorts. The authors arrived at the number of about 1000 deaths around 1985—1990 for men in København, against a total of 1091 cancer cases for 1945, of which but 123 located to the bronchi. Development since this computation has in fact shown approximately the computed figures, but it seems as if a constant age distribution of the population would reduce the values slightly.

It is true that LEVIN at the Louvain Symposium warned against this procedure, because the English cohort diagram showed some trend for cohort curves to turn to the right, which might mean that the increase with age did not continue for the single cohort.

However, as it appears from the Louvain contribution of KENNAWAY and WALLER, and from the later published diagrams for other countries (l.c.) this deviation occurred mainly after the age of 70, for which period of life, reliable rates are difficult to obtain, as already mentioned. The hypothesis of E. PEDERSEN and MAGNUS from 1959 that concurrent

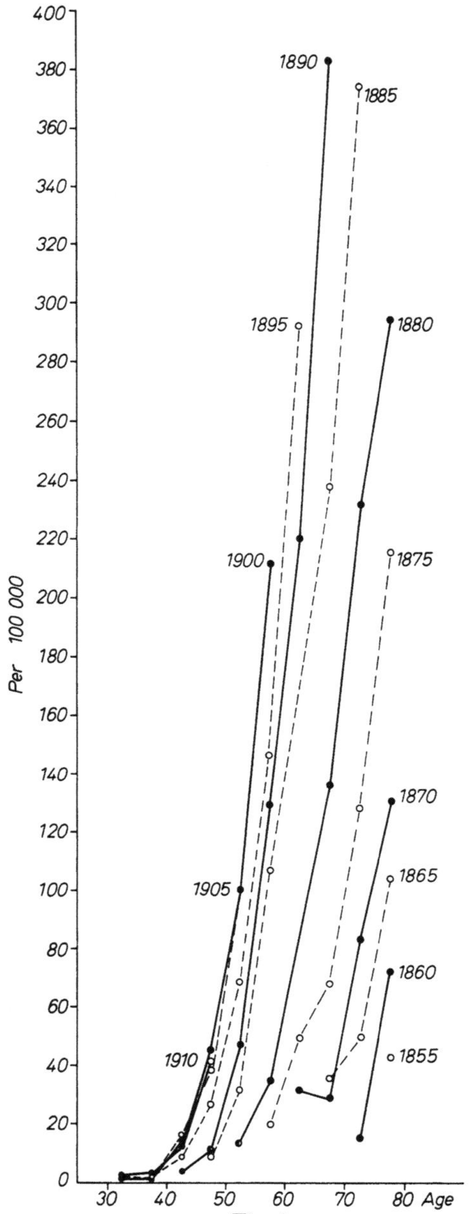

Fig. 4a

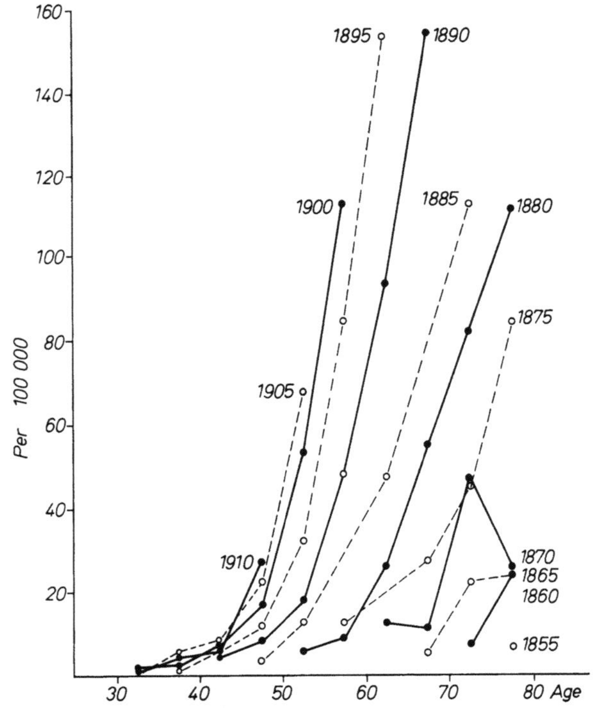

Fig. 4b

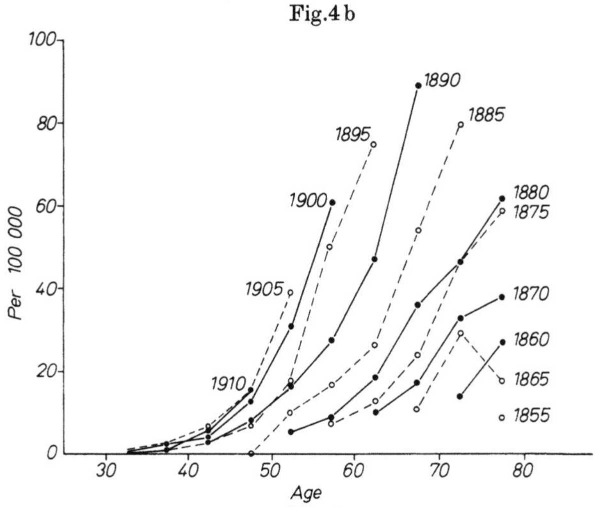

Fig. 4c

Fig. 4a. Lung cancer, Danish capital. 1930—1960. Mortality rates per 100,000 men at various ages, given for quinquennial birth groups (cohorts) born about year indicated

Fig. 4b. Lung cancer, Danish provincial towns, 1930—1960. Mortality rates per 100,000 men at various ages, given for quinquennial birth groups (cohorts) born about year indicated

Fig. 4c. Lung cancer. Danish rural areas, 1930—1960. Mortality rates per 100,000 men at various ages, given for quinquennial birth groups (cohorts) born about year indicated

diseases e.g. of the coronaries might deplete cohorts particularly exposed to cigarettes

Town and country. It appears from cohort diagrams for lung cancer in the Danish capital, provincial towns and rural areas, given as Figg. 4a, b, c, that the movement of the point of beginning of the curves to an earlier age, and consequently of the entire curve to a higher level, has in the capital the widest space between the cohorts born in 1875 and 1885, while in provincial towns and rural areas the wider spacing seems located one decade or more later. This observation is in keeping with the interpretation of the differences between Danish towns and countryside as due merely to a delay of an otherwise parallel development in the less urbanized areas, as explained in the following section.

Average induction period. Finally cohort analysis was used by the same authors, 1953, for a tentative estimate of the average minimum period between the beginning of the carcinogenic influence and the death from bronchial carcinoma. It was assumed that exposure would not take place much earlier in life than at the age of 15, and in view of the fact that the youngest victims die about the age of 35 years, an average minimum induction period of 20 years was postulated for lung cancer, in harmony with observations on occupational cases. This was also considered reconcilable with the observations that cigarette smoking is on record as having increased particularly among boys in København during the first decade of this century, and that the increase in lung cancer cases there began around 1930. It was pointed out, however, that changes in the fundamental assumptions would automatically cause changes in other links of the postulate, and that wide variations in both directions should be allowed for.

Stocks, 1958, combining this postulate with the described observation of the difference in time for the development in Danish towns and country, points to the dangers to such cohort studies caused by the continuous selective movement of young people into large towns and of older people out of towns, apparently under the erroneous impression that this applies equally to Denmark and his own country during the period concerned[1].

ε Urban/rural ratio

The question whether the higher rates for bronchial carcinoma usually found in urban compared with rural areas are due to better diagnosis in towns, or whether they simply reflect differences in incidence, is among the problems that may be clarified by comparison of rates for the two sexes, since both could be influenced alike by differences in diagnostic facilities.

Danish incidence rates for women, as presented in Fig. 5b, show largely horizontal curves up to 1950, with values for the capital at the top level followed in their turn by the curves for provincial towns and rural areas. It should be noted that similar, but smaller, differences between incidence rates for urban and rural areas are found for neoplasms of most other sites, as illustrated by Danish results, reported by Clemmesen in 1965. Correspondingly, the per cent of cases admitted in hospital is higher in urban than in rural areas, so that some influence from differences in diagnostic conditions is difficult to exclude, although it appears as insignificant in comparison with the differences in rates for bronchial carcinoma in the male sex. Another point worth taking is the close similarity in level, as well as in shape, of crude mortality rates for lung cancer in women in various European countries, appearing from the diagrams of Clemmesen and Nielsen from 1955.

For men, however, crude rates for urban and rural areas show striking differences, which some authors have taken as indicating a possible carcinogenic influence of town air. Nevertheless, the Danish mortality rates, given by age in Fig. 5, illustrate that the

[1] Stocks seems to find the absolute values of death rates contradictory to the Danish conclusions, which however, put more faith in relative changes in rates than in their absolute values, although not disregarding the latter.

differences in that country between capital, provincial towns, and rural areas will be fully explained by a delay of respectively 10 and 15 years in the beginning of the rise of the latter two of these three parallel curves.

Comparison of the age curves for death rates, shown in Fig. 6a, b show perfect conformity in shape and level, when only this difference in timing is taken into consideration[1].

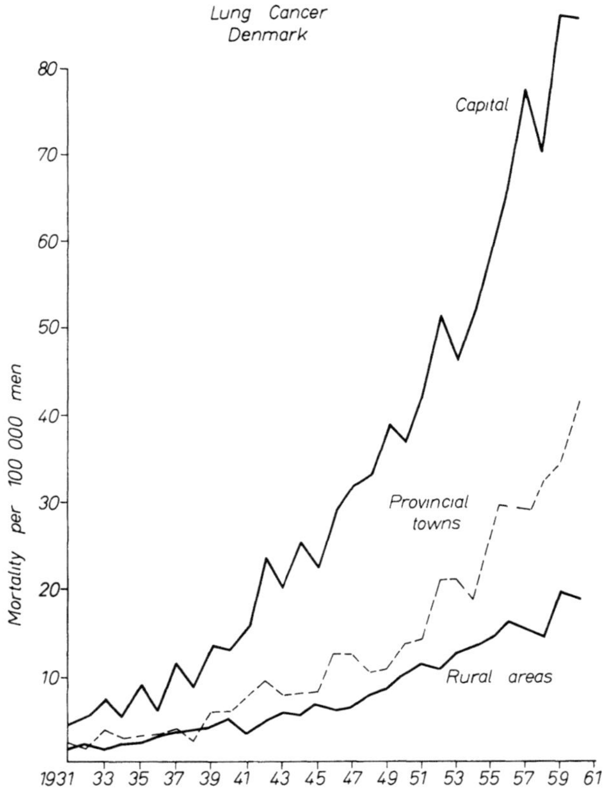

Fig. 5a. Lung cancer. Men. Danish capital, provincial towns, and rural areas 1930—1960. Crude Mortality rates per 100,000

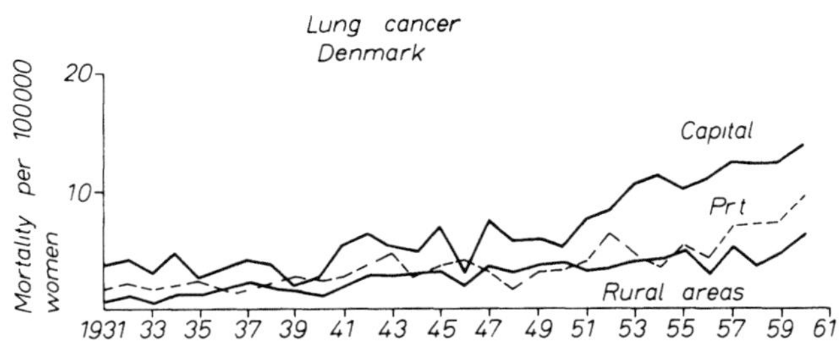

Fig. 5b. Lung cancer. Women. Danish capital, provincial towns, and rural areas 1930—1960. Crude Mortality rates per 100,000

Further confirmation of this view is found in the cohort studies illustrated by Fig. 4a, b, and c, which show the major dislocation of age curves to take place for later born birth groups in the rural than in the urban areas. The argument that improvements in diagnostic methods may well take place with some delay in smaller towns and in the country is invalidated partly by this pattern, and partly by the absence of a corresponding rising trend in the secular curves for the female sex during the same period.

[1] After 1935, rates for rural areas are lagging behind in the rise of rates (cf. Fig. 6), which is difficult to explain. It should not be disregarded that propaganda against excessive smoking of cigarettes began after 1952 in Denmark.

In this context it is not without interest that an estimate of atmospheric pollution in København carried out by CAMPBELL and CLEMMESEN in 1956 with the technique described by STOCKS and CAMPBELL in 1955, showed identical seasonal trends with those found in England for the rural towns of Llangefni, Anglesey, and Tattenhall, Cheshire. Naturally, a negligible visible air pollution in København, and the absence of any demonstrable influence of urbanisation on Danish rates for men do not exclude a carcinogenic

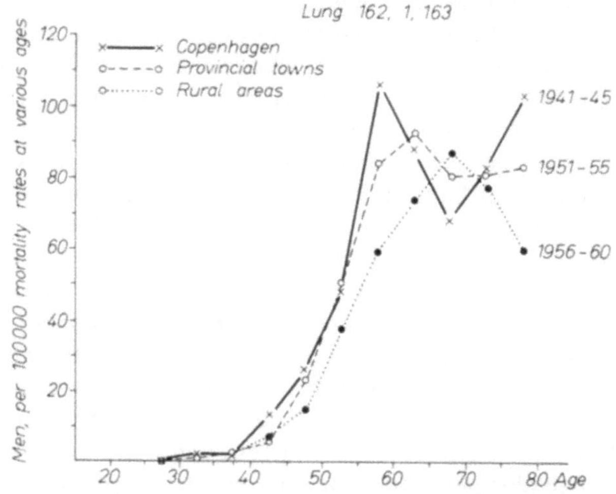

Fig. 6a. Lung cancer. Mortality rates per 100,000 men, at various ages, compared for Danish capital, provincial towns, and rural areas, for various five-year periods

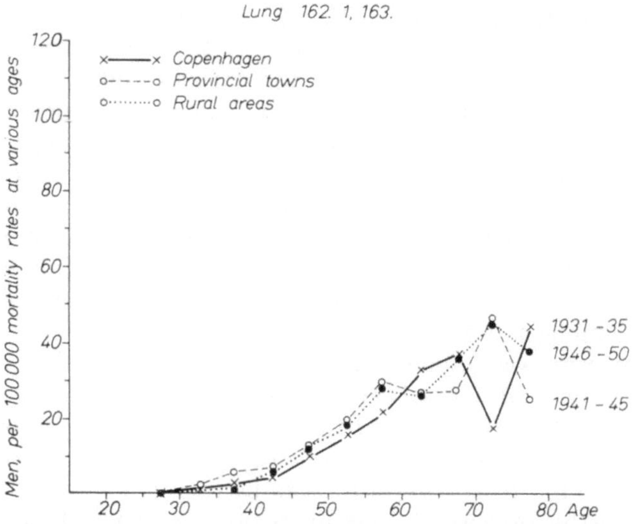

Fig. 6b. Lung cancer. Mortality rates per 100,000 men at various ages, compared for Danish capital, provincial towns, and rural areas, for various five-year periods

effect of air pollution elsewhere. The increase of bronchial carcinoma in København, which if carried on along the same lines will approach a doubling of male cancer cases in the course of 40 to 50 years due to this cancer alone, indicates, however, that heavy increase in lung cancer mortality may take place in an area with negligible air pollution. Another feature indicating the influence of factors far more significant than air pollution is the pronounced social grading of lung cancer cases found among men in København, when 22 subdistricts from all parts of the city were grouped together according to average annual rental, as reported by CLEMMESEN and NIELSEN in 1951.

Statistical arguments in favour of general air pollution as a cause of bronchial carcinoma have mainly been presented from towns in England and the United States where visible pollution of the air called attention to the harmful effects of this calamity. Thus, STOCKS in 1952 showed that when the large towns of England are arranged in groups according to the number of inhabitated dwellings in isolated towns or in conurbations, the male mortality indices for lung cancer in 1946—49 were about 160 for the London, Liverpool, and Manchester areas, each of these having more than 200,000 dwellings, and they declined step by step with diminishing number of houses to 89 for the last group of small towns having fewer than 200,000 houses.

The demonstration of a statistical association by means of vital statistics will often inspire experimental and other direct studies, and comparison of changes in rates and curves may often lead to valuable results. Contrarily, in cancer statistics the absolute values of rates may be dangerous to use for other than rough estimates, and argumentation on a quantitative basis has often proved dangerous. Comparisons between lung cancer incidence among non-smokers in urban and rural areas may not give decisive results if based on limited numbers of persons, and on the other hand, pollution of the air may have specific local qualities.

Furthermore, the existence of another factor directly and quantitatively related to lung cancer, namely the smoking of tobacco, entails that studies on influences, like air pollution must pay due regard to habits of smoking. Comparison of urban and rural areas in this respect has shown that men in towns will generally smoke more and consume relatively more cigarettes than men in the country. Consumption varies with the age distribution, which tends to complicate the matter even more because of the long average period of one or two decades generally considered necessary to produce lung cancer by smoking. Such variations have been found in England by DOLL and HILL, 1952, and by STOCKS and CAMPBELL, 1955, in Denmark by CLEMMESEN *et al.*, 1953, and notably by HAMTOFT and LINDHARDT, 1955, 1956, in Norway by KREYBERG, 1955, and in the United States by HAENSZEL, SHIMKIN and MILLER, 1956, by MILLS and PORTER, 1957, HAMMOND and HORN, 1958, and HAENSZEL, LOVELAND and SIRKEN, 1962.

STOCKS and CAMPBELL in 1955 attempted to estimate to which extent factors other than better access to hospital diagnosis and heavier smoking might contribute to the higher incidence of bronchial carcinoma in towns. In about 90 pct. of some 10,000 deaths environmental histories were obtained, and values for the general population were estimated on the basis of questions asked to about 12,000 adult hospital patients from the Liverpool area. The authors found urban rates exceeding rural for every smoking category; the urban/rural ratio of 9 to 1 for non-smokers fell progressively to a small value approaching unity amongst heavy cigarette smokers. It was, however, pointed out by the authors that this rate was founded on small numbers and would be subject to a considerable standard error, had it not been supported by the trend of other ratios. In the light of later experience it may be noted that patients with e.g. coronary thrombosis or respiratory infections will smoke more cigarettes than average, so that rates computed from the habits of hospital patients will tend to be too high.

From the noteworthy reviews of 1958 by STOCKS, and by DOLL it appears that the final evaluation of the influence of air pollution on the incidence of lung cancer will probably have to be sought by means of prospective studies, according to the technique described in a later section. Thus, by follow-up of 187,783 men of apparently good health at the beginning of the study, HAMMOND and HORN, 1958, found that the mortality observed among men resident in the largest towns was 27 per cent higher than observed among men from rural areas. Figures were standardized for age differences, and are given in detail in the section on prospective studies in lung cancer.

ζ) *National differences*

The urban/rural ratio for lung cancer varies considerably between countries, so that the safer procedure by comparison of national figures would seem to be separate comparison of age-adjusted rates for urban and rural areas. Even so, it appeared from a comparison of mortality rates from a number of European countries collected for the International Society for Geographical Pathology, and published by NIELSEN and CLEMMESEN, 1954, that women from continental Europe and Canada showed largely the same mortality rates for various age groups, perhaps with the exception of Finland, which showed slightly higher rates than England and the United States.

The authors first ensured that the age distribution of cases from the various countries were essentially alike, and that those of them for which details were available showed a cohort pattern of the increase in deaths from lung cancer. Thereafter, it was attempted to plot the crude mortality rates for these countries for the years around 1950 against the national figures for consumption of cigarettes around 1930, under the assumption of an average latent period for lung cancer of about two decades. In spite of inaccuracies caused by smuggling etc. and by differences in the sex distribution of smoking, there was a close correlation between the number of cigarettes consumed and the level of national mortality from lung cancer about twenty years later.

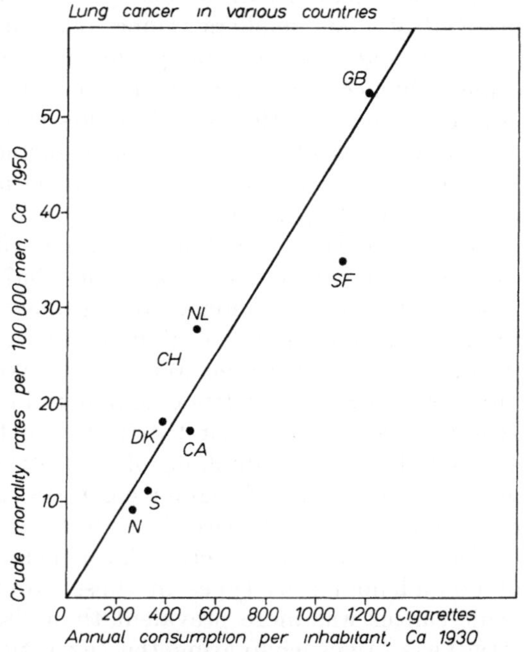

Fig. 7. Lung cancer. Crude mortality rates for various countries about 1950 plotted against annual cigarette consumption per inhabitant twenty years earlier

The correlation was less close when the numbers of cigarettes consumed twenty years earlier were replaced with those for the year of the lung cancer death rates, or with the figures for total tobacco consumption twenty years earlier.

It is clear that such demonstration of a correlation will not amount to conclusive evidence in favour of the cigarette theory, but that its absence would have demanded an explanation before the acceptance of the theory.

It is equally clear that the sources of error in such a study are so numerous that it was necessary to analyse beforehand the comparability of the various countries, and that more refined analysis with correction for differences in the age distribution etc. would suggest a higher degree of accuracy than actually available. It could, for instance, be objected that the lung cancer death rates are given for men only, while consumption is given for the entire nations. At the period concerned, however, smoking was largely confined to men, and the sex ratio in the various nations close to 1:1. These qualifications may be of significance in view of later attempts to extend this type of study to more countries than the original authors did like DOLL's, 1955a, and 1958. As remarked by KENNAWAY, 1958, the duration of the period assumed as minimum latency period seems to be a good approximation to the mean incubation period for bronchogenic cancer in man due to tobacco, but nothing more can be concluded on this point.

η) *Histological type*

While experiments tend to show that pure carcinogens may produce a series of histologically different tumours, the method of application, or in man the character of the exposure, may greatly influence the histological type of the cancer resulting. This is demonstrable by statistical means, but does not necessarily entail that single tumour of varying type may not be due to the carcinogen which usually produces the dominating histological picture. At present we are unable to tell whether the domination of epithelial tumours in materials of lung cancers ascribed to cigarette smoking is due to the domination among exposed cells of a type capable of developing such tumours, or to other factors favouring squamous metaplasia.

The problem, to which extent the carcinogen, or carcinogens, responsible for the catastrophical increase in lung cancer will produce different histological types has, however, been attacked by various authors by means of combined evidence from demographical and interview studies, for which reason results will be reviewed in the present section.

WYNDER and GRAHAM, 1950, first pointed out that although the great increase in lung cancer had involved mostly the epidermoid and undifferentiated carcinomas the per cent of chain smokers among men with adenocarcinoma of the lung was higher than among the general hospital population, so that it seemed that tobacco smoke had also some influence, although less marked, on this type. No figures were given, but in 1954, WYNDER among 1019 cases of "epidermoid" carcinomas, including anaplastic types, and among 85 cases of adenocarcinoma, including bronchiolar cell types, found respectively 1.4 and 10 per cent non-smokers among men. For women the respective figures were 40 per cent and 84 per cent.

DOLL and HILL, 1952, among approximately 70 per cent of histologically confirmed cases in each sex, out of a total of 1,357 men and 108 women, saw respectively 33, or 4 per cent, adenocarcinomas among men, and 10, or 13 per cent, among women. When these small numbers were subdivided according to histological type no statistically significant difference between amounts smoked could be demonstrated. Similarly, the low number — 32 — of adenocarcinomas in the "prospective" material of HAMMOND and HORN, 1958, did not permit definite conclusions. Nevertheless, also this type was highly associated with the smoking of cigarettes. While 26 of the 32 deaths occurred among men with a history of regular cigarette smoking, the expected number was only 6, and this difference was statistically significant.

In a registration material CLEMMESEN *et al.*, 1953, found a trend of higher per cent of non-adenomatous types in those groups of districts in København where bronchogenic cancer was more prevalent than elsewhere, but the difference was not significant. RINGERTZ, 1955, comparing the sex ratio for adenocarcinomas in eight materials from as many countries found some support to the assumption that reckoned in total numbers bronchial adenocarcinomas are rather equally distributed on the sexes, but that with rapidly increasing male incidence male adenocarcinomas tend to outnumber the female cases.

Possible differences between the sexes in the application of histological examination might theoretically be assumed to influence these results.

KREYBERG, 1955, reviewing his extensive studies on conditions in Norway from the period since 1952, found steadily increasing frequency in squamous and anaplastic carcinomas in males, but no such change in females. He emphasized that his results are applicable only to conditions in Norway, in which connection it may be recalled that increase in lung cancer in that country began relatively late, and had not yet affected women. Nevertheless, results from studies by HAENSZEL *et al.*, 1958, and by STASZEWSKI, 1960, both suggest a closer association with smoking of squamous cell carcinoma than of adenocarcinoma.

b) Interviews

α *Retrospective studies*

While the interest in the smoking of cigarettes in Western Europe is usually ascribed to participants in the Crimean War, it seems reasonable to assume that Central Europe may have adopted this custom by direct contact. This would explain the high level and straight course of the age distribution curve for Wien published by the *Louvain Symposium*, 1953. It is also in good accord with the early interest in the relation of tobacco with cancer shown by authors from Leipzig, previously quoted, and with the first attempt at a statistical analysis of the smoking habits of lung cancer patients by FLECKSEDER, 1936, from Wien. This author found 51 smokers among 56 patients, but failed to give any statement on controls.

Since the first complete investigation by MÜLLER, 1940, from Köln, a considerable number of authors have investigated the smoking habits of lung cancer patients comparing them with corresponding data for control persons, and results have been summarized e.g. in reviews given by CLEMMESEN, 1961, 1965, and by the *Advisory Committee to the U.S. Surgeon General on Smoking and Health*, 1964, from which Tables 8 and 9 have been quoted.

For the demonstration of an association between a neoplasm and some factor suspected of carcinogenic potency, we must in principle know whether incidence among those exposed exceeds incidence among those not exposed. In practice, however, the rarity of non-smokers makes it difficult to obtain an adequate representation of this group. The easiest way is therefore to determine the number of lung cancer cases originating among non-smokers and among smokers, with due regard to the relative size of these groups in the general population, and to examine whether incidence increased with the amount smoked. This has most often been done by estimating the per cent of patients in the various classes of smokers, according to quantities consumed.

Various objections have been raised against the various investigations but in the course of time it has appeared that most controversies dealt with possibilities of bias rather than with factual bias, and in no case has it been possible to refute the result of the author. A few examples of such objections will suffice in the present context. A critical appraisal has been given to considerable detail by CLEMMESEN, 1965.

Naturally, the value and weight of evidence changes considerably between publications, and it seems that some of the very best studies particularly those of DOLL and HILL have been the object of the hardest criticism.

The primary objection, that tobacco smoking has been going on for several centuries with no observation of being followed by any increased occurrence of malignant neoplasms is completely unfounded. Lip cancer has been ascribed to pipe smoking at least since SÖMMERING, 1794, and was reported by BOUISSON, 1859, as one of the diseases causing most surgical operations, while FOURNIER, 1906, had already for long mentioned cancer of the tongue not only, "as usual" as a cancer of smokers, but also as a cancer of the syphilitics.

The part played by unburnt tobacco in the causation of the socalled betel-nut cancer of the oral cavity, was suggested already in 1908 by FELLS, and it seems that around this time the introduction of hard-rubber pipe stems or perhaps of shag tobacco, or both may have reduced the incidence of lip cancer. ABBE in 1915, somewhat optimistically reported that it had taken him long before seeing a lingual carcinoma in a cigarette smoker, while POWER, 1918, forecasted an increase in the incidence of tongue cancer beginning around 1950, due to an increase in syphilis incidence and in tobacco consumption. FRY on the other hand, in 1930 seemed less certain that cigarettes would have the same effect as the smoking methods of the past.

On this background it seems unsafe to recommend one or other method of tobacco smoking as harmless, since the favoured method has, so far, been associated with some or other malignant neoplasm.

Another objection raised was that all studies on the carcinogenic effect of tobacco have been essentially alike, but it seems unjustified when the demographical studies reviewed in the preceding chapter are taken into consideration.

Furthermore, it was objected that patients would know about the cigarette theory and that this would influence their answers, but against this assumption it would be sufficient to point to the careful and well-planned study by SADOWSKY, GILLIAM and CORNFIELD, which was carried out already during 1938 to 1943, although publication did not take place till 1953.

Table 8. *Outline of methods used in retrospective studies of smoking in relation to lung cancer (Rep. U.S. Dept. Health 1964)*

Investigator and year	Country	Sex of cases	Number of persons and method of selection		Collection of data
			Cases	Controls	
Müller, 1939	Germany	M	86 Lung cancer decedents, Bürger Hospital, Cologne	86 Healthy men of the same age	Cases: Questionnaire sent to relatives of deceased. Controls: Not stated
Schairer and Schoeniger, 1943	Germany	M	93 Cancer decedents autopsied at Jena Pathological Institute, 1930—1941	270 Men of the city of Jena aged 53 and 54 (average age of lung cancer victims = 53.9)	Cases: Questionnaire sent to next of kin (195 for lung cancer). Controls: Questionnaire sent to 700
Potter and Tully, 1945	U.S.A.	M	43 Male patients aged over 40 in Massachusetts cancer clinics with cancer of respiratory tract	1,847 Patients of same group with diagnoses other than cancer	Cases and controls interviewed in clinics
Wassink, 1948	Netherlands	M	134 Male clinic patients with lung cancer	100 Normal men of same age groups as cases	Cases: Interviewed in clinic. Controls: Not stated
Schrek et al., 1950	U.S.A.	M	82 Male lung cancer cases among 5,003 patients recorded, 1941—1948	522 Miscellaneous tumors other than lung, larynx and pharynx	Smoking habits recorded during routine hospital interview
Mills and Porter, 1950	U.S.A.	M	444 Respiratory cancer decedents in Cincinnati, 1940—1945 and in Detroit, 1942—1946	430 Sample of residents matched by age in Columbus, Ohio, from census tracts stratified by degree of air pollution	Cases: Relatives queried by mail questionnaire or personal visit. Controls: House-to-house interviews
Levin et al., 1950	U.S.A.	M	236 Cancer hospital patients diagnosed lung cancer	481 Patients in same hospital with non-cancer diagnoses	Cases and controls: Routine clinical history taken before diagnosis
Wynder and Graham, 1950	U.S.A.	M—F	605 Hospital and private lung cancer patients in many cities	780 Patients of several hospitals with diagnoses other than lung cancer	Nearly all data by personal interview; a few cases by questionnaire; a few from intimate acquaintances. Some interviews with knowledge or presumption of diagnosis, some with none
McConnell et al., 1952	England	M—F	100 Lung cancer patients, unselected, in 3 hospitals in Liverpool area, 1946—1949	200 Inpatients of same hospitals, matched by age and sex, without cancer, 1948—1950	Personal interviews by the authors of both cases and controls, with few exceptions
Doll and Hill, 1952	Great Britain.	M—F	1,465 Patients with lung cancer in hospitals of several cities	1,465 Patients in same hospitals, matched by sex and age group; some with cancer of other sites, some without cancer	Personal interviews of cases and controls by almoners
Sadowsky et al., 1953	U.S.A.	M	477 Patients with lung cancer in hospitals in 4 states	615 Patients in same hospitals with illnesses other than cancer	Personal questioning by trained interviewers
Wynder and Cornfield, 1953	U.S.A.	M	63 Physicians reported in A.M.A. Journal as dying of cancer of the lung	133 Physicians of same group dying of cancer of certain other sites	Mail questionnaire to estates of decedents

Table 8 (continued)

Investigator and year	Country	Sex of cases	Number of persons and method of selection: Cases	Controls	Collection of data
KOULUMIES, 1953	Finland	M—F	812 Lung cancer patients diagnosed at one hospital in 16 years	300 Outpatients of same hospital aged over 40, living in similar circumstances, and without cancer, February and March 1952	Cases and controls questioned about smoking habits when taking case histories
LICKINT, 1953	Germany	M—F	246 Lung cancer patients in a number of hospitals and clinics	2,002 Sample of persons without cancer living in the same area and of same sex and age range as cases	Personal interviews by staff members of cooperating hospitals and clinics, corresponding in time to interviews of cases
BRESLOW et al., 1954	U.S.A.	M—F	518 Lung cancer patients in 11 California hospitals, 1949—1952	518 Patients admitted to same hospitals about the same time, for conditions other than cancer or chest disease, matched for race, sex, and age group	Cases and controls questioned by trained interviewers, each matched pair by the same person
WATSON and CONTE, 1954	U.S.A.	M—F	301 All patients of Thoracic Clinic at Memorial Hospital who were diagnosed lung cancer, 1950—1952	468 All patients of same clinic during same period with diagnoses other than lung cancer	The 769 consecutive patients of case and control groups were questioned by the same trained interviewer
GSELL, 1954	Switzerland	M	135 Men with diagnosis of bronchial carcinoma	135 Similar hospital patients with diagnoses other than lung cancer, and of the same age	Personal interviews, all by the same person
RANDIG, 1954	Germany	M—F	448 Lung cancer patients in a number of West Berlin hospitals, 1952—1954	512 Patients with other diagnoses, matched for age	Controls were interviewed at about the same time as the cases, each case-control pair by the same physician
STOCKS and CAMPBELL, 1955	(Preliminary: see 1957 report below)				
WYNDER et al., 1956	U.S.A.	F	105 Patients with lung cancer in several New York City hospitals, 1953—1955	1,304 Patients at Memorial Center with tumors of sites other than respiratory or upper alimentary, 1953—1955	Cases: Personal interview or questionnaire mailed to close relatives or friends. Controls: Personal interview
SEGI et al., 1957	Japan	M—F	207 Patients with lung cancer in 33 hospitals in all parts of the country, 1953—1955	5,636 Patients free of cancer in 420 local health centers, selected to approximate the sex and age distributions of cases	Cases and controls by personal interview using long questionnaire on occupational and medical history and living habits
MILLS and PORTER, 1957	U.S.A.	M—F	578 Residents of defined areas dying of respiratory cancer, 1947 to 1955	3,310 Population sample approximately proportional to cases as regards areas of residence, and 10 years or more in the area	Cases: From death certificates, hospital records, and close relatives or friends. Controls: Personal home visits or telephone calls, usually interviewing housewife

Table 8 (continued)

Investigator and year	Country	Sex of cases	Number of persons and method of selection: Cases	Controls	Collection of data
STOCKS, 1957	England	M—F	2,356 Patients suffering from or dying with lung cancer within certain areas	9,362 Unselected patients of the same area admitted for conditions other than cancer	Cases: Histories taken at the hospital or from relatives by health visitors. Controls: Personal interview in hospital
SCHWARTZ and DENOIX, 1957	France	M	602 Patients with bronchopulmonary cancer in hospitals in Paris and a few other cities	1,204; 3 groups: patients in same hospitals with other cancer, with noncancer illness, and accident cases, matched by age group	Personal interviews in the hospital; cases and controls at about the same time by the same interviewer
HAENSZEL et al., 1958	U.S.A.	F	158 Lung cancer patients available for interview in 29 hospitals, 1955—1957	339 Patients in same hospital and service at same time, next older and next younger than each case	Personal interviews by resident, medical social worker, or clinic secretary
LOMBARD and SNEGIREFF, 1959	U.S.A.	M	500 Men dying of lung cancer, microscopically confirmed, 1952—1953	4,238 Controls in 7 groups including volunteers, hospital and clinic patients, random population sample, and house-to-house survey samples	Personal interviews by trained workers
PERNU, 1960	Finland	M—F	1,606 Respiratory cancer patients in 4 hospitals and from cancer registry between 1944 and 1958	1,773 Cancer-free persons recruited by Parish Sisters of 2 institutes in all parts of the country	Cases: From case histories or mailed questionnaires. Controls: Questionnaires distributed by Parish Sisters
HAENSZEL et al., 1962	U.S.A.	M	2,191 Sample of 10 percent of white male lung cancer deaths in the U.S. in 1958	31,516 Random sample from Current Population Survey used to estimate population base	Cases: By mail from certifying physicians and family informants. Population: Personal interview by Census enumerators
LANCASTER, 1962	Australia	M	238 Hospital patients with lung cancer	476 Two groups, one with other cancer, one with some other disease, matched by sex and age	Personal interviews of both cases and controls in hospitals
HAENSZEL and TAEUBER, 1963[1]	U.S.A.	F	749 Sample of 10 percent of white female lung cancer deaths in the U.S. in 1958 and 1959	34,339 Random sample from Current Population Survey used to estimate population base	Cases: By mail from certifying physicians and family informants. Population: Personal interview by Census enumerators

[1] To be published.

β Prospective studies

The studies reviewed so far were all of a retrospective character, the principle of procedure being an inquiry among patients and controls about smoking habits. It is clear that such inquiries will be subject to some errors of memory with regard to those habits of smoking in the long past which we must consider as decisive in view of the long inductive period for bronchial carcinoma, but on the whole the heavy smokers of the past will be among the heavy smokers today. A more serious bias might be caused among patients by the presence of the disease, and in order to eliminate this and other sources of error the socalled prospective studies have been undertaken.

The studies reviewed in the following are prospective in the sense that smoking habits have been studied at a time when all persons inquired were healthy, and that fate of the persons interviewed was followed by checking on deaths reported among them. Ideally, a truly prospective study would demand a follow-up of some population with regard to smoking habits covering the entire period of induction, which, however, is out of question since this period is estimated at more than two decades on the average. More practicable is the demand that the persons interviewed should be followed with a view to incidence of new cases and not be deaths only. For a disease which, like bronchial carcinoma, is nearly always fatal this point is immaterial, but if it is the question of estimating the risk of e.g. lip cancer among physicians it is clear that cases and not deaths will be the better measure. So far, however, prospective studies based on incidence has not been accomplished anywhere, so that the estimate of the relative risk of various neoplasma associated with tobacco smoking will have to be based partly on experience from deaths and partly on results from registration.

To facilitate comparison the existing prospective studies on the smoking of tobacco in relation to disease will be reviewed together. They are: 1) the study by DOLL and HILL on mortality among 40,701 British doctors reported upon in 1956 and 1964, 2) the follow-up by HAMMOND and HORN of 187,783 American men published in 1958, 3) DORN's studies from 1958 and 1959 on mortality of smokers and non-smokers among approximately 249,000 policyholders of U.S. Government life insurance, and finally 4) HAMMOND's preliminary communications from 1962, 1963, and 1964 on records for 1,037,973 persons from a second study originally covering 1,070,474 persons.

1) DOLL and HILL, having ended their wellknown retrospective study, on October 31st, 1951 sent a questionary to 59,600 men and women of the British Medical Register. Of the 41,024 replies received 40,637 were usable, 34,445 referring to men and 6,192 to women, representing 69% and 60% respectively of those alive at the time of inquiry[1].

Doctors were asked to classify themselves with regard to smoking, smoking methods and periods, and were later followed by means of lists of death and death certificates. Confirmation of diagnoses was sought from doctors and hospitals, so that also the fate of non-respondents could be traced. A second questionary was circulated among male physicians for the period between 1st Nov. 1957 and 31st Oct. 1958 and among their lady colleagues between 1st Nov. 1960 and 31st Oct. 1961.

Thus, between 1st Nov. 1951 and 31st Oct. 1961, 4,597 male and 366 female deaths were reported of which 212 male cases and 6 female cases were accepted as due to lung cancer. On the basis of the study the authors estimated the mortality of doctors who answered or did not answer the questionary at 93 per cent of the mortality of all males in England and Wales.

2) HAMMOND and HORN trained over 22,000 volonteers as workers for their study, asking each of them to have a questionary on smoking habits filled in by 10 white men between the ages of 50 and 69 whom they knew well and would be able to trace. HAMMOND estimated in his discussion on DORN's paper, 1958, that probably less than 3 per cent of the men addressed refused to fill in the questionary.

From January, 1st, 1952 a total of 204,547 smoking questionaries were collected, but exclusions due to late enrollment, imperfect answers and deaths before the study was started reduced the figure to 187,783 men from 394 countries in nine states, who were followed for an average of 44 months, ending on October 31st, 1955 with a total experience covering 667,753 manyears, adjustment being made for the years of life lost by those who died.

[1] Revised figures.

Table 9. *Group characteristics in retrospective studies on lung cancer and tobacco use*

Authors	Year	Males						Females						Remarks
		Cases			Controls			Cases			Controls			
		Number	Per cent non-smokers	Per cent heavy smokers[1]	Number	Per cent non-smokers	Per cent heavy smokers[1]	Number	Per cent non-smokers	Per cent heavy smokers[1]	Number	Per cent non-smokers	Per cent heavy smokers[1]	
MÜLLER	1939	86	3.5	65.1	86	16.3	36.0	(*)	(*)	(*)	(*)	(*)	(*)	
SCHAIRER and SCHOENIGER	1943	93	3.2	31.2	270	15.9	9.3	(*)	(*)	(*)	(*)	(*)	(*)	16 female cases not analyzed
POTTER and TULLY	1945	43	7.0	30.2	1,847	26.0	23.0	(*)	(*)	(*)	(*)	(*)	(*)	
WASSINK	1948	134	4.8	54.8	100	19.2	19.2	(*)	(*)	(*)	(*)	(*)	(*)	Percentages estimated from chart
SCHREK et al.	1950	82	14.6	18.3	522	23.9	9.2	(*)	(*)	(*)	(*)	(*)	(*)	
MILLS and PORTER	1950	444	7.2	(**)	430	30.5	(**)	(*)	(*)	(*)	(*)	(*)	(*)	
LEVIN et al.	1950	236	15.3	(**)	481	21.7	(**)	(*)	(*)	(*)	(*)	(*)	(*)	Quantity smoked not considered
WYNDER and GRAHAM	1950	605	1.3	51.2	780	14.6	19.1	40	57.5	25.0	552	79.6	1.2	
MCCONNELL et al.	1952	93	5.4	38.5	186	6.5	23.2	7	57.1	(**)	14	78.6	(**)	
DOLL and HILL	1952	1,357	0.5	25.1	1,357	4.5	13.4	108	37.0	11.1	108	54.6	0.9	Percentage "heavy" smokers understated
SADOWSKY et al.	1953	477	3.8	(**)	615	13.2	(**)	(*)	(*)	(*)	(*)	(*)	(*)	Gradient with amount smoked
WYNDER and CORNFIELD	1953	63	4.1	67.6	133	20.6	29.3	(*)	(*)	(*)	(*)	(*)	(*)	
KOULUMIES	1953	812	0.6	58.9	300	18.0	25.0	(**)	(**)	(**)	(*)	(*)	(*)	
LICKINT	1953	224	1.8	35.8	1,000	16.0	4.8	22	64.0	4.5	1,002	90.4	0.1	
BRESLOW et al.	1954	518	3.7	74.1	518	10.8	42.7	(**)	(**)	(**)	(**)	(**)	(**)	Data include 493 males, 25 females
WATSON and CONTE	1954	265	1.9	71.7	287	9.7	51.6	36	58.3	2.8	181	82.0	1.1	

Gsell	1954	135	0.7	68.1	135	16.0	14.0	(*)	(*)	(*)	(*)	(*)	(*)	
Randig	1954	415	1.2	34.2	381	5.8	17.9	33	51.5	3.0	131	70.3	0	
	1955													
Wynder et al.	1956	(*)	(*)	(*)	(*)	(*)	(*)	105	56.2	16.2	1,304	66.0	3.4	
Segi et al.	1957	166	(**)	(**)	2,124	(**)	(**)	(**)	(**)	(**)	(**)	(**)	(**)	Quantities smoked stated as averages only. Differences are statistically significant
Mills and Porter	1957	484	8.4	26.0	1,588	27.6	5.3	94	83.0	4.3	1,722	73.3	0.5	Percent "heavy" smokers understated. Only 50% survey response among female cases
Stocks	1957	2,101	1.9	28.2	5,960	8.7	22.3	255	57.6	17.2	3,402	68.6	10.7	
Schwartz and Denoix	1957	602	1.0	58.2	1,204	9.5	36.2	(*)	(*)	(*)	(*)	(*)	(*)	
Haenszel et al.	1958	(*)	(*)	(*)	(*)	(*)	(*)	158	51.9	14.6	339	69.6	8.2	
Lombard and Snegireff	1959	500	1.6	(**)	4,238	11.0	(**)	(*)	(*)	(*)	(*)	(*)	(*)	Authors' calculations for heavy smoking based on lifetime number of packs of cigarettes
Pernu	1960	1,477	6.6	34.5	713	37.2	20.8	129	85.3	26.4	1,060	91.6	0.7	Quantities given only in grams per day
Haenszel et al.	1962	2,191	3.4	41.9	(*)	16.2	12.0	(*)	(*)	(*)	(*)	(*)	(*)	Population sample of 31,516 used as base. Not a case-control study
Lancaster	1962	238	2.5	86.1	476	20.1	71.2	(*)	(*)	(*)	(*)	(*)	(*)	
Haenszel and Taeuber	1963[2]	(*)	(*)	(*)	(*)	(*)	(*)	749	60.9	11.5	([2])	67.3	2.5	Population sample of 34,339 used as base. Not a case-control study

[1] For this table heavy smokers are defined as those smoking 20 or more cigarettes per day.
[2] To be published.
* Does not apply.
** Data not given.

Once a year the volonteers would report on deaths or changes of address, and whenever cancer was mentioned on a death certificate further information was sought from doctor, hospital or tumour registry. A total of 11,870 deaths were finally recorded, of which 448 as primary cancer of the lung. The death rate in the last year of the study was about 81 per cent of the general death rate for the male population of the United States.

3) In DORN's study questionaries on the use of tobacco, usual occupation and industry were sent to policyholders of the United States Government life insurance, most of them veterans of World War I, although with an appreciable number serving later. Almost all were white and more than 99.5 per cent were men, ranging in age from 30 to more than 80 years, with 84 per cent between 50 and 70 years.

The original mailing beginning January 1954 resulted in 198,926 usable replies from 68 per cent of those addressed, and a second questionary to non-respondent, mailed from January 1957 gave an additional 50,000 replies making a total of 249,000 or 85 per cent of the number included in the study.

The non-respondents were maintained in the study, and the same medical information was available for them as for respondents.

Death certificates and additional medical information was available through the Veterans Administration and the Public Health Service, and Dorn's report is based on deaths occurring during the period July 1954 to December 1956 among persons for whom information concerning the use of tobacco was obtained prior to July 1954, covering an experience of 478,952 person-years exposure, of which 89,774 were contributed by persons who had never smoked and 389,179 who had smoked tobacco in some form during their lifetime.

Since the policyholders were mainly from the middle and upper socio-economic classes, their death rates from all causes amounted to about 70 per cent of the rate for the total male population. Thus 82 per cent were white collar or skilled workers, 7 per cent were semi-skilled or unskilled workers and 6 per cent were farmers or farm labourers.

4) HAMMOND, 1962, 1963, 1964, presented preliminary findings from his new prospective study begun in 1959 in 1,118 counties in 25 states with the assistance of volunteer workers from the American Cancer Society. Households were selected in which there was at least one person aged over 45, and every member over the age of 30 was requested to fill in a questionary covering items, among which were: type and amount of smoking, degree of inhalation of tobacco smoke, and other habits, and date.

Approximately 1,085,000 subjects were enrolled during the period between October 1959 and February 15th, 1960. HAMMOND's report of 1964 is based on the records of 422,094 men aged between 40 and 89 and traced through Sept. 1962 for an average of 34.3 months. At the date 19,208 had died, and the total experience covered 1,178,799 manyears, allowance being made for deaths.

Questions of Bias. In all studies possibilities of bias were scrutinized. For example, DOLL and HILL questioned doctors, how far heavy smoking by a patient might influence their judgement by turning their attention to the possibility of bronchial carcinoma.

As mentioned, HAMMOND and HORN estimated probably less than 3 per cent nonrespondent among men addressed, but it would seem that this might be consequential to their technique of applying through volunteers, who probably would be inclined to enroll those friends they thought willing to collaborate. It therefore seems logical that by analysis the authors checked on the efficiency of their workers to make sure that their sample showed no important signs of selection of a character to influence their results. Furthermore, an analysis by HAENSZEL, SHIMKIN and MILLER, 1956, who surveyed smoking habits in a representative sample of the United States population, showed close agreement of the two studies in the proportion of men with a history of regular cigarette smoking.

While thus DOLL and HILL as well as DORN saw a number of non-respondents exceeding their numbers of non-smokers, they were on the other hand in a position to follow the later fate of non-respondents so as to ensure that their results had not been influenced by the lack of information on these persons at the beginning of the survey.

Similar to the usual experience of life-insurance companies, all three studies saw an initial period with lower mortality rates than expected, due to the elimination of ill persons at the start of the inquiry, the effect of which gradually wore off, as observation progressed. In DORN's study some further reduction may have been due to a somewhat higher socio-economic standing average, which aspect was thoroughly examined.

HAMMOND made an attempt to include in his 1962 study ill persons in selected households, except those too ill to be disturbed. He found that mortality ratios of smokers were higher in the group without a history of cancer, heart disease, stroke, or high blood pressure than in the group with a history of one or more of these diseases.

Results. DOLL and HILL found the mortality rate for non-smokers at 12.06 per 1,000, increasing from those smoking 1—14 cigarettes a day (14.44 to those smoking 15—24 a day (15.47) and to those smoking 25 or more (19.67). Among the last group the mortality was 63 per cent greater than that of the life-long non-smokers and 55 per cent greater than that of the men who had smoked cigarettes, but at 1st Nov. 1959 had given up.

The total mortality rate was 19 per cent higher among smokers (14.32) and 28 per cent higher among cigarette smokers (15.38) than among non-smokers, but for men who had smoked only pipes or cigars and were not known to have smoked cigarettes the rate (12.23) was only 1 per cent greater than among non-smokers.

For cancer of the lung the death rate rose step by step from 0,07 per 1,000 in non-smokers to 3.15 per 1,000 per annum in men smoking 35 or more cigarettes daily.

The number of pipe smokers who never smoked cigarettes regularly was too small to give a reliable estimate of their death rate, but the latter rose from 0.42 for a consumption of 1—14 g to 0.45 for 15—24 g, and 0.96 for more than 25 g.

The difference in rates between the ex-smokers and the continuing smokers was most marked for cigarettes where the rate was reduced to 19 per cent of the rate for those who continued. The rate for ex-cigarette smokers (0.24) was, however notably less than for current pipe smokers.

Inhalers showed slightly higher rates for mortality from all causes (17.73) than non-inhalers (15.83), the largest excess being found for lung cancer (71 %) and the next largest with chronic bronchitis (41 %).

There was no evidence that the association of lung cancer mortality with increasing number of cigarettes was any closer in big towns than in small towns or in the country-side.

It may finally be noted that an association with smoking was found for seven causes of death in men, namely cancer of the lung, cancers of the upper respiratory and digestive tracts, chronic bronchitis, pulmonary tuberculosis, coronary disease without hypertension, peptic ulcer, and cirrhosis of the liver and alcoholism.

In the American studies two principal indicators were used:

For comparison between smokers and non-smokers the ratio of death rate of smokers to that of non-smokers was computed by dividing the number of observed deaths for any group of smokers by the number of expected deaths, computed on the assumption that the death rate of that group is the same as the rate for those who have never smoked, and thus, for instance, 1,32 for smokers will mean an excess in death rate of 32 per cent to non-smokers.

An alternative measure of the difference is the excess number of deaths computed as the difference between the observed and the expected number of deaths.

As it will be seen the mortality ratio is a useful indicator of the relative difference in mortality while the excess number of deaths will be used to indicate the relative rank of any cause of death in comparison to other causes of death.

The following tables summarizing and comparing HAMMOND and HORN's figures with the results of DORN's study have been given by HAMMOND in the discussion to DORN's report.

Table 10 a. *Mortality ratios of cigarette smokers by current amount smoked. Dorn study compared with Hammond and Horn study* (HAMMOND, 1958)

Current cigarettes per day	History of cigarettes		History of cigarettes and other	
	DORN	HAMMOND and HORN	DORN	HAMMOND and HORN
1—9	1.29	1.34	0.95	1.27
10—20	1.67	1.70	1.37	1.49
21—39	1.78	1.96	1.72	1.70
40	1.99	2.23	1.79	1.83

Table 10b. *Mortality ratios of men with a history of regular cigarette smoking only. Dorn study compared with Hammond and Horn study* (HAMMOND, 1958)

Disease	Underlying and Contributory		Underlying only
	DORN	HAMMOND and HORN	HAMMOND and HORN
Cancer of Lung	9.85	12.75	12.45
Cancer of Mouth, etc.	2.18	5.00	4.76
Cancer of Prostate	2.17	1.85	1.73
Cancer of Bladder	1.93	2.33	2.37
Cancer of Stomach	1.86	2.19	2.19
Cancer of Rectum, Colon	1.09	0.74	0.70
Coronary	1.63	1.84	1.83
Rheumatic Heart	0.84	1.13	0.89
Cerebral Vascular	1.33	1.38	1.36
Bronchitis, Emphysema	3.27	3.27	3.25
Pneumonia	1.61	2.76	3.77
Peptic Ulcer	2.83	3.94	4.64
Cirrhosis of Liver	2.95	1.97	2.21
Diabetes	1.18	0.84	0.84

The mortality ratios given in the tables indicate clearly how in both studies both pure cigarette smokers, and mixed smokers show an increasing mortality with amounts smoked.

Regular smokers of cigarettes only show considerably increased mortality ratios for cancer of lung, and mouth, and also of stomach and bladder. Among other respiratory infections, peptic ulcer and coronary diseases show increased mortality rates.

It is interesting that cigarette smokers who have stopped smoking, experience a lower mortality ratio than present smokers, while the opposite trend appears for previous smokers of cigar and pipe, probably because the discontinuation of smoking has taken place due to bad health.

As it appears from the tables the mortality ratio is a useful indicator of the relative difference in mortality, risk to smokers while the excess number of deaths indicate the practical consequences to Public Health of the various causes of death. Thus, while in HAMMOND and HORN's study the mortality ratio for regular smokers of cigarettes —

only was 12.45 for cancer of lung and 1.83 for coronary heart disease, 52 per cent of the excess deaths associated with cigarette smoking were accounted for by cases in which coronary disease was specified as the underlying cause of death, against 13.5 per cent for lung cancer.

γ) *Special results from interview studies*

The results from interview studies have in a special field produced evidence on problems raised in the chapter on the demographical method.

The urban factor. A valuable observation on the influence of urbanization factors different from the smoking of tobacco was made by HAMMOND and HORN, in their ana-

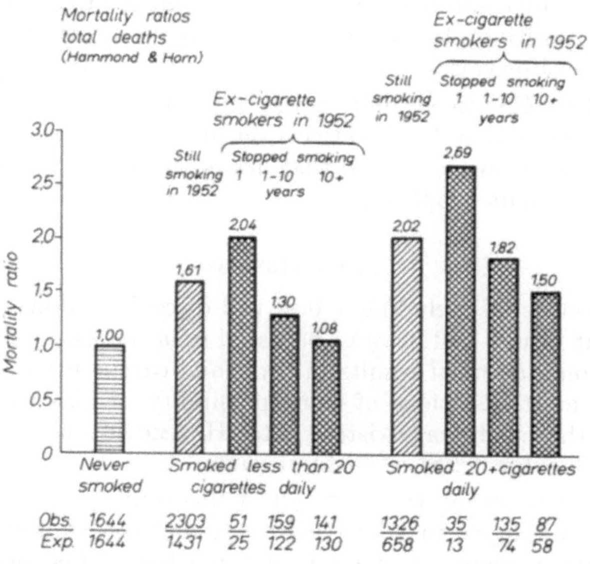

Fig. 8. Mortality ratios for total number of deaths of men who had stopped smoking cigarettes compared with those for men who never smoked and those for men still smoking cigarettes in 1952 (Hammond, 1962)

lysis of figures on non-smokers compared with cigarette smokers respectively in cities with 1) more than 50,000 inhabitants, 2) towns of 10,000—50,000 3) suburbs or small towns, and 4) rural areas.

As it would be expected from other studies death rates, — age standardized and computed for well-established cases of lung carcinoma exclusive of adenocarcinoma, — were higher in cities of over 50,000 inhabitants than in rural areas, respectively 56 per 100,000 against 34 per 100,000.

Also the per cent of cigarette smokers varied with habitation: While among 45,218 men from cities of category 1) 62.5 per cent were cigarette smokers, 43,502 men from towns of category 2) showed 60.1 per cent, against 56.9 per cent among 50.039 men from suburbs. In rural areas 46,783 men showed 50.4 per cent of cigarette smokers.

On this basis HAMMOND and HORN computed death rates for lung cancer standardized for age, and for age and smoking habits, separately for all cases and for well-established cases. The trends were identical with the exception that towns of category 2) showed lower rates for total lung cancer than suburbs of 3). Death rates for well-established cases of bronchogenic carcinoma, exclusive of adenocarcinoma, and standardized for age and for smoking habits were per 100,000:

1)	2)	3)	4)
52	44	43	39

It was concluded that the 25 per cent lower rates for rural areas in comparison with large cities may be due to some factor producing lung cancer or to better case finding and diagnosis in cities than in rural areas. This trend is further supported by the following rates for men computed per 100,000 man-year:

	1)	2)	3)	4)
Men who never smoked regularly	14.7	9.3	4.7	0
Cigarette smokers	85.2	70.9	71.7	65.2
The absolute figures were				
Number of Deaths	4	3	2	0
Number of Men	8.481	9.234	11.717	14.136

It should, in the evaluation of such figures, be remembered that although the small absolute numbers of positive observations tend to make observations difficult the statistical significance of observations is depending on the number of persons observed.

It was concluded by HAMMOND and HORN, and later by various other authors that, whatever the urban factor may be, its effects on incidence rates is small compared with the effects of cigarettes. It may be added that urban/rural differences of similar character is found for most malignant neoplasms.

c) Conclusions

In statistics, attempts at excluding a bias will often be followed by possibilities of a different bias, so that results will have to be based on a pattern of studies. In connection with the discussion on statistical results in bronchial carcinoma it should, however, not be disregarded that most assertions of some possibility of bias have not been followed by a demonstration that such bias existed. After HAMMOND's latest studies it seems that the discussion on this subject has come to an end.

The fact remains that during the first half of this century an increase in incidence of bronchial carcinoma developed in Western Europe and the United States which cannot be explained by improvements in diagnostic conditions. This increase has been most pronounced among men in large cities, although a rise in rates also occurred in rural areas and among women in some cities. The increase in risk begins earlier in life and will reach higher rates with advancing age the later the year of birth, which suggests that it is not ascribable to any single factor affecting the entire population from any given point of time, but to some cause entering the life of individual birth groups at a certain age, but striking harder, and perhaps somewhat earlier, the more recent the birth group. A socioeconomic grouping of cases has in some places shown a social grading of incidence, unfavourable to the poor.

The only feature among the many in modern industrialized life showing an increase similar to bronchial carcinoma, which has been found invariably associated with the latter is the consumption of tobacco, particularly in the shape of cigarettes. A considerable number of interview studies, prospective as well as retrospective, have confirmed the clinical impression that patients suffering from bronchial carcinoma show a higher consumption than other persons and the risk of death from this disease increases with the amount smoked for individual persons as well as for countries. Contrarily, persons who have abandoned smoking experience a steadily decreasing risk of bronchial carcinoma following an initial period influenced by selection.

The occurrence of slightly higher rates in urban than in rural areas, after adjustment for differences in smoking habits, is similar to the trend for most malignant neoplasms, and has not with certainty been referred to air pollution, although the possibility of local effects of this kind is difficult to exclude. It should not be overlooked, however, that the induction period of about two decades, assumed by most authors, will explain that a delay in taking to smoking among rural populations and among women may cause considerably lower rates long after smoking habits have become similar everywhere.

4. Tumours of the urinary bladder

Up to recent years tumours of the urinary bladder in man were mainly studied in relation to occupation and the occurrence of bilharziasis, or schistosomiasis, and statistical studies made no exception. Lately, however, statistical analysis of data bearing on tobacco consumption and other habits have thrown new light on the genesis of perhaps the majority of cases in most industrialized societies.

a) Occupational tumours

Also in the narrower field of occupational tumours of the bladder statistical analysis entered fairly lately. While REHN in his studies from 1895 and 1906, and SCHEELE in 1926 were mainly concerned whit demonstrating higher incidence among factory workers than in the general population, CASE and his associates in their studies from the 1950'ies succeeded in estimating the risk involved in contact with various chemical compounds on the basis of information from death certificates supplemented with data from 21 collaborating firms.

Names of workmen were crosschecked against those of patients treated in hospitals for bladder tumours and against death certificates for men engaged in the chemical industry, and it was found that out of 341 cases occurring in employees of the participating firms, 298, or 87.4 per cent had contact with benzidine, 1-naphtylamine, and 2-naphtylamine, while only 32 workmen were not known to have had such contact. From the expected number of death certificates mentioning tumour of the bladder the overall risk of the workmen was estimated at approximately 30 times that of the general population. Workers on the nominal roll in contact with benzidine showed 10 certificates mentioning bladder tumour against an expectation of 0.54; for 1-naphtylamine 6 certificates were found against an expectation of 0.66; and for 2-naphtylamine 26 against 0.30 expected. The authors concluded that there was reason to suspect a hazard of bladder cancer in the manufacture of auramine (a diphenylmethane dyestuff) and of magenta (a triphenylmethane dyestuff).

A study on bladder tumours in the English rubber industry was published in 1954 by CASE and MARGERY HOSKER. While the period 1921—1935 had shown 9 death certificates against 8.5 expected the years 1936—1951 saw 26 certificates against 15.9 expected. The agents suspected of carcinogenicity was an antioxydant introduced in 1928. It was a formaldehyde condensation product of 1-naphtylamine and 2-naphtylamine, containing about 2.5 per cent of uncombined naphtylamine. It was suggested by CASE, 1964, that the elimination of dangerous compounds in 1949 may have comprised 1- and 2-naphtylamine, but not benzidine and 4-amino-diphenyl, which had not yet been recognized as bladder carcinogens, and finally he pointed to a possible risk in the cable industry.

While the studies by CASE and his colleagues are among the best statistical studies on malignant neoplasms and contain detailed analyses with regard to problems related to length of exposure etc. the wider field of occupational bladder tumours has been treated by HUEPER, 1942, by WILLIAMS in paper from 1962, and in a volume edited by WALLACE

b) Bilharziasis

Those regions where bilharziasis is endemic have generally not been accessible to statistical medical studies until fairly recently. Furthermore, the infestation covers such large proportion of the general population that it will be near to impossible to provide a sufficient number of non-infested control persons living under conditions similar to those of the infested. Quite apart from these difficulties it should not be disregarded that some association will be likely to be found between two diseases affecting the same organ, when many cases will not be diagnosed except post mortem.

Statistical contributions on the subject, among which the study by MUSTACCHI and SHIMKIN from 1958 is one of the best, have been reviewed by CLEMMESEN in 1965, who found that the evidence in favour of a carcinogenic effect of bilharziasis is mainly of patho-anatomical character since it seems indisputable that the infestation favours squamous metaplsia, which usually indicates carcinogenicity.

c) Tobacco smoking etc.

While most cases of an increase in incidence of a neoplasm have been first observed by clinicians and later confirmed by statistical analysis, the reverse applies to tumours of the urinary bladder.

On analysis of the data in the Danish Cancer Registry for the years 1943 to 1953 it appeared in 1955 that rates for papilloma of the bladder, whether considered malignant or not, were increasing substantially particularly among men in the capital. For men in provincial towns and rural areas the significance of the increase remained doubtful, and women showed no corresponding increase.

Clinical workers, observing increased numbers of cases had ascribed this to the centralisation of treatment during the years concerned, but a thorough analysis of data for other neoplasms convinced CLEMMESEN and ARNE NIELSEN, 1956, that the increase was real, reflecting an increase in cases. A comparison with mortality data from other countries by CLEMMESEN, NIELSEN and LOCKWOOD, 1957, showed approximately the same age curve for Denmark, Australia, Canada, England and Wales, Scotland, the Netherlands, and Italy, and particularly for the United States, while Japan, New Zealand, Norway, and Sweden showed considerably lower rates. The incidence for København, the Danish capital showed a curve at considerably higher level than any of the mortality curves, probably due to efficient treatment of papillomas at an early stage.

Since the Danish statistics had been planned with a view to epidemiology they had deliberately been designed to cover all papillomas of the bladder, whether histologically confirmed as malignant or not, under the assumption that if untreated they would all end as malignant. It is clear that this procedure will reduce the possibility of international comparison, since most countries publish data on mortality only, but a recent comparison between incidence rates for Norway, Sweden and Denmark showed the age curve for Swedish men slightly lower than the Danish[1], while the Norwegian curve was considerably lower. The same sequence held for women, although with highly reduced differences, but it will be clear that only comparison of rates for urban areas will do full justice to the problem.

DORN who in 1962 found an increase in incidence rates for bladder cancer in males was inclined to ascribe it to more complete case finding and perhaps the inclusion of papillomas, because he saw no increase in survival rate nor in death rate corresponding to that found for incidence. CASE, in 1956 in his cohort study of cancer mortality in England and Wales did find an increase for bladder cancer, but here it should be recalled that industrial occupational tumours would play a part, while this was out of question for the Danish data.

---

[1] In Sweden registration is restricted to patients visiting hospital as in-patients or out-patients.

While in Denmark KNUD LOCKWOOD at once began his interview study published in 1961, other studies were initiated elsewhere inspired by the experimental investigation of HOLSTI and ERMALA who in 1955 had reported a benign papillomatosis in the bladder of 35 mice, or 87.5 per cent of animals surviving 12 months after swabbing of their lips and oral cavity with tobacco tar for 140 consecutive days. Malignant papilloma had appeared in six animals. Although these results could not be reproduced by DIPAOLO and MOORE in 1959, with a somewhat different technique they became a useful source of inspiration.

GIANFERRARI *and her colleagues* 1956, in a genetical, clinical and statistical study of 277 patients with cancer of the urinary bladder found no evidence of a significant familiar incidence.

Inspired by the findings of HOLSTI and ERMALA (1955) LILIENFELD, LEVIN and MOORE in 1956 analyzed retrospectively the clinical records from the Roswell Park Memorial Institute, where the history of tobacco of all patients admitted had been obtained by a group of interviewers prior to the physicians' examination. Their study covers the clinical records of 321 white men and 118 women with bladder cancer, aged 45 years and over, admitted from 1945 to 1955. Included were furthermore, control records of a total of 969 patients grouped as 1) benign lesions of the bladder, composed of cystitis, vesical calculi, diverticulum etc., and 2) suspect of cancer but with no specific finding, termed as "no disease" group, 3) prostatic cancer, 4) lung cancer.

Table 11. *Age-adjusted percentage of men aged forty-five years and over with history of tobacco use, by class of patient* (LILIENFELD, LEVIN and MOORE, 1956)

Class of Patient	No. of patients	Any type of tobacco	Cigarettes only	Cigarettes alone and in combination with other types of tobacco	Other than cigarettes
Bladder Cancer.	321	84.7	48.7	61.4	23.2
Benign Bladder Conditions	39	77.9	32.8	37.1	40.8
No Disease	337	70.8	35.8	44.1	26.7
Prostate Cancer	287	77.8	32.6	42.3	36.1
Lung Cancer	306	92.0	64.9	82.9	9.1

Finally the data included 969 control records of white men comprising the following groups of cases: 1) 39 patients with benign bladder lesions, as cystitis, vesical calculi, diverticulum etc., 2) 337 patients suspect of cancer, but with no specific finding, termed "no disease group", 3) 287 men with prostatic cancer, 4) 306 men with lung cancer.

A parallel analysis was made on a material of female cases, comprising 118 records for bladder cancer, 110 for benign bladder condition, 319 from the "no disease" group, and 776 breast cancer cases.

The main results will appear from the table. The authors concluded after various computations that a significantly larger proportion of men with urinary bladder cancer smoked cigarettes than did the other classes of patients chosen for comparison. This association was found to be limited to patients who gave a history of smoking for 30 years or more, and was of a lower degree than that found for lung cancer-patients.

For women with bladder cancer no association was found.

It is strongly emphasized by the authors that their analysis requires confirmation by similar investigations elsewhere.

DENOIX and SCHWARTZ (1956), also inspired by the findings of HOLSTI and ERMALA, enquired 60 patients with malignant tumour of the urinary bladder, and groups of the same size with 1) cancer of lung, 2) superior respiratory cancer, 3) non-malignant diseases and 4) healthy group of persons. They found 95 per cent cigarette smokers among patients with bladder cancer against respectively 87 and 88 among noncancerous and healthy persons. While this difference was not significant ($p = 0{,}17$) it was found that bladder cancer patients smoked an average of 15,1 cigarettes daily against 11,7 cigarettes among noncancerous and 12.1 among healthy, which difference was significant ($p = 0.02$). The per cent of inhalers were respectively 55 per cent bladder tumours and 30.7 per cent and 38 per cent for the other groups with a significant difference ($p = 0.03$).

Further evidence on the significance of tobacco smoking to bladder tumours is found in a prospective study by HAMMOND and HORN from 1958, mainly dedicated to cancer of the lung. With some reservation towards the clinical difficulties in distinguishing between cancers of the various organs of the genito-urinary system these authors state that among 11,870 deaths occurring during 44 months among 187,783 men, 106 deaths were ascribed to cancer of the bladder, 90 of which among regular cigarette smokers. Fiftynine of these cases had been microscopically proved, and the corresponding expected number amounted only to 27.2, giving a difference of 32 deaths.

When the age-specific death rate for men who never smoked was applied to the man-years of exposure-to-risk of men with a history of regular cigarette smoking, the authors found a ratio observed versus expected of 2.17. This difference from the expected was statistically significant ($p = 0.02$).

The association between cigarette smoking and bladder cancer in this study was second in degree to the association found for cancer of the lung, of the larynx, of the oesophagus and to the association with gastric ulcers; a similar degree of association was seen for pneumonia and influenza, duodenal ulcer and aortic aneurysm.

The paper by HAMMOND and HORN contains no statements with a view to occupation.

Also in the prospective study by DORN from 1959 some information is found on the association between tobacco smoking and bladder carcinoma. As described in detail elsewhere, information on smoking habits was collected from a total of 249,000 policy-holders of the United States Government life insurance, nearly all white men for whom death certificates and additional medical information would be available. These policy-holders were mainly from the middle and upper middle socio-economic classes, and the report deaths during the $2^1/_2$ year period July 1954 to December 1956.

While the ratio of observed to expected number of deaths among regular cigarette smokers as compared to non-smokers and persons who had smoked only occasionally amounted to 9.85 for cancer of lung, and 2.17 and 2.18 respectively for cancer of prostate and buccal cavity-oesophagus, the ratio for cancer of urinary bladder was 1.93. Respiratory diseases showed a ratio of 2.76 and cardiovascular diseases 1.53.

While "pure" cigarette smokers with a consumption of less than 10 per day showed the number of deaths expected from cancer of the bladder amounting to 2, consumers of 10 to 20 pieces had 11 deaths giving a ratio of observed to expected of 1.83. Those who smoked 21 cigarettes or more had also 11 deaths giving a ratio of 2.75. Corresponding ratios for prostatic cancer were: 1.67, 2.00 and 2.33, and for lung cancer respectively 5.50, 10.00 and 15.80.

An inquiry into various living habits of patients with benign and malignant bladder tumours had begun in København-Frederiksberg in 1956, immediately following the observation of a rise in cases. A preliminary report comparing the smoking habits of patients with bladder tumours with those of the general population was published by CLEMMESEN, LOCKWOOD and NIELSEN in 1958, and the full account was given in a monograph by KNUD LOCKWOOD, from which the following table has been quoted.

In LOCKWOOD's study the smoking habits of patients with bladder tumours were compared with those of controls matching patients with regard to age within five years, sex, occupation, and town quarter. Both groups were furthermore compared with data collected from the general population in two studies by the Danish Health Service.

As shown by table 12 the number of non-smokers among the younger group of patients, born after 1892, was smaller than among their controls for whom values corresponded to those for the general population. Patients born earlier than 1892 showed no deficit in non-smokers. Cigarette smoking among patients was in excess over control persons in both age groups, but the excess over the average population was less pronounced. Cigar smoking seemed more frequent among older patients than among all control groups, while both younger patients and their matched controls showed higher consumption than average for the general population. This may be associated with a somewhat higher

Table 12. *Bladder tumours male patients compared with controls and normal population 1952/53 and 1954* (KNUD LOCKWOOD, 1961)
City of København and Borough of Frederiksberg 1956—1959

	Born 1892 and later				Born 1891 and earlier			
	Patients inq.	Controls inq.	Norm. population age-adjusted comp. number		Patients inq.	Controls inq.	Norm. population age-adjusted comp. number	
			1952/53	1954			1952/53	1954
Smoking method								
Non-smokers	1	23	25.8	24.1	25	24	31.3	27.4
Cigarettes	65	35	54.6	56.8	19	8	13.3	18.6
Cigars	24	27	19.8	13.8	26	19	19.3	15.1
Cigarillos	23	37	23.8	22.1	29	30	21.3	32.0
Pipe	28	35	33.0	39.9	42	44	39.8	31.1
Not stated	—	—	0.0	0.3	—	—	—	0.8
Total	141	157	157.0	157.0	141	125	125.0	125.0

Born 1892 and later: $\chi^2 = 17.40$, $f = 4$, $0.001 < P < 0.005$; Born 1891 and earlier: $\chi^2 = 7.80$, $f = 4$, $0.05 < P < 0.10$

	Patients inq.	Controls inq.	1952/53	1954	Patients inq.	Controls inq.	1952/53	1954
Tobacco consumption per day								
0	1	23	25.8	24.1	25	24	31.3	27.4
1—5	5	8	7.4	20.1	2	12	11.7	23.9
6—10	9	31 }	56.5 (6—15)	83.1 (6—15)	18	34 }	49.5 (6—15)	49.9 (6—15)
11—15	21	23 }			21	26 }		
16—20	26	31 }	45.5 (16—25)	22.5 (16—25)	12	8 }	17.9 (16—25)	17.8 (16—25)
21—25	18	14 }			14	9 }		
26—30	18	6 }			7	7 }		
31—35	5	4			8	3		
36—40	13	7			5	1		
41—45	5	7			5	—		
46—50	8	2			6	—		
51—55	2	—	21.8 (26—71—)	6.9 (26—71—)	4	1	14.6 (26—71—)	4.6 (26—71—)
56—60	2	—			5	—		
61—65	3	—			4	—		
66—70	1	1			2	—		
71—	4	— }			3	— }		
Not stated	—	—	0.0	0.3	—	—	—	1.4
Total	141	157	157.0	157.0	141	125	125.0	125.0

Born 1892 and later: $\chi^2 = 1.71$, $f = 4$, $0.7 < P 0.8$; Born 1891 and earlier: $\chi^2 = 4.45$, $f = 4$, $0.3 < P < 0.4$

social standard observed for patients, and consequently for their matched controls too, in comparison with the general population.

Two items among LOCKWOOD's additional questions resulted in answers suggesting a possible association:

The question whether smokers chewed the end of cigars was answered by male patients/controls as follows: Yes 44/12; No: 48/90; Unstated 10/11. A question about the use of brillantine as a hair lotion among patients/controls gave the answers: Yes: 51/64; No: 93/198; No information (i.e. mostly no question made): 138/20.

A study by SCHWARTZ, FLAMANT, LELLOUCH and DENOIX from 1961 of 214 bladder cancer patients and 214 healthy controls showed 54 per cent cigarette smokers inhaling among the patients against 37 per cent among the controls. Their further results are given in table 13.

WYNDER, ONDERDONK and MANTEL in 1963 gave their results from interviews with 300 male bladder cancer patients from hospitals in New York compared with answers from an equal number of control patients matched for sex and age. The authors kept an open eye to possible causative factors other than tobacco, but they concluded that cigarette smoking increases the risk of bladder cancer. Their data are quoted in table 14.

Table 13. *Cancer of the bladder: method of smoking and inhalation (smokers)*[1] (SCHWARTZ et al., 1961)

	No.	Smokers pct.	Total[2] amount smoked	Pct. cigarette only smokers	Cigarette smokers	Pct. cigarette-smokers inhaling
Bladder Cancer	214	89++	16.9++	93	94	54++
Controls . . .	214	80	14.4	88	91	37

[1] Significance: +, ++, +++ for $P = 0.05$ or 0.01, or 0.001 and below.
[2] Equivalent number of cigarettes per day.

A. Inhalation in relation to method of smoking[1]

Method of smoking	Number of cases		Percent of subjects who inhale
Cigarette only	Cancer	176	56++
	Controls	149	40
Cigarette and pipe or pipe only . .	Cancer	12	17
	Controls	18	0
Adjustment for method of smoking			++

B. Method of smoking in relation to inhalation[1]

Inhalation[2]	Number of cases		Percent of cigarette-only smokers
No	Cancer	88	89
	Controls	108	83
Yes	Cancer	100	98
	Controls	59	100
Adjustment for inhalation			

[1] Smokers include cigarette-only, cigarette-and-pipe, and pipe-smokers. Cigarette smokers include cigarette-only and cigarette-and-pipe. Significance is noted +, ++, +++, for $P = 0.05$, 0.01, 0.001, and below.
[2] Cigarette or pipe smoke is taken into account for cigarette-only or pipe-only smokers. *Both* are taken into account for mixed smokers.

HAMMOND in his second study from 1964, following 442,094 men for an average of 34.3 months found bladder cancer among the diseases for which death rates were much higher in cigarette smokers than in non-smokers. For the age group between 40 and 69 years, he found 7 deaths among non-smokers or a rate of 3 per 100,000, and 65 deaths among smokers giving a rate of 10 per 100,000, or a mortality ratio of 3.31. For ages 70—89 years he found 8 deaths or a rate of 25 per 100,000 against 26 deaths or 79 per 100,000 giving a ratio of 3.16.

While the mortality ratio for bronchial carcinoma among regular cigarette smokers was estimated by HAMMOND and HORN and by DORN around 10:1 their ratio for deaths from bladder cancer was about 2:1. Even with allowance for a considerable number of papilloma cases cured there can be no doubt that the risk of carcinogenesis of the bladder is smaller than for the lung, and it seems in accordance with the ratios mentioned that overall age-adjusted incidence rates for bronchial carcinoma and bladder tumours including papillomas in Denmark show a proportion of about 3:1.

Here it should not be disregarded that since papilloma must be considered an initial phase its inclusion in statistics for a community where rates are increasing will give a better chance for demonstrating the factors determining the increase than statistics for a community under static conditions. Nevertheless, it seems of interest that although the validity of statistics demonstrating an association between bronchial carcinoma and tobacco smoking has often been disputed, the reality of the association between bladder tumours and tobacco has not been a subject of discussion. It will be a matter for future research to which extent an effect of tobacco may enter into the risk of persons exposed to occupational carcinogenic factors.

Table 14. *Distribution of 300 male patients and 300 male control patients* (WYNDER et al., 1963)

Type tobacco	Subjects				No. smoked/day	Subjects			
	Study		Control			Study		Control	
	No.	%	No.	%		No.	%	No.	%
None	21	7	55	18	None	21	7	55	18
Cigarette only	187	62	131	44	*Cigarettes*[1]				
Cigarette and pipe	20	7	25	8	1—9	12	4	15	5
Cigarette and cigar	29	10	19	6	10—15	15	5	27	9
Cigarette, pipe and cigar	18	6	15	5	16—20	86	29	80	27
Pipe and cigar	10	3	20	7	21—34	63	21	32	11
Pipe	6	2	7	2	35+	78	26	36	12
Cigar	9	3	28	9	*Pipe and/or cigar*	25	8	55	18

[1] Includes mixed smokers; cigarette equivalents (1 pipe = $2^1/_2$ cigarettes; 1 cigar = 5 cigarettes) given for pipes and cigars.

5. Mammary carcinoma

a) History

Mortality rates at various ages for mammary carcinoma in Verona during the years 1760 to 1839 were published in 1842 by RIGONI STERN, the district medical officer. It will appear from the shape of the age curve drawn from these rates and given in Fig. 9 that it corresponds fairly well with Danish data for København about one century later, and it is not unlikely that the reliability of STERN's data is largely dependent on the

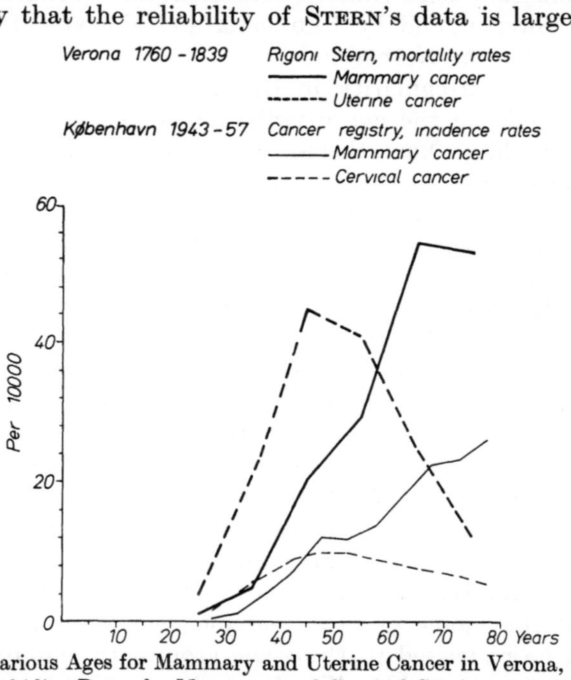

Fig. 9. Mortality rates at Various Ages for Mammary and Uterine Cancer in Verona, 1760—1839, after STERN, 1844, compared with Morbidity Rates for Mammary and Cervical Carcinoma in København, 1949—1957

accessibility of the site of the neoplasm. Nevertheless, since Stern's rates for both mammary and uterine cancer are more than twice those for the capital of Denmark, which country, according to Pascua, 1956, took an intermediate position among European nations, it seems that he may have underestimated the population of Verona, while still warning his readers: "I warn at the same time, that I concede to my data not the value of absolute figures, but only ... the value nobody can deny them when they are regarded as relative values."

Stern ascribed to Cooper and himself the observation, which in fact had been mentioned in 1743 by Bernardino Ramazzini, another Padova professor, that single state and even more the monastic increased especially the number of mammary cancers. Correctly he disregarded the slight irregularity in his rates at the age of the menopause which he considered insignificant to mammary carcinoma, but he did not fail to observe a slight excess in left-sided cases showing a ratio of 32 to 23 in the right. He added that although these figures were small he had found them confirmed by data from Vicenza. Including his observation that all of four male cases seen during eighty years had occurred in priests, which he ascribed to malnutrition, Stern's major results are still topical and cover most of the factors known today to influence the incidence of carcinoma of the breast.

b) Age

Like most other malignant neoplasms mammary cancer increases with age, but, as reported by Clemmesen, 1947, 1948, 1951, a subdivision into one-year age groups of Danish morbidity data had revealed a slight irregularity of the age curve, confirmed on data from Switzerland and from the Royal Cancer Hospital of London.

Danish data had shown the average menopausal age at 48.1 for the capital and 47.8 for rural areas, and since the break occurred in the same age groups wherever it was found it lay near to ascribe it to menopausal changes in the hormonal milieu. It will be clear that the demonstration of this irregularity requires rate studies for its demonstration, but such data were provided from many sources: by Anderson *et al.*, 1950 from Connecticut and by Anderson, Goodman and Reed, 1958 from Minnesota, by Dorn and Cutler, 1955, from New York State, Connecticut and various cities, by Maisin and Langerock, 1955 for Sweden, and by Pedersen and Magnus, 1959, for Norway, and de Waard *et al.*, 1960, for the Netherlands.

A demonstration of an irregularity in the age distribution of closed numbers of patients naturally depends on the age distribution of the general population and will require some absence of bias. Nevertheless, it was achieved, originally in the Danish data of Oluf Jacobsen, 1946, in France by Denoix *et al.*, 1954, by Desaive *et al.*, 1958, and in Berlin by Ficke and Reisig, 1958.

Because the hook in all these cases was found for the same age groups it seemed probable that it was associated with menopausal changes, but it seemed difficult to explain why it should be absent for married women in urban areas, as it appeared from Danish data published 1955 by Clemmesen.

Mac Mahon, 1957, analyzing Connecticut data for the years 1935—1951 found, however, that while the age curve for 1938—1942 suggested a downward trend for the age groups 47—52 years, the following years showed the irregularity moving five years on in age to efface itself during 1948—1951. A later analysis of Danish data from the total period 1943 to 1957 by Clemmesen (1965) gave similar findings. Among married women in urban areas for whom the hook had been absent, it developed, and for unmarried women in towns and for women in rural areas it tended to efface itself. Clemmesen pointed out that the evanescent character of the "hook" did not contradict its menopausal character, and that some or other carcinogenic or prohibitive effect e.g. from childbirth might well be restricted to these age groups, the more since an acceleration or retardation of a few cases would suffice for a change of the curve.

c) Gynecologial record

RAMAZZINI's observation from 1743 of an increased frequency of breast cancer among nuns, and L. HEISTER's view, 1747[1] that childlessness is followed by high incidence of breast cancer, have their modern counterparts in many studies.

WEINBERG and GASTPAR, 1904, in their study of malignant neoplasms in Stuttgart data for 1873—1902, saw 98 cases against an expected number of 84 among the well-to-do section of the material. For the poor, respective figures were 102 cases against 116 expected. The authors were uncertain about the significance of this observation at the time, but in 1924 PELLER was able to confirm studies by WEINBERG, 1912, and LINDSTEDT and DEELMAN, 1922, showing that during the age of childbearing the married women are the stronger represented among breast cancer patients, while after this age the single are the more numerous.

On the basis of interviews and later statistical treatment studies of these and related problems were carried out in England by JANET LANE-CLAYPON, 1926, in the United States by WAINWRIGHT, 1931, and recently by WYNDER, BROSS and HIRAYAMA, 1960, who bring a bibliography of modern studies. Mortality studies have been reported by DORN, 1943, LOGAN, 1953, and STOCKS, 1953, 1955, while registration data have been presented by CLEMMESEN, 1951, 1965, and DORN and CUTLER, 1955, 1959.

The material for the wellknown study by LANE-CLAYPON, excellently collected, treated, and presented, comprised the antecedent histories of some 500 breast cancer patients and 500 controls, largely aged beyond 45, and thus beyond the childbearing age.

No appreciable differences were found between the two series with regard to age at onset or cessation of catamenia, nor as to the total duration of sexual activity, nor in disturbances associated with menstrual cycle or menopause. The percent of normal and abnormal labour was the same. Differences were, however, demonstrated on other points Complete failure to suckle and the habit of suckling for a very long period were both more common in the cancer series than in the control series, but the numbers of married but sterile women, and of fertile women who did not suckle, were insufficient to determine the role played by errors of lactation. The average age at marriage was higher in the cancer series than for the control series, and after full allowance had been made for age at marriage, and duration of marriage, the women of the cancer series proved less fertile than the women of the control series. The difference, analyzed by GREENWOOD, was of the order of 20 per cent. Results of this study were confirmed by WAINWRIGHT, 1931, on the basis of an inquiry including 284 patients with mammary cancer.

The old observation that unmarried women suffer from mammary cancer at a higher rate than married women do, had thus been supplemented with statistical proof, that among married women past the childbearing age the less fertile are at a disadvantage. Further studies followed by DORN, 1943, using Australian mortality data, and by GILLIAM, 1951, based on hospital material. LOGAN, 1953, on the basis of English material extended his inquiry to age groups below 45 years. For the childbearing age he found that married women, whether they have had children or not, show higher death rates than do single women. From a study on hospital material by SMITHERS *et al.*, 1952, both LOGAN and STOCKS, 1953, assumed that it is not the birth of one child that gives fertile women over 45 their reduced risk of mammary cancer, but the reduction in risk will be proportionate to the number of children born.

As a point of interest in this connection WAINWRIGHT, 1931, pointed out that in the comparison of his material with LANE-CLAYPONS figures he found that both in U.S.A. and England there were about half as many women with artificial menopause in the cancer group as in the controls. This indicated, as was to be expected, that an artificial menopause to an unknown extent helps to protect against breast cancer, an observation confirmed by LILIENFELD, 1956.

---

[1] Cit. PELLER, 1952.

d) Trauma

LANE-CLAYPON, in an analysis of instances in which there was a history of breast trouble, found that the closest association with breast cancer was with injury, while there was also a fairly high degree of association with transient suppurative mastitis. She realized that memory is defective, and questions were asked with reference to the occurrence of bruising as shown by discoloration of the skin. In the cancer series injury to the same side as growth was seen in 41 cases, and to the opposite site in only two cases. For the control series, respective figures were 9 cases with injury to one side, and 1 with to both sides. On computation LANE-CLAYPON found a difference of 52.3 ± 5.90.

It would seem, however, that greater consideration might have been paid to the possibility that women suffering injury with discoloration may have been more likely to forget about the injury sustained, than would women, who later developed breast tumours.

A later comparison was attempted by WYNDER *et al.*, 1960, who compared the incidence of antecedent trauma in benign and malignant breast tumours finding respectively 11 and 9 incidents of trauma. This more efficient way of comparison deserves application on a larger material, since the problem of the possible influence of trauma should be judged on a statistical basis, and not merely excluded on personal experience as by F. L. STEWART, 1947.

e) Laterality

It was assumed by RIGONI STERN, 1842, that all symmetrical organs showed more cases of cancer in the left than in the right side, and he pointed particularly to breast cancer as asymmetrical, based on results from Verona and Vicenza.

Table 15a. *Distribution by side of breast cancer*

Mammary carcinoma	Right	Left	Bilateral	Unspecified	Ratio
Danish Cancer Registry 1943—1957					
Men	70	79	—	7	113
Women	7,821	8,396	194	808	107
Ten Cities, U.S.A., Dorn and Cutler					
White men	10	20	—	17	200
Non-white men	—	1	—	1	—
White women	1,665	1,795	—	1,416	108
Non-white women	150	166	—	130	111

Table 15b. *Laterality of breast cancer among probands and close relatives after* BUSK (1948), *and* PENROSE, MACKENZIE and KARN (1948)

	Mother				Sister			
	Right	Left	Both	Unknown	Right	Left	Both	Unknown
BUSK								
Proposita								
Right side	7	2	—	—	7	1	—	1
Left side	2	8	2	2	3	3	—	1
Total	9	10	2	2	10	4	—	2
PENROSE et al.								
Right side	7	7	1	1	12	10	—	3
Left side	2	11	—	2	4	16	1	1
Total	9	18	1	3	16	26	1	4

Analysis of 4.139 cases from the Danish Cancer Registry by BUSK and CLEMMESEN 1947, showed 111 cases of cancer in the left breast for every 100 in the right, and HARNETT in 1948, reported the same ratio for 2,129 cases of breast cancer from hospitals in London. Later data by DORN and CUTLER, 1959, and by CLEMMESEN, 1965, given as table 15a seem to indicate a slightly lower ratio at 107 or 108 for white women.

It may be added that it seems that in Denmark the ratio may vary quite considerably from year to year.

It was demonstrated by Busk, 1948, and later confirmed by Penrose *et al.*, 1948, that when a woman has developed cancer in her right breast, her sister and mother stand a greater risk of developing an eventual mammary in their right than in their left breast. Because fibroadenomatosis according to Kiær, 1954, and gynecomastia, among starving prisoners as shown by Symeonidis, 1951, show prevalence of lesions located in the left side, similar to the excess shown by cancer. Clemmesen, 1951, suggested as the nearest explanation an asymmetrical sensitivity to hormones on hereditary basis. Table 15b gives the data of Busk and of Penrose *et al.*

f) Heredity

In the previous review of the general history of methods in statistical cancer research the development of genetical studies in mammary cancer served as an illustration,partly because the relatively good conditions for diagnosis has served to give reliability to early observations on mammary cancer, and partly because cancer in this site was the first more frequent malignant disease for which hereditary influence was demonstrated in the human. The latest discussion of this tendency was presented in a monograph by Murphy and Abbey, 1959, who however, by means of 200 patients and 197 control persons were unable to demonstrate an hereditary tendency.

To the present author it would seem, however, that a hereditary tendency will not necessarily be equally pronounced everywhere, in fact there may be reasons for an opposite assumption, and the possibility remains that such tendency may in some areas be overshadowed by the influence of other etiological factors.

g) International comparisons

For a number of countries figures on mortality from mammary cancer have been published by the World Health Organization in 1957, and the publication of morbidity rates was begun in 1958. Pascua in 1956 reviewed death rates and their trends, while Segi, 1955, computed death rates adjusted for a Japanese standard population. In 1960 an impressive review of international mortality rates from all sites of cancer was published under the direction of Segi.

More than cancer of many other sites, mammary carcinoma will show variations in mortality rates subject to the efficiency of local therapy, and prognosis will often vary with age. Morbidity rates are exempt from this influence, but they will vary with fertility, and consequently national values may differ with the fraction of urban dwellers, age at marriage, and other variables collected under the heading of socioeconomic standard. It seems that we have now arrived at a stage where geographical subdivisions could profitably be replaced by relevant biological grouping, and where demographical comparisons will tend to be substituted by properly controlled material, specially collected with a view to isolated questions.

h) General

Generally it may be said that statistical studies have demonstrated a number of variations in the incidence of mammary carcinoma. Analysis of such observations has shown that heredity, lactation, and age will influence the incidence of breast cancer, presumably through hormones. It therefore seems that future progress in the study of the etiology of this disease may rather be expected from experimental and laboratory work than from cancer statistics.

6. Uterine cancer

Reliable statistics on uterine cancer are only available for a relatively short period and from few places, because the distinction between cervical and endometrial cancer is prerequisite and must apply to the vast majority of cases. During recent years it has, furthermore, become necessary to separate pre-invasive cases from invasive carcinoma, partly because these cases are diagnosed under entirely different conditions, and partly because they may recover spontaneously.

The age distribution curve for deaths from uterine cancer in Verona between 1760 and 1839, presented in Fig. 9 must somehow represent a material dominated by cervical carcinomas. This may be deduced from the shape of the curve which shows a peak about the climacteric age and a subsequent decline, as usual for cervical carcinoma. Contrarily, cancer of the uterine body will show a continued increase more in conformity with the age curve for most extra-genital cancers, and a combined curve for both uterine neoplasms is therefore unlikely to assume the shape of the age curve for deaths in Verona.

a) Pre-invasive cervical carcinoma

It would not influence incidence rates if statistics on uterine carcinoma were extended to cover early lesions which, if unattended, invariably end as carcinoma, but it would influence results from survival time studies. Contrarily, if, as believed by OLAF PETERSEN

Table 16. *Precancerous cervical lesions followed for 5 years without radical treatment*

	OLAF PETERSEN 1930—1950 Radium Hospital	LANGE 1942—1951 Out-patients Municipal Hospital
Fate unknown	1	3
Died without invasive cancer	5	8
Developed invasive cancer	23	13
Without invasive cancer but treated radically	—	(8)
Alive without clinical symptoms	75	79
	104	103 (111)

1955, and by LANGE, 1960, the majority of pre-invasive lesions may regress without treatment, or even if we join BOYES, FIDLER and LOCK, 1962, in assuming that only 40 per cent do not develop into malignant lesions, it is clear that inclusion of pre-invasive changes will increase incidence rates unduly. The extension of the definition of carcinoma to include pre-invasive stages would in many ways appear a logic step, but as long as the diagnostic apparatus, on which we have to depend for bringing to attention a considerable number of spontaneously recovering cases, is covering unclearly defined sections of the population, it is obvious that the distinction between pre-invasive and invasive lesions must be kept intact. Only in this way will we be able to compare our results with those from the past, and to evaluate the results obtained by treatment of pre-invasive lesions, and also the important determination of the average duration of pre-invasive lesions will depend on this distinction.

Although it must be admitted that the data from most centres for diagnostic vaginal cytology might have been better exploited for statistical studies in epidemiology some valuable data have been collected.

In København two groups of women with pre-invasive lesions were followed for years with repeated biopsies, and with no more radical treatment than thermotherapy, painting with silver nitrate, mercurochrome etc. or superficial electrocoagulation leaving no cicatricial changes:

OLAF PETERSEN in his study from 1955 followed a group of originally 212 patients referred to the Radium Hospital during 1930—1950. Eighty-two per cent were followed for five years, 30 per cent for ten years, and 4 per cent for 15 years. However, the long-termed observation left too few survivors for an estimate.

Lange, 1960, followed a series of patients from an out-patient gynecologic service, and due to the different character of the original service it is understandable that Petersen's patients showed lesions suspect of invasive growth in 35 per cent, while this applied but to 17 per cent of Lange's cases.

It appears from the table that 75 and 79 per cent were alive without symptoms after five years, but it should not be disregarded that the lesions were subject to many biopsies, which many may have served to remove them, and that other measures taken may also have contributed to the cure. Finally, these data originate from a time when radiotherapy was the treatment of choice so that the possibilities of accurate histological analysis were not the same as in hospitals where conisation and subsequent study of serial sections is customary.

Other evidence is available from Vancouver, where Boyes, Fidler and Lock, 1962, and Bryans, Boyes and Fidler, 1964, had examined cervical scrapings from a number of women equalling 53 per cent of the female population of British Columbia aged over 20 years. The total population amounts to 2 millions.

The prevalence rate for 107,354 women showing 618 cases of pre-invasive lesions was 5.78 per thousand making twelve times the incidence rate which was 0.46 per thousand. This might conveniantly have been interpreted as expressing a duration of the lesions of twelve years had not the incidence rate for invasive carcinoma amounted to 0.284 per thousand, or 28.4 per 100,000 against 46 per 100,000 for pre-invasive lesions, which suggests that but $28.4/46 = 61.5$ per cent of the latter will develop into invasive carcinoma.

It is pointed out by the authors that the number of cases is still too small for final conclusion, and that correction for expected deaths from other causes would tend to raise the percentage becoming invasive.

The Vancouver incidence rate of 0.46 for carcinoma in situ is closely similar to the corresponding value of 0.53 per thousand reported in 1962 by Christopherson *et al.* from Jefferson County, Kentucky, a region far more industrialized than British Columbia, and with a denser population including many non-Whites. The Kentucky rate seems particularly interesting in being based on results for a group of 9,518 women for whom the abnormal findings were preceded by two normal readings.

So far, the extensive data from centres for early detection of cancer have only been used for aetiological studies to a limited extent e.g. by Elisabeth Stern and Dixon, 1961, and by Lundin *et al.*, 1964, but studies on invasive uterine carcinoma offer an outstanding example of steady progress through the application of statistical methods in aetiological research.

b) Heredity and race

α) *Heredity*

Genetical studies in uterine cancer are few. From the difficulties involved in the differential diagnosis between cervical and endometrial cancer it follows that while it is possible to choose propositae for each of the two sites, a corresponding distinction among relatives will in most cases be impossible unless conditions are particularly favourable.

In contradistinction to mammary carcinoma, carcinoma of the uterine cervix has shown no indication of hereditary tendency. Among 200 mothers and 488 sisters of 200 patients with cervical carcinoma, Brøbeck, 1949, found respectively 6 and 10 cases of uterine cancer, against an expectation of respectively 3.0 and 2.2 computed from mortality statistics and a finding of 6 and 1 in the control material. Fathers showed 26 cases of cancer "of other sites" against 19.7 expected. This was largely ascribable to oesophageal cancer occurring in 8 cases against an expectation of 2. Values for other close relatives were according to expectation.

Since control families showed the computed values for close relatives, information must have been adequate as far as this group was concerned, while contrarily the numbers of cases among remote relatives fell short of the numbers expected from mortality rates. BRØBECK rightly questioned heredity as a factor in cervical cancer, and from the later sections it seems justified to assume that the difference in incidence of uterine cancer between sisters and mothers of patients may be due to dissimilarity in sexual behaviour between the two generations.

The excess of cervical and oesophageal carcinoma among close relatives in BRØBECK's material may be explained as due to social selection in accordance with results given in section c) of this chapter. Patients would on the average have belonged to the poorer strata, and the control material had not been selected with a view to social comparability with index persons. This would be in keeping with the "strikingly low" percentage of breast cancer among relatives of patients.

Table 17. *Age-specific incidence rates for carcinoma of the cervix uteri in Johannesburg resident Bantu, 1953—1955 and Danish Whites 1943—1947 (33) and for malignant neoplasms of the cervix uteri, U.S. Whites and Negroes, 1947 (8)* (OETTLÉ, 1961)

Age	Bantu[1]	Denmark[1]	U.S. Whites	U.S. Negro
15—			0.3	1.3
20—	2.44		2.2	6.3
25—	7.34	12	5.4	22.3
30—	32.21	32	22.8	55.8
35—	40.40	45	35.3	93.0
40—	120.42	66	58.9	113.0
45—	116.40	70	76.8	156.3
50—	157.15	71	88.1	145.1
55—	173.03	60	94.6	167.7
60—	123.63	50	86.1	188.1
65—	287.74	46	77.9	288.7
70—	141.60	46	79.4	219.1
75+	173.10	27	73.83	124.1
Standardised rate (adjusted to U.S. Population 1950)				
	60.53	38.4	35.2	61.2

[1] Carcinomas of cervix only.

Danish rates from CLEMMESEN and NIELSEN, United States rates from DORN and CUTLER.

Furthermore BRØBECK examined the incidence of cancer among relatives of 90 women with carcinoma of the corpus uteri. Among 90 mothers and 217 sisters he found respectively 6 and 6 cases of uterine cancer, against an expectation of 1.7 and 1.8 cases which suggested a hereditary tendency, although the material was too small to permit final conclusions to be drawn.

MURPHY, 1952, studied the relatives of 200 women with cervical cancer, in comparison with families of 214 controls. Mothers and aunts of patients showed uterine cancer in 21 persons out of 650 or 3.2 per cent, against 11 out of 813 or 1.4 per cent in control families. The difference was found significant with a probability of 0.02. There was no indication of a predisposition to cancer in other sites.

BUCALOSSI *et al.* in 1956 compared the number of cancer cases among relatives of 185 patients with cervical carcinoma with those among families of 66 patients with corpus carcinoma and a number of controls. Among 182 mothers of cervix cancer patients 5, or 2.7 pct had uterine cancer, and among 327 sisters 8, or 2.4 pct., suffered from this disease. Out of 65 mothers of corpus cancer patients 3, or 4.6 pct. had uterine cancer, and out of 169 sisters 6, or 3.6 pct. were affected. Control mothers in a number of 245 showed 6, or 2.4 pct. suffering from uterine cancer and 455 sisters showed 4 cases, or 0.9 ptc.

These results seem in good accord with those of the previous studies.

β) *Race*

Race in the genetical sense of this term has not been shown to play any significant part in the genesis of cervical carcinoma, which, as the more frequent form, will be the main object for such studies. It follows, however, from the influence of parameters as sexual behaviour or socioeconomical conditions that differences in race may have indirect influence on the incidence of cervical carcinoma.

American statistics in this field, in spite of being the best organized may be misleading. The differentiation into Whites and non-Whites is not satisfactory, although most non-Whites will be of Negro origin, and it would be misleading to regard the American Negro as representative of the African Bantu who is of a much purer stock.

With this reservation, it should be reported that HAENSZEL and HILLHOUSE, in 1959, in a study from New York, distinguishing Jewish citizens, other Whites, Puerto Ricans, and Negroes found a rate of 53.6 cases of cervical carcinoma per 100,000 Negro women, against 31.3 for non-Jewish Whites, but the rates for corpus carcinoma were 10.4 against 13.3 respectively. Similar high rates for American Negroes are found by various authors, thus DORN and CUTLER in their Ten City Study from 1955 found the incidence rate for cervical carcinoma among white U.S. citizens at 32.8 per 100,000 against 70.7 for non-Whites. The rate for the Danish capital was 38.3.

OETTLÉ who in 1961 compared rates for these populations with own findings for South African Bantu found the latter very close to rates for U.S. Negroes when taken separately for the various age groups, cf. Table 17. On this background it seems particularly interesting that CHRISTOPHERSON and PARKER in 1960, comparing results from exfoliative cytology form two groups of charity patients in Louisville, Kentucky, — 5,882 Negroes and 4,163 "Caucasians" — found similar results, suggesting that the overall differences between Whites and non-Whites were due to social and not to genetic racial factors.

c) Socio-economic conditions

In 1904 WEINBERG and GASTPAR analysing mortality statistics from Stuttgart for the years 1873—1902 noticed that uterine cancer taken in one group with cancer of the vulva showed only 160 deaths for the wealthier part, against an expectation of 204.89, while the poorer group had 366 cases against 321.11 expected.

The authors realized that at death women would be listed according to their husband's occupation, while population figures had been based on a social grouping of women in their own right, and uneasy about this possibility of bias WEINBERG in 1912 recomputed figures for 1888—1902 on the basis of the social position and age of husbands. Computing

Table 18. *Standard cancer ratios for genital cancer by income class for white women based on mortality statistics for England and Wales, and on morbidity data for København and for ten cities in the United States after* DORN and CUTLER (1959)

Income Class	Mortality		Morbidity				Mortality
	England and Wales		København	U.S.A. 10 cities		København	England and Wales
	1930—1932 9,125	1950 1% sample	1943—1947 1,121	1947 1,839	1947 848	1943—1947 303	1950 1% sample
	Uterus	Uterus	Cervix Uteri	Cervix Uteri	Ovary	Corpus Uteri	Uterus
I	65	61	50	74	92	87	142
II	78	69	90	85	97	90	85
III	99	98	79	90	107	109	105
IV	106	109	100	113	93	108	81
V	130	150	131	156	107	101	112

the expectation of husbands to loose their wives from cancer he found deaths from uterine cancer among married women in the wealthier group numbering 64 against 99.19 expected and in the poorer group 101 against 65.81 expected, thus confirming the original result. The finding of an opposite trend for mammary cancer was, however, reversed by the re-computation.

This finding of a social trend for uterine cancer unfavourable to the poor has been confirmed from various cities and by various methods, and has been shown to apply to cervical carcinoma. Studies have covered England and Wales, Ten Cities in the United States, and København, as quoted in the following table from the *English Registrar-General*, DORN and CUTLER, 1959, and CLEMMESEN and NIELSEN, 1959. Further studies with corresponding results were published by COHART from New Haven in 1955 and by GRAHAM *et al.* from Buffalo in 1960.

d) Syphilis

From the days when the differential diagnosis between the late stages of syphilis and a cancer presented considerable difficulties came the suspicion that the two diseases might be related. It was realized in 1806 by the Edinburgh *Society for Investigating the Nature and Cure of Cancer* that this was a mere hypothesis, but HUTCHINSON in 1889 accepted the impression that syphilis had some predisposing influence on cancer of the tongue. Various authors have contributed data on the subject of syphilis and uterine carcinoma (cf. CLEMMESEN, 1965) but few have given conclusive evidence.

The first suggestion of an association with cervical carcinoma of syphilis was reported by SINGER in 1911, who saw relatively more cases among women with cervical cancer (5:100) than among breast cancer patients (3:132). BELOTE in 1931 found a per cent of positive seroreactions for cervical carcinoma about 3 times the average for all hospital admissions and FRY in 1930 4 times the prevalence.

SORBA, 1939, among 241 cases of cervical carcinoma seen in a gynecologic clinic in Lausanne found 15.3 pct. of positive seroreactions against 158 positive out of 10,000 consecutive reactions carried out in other cases of gynecologic or obstetric character, or 16 out of a different series of 1,000 reactions. It is of particular interest that only in 8 cases had the syphilitic infection been known before admission for cervical carcinoma, so that the latter disease could not be due to any effect of antisyphilitic therapy.

The most significant study in this field was presented by LEVIN, KRAUS and GOLDSTEIN in 1942, and was based on data from the obligatory registration system for cancer and for syphilis, established for upstate New York. Among 4,610 women with cervical carcinoma reported for 1940—1941, syphilis was reported in 36 cases, or 3.9 per cent, followed by bladder cancer (2.8 pct), leukaemia (2.6 pct.) and Hodgkin's disease (2.1 pct.) against an average of 1.7 pct.

Another study on a broad statistical basis was published by RØJEL in 1953, comparing the prevalence of syphilis among a series of 1,262 women from København, treated for uterine carcinoma of the cervix, with data for 1.392 controls matched with regard to age and residence. The patients showed 167 cases of syphilis, or 13.2 per cent, compared with 57 cases, or 4.1 per cent among controls. It seems significant that the prevalence of loose women was 77, or 6.1 per cent, among cervical cancer patients against 17, or 1.2 per cent, among controls, while within the latter small groups syphilis was equally frequent with 26 cases, or 34 per cent and 6, or 35 per cent, respectively.

In view of other studies reviewed later, it seems justifiable to ascribe the coincidence in risk of the two diseases to promiscuity, favouring both. This idea of the association as secondary and not causal is well in keeping with OETTLÉ's results from South Africa in 1961, where a Bantu population with around 30 per cent seropositivity for syphilis did not show a proportionately high incidence of cervical carcinoma of the uterus.

It should be added that none of the studies in this field indicate any association between syphilis and carcinoma of the uterine body.

e) Sexual activity

α) *Monastic state*

It was noticed by RIGONI STERN in 1844 that uterine cancer occurred more frequently among married than among unmarried women. Among married women the ratio of uterine to mammary cancer was 2:1 against 1:4 for unmarried, including nuns for whom the ratio was 1:9. However, the number of STERN's death certificates amounted only to 4 uterine cancers and 22 mammary cancers with 22 cancers of other sites, but with regard to giving the age distribution his study compares favourably with various later studies, like GAGNON's from 1950.

Gagnon analyzed medical files for Canadian nuns making an average of 13,000 women during a twenty year period. He found no case of cervical carcinoma and 19 cases of uterine cancer. Towne of Chicago in surveys from 1955 of data for 3,083 and 10,000 nuns found ratios of 3 cervical to 30 corpus cancers and 3 cervical to 33 corpus cancers respectively.

Ruth Taylor, Carroll and Lloyd in 1959 studied records for two orders of Catholic nuns in Massachusetts and one in the State of New York, subdivided according to cohorts. One cohort showed a rate for uterine cancer as a whole of 8.5 for the sisters against 18.2 for Massachusetts women, and the second showed no deaths ascribed to uterine cancer, which might have been due to sampling variation and a shorter age span.

These studies do not indicate the number of previously married women among the nuns, but they do support the old experience that marriage tends to reduce the incidence of mammary cancer while it increases the risk of uterine cancer which we now can specify as cervical carcinoma.

That cervical carcinoma near to never occurs in the virgine uterus is a general clinical experience. From the casuistics with reviews published by Heckel in 1950, and by Bayes *et al.* in 1956 it appears that up to the latter year a total of but 19 cases in patients under 15 years had been published, all of which were adenocarcinomas.

β) Reproduction

During the first half of the 20'eth century most authors considered childbirth the decisive factor in cervical carcinoma. Weinberg and Gastpar in 1904 found an excess number of pregnancies for patients dying with uterine cancer compared with mammary and other cancers, but further studies were hampered by difficulties in distinguishing cervical from endometrial carcinoma and in establishing an adequate control material.

Lane-Claypon, who in 1927 failed to demonstrate any excess in number of pregnancies for 3,793 married women with cervical carcinoma (5) over those for 280 non-cancerous women passing the climacteric age (5.4), mentioned that it had long been known that cancer of the corpus is relatively more common among non-parous women than is cancer of the cervix. This result was not confirmed by Maliphant in 1949 but the control material in these studies cannot be considered quite convincing. Maliphant estimated, however, that women who had six children or more were exposed to a risk twice as great as women who had had only one child.

Lombard and Potter in their inquiry from 1950 of 549 women with cervical cancer and 550 women with breast cancer studied the correlation of cervical cancer with cervical lacerations, syphilis, marriage at any age, and marriage before the age of twenty.

A mere comparison of results from the inquiry showed that either marriage under the age of 20 was positively correlated with cancer of the cervix, or marriage over the age of 20 was positively correlated with cancer of the breast. However, since the percentage of individuals marrying under the age of 20 among those with cancer of the breast (16.2) corresponded to the percentage of women in this category among the general population, which for Massuchetts women fluctuated around a mean of 18.6 with their highest value of 22.1 occurring in 1932, it seemed reasonable to attribute the significance of the findings to early marriage among women who later develop cervical carcinoma.

Dorn, 1943, in a study of Australian mortality data for 1919—1923 found the rati for single women with cancer of the uterus at 80, for married women with children at 100 and for married childless women at 137, and, contrarily, Logan in 1953 found the English rates for single women at 62 per million, for infertile married at 111, for fertile married at 142, and for widowed and divorced at 211.

Clemmesen in 1951, from a demographical analysis of Danish data, had found it impossible to assume a simple direct relationship between birth rate and cervical cancer, mainly because København with a lower fertility showed twice the rate for cervical cancer shown by rural areas. He found evidence inconclusive on the relation between cervicitis and cervical cancer, but assumed a definite relation to sexual activity resulting in a higher frequency among women who had given birth to children. He pointed out that while oestrogen had been considered related to cervical carcinoma on the basis of production of cervical carcinoma in mouse experiments, other authors regarded the same hormone as causative to endometrial carcinoma, which does not decrease in incidence after the climacteric age such as cervical carcinoma.

It was finally pointed out that since sexual activity was considered practically prerequisite to the disease, early sexual life must necessarily be associated with the disease in more cases than later beginning of exposure to whatever factors that matter, but to attribute cervical cancer to early sex life would be tantamount to attributing polio to childhood.

γ) Sexual Activity, sensu strictiori

The association of sexual activity at an early age with an increased incidence of cervical carcinoma, indicated by the study of LOMBARD and POTTER, 1950, was further analyzed by a number of authors. Gradually it was illustrated that groups with high incidence of cervical carcinoma could often be supposed or proven to show a high sexual activity.

WYNDER *et al.* in an inquiry of 1954 comprising 354 cervix cancer cases among non-Jewish white women compared with 326 controls and 215 Negro patients with 391 controls found the following percentual distribution according to age at first coitus:

Table 19. *Per cent distribution of cervical cancer and control patients by age at first coitus. All hospitals combined* (WYNDER et al., 1954 extr.)

Age at first coitus	Non-Jewish White		Negro	
	Cervix	Control	Cervix	Control
—16	19	10	55	36
17—19	41	25	30	39
20—24	26	36	12	16
25—	12	22	2	7
Never	1	7	1	2
Total	100	100	100	100

STOCKS, 1955, compared the histories of 155 women aged 45—74 with cervix cancer from Merseyside with those for a control group of 718 women in a Liverpool hospital and found 36 women married before the age of 20, compared with an expectation of 20 women. The numbers of confinements showed no excess over expectation among those who had married after that age. This, STOCKS found, suggested that multiplicity of confinements does not add to the risk of cervical cancer when marriage occurs early, but if marriage is delayed, many deliveries of the marital and social habits responsible for them may increase the risk. Here it may be permissible to add the hormonal conditions to the possible causative factors.

These analyses were continued by JONES *et al.*, 1958, by TERRIS and OALMANN, 1960, and by ROTKIN, 1962.

JONES and his colleagues demonstrated that patients with cervical carcinoma showed a trend of marrying before the age of 20, more pronounced for ward cases and for manual workers than among White Collar people.

TERRIS and OALMANN in 1960 made a step further in substituting age at marriage or occurrence of syphilis as a measure of sexual activity with age at first coitus and incidence of extramarital partners. Furthermore they gave the frequency of coitus at various ages for patients and controls separately, finding all these features indicating higher sexual activity among cervical cancer patients than among controls. Age at first coitus was lower, and occurrence of extramarital partners higher for Negroes than for white patients.

Also ROTKIN, 1962, in a study covering 155 cervix cancer patients and 155 matched controls found an association with early coitus showing 104 patients and 72 controls with first coitus under the age of 20 years.

It seems permissible to conclude from these studies that sexual activity is associated with the risk of cervical carcinoma. This association would account for the association of cervical carcinoma with childbirth and at least for the higher frequency among the poor including Negroes in the United States and South African Bantu, and among syphilis patients and other groups with a high average promiscuity. It follows from this hypothesis that earlier exposure to risk will, as in the case of cigarette smoking and bronchial carcinoma, result in a higher average incidence.

Table 20. *Age at first coitus* (TERRIS and OALMANN)

Age, yrs.	White		Negro		Total			
	No. of patients	No. of controls	No. of patients	No. of controls	Patients		Controls	
					No.	%	No.	%
Under 17	22	14	41	17	63	52.5	31	25.8
17—19	21	21	11	20	32	26.6	41	34.2
20—22	9	10	8	18	17	14.2	28	23.3
23 +	6	13	2	7	8	6.7	20	16.7
Total	58	58	62	62	120	100.0	120	100.0

Two pairs were excluded because the controls had never had coitus.
$\chi^2 = 15.9$ $P < 0.0005$.

Table 21. *Incidence of extramarital partners* (TERRIS and OALMANN)

Extra-marital Partners	White		Negro		Total			
	No. of patients	No. of controls	No. of patients	No. of controls	Patients		Controls	
					No.	%	No.	%
Yes	27	7	39	25	66	54.1	32	26.2
No	32	52	24	38	56	45.9	90	73.8
Total	59	59	63	63	122	100.0	122	100.0

$\chi^2 = 17.56$, $P < 0.0005$.

Table 22. *Frequency of coitus at different age periods* (TERRIS and OALMANN)

Frequency	Below age of 20 Yrs.				Age: 20 to 29 Yrs.			
	Patients		Controls		Patients		Controls	
	No.	%	No.	%	No.	%	No.	%
Daily or more	52	42.6	14	11.5	50	41.1	14	11.5
Several times a week .	40	32.8	46	37.7	64	52.5	68	55.7
Weekly or less	30	24.6	62	50.8	8	6.4	40	32.8
Total	122	100.0	122	100.0	122	100.0	122	100.0

Frequency	Age: 30 to 39 Yrs.				Age: 40 to 49 Yrs.			
	Patients		Controls		Patients		Controls	
	No.	%	No.	%	No.	%	No.	%
Daily or more	37	31.6	10	8.5	5	5.4	5	5.4
Several times a week .	69	59.0	51	43.6	70	76.1	28	30.5
Weekly or less	11	9.4	56	47.9	17	18.5	59	64.1
Total	117	100.0	117	100.0	92	100.0	92	100.0

f) Jewish rite

α) *Rarity of cervical carcinoma*

Since the turn of the century, when it was mentioned by BRAITHWAITE in 1901 that cancer of the uterus was rare among the numerous Jewesses attending the gynecological out-patient department in Leeds General Infirmary, a number of other hospital departments have reported a similar experience. Also observations from a more demographical aspect have been reported to the same effect, mostly based on death certificates, as by DOLLINGER from Budapest 1907, THEILHABER from München in 1909, or SANDERS from Rotterdam in 1916. A review of data from various European cities was published by SORSBY in 1931, dealing particularly with information from London, Amsterdam, Budapest, Wien, and Warszawa, but the best analysis from Europe to be that of GEORG WOLFF from Berlin, dealing with the period 1932—1934.

WOLFF's study was based on census data for Berlin and a special study on the Jewish population in Germany with identical distribution by age. The data on cancer occurrence were limited to deaths specified according to site. The outstanding features were that out of 397 male deaths from cancer 104 were ascribed to cancer of oesophagus, stomach or duodenum against an expectation of 166.6. Out of 550 female deaths these sites covered 96 against 143.8 expected. Most outstanding was, however, that uterine cancer deaths amounted to but 51 against 106.7 expected.

The best founded analyses come from New York, where around 1933 like in Warszawa one third of the population was Jewish. Here BOLDUAN and WEINER, 1933, had found 74 Jewish deaths from uterine cancer making 11.1 per mille of the total and 281 non-Jewish deaths making 21.0 per mille. Cases were given according to age.

Still more advanced was the study by HAENSZEL and HILLHOUSE from 1959, giving age-adjusted incidence rates for uterine cancers specified by site, as shown in Table.

Table 23. *Age-adjusted*[1] *incidence rates of cancer of the uterus per 100,000 females by detailed site and diagnostic criteria for 4 racial and ethnic groups, New York City, 1952* (HAENSZEL and HILLHOUSE, 1959, abbrev.)

Racial and ethnic groups	All newly diagnosed cases					Microscopically confirmed	
	Uterus, total		Cervix	Uterus[2]	Invasive	Cervix Invasive	Corpus Invasive
	Number	Rate					
Jewish	*277*	20.6	4.7	15.6	0.3	3.6	15.2
Other white	*901*	31.3	17.1	13.3	0.9	13.5	12.6
Puerto Rican	*99*	121.1	109.8	7.8	3.6	97.6	7.8
Negro	*249*	67.1	53.6	10.4	3.1	47.8	9.2
Total[3]	*1,526*	32.8	18.3	13.6	1.0	14.9	12.9

[1] Rates adjusted to the age distribution of the United States 1950 census population.
[2] Not otherwise specified. [3] Excludes other nonwhites.

Since various other less specified studies, including some from Israel, show identical trends there can hardly be any doubt that cervical uterine carcinoma occurs with far lower frequency among women of Jewish faith and descendence than among surrounding populations. Since, on the other hand, this rarer occurrence is dissociated from reproduction, the explanation of this phenomenon will be of considerable interest to the prevention of cervical carcinoma.

In the analysis of the nature of the rare occurrence of cervical carcinoma among Jewish women little attention has been paid to the absolute values for incidence rates found in comparable populations.

On the background of thorough analysis of Danish and American data for various neoplasms communicated by CLEMMESEN 1965, it seems justified to attempt such a comparison of United States rates with Danish rates adjusted for a U.S. Standard Population of 1950.

In Table 24 such rates have been given from the Ten City Study by DORN and CUTLER for 1947, from CLEMMESEN and NIELSEN's values for Danish capital and rural areas for the period 1943—1947, and from the study by HAENSZEL and HILLHOUSE of New York rates for 1952.

It seems surprising that while the U.S. Ten City rates for Whites equal the urban Danish rates, the New York rates are on the level of Danish rates for rural areas. It may then be significant that the ratio of Jewish rates in New York to rates for other Whites is approximately 1:4, and that the range of rates inside København, the Danish capital, covers values from 50 per cent to 190 per cent of the average, so that the wealthy Borough of Gentofte equals the rate for New York Whites. On the Danish level the variation

Table 24

		U.S. Ten City	Denmark	New York
Non-Whites	Puerto Rican[1]	—	—	109.8
	Negro	70.4	—	53.6
Whites, Non-Jewish	urban	32.8	38.3 (range 50—190%)	17.1
	rural	—	17.2	—
Jewish		—	—	4.7

[1] The excessive rates for Puerto Rican women in New York were by HAENSZEL and HILLHOUSE ascribed to rapidly increasing migration and regarded as undoubtedly overstated.

between quarters of København equals the variation between non-Jewish and Jewish white women in New York, and there may therefore be some reason to doubt that one of these differences should be essentially different in nature from the other.

In explanation of the low incidence rates for women of Jewish faith attention has traditionally been focussed on the rules for cirumcision and the observation of "clean" days in relation to haemorrhagic discharge or delivery imposed by religious rite. Less attention has been paid to the zeal with which these rules are practised, not to speak of their background and the spirit they may create.

β) Circumcision

Circumcision shortly after birth of all male children forms an important part of the Jewish religious rite, and, as found by DUNN and BUELL in California, 1959 Jewish men probably have a maximum degree of anatomically complete circumcision.

Mohammedan circumcision is reported as carried out at various age between the sixth and the 14th year, and the completeness of the operation seems also to vary, at least in India, according to WYNDER *et al.*, 1954. While in Jews penile cancer is practically absent, this neoplasm does occur among Mohammedans, and most authors ascribe it to effects of the uncircumcised childhood period, although it would seem that also incomplete performance of the operation might be significant.

In the analysis of factors determining penile carcinoma a possible carcinogenic effect of compounds in the urine has not been considered as much as smegma. PLAUT and KOHN-SPEYER in 1947 have reported positive results from injection of horse smegma and an unsaponifianle fraction of it into buried skin tunnels of mice of the Paris R 3 strain. Out of 300 mice injected four developed malignant tumours and four papillomas at the site of treatment, while 150 controls treated with cerumen showed no such response. Also PRATT-THOMAS and his colleagues who in 1956 reported preliminarily on injection of human smegma into the cervix and upper vagina of mice reported positive findings, comprising six carcinomas (one non-invasive) and six cases of epithelial hyperplasia in 12 mice. Another experiment with less intensive application showed 21 mice for evaluation with two sarcomas, one carcinoma and one questionably malignant papilloma.

It seems that further evidence is desirable before the case against human smegma as a carcinogen is established.

γ) Periods of abstention

The Jewish rite — the Niddah — imposes certain washings and sexual abstinence in connection with menstruation or any other form of haemorrhagic discharge and delivery, as reviewed by KENNAWAY, 1948. Also this procedure has been discussed in relation to the rarity of cervical carcinoma among Jewish women, but it should not be disregarded that already SORSBY in 1931, spoke of an ever-increasing lack of observance of the ritual code as a possible cause of the increase in uterine cancer deaths among Jews in Budapest, nor that CASPER in 1955 reported that two thirds of the women interviewed in Israel for his study were not acquainted with the rites or did not observe them at all. In 1960 he found no significant difference in the proportion of non-observance between the cervical cancer patients and the controls, but no numbers were given. Logically, CASPER pointed out that traumatisation of the cervix during the periods following delivery and menstruation is avoided by most women of a higher social level, and is not specific for Jews.

As demonstrated the difference in incidence rates for cervical carcinoma between Jewish women and women of different faith from a higher social level is not as pronounced as often believed, so that conditions may not be too different. As shown by one of CASPER's tables from 1960 the age at first intercourse for Israeli cervical cancer patients (60 cases) was as low as 19.7 years against 22.8 years for corpus carcinoma; 23.9 for mammary cancer; 24.4 for ovarian cancer, and 23.0 for the controls. Also the age for first pregnancy was lower.

Both CASPER and OBER and REINER writing from Boston, in 1955 found that practically all of their cervical cancer patients among Jewish women had had intercourse only with circumcised partners, although as shown by LILIENFELD and GRAHAM in 1958 such information must be taken with a grain of salt since even the men themselves in many cases make uncorrect statements about circumcision.

It seems then that some doubt remains whether the physical effect of Jewish rites will amount to much more than the prevention of penile carcinoma. Considerable preventive influence might come from the cleanliness and regularity of sexual life inspired from the rite and partly shared by some of the better-off groups which it has been possible to analyze separately within the surrounding non-Jewish populations. Here it may be recalled that GILLIAM in 1951 found the illegitimacy rate for Jewish women with miscellaneous illness as low as 0.20 pregnancies per 100 unmarried person years among both married and unmarried patients, against 0.99 for non-Jewish Whites with cervical cancer and 0.61 for other diseases, so that documentation exists in favour of a more orderly sexual life among Jewish women than among the average of other women.

Which are then the factors avoidable through cleanliness?

Since circumcision is preventive, it is possible that decomposition of smegma or sperma or both may contribute derivatives from nucleic acid etc. and also carcinogens in the urine may be of significance to the male partner. In this connection it may be noted that TERRIS and OALMANN found a statistically significant association of cervical carcinoma with non-use of contraceptives, besides the association with occurrence of coitus with extramatrimonial partners.

Less noticed is the observation by ALLEN and GARDNER that treatment with oestrogen may produce cervical carcinoma in mice. It seems worthy of consideration to which extent a high level of — or a lively response to — oestrogen may be found with those women who begin sexual activity earlier in life, and also to which extent some hormonal backfeeding mechanism may follow strong sexual activity.

It would seem that various studies on a statistical basis may with advantage be carried out in connection with the screening programs for pre-invasive lesions of the cervix, which are being developed in so many cities.

In conclusion it may be regarded as certain that pre-invasive lesions when unattended will often develop into cervical carcinoma, but that in statistical studies they should be kept separate from carcinoma, if we shall succeed in estimating induction time and other values.

It may furthermore be concluded that sexual intercourse is practically prerequisite to the development of cervical carcinoma, but not to endometrial carcinoma. Early beginning of sexual activity is associated with a higher frequency of cervical carcinoma like earlier exposure to carcinogenic factors usually is with the pertinent neoplasms. It is possible that within limits this explains the socioeconomic differences in incidence of this neoplasm, which do not appear for endometrial carcinoma. It is possible that also the association with promiscuity may be explained in the same way, which probably is the case for the association with syphilis.

The relatively rare occurrence of cervical carcinoma among women belonging to the Jewish faith may partly be due to a more orderly sex life and better hygiene inspired by the Jewish rite, but it remains to be proven that this depends on the observance of the physical rules. It is suggested that oestrogen may be involved in the genesis of cervical carcinoma in man, as it may be produced by this hormone in mice.

7. Leukaemias and allied diseases

a) General

Initial attempts at topographical and statistical analysis of leukaemia and lymphogranulomatosis by GRAM and ROB. NIELSEN from Denmark, 1932 and by UDDSTRÖMER from Sweden, 1934, were hampered by diagnostic shortcomings. It seems that statistics on leukaemia cannot claim full validity before the introduction of marrow puncture, which e.g. in Denmark took place during the late 1930'ies and in Cornwall in 1946. In the statistical field it was clearly demonstrated by SACKS and SEEMAN in 1947 with data from the United States how continuous changes in international nomenclature had reduced the possibilities of following mortality rates for longer periods of time, — a lesson which with advantage might be taken by international organizations today.

It seems that the preparations for nuclear weapons during World War II released a chain reaction in research favouring studies on leukaemia incidence.

MORTON LEVIN in 1944 presented incidence rates for upstate New York, and Danish incidence rates for 1942—1944 were published in 1949 by CLEMMESEN, BUSK and NIELSEN, but in many cases death rates have served well as a measure of incidence: It appeared from extensive analyses of American data on deaths by SACKS and SEEMAN, by SHIMKIN, METTIER and BIERMAN, 1951, SHIMKIN, 1955, WALTER and GILLIAM, 1957, MEADORS, 1956, by MAC MAHON, 1957, and by GILLIAM and WALTER, 1958, that although certain differences existed in the United States between various regions and various periods with regard to mortality rates for leukaemia, such differences did not suggest any influence of radioactivity from nuclear explosions.

GILLIAM and WALTER concluded to an increase in the age-adjusted death rates for all ages and both sexes, greater for non-Whites than for Whites, and the increase seemed smaller between 1940 and 1950 than for the previous decade.

While in most countries the rarity of leukaemia is an obstacle to regional comparison of its incidence, the considerable extension of the United States and its large population offer favourable possibilities of research, which have been exploited skillfully by MAC MAHON and his associates.

It appeared from MACMAHON's mortality studies, 1957, that probably low rates for the white population of the South may result from the lower percentage of urban population there. It seemed, however, that the West took the first three upper ranks before the Northeast.

A special study on the population of Brooklyn by MACMAHON and KOLLER, 1957, based on hospital records showed that Russian-born citizens, practically all of Jewish ancestry, constituted 36.6 per cent of the leukaemia deaths against 26.2 per cent of the general population, in accord with earlier suggestions by PANTON and VALENTINE, 1929, and by GUASCH, 1954. Also lymphogranulomatosis was more frequent among Jewish than among other patients at a ratio of one and a half times.

The greater accuracy of incidence studies only gradually applied in the field of leukaemias, and thc accurate shape of age distribution curves was naturally an early object of study. At the same time it became possible to distinguish between various leukaemias.

Danish incidence rates published by CLEMMESEN, BUSK and NIELSEN, 1949, and BUSK, 1952, and CLEMMESEN and J. SØRENSEN, 1958, clearly illustrated the differences in age distribution between lymphatic and myeloid leukaemias and their mutual difference from lymphogranulomatosis, which also appeared from the morbidity studies from Connecticut by GRISWOLD *et al.*, 1955, and ten cities in the United States by DORN and CUTLER, 1955, and from English studies by HEWITT, 1955. A comparison of rates for København and those for ten metropolitan areas in the United States, adjusted for a U.S. Standard Population of 1950, gave an impression of the differences encountered between races in the United States and between Whites in the two countries:

For white males in U.S. cities, incidence in 1947 amounted to 9.1, and for non-white males to 8.6 per 100,000, against 8.4 for København during 1948—1952. For white females in U.S. cities the rate was 6.3 per 100,000 and for non-white women 2.9, while the rate for women in København amounted to 6.0. So, although Danish rates tended to be slightly lower than those for Whites in United States, they were of the same order of magnitude.

For Hodgkin's lymphogranulomatosis U.S. males showed a rate of 3.4 for Whites and 2.7 for non-Whites, while men in København had an incidence of 2.2 per 100,000. The rate for white females in U.S. cities was 2.4 and for non-white 1.6 against a rate of 2.1 in København. The sex ratio for København of 1:1, however, does not apply elsewhere in Denmark, where a male excess is common like in the cities of the United States.

b) Age curves

During later years reviews of mortality data from a number of countries have been published from the World Health Organization, in Annual Epid. Vital. Statist., 1953, and by GRAIS, 1962, but in view of the small numbers on which rates must be based, it still seems that incidence studies should take priority, which will be illustrated from the following experience from studies on age distribution of deaths.

An international comparison of age curves for deaths from Hodgkin's lymphogranulomatosis based on W.H.O. figures, as carried out by CLEMMESEN, 1965, shows a considerable similarity throughout the lifetime. However, since the age curves for this disease differ from most malignant neoplasms in not showing any marked increase for the old age groups it follows that these age groups have no dominating part to play. In fact, as pointed out by MACMAHON, 1957, supported by DÖRKEN, 1960, Hodgkin's disease shows an age curve of peculiar bimodal shape.

Age curves for leukaemia show for most countries a small peak in early infancy. Some countries, particularly Scotland, Canada, Australia, U.S.A. (Whites), Norway, and Denmark show a trend of forming a peak around puberty, and a similar trend has been demonstrated by LEE, 1961, for young men in England around this age and attributed particularly to deaths from acute myeloid leukaemia among young men. Apart from this

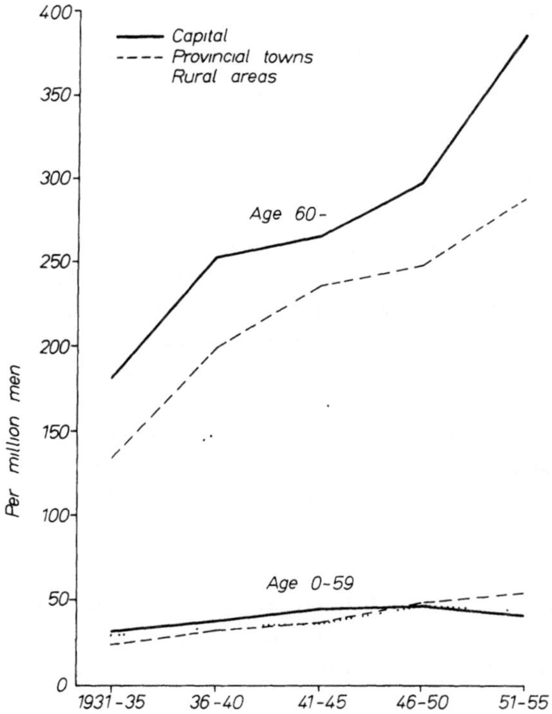

a

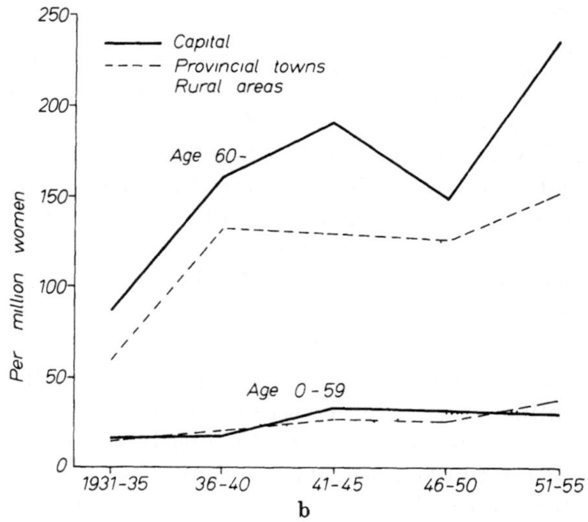

b

Figs. 10 a and b. Leukaemia. Denmark. Standardized Mortality Rates for Various Age Groups for periods of five years 1931 to 1955

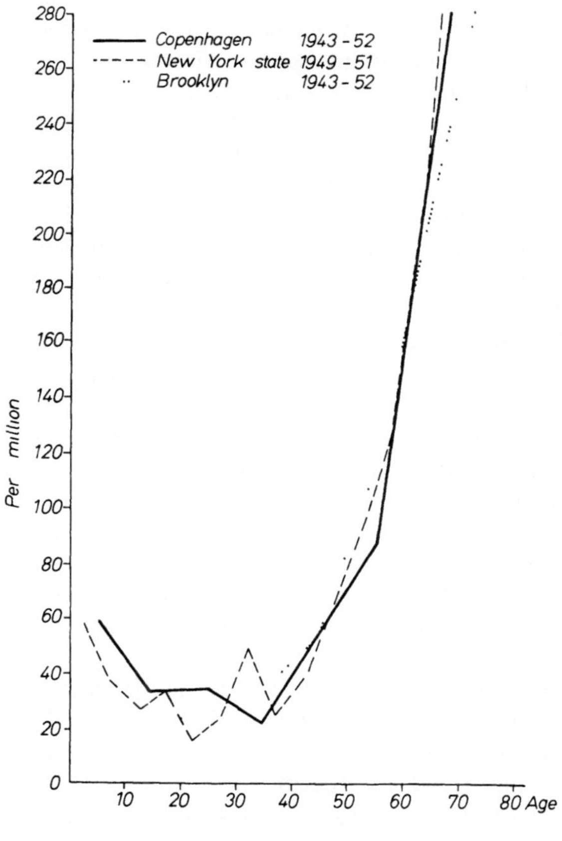

a

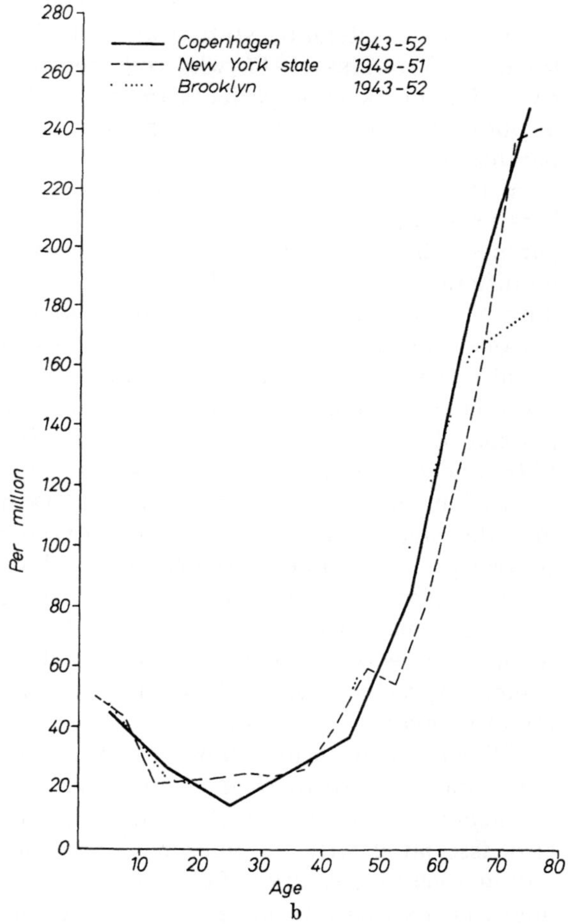

b

Fig. 11 a. Leukaemia, Men. Incidence rates at various ages for København 1943—1952, New York State excl. of New York City 1949—1951 and Brookly, 1943—1952 Fig. 11 b. Women irregularity in shape the age curves for most countries are, however, relatively similar up to the age of 50 years, with the exception of Japan, where lymphatic leukaemia is extremely rare.

Most international differences occur, however, among the old age groups. The highest rates are shown by the United States, Canada, Switzerland, and the Scandinavian countries, while Japan, Italy, and France have the lowest rates.

In explanation of this observation the present author analyzed the Danish data, where the secular curve for leukaemia deaths showed a slight rising trend, in contradistinction to the horizontal secular curve for mortality from leukaemia. It appeared as illustrated by Figs. 10a and b that the increase was limited to old groups aged beyond 60 years which seemed to suggest that medical care of old persons may have a significant influence on overall national rates.

On the other hand the justification of international comparison of incidence rates seems to emerge from the similarity in age distribution of incidence rates for leukaemia between København, upstate New York, and Brooklyn shown in Figs. 11a and b.

c) Children

The relatively high frequency of leukaemia in early childhood, reflected in the age curve by a peak for children aged under 5 years, has naturally inspired a number of studies with a view to possible pre-natal etiologic factors including genetical and radiological parameters.

a) Chromosomal aberrations

The first systematic statistical study in the genetical field of leukaemia was undertaken by VIDEBÆK, 1947, who collected information on malignant diseases among relatives of 209 leukaemia patients and in the families of 200 control probands. He succeeded in obtaining fairly complete information on the occurrence of malignant diseases among parents and siblings, as confirmed by BUSK's later comparison with mortality figures from 1948. For relatives more remote, cases among control families fell short of the numbers expected, and from a later review by BUSK from 1952 it appeared that when only parents, siblings, uncles, aunts, and grandparents are considered, VIDEBÆK's data show no difference in occurrence between relatives of patients and those of controls. His finding of a higher frequency of cancer among patients' families than in those of control persons may, as suggested by CLEMMESEN, 1949, and by BUSK, partly be explained by social differences between control and patients, families, but the latter does not explain the relatively high incidence among patients' relatives, demonstrated by BUSK by comparison of VIDEBÆK's data with general Danish data, and also reported by JACOBSEN, 1946, and by MORGANTI and CRESSERI, 1954.

Various other authors, particularly STEINBERG, 1960, were unable to find differences in leukaemia and cancer incidence between relatives of leukaemia patients and those of control probands, but it seemed that although heredity — in the ordinary sense of the term — played no significant part in the genesis of leukaemia the presence of some genetical component suggested itself by clinical observations. Thus, R. C. ANDERSON reported cases of leukaemia in families of children in 1951, and also case reports of leukaemia in twins suggested a genetic element, although systematic statistical studies found no evidence in favour.

Direct support came, however, from the demonstrations by NOWELL and HUNGERFORD and by BAIKIE *et al.*, from 1960 of chromosome aberrations in chronic myeloid leukaemia, combined with the reports of coincidence of leukaemia and Down's syndrome, also associated with chromosome aberrations, published by KRIVIT and GOOD, 1957, and in 1959 by LEJEUNE *et al.*, JACOBS *et al.*, and FORD *et al.* Finally, it seems worthy of note that exposure to ionizing irradiation may be followed by chromosomal aberrations as well as by leukaemia.

β) *African lymphosarcoma*

During the 1950'ies attention was turned to the frequent occurrence among African children of a characteristic lymphosarcoma, studied particularly by BURKITT, 1958, assisted in the pathology field by J. N. P. DAVIES and by D. H. WRIGHT.

This neoplasm often affects the jaw, but may be located to all organs. It shows its highest frequency among Bantu children, but it does occur at other age and among other races in Africa, and, more rarely elsewhere. In Africa it shows the highest frequency in a broad belt across the continent, limited in the North by the Sahara. More essential in the discussion of its distribution are the other delimitations: In the South the affected area includes the Congo, Tanzania, and Malawi, but it excludes Zambia and Rhodesia, and it has been emphasized that the disease seems particularly frequent in areas where temperature and humidity will favour the presence of mosquitos. However, there are exceptions to this general rule, since e.g. the lymphosarcoma does not seem particularly frequent in the lower districts around Leopoldville, where on the other hand the extermination of mosquitos seems particularly energetic.

The disease has been studied most intensely in Uganda, where BURKITT estimated the incidence at 1 per 100,000 with local findings reaching up to 6 among a population of about 100,000. No cases were under 3 years of age, and 75 per cent occurred before the age of ten; 98 per cent were under 20 years old.

It is clear that accurate delimitation of the occurrence of a disease in these regions is difficult to establish, and that the suggestion of a virus transmitted by mosquitos remains entirely hypothetical, the more since transfer of cells is difficult to exclude. It may also be recalled that histological distinction between lymphnodes affected with lymphosarcoma and lymphatic leukaemia is impossible, so that the borderline between the diseases may be difficult to draw, particularly since in rare cases African lymphosarcoma is reported to be accompanied with leukaemia in its latest stage. To the epidemiologist it seems noteworthy that other leukaemias are near to absent in Uganda, where the lymphosarcoma amounts to about half the malignant diseases in childhood, which e.g. in Denmark is the ratio for leukaemia. The question arises whether the African lymphosarcoma is anything more than a specific manifestation of leukaemia as such. (BURKITT and WRIGHT, 1963; O'CONNOR and DAVIES, 1960; DALLDORF, 1962.)

d) Ionizing radiation

The part played by radiation in the genesis of myeloid leukaemia was discovered by ZIEGLER who in 1906 claimed to have produced the disease in various animals by Roentgen rays. The extensive studies of later years have been reviewed extensively elsewhere, e.g. by a scientific *Committee on Atomic Radiation* under the United Nations in 1964 and by CLEMMESEN, 1965.

An increased occurrence of leukaemia among physicians employed in radiology has repeatedly been demonstrated in the United States, as by MARCH in 1944 and 1950, by HENSHAW and HAWKINS, 1944; ULRICH, 1946; DUBLIN and SPIEGELMAN, 1947; and by PELLER and PICK in 1952 and 1955. The increased incidence of myeloid leukaemia among the victims of the atomic explosions in Japan in 1945 has been studied over the years e.g. by TOMONAGA in 1962.

It seems that irradiation is more likely to induce myeloid than lymphatic leukaemia, and that it is not the isolated absence of lymphatic leukaemia in Japan which caused the excess of myeloid cases among the victims of irradiation from Nagasaki distributed with 51 acute cases to 7 chronic granulocytic cases.

Studies on persons irradiated as children for enlarged thymus by PIFER *et al.* and by TOYOOKA *et al.* from 1963 have suggested that the frequency of leukaemia was increased in some cases, but other authors, LATOURETTE and HODGES, 1959; CONTI *et al.*, 1960; SAENGER *et al.*, 1960, have failed to find such an effect. It was, nevertheless, demonstrated by Court-Brown and Doll, 1957, that men treated with irradiation for anchylosing spondylitis showed an increased incidence of leukaemia, particularly of myeloid type.

Contrarily, diagnostic radiation of pregnant women is unlikely to increase the incidence of leukaemia much more than 50 per cent above the national average, according to Court-Brown *et al.*, 1960; Mac Mahon and Newill, 1962. The reality of any increase in risk caused by other use of radiodiagnostics remains to be demonstrated.

e) Virus

Although cell-free transmission of leukaemia in fowl dates back to Ellermann and Bang, 1908, and has been followed by viral transmission of leukaemia in rodents, the part played by virus in human leukaemia is still under discussion. Support of the hypothesis of transfer has been found in the study of cattle leukaemia which, since the turn of the century, has spread westwards from East Prussia, gradually covering all Germany and a part of Sweden together with the eastern part of Denmark, although with considerable differences in incidence. Originally this spread was attributed to genetical factors, but intensive epidemiological studies e.g. by Bendixen, 1962, on Danish cattle have found the disease among various races of cattle. Furthermore, Bendixen found that occurrence of the lymphatic leukosis in a new herd was always preceded by the introduction of a cow from another herd already harbouring the disease, perhaps years in advance.

In contradistinction the epidemiologist studying human leukaemia has no evidence of great variations in incidence which might suggest a viral transfer, and even if theoretical virology supplies abundant hypotheses in explanation, it seems that such variations would facilitate the acceptance of viral transfer. Since children might be supposed to be particularly sensitive to a hypothetical virus, and since leukaemia is more frequent in early childhood than other neoplasms, the reports from recent years on grouped occurrence of leukaemia, particularly among children in certain places, will call for interest.

f) Groups of cases

In 1905 Arnsperger noticed three cases of myeloid leukaemia admitted in the surgical clinic in Heidelberg all from a limited area in the lower Enz valley between Pforzheim and Mühlacker. Here he found two more patients alive and local physicians knew about further six deaths, of which at least four could be assumed to be due to leukaemia, while the diagnosis was more uncertain in two cases.

The first report on topographical distribution of leukaemia, by Gram and Rob. Nielsen dates from Denmark 1932 and serves to illustrate the problems involved in the discussion of groups of cases of leukaemia. While Denmark and its rural areas showed mortality rates of 1.8 and 1.6 per 100,000 respectively, the highest value occurred in the Isle of Taasinge showing 10.4, which, however may appear as less impressive when expressed as the factual value of 4 deaths among 4,277 inhabitants. The authors noted, although with due caution, that Fjends medical district showed a rate of 4 per 100,000, or 12 fatal cases among 32,951 inhabitants, reported by 8 different physicians. The opposite extreme was the Isle of Bornholm with but 0.2 deaths per 100,000 people.

It is only fair to state that the two authors did not comment on the significance of these findings, but in view of modern publications in this field it may not seem unjustified to ask, what one should think of an island with 1000 inhabitants and one death from leukaemia.

In reviewing this category of statistical reports it seems desirable to distinguish between observations of groups of cases resulting from an overall analysis of a larger area, as Gram and Nielsen's, and those observations which — like Arnsperger's — arise from noticing simultaneous cases in a narrower neighbourhood. While it is important not to disregard observations that may provide a clue in our search for a common aetiology, it will be equally important to realize that our knowledge of statistical variation in small numbers is limited, but that the failure of demonstration of statistically significant differences, like in the genetical statistics, will not exclude the existence of a medical causal factor, after exclusion of the aetiological factors discussed in the beginning of this chapter.

Following the registration of malignant neoplasias in Denmark CLEMMESEN *et al.* in 1952 failed to find significant differences in the occurrence of leukaemia with the methods they employed, but saw an agglomeration of 9 cases of Hodgkin's disease in the Isle of Mors and surrounding beaches during two years while the islands of Møen and Falster had no case among their population.

It seems that agglomerations of cases are somewhat evasive, and may have a tendency to disappear with the introduction of accurate methods, as marrow puncture and registration, but this impression may be unjustified:

KELLETT studying the region around Newcastle in 1937 found that out of 11 cases classified as myeloblastic 5 occurred within a population of 700,000 out of a total of 1.75 million, and three of the remaining cases were seen in a village with 29,418 inhabitants. Here it seems worth underlining that the use of the various diagnostic designations as well as diagnostic ability are not distributed according to chance alone. Also modern studies of this kind will often fail to give information on the occurrence of lymphosarcoma and reticulosarcomas, which, being related to lymphatic leukaemia may influence the picture simply through factors determining the appearance of one or other variant or merely through differences in terms.

Still, informative experience has been collected by EILEEN WOOD who in 1960 reported from Cornwall that since 1948 she had found the overall incidence of acute leukaemia at 0.5 per 10,000 or about the same as in the rest of England. In an area comprising two thirds of the county two halves of approximately 116,000 inhabitants each showed 81 and 130 cases respectively, but this tendency persisted to less extent with improved diagnostic facilities. Also some of WOOD's observations on the personal level are characteristic of this field of study:

In one bakery two cases occurred within a few months — one acute myeloid, the other chronic. In each of two isolated villages two cases occurred in the same street and within a few yards of each other. In Newquay two cases occurred in opposite houses in the same street, and two cases of reticulosarcoma were diagnosed nearby. Here, no fewer than 17 out of 20 cases were located within a radius of half a mile, and incidence had in 1963 risen to 1.4 per 10,000. The cases were of varied type and usually seen in old people while the incidence in very young children was low.

EILEEN WOOD was hesitant to advance any theory that grouped occurrence would necessarily be due to aetiological factors, and some contribution to an explanation may be sought in the statement by SWAN from 1963 who had seen a trend of focal distribution of acute cases, while chronic lymphatic leukaemia apparently was scattered at random — just what might be expected if acute cases among the elderly have a tendency to pass unnoticed unless special attention is paid to them.

The distribution of old people in a town and the attention turned to cases among them may therefore have to be considered in the analysis of grouped occurrence of cases.

A more rational approach has been attempted during later years on the basis of statistical evaluation.

PINKEL and NEFZGER, 1959, and PINKEL, DOWD and BROSS, 1960, developed a test for the statistical evaluation of pairs of cases temporally and spacially and found a close relationship with a frequency of suggestive significance for leukaemia but it is not clear whether they were working in a community with differences in risk between the well-to-do and the poorer sections.

In England KNOX, 1964, analyzed the occurrence of leukaemia with onset before the 15th birthday in part of the Northern counties, paying attention to the distance between cases in space and time. Based on 185 cases he found a seasonal variation with a summer peak for both urban and rural cases. There was a high risk for children living in larger towns for myeloblastic cases and for lymphoblastic cases over 6 years old. In addition KNOX found evidence of a space-time interaction affecting lymphoblastic leukaemias of young children such that pairs of cases occurring within 60 days and within 1 km of each other were unduly frequent.

In a later study from Oregon MEIGHAN and KNOX in 1965 analyzed 258 cases of childhood leukaemia occurring from 1950 through 1961. There was no overall spatial concentration and no seasonal variation, but by computer analysis of 69 cases from the City of Portland and its environs the authors found an excessive number of pairs of cases closer than 250 days apart and closer than 4 km on the map.

Table 25. *Data on four clusters of leukaemia cases* (HEATH and MANNING, 1964)

Community	Estimated population under age 15	No. of cases		Age (years.)	Sex	Onset
		Expected[1]	Observed			
Waldwick and vicinity, New Jersey	8,000 (1955)	0.3	4	3	F	May–July, 1956
				4	M	June, 1956
				6	F	June, 1956
				3	F	June, 1956
Cheyenne, Wyoming .	15,000 (1960)	0.6	4	5	M	March, 1956
				12	F	April–May, 1956
				7	M	December, 1956
				2	M	January, 1957
Chicago, Illinois . . .	3,000 (1960)	0.4	4	8	M	August, 1957
				3	M	September, 1959
				4	F	June, 1960
				5	F	June, 1960
Louisville, Illinois . .	300 (1960)	0.1	2	6	M	September–November, 1960
				9	M	January–March, 1961

[1] Based on 1955 mortality-rate for leukaemia in white persons under 15 years of age in the United States (3.94 cases per 100,000) (National Cancer Institute Monograph no. 6, Part II. Washington, D.C., 1961).

MEIGHAN and KNOX found that this provided evidence of a tendency to grouped occurrence in a category of patients for which no prior impression of this kind had been evident on inspection. They pointed out that grouping due to inequalities of population density is purely spatial, but it may be equally significant that other than biological factors like variation in medical attention may work in favour of temporal grouping. Furthermore, the lines of communication between persons in a modern industrialized community may tend to make distances as measured on the map quite irrelevant as a reciprocate measure of contact.

A final example of this kind of study is the paper by EDERER, MYERS and MANTEL from 1964, based on 333 leukaemia cases from Connecticut occurring during 1945—1959 in children aged under 15 years. During the period analyzed the annual data showed a clear upward trend, and monthly data suggested a mild seasonal pattern with the trend of a winter excess.

As a unit of space the authors chose the Connecticut town (in 1950 half of these towns had less than 3,000 inhabitants) and as time unit they took the calendar year, since a smaller unit would require correction for seasonal variation.

The authors emphasized the limited applicability of their data, and restricted themselves to concluding that with the method used, they had not succeeded in demonstrating any tendency for grouped occurrence of leukaemia in Connecticut children.

In contradistinction to these statistical deliberations some studies based on medical observation of smaller numbers have called for attention, and should not be disregarded because they in time may contribute to the choice of the right statistical methods. An impression of these papers may be had from a review given by HEATH, MANNING and ZELKOWITZ in 1964.

It may be concluded from the situation reviewed that the theory on variations of small numbers is still inadequately developed, but also our medical data are inadequate, with regard to lack of information on occurrence of lymphosarcoma, reticulosarcoma, and related diseases, not to speak of the background of infectious mononucleosis or cattle leukaemia in the populations concerned. Gradually, however, we begin to gain knowledge, how these studies should not be planned.

IV. Therapeutic statistics

Therapeutic centres, which alone are capable of ensuring uniformity in methods of treatment within the material presented, form the natural units for presentation of statistics on therapeutical results. However, public health interests or administrative aspects may make it desirable that more comprehensive statistics are collected, so that special analysis with regard to the uniformity of therapy may be necessary.

In the presentation of results of treatment it is of primary importance that all basic figures are given so as to open other workers an easy access to comparison with their results. Thus, the fundamental figure is the total for patients seen, whether treated or not, whether treated locally or referred to other units. Specification for the subgroups will delimit the test material in the stricter sense. Clearly, figures for patients not previously treated should be kept apart from those indicating cases of recurrence, or patients treated previously for malignant neoplasm of different site.

As in all other statistics on cancer it is important to know the degree of certainty of diagnosis. It should be stated whether the latter is based on autopsy by surgical operation or post mortem, or verified by histological or cytological examination, by radiography or otherwise. It may also be of significance whether histological examination was made of the primary or of metastases. Proposals for categories for such subdivisions have been worked out for bronchial carcinoma by the UICC Symposium in Louvain 1952, and for gastrointestinal cancers by the Symposium in København 1958. They are easily adjusted for cancers of other sites. It should be pointed out that although it is desirable that histological examination be carried out in all cases, it is equally important that therapeutic statistics include all cases whether thus verified or not, in order to avoid selection. For special purposes the cases not histologically verified may then later be studied separately.

It will be clear to all clinical workers in cancer that because the prognosis of malignant diseases is heavily dependant on the extension of the malignant lesion when therapy is first applied, information on this point, i.e. the so-called stage of the tumour will be necessary in order to ensure some degree of comparability. On the other hand it should be realized that complete uniformity of staging may be difficult to achieve, and that even within the various stages other factors, as for instance histological structure, may tend to cause differences in prognosis.

The difficulties in staging vary with the site, and will have to be considered separately for each. In general it may be said that the term "stage 0" is sometimes used in order to signify the so-called carcinoma in situ, by which is usually meant malignant changes of the epithelium. Stage I will usually signify malignant lesions limited to the immediate surroundings of the mucosa, and the following stages will show the degree in which the wider anatomical environment has been affected. Involvement of regional lymph nodes, and distant metastases in remote nodes and other organs represent the last stages.

The proposals of DENOIX to signify separately the extension of the tumour by designations T_1, T_2, T_3 and of lymph nodes by N_1, N_2, N_3, provides for combinations of findings, which have presented difficulties to previous systems.

It would seem clear that staging should be made at the earliest possible point of time of the hospital stay, if possible immediately after the first diagnosis has been made, but often the consequences of this statistical necessary are not drawn. To the radiologist it may be easy to realize that his staging has to rely on his palpation findings of enlarged lymph nodes, but to the surgeon, who at a later stage has had the opportunity to adjust his staging by palpation or biopsy of nodes accessible only on operation, it would be meaningless to compare various methods of operation, based on staging later disowned by histology.

For these reasons, it will be necessary to distinguish between the staging when first seen, and the so-called "surgical" or "pathology" staging, each of which will be useful for various purposes.

The follow-up of patients treated for cancer is practised in many ways, necessarily varying with the structure of the communities in which they are carried out, but sometimes different between hospitals in the same city. Fundamental is that the number of patients who are lost sight of should be kept as small as at all possible. The same applies to the number of patients whose condition is uncertain, which should be kept so small that it makes no appreciable difference what assumption is made about them.

Some of the basic notions of follow-up studies have been clearly illustrated by BRADFORD HILL in his "Principles of Medical Statistics"[1] with a constructed example:

Table 26. *Results of treatment (hypothetical figures)*

Year of treatment	No. of patients treated	Number alive on each anniversary (none lost sight of)				
		1st	2nd	3rd	4th	5th
1931	62	58	51	46	45	42
1932	39	36	33	31	28	—
1933	47	45	41	38	—	—
1934	58	53	48	—	—	—
1935	42	40	—	—	—	—
Total	248	232	173	115	73	42

It is assumed that treatment was begun in 1931, and that patients were followed to the end of 1936, without loss to sight of anyone.

The patients alive at the end of the first year of observation were $58 + 36 + 45 + 53 + 40 = 232$, and the probability of surviving the first year after treatment is, therefore, $232/248 = 0.94$, which means that 94% survived out of 248 patients treated.

In computing the survival rate of the second year we should exclude from the 232 survivors those 40 from 1935, of whose second year we cannot know anything at the time of observation, which gives 192 as the number exposed to dying in the second year. The numbers alive at the end of the second year are $51 + 33 + 41 + 48 = 173$ and the probability of surviving throughout the second year is therefore $173/192 = 0.90$.

For practical purposes the survival rate for two years will, however, be more useful. In our example it amounts to $173/206 = 0.84$, patients treated in 1935 having to be left out of consideration.

[1] Lancet, London, 1945.

The meaning and usage of some common designations will appear from another of BRADFORD HILL's examples:

Table 27. *Results of treatment in life table form*

Year after treatment	Probability of surviving each year	Probability of dying in each year	Number alive on each anniversary out of 1,000 patients	Number dying during each year
x (1)	p_x (2)	q_x (3)	l_x (4)	d_x (5)
0	0.94	0.06	1,000	60
1	0.90	0.10	940	94
2	0.92	0.08	846	68
3	0.95	0.05	778	39
4	0.93	0.07	739	52
5	—	—	687	—

Here the probabilities of surviving each successive year have been tabulated as the values denoted by p_x in column (2). The probabilities of not surviving in each year after treatment, q_x is immediately obtained by subtracting p_x from 1. Out of, for instance, 1000 patients as given in the l_x column 94 per cent will survive the first year and 6 per cent will die.

The average duration of life so far lived by the patients is obtained as follows: 687 of the imaginary 1000 live the whole 5 years. On the average it may be assumed that those who died lived half a year in the year in which they died so that 60 lived only half a year after treatment, 94 lived a year and a half, 68 lived two years and a half etc. The calculation of the average length of life is therefore, as far as the experience of the example extends: $(687 \times 5 + 60 \times 0.5 + 94 \times 1.5 + 68 \times 2.5 + 39 \times 3.5 + 52 \times 4.5)/1000 = 4.15$ years.

The technical difficulties involved by the number of patients who are lost sight of, or whose condition is uncertain, have caused the formulation of various formulas, none of which are perfectly satisfactory from both theoretical and practical aspects. Nevertheless, it is important that the same formulas are applied as extensively as possible and the following have been mentioned in the recommendations of the subcommittee on cancer statistics of the W.H.O.

For the calculation of the rates, the condition of each patient at the end of each 12-month period should be recorded and tabulated as follows:

A = number known to be alive

A_0 — with no evidence of the disease
A_c — with cancer present
A_x — with presence of cancer uncertain

D = number known to be dead

D_0 — with no evidence of the disease
D_c — with cancer present
D_x — with presence of cancer uncertain at death

L = number untraced at end of year.

The survival-rates for each of the periods considered should be defined as follows:

Crude survival-rate is the number of persons known to be alive at the end of the period divided by the total number who were alive at the beginning of this period.

$$SR_{\text{cru}} = \frac{A}{A+D+L}$$

There are, of course, different methods of correcting the crude rate to allow for natural mortality, of which the following is one:

Corrected survival-rate is the crude rate as defined above divided by the probability of not dying within a compatable period from any cause other than cancer of the site in question, in a population having the same age distribution as the patients comprising the group. For most sites, this probability (p) does not usually differ appreciably from the probality of not dying from any cause.

$$SR_{\text{cor}} = \frac{SR_{\text{cru}}}{p}$$

The practical computation of the corrected survival rate may be illustrated by the following example based on the material from BENT SØRENSEN's monograph: Late Results of Radium Therapy in Cervical Carcinoma[1]. Observed and computed survival for 792 cases of cervical carcinoma treated by radium:

Table 28

Years after treatment	A Survivors	D Deaths in one year	$L = O$ Untraced cases at end of year	SR_{cru}	p General mortality	SR_{cor}
0	798	—	—	—	1.000	—
1	664	129	5	0.832	0.987	0.843
2	419	244	1	0.525	0.972	0.540
3	288	131	—	0.361	0.958	0.377
4	234	54	—	0.293	0.943	0.311
5	201	33	—	0.252	0.927	0.272
.						
.						
9	152	4	—	0.190		
10	146	6	—	0.183	0.837	0.219
.						
.						
14	127	0	—	0.159		
15	117	10	—	0.147	0.730	0.201
.						
.						
24	71	5	—	0.089		
25	65	6	—	0.081	0.487	0.166

Crude apparent-recovery rate in the first year from the starting point is the number of persons alive *with no evidence of the disease* at the end of 12 months, divided by the total number who were alive at the start.

$$RR_{\text{cru}} = \frac{A_0}{A+D+L}$$

For periods of two, three, or five years the denominator of the fraction is the same as that used at the end of the first year; but for annual intervals after five years it is changed to the number alive with no evidence of the disease at the beginning of the interval.

There are also different methods for adjusting the crude apparent-recovery rate, of which the following is one:

Adjusted apparent-recovery rate in the first year is the crude rate as defined above modified to allow for the patients whose condition at the end of the interval was uncertain, and to allow for the duration of life with no evidence of the disease experienced during the 12 months by those who died:

$$RR_{\text{adj}} = \frac{A_0\left(1+\frac{A_x}{A_0+A_c}+\frac{D_0}{2}\right)\left(1+\frac{D_x+L}{D_0+D_c}\right)}{A+D+L}.$$

[1] Acta Radiologica, Supplementum No. 169, 1958.

For periods after the first year, proceed as for the crude rate.

Many different methods can be suggested for adjusting the crude apparent-recovery rate, but all are necessarily imperfect and open to some criticism.

The computation of the standard error in relation to probabilities or rates like in the present cases, is usually carried out as follows:

If the probability (or survival rate) is designed as p, the standard error for p will be $\sqrt{\frac{p\,(1-p)}{n}}$ n indicating the number of persons involved.

For the comparison of two probabilities p_1 and p_2 (with corresponding values n_1 and n_2) the standard error on the difference $p_1 - p_2$ should first be computed. As a basis we use the value $p = \frac{n_1 p_1 + n_2 p_2}{n_1 + n_2}$.

The standard error of the difference is then: $\sqrt{p\,(1-p)\left(\frac{1}{n_1} + \frac{1}{n_2}\right)}$.

If the difference observed is divided with this standard error the result (t) will indicate, whether the difference is statistically significant. If the value for t exceeds 1.96, the difference is significant with regard to the 5% level of significance, while values over 2.58 mean significance with regard to the 1% level, and values over 3.29 significance with regard to the 0.1% level.

Prerequisite to this procedure is first that the value of n is sufficiently high, which usually is the case if $np\,(l-p)$ exceeds 9. Furthermore, the probability of death should be about the same for the subgroups into which the patients may be divided. This will usually not be the case, unless staging of cases has been performed. In some cases very old persons will have a considerably higher chance of dying than the rest, which complicates computations considerably.

Intervals for follow-up

It was pointed out by the W.H.O. subcommittee of cancer statistics, that although it may he useful in some cases to record the five-year survival and apparent recovery rates this does not necessarily apply to all forms of cancer. In fact it is in the interest of patients that an annual follow-up takes place especially in the years immediately following treatment.

A useful review of methodology in survival rate studies was given by Cutler, Ederer, Griswold and Greenberg in 1959. Cutler and Ederer later applied their methods practically in their monograph from 1961 on End Results and Mortality trends in Cancer. A most useful pattern for survival rate studies is also provided by Breslow and Milmore's report on cancer registration and survival in California.

Although it is possible to use the various complicated methods for computation by mechanical means, it follows from the rapid development in electronic computation that large scale comparisons of results has now come within reach. A first attempt at coordination of data from a number of countries was presented in the report from 1964 of a symposium held at Sandefjord, Norway the previous year.

V. Future

During the last few decades the development in cancer statistics has been rapid. Although it may seem unlikely that this development will carry on with the same speed there cannot be much doubt that the continuous addition of new chemicals to our environment, and the rapid contamination on a global scale after the 1939—1945 war, will make it necessary for public health services to follow cancer incidence with attention, and through careful statistical analysis.

A second task consists in comparison of data for patients with neoplasms of various sites and carefully selected control groups with a view to study of the effect of single suspected factors.

Finally, it is to be hoped that the opportunity of statistical analysis of data collected during the search for pre-invasive lesions will not be missed, but that the planning of such efforts will be made with attention to strict delimination between dysplasias, pre-invasive and invasive lesions. Only in this way, will we be in a position to draw the full value from the experience of the past, when we practically change our definition of "cancer" to the stages open to treatment.

References

ABBATUCCI: L'enigme de Sainte-Helene; Napoleon est'il mort d'un cancer. Scalpel (Brux.) **86**, 1040—1043 (1933). Cit. Abstr. Amer. J. Canc. **28**, 980 (1934.)

ADLER, I.: Primary malignant growths of the lungs and bronchi. Longmans, Green & Co., New York, 1912.

Advisory Committee to the U.S. Surgeon General on Smoking and Health. U.S. Dept. Health, Educ. & Welfare. P.H.S. Publ. no. 1103, 1964.

ALLEN, E., and W. U. GARDNER: Cancer of the cervix, of the uterus in hybrid mice following long-continued administration of estrogen. Cancer Res. **1**, 359—366 (1941).

ANDERSON, E., S. REED, R. HUSEBY, and C. OLIVER: Possible relationship between menopause and age at onset of breast cancer. Cancer (Philad.) **3**, 410—414 (1950).

ANDERSON, E., H. O. GOODMANN, and S. C. REED: Variables related to human breast cancer. A study from the Dight institute of human genetics. Minneapolis: University of Minnesota Press 1958.

ANDERSON, R. C.: Familial leukemia. A report of leukemia in five siblings. Amer. J. Dis. Child. **81**, 313—322 (1951).

ARMITAGE, P., and R. DOLL: The age distribution of cancer and a multiple-stage theory of Carcinogenesis. Brit. J. Cancer 8, 1—12 (1954).

ARNSPERGER, L.: Endemisches Auftreten von myeloider Leukämie. Münch. med. Wschr. **56**, 9—11 (1905).

ASK-UPMARK, E.: On the incidence of primary malignant tumours of the lung. Acta path. microbiol. scand. **9**. 159—198 (1932).

BAIKIE, A. G., W. M. COURT-BROWN, K. E. BUCKTON, D. G. HARNDEN, P. A. JACOBS, and I. M. TOUGH: A possible specific chromosome anormality in human chronic myeloid leukaemia. Nature (Lond.) **188**, 1165—1166 (1960).

BASHFORD, E. F.: Heredity in cancer. Lancet **1908** II, 1508—1512.

—, and J. A. MURRAY: The statistical investigation of cancer. 2. Scientific Report of the Imperial Cancer Research Fund, London, No 2, 1—55, 1905.

BAYES, O. A. M. HARDY, and A. M. AGNEW: Carcinoma of the cervix in an infant. Amer. J. Obstet. Gynec. **72**, 1353—1356 (1965).

BELOTE, G. H.: The association of cancer and syphilis as determined by positive serology. Amer. J. Syph. **15**, 372—375 (1931).

BENDIXEN, H. J.: Studies of leukosis enzootica bovis. U.S. Publ. Health Serv. Publ. No 1422. Washington D. C. (1965).

— Undersøgelser over Leukosis enzootica bovis. Thesis København 1962.

BERMAN, C.: Primary carcinoma on the liver. A study of incidence, clinical manifestations, pathology and aetiology, p. 19—48. London: H. K. Lewis & Co. Ltd. 1951.

— The clinical aspects, diagnosis and therapy of primary liver cancer. Acta Un. Int. Cancr. **4**, 669—677 (1957).

— Primary cancer of the liver in Africa. Cancer (Philad.) **3**, 228—239 (1958).

BOLDUAN, C., and L. WEINER: Causes of death among jews in New York City. New. Engl. J. Med. **208**, 407—416 (1933).

BONSER, G.: The incidence of intrathoracic tumours in Leeds. Brit. J. Hyg. **34**, 218—234 (1934).

— The incidence of intrathoracic cancer in Great Britain with special reference to Leeds. Acta Un. int. Cancr. **3**, 119—126 (1938).

BOUISSON: Du cancer buccal chez les fumeurs. Montpellier méd. J. **2**, 539—599; **3**, 19—41 (1859).

BOYES, D. A., H. K. FIDLER, and D. R. LOCK: Significance of in situ carcinoma of the uterine cervix. Brit. med. J. **1962 I**, 203—205.

BRADFORD HILL, A.: Principles of medical statistics. London: Lancet Limited 1945.

BRAITHWAITE: Excess of salt in the diet a possible factor in the causation of cancer. Lancet **1901 II**, 1578.

BRANDT, M.: Zur Pathogenese des primären Lungenkrebses. Dtsch. med. Wschr. **53**, 1824 (1927).

BRESLOW, L., L. M. HOAGLIN, G. RASMUSSEN, and H. K. ABRAMS: Occupations and cigarette smoking as factors in lung cancer. Amer. J. publ. Hlth **44**, 171—181 (1954).

—, and B. K. MILMORE: Cancer registration and survival in California. Calif. Dept. Publ. Health 1963.

BRINKMANN, H.: Statistische Uebersicht über 108 Fälle von primären Bronchial- und Lungenkarzinom, nebst einem Fall von Bronchus-Karzinom mit tödlicher Arrosion der Arteria pulmonalis. Leipzig: Emil Lehmann 1914.

BRØBECK, O.: Heredity in cancer uteri. Aarhus: Universitetsforlaget 1949.

BROSS, I. D.: Statistical criticism. Cancer (Philad.) **13**, 394—400 (1960).

Brown, J. W., and Mohan Lal: An inquiry into the relation between social status and cancer mortality. J. Hyg. (Lond.) **14**, 186—200 (1914).

Bryans, F. E., D. A. Boyes, and H. K. Fidler: The influence of a cytological screening program upon the incidence of invasive squamous cell carcinoma of the cervix in British Columbia. Amer. J. Obstet. Gynec. **88**, 898—906 (1964).

— D. E. Boyes, J. R. Boyd, and H. K. Fidler: The cytology program in British Columbia. III. Management of preclinical carcinoma of the cervix. Canad. med. Ass. J. **90**, 62—70 (1964).

Bucalossi, P., and U. Veronesi: Some observation on cancer of the breast in mothers and daughters. Brit. J. Cancer **11**, 337—347 (1957).

— — e A. Pandolfi: Il problema dell'ereditarieta neoplastica nell'uomo. 2 Il cancro della mamella. Tumori, 40: 365—402, 1954.

— — — Il problema dell'ereditarieta neoplastica nell'uomo. 3. Il cancro dell'utero. Tumori **42**, 664—702 (1956).

Burkitt, D.: A sarcoma involving the jaws in African children. Brit. J. Surg. **46**, 218—223 (1958).

—, and D. H. Wright: A lymphoma syndrome in tropical Africa. In: Richter and Epstein, Rev. Exp. Path., vol. 2. New York: Academic Press 1963.

Busk, T.: Some observations on heredity in breast cancer and leukemia. Ann. Eugen. (Lond.) **14**, 213—229 (1948).

— Genetical studies in leukemia. Proceedings of the Second National Cancer Conference **2**, 1087—1101 (1952).

—, and J. Clemmesen: The frequencies of left- and right-sided breast cancer. Brit. J. Cancer **1**, 345—351 (1947).

— — and A. Nielsen: Twin studies and other genetical investigations in the Danish cancer registry. Brit. J. Cancer **2**, 156—163 (1948).

Campbell, J. M., and J. Clemmesen: Benzpyrene and other polycyclic hydrocarbons in the air of Copenhagen. Dan. med. Bull. **3**, 205—211 (1956).

Case, R. A. M.: Incidence of death from tumours of the urinary bladder. Brit. J. prev. soc. Med. **7**, 14—19 (1953).

— Cohort analysis of mortality rates as an historical or narrative technique. Brit. J. prev. soc. Med. **10**, 59—171 (1956).

— Cohort analysis of cancer mortality in England and Wales 1911—1954 by site and sex. Brit. J. prev. soc. Med. **10**, 172—199 (1956).

— Comparison of mortality in selected countries, p. 20—27, 346—348. In: Wallace, Tumours of the bladder. Edinburgh and London: Livingstone 1959.

— Cancer research. Lancet **1964** II, 309—310.

—, and M. E. Hosker: Tumour of the urinary bladder as an occupational disease in the rubber industry in England and Wales. Brit. J. prev. soc. Med. **8**, 39—50 (1954).

— — D. B. McDonald, and J. T. Pearson: Tumours of the urinary bladder in workmen etc. I. Brit. J. industr. Med. **11**, 75—104 (1954).

—, and J. T. Pearson: Tumours of the urinary bladder in workmen etc. II Brit. J. industr. Med. **11**, 213—216 (1954).

Casper, J.: Incidence of uterine cancer among different ethnic groups. Schweiz. Z. Path. **18**, 764—774 (1955).

— Rates of uterine cancers in Jewish women in Israel and New York City. Acta Un. int. Cancr. **16**, 1686—1688 (1960) and Program of 7th internat. Cancer Congr., Lond. 1958.

Christopherson, W. M., and J. E. Parker: A study of the relative frequency of carcinoma of the cervix in the negro. Cancer (Philad.) **13**, 711—713 (1960).

— —, and J. C. Drye: Control of cervical cancer. J. Amer. med. Ass. **182**, 179—182 (1962).

Clemmesen, J.: Cancer and occupation in Denmark 1935—1939. København: Nyt Nordisk Forlag — Arnold Busck 1941.

— Cancer registration, problems and results. Acta path. microbiol. scand. **25**, 26—33 (1947).

— Carcinoma of the breast. 1. Results from statistical research. Brit. J. Radiol. **21**, 583—590 (1948).

— The status of genetical studies in human cancer. Brit. J. Cancer **3**, 474—484 (1949).

— On the etiology of some human cancers. J. nat. Cancer Inst. **12**, 1—21 (1951).

— On the interrelation between mammary and uterine cancer. Schweiz. Z. Path. **18**, 717—722 (1955).

— Radiotherapy and statistics. Indian J. Radiol. Souvenir No 1—4 (1956).

— Endemiology of cancer in Denmark. In: Raven, Cancer, vol. 3, p. 240—261. London: Butterworth & Co. Ltd. 1958.

— The use of statistics in the etiological study of malignant neoplasms. In: Richter and Epstein: Internat. Rev. Exper. Path. vol. 2, p. 139—197. New York and London: Academic Press 1963.

— Statistical studies in the aetiology of malignant neoplasms. Acta path. microbiol. scand. Suppl. 174 I, II (1965).

— T. Busk, and A. Nielsen: Age distribution figures for malignant diseases in Denmark 1942—1944. Acta radiol. (Stockh.) **31**, 51—59 (1949).

— — — The topographical distribution of leukemia and Hodgkin's disease in Denmark 1942—1946. Acta radiol. (Stockh.) **37**, 223—230 (1952).

—, u. M. Lindhardt: Kræfttællingen af 15. Februar 1943. Medicinalberetningen for Kongeriget Danmark for 1945.

— K. Lockwood, and A. Nielsen: Smoking habits of patients with papilloma of urinary bladder. Dan. med. Bull. **5**, 123—128 (1958).

—, and A. Nielsen: The social distribution of cancer in Copenhagen 1943 to 1947. Brit. J. Cancer **5**, 159—171 (1951). (See also Acta Un. int. Cancr. Rep. Cancer Congr. 1950.)

— — The incidence of malignant diseases in Denmark 1943 to 1947. Age distribution figures for Cancer in Danish towns and country 1943 to 1947. Acta Un. int. Cancr. **8**, 140—180 (1952).

— — The geographical and racial distribution of cancer of the lung. Transactions of the 5th Meeting of the Internat. Society of Geographical Pathology, Washington 6th—11th September, 1954. Schweiz. Z. allg. Path. **18**, 803—819 (1955).

CLEMMESEN, J., and A. NIELSEN: Cancer incidence in Denmark 1943 to 1953. II. Tumours of urinary system and prostate. Dan. med. Bull. **3**, 36—43 (1956).

— — Cancer incidence in Denmark 1943 to 1953. III. Number of cases in the whole country. Dan. med. Bull. **3**, 249—253 (1956).

— —, and E. JENSEN: The increase in incidence of carcinoma of the lung in Denmark, 1931 to 1950. Brit. J. Cancer **7**, 1—9 (1953).

— — — Mortality and incidence of cancer of the lung in Denmark and some other countries. Acta Un. int. Cancr. **9**, 603—636 (1953).

— —, and K. LOCKWOOD: Mortality rates for cancer of urinary bladder in various countries. Brit. J. Cancer **11**, 1—7 (1957).

—, and J. SØRENSEN: Malign. neopl. of Hæmopoietic and connective tissues in var. countries. Cancer incidence in Denmark 1943—1953. V. Dan. med. Bull. **5**, 73—123 (1958).

— — Carcinomas of the digestive system in Denmark 1943—1956. Cancer incidence in Denmark VI. Dan. med. Bull. **6**, 138—175 (1959).

COHART, E. M.: Socioeconomic distribution of stomach cancer in New Haven. Cancer (Philad.) **7**, 455—461 (1954).

— Socioeconomic distribution of cancer of female sex organs in New Haven. Cancer (Philad.) **8**, 34—41 (1955).

CONTI, E. A., G. D. PATTON, and J. E. CONTI: Present health of children given X-ray treatment to the anterior mediastinum in infancy. Radiology **74**, 386—391 (1960).

CORNFIELD, J., W. HAENSZEL, E. C. HAMMOND, A.M. LILIENFELD, M. B. SHIMKIN, and E. L. WYNDER: Smoking and lung cancer: Recent evidence and a discussion of some questions. J. nat. Cancer Inst. **22**, 173—203 (1959).

COURT-BROWN, W. M., and R. DOLL: The hazards to man of nuclear and allied radiations. Rep. Med. Res. Council. H. M. Stat. Office. London 1956

— — Leukaemia and aplastic amaemia in patients irradiated for ankylosing spondylitis. Med. Res. Counc. Spec. Rep. 295. H. M. Stat. Off. Lond. 1957.

— — A prospective study of the leukæmia mortality of children exposed to ante-natal diagnostic radiography. Proc. roy. Soc. Med. **53**, 761—762 (1960).

CRAMER, W.: The importance of statistical investigations in the campaign against cancer. Rep. Sec. intern. Cancer Congr. Ligue Nat. Belg. c. Cancer, Bruxelles **1**, 441—459 (1936).

— On the origin of cancer. Brit. med. J. **1938 I**, 829.

CUTLER, S. J., and F. EDERER: End results and mortality trends in cancer. U.S. Nat. Cancer Inst. Monogr. No 6, J. Nat. Cancer Inst. 1961.

— — M. H. GRISWOLD, and R. A. GREENBERG: Survival of breast cancer patients in Connecticut 1935—1954. J. nat. Cancer Inst. **23**, 1137—1156 (1959).

— — — — Survival of patients with uterine cancer, Connecticut 1935—1954. J. nat. Cancer Inst. **24**, 519—539 (1960).

DALLDORF, G.: Lymphomas of African children. J. Amer. med. Ass. **181**, 1026—1028 (1962).

D'ARCY POWER: On cancer of the tongue. Bradshaw Lecture. Brit. J. Surg. **6**, 336—350 (1918).

— Cancer of the tongue. Brit. med. J. **1919 I**, 37—38.

DARGENT, M.: Donnees Etiologiques concernant le Cancer du Sein. Presse méd. **47**, 561—564 (1948).

DEELMAN, H. T.: Brustdrüsenkrebs und Ehe. Z. Krebsforsch. **17**, 164—171 (1920).

DENOIX, P.: Multiplicate des cancers du sein chez la femme. Proc. Sympos. Mammary Cancer. Perugia 1959, p. 285—301.

—, et M. MOINE: Relations entre l'activite geniale et la frequence des décès par cancer de l'uterus et du sein. Bull. Inst. nat. Hyg. (Paris) **6**, 585—589 (1951).

— M. SCHÜTZENBERGER, G. DENOIX, X. GELLE, J. LEGUERINAIS et L. MAUJOL: De la diversite de certains cancers. Monogr. Inst. nat. Hyg. (Paris) (No 5) (1954).

—, et D. SCHWARTZ: Tabac et cancer de la vessie. Bull. Cancer **43**, 387—393 (1956).

— — et G. ANGUERA: L'enquete Francaise sur l'Etiologie du Cancer Bronchipulmonaire: Analyse Detaille. Bull. Cancer **45**, 1—37 (1958).

DENOIX, P. F., et M. SCHÜTZENBERGER: Cancer du Sein et du Col Uterin. Bull. Cancer **42**, 545—547 (1955).

— M. P. SCHÜTZENBERGER et G. VIOLLET: Rapport entre l'Age au premier Symptome et certains Aspects de la Vie biologique de la Femme, dans une Serie de Cancers de l'Uterus et du Sein. Bull. Inst. nat. Hyg. (Paris) **6**, 573—584 (1951).

— — — Facteurs Biologiques Conditionnant la Precocite d'Apparition du Cancer du Sein et de l'Uterus. Bull. Cancer **38**, 464—467 (1951).

DESAIVE, P., J. LAVIGNE, and A. ADRIANNE: Clinical and experimental contribution to the study of the endocrine behaviour of mammary cancer. Pr. 2nd Internat. Symp. on Mammary Cancer, Perugia 1958, p. 37—47.

DIPAOLO, J. A., and G. E. MOORE: Effect on mice of oral painting of cigarette-smoke condensate. J. nat. Cancer Inst. **23**, 529—534 (1959).

DÖRKEN, H.: Über die Altersverteilung der Lymphogranulomatose. Klin. Wsch. **38**, 944—947 (1960).

DOLL, R.: Mortality from lung cancer in asbestos workers. Brit. J. industr. Med. **12**, 81—86 (1955).

— Etiology of lung cancer, p. 1—50. In: GREENSTEIN and HADDOW, Advances in cancer research. vol. 3. New York: Academic Press 1955.

— Environmental factors in the aetiology of cancer of the stomach. Gastroenterologia (Basel) **86**, 320—328 (1956).

— Present knowledge of the causation of carcinoma of the lung, p. 41—111. In: SMITHERS, Carcinoma of the lung, vol. 1, p. 43—103. London: Livingstone 1958.

—, and A. BRADFORD HILL: Smoking anc carcinoma of the lung. Brit. med. J. **1950 II**, 739—748.

— — A study of the aetiology of carcinoma of the lung. Brit. med. J. **1952 II**, 1271—1286.

— — Mortality in relation to smoking. Brit. med. J. **1964 I**, 1399—1410, 1460—1467.

DOLL, R., and B. HILL: Lung cancer and other causes of death in relation to smoking. A second report on the mortality of British Doctors. Brit. med. J. **1956 II**, 1071—1081.

DOLLINGER, J.: Statistique des personnes atteintes de cancer. Publ. Statist. Hongr. Nouv. Ser. 19. Buda-Pest 1907.

DORMANNS, E.: Die vergleichende Geographisch-Pathologische Reichs-Carcinomstatistik 1925 bis 1933. Rep. Second Internat. Cancer Congr., vol. 1, p. 460—482. Ligue Nat. Belg. c. Cancer, Bruxelles 1936.

DORN, H.: Cancer and marital status. Hum. Biol. **15**, 73—79 (1943).

— Amer. Statist. Assoc. Proc. Statist. Sect. 1958, 34—57 (1959).

— Morbidity and mortality from bladder tumors in North and South America. Acta Un. int. Cancr. **18**, 553—559 (1962).

—, and S. CUTLER: Morbidity from cancer in the United States. Publ. Health Monograph No **29**, PHS Publication No 418, 1955.

— — Morbidity from cancer in the United States. Publ. Health Monograph No 56, PHS Publ. No 590, 1959.

DORN, H. F.: Cancer and marital status. Hum. Biol. **15**, 73—79 (1943).

— Smoking and cancer. The mortality of smokers and non-smokers. The 1958 Social Statistics Section Proc. Amer. Statistical Ass. 34—59, 1958.

— Tobacco consumption and mortality from cancer and other diseases. Publ. Health Rep., 74: 581—593, 1959.

— Tobacco consumption and mortality from cancer and other diseases. Acta Un. int. Cancr. **16**, 1653—1665 (1960).

DUBLIN, L. I., and M. SPIEGELMANN: The longevity and mortality of American physicians 1938—1942. J. Amer. med. Ass. **134**, 1211—1215 (1947).

— — Mortality of medical specialists. J. Amer. med. Ass. **137**, 1519—1524 (1948).

DUNHAM, L. J., L. B. THOMAS, J. H. EDGCOMB, and H. L. STEWART: Some environmental factors and the development of uterine cancers in Israel and New York City. Acta Un. int. Cancr. **16**, 1689—1692 (1960) (VII. Internat. Cancer Congr., London, 1958).

DUNN jr., J. E., and P. BUELL: Association of cervical cancer with circumcision of sexual partner. J. nat. Cancer Inst. **22**, 749—764 (1959).

EDERER, F., M. H. MYERS, and N. MANTEL: A statistical problem in space and time. Do leukaemia cases come in clusters? Biometrics **20**, 626—636 (1964).

ELLERMANN, V., u. OLUF BANG: Experimentelle Leukämie bei Hühnern. Zbl. Bakt., **46**, 595—609 (1908).

End results and mortality trends in cancer. National Cancer Institute Monograph No. 6. U.S. Department of Health, Education, and Welfare. Public Health Service 1961.

ENGELBRETH-HOLM, J.: Leukæmia in animals. Edinburgh and London: Oliver & Boyd 1942.

ENGER, O.: Statistische Übersicht über 282 im Pathologisch-anatomischen Institut der Universität Leipzig in den Jahren 1900—1922 sezierte Fälle von malignen Tumoren der Lunge und des Mediastinum (einschließlich Lymphogranulom). Disp. Leipzig 1923.

FELLS, A.: Cancer of the mouth in Southern India with an analysis of 209 operations. Brit. med. J. **1908 I**, 1357—1358.

FIBIGER, J.: Über das Vorkommen von Krebs und Geschwülsten in Grönland. Z. Krebsforsch. **20** 148—187 (1923).

—, u. Sv. TRIER: Bericht über die Zählung der am 1. April 1908 in Dänemark in ärztlicher Behandlung gewesenen Krebskranken. Z. Krebsforsch. **9**, 275—336 (1910).

FICKE, K., u. G. REISIG: Zur Altersverteilung der. Brustkrebspatientinnen. Arch. Geschwulstforsch. **12**, 379—385 (1958).

FLECKSEDER, R.: Über den Bronchialkrebs und einige seiner Entstehungsbedingungen. Münch. med. Wschr. **1936**, 1585—1593.

FLORSCHÜTZ, G.: Allgemeine Versicherumgsmedicin, 1914. Zit. J. CHOLEWA, Z. Krebsforsch. **37**, 24 (1932).

FORD, C. E., O. J. MILLER, U. MITTWOCH, L. S. PENROSE, K. W. JONES, R. RIDLER, and A. SHAPIRO: The chromosomes in a patient showing both monogolism and the Klinefelter syndrome. Lancet **1959 I**, 709.

FOURNIER, M.: Sur la Curabilite du Cancer en General et la Traitement de Cancer de la Langue en Particulier. Bull. Acad. Méd. (Paris) **56**, Ser. III, 464—478, 27, Nov. (1906).

FRIEDELL, H. L., and L. M. ROSENTHAL: The etiologic role of chewing tobacco in cancer of the mouth. Report of 8 cases treated with radiation. J. Amer. med. Ass. **116**, 2130—2135 (1941).

FRY, H. J. B.: Syphilis and malignant disease. A serological study. Brit. J. Hyg. **29**, 313—322 (1929).

GAGNON, F.: Contribution to the study of the etiology and prevention of cancer of the cervix of the uterus. Amer. J. Obstet. Gynec. **60**, 516—522 (1950).

GIANFERRARI, L., G. ARRIGONI e A. CRESSERI: Gedda Instituto "Gregoria Mendel" Roma 1956, p. 340—350.

— — — G. LOVATI e G. MORGANTI: Ricerche Genetiche e Clinico-Statistiche sulle Neoplasie della Vescica. Novent Anni della Leggi Mendeliane. Gedda Instituto Gregoria Mendel Roma 1956 p. 340—350.

GILLIAM, A. G.: Fertility and cancer of the breast and uterine cervix. Comparison of rates of pregnancy in women with cancer at these and other sites. J. nat. Cancer Inst. **12**, 298—304 (1951).

— Age, sex and race selection at death from leukæmia and the lymphomas. Blood 8, 693—702 (1953).

—, and W. WALTER: Trends of mortality from leukemia in the United States 1921. 55. Publ. Hlth Rep. (Wash.) **73**, 773—784 (1958).

GORER, P. A.: The genetic interpretation of studies on cancer in twins. Ann. Eugen. (Lond.) 8, 219—232 (1938).

GRAHAM, S., M. LEVIN, and A. LILIENFELD: The socioeconomic distribution of cancer of various sites in Buffalo, N. Y. 1948—1952. Cancer (Philad.) **13**, 180—191 (1960).

GRAIS, M.: Mortality and morbidity from leukaemia and aleukaemia in specific countries. Bull. Wld Hlth Org. **26**, 683—687 (1962).

GRAM, H. C., u. R. NIELSEN: Leukæmiens Forekomst i Danmark. Ugeskr. Læg. **1932**, 437—443.

GRANDJEAN, L. C.: Diagnosen Cancer Ventriculi. Sikkerhed og Hyppighed in Danmark 1943—1953. København: Nyt Nordisk Forlag, Arnold Busck 1958.

GREENWOOD, M.: The cancer mortality rates in different countries. Internat. Conf. on Cancer, London 1928.

GRISWOLD, M. H., C. WILDER, S. CUTLER, and E. POLLACK: Cancer in Connecticut 1935—1951. Conn. State Dept. Health 1955.

GSELL, O.: Klinische Studien zur Aetiologie des Bronchialkarzinomas. Dtsch. med. Wschr. **81**, 496—501 (1956).

— Tabak und Krebs. Oncologia (Basel) **10**, 157—186 (1957).

GUASCH, J.: Hérédité des Leucemies. Sang **25**, 384—421 (1954).

HAENSZEL, M., M. SHIMKIN, and N. MANTEL: A retrospective study of lung cancer in women. J. nat. Cancer Inst. **21**, 825—842 (1958).

HAENSZEL, W.: Variation in incidence of and motality from stomach cancer with particular referrence to the United States. J. nat. Cancer Inst. **21**, 213—262 (1958).

—, and M. HILLHOUSE: Uterine-cancer morbidity in New York City and its relation to the pattern of regional variation within the United States. J. nat. Cancer Inst. **22**, 1157—1181 (1959).

— D. LOVELAND, and M. SIRKEN: Lung cancer mortality as related to residence and smoking historics. I. White males. J. nat. Cancer Inst. **28**, 947—1001 (1962).

— M. B. SHIMKIN, and H. P. MILLER: Tobacco smoking. Patterns in the United States. Public Health Monograph No 45. Washington U.S. Government Printing Office 1956.

HÄRTING, F. H., u. W. HESSE: Der Lungenkrebs, die Bergkrankheit in den Schneebergen Gruben.: Vjschr. gerichtl. Med. **30**, 296—309; **31**, 102—129, 313—337 (1879).

HAMMOND, E. C.: Discussion to paper by H. F. DORN, National Institutes of Health from the 1958 Social Statistics Section Proceedings of the American Statistical Association 1958, p. 60—64.

— Prospective studies on smoking in relation to death rates. Bull. Inst. internat. Statist. **39**, 437—450 (1962).

— Smoking in relation to mortality and morbidity. Meeting of the Amer. Med. Ass. Dec. 1963.

— Smoking in relation to mortality and morbidity. J. nat. Cancer Inst. **32**, 1161—1188 (1964).

—, and D. HORN: Smoking and death rates-report on 44 months of follow-up of 187, 783 men. J. Amer. med. Ass. **166**, 1159—1172, 1294—1308 (1958).

HAMTOFT, H., and M. LINDHARDT: Tobacco consumption I. The Danish national morbidity survey of 1950. Dan. med. Bull. **2**, 213—220 (1955).

— — Tobacco consumption in Denmark. II. The Danish National morbidity survey of 1950. Dan. med. Bull. **3**, 188—196 (1956).

HAMPERL, H.: Histologische Nomenklatur menschlicher Tumoren. Z. Krebsforsch. **63**, 75—98 (1959).

HANHART, E.: Auffallend geringe Bedeutung der Belastung mit Krebs. Schweiz. med. Wschr. **73**, 446—449 (1943).

HANSEN, J. L.: Om Palideligheden af den kliniske Diagnose Cancer Ventriculi. København: Munksgaard 1950.

HARNETT, W.: A statistical report on 2529 cases of cancer of the breast. Brit. J. Cancer (Basel) **2**, 212—239 (1948).

HARVALD, B., and M. HAUGE: Malignant growths in twins. Acta genet. (Basel) **11**, 372—378 (1961).

— — Catamnestic investigations of Danish twins. Acta genet. (Basel) 8, 287—293 (1958). See also: J. Amer. med. Ass. **186**, 749—753 (1963).

HEATH, C. W., and M. MANNING: Leukemia outbreaks? Lancet **1964I**, 1394.

— —, and L. ZELKOWITZ: Case clusters in the occurrence of leukæmia and congenital malformations. Lancet **1964II**, 136—137.

HECKEL, G. P.: Carcinoma of the cervix in the first year of life. Pediatrics **5**, 924—929 (1950).

HEISTER, L.: Chirurgie. Nürnberg 1747. Zit. J. WOLFF, Lehre von der Krebskrankheit, 2. Aufl., Bd. I, S. 75. Jena: Gustav Fischer 1929.

HENSHAW, P. S., and J. W. HAWKINS: Incidence in physicians. J. nat. Cancer Inst. **4**, 339—346 (1944).

HESTON, W. E.: The bearing of mouse genetics on our understanding of human cancer. Amer. J. hum. Genet. **4**, 314—331 (1952).

HEWITT, D.: Some features of leukaemia mortality. Brit. J. prev. soc. Med. **9**, 81—88 (1955).

HIGGINSON, J., and A. G. OETTLÉ: Cancer incidence in the Bantu and "Cape Colored" races of South Africa: Rep. of cancer in Transvaal (1953—1955). J. nat. Cancer Inst. **24**, 589—671 (1960).

HIRSCH, A.: Handbuch der pathologischen und historischen Pathologie. Berlin 1864.

HOFFMAN, F. L.: The mortality from cancer through out the world. Newark, N. J.: Prudential Press 1915.

HOLLAND, J. J.: Dissertio inaugur. med. chir. sistens Carcinoma labii inferioris absque sectione persanatum. Rinteln 1739.

HOLSTI, L., and P. ERMALA: Papillary carcinoma of the bladder in mice obtained after peroral administration of tobacco tar. Cancer (Philad.) 8, 679—682 (1955).

HUEPER, W. C.: Occupational tumors and allied diseases. Springfield (Ill.): Ch. C. Thomas 1942).

HUNTER, A.: The inheritance of cancer in mankind. Amer. J. Cancer **19**, 79—82 (1933).

HUTCHINSON, J.: Syphilis. London: Cassell & Co. 1889.

IOACHIM, H.: Acute leukemia in uniovular twins. Cancer (Philad.) **15**, 539—545 (1962).

IVERSEN, S.: Human cancer and age. Brit. J. Cancer **8**, 575—584 (1954).

JACOBS, P. A., A. G. BAIKIE, W. M. COURT BROWN, and S. A. STRONG: The somatic chromosomes in mongolism. Lancet **1959I**, 710.

JACOBSEN, O.: Heredity in breast cancer. København: 1946 and London: H. K. Lewis & Co. Ltd. 1946.

JONES, E. G., I. MACDONALD, and L. BRESLOW: Study of epidemiologic factors in carcinoma of uterine cervix. Amer. J. Obstet. Gynec. **76**, 1—10 (1958).

JUHL, SV.: Cancer and atherosclerosis. Negative correlation. Acta path. microbiol. scand. **37**, 167—181 (1955).

— Cancer and atherosclerosis. 2. Applicability of postmortem statistics in the study of the negative correlation. Acta path. microbiol. scand. **41**, 99—104 (1957).

KALLNER, G.: Cancer in Israel. Harofé Haivri, No 1 and 2 (1956).

KELLETT, C. E.: Acute myeloid leukaemia in one of identical twins. Arch. Dis. Childh. **12**, 239—252 (1937).

KENNAWAY, E. L.: The racial and social incidence of cancer of the uterus. Brit. J. Cancer **2**, 177—212 (1948).

— The data relating to cancer in the publications of the general registry office. Brit. J. Cancer **4**, 158—172 (1950).

— The incubation period of cancer in man. Cancer (Philad.) **1**, 6—23 (1958) (Ed. Raven, London).

—, and N. M. KENNAWAY: A further study of the incidence of cancer of the lung and larynx. Brit. J. Cancer **1**, 260—298 (1947).

— — Studies of the incidence of cancer of the lung and larynx. Brit. J. Cancer **5**, 154—158 (1951).

—, and R. E. WALLER: Studies on cancer of the lung. Acta Un. int. Cancr. **9**, 485—494 (1953).

KENNAWAY, N. M., and E. L. KENNAWAY: A study of the incidence of cancer of the lung and larynx. J. Hyg. Cambridge **36**, 236—267 (1936).

KIÆR, W.: Relation of fibroadenomatosis "chronic mastitis" to cancer of the breast. København: Munksgaard 1954.

KNOWELDEN, J.: Discussion on the epidemiology of cancer. Cancer in Kampala. Proc. roy. Soc. Med. **50**, 249—250 (1957).

KNOX, G.: Epidemiology of childhood leukaemia in Northumberland and Durham. Brit. J. prev. soc. Med. **18**, 17—24 (1964).

KORTEWEG, R.: The age curve in lung cancer. Brit. J. Cancer **5**, 21—27 (1951).

KOULUMIES, M.: Smoking and pulmonary carcinoma. Acta radiol. (Stockh.) **39**, 256—260 (1953).

KREYBERG, L.: Lung cancer and tobacco smoking in Norway. Brit. J. Cancer **9**, 495—509 (1955).

KRIVIT, W., and R. A. GOOD: Simultaneous occurrence of mongolism and leukemia. Rep. of nationwide Survey. Amer. J. Dis. Child. **94**, 289—293 (1957).

LANE-CLAYPON, J. E.: A further report on cancer of the breast, with special reference to its associated antecedent conditions. Rep. Min. Health No 32, London 1926.

LANGE, P.: Clinical and histological studies on cervical carcinoma. Acta path. microbiol. scand., Suppl. 143 (1960).

LANGE, R. D., W. C. MOLONEY, and T. YAMAWAKI: Leukemia in atomic bomb survivors. I. General observations. II. Observations in early phases of leukemia. Blood **9**, 574—585, 663—683 (1954).

LASCH, C. H.: Krebskrankenstatistik, Beginn und Aussicht. Z. Krebsforsch. **50**, 25—2 98 (1940).

LATOURETTE, H. B., and F. J. HODGES: Incidence of neoplasia after irradiation of thymic region. Amer. J. Roentgenol. **82**, 667—6747 (1959).

LEE, J. A. H.: Acute myeloid leukæmia in adolescents. Brit. med. J. **1961I**, 988—992.

LEJEUNE, GAUTHIER and TURPIN: C. R. Acad. Sci. (Paris) **284**, 602 (1959).

LEVIN, M. L.: The epidemiology of cancer. Amer. J. publ. Hlth **34**, 611—620 (1944).

— The occurrence of lung cancer in man. Acta Un. int. Cancr. **9**, 531—541 (1953).

— H. GOLDSTEIN, and P. R. GERHARDT: J. Amer. med. Ass. **143**, 336—338 (1950).

— A. KRAUS, I. D. GOLDBERG, and P. R. GERHARDT: Problems in the study of occupation and smoking in relation to lung cancer. Cancer (Philad.) 8, 932—936 (1955).

— L. C. KRESS, and H. GOLDSTEIN: Syphilis and cancer. N. Y. St. J. Med. **42**, 1737—1744 (1942).

LEWIS, E. B.: Leukemia and ionizing radiation. Science **125**, 965—972 (1957).

LICKINT, F.: Ätiologie und Prophylaxe des Lungenkrebses. Dresden u. Leipzig: Theodor Steinkopff 1953.

LILIENFELD, A.: The relationship of cancer of the female breast to artificial menopause and marital status. Cancer (Philad.) **9**, 927—934 (1956).

—, and S. GRAHAM: Validity of determining circumcision status by questionnaire as related to epidemiological studies of cancer of the cervix. J. nat. Cancer Inst. **21**, 713—720 (1958).

— MORTON LEVIN, and G. MOORE: The association of smoking with cancer of the urinary bladder in humans. Arch. intern. Med. **98**, 129—135 (1956).

LINDSTEDT and DEELMAN 1922. Cit. S. PELLER 1952.

LITTLE, C.: The inheritance of a predisposition to cancer in man. Eugenics, Genetics and the Family **1**, 186 (1923). Cit. JACOBSEN.

— Evidence that cancer is not a simple mendelian recessive. Cancer Res. **12**, 30—46 (1928).

LOCKWOOD, K.: On the etiology of bladder tumours in Köbenhavn-Frederiksberg. Acta path. microbiol. scand., Suppl. **41**, 145 (1961).

LOGAN, W. P. D.: Marriage and childbearing in relation to cancer of the breast and uterus. Lancet **1953I**, 1199—1202.

— Social class variation in mortality. Brit. J. prev. soc. Med. 8, 128—137 (1954).

LOMBARD, H., and E. POTTER: Epidemiological aspects of cancer of the cervix. Cancer (Philad.) **3**, 960—968 (1950).

LUNDIN, F. E., C. C. ERICKSON, and D. H. SPRUNT: Socioeconomic distribution of cervical cancer. Publ. Hlth Monogr. No. 73. P.H.S. Publ. No 1209, 1964.

MACCONNELL, R. B., K. C. T. GORDON, and T. JONES: Occupational and personal factors in the etiology of carcinoma of the lung. Lancet **1952II**, 651—656.

MACKLIN, M. T.: An analysis of tumours in monozygous and dizygous twins, with a report of fifteen unpublished cases. J. Hered. **31**, 277—290 (1940).

— The use of sequential analysis method in problems in human genetics. J. Hered. **6**, 346—353 (1954).

— The role of heredity in gastric and intestinal cancer. Gastroenterology **29**, 507—514 (1955).

MACMAHON, B.: Breast cancer at menopausal ages: An explanation of observed incidence changes. Cancer (Philad.) **10**, 1037—1044 (1957).

— Geographic variation in leukemia mortality in the United States. Publ. Hlth Rep. **72**, 39—46 (1957).

—, and D. CLARK: Incidence of the common forms of human leukemia. Blood **11**, 871—881 (1956).

— Epidemiological evidence on the nature of Hodgkin's disease. Cancer (Philad.) **10**, 1045—1054 (1957).

—, and E. K. KOLLER: Ethnic differences in the incidence of leukemia. Blood **12**, 1—10 (1957).

—, and M. A. LEVY: Prenatal origin of childhood leukemia. New. Eng. J. Med. **1964**, 1082—1085

—, and V. A. NEWILL: Birth characteristics of children dying of malignant neoplasms. J. nat. Cancer Inst. **28**, 231—244 (1962).

MAISIN, J., and G. LANGEROCK: Racial factors in the causation of carcinoma of the breast. Schweiz. Z. Path. **18**, 690—705 (1955).

MALIPHANT, R. G.: The incidence of cancer of the uterine cervix. Brit. med. J. **1949I**, 978—982.

MANNING, M. D., and B. E. CARROLL: Some epidemiological aspects of leukemia in children. J. nat. Cancer Inst. **19**, 1087—1094 (1957).

MARCH, H. C.: Leukemia in radiologists. Radiology **43**, 275—277 (1944).

— Leukemia in radiologists in a 20 year period. Amer. J. med. Sci. **220**, 282—286 (1950).

MAYNARD, C. D.: A statistical study of cancer death-rates. Biometrika **7**, 276—304 (1909).

MAXWELL, J. L.: Betel chewing and cancer. Brit. med. J. **1924I**, 729.

MEADORS, G. F.: Epidemiology of leukemia. Publ. Hlth Rep. (Wash.) **71**, 103—108 (1956).

MEIGHAN, S., and G. KNOX: Leukemia in childhood. Epidemiology in Oregon. Cancer (Philad.) **18**, 811—814 (1965).

MELZER, R.: Über den Lippenkrebs und die Ursache seines häufigen Vorkommens in Krain. Jena. Ann. Med. u. Physiol. **2**, 480—484 (1850).

MILLS, C., and M. PORTER: Tobacco smoking, motor exhaust fumes, and general air pollution in relation to lung cancer incidence. Cancer Res. **17**, 981—990 (1957).

MILLS, C. A., and M. M. PORTER: Tobacco smoking habits and cancer of the mouth and respiratory system. Cancer Res. **10**, 539—542 (1950).

MOIVRE DE 1725. Cit. DORN and CUTLER.

MOLONEY, W. C., and M. A. KASTENBAUM: Leukemogenic effects of ionizing radiation on atomic bomb survivors in Hiroshima City. Science **121**. 308—309 (1955).

MOORE, G. E., L. L. BISSINGER. and E. C. PROEHL: Intraoral cancer and use of chewing tobacco. J. Amer. Geriat. Soc. **1**, 497—506 (1953).

MORGANTI, G., et A. CRESSERI: Nouvelles Recherches Genetiques sur les Leucemies. Sang **25**, 421—453 (1954).

MOSBECH, J.: Heredity in pernicious anemia. A proband study of the heredity and the relationship to cancer of the stomach. Copenhagen 1953.

—, and AA. VIDEBÆK: On the etiology of esophageal carcinoma. J. nat. Cancer Inst. **15**. 1665—1673 (1955).

MÜLLER, F. H.: Tabaksmißbrauch und Lungenkarzinom. Z. Krebsforsch. **49**, 57—85 (1940).

MURPHY, D. P.: Heredity in uterine cancer. Cambridge Mass.: Harvard University Press 1952.

—, and H. ABBEY: Cancer in families. A study of the relatives of 200 breast cancer probands. Cambridge, Mass.: Harvard University Press 1959.

MURRAY, J. A.: 26 Ann. Rep. Imper. Cancer. Res. Fund. 1927/28, 1928.

MUSTACCHI, P., and M. SHIMKIN: Cancer of the bladder and infestation with schistosoma haematobium. J. nat. Cancer Inst. **20**, 825—842 (1958)

NIBLOCK, W. J.: Cancer in India. Indian med. Gaz. **37**, 161—163 (1902).

NIELSEN, A., and J. CLEMMESEN: Twin studies in the Danish cancer registry. Brit. J. Cancer **11**, 327—336 (1957).

NORDLING, C. O.: A new theory of the cancer-inducing mechanism. Brit. J. Cancer **7**, 68—72 (1953).

NOWELL, P. C., and D. A. HUNGERFORD: A minute chromosome in human chronic granulocytic leukemia. Science **132**, 1497 (1960).

OBER, W., and L. REINER: Cancer of the cervix in Jewish women. Schweiz. Z. Path. **18**, 774—780 (1955).

O'CONOR, G. T., and J. N. P. DAVIES: Malignant tumors in African children. J. Pediat. **56**, 526—535 (1960).

OETTLÉ, A. G.: The incidence of primary carcinoma of the liver in the Southern Bantu. J. nat. Cancer Inst. **17**, 249—280 (1956).

— Malignant neoplasms of the uterus in the white, "Coloured", Indian and Bantu races of the Union of South Africa. Acta Un. int. Cancr. **17**, 915—933, 1961.

—, and J. HIGGINSON: The incidence of primary carcinoma of the liver in the Southern Bantu. II. J. nat. Cancer Inst. **17**, 281—287 (1956).

ORR, I. M.: Oral cancer in Betel Nut Chewers in Travancore; its ætiology, pathology, and treatment. Lancet **1933II**, 575—580.

OSBORNE, R. H., and F. V. DE GEORGE: Neoplastic diseases in twins: Evidence for pre- or preinatal factors conditioning cancer susceptibility. Cancer (Philad.) **17**, 1149—1154 (1964).

PANTON, P. N., and F. C. O. VALENTINE: Chronic lymphoid leukæmia. Lancet **1929I**, 914—916

PASCUA, M.: Trends of female mortality from cancer of the breast and cancer of the genital organs. Bull. Wld. Hlth Org. **15**, 5—41 (1956).

PEDERSEN, E., and K. MAGNUS: Cancer registration in Norway. The incidence of cancer in Norway 1953—1954. Norwegian Cancer Society, Oslo 1959.

PELLER, S. (1923): Cit. PELLER, Cancer in man.

— Carcinoma Mammae und generative Tätigkeit. Z. Krebsforsch. **21**, 100—108 (1924).

— Cancer in man. New York: Internat. University Press 1952.

—, and P. PICK: Leukemia and other malignancies in physicians. Amer. J. med. Sci. **224**, 154—159 (1952).

— — Leukemia in American physicians. Acta Un. int. Cancr. **11**, 292—294 (1955).

PENROSE, L. S., H. J. MACKENZIE, and M. N. KARN: A genetical study of mammary cancer. Brit. J. Cancer **2**, 168—176 (1948).

— — — A genetical study of human mammary cancer. Ann. Eugen. (Lond.) **14**, 234—266 (1948).

PETERSEN, O.: Precancerous changes of the cervical epithelium. Copenhagen: Dan. Sci. Press. Ltd. 1955.

PIFER, J. W., E. T. TOYOOKA, R. W. MURRA W. R. AMES, and L. H. HEMPELMANN: Neoplasms in children treated with X rays for thymic enlargement. I. Neoplasms and mortality. J. nat. Cancer Inst. **31**, 1333—1356 (1963).

PINKEL, D., J. E. DOWD, I. J. BROSS: Some epidemiological features of malignant solid tumors of children, in the Buffalo, N. Y. Area. Cancer (Philad.) **16**, 28—33 (1963).

—, and D. NEFZGER: Some epidemiological features of adult leukæmia in the Buffalo, N. Y. Area. Cancer (Philad.) **13**, 102—105 (1960).

PLAUT, A., and A. C. KOHN-SPEYER: Science **105**, 391—392 (1947).

PRATT-THOMAS, H. R., H. C. HEINS, E. LATHAM, E.J. DENNIS, and F. MACIVER: The carcinogenic effect of human smegma: An experimental study. I. Preliminary report. Cancer (Philad.) **9**, 671—680 (1956).

PUIG, H.: Contribution a l'Etude de l'Hérédité des Tumeurs. Lyon 1885. Cit. JACOBSEN.

RAMAZZINI, B.: De morbis artificum. Venezia: Diatriba. J. Corona 1743.

RANDIG, K.: Zur Ätiologie des Lungenkrebses. Dtsch. med. Wschr. **80**, 718—724 (1955).

RECHNITZ, J.: Einige Krankheitsfälle aus der Familie der Krebse. Oest. med. Wsch. **23**, 535 (1841).

Registratur-General's Decennial Supplement, England & Wales 1921 (1927).

Registrar-General's Decennial Supplement, England & Wales 1931 (1938).

REHN, L.: Blasengeschwülste bei Fuchsin-Arbeitern. Langenbecks Arch. klin. Chir. **50**, 588—600 (1895).

— Über Blasenerkrankungen bei Anilinarbeitern. Verh. dtsch. Ges. Chir. **35**, 313—314 (1906).

RENNÆS, S., and E. W. ØSTBERG: Cancer ventriculi in different population groups. Cancer ventriculi mortality in various parts of Oslo 1930—1950. Brit. J. Cancer **9**, 7—20 (1955).

RIDER and HARTSTEIN. Cit. WYNDER and GRAHAM.

RINGERTZ, N.: Environmental factors and smoking in the causation of cancer of the lung. Transactions of the 5th Meeting of the International Soc. of Geographical Pathology. Washington D. C., 1954. Schweiz. Path. **18**, 866—884 (1955).

RINGERTZ, N.: Cancer incidence in Sweden 1958. The Swedish Cancer Registry National Board of Health, Stockholm 1960.

RØJEL, J.: The Interrelation between uterine cancer and syphilis. Acta path. microbiol. scand., Suppl. 97 (1953).

ROTKIN, I. D.: Relation of adolescent coitus to cervical cancer risk. J. Amer. med. Ass. **179**, 486—491 (1962).

ROTTMANN, H.: Über primäre Lungencarcinome. Inaug.-Diss. Universität Würzburg 1898.

SACKS, M. S., and J. SEEMAN: A statistical study of mortality from leukemia. Blood **2**, 1—14 (1947).

SADOWSKY, D. A., A. G. GILLIAM, and J. CORNFIELD: The statistical association between smoking and carcinoma of the lung. J. nat. Cancer Inst. **13**, 1237—1258 (1953).

SANDERS, J.: Bijdrage omtrent de kennis van de sterfte aan kanker en andere kwaanaardige gezwellen te Rotterdam over de jaaren 1902—1914. Ned. T. Geneesk. **60**, 604—614 (1916).

SANGHVI, L. D., K. C. M. RAO, and V. R. KHANOLKAR: Smoking and the chewing of tobacco in relation to cancer of upper alimentary tract. Brit. med. J. **1955 I**, 1111—1114.

SAXÉN, E., and A. KORPELA: Cancer incidence in Finland 1954. Ann. Chir. Gynaec. Fenn. **47**, Suppl. **79**, 1—32 (1958).

SCHAIRER, E., u. E. SCHÖNIGER: Lungenkrebs und Tobaksverbrauch. Z. Krebsforsch. **54**, 261—269 (1943).

SCHEELE, K.: Anilintumoren der Blase. Verh. dtsch. Ges. Urol. **7**, 343—347 (1926).

SCHINZ, H. R.: Kleine internationale Krebskonferenz vom 2.—6. September 1946 in Kopenhagen. Schweiz. Wschr. **76**, 1194—1196 (1946).

SCHRECK, R., L. A. BAKER, G. P. BALLARD, and S. DOLGOFF: Cancer Res. **10**, 49—58 (1950).

SCHWARTZ, D., et P. DENOIX: L'enquete Française sur L'etiologie du Cancer Bronchopulmonaire. Role du Tabac. Sem. Hôp. Paris **33**, 3630—3643 (1957).

— P. F. DENOIX et C. ROUQUETTE: Enquete sur l'Etiologie des Cancers génitaux de la Femme. I. Cancer du Sein. Bull. Cancer **45**, 476—493 (1958).

— R. FLAMANT, J. LELLOUCH, and P. E. DENOIX: Results of a french survey on the role of tobacco. J. nat. Cancer Inst. **26**, 1085—1108 (1961).

— J. LELLOUCH, R. FLAMANT et P. F. DENOIX: Alcohol et Cancer. Resultats d'une Enquête Retrospective. Rev. franç. Étud. clin. biol. **7**, 590—604 (1962).

SEGI, M.: Geographical and racial distribution of cancer of the breast. Schweiz. Z. Path. **18**, 668—685 (1955).

— Cancer mortality statistics in Japan 1900—1954. Department of Public Health, Faculty of Medicine, Tohoku University, Sendai, Japan 1955.

— S. FUJISAKU, M. KURIHARA, A. TAKANO, Y. NARAI, M. ITO, Y. OGATA, and M. YAMADA: Cancer mortality for selected sites in 24 countries (1950 to 1957). Department of Public Health Tohoku University School of Medicine, Sendai, Japan 1960.

SEGI, M., I. FUKUSHIMA, M. KURIHARA, S. SAITO, K. ASANO, and M. KAMOI: An epidemiological study on cancer in Japan. Gann **48**, 1—63 (1957).

— — — — — — H. NAGAIKE, Y. NOYE, and M. KANOI: Cancer morbidity in Miyagi prefecture, Japan, and a comparison with morbidity in the United States. J. nat. Cancer Inst. **18**, 373—383 (1957).

SEYFARTH, C.: Lungenkarzinome in Leipzig. Dtsch. med. Wschr. **44**, 1497—1499 (1924).

SHIMKIN, M.: Hodgkin's disease. Blood **10**, 1214—1227 (1955).

— B. S. R. METTIER, and H. R. BIERMAN: Myelocytic leukemia: An analysis of incidence, distribution and fatality 1910—1948. Ann. intern. Med. **35**, 194—212 (1951).

SIBLEY, SEPTIMUS, W.: A contribution to the statistics of cancer. Med. Surg. Trans. roy. med. et chir. Soc. Ser. II, **24**, 111—152 (1859).

SIEMENS, H. W.: Die Zwillingspathologie. Berlin: Springer 1924. Cit. WAARDENBURG.

SIMONDS, B.: The collection of 300 twin index cases for a study of tuberculosis in twins and their families. Acta genet. (Basel) **7**, 42—47 (1957).

SIMPSON, C. L., L. H. HEMPELMANN, and L. M. FULLER: Neoplasia in children treated with X-rays in infancy for thymic enlargement. Radiology **64**, 840—845 (1955).

SINGER, CH.: Some factors in the aetiology of oral carcinoma. Quart. J. Med. **5**, 15—57 (1911/12).

SMITHERS, D., P. RIGBY-JONES, D. GALTON, and P. PAYNE: Cancer of the breast. A review. Brit. J. Radiol., Suppl. 4 (1952).

Society for Investigating the nature and cure of cancer. Edinb. med. and surg. J. **2**, 382—389 (1806).

SOEMMERING, S. TH.: De morbis vasorum absorbentium corporis humani. Frankfurt a. M.: Varrentrapp & Wenner 1795.

SØRENSEN, B.: Late results of radium therapy in cervical carcinoma. Acta radiol. (Stockh.), Suppl. No 169 (1958).

SORBA, M.: Syphilis et cancer du col uterin. Mschr Gynäk. **109**, 49—61, 73—91 (1939).

SORSBY, M.: Cancer and race. A study of the incidence of cancer among Jews. London: John Bale, Sons & Danielson 1931.

STASZEWSKI, J.: Smoking and cancer in Poland. Brit. J. Cancer **14**, 419—436 (1960).

STEINBERG, A.: The genetics of acute leukaemia in children. Cancer (Philad.) **13**, 985—999 (1960).

STERN, E., and W. DIXON: Cancer of the cervix — a biometric approach to etiology of cancer. Cancer (Philad.) **14**, 152—160 (1961).

STERN, R.: Fatti statistici relativi alle malattie cancerose. Giornali per servire ai progressi della patologia e della terapeutica **2**, 507—517 (1842).

STEVENSON, T. H. C.: Births, deaths, and marriages. 72. Ann. Rep. Reg. Gen., H. M. Stat. Off. 1911.

— The social distribution of mortality from different causes in England and Wales 1910—1912. Biometrika **15**, 382—400 (1923).

STEWART, A., J. WEBB, D. GILES, and D. HEWITT: Malignant disease in childhood and diagnostic irradiation in utero. Lancet **1956 II**, 447—448.

STEWART, A. M., and D. HEWITT: Epidemiology of human leukaemia. Brit. med. Bull. **15**, 73—77 (1959).

STEWART, F. W.: Occupational and post-traumatic cancer. Bull. N. Y. Acad. Med. **23**, 145—162 (1947).

STOCKS, P.: Regional and local differences in cancer deaths rates. Studies on medical and population subjects No 1. General Register Office, London 1947.

— Endemiology of cancer of the lung in England and Wales. Brit. J. Cancer **6**, 99—111 (1952).

— Studies of cancer death rates at different ages in England and Wales in 1921 to 1950: Uterus, breast and lung. Brit. J. Cancer **7**, 283—302 (1953).

— A study of the age curve for cancer of the stomach in connection with a theory of the cancer producing mechanism. Brit. J. Cancer **7**, 408—417 (1953).

— Cancer of the uterine cervix and social conditions. Brit. J. Cancer **9**, 487—494 (1955).

— Social status in relation to carcinoma of the breast. Schweiz. Z. allg. Path. **18**, 706—717 (1955).

— Cancer mortality trends in England and Wales. Cancer (Philad.) **3**, 184—207 (1958). Ed. RAVEN, London: Butterworth & Co.

— Cancer registration and studies of incidence by surveys. Bull. Wld Hlth Org. **20**, 697—715 (1959).

—, and J. H. CAMPBELL: Lung cancer death rates among non-smokers and pipe and cigarette smokers. Brit. med. J. **2**, 923—929 (1955).

—, and M. N. KARN: A cooperative study of the habits, home life, dietary and family histories of 450 cancer patients and an equal number of control patients. Ann. Eugen. (Lond.) **5**, 237—280 (1933).

SWAN, A.: Leukæmia clusters. Lancet **1963 II**, 783.

SYMEONIDIS, A.: Poststarvation gynecomastia and its relationship to breast cancer in man. Acta Un. int. Cancr. **7**, 111—113 (1951).

Symposium on Geographical Pathology and Demography of Cancer, Oxford, 1950. Prelim. Rep.: J. nat. Cancer Inst. **11**, 627—662 (1950). Final Rep. Acta Un. int. Cancr. **7**, (1952), Spec. No.

— on the Endemiology of Cancer of the Lung, Louvain, Belgium 1952. Acta Un. int. Cancr. **9**, 437—636 (1953).

— in Leopoldville, September 1956. Acta Un. int. Cancr. **13**, 881—975 (1957).

— on Cancer of the Liver among African Negroes, Kampala 1956. Acta Un. int. Cancr. **13**, 515—873 (1957).

— on the Geographical Pathology of Leukemia, London 1958. Acta Un. int. Cancr. **16**, 1610—1649 (1960).

— on Geographical Pathology of Gastro-intestinal Cancer København 1958. Acta Un. int. Cancr. **17**, 283—400 (1961).

— on the Geographical Pathology of Neoplasms of the Urinary Bladder, Cairo 1961. Acta Un. int. Cancer **18**, No 4, 1—178 (1962).

— on Kaposis Disease, Kampala 1961. Acta Un. int. Cancr. **18**, 332 (1962).

Symposium on end results of cancer therapy. U.S. Nat. Cancer Inst. Monogr. No. 15. J. nat. Cancer Inst. 1—446 (1964).

TANCHOU, S.: Recherches sur la Frequence du Cancer. Gaz. Hôp. (Paris) **1843**, 313.

— Recherches sur le Traitement Medical des Tumeurs Cancereuses du Sein. Paris: Baillere 1844.

TAYLOR, R., B. CARROLL, and J. LLOYD: Mortality among women in 3 catholic religious orders with special reference to cancer. Cancer (Philad.) **12**, 1207—1225 (1959).

TERRIS, M., and M. OALMAN: Carcinoma of cervix. Epidemiologic study. J. Amer. med. Ass. **174**, 1847—1851 (1960).

THEILHABER, A.: Münch. med. Wschr. 58, 1271—1273 (1909).

THIEDE, T., E. CHIEWITZ, and B. C. CHRISTENSEN: Chlornaphazine as a bladder carcinogen. Acta med. scand. **175**, 721—725 (1964).

THIERSCH, C.: Der Epithelialkrebs namentlich der Haut. Leipzig: Engelmann 1865.

TOMONAGA, M.: Leukaemia in Nagasaki atomic bomb survivors from 1945 through 1959. Bull. Wld Hlth Org. **26**, 619—631 (1962).

TOWNE, J. E.: Carcinoma of cervix in nulliparous and celibate women. Amer. J. Obstet. Gynec. **69**, 606—613 (1955).

TOYOOKA, E. T., J. W. PIFER, S. L. CRUMP, A. M. DUTTON, and L. H. HEMPELMANN: Neoplasms in children treated with X-rays for thymic enlargement. II. Tumor incidence as a function of radiation factors. J. nat. Cancer Inst. **31**, 1357—1377 (1963).

TURNER, H. M., and H. G. GRACE: An investigation into cancer mortality among males in certain Sheffield trades. J. Hyg. (Lond.) **38**, 90—103 (1938).

UDDSTRÖMER, M.: On the occurrence of lymphogranulomatosis (Sternberg) in Sweden 1915—1931. Acta tuberc. scand., Suppl. i. 1934.

UHLIG, M.: Über den Schneeberger Lungenkrebs: Virchows Arch. path. Anat. **230**, 76—98 (1921).

UICC illustrated tumor H.-nomenclature (ed. H. HAMPERL). Berlin-Heidelberg-New York: Springer 1965.

ULRICH, H.: The incidence of leukemia in radiologists. New. Engl. J. Med. **234**, 45—46 (1946).

United Nations: Report of the U.N. Scientific Committee on the Effects of Atomic Radiation. 19th Session, Suppl. No 14 (A/5814). United Nations New York 1964.

VERSCHUER, O. FRHR. v.: Über den Methodischen Beitrag der Zwillingsforschung für die Humangenetik. Proceedings of the First Internat. Congr. of Human Genetics, Copenhagen 1956. Acta genet. (Basel) **7**, 21—32 (1957).

—, u. E. KOBER: Die Frage der erblichen Disposition zum Krebs. Akademie der Wissenschaften und der Literatur in Mainz, Bd. 4, S. 245—328. Wiesbaden: Franz Steiner 1956.

VIDEBÆK, AA.: Blærecancer opstået under behandling med klornafazin (erysan). Ugeskr. Læg. **126**, 62—65 (1964).

— Heredity in human leukemia and its relation to cancer. Kobenhagen: Nyt Nordisk Forlag and London: K. Lewis & Co, Ltd. 1947.

VIDEBÆK, AA., and J. MOSBECH: The aetiology of gastric carcinoma elucidated by a study of 302 pedigrees. Acta med. scand., Suppl. **149**, 137—159 (1954).

VOGLER, W. R., J. W. LLOYD, and B. K. MILMORE: A retrospective study of etiological factors in cancer of the mouth, pharynx, and larynx. Cancer (Philad.) **15**, 246—258 (1962).

WAALER, G. H. M.: Über die Erblichkeit des Krebses. Norsk Vidensk. Akad. Skr., Mat. nat. Kl. No 2 (1931).

WAARD, F. DE, J. DE LAIVE, and E. BANDERS-VAN HALEWIJN: On the bimodal age distribution of mammary carcinoma. Brit. J. Cancer **14**, 437—448 (1960).

WAARDENBURG, P. J.: The twin-study method in wider perspective. Acta genet. (Basel) **7**, 10—20 (1957).

WAGONER, J. K., V. E. ARCHER, B. E. CARROL, D. A. HOLADAY, and P. A. LAWRENCE: Cancer mortality patterns among U.S. uranium miners and millers, 1950—1952. J. nat. Cancer Inst. **32**, 787—801 (1964).

WAINWRIGHT, J. M.: A comparison of conditions associated with breast cancer in Great Britain and America. Amer. J. Cancer **15**, 2610—2645 (1931).

WALLACE, D. M.: Tumors of the bladder. Loydon: Livingstone Ltd. 1959.

WALSHE, W. H.: The nature and treatment of cancer. London: Taylor & Walton 1846.

WALTER, W. A., and A. GILLIAM: Leukemia mortality, geographic distribution in the United States for 1949—1951. J. nat. Cancer Inst. **17**, 475—480 (1957).

WARREN, S., and O. GATES: Multiple primary malignant tumours: A survey of the literature and a statistical study. Amer. J. Cancer **16**, 1358—1414 (1932).

WASSINK, W. F.: Observations cliniques sur Quelques Facteurs Exogenes d'une Valeur Possible. 3 Conf. Leeuwenkoek Vereen. Paris 1930.

— Cancer et Herédité. Genetica **17**, 103—144 (1935).

WATSON, T. A.: Incidence of multiple cancer. Cancer (Philad.) **6**, 365—371 (1953).

WATSON, W. A., and A. J. CONTE: Smoking and lung cancer. Cancer (Philad.) **7**, 245—249 (1954).

WEINBERG, W.: Pathologische Vererbung und genealogische Statistik. Dtsch. Arch. klin. Med. **78**, 521—540 (1903).

— Krebs und soziale Stellung bei der Frau. Z. Krebsforsch. **11**, 302—308 (1912).

—, u. K. GASTPAR: Die bösartigen Neubildungen in Stuttgart 1873—1902. Z. Krebsforsch. **2**, 195—260 (1904).

W.H.O.: Mortality from malignant neoplasms of digestive organs and peritoneum. Epidem. vital Statist. Rep. **9**, 289—340 (1956).

— Morbidity statistics. Epidem. vital Statist. Rep. **11**, 429—482 (1958).

W.H.O. Tech. Rep. Series No 25, 18—27 (1950); No 53, 44—54 (1952); No 164, 26—43 (1959).

WILLIAMS, M. H. C.: Occupational tumours of the bladder. In: Cancer (ed. RAVEN). London: Butterworth & Co. 1958.

Williams, M. H. C.: Environmental and industrial bladder cancer. Preventive measures. Acta Un. int. Cancr. **18**, 676—683 (1962).

Wolff, G.: Cancer and race with special reference to the Jews. Amer. J. Hyg. **29**, 121—137 (1939).

Wood, E. E.: A survey of leukaemia in Cornwall, 1948—1959. Brit. med. J. **1960I**, 1760—1764.

Woolf, C. M.: Investigations on genetic aspects of carcinoma of the stomach and breast. Univ. Calif. Publ. publ. Hlth **2**, No. 4, 265—350 (1955).

Wynder, E. L.: Tobacco as a cause of lung cancer. With special reference to the infrequency of lung cancer among non-smokers. Penn. med. J. **57**, 1073—1083 (1954).

— I. J. Bross, and E. Day: A study of environmental factors in cancer of the larynx. Cancer (Philad.) **9**, 86—110 (1956).

— —, and R. M. Feldman: A study of the etiological factors in cancer of the mouth cancer (Philad.) **10**, 1300—1323 (1957).

Wynder, E. L., I. J. Bross, and T. Hirayama: A study of the epidemiology of cancer of the breast. Cancer (Philad.) **13**, 559—601 (1960).

— — Etiologic factors in bronchiogenic carcinoma with special reference to industrial exposures: Report of 857 proved cases. Arch. industr. Hyg. **4**, 221—235 (1951).

— E. A. Graham: Tobacco smoking as a possible etiologic factor in bronchiogenic carcinoma. J. Amer. med. Ass. **143**, 329—336 (1950)

—, and S. D. Licklider: The question of circumcision. Cancer **13**, 442—445 (1960).

— J. Onderdonk, and N. Mantel: An epidemiological investigation of cancer of the bladder. Cancer (Philad.) **16**, 1388—1407 (1963).

Young, M., and W. T. Russell: An investigation into the statistics of cancer in different trades and professions. Med. Res. Council, Spec. Rep. No. 99. H. M. Stationary Office, London 1926.

Ziegler, K.: Experimentelle und klinische Untersuchungen über die Histiogenese der myeloiden Leukämie. Breslau 1906.

E. Die strahlentherapeutische Klinik

Martin Lindgren

Mit 9 Abbildungen

1. Prinzipielle Gesichtspunkte

Die Aufgabe der Radiotherapie besteht sowohl in der Anwendung als auch im wissenschaftlichen Studium der Behandlung mit ionisierender Strahlung. Strahlenbehandelt werden vor allem maligne Tumoren und gewisse andere Krankheitsgruppen. Die organisatorische Ausrichtung einer radiotherapeutischen Klinik muß auf diese speziellen Gegebenheiten Rücksicht nehmen.

Der große Organisator der Radiotherapie in Schweden war Professor GÖSTA FORSSELL. Er erkannte schon in den ersten Jahrzehnten dieses Jahrhunderts, daß die Radiotherapie als selbständiger Zweig betrieben werden müsse. Unter FORSELLS Leitung wurde die qualifizierte Radiotherapie, speziell bei Krebskrankheiten, frühzeitig zentralisiert und vorbildlich aufgebaut.

Die jetzige organisatorische Ausrichtung der Radiotherapie in Schweden wurde im Jahr 1928 durch den „Konung Gustaf V:s Jubileumsfond" begonnen. Dieser Fonds entstand durch eine Sammlung des schwedischen Volkes zum 70. Geburtstag des Königs. Es wurden drei Zentralanstalten für Radiotherapie errichtet, nämlich das Radiumhemmet in Stockholm (1937) und die radiotherapeutischen Kliniken in Lund (1941) und Göteborg (1943). Der Organisationsplan der zuerst errichteten dieser drei Jubiläumskliniken, des Radiumhemmets, war für die Kliniken Lund und Göteborg normgebend. Die Grundprinzipien wurden auch für die späteren radiotherapeutischen Kliniken benutzt. Die Grundorganisation bestand in einer klinischen Einheit, der radiotherapeutischen Klinik, einem radiophysikalischen und einem radiopathologischen Institut.

Die Jubiläumskliniken erhielten große Einzugsgebiete mit einer Bevölkerung von 4 Millionen für das Radiumhemmet und 1,5 Millionen für die Kliniken in Lund und Göteborg. Im Lauf der Jahre wurden an den einzelnen Kliniken umfassende Um- und Neubauten notwendig, teils durch die schnelle technische Entwicklung, vor allem auf dem Hochvoltgebiet, teils durch den schnellen Anstieg der Patientenzahl und den damit verbundenen höheren Bedarf an Krankenbetten.

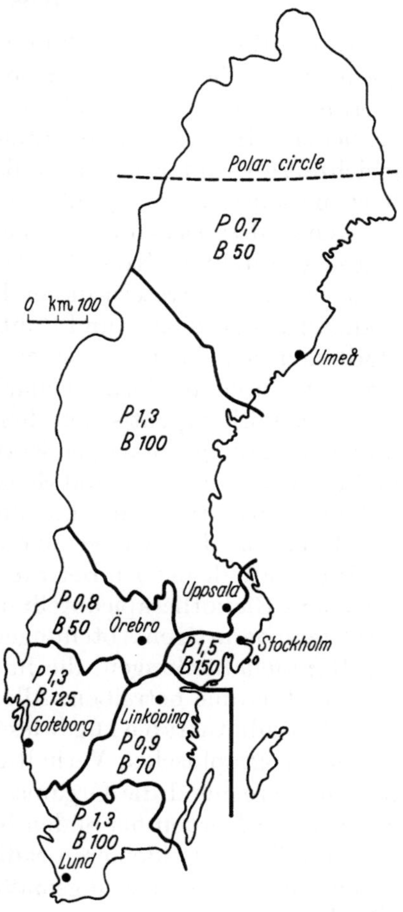

Abb. 1. Schweden ist in sieben Regionen eingeteilt. Für jede Region ist die Population (P) in Millionen sowie die Anzahl der Betten (B) in den radiotherapeutischen Kliniken angegeben

Seit Anfang der fünfziger Jahre wurde in Schweden für gewisse spezialisierte Behandlungsarten eine Regionaleinteilung aktuell. Dafür bedurfte es einer relativ großen Bevölkerungszahl. Die regionale Aufteilung des Landes wurde im Jahre 1960 vorgenommen, und Schweden in sieben Bezirke eingeteilt. In jedem dieser Bezirke liegt ein hochspezialisiertes Krankenhaus mit einer radiotherapeutischen Klinik, die als zentrale Krebsklinik besondere Bedeutung gewann. In fünf dieser Bezirke, nämlich in Stockholm, Göteborg, Lund, Uppsala und Umeå bilden die Universitätskliniken das Regionalkrankenhaus, während es in Linköping und Örebro große Kreiskrankenhäuser gibt. Der Umfang der einzelnen Bezirke wurde so gewählt, daß eine ausreichende Anzahl von Tumorfällen zu erwarten war und die Patienten keine zu großen Entfernungen zurückzulegen hatten. Die Einwohnerzahl und die Anzahl der Betten in den Strahlenkliniken gehen aus Abb. 1 hervor.

2. Wesentliche Organisationsprobleme

In sämtlichen Regionalkliniken wurde eine Unterteilung in allgemeine und gynäkologische Radiotherapie mit eigenen Chefärzten vorgenommen oder geplant. Jeder radiotherapeutischen Regionalklinik ist auch ein radiophysikalisches Zentrallaboratorium angegliedert. In den Universitätsstädten ist der Vorsteher dieser *klinischen* Abteilungen gleichzeitig Ordinarius der Radiophysik. In den sieben zentralen Krankenhäusern gibt es hochspezialisierte röntgendiagnostische Kliniken und pathologische Institute. Mit den übrigen medizinischen Disziplinen des Krankenhauses ergeben sich ausgezeichnete Möglichkeiten zu direktem Kontakt. Fruchtbringende Zusammenarbeit kann bei täglichen Konferenzen mit Vertretern dieser Kliniken, speziell mit Chirurgen, Gynäkologen, Otologen, Pediatern, Pathologen und Röntgendiagnostikern zustande kommen. In den Universitätsstädten liegen dazu die wissenschaftlichen Institute und Forschungsabteilungen in der Nähe, wodurch die Zusammenarbeit auch mit diesen wesentlich erleichert wird. Die Arbeit in den radiotherapeutischen Zentren vertieft bei den Ärzten die Erfahrung in Diagnostik und Behandlung bösartiger Erkrankungen. Das große Patientenmaterial ist für die Ausbildung von Studenten und Spezialisten sowie zur Weiterbildung praktischer Ärzte außerordentlich wichtig, und schließlich ergeben sich hier vielseitige Möglichkeiten für die Erforschung auf dem Gebiet der Krebskrankheiten.

Innerhalb der sieben Bezirke wurden zur Entlastung der Regionalkliniken selbständige periphere Radiotherapieabteilungen geschaffen oder geplant. Man rechnet insgesamt mit etwa zehn derartigen Abteilungen. Schließlich liegen in jeder Region eine Reihe selbständiger Röntgenabteilungen, die in der Hautpsache Röntgendiagnostik, aber daneben auch Strahlentherapie betreiben. Alle komplizierten Tumoren werden jedoch den Spezialkliniken für Radiotherapie zugewiesen.

Die geographischen Verhältnisse und die Einwohnerzahl eines Landes bestimmen natürlich weitgehend die Organisation der Strahlentherapie. In Schweden, wo die Entfernungen von Norden bis Süden beträchtlich sind, hat sich die oben geschilderte Organisation bewährt. Die kleineren radiotherapeutischen Abteilungen in jedem Bezirk sind geographisch und bevölkerungsmäßig bedingt und bilden eine gute Ergänzung zu den großen Kliniken.

In den letzten 20 Jahren erhielt die Radiotherapie durch die kraftvolle Entwicklung auf technischem und physikalischem Gebiet eine Reihe neuer Waffen zur Bekämpfung der Krebskrankheiten. In der Hochvolttherapie wurden neue Maschinen entwickelt, die es ermöglichen, jede gewünschte Dosis in jeder Stelle des Körpers zu applizieren unter bestmöglichem Schutz des gesunden Gewebes. Auch hat die Tätigkeit mit radioaktiven Isotopen zum Zweck der Diagnostik und Therapie der Krebskrankheiten einen großen Aufschwung genommen. Bei der Ausrüstung der Abteilungen für Röntgen-, Telegamma- und Radiumbehandlung, der Isotopenlaboratorien und der Abteilungen für klinische Radiophysik ist daher auf die Fortschritte der letzten Jahrzehnte größte Rücksicht zu nehmen.

Die vorliegende Schilderung einer modernen radiotherapeutischen Klinik gründet sich auf Erfahrungen, die während vieler Jahre an der strahlentherapeutischen Klinik in Lund gesammelt wurden. Die Klinik in Lund wurde im Jahre 1941 eingeweiht; in den Jahren 1951 und 1963/64 kamen Erweiterungsbauten hinzu, die durch die ständige Zunahme der Patienten sowie durch die technischen Fortschritte auf dem Gebiet der Behandlungsapparate und der Isotopen notwendig geworden waren.

Die Klink ist für jährlich rund 1500 neue Krebsfälle berechnet. Sie besteht aus einer allgemeinen und einer gynäkologischen Abteilung. Jede dieser Abteilungen wird von einem Chefarzt geleitet. Der Direktor der Klinik ist Chefarzt der allgemeinen Abteilung. Zur Zeit arbeiten elf Ärzte in der Klinik, davon sieben auf der allgemeinen und vier auf der gynäkologischen Abteilung. Baulich mit der Klinik verbunden — doch völlig selbständig ist das radiophysikalische Zentrallaboratorium. Alle Formen der Radiotherapie, von der Oberflächen- bis zur Hochvoltbehandlung und die Behandlung mit radioaktiven Isotopen sind in dieser Klinik vereinigt. Die Patienten kommen in erster Linie von den regionalen Krankenhäusern. Sie können aber auch von jedem praktischen Arzt eingewiesen werden, und schließlich kann jeder Kranke in dieser Region ohne Einweisungsschein die Klinik aufsuchen.

Die Hauptaufgabe einer radiotherapeutischen Klinik ist die Strahlenbehandlung der bösartigen Tumoren und die Diagnostik, insbesondere die Frühdiagnostik. Als Ergänzung zur Strahlenbehandlung kommt die chirurgische Behandlung, die in gewissen Fällen in der Radiotherapieklinik vorgenommen werden sollte. Die stationäre Überwachung der Patienten während und oft auch kurze Zeit nach der Bestrahlung ist notwendige Voraussetzung für eine gute Strahlenklinik. Die Nachkontrolle der bestrahlten Patienten erfordert eine sorgfältige Organisation.

Zur Erfüllung dieser Aufgaben sind Bettenstationen und Übernachtungsmöglichkeiten für ambulante Patienten notwendig. Eine größere Poliklinik für Diagnostik und Nachkontrollen, Strahlenbehandlungsabteilungen für alle erforderlichen Strahlenqualitäten sowie eine besondere Abteilung für Diagnostik und Behandlung mit radioaktiven Isotopen müssen zur Verfügung stehen. Für die immer komplizierteren Bestrahlungstechniken, insbesondere mit Hochvoltapparaturen sowie für die Arbeit mit Isotopen ist eine Abteilung für klinische Radiophysik notwendig, ferner Laboratorien für Photographie und Blutuntersuchungen. Größere Räume für Registrierung der strahlenbehandelten Patienten, Nachkontrollen, statistische Bearbeitung der Resultate sowie eine Bibliothek und Forschungsräume für klinische Radiobiologie sind erforderlich. In Universitätskliniken sollten diese Räumlichkeiten besonders groß und mit einem Vorlesungssaal versehen sein.

Jede Regionalklinik weist kleinere, lokal bedingte Varianten auf, die jedoch von der prinzipiellen Planung nicht abweichen.

Die Organisation der Krebsbekämpfung ist zur Zeit in einer so schnellen Entwicklung begriffen, daß die folgende Beschreibung nur als ein Augenblicksbild des Jahres 1965 anzusehen ist.

3. Die Organisation der Klinik

Die allgemeine und die gynäkologische Abteilung der radiotherapeutischen Klinik beanspruchen einen großen Teil der Klinik gemeinsam. Gewisse Räumlichkeiten, z.B. in der Poliklinik, den Bettenstationen sowie in der Radiumabteilung, stellen besondere Forderungen, die in den verschiedenen Abschnitten berührt werden.

a) Ankunft des Patienten

In unmittelbarer Nähe des Eingangs befindet sich ein Sekretariat, in dem sich die Patienten sowohl beim ersten Besuch als auch bei späteren Kontrolluntersuchungen anmelden. Hier werden die Personalien aufgenommen und die für die Krankenversicherung notwendigen Daten registriert. Ein Krankenblatt wird beim ersten Besuch angefertigt. Von hier wird der Patient weiterdirigiert, z.B. in die Wartehalle der Poliklinik, auf die Isotopen- oder die Bettenstation. Der größte Teil der Patienten kommt zunächst zu einer poliklinischen Untersuchung. Aus diesem Grund sollte die Poliklinik in der Nähe der Eingangshalle und des Sekretariats liegen. Auch die Strahlenbehandlungsabteilungen in denen pro Jahr mehr als 40000 Behandlungen stattfinden, sollten vom Eingang leicht erreichbar sein.

Die Verbindung vom Sekretariat zu den einzelnen Abteilungen geschieht mit Hilfe eines Lokaltelephons oder mit Hilfe eines Schnellsprechgeräts.

Im Sekretariat sind ständig zwei Angestellte beschäftigt.

b) Die Poliklinik

Die poliklinischen Untersuchungsräume müssen gut ausgerüstet sein. Umkleideräume und die Untersuchungszimmer sollen so angeordnet sein, daß sie dem Bedürfnis der Patienten zur Isolierung bei ärztlichen Untersuchungen gerecht werden. Es muß auch dafür Sorge getragen werden, daß der Arzt die Untersuchung ungestört durchführen und Notizen über jeden Patienten machen kann. Zu diesem Zweck sind Diktaphone außerordentlich wertvoll. Bettlägerige Patienten, die z. B. mit dem Krankenwagen in die Poliklinik kommen, müssen in dafür geeigneten Räumen untersucht werden können. Im allgemeinen kommen auf jeden neuen Tumorfall 8—10 Kontrollfälle. Die Dimensionierung der Poliklinik ist daher von der Anzahl der Primärtumoren abhängig.

Die Poliklinik ist einer der Zentralpunkte der Klinik. Hier wird die Diagnose gestellt und der Plan für die Behandlung der entsprechenden Tumoren in großen Zügen entworfen. Die Mehrzahl der Patienten kommt in die Poliklinik zur Nachuntersuchung. Es kann sich um junge oder alte Menschen, gesunde oder kranke, teilweise sehr kranke Menschen handeln. Wir haben es als außerordentlich wertvoll empfunden, Warteräume für Erwachsene und kleinere Kinder zu trennen. Liegende Patienten werden nicht im allgemeinen Warteraum, sondern separat untergebracht. Der große Warteraum der allgemeinen Abteilung sollte Platz für etwa 40—50 Patienten haben und der Raum für jüngere Kinder für etwa 10 Patienten. Die Kinderabteilung sollte mit Kindermöbeln und Spielzeug ausgestattet werden.

Wir sind stets bestrebt, die Wartezeit der Patienten so weit wie möglich herabzusetzen. Alle Patienten werden daher auf Vor- und Nachmittagsstunden aufgeboten. Bei einer Region wie der unsrigen muß auf die geographischen Verhältnisse Rücksicht genommen werden. Bei Einführung der Bestellung auf eine bestimmte Zeit ist es natürlich möglich, die Warteräume etwas kleiner zu dimensionieren. Für die allgemeine Abteilung sollte jedoch ein Warteraum für mindestens 40 Patienten mit bequemen Sitzgelegenheiten zur Verfügung stehen.

Die Untersuchungsräume sollen in unmittelbarer Nähe der Warteräume liegen. In unserem Fall müssen mindestens drei Untersuchungsräume vorhanden sein, in denen drei Ärzte gleichzeitig arbeiten können. In unmittelbarer Nähe der Untersuchungsräume müssen Umkleideräume für die Patienten liegen. Es ist sehr wertvoll und zeitsparend, wenn ein Arzt zwei Untersuchungsräume zur Verfügung hat. Damit kann ein schnellerer Patientenwechsel und eine kürzere Wartezeit erreicht werden. Mindestens zwei der Untersuchungsräume sollten Möglichkeiten zur Hals-, Nasen- und Ohrenuntersuchung besitzen, da ja ein großer Teil der Patienten Tumoren in diesem Gebiet hat.

Ein kleines Operationszimmer ist hier auch notwendig, in dem Probeexcisionen und andere kleinere Eingriffe vorgenommen werden können. Die Untersuchungsräume sollten so eingerichtet sein, daß sie vaginale und rektale Untersuchungen erlauben.

Die Arbeit auf der allgemeinen Poliklinik besteht im allgemeinen in einer ausführlichen Aufnahme der Anamnese und Beschreibung der Befunde. Schon bei der ersten Untersuchung sollte versucht werden, die Erkrankung möglichst erschöpfend zu erfassen. Aus diesem Grund erfolgt oft eine sofortige Überweisung zur Röntgen- und Blutuntersuchung. Auch werden sichtbare Befunde möglichst photographiert, am besten mit Farbbild.

In einer Reihe von Fällen hat man schon beim ersten Besuch die Möglichkeit, mit der Therapie zu beginnen; bei Hauttumoren ist es oft eine Einzeitstrahlenbehandlung. Handelt es sich um kompliziertere Erkrankungen, müssen die Behandlungspläne diskutiert und der Patient vielleicht auch in die Station aufgenommen werden. Auch in diesen Fällen ist es wertvoll, wenn möglichst alle Voruntersuchungen abgeschlossen sind, um unmittelbar nach der Aufnahme des Patienten in die Klinik die Strahlenbehandlung planen und beginnen zu können.

Die Ärzte, die in der Poliklinik arbeiten, sollten erfahrene Radiotherapeuten sein. Auf diese Weise wird die Kontinuität in der Auffassung zur Behandlung der verschiedenen

Tumorkrankheiten bewahrt und alle Tumoren, die poliklinisch behandelt werden können, auf bestmögliche Weise angegangen. Jeder Arzt sollte, wenn möglich, seine Patienten auch später beobachten.

Auf die notwendigen Personalräume usw. wird hier nicht näher eingegangen.

In den poliklinischen Untersuchungsräumen der allgemeinen Abteilung werden auch die Patienten beurteilt, die von den anderen Kliniken des Krankenhauses zur Untersuchung und zur Fortsetzung der Behandlung überwiesen werden. Es handelt sich hier oftmals um frisch operierte Patienten oder um schwer kranke Patienten, bei denen die Bestrahlung erwogen werden muß. Diese Patienten werden außerhalb der üblichen Besuchszeiten bestellt und sollen direkt in die Untersuchungsräume gefahren werden. Die Beurteilung auch dieser Patienten sollte nur von den erfahrensten Ärzten der radiotherapeutischen Klinik vorgenommen werden. Es gilt ja, alle Möglichkeiten der Radiotherapie sowie der Chemotherapie und der Kombinationsbehandlungen zu kennen, um den Kollegen in den anderen Kliniken die besten Behandlungsmöglichkeiten vorschlagen zu können. In komplizierten Fällen wird es hier oftmals notwendig sein, auf Spezialkonferenzen, an denen der größte Teil des Stabes teilnimmt, Stellung zu den Problemen zu nehmen.

In jedem Untersuchungsraum sollte eine Krankenschwester tätig sein, und für je zwei Untersuchungsräume ist auch eine Hilfsschwester notwendig. Außerdem muß Personal zum Transport der Patienten zu den verschiedenen Lokalitäten der Klinik zur Verfügung stehen.

Die Arbeit in der Poliklinik ist außerordentlich verantwortungsvoll. Hier soll nicht nur die Frühdiagnose der Carcinome gestellt und geeignete Behandlungen vorgeschlagen oder vorgenommen, sondern auch die regelmäßige Kontrolluntersuchung der bereits strahlenbehandelten Patienten durchgeführt werden. Es gilt hier, genaue Kenntnisse der verschiedenen Strahlenreaktionen in den entsprechenden Geweben zu haben und eventuelle Rezidive so früh wie möglich zu erkennen. Ist letzteres der Fall, kann oft z.B. ein kleiner chirurgischer Eingriff den Patienten retten. Wird die Diagnose eines Rezidivs erst spät gestellt, ist die Möglichkeit einer Heilung stark verschlechtert. Die regelmäßigen Kontrollen spielen daher für die Beurteilung der endgültigen Behandlungsziffern eine außerordentlich große Rolle. Sie sollten mindestens während der ersten 5 Jahre nach der Bestrahlung durchgeführt werden, am besten an der Stelle, an der die Bestrahlung der Patienten vorgenommen wurde.

Die poliklinischen Patienten können, wenn man es wünscht, je nach Geschwulstlokalisation in viele Gruppen unterteilt und an besonderen Tagen untersucht werden. Auch die neuen Patienten können in dieses Schema eingegliedert werden. Diese Anordnung ist besonders für den akademischen Unterricht und für die Forschung sehr wertvoll und gestattet es auch, schnell einen Überblick über die Behandlungsresultate zu erhalten. Wählt man diese Gruppeneinteilung, müssen die Untersuchungsräume der Poliklinik auch dementsprechend in Arbeitseinheiten aufgeteilt werden. Bei Bedarf müssen Arbeitsmöglichkeiten für mehrere Untergruppen vorhanden sein, die dann entweder den ganzen Tag oder zu gewissen Stunden dort arbeiten können. Die Tätigkeit in der allgemeinen und der gynäkologischen Poliklinik weist keine prinzipiellen Unterschiede auf. Sowohl die radiogynäkologische Poliklinik als auch die radiogynäkologische Bettenstation liegen in der ersten Etage, direkt oberhalb der allgemeinen Poliklinik.

c) Die Bettenstation

Die Arbeit auf einer radiotherapeutischen Station kann körperlich sehr schwer sein, da man es ja oft mit alten und bettlägerigen Patienten zu tun hat. Die Anzahl der Krankenschwestern und der Pflegerinnen ist der Patientenzahl anzupassen. Die Pflege der Patienten erfordert oft eine spezielle Erfahrung, und daher ist Kontinuität des Personals von größter Bedeutung.

In jeder Bettenstation sollten auch Übernachtungsmöglichkeiten für ambulante Patienten vorliegen, die sich in so gutem Zustand befinden, daß sie einer Stationspflege nicht bedürfen. Zu diesem Zweck sind innerhalb der Klinik Räumlichkeiten für 4—5 Patienten vorgesehen. Außerdem ist außerhalb des Krankenhausgebiets ein verwaltungsmäßig mit dem Krankenhaus verbundenes Patientenhotel errichtet worden, in dem die radiotherapeutische Klinik über eine gewisse Anzahl von Betten verfügt. Dieses Patientenhotel ist mit einem Tagesraum und einem Speiseraum versehen. Der Transport der Patienten wird mit Omnibussen bewerkstelligt. Besondere Strahlenschutzvorrichtungen sind für die Bettenstationen der allgemeinen Abteilung nicht vorgesehen.

Auf der gynäkologischen Bettenstation dagegen müssen die Strahlenschutzprobleme, die wegen der Radiumeinlagen bei den Patienten für die Umgebung entstehen, sorgfältig berücksichtigt werden. Die Betten werden gewendet, so daß der Körper der Patienten gegenüber den anderen im Raum befindlichen Personen als Strahlenschutz dient. Ein Warnungsschild „Radium“ wird am Bett befestigt. Das Pflegepersonal ist instruiert, sich so kurze Zeit wie möglich in der Nähe dieser Betten aufzuhalten. Die Dosisüberwachung des Personals geschieht hier sowie in der Klinik allgemein mit Hilfe von Filmdosimetrie; die Resultate werden jede zweite Woche bekanntgegeben. Für die gynäkologische Station sind in den letzten Jahren Strahlenschutzanordnungen für gewisse Räume diskutiert worden. Der geplante Übergang zum „after loading“-System hat die Lösung dieser Frage hinausgeschoben.

Die administrativen Räume und die Serviceabteilungen auf einer radiotherapeutischen Station sind die gleichen wie in jedem anderen Krankenhaus.

Die Frage der notwendigen Bettenzahlen ist in den letzten Jahrzehnten eingehend diskutiert worden. Man ist in Schweden offiziell der Ansicht, daß 100 Plätze auf 1 Million Menschen in der Region ausreichend sind. Dieses Verhältnis hat sich jedoch in den letzten Jahren, insbesondere nach allgemeinerer Einführung der Hochvolttherapie, als unzureichend erwiesen. Eine Bettenzahl von 120—150 auf 1 Million Menschen hat sich als notwendig erwiesen. In diese Anzahl sind Übernachtungsmöglichkeiten für etwa 30 Patienten einberechnet. In Lund stehen zur Zeit nur rund 100 Betten und einige provisorische Schlafkabinen zur Verfügung.

Die Berechnung der Bettenzahl gründet sich auf der Annahme, daß die Patienten nur während der Behandlung und möglicherweise wenige Tage nach Abschluß derselben in der Klinik bleiben. Oft ist jedoch ein längeres Verbleiben in der Klinik sehr wünschenswert, um gewisse Strahlenreaktionen bis zu ihrem Abklingen zu überwachen. Unsachgemäße Behandlung der Strahlenreaktionen kann erfahrungsgemäß die Resultate der Strahlenbehandlung verschlechtern. Die Organisation von Heimen für chronisch Kranke ist in Schweden in starkem Aufbau begriffen; die Anzahl der Betten in diesen Abteilungen ist jedoch noch nicht ausreichend. Daher müssen oft Patienten, die z.B. eine palliative Strahlenbehandlung erhalten haben, einen Platz in der radiotherapeutischen Klinik belegen. Die Organisation der Heimreise der Patienten zu den peripheren Krankenhäusern und Pflegeheimen muß sorgfältig aufgebaut sein und gut funktionieren, wenn nicht die Warteliste schnell ansteigen soll. Jeder neuentdeckte Krebsfall, der sich in einem Stadium befindet, wo radikale Behandlung möglich ist, sollte unmittelbar oder in kurzer Frist behandelt werden. Jede Verzögerung der Aufnahme, die zu einer Verschlechterung der Behandlungsbedingungen durch Anwachsen des Primärtumors oder durch Metastasierung führt, ist unbedingt zu vermeiden. Bei der Handhabung der Warteliste ist größte Sorgfalt erforderlich.

In einer radiotherapeutischen Klinik sollte die Anzahl der Betten für weibliche und männliche Patienten nicht fixiert werden. Die Pflegezeit der Patienten ist außerordentlich verschieden und es ist daher notwendig, dem von Tag zu Tag schwankenden Bedarf für männliche und weibliche Plätze so elastisch wie möglich zu begegnen. Die Bettenstationen sollten daher so angeordnet werden, daß sowohl Männer als auch Frauen auf derselben Abteilung liegen können.

Die Bettenstation der radiotherapeutischen Klinik ermöglicht es dem Arzt, das therapeutische Vorgehen im Einzelfalle zielbewußt zu bestimmen. Er hat die Möglichkeit, die Patienten während des ganzen Behandlungsverlaufs zu beobachten und auch darüber hinaus. Dadurch besteht hier die Möglichkeit zur Spezialausbildung in der Radiotherapie.

d) Das klinische Laboratorium

Das klinische Laboratorium ist ein Routinelaboratorium, in dem hauptsächlich Blutuntersuchungen vor und während der Strahlenbehandlungen durchgeführt werden. Ihm sollte ein hämatologisches Forschungslaboratorium angegliedert sein.

e) Das Photolaboratorium

Die Hauptaufgabe ist die klinische Photographie, die für die laufende Kontrolle der Tumoren notwendig ist. Das Photolaboratorium stellt auch Diapositive, Illustrationen zu Aufsätzen, Mikrophotographien und Filme her.

f) Die Operationsabteilung

In der Klinik sollten ein bis zwei vollständig ausgerüstete Operationsräume mit den entsprechenden Vorräumen zur Verfügung stehen. Größere operative Eingriffe in der radiotherapeutischen Klinik werden in Schweden zur Zeit hauptsächlich von den gynäkologischen Radiotherapeuten vorgenommen.

In diesen Operationsräumen sollte keinerlei radiologische Arbeit vorgenommen werden, also keine Radiumbehandlung an gynäkologischen Patienten und keine Behandlung mit festen oder flüssigen radioaktiven Isotopen.

g) Die Behandlungsabteilungen

α) Konventionelle Röntgenbestrahlung

Die Röntgenapparatur für konventionelle Röntgenbehandlung, d.h. bis zu 250 kV Spannung, ist durch die jetzt zugänglichen Hochvoltmaschinen immer mehr in den Hintergrund gedrängt worden. Es ist jedoch offenbar, daß die konventionelle Röntgenbehandlung auch weiterhin ein integrierender Teil der Strahlenbehandlungsabteilung sein muß. Ihr prozentueller Anteil an der gesamten Apparatur steht noch nicht endgültig fest.

Für die Strahlenbehandlung von gewissen nicht krebsartigen Hauterkrankungen sind Spannungen von 10—12 kV oft als Ergänzung der allgemeinen Therapie außerordentlich wirkungsvoll. Für Strahlenbehandlungen flacher, dünner Hautcarcinome sind Spannungen bis zu 50 oder 60 kV oftmals von größtem Wert, da man hier Einzeitbehandlungen durchführen kann. Apparaturen für diese beiden Behandlungsformen sollten daher vorhanden sein. Für eine Reihe oberflächlich gelegener Tumoren, bei denen also eine geringe Tiefendosis benötigt wird, ist die konventionelle Apparatur ebenfalls bis auf weiteres notwendig. Erst wenn genügend Erfahrungen mit Elektronentherapie und anderer Hochvolttherapie vorhanden ist, kann der größte Teil der Radiotherapie auf diese Abteilung verlegt werden. Spezielle Behandlungsformen, wie z.B. die Röntgenrotationsbestrahlung für Ösophaguscarcinome, kann auf Grund vieljähriger Erfahrung ebenfalls mit Vorteil mit der konventionellen Röntgenbestrahlung vorgenommen werden. Natürlich können auch Hochvoltqualitäten für die Rotationsbestrahlung benutzt werden. Für diese Behandlungsform ist ein besonderer Behandlungsraum und eine Spezialapparatur notwendig. Oftmals ist eine Kombination der konventionellen Strahlung mit Pendelbewegungen von Vorteil. Auch hierfür sollte ein besonderer Raum vorhanden sein. Für die Arbeit in Lund berechneten wir zur Zeit einen Bedarf von drei Röntgenapparaten mit etwa 200 kV Spannung sowie zwei Röntgenbehandlungsapparaten für Oberflächentherapie. Insgesamt dürften hierzu vier Behandlungsräume genügen.

Ein großer Warteraum, für Männer und Frauen gemeinsam sowie separate Warteräume für liegende Patienten müssen vorhanden sein. Ein Raum für die notwendige Behandlungsplanung, in welchem auch Spezialapplikatoren und ähnliche Dinge verwahrt werden können sowie ein kleiner Verbandsraum sind ebenfalls notwendig.

β) Hochvoltabteilung

Die Hochvoltabteilung, die aus Strahlenschutzgründen oft unterirdisch gelegen ist, bei der jedenfalls die Behandlungsräume meist fensterlos sind, muß außerordentlich gut luftkonditioniert sein. Die Räumlichkeiten sollten nicht zu klein gestaltet werden, um kein Beengungsgefühl aufkommen zu lassen. Die Hochvoltabteilung sollte unmittelbar an die konventionelle Röntgenbehandlungsabteilung angeschlossen werden. Dies ist jedoch, insbesondere wenn es sich um Anbauten handelt, nicht immer möglich. Der Abstand sollte jedoch unter allen Umständen so gering wie möglich sein.

Von der Anzahl der Behandlungsräume und den aufgestellten Apparaturen hängt die Größe der notwendigen übrigen Räume ab. Wenn man damit rechnet, 80—100 Patienten täglich in der Hochvoltanlage zu behandeln, kann folgende Ausrüstung diskutiert werden: Kobaltanlagen, Linearacceleratoren, Caesiumapparatur sowie Betatron. Alle diese Apparaturen sind zur Zeit auf dem Markt erhältlich.

Für die Hochvoltabteilung sind prinzipiell zwei Typen von Behandlungsapparaten erforderlich, nämlich Apparate für die Routinearbeit mit hoher Patientenfrequenz sowie Apparate für Spezialbehandlungen. Zur ersten Gruppe können Kobaltanlagen und lineäre Acceleratoren gerechnet werden, während Caesiumapparate und Betatrone mit hoher MeV-Zahl zur zweiten Gruppe gehören.

Kobaltanlagen haben die größte Verbreitung gefunden, da sie außerordentlich einfach konstruiert sind und daher wenig Bedienung brauchen. Sie ermöglichen, die guten Eigenschaften der Hochvoltstrahlung auszunutzen. Mit einer Kobaltapparatur dürfte man zur Zeit mit einer Kapazität von etwa 30 Patienten pro Apparat und Tag rechnen können. Linearacceleratoren haben u.a. eine sehr hohe Dosisleistung, wodurch die Behandlungszeit verkürzt wird. Die zur Zeit erhältlichen Apparate sind im Routinebetrieb jedoch noch etwas komplizierter als Kobaltmaschinen.

Das Vorhandensein einer Caesiumapparatur ist nach unseren Erfahrungen sehr wünschenswert. Mit dieser kann man bei der Nahbestrahlung mit einem kleinen Behandlungskopf eine ebenso geringe Tiefendosiswirkung erzielen wie mit einem kleinen Kobaltapparat, jedoch ist gleichzeitig eine so gute Abschirmung der Strahlenquelle gewährleistet, daß die Totalbestrahlung des Patienten sehr gering ist. Die Hautschonung ist jedoch etwas geringer als bei Anwendung eines Kobaltapparates. Mit einer Caesiumapparatur können täglich 30—40 Patienten bestrahlt werden.

Das Betatron ist außerordentlich wertvoll, da sich hier in erster Linie die Möglichkeit ergibt, Elektronenstrahlung von verschiedener Durchschlagskraft zu benutzen. Für die Zwecke der radiotherapeutischen Klinik ist daher ein Betatron von mindestens 30 MeV Spannung notwendig. Das Betatron dürfte bis auf weiteres nur für eine geringe Anzahl von Patienten benutzt werden können, da erst persönliche Erfahrungen mit dieser Strahlenqualität gesammelt werden müssen. Es dürfte sich hier um höchstens 10 Patienten pro Tag handeln.

Die Röntgendosisleistung des Betatrons ist verhältnismäßig gut; sie nimmt jedoch mit fallender Spannung stark ab. Hier ist der Linearaccelerator stark überlegen. Wenn es gelingt, einen kleinen und leicht beweglichen Accelerator mit 30—35 MeV Spannung zu konstruieren, würde damit sein klinischer Anwendungsbereich erweitert. In Abb. 2a ist für die Zukunft einer der Kobalträume mit Strahlenschutz für hochenergetische Röntgenstrahlung versehen worden.

Für die gewünschte Anzahl von 80—100 Behandlungen in einer Hochvoltabteilung haben wir daher folgende Ausrüstung zweckmäßig gefunden: Zwei Kobaltapparate, ein

Caesiumapparat und ein Betatron. Zur Ausnützung dieses Apparateparks bedarf es einer Anzahl von Räumlichkeiten, die wesentlich von den Bedürfnissen einer konventionellen Röntgenabteilung abweichen (Abb. 2a u. b).

Zunächst sind Warteräume notwendig: Ein Wartezimmer für bewegliche Patienten (*13*), höchstens *15*, sowie eine Wartehalle für bettlägerige Patienten (*14*), wo etwa 6 Betten gleichzeitig stehen können. Außerdem müssen sich im Anschluß an das Wartezimmer und an die Behandlungsräume Auskleidekabinen für die Patienten befinden.

In der Hochvoltabteilung soll in erster Linie kurative Strahlenbehandlung durchgeführt werden. Aber auch palliative Hochvoltbestrahlung, die oft erfahrungsgemäß besser vertragen wird als konventionelle Röntgenbestrahlung, muß möglich sein. Jede Hochvoltbehandlung, insbesondere jedoch die kurative, erfordert einen Behandlungsplan, um die beste Strahlendosis innerhalb des richtigen Zeitraums in der Tumorregion zu applizieren.

Hierzu ist Bestimmung der geeigneten Strahlenqualität, der Strahlenrichtung gegen den Tumor, der Anzahl und Form der Behandlungsfelder, des Fraktionierungsplans und der Tumordosis notwendig. Dieser Behandlungsplan ist für die Hochvolttherapie notwendig, weil hier die Hautreaktion als Kriterium für eine beginnende Überdosierung dahinfällt. Auf Grund des hautschonenden Aufbaueffektes liegt die Gefahr einer subcutanen Überdosierung sowie der Überdosierung in tiefer liegenden, strahlenempfindlichen Geweben nahe.

Unter Berücksichtigung der medizinischen sowie der radiophysikalischen Gesichtspunkte muß für jeden Patienten eine geeignete Bestrahlungstechnik ausgearbeitet werden. Diese ist nicht nur für den einzelnen Patienten von Bedeutung sondern auch für zukünftige retrospektive Studien verschiedener strahlenbiologischer Faktoren. Hieraus ergibt sich, daß eine derartige Bestrahlungsplanung nicht nur für die Tiefentherapie notwendig ist, sondern auch für die Behandlung von oberflächlichen Tumoren oder bei intrakavitären oder interstitiellen Bestrahlungen.

Wenn der Patient also das erste Mal in die Hochvoltabteilung kommt, wird zunächst der Bestrahlungsplan ausgearbeitet. Dies soll in der Behandlungslage geschehen und wird daher am besten in der Behandlungsabteilung vorgenommen. Eine derartige Behandlungsplanung ist oftmals recht zeitraubend und würde, falls sie direkt im Behandlungsraum vorgenommen würde, diesen für längere Zeit blockieren. Aus diesem Grunde geschieht die Planung außerhalb der Behandlungsräume in einem der Nebenräume der Abteilung, dem Planungsraum (*8*). Hier wird zunächst die Körperkontur des Patienten in Höhe des aktuellen Körperabschnittes auf einen Papierbogen übertragen. In diese Konfiguration werden dann die innerhalb des Querschnitts gelegenen inneren Organe eingezeichnet, vor allem diejenigen, die besonders strahlenempfindlich sind. Dann wird die Lage des Tumors so genau wie möglich eingezeichnet. Mitunter ist die Anfertigung mehrerer derartiger Skizzen notwendig. Ist diese dreidimensionelle Lokalisierung des zu bestrahlenden Volumens bestimmt, wird zusammen mit einem klinischen Radiophysiker die Behandlung festgesetzt. Die Ausarbeitung des Behandlungsplans findet im radiophysikalischen Zentrallaboratorium statt.

Es soll eine unbedingte Forderung sein, daß keine Strahlenbehandlung vor Abschluß der Behandlungsplanung gegeben wird.

Die Kontrolle der gewählten Strahlenbedingungen ist durch Exponierung eines normalen Röntgenfilms oder eines Films geringer Empfindlichkeit auf der Austrittseite des Strahlenbündels gemacht worden. Da jedoch bei höherer Strahlenenergie der Kontrastunterschied zwischen Knochen und Weichteilen stark abnimmt, kann die Deutung des Films sehr schwierig werden, wenn keine Luftkavitäten innerhalb des Strahlengangs liegen.

Mit Hilfe eines besonderen röntgendiagnostischen Einstellgeräts, eines Simulators (*10*), ist es möglich, die Lokalisierung und Einstellung des Strahlenbündels wesentlich schneller und sicherer zu kontrollieren und gleichzeitig eine „Blindbehandlung" zu vermeiden.

Ein separater Simulator gibt eine wesentlich bessere Bildqualität als die Therapieapparatur und vermeidet ineffektive Belastung der Behandlungsapparatur. Ein derartiger

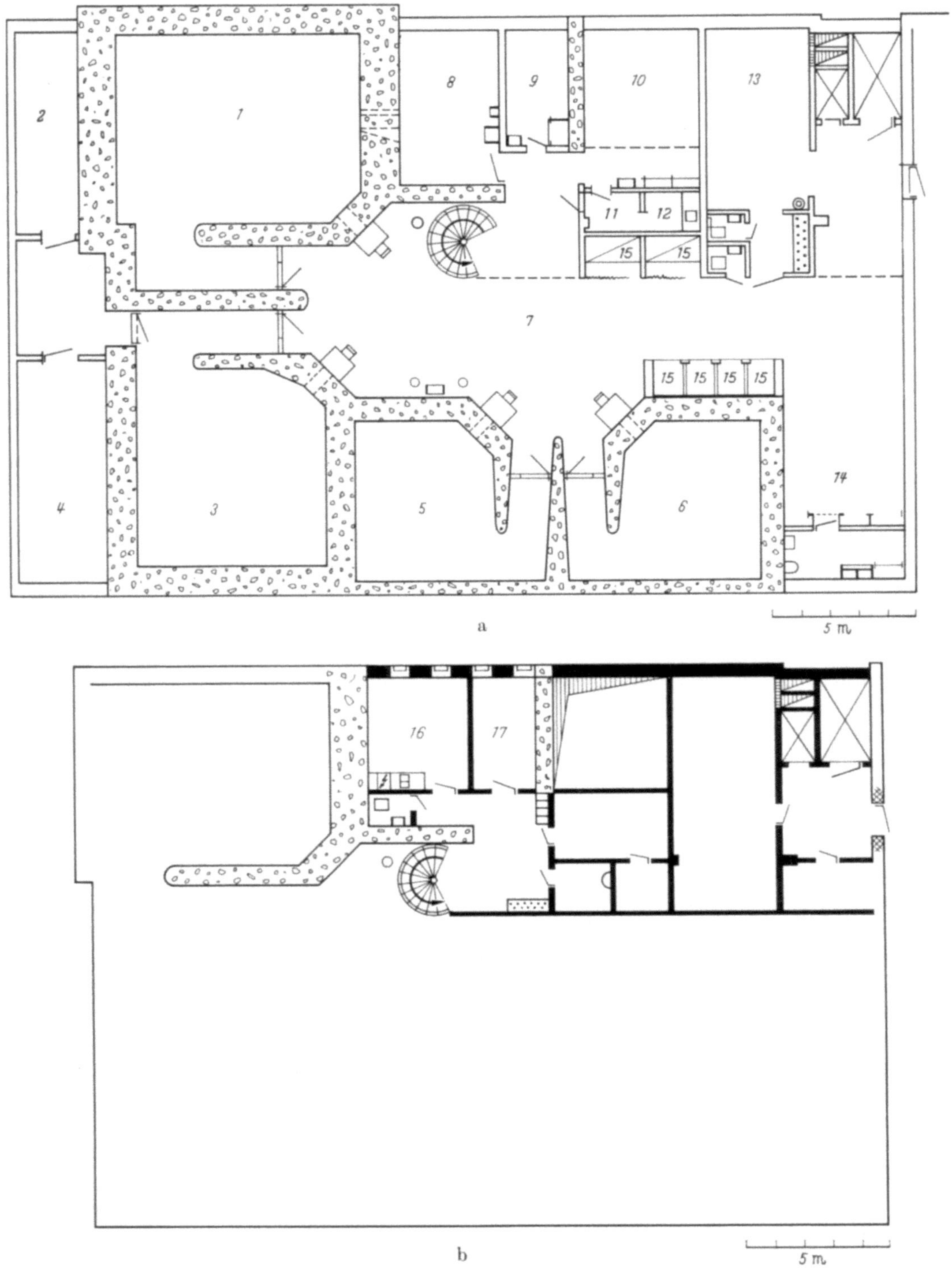

Abb. 2a u. b. Die Hochvoltabteilung der radiotherapeutischen Klinik in Lund. Die Wände sind aus Eisenerzbeton bzw. Normalbeton. *1* Bestrahlungsraum: 35 MeV Betatron; *2* Maschinenraum für das Betatron; *3* Bestrahlungsraum: ^{60}Co—5000 C; *4* Maschinenraum für eventuellen Linearaccelerator; *5* Bestrahlungsraum: ^{60}Co—5000 C; *6* Bestrahlungsraum: ^{137}Cs; *7* Halle; *8* Behandlungsplanung und Physiker; *9* Büro: Krankenschwester; *10* Simulator; *11* Kontrollraum für Simulator; *12* Dunkelkammer; *13* Wartezimmer; *14* Wartehalle; *15* Ruhe- bzw. Auskleidekabinen; *16* Personalraum; *17* Radiotherapeut. Die Raumhöhe von 4 m in der Hochvoltabteilung ist für das Betatron notwendig und auch in den übrigen Behandlungsräumen sowie im Simulatorraum beibehalten worden. Die Räume *16* und *17* liegen im Mezzaninplan mit Tageslichteinfall

Simulator muß alle Bewegungen, die mit den Apparaturen der Hochvoltabteilung möglich sind, nachahmen können und mit einem gleichartigen Behandlungstisch ausgerüstet sein.

Die Arbeit am Simulator geht etwa folgendermassen vonstatten: Mit Hilfe des für optimale Bestrahlungsbedingungen ausgearbeiteten Plans richtet man den Simulator so ein, wie es in der Skizze angegeben ist, d.h. mit gleichem Fokushautabstand und der gewünschten Feldgröße. Die Einstellung der Feldgröße geschieht mit einem Lichtvisir. Auf diese Weise erhält man die gleiche Divergenz des Strahlenbündels wie die geometrische Divergenz, die in die Behandlungsskizze eingezeichnet ist. Dann durchleuchtet man den Patienten und kann über einen Bildverstärker auf einem Televisionschirm die durchstrahlten Gebiete betrachten und mit einer Polaroidkamera photographieren, um sie als Dokument der Feldkontrolle zu benutzen. Man kann natürlich auch ein Röntgenbild der gleichen Situation anfertigen. Sollte eine Änderung des Strahlenganges wünschenswert sein, hat man die Möglichkeit, die Einstellung sofort bei der Durchleuchtung zu korrigieren. Veränderungen des Strahlenganges müssen sofort auf dem Querschnitt eingetragen werden. Ist man mit der Planung zufrieden, kann der Patient sofort seine erste Bestrahlung erhalten. In diesem Fall wird also schon die erste Strahlenbehandlung unter den richtigen technischen Bedingungen gegeben.

Simulatoranlagen, die diese Forderungen erfüllen, sind bereits vorhanden und verbesserte Modelle werden konstruiert. Jede größere Hochvoltanlage sollte mit einer derartigen Apparatur ausgerüstet sein.

Im Anschluß an den Simulator muß ein kleiner separater Manöverraum (*11*) sowie eine Dunkelkammer (*12*) liegen. Hier müssen die Röntgenfilme sofort entwickelt werden können. Ferner ist ein Arbeitszimmer für Arzt (*17*) und Physiker (*8*) notwendig, in dem die Behandlungsprobleme besprochen werden können, ohne daß der Patient zuhört. In der Abteilung ist ein kleiner Verbandsraum notwendig, Toiletten für Patienten und Personal sowie Vorratsräume und Aufenthaltsräume für das Personal.

Alle Behandlungsräume der Hochvoltabteilung münden, wie aus der Abb. 2a u. b hervorgeht, in eine große zentrale Halle (*7*). Die ganze Hochvoltabteilung ist außerordentlich gut ventiliert. Eine strikte Luftkonditionierung ist jedoch nicht durchgeführt worden. Die Apparatur der einzelnen Behandlungsräume geht ebenfalls aus der Abbildung hervor. Jedes Behandlungszimmer hat einen Behandlungstisch, eine Reihe der üblichen Applikatoren, und in einem der Räume steht ein Behandlungsstuhl, um die Behandlung in sitzender Stellung vorzunehmen. Die Dicke der Strahlenschutzwände, die aus Eisenerzbeton bestehen, ist sorgfältig berechnet worden, um völlige Strahlenfreiheit in der großen Halle sowie außerhalb der Hochvoltanlage zu sichern.

Jeder Behandlungsraum ist mit einem Schaukasten, einem Meß- und Zeichentisch ausgerüstet, um Schnellkontrollen der Lage der Behandlungsfelder vorzunehmen bzw. gegebenenfalls erneut Röntgenbilder usw. anfertigen zu können. Er enthält kabelangeschlossene Meßkammern, um die gegebene Einfallsdosis, die richtige Zeitbestimmung unter anderem schnell zu kontrollieren.

Der Kontakt mit dem Patienten wird über einen Lautsprecher vermittelt, der über dem Behandlungstisch hängt. Jeder Behandlungsraum ist auch mit einem Fenster versehen, um auch den visuellen Kontakt mit dem Personal am Manövertisch zu gestatten. Zur Überwachung der Lage des Patienten während der Bestrahlung ist schließlich noch eine TV-Kamera installiert. Mit dieser kann der Patient aus einer anderen Richtung beobachtet werden und bei Benutzung des „Zooms“, einer Gummilinse, kann in dem vergrößerten TV-Bild jede Bewegung des Patienten registriert werden.

Sorgfältige Auswahl der Textilien und Farben für das Behandlungszimmer sowie eventuell Musik kann auf viele Patienten einen stark beruhigenden Einfluß ausüben.

In der Hochvoltabteilung soll ständig ein Arzt verfügbar sein. Seine wesentliche Verantwortlichkeit liegt in der Kontrolle komplizierter Strahlenbehandlungen und in den zahlreichen medizinischen Fragen, die täglich auftreten. Er ist auch für die Planung und Behandlung der stationären Patienten der Klinik verantwortlich. Alle übrigen Patienten, die ambulant kommen oder in anderen Kliniken liegen, werden vom Radiotherapeuten aufgenommen und behandelt, der den Patienten zum ersten Mal auf der Poliklinik untersuchte. Auf diese Weise ist den Radiotherapeuten die Möglichkeit gegeben, die Bestrahlung ihrer eigenen Patienten durchzuführen, die Reaktionen zu beobachten und den Behandlungsplan ebentuell zu variieren. Für den Patienten ist es ein großer Vorteil, ständig den gleichen Arzt bei der Behandlung zu sehen. Jeder Patient sollte außerdem im gleichen Behandlungsraum behandelt werden, damit er sich auch an das dortige Personal gewöhnt.

Der Arzt der Hochvoltabteilung soll ein erfahrener Radiotherapeut sein und die Möglichkeit der Entwicklung der Hochvoltbestrahlung überblicken können.

Jeder der 4 Apparate wird von einer Radiotherapieassistentin bedient. Für je zwei der Apparaturen steht auch eine Krankenschwester zur Verfügung, die gemeinsam mit dem technischen Personal die Einzelheiten der Behandlung vorbereitet und die erste medizinische Beurteilung der Patienten zur Aufgabe hat. Die Krankenschwestern führen auch eventuell notwendige Verbandswechsel usw. durch. Für das Betatron ist außerdem noch ein hochqualifizierter Radiophysiker oder Ingenieur notwendig. Das Personal der Abteilung untersteht einer Oberschwester, die für das Zeitschema der Strahlenbehandlungen und für die Organisation des Personals verantwortlich ist. Für den Transport bettlägeriger Patienten ist Transportpersonal notwendig, z.B. 1—2 Pflegerinnen.

γ) Abteilung für radiogynäkologische intrakavitäre Bestrahlung

Die intrakavitäre Strahlenbehandlung des Gebärmutterkrebses findet in Lund in den entsprechenden Räumen der radiogynäkologischen Poliklinik statt. Hierzu stehen rund 1600 mg Radium zur Verfügung. Die Patienten können mit der Radiumeinlage, ohne strahlengefährliche Fahrstuhltransporte, direkt in die entsprechenden Pflegeräume der Bettenstation überführt werden. Nach Abschluß der Behandlung wird das Radium wieder in den poliklinischen Untersuchungsräumen vom Arzt entfernt. Beim Rücktransport passiert das Bett einen wandfesten Monitor, der bei unvollständiger Entfernung des Radiums Alarm schlägt. Ein Teil der radiogynäkologischen Tätigkeit soll allmählich in die Isotopenabteilung verlegt werden.

δ) Die Isotopenabteilung

Diagnostik und Therapie mit radioaktiven Isotopen ist eng mit der übrigen Tätigkeit an einer radiotherapeutischen Klinik verbunden. Es ist daher notwendig, eine modern ausgerüstete Isotopenabteilung im Rahmen der Klinik zu organisieren. Die Abteilung soll in erster Linie für die Patienten der radiotherapeutischen Klinik bestimmt sein, jedoch in Zusammenarbeit mit dem radiophysikalischen Zentrallaboratorium möglichst auch anderen Kliniken dienen.

Die Ausrüstung eines derartigen Isotopenlaboratoriums muß nicht nur die klinische Tätigkeit in jeder Beziehung gestatten, sondern auch den Anforderungen der Isotopenforschung gerecht werden. Jede Form von Organdiagnostik der Tumoren mit Hilfe von radioaktiven Isotopen sollte daher in erster Linie an der radiotherapeutischen Klinik durchgeführt werden. Für die technischen und physikalischen Aspekte der Isotopentätigkeit steht das radiophysikalische Zentrallaboratorium zur Verfügung, dessen Tätigkeit weiter unten geschildert wird.

In Schweden ist die medizinische Anwendung der radioaktiven Isotopen durch das Reichsgesundheitsamt geregelt. Hiermit ist eine adäquate Anwendung und Umgang mit radioaktivem Material gesichert.

Jede Behandlung mit radioaktiven Isotopen geschieht in der radiotherapeutischen Klinik. Hierbei sind zuverlässige Aktivitätsmessungen notwendig sowie sorgfältige Planung und Überwachung der Behandlung. In diesen Fällen ist eine enge Zusammenarbeit mit einem qualifizierten Radiophysiker notwendig und wertvoll. Die medizinische Beurteilung der Isotopendiagnostik, einschließlich Scintigraphie, vollzieht sich ebenfalls in der Klinik, vor allem in den Fällen, die Isotopenbehandlung erhalten sollen. Die Klinik ist auch für die Nachkontrolle der isotopenbehandelten Patienten verantwortlich.

Die Ausrüstung eines Isotopenlaboratoriums ist kostbar und sehr empfindlich. Sie erfordert, um kontinuierliche Tätigkeit zu ermöglichen, qualifiziertes Personal in ausreichender Zahl und große Arbeitsräume.

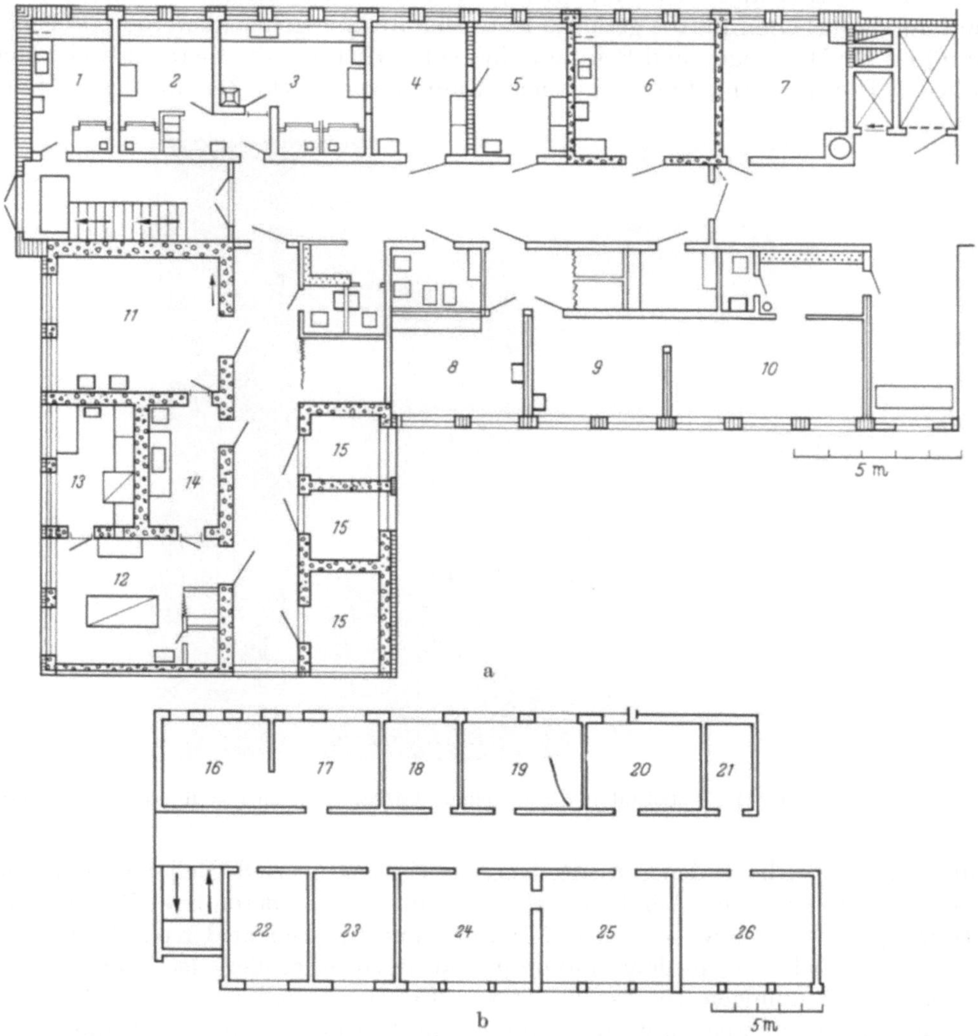

Abb. 3a u. b. Isotopenabteilung der Klinik. [Signatur] Eisenerzwände. *1* Empfangsraum für radioaktives Material; *2* und *3* Radiochemielaboratorium; *4* Behandlungsraum; *5* Büro; *6* Meßraum für Therapiepatienten; *8* Untersuchungsraum; *9* Krankenschwester; *10* Wartezimmer; *11* Operationsraum; *12* Operationsraum, speziell für gynäkologische „after-loading"-Therapie; *13* Radiumtresor; *14* Sterilisierung; *15* Ruheräume; *16* und *17* Meßräume für Diagnostikpatienten; *18* Meßraum für Blut, Urin usw.; *19* und *20* Klinisches Laboratorium; *21* Dunkelkammer; *22* Radiophysiker; *23* Radiotherapeut; *24* und *25* Scintigraphie; *26* Elektronik

Die räumliche Anordnung einer Isotopenabteilung geht aus der beiliegenden Skizze hervor (Abb. 3a und b). An einem Ende der Abteilung ist ein direkter Eingang vorgesehen, durch den die Radioisotopen in die Klinik gefahren werden, direkt vom Treppenhaus, so daß störender Transport in die Abteilung vermieden wird. Sie kommen zunächst in einen kleinen Raum (*1*), in dem die Isotopen ausgepackt werden. Im Radiochemielaboratorium (*2* und *3*) werden die Aktivitätsmessungen sowie die chemische Bearbeitung der Radioisotopen vorgenommen. Hierfür sind besonders konstruierte Abzüge notwendig.

Zur Vermeidung von Kontaminierung muß man vor dem Eintritt in dieses Laboratorium eine Schleuse passieren.

Im Radiochemielaboratorium werden auch die Isotopenmengen, die für die Behandlung der Patienten und für diagnostische Tests angewandt werden sollen, gemessen und eingestellt. Durch eine Wandschleuse zum nächsten Raum (*4*), in dem die Untersuchung und Behandlung der Patienten stattfindet, kann die erforderliche Isotopenmenge durchgereicht werden. Es schließt sich ein Büro (*5*) an, in dem alle Schreibarbeiten, Registrierungen und Journalarbeiten für die gesamte Isotopenabteilung gemacht werden. Der nächste Raum (*6*) ist für Messungen und Scintigraphie von Patienten, die therapeutische Mengen radioaktiver Isotopen erhielten, vorgesehen. Raum *7* gehört zur Zeit nicht zur Isotopenabteilung.

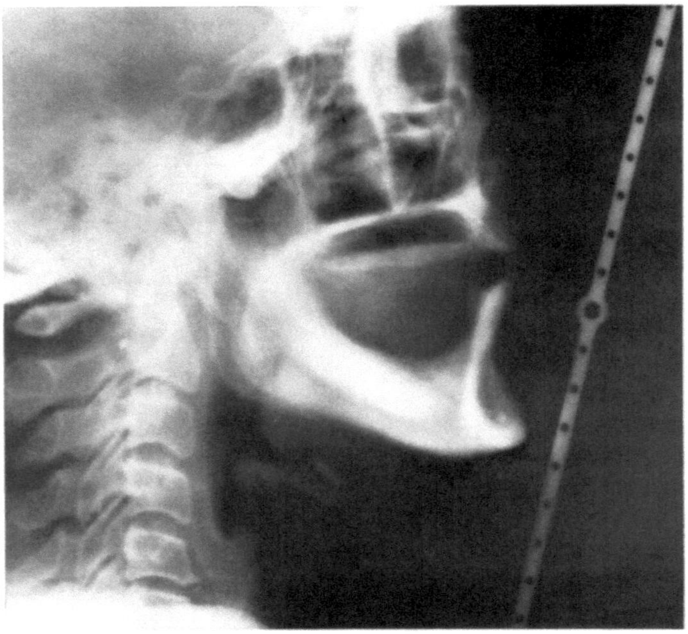

Abb. 4. Röntgenseitenbild mit Meßstab in der Mittellinie des Patienten zur Lokalisierung des Tumors

Auf der gegenüberliegenden Seite des Korridors ist eine spezielle Behandlungsabteilung (*11—15*) eingerichtet, deren Wände fast sämtlich mit Eisenerzbeton bzw. Beton verstärkt sind. Hier liegen zwei Operationsräume (*11* und *12*) und zwischen beiden ein Sterilisierungsraum (*14*) und ein Raum, in dem Radiumpräparate sowie größere Isotopenmengen, die zu gewissen Behandlungen vorgesehen sind, aufbewahrt werden (*13*). Die Radiumpräparate werden hier ständig verwahrt, während die Isotopenmengen bei Bedarf aus dem Radiochemielaboratorium hierher transportiert werden müssen.

Die Strahlenschutzprobleme bei der Anwendung von Radiumpräparaten für medizinische Strahlenbehandlungen nehmen eine Sonderstellung ein im Vergleich zu anderen Formen der radiologischen Arbeit. Man hat daher in Schweden seit längerer Zeit versucht, risikofreie Methoden für die Fertigstellung und Aufbewahrung des für die Behandlung benötigten Radiums zu finden.

Um die Bestrahlung des Personals bei der Arbeit mit Radiumpräparaten herabzusetzen, sind Applikatoren verschiedener Art, z. B. vaginale Dosen, intrauterine Hülsen und Corpuskapseln in den letzten Jahren plombiert worden.

Zur Aufbewahrung des Radiums ist eine tischähnliche Anordnung, die sowohl mit einem Arbeitsplatz als auch mit einem Vorratsraum für das Radium und andere Aktivitätsmengen versehen ist, konstruiert worden. Die Präparate werden in einem mit Hilfe eines elektrischen Motors drehbaren kreisrunden Behälter verwahrt, der in den Tisch versenkt ist und von einem kräftigen Bleischutz umgeben ist. Die Tischplatte, aus Bleisegmenten aufgebaut und 10—14 cm dick, ist von $^1/_2$ m hohen, 5—14 cm dicken Bleiwänden umgeben. Eine dieser Wände hat zwei Öffnungen für die Arme der Person, die mit dem Radium arbeitet und ist außerdem mit einem 10 cm dicken Bleiglasfenster versehen. Die Konstruktion wiegt etwa 2400 kg. Mit 16 mg Radium in der Kassette wird die Strahlung an der Außenseite des Tisches sehr gering und weniger als 1 mR/Std.

Die Kassette ist in zahlreiche Fächer aufgeteilt und nur ein Fach, d.h. eine geringe Menge der gesamten Radiummenge, ist zu einem gegebenen Zeitpunkt zugänglich.

Die Operationsräume sind für Eingriffe in Zusammenhang mit Applikation von festen radioaktiven Präparaten oder Injektion von Lösungen in Körperhohlräume eingerichtet.

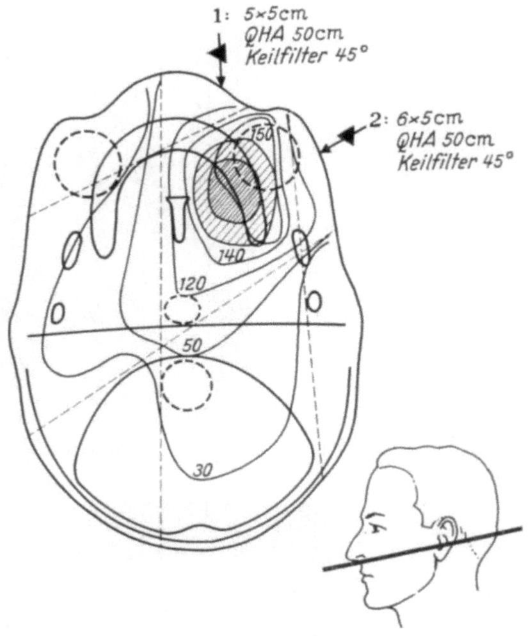

Abb. 5. Querschnitt des Patienten durch das Tumorzentrum. Das Tumorgebiet ist dicht gestrichelt; die Umgebung, die ebenfalls eine hohe Dosis erhalten soll, ist in weiteren Abständen gestrichelt. Strahlenempfindliche Gewebe im Behandlungsgebiet, die Augen und das Nervensystem, sind in den Querschnitt hinein projiziert worden und als gestrichelte Kreise markiert. Die Behandlungstechnik mit den resultierenden Isodosen sowie die geometrische Ausdehnung der Behandlungsfelder sind in den Querschnitt eingezeichnet. Die Gradangabe des Keilfilters bedeutet hier den Komplementwinkel zum Winkel des Zentralstrahls und der 15%-Isodose. Die Isodosen sind so normiert, daß 100% im Zentralstrahl 0,5 cm unter der Haut liegen bei ^{60}Co-Strahlung. Die Prinzipien der Keilfiltertechnik werden im Handbuch 87 (1963) der ICRU S. 5 eingehend besprochen

Der eine Raum ist außerdem für die radiogynäkologische Behandlung von Collumcarcinomen mit einer „afterloading" Apparatur versehen. Auf der gegenüberliegenden Seite liegen drei ziemlich kleine Räume, die ebenfalls mit Strahlenschutzwänden versehen sind. In diesen sollen die Patienten während der Strahlenbehandlung mehrere Stunden verbleiben, um das Strahlenrisiko für das Personal der Abteilung zu verringern. Patienten, die z.B. radioaktives kolloidales Gold in die Brust- oder Bauchhöhle bekommen, werden von hier aus gleich in den Meßraum für Therapiepatienten geführt (*6*), wo die Verteilung der Radioaktivität in den entsprechenden Körperhöhlen bzw. in den verschiedenen Organen gemessen werden kann. Hier ist die Möglichkeit gegeben, sowohl scintigraphische Untersuchungen als auch Punktmessungen vorzunehmen.

Das Wartezimmer der Abteilung (*10*) ist für etwa 10—15 Patienten berechnet. Vom Warteraum ist eine direkte Verbindung zum Schwesternzimmer (*9*). Schließlich befindet sich hier auch ein Arztzimmer (*8*), in dem hauptsächlich die ambulanten Patienten untersucht und beurteilt werden. Im Anschluß an diese Räume liegt ein Vorratsraum für Instrumente und Material.

Die Isotopenabteilung wird durch den Eingang und das Treppenhaus unterbrochen. In dem nun folgenden Teil (Abb. 3b) wird Isotopendiagnostik mit nur kleinen Aktivitätsmengen vorgenommen. Die gesamte Abteilung ist also prinzipiell so konstruiert worden, daß die Aktivitätsmengen in der einen Richtung ständig abnehmen. Zunächst haben wir eine große Raumeinheit (*16* und *17*), die ausschließlich als Meßraum für Isotopendiagnostik dient. Im Anschluß daran ein Raum für Messungen von Blut und Urin der Patienten (*18*).

Danach folgen zwei Räume hauptsächlich für klinische Blutuntersuchungen (*19* und *20*) sowie eine Dunkelkammer (*21*). Auf der gegenüberliegenden Seite des Korridors sind je ein Arbeitsraum für den leitenden Arzt bzw. Physiker der Abteilung vorgesehen (*22* und *23*). Es folgen Räume für scintigraphische Arbeiten. Man hat hier Strahlenschutz in die Wände eingebaut, um die Messungen mit einem niedrigen Hintergrund durchführen zu können. Schließlich liegt hier auch eine elektronische Servicestation (*26*).

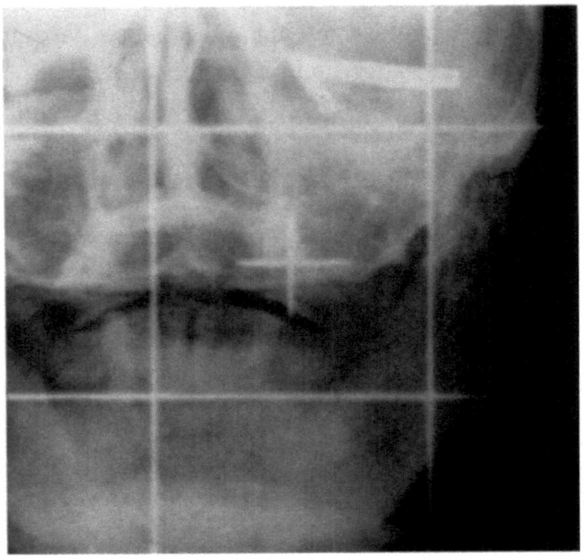

Abb. 6a. Feldbild durch Feld 1

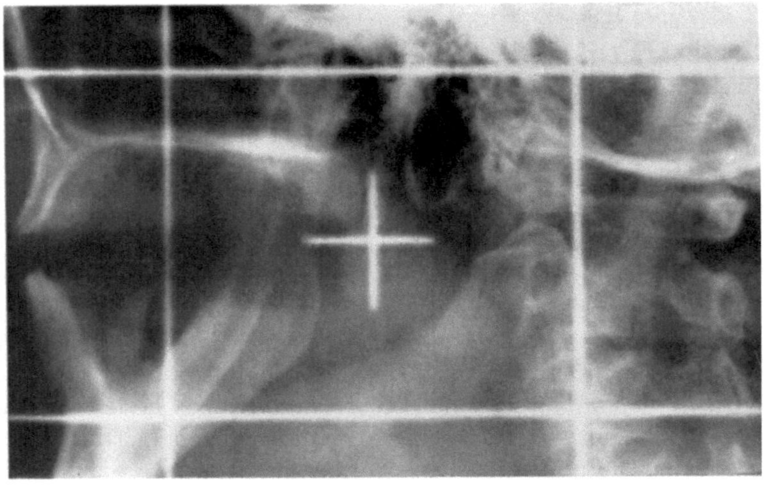

Abb. 6b. Feldbild durch Feld 2

ε) *Die Behandlungsplanung*

Die Behandlungsplanung wurde in den Grundprinzipien in den vorangehenden Kapiteln behandelt. Sie hängt selbstverständlich sehr stark von der zu wählenden Strahlung ab. Es sei auf die Kapitel in Band XVI hingewiesen. Zwei typische Beispiele sollen das Vorgehen bei ^{60}Co-Strahlung veranschaulichen:

Beispiel I. 64jähriger Mann mit histologisch gesichertem Plattenepithelcarcinom im hinteren Gingivalabschnitt des linken Oberkiefers. Keine regionären Drüsenmetastasen. Präoperative fraktionierte Telekobaltbehandlung mit einer Tumordosis von 4000—5000 rad in 4—5 Wochen, abhängig von der Strahlenempfindlichkeit des Tumors, wurde geplant. Die Dosisplanung geht aus den Abb. 4, 5 und 6a und b hervor.

Kontrollmessungen der Strahlendosis in unmittelbarer Tumornähe mit kleinen Ionisationskammern zeigten gute Übereinstimmung mit der Dosisplanung (+4%).

Der Patient wurde einen Monat nach Abschluß der Bestrahlung operiert. Makroskopisch war der Tumor verschwunden, und histologisch sah man nur kleine devitalisierte Tumorreste.

Beispiel II. 69jährige Frau mit inoperablem rechtsseitigem Bronchialcarcinom. Plattenepithelkrebs von mittelhoher Differenzierung. Histologisch gesicherte Drüsenmetastasen im Mediastinum. Telekobaltbehandlung mit einer maximalen Tumordosis von 6000 rad, fraktioniert über 6—8 Wochen.

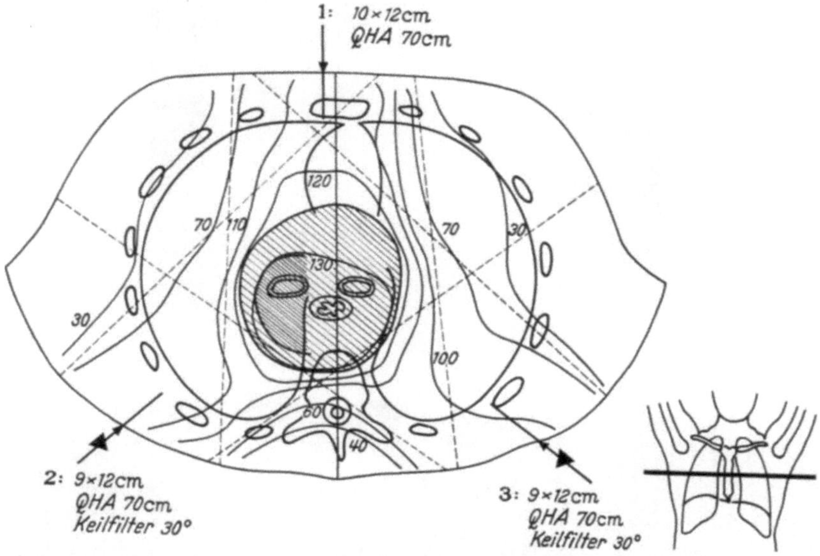

Abb. 7. Querschnitt des Patienten durch das Tumorzentrum in Höhe von Th 7. Das Tumorgebiet um den rechten Unterlappenbronchus ist dicht gestrichelt, das Metastasen enthaltende Volumen spärlicher. Das Rückenmark ist kreisförmig markiert. Die Behandlungstechnik mit den resultierenden Isodosen sowie die geometrische Ausdehnung der Felder ist angegeben. Die Isodosen sind ohne Lungenkorrektur berechnet. Individuelle Lungenkorrekturen werden in jedem Fall durch Messung der Ausgangsdosis und der Dosis im Ösophagus durchgeführt. Im vorliegenden Fall zeigte sich, daß die korrigierte Tumordosis 25% höher war

Die Dosisplanung geht aus den Abb. 7 und 8a—c hervor.

Die Patientin wird sowohl in Rückenlage als in Bauchlage behandelt. Hierdurch ergeben sich bei der Aufzeichnung des Patientenquerschnitts gewisse Probleme. Die Konturbestimmung muß in jeder dieser beiden Positionen erfolgen und in beiden das Tumorgebiet entsprechend eingezeichnet werden. Diese Halbkonturen werden so miteinander vereinigt, daß die beiden Tumorgebiete übereinander liegen. Das für einen derart zusammengesetzten Querschnitt berechnete Isodosendiagramm gibt ein korrektes Bild der Strahlenverteilung im Gebiet des Tumors; in den peripheren Abschnitten dagegen tritt ein geringfügiger Fehler auf, der jedoch im allgemeinen bedeutungslos ist. Liegt ein besonders strahlenempfindliches Gewebe in der Peripherie, muß die Strahlendosis hier in jeder Patientenlage für sich berechnet und addiert werden. Die beiden Beispiele sind gemeinsam mit der klinischen Radiophysikerin, Fil. mag. Ulla-Brita Nordberg, ausgeführt worden.

h) Die Statistikabteilung

Die Behandlungsstatistik hat zur Aufgabe, das weitere Geschick der behandelten Patienten zu verfolgen und die Behandlungsresultate zu registrieren. Die vollständigen Dauerresultate der radiotherapeutischen Behandlungen sind der zuverlässigste Maßstab für den Wert dieser Methoden.

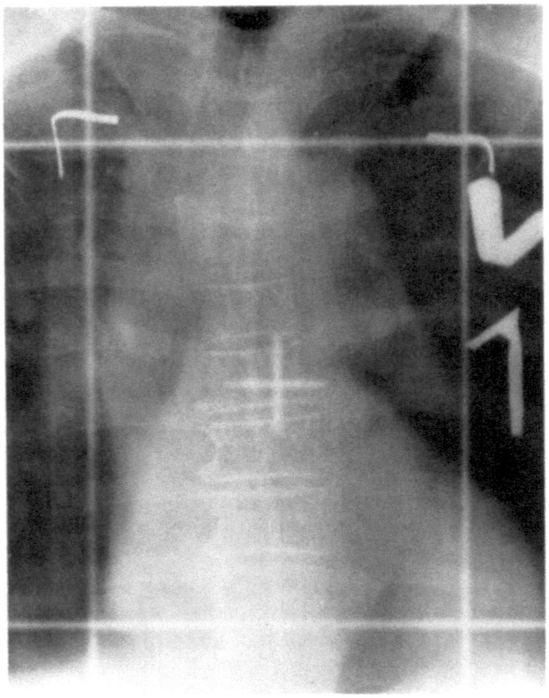

a

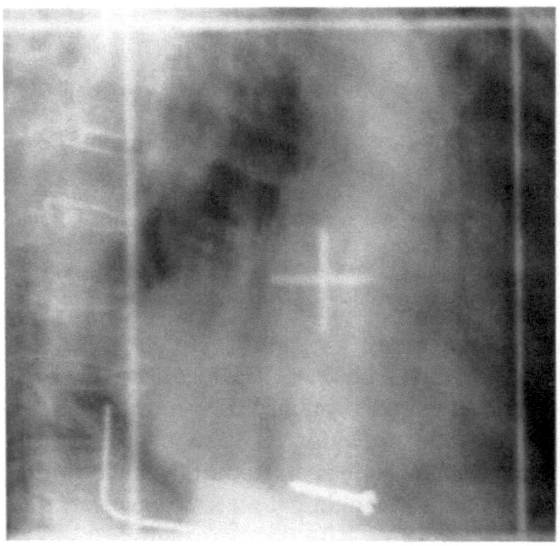

b

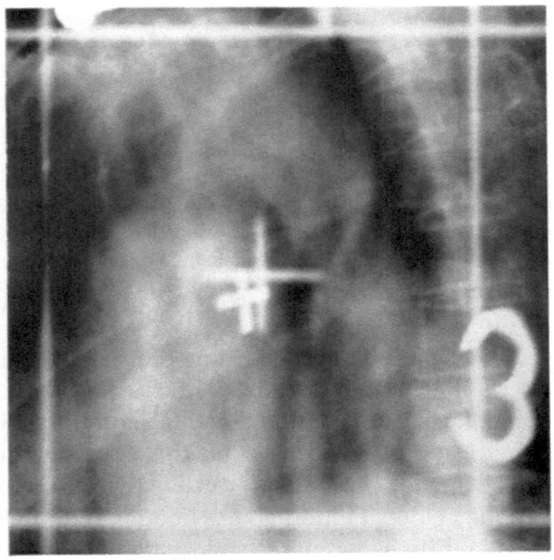

c

Abb. 8. a Feldbild durch Feld 1. b Feldbild durch Feld 2. c Feldbild durch Feld 3. Der Strahleneingang ist hier doppelt markiert

i) Das Archivsystem

Die Durchführung systematischer umfangreicher Kontrolluntersuchungen der Patienten erfordert eine große Archiv- und Büroabteilung, in der die Resultate kontinuierlich registriert und die Krankenblätter in leicht übersichtlicher Weise zusammengebracht werden können. Es ist notwendig, stets einen lebendigen Kontakt nicht nur mit den Patienten aufrecht zu halten, die gerade behandelt werden, sondern auch mit der bedeutend größeren Anzahl früher behandelter Krebskranker.

Die Abteilung hat also zur Aufgabe, das weitere Schicksal der behandelten Patienten zu verfolgen. Sie behält jeden Patienten im Auge, trifft die notwendigen Vorkehrungen für die Besuche der Patienten und besorgt auch die Korrespondenz zwischen der Klinik und den Patienten.

Regelmäßige Kontrolluntersuchungen müssen systematisch durchgeführt werden. Wenn möglich, sollten sie von dem Arzt vorgenommen werden, der den Patienten bestrahlt hat. Dieser kann den Befund am besten deuten, sowohl auf Grund seiner Kenntnisse über den Einfluß der ionisierenden Strahlung auf die in Frage kommenden Gewebe als auch auf Grund seiner wertvollen Spezialerfahrung bezüglich der Geschwulstformen, bei denen Radiotherapie in der einen oder anderen Form angewendet wird.

Zweck der Kontrolluntersuchungen ist, eventuelle Rezidive oder Metastasen frühzeitig zu entdecken und sachgemäßer Behandlung zuzuführen. Zu gleicher Zeit ergibt sich auch die Möglichkeit, die Behandlungsresultate der verschiedenen Tumorgruppen zu studieren und statistisch durchzuarbeiten, mit der Absicht, bessere und schonendere Methoden zur Tumorheilung oder zur langdauernden Besserung zu finden und damit die sozialen und nationalökonomischen Auswirkungen der Geschwulstkrankheiten zu beeinflussen. Jeder Patient wird in der Klinik nach dem Geburtsdatum registriert. Beim Verlassen der Klinik erhält er eine Kontrollkarte, auf welcher der nächste Besuchstag angegeben ist. Eine ähnliche Karte geht in das Archiv. Die Kontrollkarte der Klinik wird in einem Datumregister, das 1 Jahr umfaßt, aufbewahrt. Dieses Register ermöglicht es, die Krankenblätter der erwarteten Patienten rechtzeitig bereitzustellen.

Wie lange und wie oft man einen Krebspatienten kontrollieren soll, hängt von der bestrahlten Geschwulstform ab. Mitunter hat die Kontrolle zunächst mit kurzen Intervallen von wenigen Wochen zu beginnen. Jeder Patient wird, wenn möglich, 5 Jahre lang kontrolliert, aber auch nach diesem Zeitpunkt ist es wünschenswert und ratsam, die Kontrolluntersuchungen einmal jährlich weiterzuführen.

Nach Abschluß der persönlichen Kontrollen berichtet der Patient über seinen Gesundheitszustand schriftlich ein- bis zweimal jährlich. Nach 15—20 Jahren wird die Überlebenskontrolle oft mit Hilfe des Pfarramts gemacht. Die Registrierung der Einwohner Schwedens geschieht nämlich durch die Pfarrämter der Gemeinden. Es kommt vor, daß der Patient nicht zur Kontrolluntersuchung erscheint. Er kann krank zu Hause oder in einem Krankenhaus liegen oder seine Kontrollkarte verloren haben. Hier setzt dann eine schematisch durchgeführte Korrespondenz mit dem Patienten bzw. den behandelnden Ärzten ein.

Zur reibungslosen Durchführung dieser Organisation ist bei einem Zustrom von etwa 1500 neuen Tumorpatienten und rund 18000 Kontrolluntersuchungen eine ständige, enge Zusammenarbeit zwischen dem Personal des Archivs und den Ärzten der Klinik notwendige Voraussetzung. Viele Entscheidungen können nur durch den Arzt getroffen werden.

Im Archiv in Lund sind zur Zeit eine Vorsteherin und 10 Schreibhilfen tätig.

k) Bibliothek

Zur Fortbildung der Ärzte muß eine umfangreiche Bibliothek vorhanden sein, die das gesamte Gebiet der Radiotherapie umfaßt. Außer Zeitschriften muß die Bibliothek laufend mit Neuerscheinungen auf dem Gebiete der Strahlenbehandlung, Isotopenforschung sowie der Radiophysik versehen werden.

Zahlreiche radiotherapeutische Zeitschriften werden von der Universitätsbibliothek in der Klinik deponiert; ein weiteres Exemplar wird in der Universitätsbibliothek aufbewahrt.

Für die Bibliothek stehen hier zwei Räume zur Verfügung. In dem einen werden die aktuellen Zeitschriften aufbewahrt und in dem anderen die gesamte übrige Literatur. Arbeitsplätze stehen in beiden Räumen zur Verfügung, um die Entfernung von Büchern aus der Bibliothek so weit als möglich zu vermeiden. Telephon und ähnliche Signalanlagen sollten aus der Bibliothek verwiesen werden.

Für Diskussionen mit dem gesamten Stab der Klinik sowie mit Ärzten der verschiedenen anderen mit der Radiotherapie zusammenarbeitenden Kliniken ist ein Konferenzzimmer notwendig.

l) Die Fürsorge

Arbeitsräume für einen sozialen Fürsorger sind in einer radiotherapeutischen Klinik außerordentlich wünschenswert. Hier können die Kranken eine persönliche Hilfe zur effektiven Bestimmung der Rekonvaleszenzzeit oder für die Überführung in geeignete Pflegeanstalten bekommen. Auch für Hilfskräfte in den Heimen der Patienten kann von hier aus gesorgt werden.

4. Der Arbeitseinsatz des radiophysikalischen Zentrallaboratoriums

Das radiophysikalische Zentrallaboratorium ist, wie bereits erwähnt, eine selbständige Abteilung des Universitätskrankenhauses. Sie ist aus der radiotherapeutischen Klinik entstanden und steht mit ihr baulich in engem Kontakt. Die enge Zusammenarbeit der Radiophysik und Radiotherapie geht aus Abb. 9 hervor.

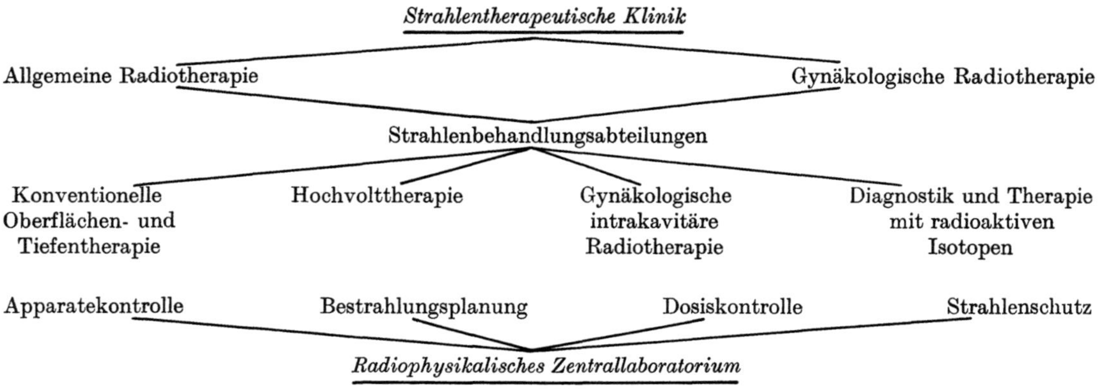

Abb. 9. Schema der engen Zusammenarbeit zwischen Radiotherapeut und Radiophysiker in einer radiotherapeutischen Klinik

Die Radiophysik hat in der radiotherapeutischen Klinik folgende Obliegenheiten: Kontrolle der Apparate in den Strahlenbehandlungsabteilungen, Zusammenarbeit mit den Radiotherapeuten bei der Bestrahlungsplanung und Ausarbeitung detaillierter Behandlungspläne. Hierzu gehören auch die Entwicklung neuer Behandlungs- und Untersuchungsmethoden für die Radiotherapie einschließlich der Isotopentätigkeit.

Es ist unbedingt notwendig, daß die radiotherapeutische Klinik engste Zusammenarbeit mit der Radiophysik hat. Das radiophysikalische Zentrallaboratorium dient in erster Linie der Zusammenarbeit mit der radiotherapeutischen Klinik, da der Anteil der physikalischen Aktivität in der Radiotherapie umfangreich ist und größer als in anderen medizinischen Spezialitäten.

Die Zusammenarbeit mit dem Radiophysiker bei der Behandlungsplanung geschieht so, daß der Radiotherapeut die Konfiguration des Patienten, das zu bestrahlende Volumen und die Lage und Ausbreitung des Tumors sowie eventuell nahegelegene besonders strahlenempfindliche Gewebe angibt und die gewünschte Tumordosis fixiert. Zusammen mit dem Radiophysiker werden dann in groben Zügen die verschiedenen Möglichkeiten des Behandlungsplans diskutiert und die geeignetste zur Ausführung vorgeschlagen. Die Detailplanung wird durch das Zentrallaboratorium vorgenommen.

Aus dieser Zusammenarbeit geht deutlich hervor, daß der Radiophysiker ein wesentliches Mitglied der radiotherapeutischen Tätigkeit ist und für die tägliche Behandlung der Patienten die volle Verantwortung für die von ihm ausgeführte Detailplanung trägt.

Heute ist zweifellos qualifizierte radiotherapeutische Arbeit ohne Teilnahme eines Radiophysikers nicht möglich.

Die radiotherapeutische Klinik und das radiophysikalische Zentrallaboratorium verfügen über eine mechanische Werkstatt. Hier wird teils Routinearbeit ausgeführt, vorwiegend jedoch die Konstruktion neuer Hilfsmittel für Dosismessungen, für die Behandlung von Patienten oder für wissenschaftliche Arbeiten. Das Isotopenlaboratorium der radiotherapeutischen Klinik steht ebenfalls dem Zentrallaboratorium zur Verfügung. Gemeinsam wird hier diagnostische und therapeutische Tätigkeit betrieben.

Der Arbeitseinsatz für die radiotherapeutische Klinik ist von seiten der Physiker sehr groß. Zur Zeit sind zwei Physiker für die Bestrahlungsplanung verantwortlich, ein Physiker für die Arbeit im Isotopenlaboratorium und ein Physiker für den Strahlenschutz sowohl innerhalb der Klinik als auch für die anderen Kliniken und Laboratorien des Krankenhauses.

5. Unterricht für Studenten, Ärzte und Spezialisten

Die Patienten der radiotherapeutischen Klinik geben reichlich Gelegenheit zum Studium der Krankheitsbilder der verschiedenen Tumoren, der Einwirkung der ionisierenden Bestrahlung auf die Krankheitsprozesse, auf den Heilungsverlauf und auf die Dauer der Heilung. Sowohl für Studenten als auch für Ärzte der Klinik und für die Ausbildung von Spezialisten sind hiermit gute Voraussetzungen vorhanden.

Der Unterricht, individuell oder in sehr kleinen Gruppen, erfordert gewisse räumliche Möglichkeiten, die bei der Planung der Klinik berücksichtigt werden müssen. So ist ein Vorlesungssaal notwendig sowie ein Demonstrationssaal in der Poliklinik und verhältnismäßig große Untersuchungsräume in den Bettenstationen.

Der Unterricht für Studenten in Radiotherapie ist obligatorisch. Jährlich arbeiten 90 Kandidaten in der Klinik. Alle absolvieren unter anderem einen zweiwöchentlichen Assistentdienst in der Klinik. Auf diese Weise ist hier die Voraussetzung gegeben, die Möglichkeiten der Radiotherapie zu demonstrieren und den Blick der werdenden Ärzte für die Frühdiagnose der Krebskrankheiten, besonders der Tumorformen, die radiosensibel sind, zu schärfen.

6. Forschung. Radiobiologie

Die Forschungsabteilungen in einer radiotherapeutischen Klinik sollen sich mit Problemen beschäftigen, die für die klinische Tätigkeit von Nutzen sein könnten. Die Forschungsabteilungen müssen daher so ausgerüstet sein, daß sie diese Bedürfnisse erfüllen und daß es eine Möglichkeit gibt, sie zu einer selbständigen wissenschaftlichen Tätigkeit auszubauen. Die Forschungsabteilungen sollen in unmittelbarer Nähe der Klinik liegen, am besten innerhalb derselben.

Die Einführung der Hochvolttherapie und neuer Behandlungsmethoden hat z.B. die Forderung mit sich gebracht, die Strahlentoleranz verschiedener Gewebe, wie des Darmkanals, des zentralen Nervensystems, der blutbildenden Organe und des Geschlechtsepithels, gegenüber diesen neuen Strahlungen festzustellen. Ein besonderes Studium wird dabei der Aufteilung der Strahlendosis in verschieden lange zeitliche Perioden gewidmet. Die Strahlenempfindlichkeit gesunder Organe ist bisher noch nicht eingehend und konsequent studiert worden. Hier hat die Forschungsabteilung einer radiotherapeutischen Klinik eine außerordentlich große Aufgabe, nämlich die Analyse der physiologischen, cytologischen und biochemischen Effekte verschiedener Art, die durch die Strahlung hervorgerufen werden.

7. Andere strahlentherapeutische Kliniken

Es wurde verzichtet, eine historische Darstellung der Entwicklung der strahlentherapeutischen Kliniken zu geben. Ihre Organisation ist weitgehend von den neuen technischen Möglichkeiten abhängig. Wir haben uns deswegen darauf beschränkt, einige Hinweise auf die Entwicklung zu geben. Mehrere Kliniken, bei denen die äußerst aktuellen

Probleme ähnlich, aber doch auf andere Weise gelöst wurden, seien angeführt: in Oslo 1957 (The Norwegian Radium Hospital), in London 1962 (Surrey branch of the Royal Marsden), in Cardiff 1963 (Cardiff radiotherapy center), in Helsingfors 1964 (Strahlenbehandlungsklinik). Im Herbst 1963 fand in London eine zweitägige Sitzung statt, in der die Planung radiotherapeutischer Kliniken unter besonderer Berücksichtigung der neuen technischen Hilfsmittel und Maschinen, der Krankenpflege sowie von Forschung und Unterricht eingehend diskutiert wurden.

8. Zusammenfassung

Die Schilderung der Organisation und der Arbeitsmethoden einer strahlentherapeutischen Klinik basiert auf persönlicher, langjähriger Erfahrung in der radiotherapeutischen Universitätsklinik in Lund. Die Sonderstellung der Radiotherapie in Schweden, wo sie seit vielen Jahren ein selbständiges Fach ist, wird besonders hervorgehoben. Die geschilderte Klinik ist von mittlerer Größe und für rund 1500 neue Tumorfälle pro Jahr vorgesehen. In großen Zügen werden die Arbeitsverhältnisse in Lund beschrieben.

Wie eingangs erwähnt, muß die vorliegende Schilderung einer strahlentherapeutischen Klinik als ein Augenblicksbild betrachtet werden, doch befinden sich die Methoden der Krebsbekämpfung in ständiger Entwicklung. Es ist nicht möglich, die Richtung dieser Entwicklung langfristig vorauszusehen.

Literatur

BERVEN, E.: Organisation der Krebsbekämpfung in Schweden. Oncologia (Basel) **9**, 135 (1956).

— The development and organization of therapeutic radiology in Sweden. Radiology **79**, 829 (1962).

— G. FORSSELL, O. REUTERWALL u. R. SIEVERT: Konung Gustaf V:s Jubileumsklinik, Stockholm. Stockholm: Norstedt & Söner 1938.

CONDON, J. R.: The new radiotherapy department. General Hospital. Proc. roy. Soc. Med. **57**, 354 (1964).

EVANS, GLYN C. D.: The planning of new radiotherapy departments. Brit. J. Radiol. **36**, 327 (1963).

FORSSELL, G.: Strahlentherapie maligner Tumoren in Schweden, mit besonderer Berücksichtigung der Erfahrungen des Radiumhemmets. Strahlentherapie **37**, 215 (1930).

PATERSON, R.: The treatment of malignant disease by radiotherapy. London 1963.

SMITHERS, D. W.: The new surrey branch of the royal marsden. Radiography **29**, 289 (1963).

— The new radiotherapy department. Postgraduate Teaching and Research Centre. Proc. roy. Soc. Med. **57**, 354 (1964).

F. General tumour staging/Stadieneinteilung

I. General tumour staging

by

M. Lederman

It is the author's intention to give a general account of tumour classification and staging, but as there is so much confusion in the literature concerning the use of these terms some discussion on certain basic concepts is first necessary.

1. Classification

Classification is almost as old as medicine; for by this act, the transition from pure empiricism to ordered knowledge is achieved. Observations made in a given field can, on suitable classification, be integrated and organized so as to provide a reasoned body of knowledge which can be further enlarged as experience accumulates.

The adoption of an internationally agreed systems of classification in relation to malignant disease would have advantages in that a means of communication transcending language barriers would be provided and a reliable comparison of results obtained by different methods of treatment at different centres could be undertaken. Where an internationally adopted system of classification is based on the natural history of the disease being classified its use can be extended so as to help in assessing prognosis and assisting in therapeutic decisions.

The conditions essential for successful tumour classification are:

(1) Tumours must be primary to the organ concerned and previously untreated.

(2) Tumours should be of similar histogenetic origin, confirmed by biopsy whenever possible.

(3) The topography, i.e. the site of origin, of a given tumour should form the basis of classification.

(4) The classification should ordinarily be effected on clinical grounds, but unlike staging which has to be recorded before treatment is begun and should not thereafter be altered, assistance in determining the point of origin of a tumour may be sought from instrumental examination, radiography, the study of the resolution of the tumour under radiotherapy or the detailed examination of the operative or post-mortem specimen.

The purpose of these ancillary and post-treatment observations is to obtain as accurately as possible information concerning the site of origin of a given tumour. Information obtained in this manner relates to the character and not the quality of the clinical material so examined and is therefore relevant to a knowledge of the natural history of the particular disease as well as the prognosis of a given tumour.

When the origin of a tumour cannot be identified with reasonable certainty it should be regarded as unclassifiable.

2. Staging

Staging is a form of classification insofar as tumours possessing similar attributes are grouped together. In the case of classification tumours arising from a particular part of a given organ are classed together, the attributes or basis for classification being the site of origin which the tumours possess in common.

In the case of staging, as will be discussed later, the common attribute is the apparent extent of the tumour, those of similar extent being grouped together. In terms of logic staging is in fact classification by series, i.e. tumours of similar kind are classed together according to the degree to which they possess the cancerous process in common; the extent of the tumour being the yard-stick for assessing this process. There are many obvious objections to using the extent of the tumours as a basis for assessing malignancy since Stage I cancers need not necessarily be either early or non-lethal; but it is the best that offers with our existing knowledge.

To summarise, therefore, the scientific classification of cancer of a particular organ will result in the identification and formation of natural groups of tumours possessing a common site of origin and the further subdivision or staging of individual members of these groups according to the extent to which cancerous involvement is present.

The stage of a tumour can be defined as its apparent extent at the time of the first clinical examination of the patient. There is, of course, no fixed relationship between the apparent extent of a tumour and the time that it has been present, although one may with reason assume that the longer a tumour has been present the more extensive it is likely to be.

Staging can be used for the following purposes:

1. To provide an accurate basis for assessing prognosis by subdividing clinical material into groups of like quality insofar as the clinical extent of the disease is concerned. Prognosis is also known to vary with the intrinsic characteristics of patients, e.g. sex and age; but these are ignored since they are associated with the patient and cannot be used as a basis for tumour staging.

2. To compare and assess the value of different methods and techniques of treatment. Staging offers the most reliable means of comparing the results obtained by different methods of treatment, since by helping to eliminate qualitative differences in the material similar cases can be compared. A sound basis for the selection of treatment can thus be derived.

3. Where accepted criteria for staging are in general use, the staging itself is of descriptive value, and so becomes a "shorthand" method of communicating information concerning a given clinical material.

4. The need to attend to accuracy in staging will inevitably result in a more thorough investigation of the patient.

Two methods of staging or estimating the anatomical spread of a tumour are available:

a) Clinical. Where reliance is placed upon clinical examination prior to treatment.

b) Surgical or pathological. Where information obtained from clinical examination and observations made at operation, together with histological examination of operative specimens, form the basis for the estimation of the extent of the tumour.

a) The clinical method of staging is the more useful and widely used method. It is, however, of value only in proportion to the accuracy with which it is undertaken and the uniformity with which it is applied by different individuals. Complete accuracy in staging is rarely obtainable, because clinical examination alone does not permit the accurate determination of the full degree of tumour spread. This is particularly so in the case of tumours of the breast and cervix uteri. In the former, the internal mammary lymph chain is not accessible to clinical examination and interpretation of axillary lymph node involvement is subject to wide variation, whilst in the latter an examination of the pelvis cannot be regarded as an accurate or satisfactory way of deciding on the presence of intrapelvic lymph node metastases. Fortunately, although errors of this kind are unavoidable, where the number of cases concerned is large and the criteria for staging rigorously applied the proportion of cases incorrectly staged will not vary greatly between centres and therefore the effect of such an error on the comparability of clinical material from different centres should be minimal.

b) Surgical staging. At present surgery, radiotherapy and chemotherapy are the main methods of treating cancer, and clinical staging allows a comparison to be made between results obtained when used either individually or in various combinations. Obviously staging based both on clinical examination and the microscopic examination of operative specimens is a more accurate method of assessing tumour spread, and the surgeon may therefore require a staging system specially suited to his needs, this being particularly true in cancer sites where surgery is the method of choice, or the only method at present practised. A surgical and a clinical system of staging should be kept separate if possible by the adoption of two staging systems. The use of a surgical staging system should be restricted to the comparison of the results obtained by various surgical procedures.

The term tumour grading should also be noted at this point since it occasions confusion. Tumour grading is a histological procedure whereby the pathologist tries to assist in prognosis by estimating the degree of differentiation or tumour activity and the type of tissue response or local resistance to tumour extension. Tumour grading is of value and plays a part in surgical staging. Its value as a guide to prognosis is accepted, but Broder's original claim to use this type of pathological examination as a guide to radiosensitivity has not been substantiated.

3. Clinical Staging — its rules and criteria

The following rules should govern any clinical scheme for staging:

1) The anatomical extent of the tumour should be the basis for staging.

2) The staging should be undertaken before any treatment is given and not altered retrospectively within the framework of the same rules. In the event of an entirely new system of staging being adopted, retrospective re-staging should be possible in accordance with any newly adopted rules.

3) The staging must be purely clinical although information obtained by instrumentation and radiography can be used. Agreement has not yet been reached on the possible application of lymphangiography and pneumoperitoneography to staging of pelvic and other tumours. Information obtained from pathological study of biopsy or operative material should not influence the staging, but may be added to it.

4) The staging scheme should apply only to histogenetically comparable tumours, the necessary information being obtained by biopsy whenever possible.

In the UICC[1] publications on staging it is specifically stated that histological findings should not be allowed to modify clinical staging, although it is recommended that the precise histological type of the tumour should be reviewed with a view to possible tabulation. As will be shown later, the criteria selected for staging can be applied to any tumour whether histologically confirmed or not; but if the system of staging is not to become a mere exercise in tumour coding, information should be collated only in connection with comparable tumours. In the writer's opinion it is quite illogical not to follow this rule. If it be ignored then much of the purpose of staging is defeated because the information derived from a study of dissimilar tumours (e.g. carcinomas, sarcomas, melanomas and salivary gland tumours) all stage grouped together will be both misleading and useless as far as comparing treatment results is concerned.

If it is so desired there is nothing to prevent a given system of staging from being applied to each of the histological varieties of tumour encountered in most accessible organs.

If the clinical assessment of the extent of a given tumour is to be used as the basis for staging, then criteria must be selected to enable precision and uniformity of staging to be achieved. Information concerning the extent of a tumour is obtained by detailed examination of:

a) The primary site of the neoplasm.

b) The regional lymph node areas.

c) The determination of the presence or absence of distant metastases.

[1] UICC = Union International Contre le Cancer

a) The size and the presence or absence of fixation of the primary tumour are obvious and simple criteria which are widely used but both have their limitations since they can only be accurately employed when the tumour is completely accessible and can therefore be accurately measured and properly examined.

b) The presence or absence of regional lymph node metastases can be used as criterion only where such nodes are accessible to direct examination, and even then the assessment of lymph node involvement is often subject to error, depending on the skill and experience of the examiner. In spite of possible limitations in accuracy of interpretation, the lymph node criterion is so important that it must be included.

c) Distant metastases is the logical and final stage in the assessment of extent, since in the presence of such a clinical manifestation the prognosis, treatment and ultimate result can be easily decided.

The principles to be followed in applying the criteria selected above to individual cancer sites are:

1. The criteria chosen will vary according to the site, but should always be as few as possible and selected so as

(a) to provide a clean and sharp division between stages;

(b) to allow the minimum of disparity between the proportions of the material in each stage;

(c) to discriminate to the greatest possible extent between the differing stage prognoses.

2. Definitions in connection with the criteria should be simple and clear so as to prevent errors due to difficulty in interpretation.

3. The system of staging evolved on the basis of the criteria selected above should not be regarded as final. All possible information concerning the extent of a given tumour should always be recorded so that future modifications in the system can be retrospectively applied because of the completeness of the clinical records available at the time of the original examination.

4. The TNM system of staging

Much of the credit for devising a system which has become more or less internationally recognised and accepted must go to DENOIX, who has evolved the so-called TNM system. The technique of description and classification is applicable to all cancer sites and consists of three steps:

1. Identification of extent of disease by the use of three symbols:

T = Extent of primary tumour.

N = Condition of regional lymph nodes.

M = Distant metastases.

2. Assignment to each of these three components of a series of numbers to indicate degrees of extension of involvement, e.g. T 1, T 2, etc.

3. Grouping the TNM. assignments into a small number of clinical stages, usually four:

a) The primary tumour — T

The extent of the local disease is indicated by a number and four degrees of local extension may be recorded.

T 1 — Tumour strictly confined to the organ of origin and of relatively small size.

T 2 — Tumour limited to the organ of origin but of relatively large size, or with slight extension beyond the organ of origin.

T 3 — Tumour infiltrating neighbouring structures.

T 4 — Tumour showing wide involvement of adjacent tissues and neighbouring organs.

The number of these T categories will depend on the individual site and may not necessarily be four. A category T 0 may also be used to indicate lack of clinical or radiological evidence of tumour at the primary site.

b) Regional lymph nodes — N

The clinical code for regional lymph node findings and distant metastases is expressed independently of the primary site. The degrees of extent of lymph node involvement are to be signified by numbers (N 1, N 2, etc.). The number of these N categories may vary with the particular site. N 0 will be used to signify that no regional nodes are palpable. Nx may be used to indicate that the regional nodes are not accessible to examination.

The difficulties of interpretation of lymph node involvement both in relation to accessibility and individual interpretation has already been noted and must be accepted as a limitation which need not necessarily greatly detract from the system.

c) Distant metastases — M

Included under this heading are blood-borne metastases and deposits in lymph nodes beyond the area of immediate drainage. The presence of metastases is indicated by M and absence by M 0. For certain sites a number of specific categories (e.g. M 1, M 2, etc.) may be necessary.

The significance of M in relation to lymph node metastases as defined above is somewhat vague, since for given sites the interpretation of the immediate lymph node area as opposed to the remote ones is capable of wide personal variation. Presumably one can take as an approximate guide, the clavicle as the lower limit of immediate drainage for primary head and neck cancer; the pelvic brim as the upper limit of immediate drainage for intrapelvic cancer; and the homolateral axilla, supraclavicular triangle and parasternal region as limits of immediate drainage for the breast.

It will be seen then that an "early" tumour without apparent lymphatic or haematogenous spread would be recorded as T1, N 0, while at the other end of the scale an advanced tumour with fixed regional nodes plus pulmonary metastases would be T 4 N3 M 1. Based on the symbols and numbers in use, there are in fact thirtytwo possible combinations for describing a tumour. This is unnecessarily complex for routine use and, except in rare instances where very large numbers of cases are being analysed, it is expedient to group these thirtytwo possibilities into stages according to the known prognosis of the disease. The following division into four clinical stages might be appropriate to a particular site:

Stage 1 T 1 N 0 or T 2 N 0
Stage 2 T 1 N 1 or T 2 N 1
Stage 3 T 1 N 2 or T 2 N 2
Stage 4 Any combination of T and N including M 1.

The combinations of TNM allocated to each of the four stages will naturally vary according to site.

Unfortunately the UICC give no guidance as to how these innumerable combinations of TNM can be reduced to what may be regarded as a desirable number (i.e. four) stages. The American Joint Committee on Cancer Staging and End Results Reporting is more helpful in this connection and recommends a grouping into four stages for each of the sites it has so far dealt with.

5. The staging of certain cancers

a) Cervix uteri

An internationally agreed staging has been in use since 1929, although it has been modified and simplified with time and experience. The site has been fully dealt with by Professor Dr. R. Kepp.

b) The breast

At the last meeting of the UICC in July 1959 agreement was reached on the staging of breast cancer, and it was proposed that the classification be submitted to a 5-year trial commencing January 1st 1960. This achievement is of considerable importance since breast cancer is not only extremely common, but the surgeon, the radiotherapist and the physician all play a part in its treatment and the value of such treatment can be better assessed on the basis of a reliable and agreed method of staging.

The following definitions of the TNM categories for the breast are proposed:

T = primary tumour.

T1 — Tumour of 2 cm or less in its greatest dimension.
— Skin not involved, except in the case of Paget's disease confined to the nipple.
— No retraction of nipple.
— No pectoral muscle fixation.
— No chest wall fixation.

T2 — Tumour more than 2 cm but not more than 5 cm in its greatest dimension.
or incomplete skin fixation (tethered or dimpled).
or nipple retraction (in sub-areolar tumours).
or Paget's disease extending beyond the nipple.
— No pectoral muscle fixation.
— No chest wall fixation.

T3 — Tumour more than 5 cm but not more than 10 cm in its greatest dimension.
or skin fixation complete (infiltrated or ulcerated).
or peau d'orange present in the tumour area,
or pectoral muscle fixation (incomplete or complete).
— No chest wall fixation.

T4 — Tumour of more than 10 cm in its greatest dimension,
or skin involvement or peau d'orange wide of the tumour but not beyond the breast area,
or chest wall fixation.

N = regional lymph nodes.

N0 — No palpable homolateral axillary lymph nodes.
N1 — Homolateral axillary lymph nodes palpable but moveable.
N2 — Homolateral axillary lymph nodes fixed to one another or to other structures.
N3 — Homolateral supraclavicular or infraclavicular lymph nodes, moveable or fixed.
or oedema of the arm.

M = distant metastases.

M0 — No evidence of distant metastases.
M — Distant metastases present; usually skin involvement wide of the breast and contralateral lymph node metastases.

Stage grouping.

Four stage groups can be designated by the TNM symbols as follows:
Stage I — T1—2 N0 M0
Stage II — T1—2 N1 M0
Stage III — T1—2 N2—3 M0 T3—4 N0—3 M0
Stage IV — Any combination of T and N symbols including M1.

c) The larynx

The traditional classification of laryngeal cancer into intrinsic and extrinsic groups has been in use for over ninety years. It was meant to be a simple, surgical classification, since the intrinsic tumours in contrast to the extrinsic tumours were regarded as being favourable for surgical treatment.

No alternative scheme is yet in general use but with recent advances of radiotherapy and the wide development of surgical techniques, numerous attempts have been made by individual workers to develop schemes of classification and staging that would reflect more accurately our knowledge of the natural history of cancer of the larynx and laryngopharynx and be of greater use in relation to modern therapeutic methods.

At a meeting held under the auspices of the UICC, tentative agreement was reached in 1962 on both the classification and staging of cancer of the larynx and hypopharynx, i.e. the neoplasms that would hitherto have come under the heading of intrinsic and extrinsic cancers. The following is the proposed topographical classification for cancer of the larynx:

Anatomical regions and sites:

The larynx is divided into the anatomical regions and sites as noted in the following table:

Regions	Sites
Supraglottic	Posterior surface of the epiglottis excluding the tip of the epiglottis and the aryepiglottic fold (marginal zone)
	Arytenoid
	Ventricular bands
	Ventricular cavities
Glottic	Vocal cords
	Anterior commissure
	Posterior commissure
Subglottic	—

T = Primary tumour.

Supraglottic	Glottic	Subglottic
	T1. Tumour confined to one anatomical site within the larynx	
Tumour confined to laryngeal surface of epiglottis, or to an aryepiglottic fold or to a ventricular cavity or a ventricular band.	Tumour confined to one vocal cord and mobility of cord remains normal.	Tumour limited to one side of the subglottic region, exclusive of the under surface of cord.
	T2. Tumour confined to one anatomical region within the larynx	
Tumour involving the epiglottis, extending to the ventricular cavities or bands.	Tumour involving both cords with normal mobility of cords, or tumour of one or both cords with fixation of cord(s).	Tumour extending to two sides of subglottic region, exclusive of the under surface of cords.
	T3. Tumour extending beyond one anatomical region but confined to the larynx.	
Tumour of the epiglottis and/or ventricles or ventricular bands, and extending into the cords.	Tumour extending from cords either to subglottic region or to supraglottic region, i.e. to ventricular bands or ventricles.	Tumour involving the subglottic region and extending into the cords.
	T4. Tumour extending beyond the larynx	
Tumour as in T1, T2 or T3 but with direct extension to pyriform sinus, postcricoid region, vallecula, or base of tongue.	Tumour as in T1, T2 or T3 but with direct extension through cartilage to skin, to the pyriform sinus, or to the postcricoid region.	Tumour as in T1, T2 or T3 but with direct extension to trachea, skin or postcricoid region.

N = Regional lymph nodes.

N0 — No lymph nodes palpable.

N1 — Homolateral moveable lymph nodes.

N 2 — Bilateral or contralateral moveable lymph nodes.
N 3 — Homolateral or bilateral fixed lymph nodes.

M = metastases.

M 0 — No evidence of distant metastases.
M. — Distant metastases.

Summary of stage groupings.

The following is a possible combination of stage grouping which the author considers acceptable:

Stage I — T 1 N 0 M 0
Stage II — T 2—4 N 0 M 0
Stage III — T 1—4 N 1 M 0
Stage IV — T 1—4 N 2—3 M 0. Any combination of T and N with M 1.

d) The pharynx

The following methods of classification of the different portions of the pharynx, as published by the UICC in 1963, is given in full. It is very easy indeed to criticise the stark simplicity of the classification recommended for the nasal and oral portions of the pharynx. These may simplify description and statistical analysis but do not encourage the study of the natural history of cancer as it affects the different anatomical components of these regions. It is also not made clear whether this classification should be restricted to the squamous cancers or be extended to include all the very differing histological varieties of tumour encountered in these regions. In the author's view this is an extremely poor classification, but if agreement can be reached it is probably better than no classification at all.

e) The nasopharynx

Anatomical Sites:

1. Posterior — superior wall — extends from level of the soft palate to the base of the skull.
2. Lateral wall.
3. Anterior wall consists of the choanae and the upper surface of the soft palate.

T — primary tumour.

T 1 — Tumour limited to one site.
T 2 — Tumour extending into two sites.
T 3 — Tumour extending beyond nasopharynx without bone involvement.
T 4 — Tumour extending beyond nasopharynx with bone involvement.

N — regional lymph nodes.

N 0 — No palpable lymph nodes.
N 1 — Moveable homolateral lymph nodes.
N 2 — Moveable contralateral or bilateral lymph nodes.
N 3 — Fixed homolateral or bilateral lymph nodes.

M — distant metastases.

M 0 — No evidence of distant metastases.
M — Distant metastases.

f) The oropharynx

Anatomical Sites:

1. Posterior wall extends from the level of the free borders of the soft palate to the level of the hyoid bone.
2. Lateral wall consists of the tonsil, the tonsillar pillars and the glosso-tonsillar groove.

3. Anterior wall extends from the line of the circumvallate papillae to the free border of the epiglottis and including the vallecula.

4. Superior wall consists of the lower surface of the soft palate, and of the uvula.

T — primary tumour.

T1 — Tumour limited to one site.
T2 — Tumour extending into two sites.
T3 — Tumour extending beyond oropharynx.

N — regional lymph nodes.

N0 — No palpable lymph nodes.
N1 — Moveable homolateral lymph nodes.
N2 — Moveable contralateral or bilateral lymph nodes.
N3 — Fixed homolateral or bilateral lymph nodes.

M — distant metastases.

M0 — No evidence of distant metastases.
M — Distant metastases.

g) The hypopharynx

Anatomical sites:

Piriform sinus: The piriform sinus is bound superiorly by the pharyngo-epiglottic fold, laterally by the inner surface of the thyroid cartilage, medially by the posterior surface of the aryepiglottic fold and the arytenoid and cricoid cartilage. Inferiorly it extends to the upper edge of the oesophagus.

Postcricoid: The postcricoid site is the posterior surface of the larynx. It extends from the posterior surface of the arytenoid cartilage and its connecting folds to the inferior surface of the cricoid. The lateral margin is the anterior part of the piriform sinus.

Posterior pharyngeal wall: The posterior pharyngeal wall extends from the level of the hyoid bone superiorly to the inferior margin of the cricoid cartilage and laterally to the posterior margins of the pyriform sinus.

T — primary tumour.

Piriform sinus	Postcricoid area	Posterior pharyngeal wall
T1. Tumour confined to one anatomical site without fixation to the surrounding structures.		
Tumour confined to the piriform sinus.	Tumour confined to the postcricoid area.	Tumour confined to posterior pharyngeal wall.
T2. Tumour extending into two sites without fixation to surrounding structures		
Tumour extending from piriform sinus to posterior pharyngeal wall or to postcricoid area.	Tumour extending into piriform sinus or to the posterior pharyngeal wall.	Tumour extending into the piriform sinus or to the postcricoid area.
T3. Tumour with fixation to the surrounding structures or extending beyond the hypopharynx		
Tumour invading larynx or thyroid cartilage or soft tissues of the neck.	Tumour invading larynx or prevertebral muscles.	Tumour invading prevertebral muscles or extending to neighbouring organs.

N — regional lymph nodes.

N0 — No palpable lymph nodes.
N1 — Moveable homolateral lymph nodes.
N2 — Moveable contralateral or bilateral lymph nodes.
N3 — Fixed homolateral or bilateral lymph nodes.

M — distant metastases.

M0 — No evidence of distant metastases.
M — Distant metastases.

Summary of stage groupings.

The possible stage groupings for carcinoma of the pharynx are as follows:

Stage I — T1 N0 M0
Stage II — T2—3 N0 M0
Stage III — T1—4 N1 M0
Stage IV — T1—4 N2—3 M0 Any combination of T1 and M1.

h) Lip and buccal cavity

The classification of tumours of the lip and buccal cavity is specifically restricted to "carcinoma". The buccal cavity includes the following sites:

buccal mucosa
gums
hard palate
floor of mouth
tongue (anterior two-thirds, excluding the base).

Each region is subdivided topographically and the following definitions given:

T — primary tumour.

T1 — Tumour measuring 2 cm or less at its largest dimension and strictly superficial.
T2 — Tumour measuring 2 cm at its greatest dimension with minimal infiltration. There is no invasion of underlying or adjacent tissue, or limitation of mobility in T1 or T2.
T3 — The tumour measures more than 2 cm in its largest dimension or invasion of adjacent or underlying tissues has taken place.
T4 — The tumour involves other structures such as muscle or bone or extends to more than one neighbouring region.

N — regional lymph nodes.

N0 — No lymph nodes palpable.
N1 — Homolateral moveable lymph nodes.
N2 — Bilateral or contralateral moveable lymph nodes.
N3 — Fixed lymph nodes.

M — distant metastases.

M0 — No evidence of metastases.
M — Distant metastases present.

The possible stage groupings are the same as for the larynx and pharynx.

6. Other sites

The system of staging described is ideally suited for neoplasms which are readily accessible. Thus the vulva, penis and anal canal would also lend themselves to the TNM system. Tumours which are partially accessible in that the primary site can be inspected, palpated and outlined radiologically can also be staged, although the fact that the immediate pathways of spread are not accessible to full clinical examination limits the system to the use of the T and M symbols.

The clinically inaccessible tumours such as those affecting the oesophagus, stomach, colon, lung, kidney and cerebrospinal system do not lend themselves to accurate assessment according to the TNM system nor do the primary lymphadenopathies and leukaemias. Nevertheless in spite of these difficulties, agreement has been reached on the classification of the further following sites:

a) The urinary bladder

The urinary bladder was in fact one of the first of the inaccessible deep-seated organs to be classified, but the TNM system had first to be suitably modified and restricted to epithelial tumours alone.

In order to estimate the extent of a bladder tumour, in addition to purely clinical examination, examination under anaesthesia, cystoscopy, radiological investigation of the urinary tract and biopsy for purposes of assessing the degree of infiltration of the bladder will all of necessity have to be performed before treatment is begun.

The following definitions of the TNM categories for the urinary bladder have been proposed:

T — primary tumour.

T1 — Tumour with infiltration of subepithelial connective tissue.
T2 — Tumour with infiltration of superficial muscle.
T3 — Tumour with infiltration of deep muscle.
T4 — Tumour fixed or invading adjoining organs.

N — regional lymph nodes.

Regional nodes are defined as nodes lying within the pelvis below the level of the bifurcation of the common iliac arteries. Regional nodes cannot be accurately assessed by clinical methods. At laparotomy, nodes can be defined and removed for histological examination.

Histological information is recorded as:
N— Histological examination negative.
N+ Histological examination positive.

M — distant metastases.

M0 — No distant metastases.

Nodes above the bifurcation of the common iliac arteries, such as para-aortic nodes, are not regional nodes. If involved they are classified as distant metastases.

Direct spread to prostate, vagina, or abdominal wall are categorised under T4.

All other metastases are categorised as M.

Additional categories.

The following additional categories are suggested:
T0 — Tumour no longer present in the bladder after receiving previous treatment.
X — Papillary tumour non-infiltrating. Biopsy evidence of histologically benign papilloma.
IS — Carcinoma in-situ, non-invasive carcinoma, either papillary or sessile.
C — The symbol C to be used instead of T where investigations are incomplete, where there is no biopsy evidence of malignancy, or where the patient has not been fully examined. C1 would correspond to X, IS or T1.

Because of the difficulties of assessing clinically the condition of the immediate lymph node areas, staging can be based upon a combination of T and M, although N if known can be recorded.

The following stage groupings can be used.
T1 — Invasion of sub-epithelial layer
T2 — Invasion of superficial muscle
T3 — Invasion of deep muscle or perivesical
T4 — Invasion of adjacent organs or fixation
M — Metastases
N— — Nodes histologically negative
N+ — Nodes histologically positive

b) Thyroid gland

This gland, being accessible, presents few problems and three of T should suffice. In addition, it may be desirable to have a T 0 category for those cases where a metastatic lymph node exists without any perceptible tumour in the thyroid gland itself.

T — primary tumour.

T 0 — No palpable tumour.
T 1 — Single tumour confined to the gland. No limitation of mobility. No deformity of gland.
T 2 — Multiple tumours *or* single tumour producing deformity of gland. No limitation of mobility.
T 3 — Tumour extending beyond the gland as indicated by fixation or infiltration of surrounding structures.

N — regional lymph nodes.

The regional nodes can be defined in the same way as the other sites in the head and neck which have already been internationally agreed. Thus:
N 0 — No cervical lymph nodes palpable.
N 1 — Moveable homolateral cervical lymph nodes
N 2 — Moveable contralateral or bilateral cervical lymph nodes.
N 3 — Fixed cervical lymph nodes.

M — metastases.

M 0 — No evidence of distant metastases.
M 1 — Distant metastases present.

The following sites covering most of the inaccessible part of the gastro-intestinal tract and the lung have recently been discussed (1965) and the following recommendations made. If accepted, time and experience will no doubt serve to establish or modify these recommendations.

All are deeply seated viscera and consequently the difficulty of accurate assessment is very great. Except in the rectum, it is usually impossible, and at best extremely difficult, to assess the extent of the primary tumour without operation, though help may certainly be obtained by endoscopy and radiography. The state and exact location of the regional lymph nodes present even greater problems. In consequence, it is doubtful whether it is practical to apply the TNM system on a clinical basis to such sites. It may well be that the "rules" will require alteration so as to include operative findings if a reliable and useful system is to be realised.

c) The oesophagus

The following regions are recognised:

1. Cervical oesophagus (so-called upper third)
2. Intrathoracic oesophagus (so-called mid third) but excluding:
3. Distal part of the oesophagus including the abdominal portion (so-called lower third).

An extensive tumour is assigned to the region where the bulk of it is situated.

If a non-operative classification is to be used, then radiography and endoscopy will be the chief means of determining both the extent of the primary and the presence of regional nodes. Size can be assessed in regard to the lenght of the stricture, and it can usually be ascertained whether the whole circumference of the organs is involved. Fixation or rigidity is of importance, as is the finding of any abnormality on bronchoscopic examination. The definitions of the degree of T and N for each region might then be:

T — primary tumour.

T 1 — Tumour confined to one region and not impairing the peristaltic or the mobility of the organ.

T 2 — Tumour confined to one region but impairing the peristaltic or the mobility of the organ.
T 3 — Tumour extending to more than one region *or* to neighbouring structures.

N — regional lymph nodes.

Cervical oesophagus:

N 0 — No cervical lymph nodes palpable
N 1 — Moveable homolateral cervical lymph nodes
N 2 — Moveable contralateral or bilateral cervical lymph nodes.
N 3 — Fixed cervical lymph nodes.

Intrathoracic and distal oesophagus:

As it is impossible to assess the intrathoracic and intra-abdominal lymph nodes, the symbol NX will be used, permitting eventual addition of histological information, thus NX— or NX+.

M — metastases.

M 0 — No evidence of distant metastases.
M 1 — Distant metastases present.

d) The stomach

Regions:

1. Proximal (cardiac) region.
2. Middle region, namely the corpus.
3. Distal (antral) region.

Note: A tumour is assigned to the region in which the bulk of it is situated.

T — primary tumour.

T 1 — Tumour occupying not more than one-half of one region.
T 2 — Tumour occupying more than one-half but not more than one region.
T 3 — Tumour occupying more than one region.

N — regional lymph nodes.

As it is impossible to assess the intra-abdominal lymph nodes the symbols NX will be used, permitting eventual addition of histological information, thus: NX— or NX+.

M — metastases.

M 0 — No evidence of distant metastases.
M. — Distant metastases present.

Histopathological extent (determined at operation).

P 1 — Carcinoma infiltrating the gastric mucosa only.
P 2 — Carcinoma infiltrating the submucosa but not infiltrating the muscularis propria.
P 3 — Carcinoma infiltrating the muscularis propria *or* extending to the subserosa.
P 4 — Carcinoma infiltrating the serosa or beyond.

e) The colon

Regions:

1. Right colon including caecum, ascending colon and hepatic flexure.
2. Transverse colon excluding the two flexures.
3. Left colon including splenic flexure and descending colon as far as the brim of the pelvis.
4. Sigmoid (pelvic) colon including the pelvi-rectal junction.

Note: A tumour is assigned to the region in which the bulk of it is situated.

T — primary tumour.

It is agreed that this cannot be assessed at present.

N — regional lymph nodes.

As it is impossible to assess the intra-abdominal lymph nodes, the symbol NX will be used, permitting eventual addition of histological information, thus: NX— or NX+.

M — metastases.

M0 — No evidence of distant metastases.
M1 — Distant metastases present.

Histopathological extent (determined at operation).

P1 — Carcinoma infiltrating the colonic mucosa only.
P2 — Carcinoma infiltrating the submucosa but not infiltrating the muscularis propria.
P3 — Carcinoma infiltrating the muscularis propria *or* extending to the subserosa.
P4 — Carcinoma infiltrating the serosa or beyond.

f) The rectum (excluding anal canal)

Regions:

1. Rectum above the reflection of the peritoneum.
2. Rectum below the reflection of the peritoneum.

Note: A tumour is assigned to the region in which the bulk of it is situated.

T — primary tumour.

T1 — Tumour occupying one-third or less of the length or circumference of the rectum and not infiltrating the muscular coat.
T2 — Tumour occupying more than one-third but not more than one-half of the length or circumference of the rectum *or* infiltrating the muscular coat but not producing fixation of the rectum.
T3 — Tumour occupying more than one half of the length or circumference of the rectum *or* producing fixation of the rectum but not infiltrating neighbouring structures.
T4 — Tumour infiltrating neighbouring structures.

N — regional lymph nodes.

As it is impossible to assess the intra-abdominal lymph nodes the symbol NX will be used, permitting eventual addition of histological information, thus: NX— or NX+.

M — metastases.

M0 — No evidence of distant metastases.
M — Distant metastases present.

Histopathological extent (determined at operation).

P1 — Carcinoma infiltrating the rectal mucosa only.
P2 — Carcinoma infiltrating the submucosa but not infiltrating the muscularis propria.
P3 — Carcinoma infiltrating the muscularis propria *or* extending to the subserosa.
P4 — Carcinoma infiltrating the serosa or beyond.

g) The lung

Radiographic and bronchoscopic findings are clearly essential in evaluating the extent of a tumour, but in view of the recognized difficulties of diagnosing cancer of the lung on clinical grounds, it will be necessary in any reported series to separate those cases supported by histological or cytological proof of malignancy from those where such proof is lacking.

The following simple classification, largely based on radiographic findings, is recommended:

Regions:
1. Hilar
2. Peripheral.

Hilar Tumours

T — primary tumour.

T0 — No evidence of primary tumour.
T1 — Tumour confined to segmental bronchus.
T2 — Tumour confined to lobar bronchus.
T3 — Tumour involving the main bronchus.

N — nodes.

N0 — No clinical, radiological or endoscopic evidence of intra-thoracic lymph node enlargement.
N1 — Clinical, radiological or endoscopic evidence of intra-thoracic lymph node enlargement.

Note: Where it is not possible to assess the intrathoracic lymph nodes the symbol NX will be used, permitting eventual addition of histological information thus: NX— or NX+.

M — metastases.

M0 — No distant metastases.
M — Distant metastases *or* pleural effusion with malignant cells present.

Peripheral tumours.

T — primary tumour.

T0 — No evidence of primary tumour.
T1 — Tumour confined to a segment of a lobe.
T2 — Tumour confined to one lobe.
T3 — Tumour involving more than one lobe *or* extending beyond the lung.

N — nodes.

N0 — No clinical, radiological or endoscopic evidence of intra-thoracic lymph node enlargement.
N1 — Clinical, radiological or endoscopic evidence of intra-thoracic lymph node enlargement.

Note: Where it is not possible to assess the intrathoracic lymph nodes the symbol NX will be used, permitting eventual addition of histological information, thus: NX— or NX+.

M — metastases.

M0 — No distant metastases.
M — Distant metastases *or* pleural effusion with malignant cells present.

The clinical stage classifications of the various cancer sites given here are those recommended by the Committee on Clinical Stage Classification and Applied Statistics of the International Union against Cancer.

In 1963 a committee set up in the United States, termed the American Joint Committee on Cancer Staging and End Results Reporting, has modified the UICC proposals and issued suggestions for the uterus, larynx, pharynx and breast which, although retaining the TNM nomenclature, differ in important essentials from the original UICC recommendations. Whilst the suggestions of the American Committee are admittedly valuable since they tend to simplify the system, it does seem regrettable that truly international agreement does not yet seem to have been achieved on this vital project.

References

American Joint Committee for Cancer Staging and End Results Reporting. Clinical classification and staging of cancer of the breast — 1962. 55 E. Erie Street, Chicago, Illinois.

American Joint Committee for Cancer Staging and End Results Reporting. Clinical classification and staging of cancer of the larynx — 1962. 55 E. Erie Street, Chicago, Illinois.

— Clinical classification and staging of cancer of the corpus and cervix — 1964. 55. E. Erie Street, Chicago, Illinois.

— Clinical classification and staging of cancer of the pharynx — 1965. 55 E. Erie Street, Chicago, Illinois.

Bull. Inst. nat. Hyg. (Paris) **1**, 60—71 (1944); **5**, 82—84 (1950); **7**, 743—748 (1952).

International Union Against Cancer, Research Commission. Committee on Clinical Stage Classification and Applied Statistics (1959): Malignant tumours of the breast, 1960—1964, U.I.C.C., Geneva.

— (1963): Malignant tumours of the urinary bladder, 1963—1967, U.I.C.C., Geneva.

— (1963): Malignant tumours of the buccal cavity (including the lip) the pharynx and the larynx, 1963—1967. U.I.C.C., Geneva.

HARMER, M.: Personal communication.

HARMER, M. H.: Recent advances in T.N.M. Brit. med. med. J. **1964 II**, 1319.

II. Stadieneinteilung der gynäkologischen bösartigen Tumoren

Von

D. Hofmann und **R. Kepp**

Mit 1 Abbildung

1. Allgemeines über die Stadieneinteilung

Der Umstand, daß die Therapie gynäkologischer bösartiger Tumoren an den einzelnen Kliniken bzw. Instituten unterschiedlich gehandhabt wird, wobei auch die Therapie innerhalb ein und derselben Klinik entsprechend therapeutischen Fortschritten, neuen Erkenntnissen und Erfahrungen und entsprechend wechselnden persönlichen Einstellungen von Zeit zu Zeit einer Änderung unterliegen wird, macht es grundsätzlich interessant und erstrebenswert, Vergleiche zwischen der Leistungsfähigkeit verschiedener Behandlungsmethoden anzustellen. Es ist offensichtlich, daß der Vergleich absoluter Heilungs- bzw. Leistungsziffern für den genannten Zweck ungeeignet ist, denn die Gesamtzahl der innerhalb eines Zeitraumes an einer Klinik behandelten Patientinnen umfaßt für jede Carcinomart in variablen Proportionen fließend ineinander übergehende Ausbreitungsstadien, die ihrerseits weitgehend die Prognose der betreffenden Fälle bestimmen. Gleichgültig, ob das Krankengut einer Klinik, vielleicht auf Grund regionaler Gegebenheiten, einen hohen Anteil früher Stadien der Carcinomausbreitung enthält oder ob der maßgebliche Untersucher die erhobenen Untersuchungsbefunde im Sinne später Ausbreitungsstadien zu interpretieren neigt, wird die Gesamtheilungsziffer des betreffenden Krankengutes einen höheren Wert erreichen als bei umgekehrtem Sachverhalt.

Aus dem Gesagten ergibt sich, daß ein brauchbarer statistischer Wert für die Heilung zum Zweck des Vergleiches verschiedener Behandlungsmethoden nur dann gewonnen werden kann, wenn die Ausbreitungsstadien einer Carcinomart unterteilt und deutlich definiert werden, wobei die Identität zweier miteinander verglichener Patientengruppen hinsichtlich des Ausbreitungsstadiums theoretisch um so weiter geht, je zahlreicher die Untergruppen der Carcinomausbreitung gewählt werden. Dem steht die praktische Unmöglichkeit allzu subtiler Unterteilung und der Abgrenzung zweier nahe beieinander liegender Ausbreitungsstadien entgegen, ein Umstand, der in erster Linie der Individualität des Untersuchers zuzuschreiben ist. Diese wiederum hängt einerseits vom unterschiedlichen Grad der Fertigkeit und der Erfahrung, andererseits von den subjektiv unterschiedlichen Befundauslegungen ab. In Anbetracht dessen, daß eine klinisch brauchbare Stadieneinteilung einen gewissen Grad der Kompliziertheit nicht überschreiten sollte, ergibt sich die Notwendigkeit einer begrenzten Anzahl von Stadiengruppen, deren Definition der subjektiven Auslegung so wenig wie möglich Raum läßt. Es hat, wie sich aus den weiteren Ausführungen ergeben wird, den Anschein, als wäre die Einteilung der Ausbreitung gynäkologischer Carcinome in vier Gruppen optimal.

Die eingangs erwähnten Unterschiede der bei gynäkologischen Carcinomen gebrauchten Therapieformen betreffen entweder die Anwendung der Operation, die der Strahlentherapie oder eine der vielfältigen Kombinationsmöglichkeiten beider. Es kann hier nicht erörtert werden, welche Therapieform bei den einzelnen gynäkologischen Carcinomen die besten Heilungserfolge erwarten läßt. Die Auffassungen hierüber werden nach wie vor zeitlichen Schwankungen unterliegen. Sicher darf bis auf weiteres mit verbreiteter Anwendung aller Therapiemöglichkeiten gerechnet werden. Dies beinhaltet eine zwar viel diskutierte, im Grunde jedoch selbstverständliche Forderung: Die Forderung, daß die Zuordnung eines Carcinoms zu dem ihm adäquaten Ausbreitungsstadium unter Verwendung vereinbarter Untersuchungsmethoden und vor Anwendung jeglicher therapeutischer Maßnahme zu erfolgen hat. Der Wunsch operativ eingestellter Therapeuten, die Einstufung ihrer Fälle erst nach der Operation, d.h. nach Inspektion und Palpation des Bauchraumes und nach histologischer Untersuchung der Operationspräparate vorzunehmen, ist verständlich (Antoine; Cattaneo; Froewis und Ulm; Louros; Mitani u. Mitarb.; Spurny und Weghaupt u.v.a.). Jedoch ist gerade dann, wenn ein Vergleich zwischen operativen und radiologischen Methoden angestrebt wird, allein der Weg der Einstufung möglich, der für beide Behandlungsmethoden gangbar ist.

Der Zweck des Begriffes „Stadieneinteilung" ("staging") wurde im "Annual Report on the Results of Radiotherapy in Carcinoma of the Uterine Cervix", jenem einmaligen Sammelwerk, das von Heyman und seinen Mitarbeitern als zentrales Vergleichsorgan für gynäkologische Carcinomstatistiken geschaffen wurde, mehrfach dargelegt und sei hier in der Originalform wiedergegeben:

„Es soll vergleichbares Material erhalten werden, das — mangels vergleichbarer Gesamtheilungsraten — statistisch verglichen werden kann. Dies wird durch die Unterteilung sämtlicher behandelter Fälle in eine Zahl von kleineren Gruppen erreicht, von denen jede einzelne Carcinomfälle von annähernd gleicher klinisch-anatomischer Ausdehnung enthält" (Ann. Rep. Band III, Genf 1939). „Nur die Stadienraten ("stage-rates") bieten eine brauchbare Möglichkeit, verläßliche Vergleiche anzustellen" und „ein hoher Grad der Vergleichbarkeit zwischen den Stadienraten würde zweifellos durch sorgfältige Eingruppierung entsprechend den beschlossenen Definitionen erreicht werden . . .".

Für die Carcinome des weiblichen Genitale empfahl sich von vornherein die Einteilung in die klassischen Hauptgruppen:

1. das Carcinoma cervicis uteri (Ca. colli uteri),
2. das Carcinoma corporis uteri,
3. das Carcinoma vaginae,
4. das Carcinoma vulvae,
5. das Carcinoma ovarii.

Diese Einteilung beruht auf dem anatomischen Ursprungsort des Carcinoms und gibt damit die klinischen Grundeigenschaften desselben, insbesondere seine wesentliche Ausbreitungsrichtung an. Es sei hier des Umstandes Erwähnung getan, daß sich der Annual Report ursprünglich ausschließlich mit dem Cervix-Carcinom befaßte und sich erst im Lauf der Jahre auf das Corpus-Carcinom, das Vagina-Carcinom und, zum mindesten was die Definition betrifft, auf die übrigen Carcinome ausgedehnt hat.

Zu den genannten Hauptgruppen gynäkologischer Carcinome kamen die verschiedenen Varianten des utero-vaginalen Carcinoms, die einmal Grenzfälle der ersten drei Hauptgruppen darstellen, zum anderen durch den Befall weiterer Genitalabschnitte, vor allem der Ovarien, gekennzeichnet sind. Zu ihnen zählen insbesondere solche Carcinome, deren Ursprungsort nicht ohne weiteres festgelegt werden kann. Nicht zuletzt diese Varianten sind es, welche die Stadieneinteilung gynäkologischer Carcinome mit der Zeit verhältnismäßig kompliziert werden ließen. Sie unterlagen in ihrer Gesamtheit laufenden Veränderungen bzw. Erweiterungen. Die saubere Begriffsbestimmung machte es notwendig, anatomische Abgrenzungen der einzelnen Carcinomarten gegenüber anderen Carcinomen des weiblichen Genitale oder seiner unmittelbaren Umgebung zu schaffen, für die eine brauchbare Stadieneinteilung nicht vorliegt, teilweise ihres relativ seltenen Vorkommens wegen auch nicht nötig sein dürfte.

Um vergleichbares Material im oben erläuterten Sinn zu gewinnen, ist es wichtig, daß jegliche Form einer willkürlichen Selektion von Fällen vermieden wird, welche jedem Kollektiv individuelle Eigenschaften unwägbarer Art verleihen würde. Im siebenten Band des Ann. Rep. wurde demgemäß festgelegt, daß beispielsweise alle Fälle von Cervix-Carcinom, die an einer Statistik treibenden Klinik zum Zweck der Behandlung untersucht wurden, in das auszuwertende Material mit einzuschließen seien. Dies wurde wie folgt begründet:

A. Für soziale Krebsstatistiken ist es wünschenswert, daß jeder einzelne Krebsfall einmal registriert wird. Er sollte an derjenigen Klinik registriert werden, an der die Behandlung geplant wurde und die für die Kontrolluntersuchungen zuständig ist.

B. Um den Grad einer willkürlichen Selektion und ihren Einfluß auf die Verläßlichkeit der Heilungsraten abzuschätzen, ist es wesentlich, daß die Gesamtzahl der untersuchten Patientinnen statistisch aufgeführt wird, einschließlich derjenigen, die nicht behandelt wurden oder die zur Behandlung an andere Krankenhäuser überwiesen wurden.

Daß jegliche Selektion von Krankengut statistisch widersinnig ist, wurde unter anderem von v. Mikulicz-Radecki ausgeführt. Mit Recht wiesen jedoch auch Harbutt und Green auf unwillkürliche Selektionsmaßnahmen hin, die dem Kliniker unterlaufen können.

Die Abhandlung der Stadieneinteilung gynäkologischer bösartiger Tumoren macht es, da es sich nur um den gegenwärtigen Stand der Stadieneinteilung handeln kann, erforderlich, die historische Entwicklung derselben wiederzugeben. Erst hierdurch gelangt man zum vollen Verständnis aller Probleme und Schwierigkeiten, die der Aufstellung einer geeigneten Stadieneinteilung innewohnen. Es kann jedoch nicht die Aufgabe dieses Beitrages sein, sämtliche von den verschiedenen Autoren benutzten Klassifikationen wiederzugeben, denn die Zahl der Vorschläge zur Stadieneinteilung gynäkologischer Tumoren bzw. zur Änderung bestehender Übereinkünfte ist unübersehbar. Dies gilt speziell für die Ovarialcarcinome, für deren Bearbeitung praktisch jeder Autor eine eigene Stadieneinteilung geschaffen hat.

Die erwähnte Vielfalt der Vorschläge zur Stadieneinteilung beruht auf dem begreiflichen Bestreben, zu einer Vervollkommnung bestehender Einteilungen zu gelangen. Man muß sich indessen, wie die Herausgeber der Jahresberichte, darüber im klaren sein, daß eine hundertprozentige Übereinstimmung aller Fachleute auf diesem Gebiet grundsätzlich nicht erzielt werden kann und daß jede Form der Stadieneinteilung mehr oder weniger berechtigten Kritiken ausgesetzt werden wird (s. auch Antoine; Stoeckel). So wurde in den Jahresberichten stets betont, daß die ersprießliche Anwendung einer Stadieneinteilung auf internationaler Basis die Anerkennung vereinbarter Regeln zur Voraussetzung hat, deren Brauchbarkeit nicht unbedingt davon abhängt, ob sie stets völlig gleichartig ausgelegt werden (s. auch S. 326); ebensowenig davon, ob ihre sachliche Berechtigung allseitig anerkannt wird. Die richtige Handhabung einer Stadieneinteilung, einer Rubrizierung also, die in der Natur nicht besteht (Martius), ist mit anderen Worten die alleinige Frage einer geeigneten Übereinkunft, nicht jedoch einer endgültigen wissenschaftlichen Lösung.

Es sei schließlich auf das oft erörterte, jedoch nicht immer richtig beurteilte Verhältnis einer Stadiengruppe zu ihrer Prognose eingegangen. Keineswegs enthält die Festlegung eines Ausbreitungsstadiums eine für den Einzelfall verbindliche Aussage über seine Prognose. Wohl wird es anzustreben sein, daß im statistischen Mittel eine Proportionalität zwischen dem Ausbreitungsgrad des Carcinoms, also dem Stadium, und der Prognose im allgemeinen besteht, und in der Tat erfüllen die brauchbaren Klassifizierungen diese Forderung. Man wird sich aber auch vor Augen halten müssen, daß das Stadium der Carcinomausbreitung im Einzelfall nicht ausschließlich die Prognose bestimmt, sondern nur in weit überwiegendem Maße. Ein weiterer Faktor, welcher unzweifelhaft die Prognose mit beeinflußt, ist der allgemeine Kräftezustand bzw. die Abwehrlage der Patientin, indem die Prognose kachektischer Patientinnen deutlich schlechter ist als von Patientinnen in gutem Kräftezustand (A. Mayer; Reichenmiller; Reichenmiller, Münst und Haile). Auch das Alter der Patientin spielt prognostisch eine Rolle, wie Gauwerky sowie Runge und Wimhöfer feststellten.

Von weiterer Bedeutung für die Prognose ist das Vorliegen einer begleitenden Entzündung oder eines fieberhaften Therapieverlaufes (Buttenberg; Gauwerky; A. Mayer; Runge und Wimhöfer; Schinz; Wintz; Zancla u.a.). Es ist dies mit ein Grund dafür, daß manche Therapeuten die Abtragung exophytischer Tumoren vor der Bestrahlung ablehnen und, was A. Mayer besonders empfahl, eine der Operation vorhergehende Bestrahlung vornehmen, der in erster Linie der Zweck einer Entzündungsbestrahlung zukommt.

Es wird im weiteren wiederholt darauf einzugehen sein, daß der histologische Charakter der Geschwülste, im besonderen ihr Differenzierungsgrad, offensichtlichen Einfluß auf die Prognose ausübt. Dabei spielen sowohl die Infiltrationsgeschwindigkeit und Metastasierungstendenz der Geschwulst als auch ihre Strahlenempfindlichkeit eine gegensinnige Rolle. Es sei den weiteren Ausführungen vorweggenommen, daß auch der histologisch zum Ausdruck kommende Geschwulstcharakter eine gegenüber der klinischen Geschwulstausbreitung vernachlässigbare Bedeutung hat.

Auch bezüglich des Einflusses, den pathologische Veränderungen der oberen Harnwege auf den weiteren Krankheitsverlauf eines Falles ausüben, besteht, gerade nach Untersuchungen der jüngeren Zeit, kein Zweifel mehr. Buchmann sowie Pahl wiesen nach, daß sich die Prognose bei solchen Patientinnen verschlechtert, bei denen Ureterstauungen auftreten. Wenn auch diese Ergebnisse nicht anzuzweifeln sind, so kann doch die Berücksichtigung von Harnwegveränderungen für die Stadieneinteilung, wie sie unter anderem von Rosh und Strax gefordert wurde, nicht befürwortet werden, nachdem der primäre Ausbreitungsgrad des Carcinoms, d.h. das Ausbreitungsstadium zu Beginn der Behandlung, keinen nennenswerten Einfluß auf die Harnwege hat (Hofmann; Hofmann und Künzler; Kirchhoff; Muth u.a.). Da vielmehr erst die Bestrahlungsbehandlung bzw. die Operation Harnwegveränderungen hervorruft, deren Zahl und Ausmaß vom Ausbreitungsgrad des Carcinoms abhängt, ist die prognostische Bedeutung der Harnwegveränderungen in die prognostische Bedeutung der Carcinomausbreitung einbegriffen.

Die genannten Faktoren, welche die Prognose des jeweiligen Falles in einem gegenüber der topographischen Ausbreitung zu vernachlässigenden Ausmaß beeinflussen, stellen ein nicht selten verwendetes Argument gegen die klinische Stadieneinteilung der Carcinome dar. Abgesehen davon jedoch, daß ihre Berücksichtigung bei der Stadieneinteilung zu unüberwindbaren Schwierigkeiten führen würde und mit den Anforderungen der Praxis nicht zu vereinbaren wäre und abgesehen von ihrer prognostisch untergeordneten Bedeutung werden sie einem weitgehenden statistischen Ausgleich unterliegen.

2. Das Carcinoma cervicis uteri

a) Definition

Gemäß der ursprünglichen Konzeption dreier Experten, die von der Radiologischen Subkommission der Krebskommission innerhalb des Gesundheitskomitees des Völkerbundes mit den ersten Untersuchungen über Fragen der Stadieneinteilung gynäkologischer Carcinome beauftragt worden waren (Heyman; Lacassagne; Voltz), ist als Cervix-Carcinom jedes Carcinom aufzufassen, dessen eindeutiger Ursprung die Cervix uteri (das Collum uteri) ist. Bei Berücksichtigung des Ursprungsortes und der typischen Ausbreitungseigenschaften des Cervix-Carcinoms ist auch das Cervixstumpf-Carcinom zu den Cervix-Carcinomen zu zählen und mit denselben statistisch zu erfassen.

Aus dem Gesagten ergibt sich, daß es sich beim Carcinoma cervicis uteri sowohl um ein Plattenepithel-Carcinom als auch um ein Drüsen-Carcinom handeln kann. Die Tabelle 1 welche einer Arbeit von J. H. Müller entnommen ist, erläutert in übersichtlicher Weise die Abgrenzung des Cervix- bzw. Collum-Carcinoms gegenüber dem Corpus-Carcinom, wobei sich histologisch Überschneidungen ergeben.

Bezüglich des im deutschsprachigen Schrifttum öfter benutzten Begriffs „Portio-Carcinom" sei gesagt, daß dieser Begriff — sachlich unrichtig — meist als Synonym für das Cervix-Carcinom gebraucht wird. v. Franqué hatte darauf hingewiesen, daß exakterweise zwischen dem Portio-Carcinom, das in der Gegend des äußeren Muttermundes entsteht, und dem Cervixhöhlen-Carcinom, die beide unter den Oberbegriff Cervix-Carcinom fallen, unterschieden werden sollte.

Auch das intracervicale Carcinom ist entweder auf der Basis der Fortentwicklung von außen nach innen zu oder auf metaplastischer Basis überwiegend ein Plattenepithel-Carcinom (s. auch GLATTHAAR). Der Anteil der Adenocarcinome an der Gesamtheit der endocervicalen Carcinome wird im Schrifttum weitgehend übereinstimmend mit unter 6% angegeben (HALFPAP und WITT 4,9%; HEPLER, DOCKERTY und RANDALL 4,5%; v. MIKULICZ-RADECKI 2,4%; NORRIS 5,7%; SCHINK ca. 6—10%; siehe weiter LIMBURG; NILSSON). Der von HEPLER, DOCKERTY und RANDALL angegebene Wert stellt einen Mittelwert aus dem Weltschrifttum dar. Nur aus Vollständigkeitsgründen und in Ergänzung zu Tabelle 1 sei das noch seltenere Vorkommen primärer Plattenepithel-Carcinome im Corpus uteri erwähnt (CHU, LEPOW und GODSICK; DELLEPIANE; GELLHORN; PERIS, JERNSTROM und BOWERS).

Tabelle 1. Einteilung der Carcinome des Uterus. [Aus: J. H. MÜLLER, Strahlentherapie **71**, 425 (1942)]

Klinische Gruppen	Anatomische Bezeichnung	Allgemeine histologische Gruppierung	Histopathologische Differenzierungs- bzw. Reifungsgrade
Corpus-carcinome	Carcinoma corporis uteri Carcinoma corporis et cervicis uteri	Adeno-carcinome (Carcinoma solidum)	Adenocarcinoma Grad I Adenocarcinoma Grad II Carcinoma glandulare, partim solidum Grad III Carcinoma solidum (cylindro-cellulare) Grad IV
Collum-carcinome	Adenocarcinoma cervicis uteri Carcinoma colli (endophytischer Typus) Carcinoma colli (exophytischer Typus)	Platten-epithel-carcinome	Alle Reifungsgrade vom Carcinoma solidum bis zum verhornenden Plattenepithelcarcinom

In Fällen, in denen die Außenseite der Portio vaginalis uteri mehr oder weniger vom peripheren Anteil einer hauptsächlich vaginal sitzenden Geschwulst befallen ist, muß eventuell ein primäres Vaginalcarcinom angenommen werden (s. Definition des Carcinoma vaginae et cervicis, S. 312). Die Abgrenzung eines auf die Vagina übergreifenden Cervix-Carcinoms gegen ein auf die Cervix bzw. die Portio übergreifendes Vaginalcarcinom kann schwer oder unmöglich sein.

Umgekehrt kann der Entscheid, ob es sich um ein endocervicales Carcinom oder um ein Corpus-Carcinom handelt, schwer oder unmöglich sein (s. Definition des Carcinoma corporis et endocervicis, S. 305). Jedoch sollte das endocervicale Carcinom, das — wie gesagt — zu den Cervix-Carcinomen gehört, auch dann als solches eingestuft werden, wenn es auf das untere Corpus uteri übergreift (Ann. Rep., VI. Band). Entsprechend den Empfehlungen, die in den Jahresberichten niedergelegt sind, sollen folgende Geschwülste unter keinen Umständen zu den Cervix-Carcinomen gerechnet werden: Maligne Cervix-Tumoren, die mikroskopisch als Chorionepitheliom, Sarkom oder als Mischtumoren diagnostiziert werden.

b) Stadieneinteilung des Carcinoma cervicis uteri

Die zu Beginn dieses Jahrhunderts von verschiedenen Autoren gemachten Vorschläge zur Gruppen- bzw. Stadieneinteilung der Cervix-Carcinome basierten, entsprechend den ursprünglich bestehenden therapeutischen Möglichkeiten oder Anschauungen, auf Befundmerkmalen, die ausschließlich operationstechnische Bedeutung hatten (A. DÖDERLEIN; PANKOW; STOECKEL; WINTER u.a.). Verhältnismäßig unscharf definierbare Begriffe, wie der der „Operabilität“ oder der „Beweglichkeit“ bzw. der „Fixation“, gelangten häufig zur Anwendung. Speziell der Begriff der „Operabilität“ hängt, worauf vor allem H. MARTIUS, A. MAYER, v. MIKULICZ-RADECKI sowie A. DÖDERLEIN hinwiesen, in starkem Maß vom operativen Können, vom Temperament, von der Beherrschung und Wertschätzung der mehr und mehr an Bedeutung gewinnenden Strahlentherapie und von der persönlichen Einschätzung der Behandlungsverfahren durch den jeweiligen Therapeuten ab.

So gab G. Döderlein auf Grund von Statistiken der Jenaer Universitäts-Frauenklinik ein eindringliches Beispiel dafür, wie die Beurteilung der Fälle im bezug auf die Operabilität nicht nur an verschiedenen Kliniken sondern auch an ein und derselben Klinik im Lauf der Zeit, d.h. auch unter verschiedenen Direktoraten, unterschiedlich gehandhabt werden kann (s. auch Keller; Kraatz; Latzko; Probstner; H. Schmitz u.v.a.). A. Mayer stellte im besonderen die Tatsache heraus, daß vorwiegend operativ eingestellte Therapeuten zur Einstufung im Sinn früher Carcinom-Stadien, vorwiegend radiologisch eingestellte Therapeuten eher zur Einstufung im Sinn fortgeschrittener Stadien tendieren. Die Einführung und zunehmende Verbreitung der Strahlentherapie hat im ganzen zu einem Anstieg der „inoperablen Fälle" geführt (Runge und Wimhöfer). Im gleichen Sinn äußerte sich bereits Pankow, wobei er unterstrich, daß die Operabilität in früheren Jahren notgedrungen sehr weit gefaßt werden mußte, nachdem die Feststellung der Inoperabilität gleichbedeutend mit der Aufgabe einer Patientin ohne weitere Therapieversuche war.

Eine im Jahre 1908 von G. Winter vorgeschlagene Einteilung unterschied in einfacher Weise zwischen

a) operablen Fällen, wenn das Carcinom auf den Uterus und dessen unmittelbare Nachbarschaft beschränkt ist und

b) inoperablen Fällen, wenn das Carcinom sich so weit auf Parametrien, Harnapparat, Lymphknoten oder innere Organe ausgebreitet hat, daß es durch keine Operationsmethode mehr zu entfernen ist.

Der später unternommene Versuch G. Winters, sich auf die hinzugekommene Strahlentherapie einzustellen, stellt ein interessantes Beispiel dafür dar, wie schwer es den Therapeuten dieser Zeit gewesen ist, sich völlig vom Begriff der Operabilität und seiner Kriterien frei zu machen. Eine von dem genannten Autor 1922 vorgeschlagene 4-Gruppen-Einteilung enthält in der Definition der einzelnen Gruppen noch immer die Begriffe der „Operabilität" und der „Inoperabilität", daneben aber bereits die Forderung nach Einrubrizierung auf Grund rein klinischer Untersuchung. Ein beachtenswerter Widerspruch besteht dabei darin, daß die von G. Winter 1908 gegebene Definition der „Operabilität" betont, daß sich dieses Urteil (das der Operabilität) nicht allein auf die klinische Untersuchung stützen darf, sondern erst nach vollzogener Operation gefällt werden kann (s. S. 289). 1923 kehrte Winter zu seiner ursprünglichen 2-Gruppen-Einteilung zurück (s. in der Diskussion: v. Jaschke; Menge; Opitz; Pankow; Stoeckel).

Das einfache Einteilungsprinzip zwischen operablen und inoperablen Fällen, Grenzfällen und manchmal als vierter Gruppe „inkurablen Fällen" stellt eines der in der Weltliteratur noch bis in die jüngste Zeit am häufigsten benutzten Prinzipien dar (Ahumada, Prestini und del Togno; Bowing, Desjardins, Stacy und Bliss; Kamniker; Philipp; Reiprich; Zancla u.v.a.).

Ein weiteres Beispiel für eine Stadieneinteilung, welche die inzwischen eingeführte Strahlentherapie berücksichtigen soll, letzten Endes aber doch einer mehr operativ ausgerichteten Denkweise gerecht wird, stellt die von A. Döderlein 1917 empfohlene und 1922 geringfügig modifizierte Einteilung dar. Da auch sie für die folgenden Jahrzehnte besondere Bedeutung gewonnen hat, soll sie im vollen Wortlaut wiedergegeben werden:

Gruppe I. 1917: Diejenigen Fälle, bei denen sich ein Carcinom der Cervix findet, das nach der klinischen Untersuchung als operabel bezeichnet werden konnte, wobei unser Untersuchungsbefund auf Grund 100fältiger Erfahrung bei früheren Operationen die Ausbreitung des Carcinoms genau zu erfassen vermag.

1922: Fälle, die nach dem Untersuchungsbefund als operabel bezeichnet werden konnten und bei denen also die Erzielung obiger Heilresultate (s. Münch. med. Wschr. 1922, S. 221) durch die Operation möglich gewesen wäre.

Gruppe II. 1917: Solche Fälle, bei denen nach der Ausbreitung des Carcinoms die Operation überhaupt nicht oder nur mit dem Vorbehalt einer Explorativ-Laparotomie hätte ins Auge gefaßt werden können.

1922: Grenzfälle, bei denen unter Umständen, namentlich auch abhängig vom Allgemeinbefinden, vielleicht bei manchen noch eine Probelaparotomie ausgeführt worden wäre, um die Möglichkeit oder Unmöglichkeit der Durchführung der Operation noch besser als durch den Untersuchungsbefund entscheiden zu können.

Gruppe III. 1917: Frauen, bei denen der Aufnahmebefund eine derartige Ausbreitung des Carcinoms ergeben hat, daß jeder radikale Eingriff unmöglich gewesen wäre.

1922: Fälle, in denen auch dieses ausgeschlossen wäre, in denen aber der Versuch der Strahlenbehandlung trotz der Ausbreitung des Carcinoms unternommen wurde.

Gruppe IV. 1917: Fälle, die in so elendem Zustand kamen, daß auch die Strahlenbehandlung von vornherein aussichtslos war und lediglich des Trostes wegen ausgeführt wurde.

1922: Desolate Fälle, in denen aus örtlichen und allgemeinen Gründen jede Behandlungsmöglichkeit ausgeschlossen war.

Die Mängel einer solchen Stadieneinteilung, die über die anatomische Ausbreitung des Carcinoms praktisch überhaupt nichts aussagt, sind offensichtlich und bestehen nicht nur in der erwähnten Unterschiedlichkeit der Ansichten über die Operabilität, werden doch auch die Begriffe der „lokalen“ und der „allgemeinen“ Operabilität (H. MARTIUS) miteinander vermengt. Auch sollten unklare und, was das Behandlungsergebnis anbelangt, präjudizierende Begriffe, wie z.B. der der „Aussichtslosigkeit“, in einer Stadieneinteilung unbedingt vermieden werden. Es muß schließlich angezweifelt werden, daß eine noch so weitgehende Erfahrung es bei einer Ausbreitung des Carcinoms über die Cervix hinaus gestattet, die wahre Ausbreitung des Carcinoms genau zu erfassen. Später wird noch darauf einzugehen sein, daß selbst die Carcinomfälle des internationalen Stadiums I notwendigerweise eine gewisse Quote an fortgeschritteneren Fällen enthalten. Dies bestätigen übrigens auch die vergleichenden Untersuchungen von G. DÖDERLEIN und H. BAATZ.

Es ist im übrigen bemerkenswert, daß der Strahlentherapie von A. DÖDERLEIN, dem Autor, der ihre Bedeutung für die Behandlung des weiblichen Genitalcarcinoms wohl als erster in vollem Umfang erkannt hat, noch immer eine offensichtlich zweitrangige Rolle zugewiesen wurde, d.h. im Grunde noch immer die Bedeutung einer Palliativbehandlung.

Ein erster wesentlicher Schritt in Richtung auf internationale Vereinbarungen über die Stadieneinteilung des Cervix-Carcinoms wurde im Jahre 1928 von der Krebskommission der Gesundheitsorganisation des Völkerbundes getan. Anlaß hierfür war die Tatsache, daß die Strahlentherapie des Cervix-Carcinoms so entscheidende Fortschritte gemacht hatte, daß sie gleich gute Ergebnisse wie die Radikaloperation, vielleicht sogar bessere als diese erwarten ließ. Die Krebskommission des Völkerbundes hielt es daher für angezeigt, zum Zweck der Sammlung internationaler Erfahrungen und später auch eines eventuellen Vergleiches zwischen den beiden seinerzeit bis zu einem gewissen Grade rivalisierenden Behandlungsmethoden, der Operation und der Bestrahlung, eine radiologische Unterkommission mit der Prüfung folgender Fragen zu beauftragen:

1. Welche strahlentherapeutischen Methoden haben sich für die Behandlung des Cervix-Carcinoms bewährt und wie sind die Ergebnisse, die mit ihnen erhalten wurden bzw. zukünftig erhofft werden können?

2. Welche Möglichkeit besteht, Behandlungsergebnisse, die durch Strahlentherapie erzielt wurden, statistisch wiederzugeben, wobei die Bedingung eines mindestens 5jährigen Intervalls seit Ende der Behandlung zu berücksichtigen ist. Sollten derartige Möglichkeiten nicht bestehen, so sollte die Unterkommission ein einheitliches Registrierungssystem ausarbeiten bzw. einen Plan, der von allen Ländern und Instituten angenommen werden könnte, in denen der Gebärmutterkrebs strahlenbehandelt wird. Auf dieser Basis sollte zukünftig eine vergleichbare Statistik über die Behandlungserfolge aufgestellt werden, die mit den verschiedenen Arten der Strahlentherapie innerhalb verschiedener Carcinom-Stadiengruppen zu erreichen sind.

Die Krebskommission legte dar, daß es das Ziel der Bemühungen sei, zu klären, auf welche Weise die Strahlentherapie am wirksamsten und die Gefahr von Schädigungen zu vermeiden sei (Ser. L.o.N.P. 1929 III).

Eine Gruppe von Experten (Heyman; Lacassagne; Voltz) arbeitete zunächst Berichte über die an ihren Instituten geübten Behandlungsmethoden aus, aus denen hervorging, daß diese Methoden und auch die Gruppeneinteilungen sehr unterschiedlich gehandhabt wurden. Eine retrospektive Umklassifizierung aller Fälle schien indessen undurchführbar. Es wurde für zweckmäßiger erachtet, zukünftig einheitliche Registrierungsmethoden zu verwenden. Die genannten Experten gaben die folgenden wesentlichen Gesichtspunkte an, die künftig zu berücksichtigen seien:

1. Klassifikation der verschiedenen Varianten des utero-vaginalen Carcinoms.

2. Eingruppierung des Cervix-Carcinoms in verschiedene Stadien entsprechend der Ausdehnung der Geschwulst.

3. Angaben, die in einem Bericht von Bedeutung sind, der sich statistisch mit den Ergebnissen der Strahlenbehandlung des Cervix-Carcinoms befaßt. Ferner die Methode, die bei der Berechnung der Behandlungsergebnisse benutzt werden sollte.

4. Schema für die Wiedergabe von Einzelheiten der jeweils benutzten Behandlungstechnik.

Diese Empfehlungen wurden im Jahre 1929 von der Unterkommission der Krebskommission grundsätzlich angenommen, und es wurde für die Stadieneinteilung des Cervix-Carcinoms der folgende Vorschlag gemacht (Ann. Rep., I. Band):

Stadium I. Die Geschwulst ist streng auf die Cervix uteri begrenzt. Uterus beweglich.

Stadium II. Die Geschwulst breitet sich in ein oder mehrere Scheidengewölbe aus mit oder ohne Infiltration des dem Uterus benachbarten Parametriums. Der Uterus hat noch ("is retaining") einen gewissen Grad der Beweglichkeit.

Stadium III. a) Knotige Infiltration der Parametrien auf einer oder beiden Seiten, die sich bis zur Beckenwand ausdehnt, mit beschränkter Beweglichkeit des Uterus. Oder massive Infiltration eines Parametriums mit Fixation des Uterus.

b) Mehr oder weniger oberflächliche Infiltration eines großen Teils der Vagina bei beweglichem Uterus.

c) Isolierte Metastasen in den Beckenlymphknoten bei relativ kleiner Primärgeschwulst.

d) Isolierte Metastasen im unteren Teil der Vagina.

Im allgemeinen kann gesagt werden, daß alle Fälle, die nicht zu den Stadien II oder IV zählen, dem Stadium III angehören.

Stadium IV. a) Fälle mit massiver Infiltration in beide Parametrien, die sich beiderseits bis zur Beckenwand ausbreitet.

b) Das Carcinom befällt die Blase und das Rectum.

c) Die ganze Vagina ist infiltriert (verhärtete Vaginalwand) oder die Vaginalwand ist in ihrer ganzen Länge infiltriert mit Fixation der Primärgeschwulst.

d) Fernmetastasen.

Auch die sog. Völkerbundsklassifikation von 1929 enthält, trotz weitgehender Verwendung anatomischer Ausbreitungsmerkmale, Formulierungen, die offensichtlich noch von der früher vorherrschenden operativen Denkweise beeinflußt werden, so den Begriff der „Beweglichkeit" bzw. der „Fixation" des Uterus. Die Grenzen ihrer Abschätzung durch den Untersucher sind also weit. Eine Unterscheidung von Operabilität und Inoperabilität ist in dieser Klassifikation naturgemäß nicht enthalten. Vielmehr wird es Operateuren, so weit sie diese Stadieneinteilung übernehmen wollen, überlassen, wo sie sich die Grenze der — lokalen — Operabilität setzen wollen. Es hat sich im Lauf der Jahre gezeigt, daß viele Therapeuten das Stadium I und II als das operable, das Stadium III und IV als das inoperable betrachten, während andere bereits das Stadium II hinsichtlich der Operabilität als Grenzfall betrachten und die Therapie nach der Lage des Einzelfalls wählen (AHUMADA, PRESTINI und DEL TOGNO; EYMER; GOECKE; KELLER, KNAUS und WOLFRAM; HEYMAN; A. MAYER; v. MIKULICZ-RADECKI; REICHENMILLER; REICHENMILLER und DRESCHER; RIES; RUNGE und WIMHÖFER; SCHREINER und KRESS u.v.a.).

Bemerkenswert ist ein Vergleich, den RUNGE und WIMHÖFER zwischen der alten Winterschen Einteilung und der Völkerbundsklassifizierung anstellten: Werden die Gruppen I und II der letzteren als operabel, die Gruppen III und IV als inoperabel angesehen, so ergäbe sich bei Einteilung nach WINTER eine Operabilität von 47%, bei der Einteilung gemäß den Empfehlungen des Völkerbundes aber eine solche von 72%. Daraus ließ sich folgern, daß die Gruppe II der Völkerbundsklassifizierung, was das Krankengut der zitierten Autoren betrifft, keineswegs nur lokal operable Fälle enthielt. Mit Nachdruck muß der Auffassung entgegengetreten werden, daß die Stadieneinteilung nach den Richtlinien des Völkerbundes eine internationale Verständigung über die Operabilität bezwecken sollte.

Es erscheint der Hinweis angebracht, daß die Operabilität nicht nur unter dem Gesichtswinkel zu betrachten ist, ob eine mehr oder weniger ausgedehnte Operation technisch möglich ist — dieser hatte in einer Zeit, in der eine andere Therapie nicht zur Verfügung stand, volle Berechtigung —, sondern auch unter dem Gesichtswinkel, ob der Eingriff, gegebenenfalls unter Zusatz weiterer Therapiemethoden, auch ein Maximum der Überlebenszeit zu erzielen imstande ist. Es muß irgendwo eine Grenze liegen, wo dieses Maximum operativ sicher nicht mehr zu erreichen ist.

In diesem Zusammenhang sei noch einmal auf die Fragwürdigkeit des Begriffes „Operabilität" verwiesen, die sich auch aus einem entsprechenden Definitionsversuch von G. WINTER aus dem Jahre 1908 ergibt. Im Hinblick auf die Wichtigkeit dieser Frage sei die Wintersche Definition an dieser Stelle wiedergegeben:

„Ein Fall ist operabel, wenn ein als Radikaloperation beabsichtigter Eingriff zu Ende geführt wird. Dies Urteil darf sich nicht allein auf die klinische Untersuchung stützen, sondern kann erst nach vollzogener Operation gefällt werden, weil oft erst die Eröffnung der Bauchhöhle den wahren Sachverhalt enthüllt. Der radikale Eingriff besteht aus:

1. Entfernung des Uterus und seiner Anhänge;
2. Entfernung des oberen Teiles der Scheide;
3. Entfernung beider Parametrien, soweit sie erreichbar sind (!);
4. Entfernung der regionären Lymphdrüsen.

Bei jedem Teil der Operation kann die Radikalität ihre Grenzen finden und schließlich sind wir, wenn wir den Begriff im weitesten Sinne fassen, überhaupt nicht imstande zu sagen, ob wir radikal operiert haben oder nicht."

Besonders der von WINTER aufgeführte dritte Teil des radikalen Eingriffes beleuchtet die ganze Schwierigkeit der Beurteilung der Radikalität. Selbst bei unkritischster Indikationsstellung zur Operation würde die zitierte Definition das Urteil „operabel" rechtfertigen. Unzweifelhaft ist die Zahl derjenigen Operateure groß, bei denen die primäre Feststellung der Operabilität von einer unzureichenden Entfernung carcinomatöser Organe gefolgt ist, was bekanntlich im allgemeinen beim Uterus-Carcinom eine Verschlechterung der Prognose bedeutet.

Eine von G. DÖDERLEIN und H. BAATZ seinerzeit versuchte Gegenüberstellung der Stadieneinteilung von A. DÖDERLEIN mit der ersten Völkerbundsklassifizierung von 1929 wird nach dem Gesagten dem Zweck der letzteren nicht gerecht. Das topographische Einteilungsprinzip der Völkerbundsklassifizierung macht sich, wie gesagt, grundsätzlich von dem später zu wählenden Therapieweg unabhängig. Ein mehr oder weniger auf die Scheidenwand übergreifendes Carcinom, das nach der Völkerbundsklassifizierung der Gruppe II zuzuordnen ist, braucht demnach nicht der Gruppe II nach A. DÖDERLEIN zu entsprechen. Ebenso ist es bedeutungslos, ob das später (1937) definierte „Stadium II Parametrium" und das „Stadium II Vagina" operativ gleichwertig sind (AMREICH). Der Vergleich zweier Stadiengruppen aus verschiedenen Klassifizierungen ist also nicht sinnvoll. In einer späteren Publikation gelangte G. DÖDERLEIN zu der Feststellung, daß die alte Völkerbundsklassifizierung sich nicht „mit dem früheren operationstechnischen Begriff der Operabilität decken" läßt.

Es wurde im Vorhergehenden diesen Fragen breiterer Raum gewidmet, weil sie für das Verständnis des eigentlichen Zwecks einer Stadieneinteilung grundlegende Bedeutung haben. Bis in die neueste Zeit hat es nicht an Veröffentlichungen gefehlt, in denen an anatomischen Stadieneinteilungen, soweit sie vor der Behandlung erfolgen, Kritik geübt und für den Fall der chirurgischen Behandlung eine postoperative Revision der ursprünglichen Stadienzuordnung gefordert wurde (ANTOINE; BRUNSCHWIG und MEIGS; CATTANEO; FROEWIS und ULM; LOUROS; MEIGS und LIU; MITANI u. Mitarb.; SPURNY und

Weghaupt; Stoeckel). Antoine verwies auf die Absurdität, die darin liegen soll, daß ein primär als Stadium I eingestuftes Collum-Carcinom unter bzw. nach der Operation als ein solches im Stadium III erkannt wird, nun jedoch nicht mehr umklassifiziert werden kann. Es kann demgegenüber keinem Zweifel unterliegen, daß eine Umklassifizierung, die allein dem Operateur offen steht, jegliche Vergleichsmöglichkeit mit strahlentherapeutischen Methoden zunichte macht. Wohl bleibt es jedem Operateur überlassen, eine besondere chirurgische Statistik auf der Basis postoperativer Einstufung zu führen, wie dies von Stoeckel empfohlen wurde. Auf dem VII. Internationalen Kongreß für Radiologie, Kopenhagen 1953, wurde in der Tat eine doppelte Klassifizierung auf Grund klinischer Untersuchung (einschließlich Biopsie) einerseits und auf Grund chirurgischer Einstufung andererseits empfohlen.

Eine 1934 nach Zürich einberufene Konferenz der Gesundheitsorganisation des Völkerbundes empfahl, gesammeltes Material strahlenbehandelter und einheitlich gruppierter Cervix-Carcinomfälle sowie dessen Analyse in Form von Jahresberichten zu veröffentlichen, deren erklärter Zweck es sein sollte, eine größtmögliche Vergleichbarkeit zwischen therapeutischen Statistiken über das Uterus-Carcinom herbeizuführen und so eine zuverlässige Auswertung der verschiedenen benutzten Behandlungsmethoden zu gewährleisten.

Was nun die Stadieneinteilung des Völkerbundes von 1929 anbelangte, so hatte diese inzwischen zwar verbreitet Anerkennung gefunden, jedoch zeigte sich, daß die Rubrizierungsregeln zu unterschiedlich gedeutet worden waren, als daß sie die Grundlage statistischer Vergleiche hätten abgeben können. Dies führte zur Planung eines „Atlas über die Einteilung der Collum-Carcinome des Uterus in vier Stadien“ (herausgegeben von der Hygiene-Organisation des Völkerbundes, Stockholm 1938). Dieser von Heyman und Strandquist bearbeitete Atlas enthält eine große Vielfalt typischer Carcinom-Ausbreitungsformen mit ihrer jeweiligen Stadienzuordnung und stellt zweifellos einen entscheidenden Schritt bei der Vereinheitlichung der Stadienzuordnung dar.

Aber schon bei den Vorarbeiten für den Atlas ergab sich die Notwendigkeit, gewisse Abänderungen der Stadieneinteilung von 1929 vorzunehmen, die vor allem auf eine Vereinfachung abzielten. So hatten sich unter anderem Schwierigkeiten hinsichtlich der Abgrenzung zwischen den Stadien II und III gezeigt, vor allem dann, wenn die parametrane Ausdehnung des Carcinoms entscheidend ist. Diese Schwierigkeiten dürften auch bei den weiteren Vorschlägen zur Stadieneinteilung des Cervix-Carcinoms nicht beseitigt worden sein und werden im weiteren noch erörtert werden. Auch war, worauf bereits hinlänglich eingegangen worden ist, die Beurteilung des Fixationsgrades des Uterus zu schwierig, weil zu sehr subjektiven Momenten unterworfen.

Die im Jahre 1937 neu erarbeitete und im Atlas mitgeteilte Stadiendefinition hatte folgenden Wortlaut:

Stadium I. Das Carcinom ist streng auf die Cervix beschränkt.

Stadium II. Das Carcinom infiltriert das Parametrium auf einer oder auf beiden Seiten, hat aber noch nicht die Beckenwand befallen („has invaded“). Stadium II Parametrium.

Das Carcinom infiltriert die Vagina, befällt aber nicht ihr unteres Drittel. Stadium II Vagina.

Endocervicales Carcinom, welches sich zum Corpus hin ausgebreitet hat. Stadium II Corpus.

Stadium III. Die carcinomatöse Infiltration des Parametriums hat die Beckenwand an einer oder beiden Seiten befallen („has invaded“). Bei rectaler Untersuchung findet sich kein krebsfreier Raum zwischen dem Tumor und der Beckenwand. Stadium III Parametrium.

Das Carcinom befällt das untere Drittel der Vagina. Stadium III Vagina.

Isolierte Carcinom-Metastasen sind an der Beckenwand tastbar (unabhängig von der Ausdehnung der primären cervicalen Geschwulst). Stadium III Isolierte Beckenmetastasen.

Stadium IV. Das Carcinom befällt die Blase, was sich durch cystoskopische Untersuchung oder durch die Gegenwart einer vesicovaginalen Fistel zu erkennen gibt. Stadium IV Blase.

Das Carcinom befällt das Rectum. Stadium IV Rectum.

Das Carcinom hat sich über das eigentliche Becken hinaus ausgebreitet (über den Vaginaleingang oder das kleine Becken hinaus). Fernmetastasen. Stadium IV Fernmetastasen.

Hinzugefügt wurde ein Reihe wichtiger allgemeiner Regeln zur Einstufung:

1. Bei der Zuordnung eines Falles zu einem Stadium sollten nur solche Tatsachen in Betracht gezogen werden, die sich aus der (klinischen) Untersuchung ergeben.
2. Das Stadium jedes Falles sollte bei der Untersuchung vor einer Behandlung festgelegt und diese Klassifikation beibehalten werden. Sie kann nur ausnahmsweise aufgeschoben werden, wobei die Gründe hierfür anzugeben sind.
3. Wenn es zweifelhaft ist, welchem Stadium ein gegebener Fall zuzuordnen ist, sollte das frühere Stadium, d.h. das der geringeren Ausbreitung entsprechende gewählt werden.
4. Der Umstand, daß ein einzelner Fall zwei oder mehr von denjenigen Befunden bietet, die ein spezielles Stadium charakterisieren, berührt nicht die Stadieneinteilung.

Diese allgemeinen Regeln zur Handhabung der Stadieneinteilung haben in der Folgezeit keine grundsätzlichen Veränderungen mehr erfahren. Wohl wurde im X. Band des Annual Report (1955) der Punkt 2 einer geringfügigen Veränderung unterzogen. Er sollte künftig lauten: „Das Stadium jedes Falles sollte durch Untersuchung vor der Behandlung festgelegt werden und diese Klassifikation sollte beibehalten werden". Es sollte dabei im wesentlichen der zweite Satz des Pnnktes 2 der allgemeinen Regeln von 1937 entfallen, um einem Mißbrauch, d.h. einer zu häufigen Aufschiebung der Klassifizierung, vorzubeugen.

Nach der neuen Stadieneinteilung von 1937 kam also die Abschätzung des parametranen Carcinombefalls auf Grund des Fixationsgrades des Uterus als ein die Vergleichbarkeit der einzelnen Stadiengruppen („stage-rates") beeinträchtigender Faktor in Wegfall. Der Unterschied der Einteilung von 1937 gegenüber derjenigen von 1929 beruhte im wesentlichen darauf, daß in der ersteren die Beurteilung und Einstufung des parametranen Befalls auf Grund vaginaler und rectaler Untersuchung und unter Berücksichtigung der Beziehung zwischen Geschwulst und Beckenwand erfolgen sollte.

Die Definition dessen, was hierbei unter „Beckenwand" zu verstehen sei, wurde gegeben und hat bis heute Gültigkeit. Unter Beckenwand werden verstanden: „Der Beckenknochen, die Muskeln und Fascien, die Gefäße und Lymphknoten, kurzum die Beckenwand, wie sie vom untersuchenden Finger wahrgenommen wird".

Nach der Einteilung von 1937 wurden ferner Fälle mit massiver Infiltration beider Parametrien bis zur Beckenwand nicht mehr wie 1929 dem Stadium IV, sondern dem Stadium III zugeteilt. Auch das Stadium IV sollte sich aus dem vaginalen und rectalen Palpationsbefund sowie aus dem cystoskopischen Untersuchungsbefund ergeben. Bemerkenswert ist ferner, daß nach der neueren Stadieneinteilung und unter Berücksichtigung des Punktes 4 der oben aufgeführten allgemeinen Richtlinien die Stadieneinteilung nicht mehr unterschiedlich ausfällt in Abhängigkeit von einseitigem oder doppelseitigem Befall. In der Tat lehrt die allgemeine Erfahrung, daß der Schweregrad der carcinomatösen Erkrankung und die Prognose nur in geringem Maße davon abhängen, ob eine oder beide Seiten befallen sind. Es wäre freilich zu erwähnen, daß nach Untersuchungen von Kramann und Bienhüls das linke Parametrium häufiger und stärker infiltriert sein soll als das rechte. Dem widersprechen eventuell die vorliegenden Ergebnisse über den Seitenbefall von Harnwegkomplikationen. Es kann im großen und ganzen gesagt werden, daß diese auf beiden Seiten mit etwa gleicher Häufigkeit auftreten, vielleicht sogar etwas häufiger rechts (Böckler; Buchmann; Hofmann und Künzler; Muth).

Auch bezüglich der vaginalen Geschwulstausbreitung ergaben sich 1937 erhebliche Vereinfachungen.

In den darauf folgenden Jahren ergingen verschiedene neue Vorschläge zur Stadieneinteilung des Cervix-Carcinoms, die im allgemeinen keinen bemerkenswerten Beitrag zu einer weiteren Verbesserung derselben leisteten. Miller und Folsome schlugen eine

4-Gruppen-Einteilung mit dreifacher Unterteilung der vierten Gruppe vor und erstrebten eine stärkere Berücksichtigung der Frühfälle des Cervix-Carcinoms. Okintchitz schlug eine 3-Gruppen-Einteilung vor, in der die alten Begriffe der mehr oder weniger beschränkten Beweglichkeit wieder erschienen. Meigs und Jaffe schlugen eine Einteilung in vier Stadien (gemäß dem Amer. College of Surgeons) vor, welche durch eine recht unscharfe Abgrenzung der einzelnen Ausbreitungsstadien gegeneinander gekennzeichnet ist. Eine Stadieneinteilung von O'Brien zeichnet sich durch besondere Kompliziertheit aus, indem die Gruppen III und IV nochmals in je vier Untergruppen unterteilt sind. Auch hier wird die „Beweglichkeit" mit herangezogen. Ein Vorschlag von H. E. Schmitz und Nelson über eine 4-Gruppen-Einteilung stellte schließlich deshalb keine Verbesserung dar, weil — neben der Beweglichkeit — dem Gesichtspunkt des ein- oder doppelseitigen Befalls des Parametriums zu große Bedeutung beigemessen wurde. Bereits im III. Band des Annual Report (1939) wurden die Vorschläge, die eine erneute Änderung der 1937 eingeführten Stadieneinteilung anstrebten, erwähnt.

Es handelte sich unter anderem um den Vorschlag einer weiteren Unterteilung des Stadium I mit dem Zweck, die günstigen therapeutischen Ergebnisse bei frühester Carcinom-Erkennung und damit die Notwendigkeit der Frühdiagnose und Frühbehandlung zu unterstreichen. Der Auffassung, daß das Stadium I der Einteilung von 1937 Fälle mit zu großer Variabilität der Prognose umfasse, wurde vom Herausgeber des III. Bandes des Annual Report, J. Heyman, in dem Sinne entgegengetreten, daß es nicht der primäre Zweck der Stadieneinteilung sei, prognostische Aussagen zu machen. Dies berührt nicht die auf S. 4 bereits erörterte Tatsache, daß im allgemeinen statistisch betrachtet eine Proportionalität zwischen einem Stadium, d. h. der Tumorausbreitung, auf der einen Seite und der Prognose auf der anderen Seite besteht (s. auch Katsuya). Es wird auf diese Fragen im weiteren noch einzugehen sein. Zweifellos wird, wie Heyman ausführte, die Zahl der Fälle bei weiterer Unterteilung des Stadium I für eine statistische Auswertung relativ klein werden.

Weitere Änderungsvorschläge betrafen das Stadium IV, indem dieses nicht nur den Befall von Blase und Darm sowie Fernmetastasen umfassen sollte, sondern auch Fälle mit besonders starkem parametranen Befall, was bekanntlich in der Stadieneinteilung von 1929 berücksichtigt war. In ähnlichem Sinn sprach sich noch im Jahre 1951 Stoeckel bei der Bekanntgabe der im Jahre 1950 erneut revidierten Klassifikation aus. Der genannte Autor wies darauf hin, daß in der Gruppe IV (von 1937 bzw. 1950) „viele Fälle noch operabel und manche prognostisch sehr viel günstiger zu beurteilen sind, als die in die Gruppe III verwiesenen" (s. auch Antoine). Mit Recht vertrat jedoch das Beratungskomitee des Ann. Rep. den bereits dargelegten Standpunkt, daß eine Einteilung in Stadien nach Grad der Prognose unzweckmäßig sei. Auch ist in der Regel nicht daran zu zweifeln, daß das Stadium IV des Cervix-Carcinoms das klinisch gegenüber dem Stadium III fortgeschrittenere ist, wobei in beiden Stadien operativ selten Dauerheilungen zu erzielen sind. Die Berücksichtigung von Verlaufsformen, die nicht der Regel entsprechen, würde jedenfalls eine untunliche Komplizierung der Stadieneinteilung mit sich bringen.

Es kann nicht eindringlich genug darauf hingewiesen werden, daß die richtige Einstellung zu den Problemen der Stadieneinteilung an eine statistische Denkweise in jeder Hinsicht geknüpft ist. Fehlerhafte Einstufungen, die bei der palpatorischen Untersuchung unumgänglich sind (s. S. 4) werden bei verschiedenen Untersuchern, sofern sie über annähernd gleiche Erfahrungen verfügen und größtmögliche Sorgfalt walten lassen, einem statistischen Ausgleich unterliegen (Wimhöfer und Zeitz). Dabei wird sich einmal bei ein und demselben Untersucher ein ziemlich konstantes Verhältnis „zu guter" und „zu schlechter" Einstufungen herausbilden, zum anderen eine Angleichung dieser Verhältnisse bei verschiedenen Untersuchern.

Anläßlich des IV. Internationalen und Amerikanischen Gynäkologen-Kongresses, New York 1950, wurde eine erneute Änderung der Stadieneinteilung vorgenommen, die in erster Linie in der Hinzunahme des Stadium 0 bestand.

Begründet wurde dieser Schritt, der keine allgemeine Billigung fand, mit der Feststellung, daß sich bei Wiederaufnahme der Arbeiten an den Jahresberichten nach Kriegsende gezeigt habe, daß die sog. Völkerbundsklassifizierung zwar in vielen Ländern Eingang gefunden habe, nicht jedoch in den USA. „Es wurde für wünschenswert erachtet, daß diese Klassifikation (von 1937) oder eine akzeptable Modifikation derselben allgemein angenommen wird mit der Absicht, eine allgemeine Basis der Verständigung zu erreichen". Es muß hier offengelassen werden, warum die an sich bewährte Klassifikation von 1937, jedenfalls teilweise, in den USA keine Anerkennung gefunden hat und warum die erstrebte Einigung durch eine weniger glückliche Modifikation derselben herbeizuführen war.

Amerikanische Kliniker benutzten zum großen Teil eine 1920 von H. SCHMITZ angegebene Klassifizierung, die sich grundsätzlich an die alte deutsche Klassifizierung (WINTER; A. DÖDERLEIN) anlehnte, d.h. im wesentlichen in operable Fälle, Grenzfälle und inoperable Fälle und eine IV. Gruppe mit hoffnungslosen Fällen unterteilte. Die Schmitzsche Klassifizierung unterlag — was stark zu ihrer uneinheitlichen Interpretation beigetragen haben dürfte — in den folgenden Jahren mehrfachen Modifikationen. (Eine genaue Zusammenstellung dieser 17 Modifikationen wurde 1948 von J. HEYMAN gegeben.) Hier sei nur die letzte dieser Modifikationen aus dem Jahre 1938 wiedergegeben:

Stadium I. Das klar lokalisierte beginnende Carcinom mit normaler Beweglichkeit des Uterus.

Stadium II. Die zweifelhafte Lokalisation des Carcinoms innerhalb der Grenzen der Cervix. Jedoch herabgesetzte Beweglichkeit des Uterus.

Stadium III. Befall eines oder beider Parametrien, wobei aber der Gesamtkomplex (Uterus plus Infiltrat — die Verff.) noch beweglich ist.

Stadium IV. Das fixierte oder metastasierende Carcinom. Das kleine Becken ist entweder ausgemauert oder es hat Tumoraussaat auf die Blase, die Vagina oder das Rectum übergegriffen. Fernmetastasen.

J. HEYMAN hat in seiner 1948 vorgenommenen Gegenüberstellung der Völkerbundsklassifizierung von 1937 mit der Schmitzschen Klassifizierung von 1938 die Nachteile der letzteren klar herausgestellt. Sie bestehen im wesentlichen in der Weiterbenutzung des Begriffes „Beweglichkeit". Dieses Kriterium gilt nach SCHMITZ für alle vier Stadien, wohingegen die einzige wesentliche Schwierigkeit der Völkerbundsklassifizierung in der Unterscheidung der Stadien II und III bestehen dürfte. Sicher kann aber angenommen werden, daß die Beziehung zwischen Geschwulst und Beckenwand noch einheitlicher interpretiert wird als der Grad der Beweglichkeit. Schließlich stellen die Stadien I und II nach SCHMITZ praktisch nur eine Unterteilung des Stadium I der Volkerbundsklassifizierung dar, wobei die unscharfe Definition des Stadium II zu subjektiven Zuordnungen führt. Zweifelhaften Befunden tragen die bereits erwähnten allgemeinen Regeln zur Einstufung in den Jahresberichten dadurch Rechnung, daß sie die Einstufung in die nächst günstigere Gruppe vorschreiben. Ein bemerkenswerter Nachteil der Einteilung von SCHMITZ betrifft auch den erst im Stadium IV berücksichtigten Carcinombefall der Vagina.

Erst 1950 wurde der neu festgelegten Klassifikation offiziell die Bezeichnung: „Internationale Klassifikation des Carcinoms der Cervix uteri" zuerkannt. Sie hat den folgenden Wortlaut:

Stadium 0. Carcinoma in situ — auch bekannt als präinvasives Carcinom, intraepitheliales Carcinom usw.

Stadium I. Das Carcinom ist streng auf die Cervix begrenzt.

Stadium II. Das Carcinom überschreitet die Cervix, hat aber die Beckenwand nicht erreicht („has not reached"). Das Carcinom befällt die Vagina, aber nicht das untere Drittel.

Stadium III. Das Carcinom hat die Beckenwand erreicht (bei rectaler Untersuchung findet sich kein krebsfreier Raum zwischen dem Tumor und der Beckenwand). Das Carcinom befällt das untere Drittel der Vagina.

Stadium IV. Das Carcinom befällt die Blase oder das Rectum oder beides. Oder es hat sich über die oben beschriebenen Grenzen hinaus ausgebreitet.

Was nun das Stadium 0 anbelangt, so kann die ganze dieser Gruppe zugrunde liegende Problematik, über die ein unübersehbares Schrifttum vorliegt, in diesem Rahmen nicht behandelt werden. Es sei daher auf die einschlägige Literatur verwiesen: GALVIN und TE LINDE; GLATTHAAR; GRICOUROFF; HINSELMANN; KERMAUNER und SCHOTTLAENDER; LAHM; LIMBURG; MESTWERDT; R. MEYER; J. H. MÜLLER; NAVRATIL; SCHILLER; SCHINZ und UEHLINGER; TREITE; VETTER; WENNER; WERTHEMANN; WESPI; ZINSER u.v.a. Das Grundsätzliche dieses Fragenkomplexes sei nur so weit angeschnitten, als es für die Frage der Stadieneinteilung von Bedeutung ist.

Die Einführung eines Stadium 0 in die internationale Stadieneinteilung der Cervix-Carcinome wurde seinerzeit damit begründet, daß „Befunde wie das präinvasive Carcinom besondere Beachtung erfordern und daß solche Fälle nicht in das Stadium I mit einbezogen werden sollen". Im übrigen lag zunächst keinerlei Konzeption hinsichtlich einer allgemeinen Definition des Stadium 0 vor, weshalb die Mitarbeiter des Ann. Rep. im

VI. Band desselben (1951) aufgefordert wurden, Material über das Stadium 0 zu sammeln. Angesichts mangelnder Übereinstimmung über die Art der Fälle, welche diesem Stadium zuzuordnen wären, sollte jedoch jeder Mitarbeiter seine eigene Definition mitteilen. Mit der 1952 vom Herausgeberkomitee des Ann. Rep. erneuerten Feststellung, daß über das Stadium 0 noch weitere Erfahrungen abzuwarten seien, wurde die Aufforderung verbunden, jedenfalls nur solche Fälle als Stadium I zu bezeichnen, in denen das Vorliegen eines invasiven Carcinoms außer Zweifel steht. Indessen entbehrt auch diese Festlegung einer ausreichenden Präzision, denn es gibt epitheliale Veränderungen, die von manchen Untersuchern als frühes invasives Carcinom („Mikrocarcinom" — Stadium I), von anderen als nicht invasives Carcinom (Stadium 0) betrachtet werden. Obgleich es nicht an Vorschlägen zur Definition der Frühstadien bzw. Vorstadien des Cervix-Carcinoms fehlte (FRANKL; J. H. MÜLLER; NOVAK; SCHILLER; TREITE u.a.), kam die erstrebte internationale Übereinstimmung über eine exakte Definition des Stadium 0 und seine Abgrenzung gegen das Stadium I nicht zustande.

Es handelt sich bei den intraepithelialen Veränderungen, die in der Gruppe 0 der Stadieneinteilung zusammengefaßt werden sollten, um Entdifferenzierungen des Epithels bzw. Zellanaplasien, wie sie beim gesteigert atypischen Epithel nach HINSELMANN (Rubriken III und IV) vorkommen. Da die gleichen Zellveränderungen auch bei invasiven, also im klassischen Sinn echten Carcinomen vorkommen, läßt sich das Problem des Carcinoma in situ, bzw. des Stadium 0 mit der Frage zusammenfassen, ob die Diagnose „Carcinom" allein aus Epithelveränderungen gestellt werden kann, d.h. aus rein cellulären Veränderungen, oder ob für die Diagnose „Carcinom" der Nachweis invasiven Wachstums unerläßlich ist.

Die Abb. 1 faßt in der übersichtlichen Darstellung von GLATTHAAR die gesamte Stufenfolge möglicher Veränderungen vom normalen Plattenepithel bis zum echten invasiven Carcinom zusammen, wobei auch das „unruhige Epithel" (J. H. MÜLLER) und das „abnorme Epithel" (GLATTHAAR) mit berücksichtigt sind. Die vieldiskutierte Grenzlinie liegt innerhalb der pathologischen Veränderungen je nach der Auffassung der betreffenden Untersucher vor oder hinter dem gesteigert atypischen Epithel, welches in der Abbildung bereits als Oberflächencarcinom bezeichnet wird.

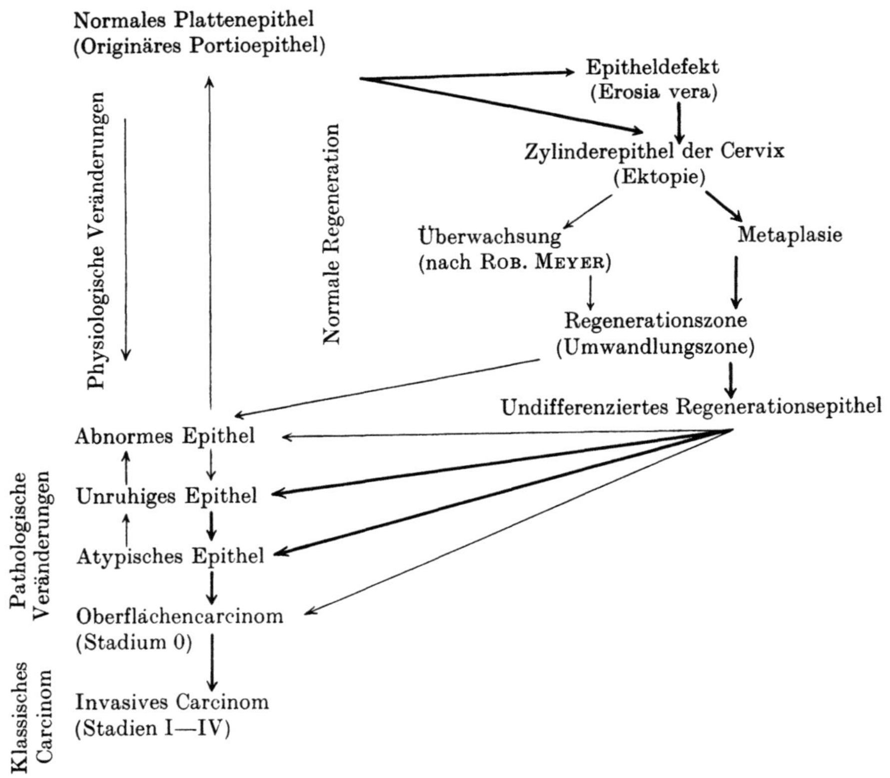

Abb. 1. Die morphologischen Veränderungen am Portioepithel und ihre Beziehung zur Genese des Plattenepithelcarcinoms. [Aus: E. GLATTHAAR, Gynaecologia Suppl. ad. Vol. **134**, 196—219 (1952)]

Die Argumente derjenigen Autoren, die es für berechtigt halten, aus rein cellulären Atypien die Diagnose „Carcinom" herzuleiten (EYMER; v. FRANQUÉ; GLATTHAAR; LIMBURG; J. H. MÜLLER u.a.) lassen sich wie folgt kurz zusammenfassen:

1. Die cellulären Veränderungen sind beim Carcinoma in situ („carcinomatöser Belag", „präinvasives Carcinom", „intraepitheliales Carcinom", „Oberflächencarcinom", „nicht invasives potentielles Carcinom" und zahlreiche andere Synonyma) die gleichen wie beim echten Carcinom.

2. Carcinomatöse Randbeläge sind u.U. von gesteigert atypischem Epithel nicht zu unterscheiden. Ein „Carcinoma in situ" findet sich häufig am Rande eines invasiven Carcinoms.

3. Es finden sich häufig Übergänge von rein intraepithelialen Veränderungen zu echtem Carcinom, wobei die Beurteilung bei Einwachsen von Epithelzellsträngen in die Cervix-Drüsen oder bei Zapfenbildung oft schwierig ist.

4. Es besteht Ähnlichkeit der Zellen eines Carcinoma in situ mit den Zellen eines echten invasiven Carcinoms in bezug auf ihr Verhalten in der Gewebekultur (GLATTHAAR; MOORE).

5. Es besteht eine Ähnlichkeit der beiden genannten Zellarten auch in bezug auf die Glykogenolyse (LIMBURG).

Die Argumente derjenigen Autoren, die es nicht für berechtigt halten, auf Grund der genannten intraepithelialen Veränderungen die Diagnose „Carcinom" zu stellen (BRUNTSCH; BÜCHNER; KEPP; MARTIUS; MORICARD und KAHN-NATHAN; PEALE; SCHINZ und UEHLINGER; KOTTMEIER; TREITE; VETTER; WERTHEMANN u.v.a.) seien den vorgenannten gegenübergestellt:

1. Das Carcinoma in situ läßt die klassischen Kriterien eines echten Carcinoms, die Invasion und Destruktion, vermissen.

2. Es besteht eine rein morphologische Identität der Zellen eines Carcinoma in situ mit denen eines invasiven Carcinoms, überwiegend bezüglich der Kernveränderungen, welche zur Zeit noch nicht auf eine biologische Identität schließen läßt.

3. Es sind teilweise sehr lange Latenz-(bzw. Entwicklungs-)Zeiten bis zum Auftreten eines echten Carcinoms bekannt(s. bei LIMBURG), wobei übrigens an die Möglichkeit einer Neuentstehung gedacht werden muß.

4. Es bestehen offenbar in bezug auf die cellulären Atypien und die Proliferationstendenz eines Epithels, die von rein entzündlichen Veränderungen nicht immer zu unterscheiden sind, Rückbildungsmöglichkeiten (GALVIN und TE LINDE; HAEFELI; HELD; KOTTMEIER; SCHILLER; SCIPIADES und STEVENSON; WESPI). Eine von MORICARD und KAHN-NATHAN in Frankreich vorgenommene Umfrage ergab, daß die Mehrzahl der befragten Gynäkologen das „Ca. in situ", für eine reversible Veränderung halten. Eine entsprechende Umfrage, die HARBUTT an Mitglieder der Amerikanischen Gynäkologischen Gesellschaft richtete, ergab jedoch, daß die Rückbildungsmöglichkeit mit 24 gegen 13 Stimmen verneint wurde, während die Frage in 32 Antworten offengelassen wurde. Der obligatorische Übergang eines Carcinoma in situ in ein invasives Carcinom ist jedenfalls zur Zeit noch nicht nachgewiesen.

5. Wenn zunächst bei einer Probeexcision gesteigert atypisches Epithel gefunden wird, bei einer späteren Probeexcision aber ein invasives Carcinom, so ist dies nicht beweisend für die Entstehung des letzteren aus ersterem, wenn nicht schon das erste Mal in Serien geschnitten wurde. Hat aber eine Serienschnitt-Untersuchung ausschließlich Veränderungen im Sinne eines Carcinoma in situ ergeben, wobei diese restlos erfaßt wurden, so ist die Entwicklung eines echten Carcinoms aus diesen Veränderungen nicht mehr möglich.

Aus dem Umstand, daß das Durchschnittsalter von Patientinnen mit einem Carcinoma in situ niedriger gefunden wurde als das Durchschnittsalter von Patientinnen mit invasiven Carcinomen (PEALE), läßt sich nicht der zwingende Übergang präinvasiver Veränderungen in ein invasives Carcinom folgern.

Es besteht im allgemeinen Einhelligkeit bei den Autoren, die sich gegen eine „Linksverschiebung der Carcinomdiagnose" (VETTER) aussprechen, daß die Veränderungen, die dem präinvasiven Carcinom zugrunde liegen, in ein Carcinom im eigentlichen Sinn übergehen können, jedoch nicht müssen. In der Tat sprechen die teils langen, teils kurzen „Latenzzeiten" dafür, daß gesteigert atypisches Epithel unterschiedliche biologische Potenzen besitzen kann. Kommt es zur Rückbildung, so kann es sich nicht um ein Carcinom gehandelt haben. Es muß sich bei den zur Rede stehenden Veränderungen mithin um „fakultative Präcancerosen" (MARTIUS) handeln.

Die aufgeführten Überlegungen haben eine Reihe diagnostischer und therapeutischer Folgerungen, welche mittelbar oder unmittelbar zur Frage der Stadieneinteilung Beziehung haben. Auf sie muß im weiteren näher eingegangen werden.

Die Stadienbezeichnung „Gruppe 0" wurde im Jahre 1941 von J. H. MÜLLER vorgeschlagen. Der Autor ging von der Auffassung aus, daß gesteigert atypisches Epithel zwangsläufig in carcinomatöses Tiefenwachstum übergehe. Es handelt sich mit anderen Worten beim gesteigert atypischen Epithel nach der Auffassung von MÜLLER um die erste präinvasive Phase des carcinomatösen Wachstums.

Auf die Zweckmäßigkeit des Ausdruckes „Stadium 0" kann in diesem Zusammenhang nicht näher eingegangen werden. Er wurde von MÜLLER bereits näher erläutert. Es handelt sich hier im übrigen um eine Frage der Übereinkunft. Der Ausdruck „Stadium 0" hat sich inzwischen so weit eingebürgert, daß er beibehalten werden sollte, falls man sich über die Einbeziehung eines solchen Stadiums in die Internationale Klassifizierung endgültig einigen sollte.

Sowohl J. H. MÜLLER als auch diejenigen Autoren, welche die Diagnose „Carcinom" schon auf Grund intraepithelialer Veränderungen für gerechtfertigt halten, sprachen sich für eine exakte Abtrennung des Stadium 0 vom Stadium I aus, schon deshalb, weil Fälle, die der erstgenannten Gruppe angehören, eine wesentlich bessere Prognose haben als diejenigen Fälle, die dem Stadium I im Sinn der Stadieneinteilungen von 1929 und 1937 zugerechnet werden. Zur Abgrenzung der Stadien 0 und I gegeneinander hat MÜLLER seinerzeit die Forderung aufgestellt, daß „für die Fälle des Stadium 0 die Tiefenausdehnung des atypischen carcinomatösen Epithels (durch histologische Serienuntersuchung ermittelt) höchstens 5 mm betragen darf. Die flächenmäßige Ausdehnung des Oberflächencarcinoms darf ferner das Gebiet der Portio nirgends überschreiten (Jodprobe)". Ohne Zweifel ist diese Definition unzureichend, wobei auch auf die Fragwürdigkeit des Ausdruckes „Portio" und damit auch der Jodprobe hinzuweisen ist.

Zu einer schärferen Begriffsbestimmung gelangte das Institut national d'hygiène, Paris, im Jahre 1952. Nach Einholung der Ansichten verschiedener Spezialisten wurde vorgeschlagen, von der Gruppe I jene „Collum-Carcinome" abzutrennen, bei denen die klassischen klinischen und makroskopischen Merkmale einer malignen Neubildung fehlen, die indessen histologisch als wahrscheinlich maligne erkannt werden (auf den Widerspruch, welcher dieser Formulierung innewohnt, sei an dieser Stelle hingewiesen). Natürlich kann das Stadium 0 klinisch nicht definiert werden, Wichtig ist, daß das genannte Institut eine Trennung vornimmt zwischen einem Stadium 0 der äußeren Portio und einem Stadium 0 der Endocervix, die im Gegensatz zur äußeren Portio der Betastung oder Betrachtung nicht zugänglich ist. In diesem Zusammenhang sei an die von HELD versuchte Präzisierung des Begriffes „endocervical" erinnert, der nur dann zutrifft, wenn ein entsprechender Befund kolposkopisch nicht sichtbar ist.

Es wird in der Ausarbeitung des Pariser Hygiene-Instituts weiterhin festgelegt, welche Untersuchungsmethoden zur Aufdeckung eines endo- oder exocervicalen Stadium I führen. Der Versuch einer histologischen Definition des intraepithelialen Carcinoms lautet wie folgt: „Das intraepitheliale Carcinom (Ca. in situ oder präinvasives Carcinom) ist eine maligne Läsion der Überkleidung des Collum uteri, welche das subepitheliale Bindegewebe nicht ergreift". Hierin kommt unmißverständlich zum Ausdruck, daß die Malignität der zur Rede stehenden Epithelveränderungen nicht bezweifelt wird.

Weiterhin werden die histologischen Kriterien aufgezählt, auf die sich die Diagnose des intraepithelialen Carcinoms stützt. Es sind dies die bekannten Anomalien der Zellen und des Epithelaufbaus. Es wird darauf hingewiesen, daß keines der Kriterien für sich allein ausreichend spezifisch ist, um die Diagnose „intraepitheliales Carcinom" zu begründen.

Da beim Collum-Carcinom der Gruppe 0 die Heilung per definitionem praktisch sicher ist, soll die Gruppe 0 nach Ansicht des Instituts und in Übereinstimmung mit fast sämtlichen Autoren streng von der Gruppe I abgetrennt werden und bei der statistischen Bearbeitung der Heilungserfolge nicht mit berücksichtigt werden.

Zusammenfassend gelangt das Pariser Hygiene-Institut zu folgender Definition des Carcinoma in situ: „Auf das Collum (Exo- oder Endocollum) begrenzte Läsion, die bei der gynäkologischen Untersuchung keines der gewöhnlichen klinischen Charakteristika des Collum-Carcinoms bietet, bei der jedoch die histologische Untersuchung ein intraepitheliales Carcinom (wie oben definiert) aufdeckt. Wenn histologisch klassische Invasion festgestellt wird, soll eine solche Form als Stadium I klassifiziert werden".

Es soll schließlich noch eine prägnantere, 1958 von NOVAK gegebene Definition des Carcinoma in situ wiedergegeben werden: „Das Carcinoma in situ ist als Läsion zu definieren, bei welcher die gesamte Plattenepithelschicht durch Zellen ersetzt ist, welche mikroskopisch nicht unterscheidbar sind von solchen, die beim einfachen invasiven Carcinom vorliegen. Kompletter Verlust der Schichtung aber keine invasive Durchdringung der Basalmembran".

Bei allen Definitionsversuchen wird also entscheidender Wert auf die fehlende Invasion und damit auf die Abgrenzung gegen das Stadium I gelegt. Die maßgebliche histologische Untersuchung kann indessen beträchtliche Schwierigkeiten bieten. KOTTMEIER, KARLSTEDT, SANTESSON und MOBERGER wiesen darauf hin, wie groß die Problematik der Abgrenzung zwischen Basalzellhyperplasien oder Dysplasien und dem Carcinoma in situ auf der einen Seite sowie zwischen diesem und dem eigentlich invasiven Carcinom auf der anderen Seite ist. Ferner auf die Schwierigkeit bezüglich der Festlegung von Kriterien für eine frühe Invasion, was bereits von ZACHERL eingehend dargelegt worden war: Bei Prüfung von 21 Fällen durch eine größere Anzahl von Histopathologen ließ sich keine auch nur annähernd übereinstimmende Auffassung darüber erzielen, ob ein invasives Carcinom, ein Carcinoma in situ (wahrscheinlich oder unwahrscheinlich) oder überhaupt kein Carcinom vorlag.

In Übereinstimmung mit amerikanischen Autoren, denen zufolge die Zahl der Lymphknotenmetastasen beim präklinischen invasiven Carcinom („Mikrocarcinom") sehr gering, bei den übrigen Carcinomen des Stadium I aber mit 18% schon relativ groß ist, stellten nun KOTTMEIER u. Mitarb. am Krankengut des Radiumhemmet fest, daß das präklinische Carcinom ebenso wie die Fälle mit Verdacht auf Invasion so hervorragende 5-Jahres-Heilungen aufweisen, daß eine Herausnahme derselben aus dem eigentlichen Stadium I geboten erscheint. Demgemäß erging der Vorschlag auf Unterteilung in die Gruppen Ia und Ib, von denen die erstere auf Invasion verdächtige Fälle und präklinische Carcinome, die letztere klinische Carcinome umfaßt. Eine früher in den Jahresberichten vertretene Ansicht (s. S. 294), daß die weitere Unterteilung des Stadium I abgelehnt werden müsse, wäre hiernach revidiert worden. Dieser Konzeption wurde in den Vorschlägen zur Stadieneinteilung von Montreal 1958 bis zu einem gewissen Grade Rechnung getragen.

Während somit die Bedenken, die sich auf die histologische Abgrenzung eines Stadium 0 gegen das Stadium I, d.h. auf die fragwürdige Feststellung der Invasion beziehen, durch klinische Erfahrung weitgehend beseitigt wurden, bestehen doch weitere Schwierigkeiten, die sich auf das Vorgehen bei der Diagnostik und bei der Therapie eines Carcinoma in situ ergeben. Die Diagnose „Carcinom" müßte den Therapeuten grundsätzlich veranlassen, eine Carcinom-Therapie mit allen Konsequenzen durchzuführen. Betrachtet man das Carcinoma in situ als echtes Carcinom, so würde dies, worauf WESPI hingewiesen hat, zu einer übertrieben radikalen Behandlung führen. Faßt man es hingegen als fakultative Präcancerose auf und wartet ab, so trägt dies die Möglichkeit der Entstehung eines invasiven Carcinoms in sich. Tatsache ist, daß die überwiegende Zahl der Therapeuten, ungeachtet ihrer Einstellung zum gesteigert atypischen Epithel, von Eingriffen, die über eine einfache Totalexstirpation des Uterus hinausgehen, absieht (ANTOINE; SCHINZ und UEHLINGER; WERTHEMANN; WESPI u.a.). Klare Verhältnisse wären erst dann geschaffen, wenn die vollständige Entfernung des gesteigert atypischen Epithels und eine restlose Serienschnitt-Untersuchung die Diagnose im einen oder im anderen Sinne entschieden hätte. Eine solche Klärung kann durch Konisation oder durch Portio-Amputation oft, jedoch nicht immer, erfolgen und es kann ein derartiger diagnostischer Eingriff mit der Therapie identisch sein (ANTOINE), wenn nicht eine multizentrische Entstehung eines Carcinoma in situ, die auch die obersten Anteile der Endocervix betrifft, vorliegt (IKLÉ; BRINGARDNER und HORAVA). DE WATTEVILLE, GEISENDORF und DANON geben jedoch zu bedenken, daß die Portio-Amputation den oberen Anteil des carcinomatösen Belages öfter nicht miterfaßt (s. auch OBER u. BÖTZELEN).

Der diagnostische Eingriff wird insbesondere dann keine gleichzeitige Therapie darstellen, wenn sich die Veränderungen, die als präinvasives Carcinom anzusprechen sind, nach innen zu auf das Korpus oder nach außen zu auf das Scheidengewölbe oder die Scheide fortsetzen. Dies gilt auch für eine distanziertere multizentrische Entstehung derartiger Veränderungen. HARBUTT und GREEN haben im Rahmen ihrer gegen ein Stadium 0 erhobenen Bedenken darauf hingewiesen, daß in solchen Fällen und angesichts der Tatsache, daß auch weiter oben oder weiter unten ein invasives Carcinom vorliegen kann, logischerweise die Totalexstirpation des Uterus mit Serienschnitt-Untersuchung desselben erfolgen müßte. Dies wäre ein Verstoß gegen die allgemeinen Regeln der Klassifizierung, denn es würde unter Umständen die Ausbreitung eines invasiven Carcinoms postoperativ durch Untersuchung des Operationspräparats festgestellt werden. Schwerwiegender wäre die Tatsache, daß damit unter Umständen eine falsche Therapie eines invasiven Carcinoms vorgenommen würde. Die bekannten Bedenken, die sich gegenüber einfachen und mehrfachen Biopsien aus der Cervix erheben lassen, ergeben sich aus dem oben Gesagten von selbst. Antoine hat im übrigen vorgeschlagen, das Stadium 0 in ein Stadium 0_2 (Übergreifen des Oberflächen-Carcinoms auf die Scheide) und ein Stadium 0_3 (Übergreifen des Oberflächen-Carcinoms auf das Corpus uteri) zu unterteilen. G. F. Winter machte demgegenüber den Vorschlag einer Unterteilung in die „Gruppe 0 partialis“ und die „Gruppe 0 totalis“. Erstere enthält Oberflächen-Carcinome, die durch Probeexcision, Exkochleation, Curettage oder durch Spontanabgang von Gewebsstücken diagnostiziert wurden, letztere Oberflächen-Carcinome, die durch Ringbiopsie, durch Portioamputation oder durch Nachuntersuchungen am exstirpierten Uterus verifiziert wurden.

Ob es angesichts der großen Zahl von Problemen, welche die Einführung eines Stadium 0 in die Klassifizierung der Collum-Carcinome mit sich brachte, zweckmäßig ist, eine weitere Unterteilung des Stadium 0 vorzunehmen, mag dahingestellt bleiben. Eine Unterteilung, die der Ausbreitungsmöglichkeit des Oberflächencarcinoms auf das Cavum uteri oder die Vagina oder der multizentrischen Entstehung von Epithelveränderungen im Sinn eines Oberflächencarcinoms Rechnung trägt (Blumberg und Ober; Eichenberg; Iklé; Limburg; J. H. Müller; te Linde, Galvin und Jones; Wespi; Wheeler und Hertig), wäre, wie auch Navratil andeutete, immerhin sachlich gerechtfertigt. Ein von Schinz und Uehlinger gemachter Vorschlag zur Unterteilung des Stadium 0 geht hingegen von der irrtümlichen Voraussetzung aus, dem Stadium 0 wären Mikrocarcinome zuzuordnen. Es soll den genannten Autoren zufolge ein Stadium 0α oder 0_1 Epithelatypien bzw. Präcancerosen im oben erörterten Sinn umfassen, ein Stadium 0β oder 0_2 die Mikrocarcinome, also echt invasive Carcinome. Wenn auch die Existenz des „Mikrocarcinoms“ durch die aufgeführten Ergebnisse von Kottmeier u. Mitarb. als besondere Gruppe innerhalb der Gruppe I eine Berechtigung haben dürfte, so ist doch nicht einzusehen, warum dieses als invasives Carcinom in einer Gruppe mit untergebracht werden sollte, die per definitionem keine invasiven Carcinome enthalten darf (s. auch Antoine; J. H. Müller). Es besteht bei der Mehrzahl der Autoren (Antoine; Clauss und Berić; Gricouroff; Kottmeier u. Mitarb.; Limburg; Martius; F. Mueller; J. H. Müller; Navratil u.a.) Einhelligkeit darüber, daß das „Mikrocarcinom“ dem Stadium I zuzuordnen ist.

Die ablehnende Einstellung, die von vielen Autoren gegenüber einem Stadium 0 eingenommen wird, wurde von Martius in dem Sinn zusammengefaßt, daß die in dieser Gruppe gesammelten Fälle als „fakultativ carcinomatöses Gewebe“ nicht in die Carcinom-Statistik hineingehören. Wenn auch nach Martius dem Stadium 0 eine gewisse Existenzberechtigung als Sammelbecken für diejenigen Befunde zukommt, die in den behandelten Komplex intraepithelialer Veränderungen hineingehören, wodurch das Stadium I von diesen Fällen befreit wird, so besteht doch nach gegenwärtiger Kenntnis keine Berechtigung, die besagten intraepithelialen Veränderungen endgültig als Carcinom zu bezeichnen. Nachdem ferner praktisch Einigkeit darüber besteht, daß das Stadium 0 statistisch nicht mit den übrigen Carcinom-Stadien ausgewertet werden soll (Amreich, Dyroff u. Siegert; Schinz und Uehlinger; Ann. Rep.), so könnte auf ein Stadium 0 im Rahmen der internationalen Klassifizierung der Cervix-Carcinome ohne Nachteil verzichtet werden.

Im Jahre 1954 wurde vom Herausgeberkomitee des Annual Report eine Modifikation der 1950 gegebenen Definition eines Stadium 0 vorgeschlagen. In wesentlich vorsichtigerer Formulierung sollen hiernach zur Gruppe 0 gehören: „Veränderungen, die als intraepitheliales Carcinom interpretiert werden (Carcinoma in situ, präinvasives Carcinom etc.)“. Es sei im übrigen vorweggenommen, daß das Stadium 0 auf Grund eines Vorschlages eines Expertengremiums (Blaikley, Kottmeier, Martius und Meigs) anläßlich des Internationalen Gynäkologen-Kongresses, Montreal 1958, wieder in Wegfall kommen sollte. Die genannten Autoren bezeichneten zwar die Diagnose des präinvasiven Carcinoms nach wie vor als wichtig, verwiesen jedoch auf die oben erörterten Schwierigkeiten, insbesondere auf die Kernfrage, ob dem intraepithelialen Carcinom die Bedeutung einer „prämalignen Läsion" beizumessen sei. Demgegenüber sollte das präklinische Carcinom zukünftig in stärkerem Maße Berücksichtigung finden.

Aber auch die übrigen Definitionen der „Internationalen Klassifikation" von 1950 unterlagen vielfältiger Kritik.

Es bedarf allerdings des Hinweises, daß sich die Herausgeber der Jahresberichte der nach wie vor bestehenden Notwendigkeit einer Weiterentwicklung der Stadieneinteilung entsprechend zunehmenden Erfahrungen und laufenden wissenschaftlichen Fortschritten bewußt waren. Als Hauptaufgabe in der nunmehr (1950) erreichten Phase wurde es bezeichnet, „diejenigen Faktoren zu eliminieren, welche die Vergleichbarkeit fehlerhaft beeinflussen können" und „die Regeln dementsprechend zu modifizieren". Denn es hatte sich inzwischen gezeigt, daß es noch keineswegs möglich war, unterschiedliche Behandlungsergebnisse einzelner Institute eindeutig auf die verschiedenen Behandlungsmethoden zurückzuführen (Heyman; Martius). Wenn Schinz bei entsprechenden Überlegungen im Jahre 1938 die erheblichen Schwankungen der Heilungsergebnisse verschiedener größerer Kliniken auf eine unterschiedlich gehandhabte Strahlentherapie zurückzuführen neigte, so vernachlässigte dies in freilich begreiflicher Weise den zu dieser Zeit noch nicht in vollem Umfang bekannten fehlerhaften Einfluß anderer Faktoren, worauf im weiteren (s. S. 325ff.) noch einmal einzugehen sein wird.

Wie schwierig statistische Vergleiche selbst unter sonst günstigen Vergleichsbedingungen sind, zeigt eine Gegenüberstellung der Heilungsergebnisse eines Instituts aus verschiedenen Zeiträumen sowie von verschiedenen Instituten aus einem Zeitraum, wie sie von den Herausgebern der Jahresberichte für das Stadium I angestellt wurde. Obwohl Einstufungsfehler bei diesem Stadium am wenigsten zu erwarten wären, fanden sich unerklärlich hohe Schwankungen der Heilungsergebnisse.

Besondere Schwierigkeiten in bezug auf ihre gegenseitige Abgrenzung haben von jeher die Stadien II und III geboten. Dies findet seinen Niederschlag in gewissen Ausdrucksvariationen, denen die Definition der beiden Stadien unterlag. Der Unterschied zwischen den Stadien II und III wurde in der Klassifikation von 1937 davon abhängig gemacht, ob das Carcinom die Beckenwand „befallen hat" oder nicht („has invaded"). In den Definitionen von 1950 unterscheiden sich die Stadien II und III darin, daß das Carcinom die Beckenwand „erreicht hat" oder nicht („has reached").

Zugunsten des Ausdruckes „erreicht" spricht die Auffassung, daß nur durch mikroskopische Untersuchung geklärt werden könnte, ob die Beckenwand „befallen" ist oder nicht, was vereinbarungsgemäß nicht möglich ist. Auf der anderen Seite ist, wie hinlänglich ausgeführt, die Einheitlichkeit der Zuordnung dem Ausschluß von Diagnostikfehlern überzuordnen. Erfahrene Untersucher werden einen eindeutigen „Befall" der Beckenwand im Sinne massiver Ausbreitung oder getrennter Knotenbildung (Atlas der Hygiene-Organisation des Völkerbundes, Diagramme 20, 21, 22, 24, 27z sowie 26, 33, 34) im allgemeinen erkennen und richtig klassifizieren, wenngleich bei der massiven parametranen Ausbreitung entzündliche Infiltrate häufig zu Täuschungen Anlaß geben (Amreich; A. Mayer; Stoeckel u. v. a.) Der Kreis der Befunde, bei denen der Ausdruck „erreicht" zur Anwendung kommt ist demgegenüber größer, der Entscheid, ob die Beckenwand erreicht ost oder nicht aber auch schwieriger und weniger eindeutig.

Die oben aufgeführten Überlegungen gaben offenbar Anlaß, die Stadieneinteilung von 1950 im Jahre 1955 erneut zu korrigieren:

Stadium II. Das Carcinom infiltriert das Parametrium, hat aber nicht die Beckenwand erreicht.

Stadium III. Die carcinomatöse Infiltration hat sich in die Beckenwand hinein ausgedehnt („has extended into"). Bei rectaler Untersuchung fühlt sich die Infiltration fest und knotig an, und es ist keine weiche carcinomfreie Zone zwischen Tumor und Beckenwand vorhanden.

Durch den Ausdruck „has extended into" ist praktisch ein dem Ausdruck „has invaded" gleichwertiger Ausdruck geschaffen. Die Beibehaltung des Ausdruckes „has reached" für das Stadium II ist sinnvoll. Im übrigen sei auf den nunmehr gemachten Versuch hingewiesen, einen wirklich carcinomatösen parametranen Befund von einem entzündlichen zu unterscheiden, ein Versuch, der angesichts der ohnehin unerläßlichen Erfahrung des Untersuchers allerdings überflüssig erscheint.

Sicher bleibt die Problematik der Unterscheidung zwischen den Stadien II und III bis zu einem gewissen Grade weiter bestehen. Martius hat hierauf besonders hingewiesen und wiederholt vorgeschlagen, die Stadien II und III zusammenzufassen. Sie entsprächen dann der Gruppe B einer von Martius 1951 vorgeschlagenen 3-Gruppen-Einteilung, welche im übrigen der Internationalen Klassifizierung entspricht. Eine vergleichende statistische Betrachtung von Martius hat den genannten Gedankengang durchaus gerechtfertigt. Indessen würde hierdurch eine Stadien-Gruppe geschaffen, die unter Berücksichtigung des in der Einleitung Gesagten eine zu inhomogene Gruppe von Befunden beinhalten würde.

Was schließlich das Stadium IV der Einteilung von 1950 anbelangt, so erübrigt sich bezüglich des Blasen- und Darmbefalls der Ausdruck „oder beide", nachdem die allgemeinen Regeln bei Vorliegen zweier oder mehrerer Ausbreitungsmerkmale immer nur eines, nämlich das fortgeschrittenste zu berücksichtigen gestatten (del Regato). Es ergab sich schließlich die folgende Neufassung der Definition für das Stadium IV:

Stadium IV. Das Carcinom befällt die Blase oder das Rectum oder hat sich über die Grenzen des eigentlichen (kleinen) Beckens hinaus ausgedehnt.

Schon im VII. Band des Annual Report (1952) waren nähere Ausführungen über die Zeichen gemacht worden, die einen Befall der Blase mit Carcinom annehmen lassen. Da solche Fälle, bei denen sich cystoskopisch keine Fistel, kein ulcerierter Tumor und keine Knötchen zeigen, die aber bullöse Ödeme oder Falten und Rinnen aufweisen, äußerst schwierig zu beurteilen sind, schlug das Herausgeberkomitee des Annual Report vor, daß

a) ein bullöses Ödem nur dann als Zeichen des Blasenbefalls gedeutet werden soll, wenn die Diagnose mikroskopisch bestätigt ist.

b) Firste und Furchen nur dann als Zeichen des Blasenbefalls zu deuten sind, wenn sie palpaskopisch bestehen bleiben. Diese Untersuchungsmethode umfaßt gleichzeitig die Cystoskopie und die digitale, rectale Untersuchung mit Druck von hinten gegen das Blasentrigonum. Wenn kein carcinomatöser Befall vorliegt, werden Firste und Furchen beim Anheben des Trigonums verschwinden.

Die Zuverlässigkeit der letztgenannten Methode, die am Radiumhemmet routinemäßig zur Anwendung gelangte, muß angezweifelt werden. Denn auch bei Vorliegen entzündlich-ödematöser oder narbiger Faltenbildungen werden diese bei Anwendung der empfohlenen Untersuchungsmethode im allgemeinen nicht verstreichen. In ähnlichem Sinn äußerten sich Ries und Breitner, nach deren Ansicht lediglich eine exophytenähnliche Knötchenbildung oder flächenhaft infiltrierende erhabene Gewebsneubildung, eventuell mit Ulceration, als sichere Zeichen eines carcinomatösen Befalls der Blasenwand bzw. der Penetration der Geschwulst in die Blase zu betrachten sind. Die übrigen in den Jahresberichten aufgeführten Symptome für ein Befallensein der Blase durch Carcinom, wie Fistelbildung, Ulceration, Knotenbildung, Falten und Furchen, stellen jedes für sich allein praktisch nie einen Beweis für tatsächlichen Befall dar. Mit Recht stellten Ries und Breitner fest, daß jede perifokale Entzündung, die auch in den Parametrien eine weitere Carcinominfiltration vortäuschen kann, auch den Blasenboden mit einbeziehen und hier differentialdiagnostisch schwierig zu beurteilende Befunde hervorrufen kann. Auch Pankow verwies bereits 1931 auf das späte Übergreifen der Uterus-Carcinome auf die Blase sowie darauf, daß die meisten der bei Uterus-Carcinomen auftretenden Blasenveränderungen nicht carcinomatös sind. Mit der Einstufung eines Falles in das Stadium IV auf Grund eines histologisch nicht bestätigten Blasenbefundes sollte daher größte Zurückhaltung geübt werden.

Über die bereits erwähnten entzündlichen Veränderungen der Parametrien sei hier noch soviel gesagt, daß zwar ein gewisser Anteil irrtümlich erhobener Tastbefunde selbst bei geübten Untersuchern nicht ausgeschlossen werden kann, daß jedoch die entzündliche Infiltration bei den früher gebrauchten Kriterien der Beweglichkeit bzw. der Fixation eine mindestens ebenso große täuschende Rolle gespielt haben dürfte. Sicher ist es zweckmäßig, den bis zu einem gewissen Grade fehlerhaften Einfluß entzündlicher Infiltrationen auf die Stadienzuordnung, mit dem sich unter anderem BRUNTSCH, LYNCH sowie A. MAYER auseinandersetzten, bei Stadienzuordnung nicht zu berücksichtigen, d.h. die Möglichkeit einer eventuell zu schlechten Einstufung in Kauf zu nehmen, die ihren Ausgleich dadurch erfahren wird, daß die klinische Einstufung naturgemäß im allgemeinen eher zu günstig ausfällt.

Angesichts der Tatsache, daß es den Herausgebern und Mitarbeitern der Jahresberichte in vieljähriger Arbeit gelungen war, eine weitgehend anerkannte Stadieneinteilung für das Cervix-Carcinom zu entwickeln, wobei die Einteilung von 1937 sich schneller und leichter eingebürgert hatte als die von 1950, wurde es nicht allgemein begrüßt, daß anläßlich des Internationalen Gynäkologen-Kongresses, Montreal 1958, ein erneuter Vorschlag zur Stadieneinteilung des Cervix-Carcinoms erging. Das vorschlagende Experten-Gremium (BLAIKLEY, KOTTMEIER, MARTIUS und MEIGS) verwies auf die noch immer bestehenden großen Schwierigkeiten, die einem verläßlichen statistischen Vergleich der Behandlungsergebnisse verschiedener Institute entgegenstünden. Zu diesen zählten insbesondere:

1. Die Schwierigkeit präziser mikroskopischer Differenzierung einer Dysplasie, eines intraepithelialen Carcinoms und eines frühen invasiven Carcinoms.
2. Die Schwierigkeit der Festlegung des Grades der parametranen Carcinomausbreitung in den Stadien II und III.
3. Die Schwierigkeit der einwandfreien Zuordnung von Fällen zum Stadium IV.

Der ersterwähnte Gesichtspunkt gab, wie bereits gesagt, den Anlaß zum Verzicht auf ein Stadium 0.

Darüber hinaus wurde eine Unterteilung des Stadium I in die Untergruppen A, B und C für zweckmäßig erachtet. Es sollte ein Fall dann der Gruppe IA zugeordnet werden, wenn der Tumor sich noch im präklinischen Stadium befindet bzw. wenn sein Durchmesser weniger als 1 cm beträgt. Hierher würden Fälle mit fraglich invasiven Carcinomen und sog. Mikrocarcinome gehören (s. S. 297).

Zur Gruppe IB wären solche Fälle zu zählen, in denen die Geschwulst zwischen 1 und 5 cm Durchmesser besitzt, zur Gruppe IC solche, deren Durchmesser 5 cm überschreitet. Gruppe IC sollte auch diejenigen Fälle von Cervix-Carcinom umfassen, bei denen ein Übergreifen des Carcinoms auf das Corpus uteri vorliegt.

Es bedarf des Hinweises, daß diese Unterteilung des Stadium I in drei Untergruppen im Prinzip schon von GUSBERG im Jahre 1949 vorgeschlagen wurde. Lediglich die von GUSBERG in die Untergruppe IA miteinbezogenen cytologisch diagnostizierten Fälle haben nach heute allgemein gültiger Anschauung zu entfallen.

Was die Stadien II und III betrifft, so wurde es von dem genannten Gremium nicht für zweckmäßig erachtet, diese zu einer Gruppe zusammenzufassen. Jedoch kann die Gesamtzahl der Fälle dieser beiden Gruppen in zukünftigen Berichten aufgeführt werden. Besonders wird betont, daß eine Schwellung an der Beckenwand stadienmäßig nicht mehr in Betracht gezogen werden solle, indem diese häufiger als gerechtfertigt als carcinomatös betrachtet wurde und der betreffende Fall dem Stadium III zugeteilt wurde.

Wenn auch die neu empfohlene Stadieneinteilung mit den Gruppen IIA und IIB praktisch die alte Einteilung in die Stadien II Vagina und II Parametrium von 1937 aufgreift und wenn auch beim Stadium III die Existenz isolierter Schwellungen an der Beckenwand nicht mehr Berücksichtigung finden sollte, so ist doch bei diesen Stadien keine grundsätzliche Änderung eingetreten.

Bezüglich des Stadium IV wurde von der bereits erörterten Tatsache ausgegangen, daß ein Befall von Blase und Rectum schwer zu verifizieren ist. Der sicherste Weg der Vornahme einer Biopsie aus Blase oder Rectum kann freilich nicht obligatorisch gemacht werden. Es wird jedoch aus den beschriebenen differentialdiagnostischen Schwierigkeiten die Folgerung gezogen, daß eine Untergruppe IVA nur den klinischen Befall der Blase oder des Rectums, eine Untergruppe IVB nur den histologisch nachgewiesenen Befall dieser Organe erfassen soll. Gruppe IV soll schließlich wieder die Ausdehnung des Carcinoms über das kleine Becken hinaus aufnehmen.

Im Hinblick auf das in der Einleitung Gesagte ist noch eine Ergänzung der allgemeinen Regeln zur Klassifizierung wesentlich, der zufolge urographisch oder venographisch erhobene Befunde die Stadieneinteilung nicht beeinflussen sollen.

Die 1958 empfohlene Stadieneinteilung des Cervix-Carcinoms hat nunmehr folgenden Wortlaut:

Stadium I. Das Carcinom ist streng auf die Cervix begrenzt.

Gruppe IA: Präklinisches Carcinom oder weniger als 1 cm Durchmesser.

Gruppe IB: 1—5 cm Durchmesser.

Gruppe IC: Mehr als 5 cm Durchmesser. Die Geschwulst hat sich in das Korpus ausgebreitet.

Stadium II. Das Carcinom befällt die Vagina, jedoch nicht das untere Drittel derselben. Das Carcinom infiltriert das Parametrium, hat aber nicht die Beckenwand erreicht.

Gruppe IIA: Das Carcinom greift auf die Vaginalwand über, infiltriert aber offensichtlich das Parametrium nicht.

Gruppe IIB: Das Carcinom infiltriert das Parametrium.

Stadium III. Das Carcinom befällt das untere Drittel der Vagina. Die carcinomatöse Infiltration des Parametriums hat sich in die Beckenwand hinein ausgedehnt, indem bei rectaler Untersuchung eine feste und knotige Infiltration zu fühlen ist und kein weicher krebsfreier Raum zwischen dem Tumor und der Beckenwand vorliegt. Eine Schwellung an der Beckenwand, die nicht eindeutig als Tumor zu betrachten ist, sollte bei der Stadieneinteilung nicht in Betracht gezogen werden.

Stadium IV. Das Carcinom befällt die Blase oder das Rectum oder hat sich außerhalb des eigentlichen Beckens ausgebreitet, d.h. unterhalb des Vaginaleinganges oder oberhalb des Beckenrandes (Fernmetastasen).

Gruppe IVA: Klinischer Befall von Blase oder Rectum.

Gruppe IVB: Histologisch nachgewiesener Befall von Blase oder Rectum, in einer Ulceration oder in Fisteln. Ausdehnung des Carcinoms außerhalb des eigentlichen Beckens.

Es muß auch auf die Mängel dieser Stadieneinteilung kurz eingegangen werden, deren Handhabung schon durch eine gewisse Kompliziertheit erschwert ist. Stets fragwürdig ist die Angabe exakter Tumordurchmesser, die gerade an der Portio nur überschlägig abgeschätzt werden können, zumal die wenigsten Tumoren rund sind. Die Vorschrift, daß Schwellungen an der Beckenwand, die nicht eindeutig als Tumor zu betrachten sind, nicht in Betracht gezogen werden sollen, ist an und für sich deshalb überflüssig, weil schon in den früher gegebenen allgemeinen Regeln zur Stadieneinteilung festgelegt wurde, daß zweifelhafte Befunde im Sinne des günstigeren Befundes einzustufen sind. Im übrigen gibt es durchaus isolierte Befunde an der Beckenwand, die mit weitgehender Sicherheit als Tumor anzusprechen sind. Es ist schließlich nicht einzusehen, warum die Ausdehnung des Carcinoms außerhalb des eigentlichen Beckens, d.h. die Fernmetastasierung, die doch überwiegend klinisch aufgedeckt wird, gerade der Gruppe IVB zugeteilt wurde. Der Einteilungsvorschlag von 1958 ist nicht so einfach und übersichtlich zu handhaben wie der von 1937.

Im Hinblick auf die zu erstrebende, jedoch bis heute noch nicht erreichte Vereinheitlichung der Stadieneinteilung auf internationaler Basis kann es nicht begrüßt werden, daß das Krebskomitee der internationalen Gesellschaft für Gynäkologie und Geburtshilfe im Jahre 1961 wiederum eine Klassifizierung des Cervix-Carcinoms ausgearbeitet hat, die zwar gegenüber der Klassifizierung von 1958 eine Vereinfachung bedeutet, sich aber im Prinzip von früheren Einteilungen wenig unterscheidet. Bemerkenswert ist lediglich die Aufteilung des Stadiums I in ein Stadium Ia und ein Stadium Ib. Das Stadium Ia umfaßt die Fälle von nachgewiesen früher Stromainvasion des Carcinoms, offenbar also das Mikro-Carcinom (MESTWERDT). Das Stadium Ib alle übrigen Fälle von Stadium I (Makro-Carcinom). Schließlich wird auch die berechtigte Feststellung getroffen, daß eine Ausdehnung des Carcinoms von der Endocervix aus auf das Corpus uteri stadienmäßig uninteressant, weil auch klinisch bedeutungslos ist.

Nach dem Vorschlag des gleichen Komitees sollen im übrigen künftig die Diagnosen „Carcinoma vaginae et cervicis" und „Carcinoma corporis et endocervicis" in Wegfall kommen, weil dieselben sich angeblich nicht bewährt haben.

Auch muß im Rahmen dieses Kapitels noch kurz auf die Untersuchungen eingegangen werden, deren Ziel es war, beim Cervix-Carcinom — ähnlich wie beim Korpus-, Ovarial-, Vaginal- und Vulva-Carcinom — eine histologische Klassifizierung vorzunehmen. Sie können für die Stadieneinteilung gynäkologischer Carcinome nur dann Bedeutung haben, wenn sie gestatten, eindeutige Zuordnungen zwischen dem Ausbreitungsstadium des Carcinoms und histologischen Kriterien auf statistischer Basis herzustellen.

MARTZLOFF versuchte 1923 eine histologische Malignitätsstufenfolge dreier Zelltypen des Cervix-Carcinoms aufzustellen, die in der Folgezeit öfter die Grundlage weiterer derartiger Untersuchungen bildete, jedoch nach den Ergebnissen von VAN GULIK prognostisch unbrauchbar ist. WARREN glaubte bei autoptischen Kontrollen von Cervix-Carcinom-Fällen enge Beziehungen zwischen dem Grad der Metastasierung und dem histologischen Malignitätsgrad nachweisen zu können. JORSTAD und AUER nahmen eine Einteilung nach dem Prozentsatz undifferenzierter Zellen vor, wobei ein Anteil von 25% undifferenzierter Zellen dem Grad 1, ein solcher von 75—100% dem Grad 4 entsprechen sollte. Sie messen der klinischen Einteilung eine weitaus größere Bedeutung bei als der histologischen. CHAMBERS schlug die histologische Klassifizierung in Plattenepithelcarcinome mit verhornenden Zellen, solche mit Spindelzellen, solche mit Stachelzellen und in anaplastische Carcinome vor, ein Einteilungsprinzip, das im Schrifttum häufig wiederzufinden ist. REICHENMILLER, MÜSNT und HAILE schufen eine histologische Einteilung in sieben Gruppen. FISCHER unterteilte in verhornend, nichtverhornend, undifferenziert und drüsig. Er konnte auf Grund des Reifungsgrades keine prognostische Aussage machen; auch bestand kein Zusammenhang zwischen dem histologischen Typ und der Form der Metastasierung. MILLER, HINERMAN, RILEY, LUDOVICI, GOSLING, CHRISTIAN und HALL glaubten aus den Kern-Plasma-Relationen und anderen cytologischen Merkmalen sowie aus verschiedenen Formen der Invasion prognostische Aussagen herleiten zu können. TOYOSHIMA stellte klinische Untersuchungen über den histologischen Bösartigkeitsindex beim Cervix-Carcinom an und fand einen Zusammenhang zwischen diesem und der carcinomatösen Infiltration bzw. der Lymphdrüsenmetastasierung (s. auch STRANI). SCARPITTI befaßte sich ebenso wie vor allem japanische Autoren (AKAZAKI; IMAI; NAGASE; OGINO; YAGI; YIKIHARA) mit der Stromareaktion in Cervix-Carcinomen. Die von den letzterwähnten Autoren benutzte CPL-Klassifikation beruht auf der Beurteilung der Reaktionsweise des die Carcinomstränge umgebenden Bindegewebes bzw. seiner „anticarcinomatösen Reaktion".

Folgende drei Grundtypen werden dabei angenommen:

1. Typ C (cirrhotischer Typ). Hier liegt eine erhebliche Proliferation des Bindegewebes um die Carcinomstränge herum vor, wobei letztere relativ scharf begrenzt sind. Es soll sich hierbei um ein relativ benignes Carcinom handeln.

2. Typ P (progressiver Typ). Hier wird keine Neubildung von Bindegewebe um die Carcinomstränge herum festgestellt, wohingegen das Carcinom in das Interstitium vordringt. Letzteres weist eine netzartige Struktur bzw. diffuse Verästelung auf.

3. Typ L (lymphatischer Typ). Hier sind die Carcinomzellen vor allem auf die lymphatischen Räume ausgebreitet und treffen offenbar nicht auf den Widerstand des Interstitiums. Sie befallen vielmehr direkt die Lumina der Lymphbahnen. Typ L soll der bösartigste sein. Hier sind die meisten Lymphknoten metastatisch befallen.

AKAZAKI und OGINO stellten fest, daß sich die Prognose vom Typ C zum Typ L hin verschlechtert. Bei der Untersuchung von Operationspräparaten beobachtete YIKIHARA, daß der Typ C geringere Tendenz zur

Infiltration in das Parametrium und zur Metastasierung in die Lymphknoten zeigt als die Gruppe L. Bei der Zuordnung zur klinischen Stadieneinteilung zeigte sich, daß die Typen C, P und L zwar in jedem Stadium zu finden sind, doch tritt Typ C gehäuft im Stadium I auf, während die Typen P und L im Stadium II relativ zugenommen haben. Mit zunehmendem klinischen Ausbreitungsstadium nehmen die Typen P und L gegenüber dem Typ C anteilmäßig zu.

Besteht somit wohl grundsätzlich zweifellos eine Möglichkeit, aus histologischen Merkmalen Rückschlüsse auf die Malignität bzw. auf die Prognose zu ziehen, so darf doch nicht übersehen werden, daß Wachstum und Ausbreitung eines Carcinoms in erster Linie einem Exponentialgesetz folgen, d.h. um so schneller vor sich gehen, je fortgeschrittener das bereits vorliegende Ausbreitungsstadium ist. Die klinische Ausbreitung des Carcinoms dürfte jedenfalls die für die Prognose gegenüber anderen Gesichtspunkten bei weitem dominierende Rolle spielen, worüber bei der Mehrzahl der Untersucher Einigkeit besteht. J. H. MÜLLER gelangte zu der zusammenfassenden Feststellung, daß eine Abhängigkeit der Prognose vom Ausreifungsgrad der Plattenepithelcarcinome letzten Endes nicht festzustellen sei (s. auch CHAMBERS; GRICOUROFF; GUEDES; VAN GULIK; JORSTAD und AUER; KAMNIKER; MALIPHANT; H. SCHMITZ; WARD und SACKETT; WETTERDAL). Van GULIK gab im übrigen seiner Ansicht Ausdruck, daß die Tendenz einer Geschwulst zu verstärkter Infiltration bzw. Metastasierung durch die höhere Strahlenempfindlichkeit derselben wieder ausgeglichen wird und somit, bei Strahlenbehandlung jedenfalls, geringen Einfluß auf die Prognose hat.

Mit wenigen Worten sei schließlich auf die bezüglich ihrer Strahlenempfindlichkeit und ihrer Prognose umstrittenen Adenocarcinome der Cervix eingegangen. Während eine Anzahl von Autoren die schlechtere Prognose der Adenocarcinome der Cervix auf Grund schnellerer Metastasierung, höheren Alters der erkrankten Patientin, später auftretender Symptome und größerer Strahlenresistenz für erwiesen halten (ADLER; ANTOINE; DOCKERTY und RANDALL; DÖDERLEIN; FELDWEG; v. FRANQUÉ; HEPLER; KAMNIKER; KELLER; KEPP; LACASSAGNE; NILSSON; PHILIPP; REGAUD; RUNGE und ZEITZ; SCHRIMPF; WARREN; WINTZ), sprechen sich andere Untersucher gegen eine unterschiedliche prognostische Beurteilung des Plattenepithelcarcinoms einerseits und des Adenocarcinoms andererseits in der Cervix aus (BACLESSE und FERNANDEZ-COLMEIRO; HAUPT; LABORDE; MALIPHANT; NORRIS; v. MIKULICZ-RADECKI; WARD und SACKETT). Im ganzen gesehen wird auch im Fall des Adenocarcinoms der Cervix der bei Behandlungsbeginn erreichte Ausbreitungsgrad den prognostisch maßgeblichen Gesichtspunkt abgeben.

3. Das Carcinoma corporis uteri sowie die Nebengruppen: das Carcinoma corporis et endocervicis, das Carcinoma uteri et ovarii und das Carcinoma pelvis

a) Definitionen

In einer im I. Band des Annual Report veröffentlichten Empfehlung der radiologischen Unterkommission der Krebskommission des Völkerbundes war bereits ein Hinweis darauf erfolgt, daß auf Grund der Voruntersuchungen von HEYMAN, LACASSAGNE und VOLTZ die „Klassifikation der verschiedenen Varianten des utero-vaginalen Carcinoms“ anzustreben sei. Die Unterkommission gelangte damals zur Annahme einer Reihe von Regeln, welche die Definition dieser Varianten, d.h. zunächst die Abgrenzung der in der Einleitung aufgezählten Hauptgruppen des weiblichen Genitalcarcinoms, betrafen. Zwangsläufig ergab sich die Notwendigkeit zur Einrichtung mehrerer Nebengruppen.

Als Carcinoma corporis uteri sollen solche Fälle betrachtet werden, bei denen der Ausgangspunkt der Geschwulst die Schleimhaut des Corpus uteri ist, wohingegen die Cervix und die Ovarien von Carcinom frei zu sein scheinen. Diese Definition des Korpus-Carcinoms geht auf die 1929 angestellten Überlegungen über gewisse Grenzfälle zurück: Einmal den Fall, daß der Ausgangspunkt des Carcinoms nicht einwandfrei auf Grund des histologischen Bildes zu klären ist (MEISER), d.h., daß nicht das Vorliegen eines eindeutigen Plattenepithelcarcinoms oder eines Adenocarcinoms mit Schleimsekretion von vornherein mit überwiegender Wahrscheinlichkeit für ein Cervixepitheliom spricht. Eine eindeutige Regel für die Behandlung solcher Fälle konnte ursprünglich nicht gegeben werden. Zum anderen den Fall, daß eine klinische Entscheidung darüber, ob es sich um ein endocervicales Carcinom — also ein Cervix-Carcinom — mit Ausdehnung zum Corpus hin oder um ein Corpus-Carcinom mit Ausdehnung zur Cervix hin handelt, nicht möglich ist.

Nach Angaben von KOTTMEIER tritt dieser Fall in etwa 15% aller Fälle ein. HEYMAN konnte in 17% von insgesamt 952 Fällen nicht entscheiden, ob das Corpus oder die Cervix der Ursprungsort des Carcinoms sei. Bei fraglicher Ausbreitung eines Corpus-Carcinoms zur Cervix wurde ursprünglich die zweifelhafte Empfehlung gegeben, ein Corpus-Carcinom anzunehmen, indem die Ausbreitung der Geschwulst dann in einer für das Corpus-Carcinom typischen Richtung erfolge. Die offensichtliche Unzulänglichkeit solcher Definitionen führte zu dem 1939 vom Herausgeberkomitee des Annual Report geäußerten Plan einer Revision bzw. Erweiterung der Definitionen, der indessen in den folgenden Kriegsjahren nicht zur Durchführung gelangte.

Erst 1949 (V. Band des Annual Report) wurden sehr eingehende und exakte Erörterungen über die Definition des Corpus-Carcinoms und seiner Grenzfälle angestellt. In einer „Analyse von Krebsfällen, in denen das Corpus-Endometrium befallen ist", wurde zunächst darauf verwiesen, daß es — ganz ähnlich wie beim Cervix-Carcinom — früher allein auf die Feststellung ankam, ob ein Fall operabel oder inoperabel sei. Irrtümer ließen sich postoperativ korrigieren. Fälle, in denen das Corpus und die Endocervix befallen waren und in denen der Ausgangspunkt des Tumors unklar war, schienen zu selten zu sein, um statistisch ausgewertet werden zu können. Erst mit einer Anhäufung der Carcinomfälle an großen strahlentherapeutischen Kliniken kam es zu einer erheblichen Zunahme der Fälle, die nicht einer der konventionellen Carcinom-Gruppen zugeordnet werden konnten. Dieser Umstand begründete die Notwendigkeit, für alle Fälle klare Definitionen zu schaffen, in denen das Corpus uteri mit von Carcinom befallen ist. Dabei sind drei Typen zu unterscheiden:

1. das Carcinoma corporis,
2. das Carcinoma endocervicis,
3. das Carcinoma corporis et endocervicis (HEYMAN, 1941).

Die Entscheidung, welche der drei Typen vorliegt, kann allein durch die „fraktionierte Curettage" gefällt werden.

Die Technik dieser Maßnahme wurde von HEYMAN im V. Band des Ann. Rep. 1949 in detaillierter Form angegeben, übersteigt aber in bezug auf die geforderte Subtilität zweifellos die praktischen Möglichkeiten. In diesem Sinn äußerte sich auch BICKENBACH, der gleichzeitig auf die Fehlermöglichkeiten hinwies: Abgesehen davon, daß außerhalb einer Statistik treibenden Klinik häufig schon eine weniger subtile Abrasio vorgenommen wurde, könnten vor allem Carcinomgewebsbröckel in Uterusabschnitte geraten, die an sich frei von Carcinom sind, und so zu Täuschungen führen.

Immerhin dürfte die einigermaßen sorgfältig ausgeführte fraktionierte Curettage von Cervix und Corpus uteri und die mikroskopische Untersuchung der einzelnen Gewebeproben im allgemeinen eine Unterscheidung der drei aufgeführten Typen des Endometrium-Carcinoms in folgender Weise gestatten. Es handelt sich um:

1. Ein Corpus-Carcinom, wenn carcinomatöses Gewebe allein aus dem Corpus erhalten wird, während die Cervix frei ist.

2. Ein Cervix-Carcinom (endocervicales Carcinom), wenn carcinomatöses Gewebe aus der Cervix erhalten wird, während das Corpus frei ist. Ist es jedoch offensichtlich, daß ein endocervicales Carcinom vorliegt, welches sich sekundär auf das untere Corpus ausbreitet, so sollte dieses ebenfalls als Cervix-Carcinom betrachtet werden.

3. Als Carcinoma corporis et endocervicis sollten folgende Fälle betrachtet werden:

a) Fälle, in denen carcinomatöses Gewebe aus der Endocervix und aus dem Corpus gewonnen wurde.

b) Für den Fall, daß die von HEYMAN empfohlene Technik der fraktionierten Curettage in allen Einzelheiten durchführbar ist, solche Fälle, in denen carcinomatöses Gewebe aus der Endocervix und dem Fundus uteri gewonnen wird, während das übrige Corpus frei zu sein scheint.

c) Unter der gleichen Voraussetzung wie bei b) Fälle, in denen carcinomatöses Gewebe von der oberen Cervix und dem unteren Corpus gewonnen wurde, während die untere Cervix und der Fundus uteri frei von Carcinom sind. Hier dürfte es sich meistens um ein von der Gegend des inneren Muttermundes ausgehendes Carcinom handeln.

Aus Vollständigkeitsgründen sei die im gleichen Annual Report geäußerte Auffassung erwähnt, daß auch solche Fälle in die Gruppe 3 fallen sollten, in denen reichlich Abradat aus dem Corpus und wenig Abradat aus der Endocervix gewonnen wurde, wobei von der Annahme ausgegangen wird, daß in einem einweisenden Krankenhaus bereits eine Abrasio vorgenommen wurde, bei der die Cervix ausgiebiger als das Corpus erfaßt wurde. Es muß offen bleiben, wie weit eine derartige Annahme gemacht werden darf.

Die obige Unterteilung in die beiden Hauptgruppen des Corpus-Carcinoms und des Cervix-Carcinoms und die Nebengruppe des Carcinoma corporis et endocervicis fand anläßlich des Internationalen Gynäkologen-Kongresses, New York 1950, internationale Anerkennung.

Es ergab sich weiterhin die Zweckmäßigkeit der Abtrennung einer neuen Nebengruppe des Corpus-Carcinoms, die durch den Befall des Corpus einerseits und der Ovarien andererseits gekennzeichnet ist. Denn relativ selten ist der mikroskopische Nachweis zu erbringen, ob es sich hierbei um zwei Primärtumoren oder den metastatischen Befall eines der beiden Organe handelt, zumal oft nicht beide, Corpus und Ovarien, für die gleichzeitige histologische Untersuchung vorliegen. Fälle, in denen diesbezüglich Unklarheit besteht, sollten nach Heyman als Carcinoma uteri et ovarii bezeichnet werden.

Gewisse Schwierigkeiten tauchten bei dieser Nebengruppe bei der Festlegung der Zeitverhältnisse auf. Es erhob sich nämlich die Frage, welches zeitliche Intervall bei nicht gleichzeitigem Auftreten eines Carcinoms des Corpus und eines Carcinoms an den Ovarien zwischen dem Nachweis beider liegen muß, um entweder von zwei voneinander unabhängigen primären Carcinomen oder von einem in ein anderes Organ metastasierenden Carcinom sprechen zu können. Es erscheint sinnvoll, gemäß dem Vorschlag der Herausgeber des Annual Report das 5-Jahres-Intervall, nach dessen Ablauf gynäkologische Carcinomfälle bekanntlich mit den nötigen Vorbehalten als „geheilt" bezeichnet zu werden pflegen (Winter), zur Unterscheidung der beiden umrissenen Möglichkeiten zu benutzen. Von vornherein ist klar, daß es sich dabei, ebenso wie im Falle der „5-Jahres-Heilung", um eine reine Festsetzung zum Zweck der Verständigung handelt, nicht aber um die Nutzanwendung wissenschaftlicher Ergebnisse. Eine große Zahl von Beispielen, die im V. Band des Ann. Rep. für die letzterwähnte Geschwulstkombination gegeben wurde, zeigt, daß diese Übereinkunft und die mit ihr zusammenhängenden Regeln eindeutig zu handhaben sind. Diese Regeln lauten:

Es sollten solche Fälle als Carcinoma uteri et ovarii betrachtet werden, in denen

1. ein carcinomatöser Befall von beiden, dem Uterus und einem Ovar, bei der ersten Untersuchung vorliegt;

2. früher wegen eines Ovarialcarcinoms die Ovariektomie vorgenommen wurde und die innerhalb von 5 Jahren nach der Ovariektomie ein Corpus-Carcinom entwickeln, wobei in der Zwischenzeit keine Symptome der ersten Erkrankung vorliegen.

3. Es liegt ein Fall von Carcinoma uteri et ovarii vor, wenn eine Patientin, die wegen eines Corpus-Carcinoms bei außerhalb des Uterus tastbarem Tumor radiologisch behandelt wurde, innerhalb von 5 Jahren nach Beginn der Behandlung ein Ovarialcarcinom entwickelt und in der Zwischenzeit frei von Symptomen des Corpus-Carcinoms ist. Oder, wenn die Patientin später als 5 Jahre nach Beginn der Behandlung ein Ovarialcarcinom entwickelt, wobei eine Verbindung zwischen diesem Ovarialcarcinom und dem früher bemerkten Tumor bei der Operation oder Autopsie nicht eindeutig ausgeschlossen werden kann.

4. Es liegt ein Fall von Carcinoma uteri et ovarii vor, wenn eine Patientin, bei welcher der Uterus unter Zurücklassung eines oder beider Ovarien entfernt wurde und bei der im entfernten Uterus mikroskopisch ein Corpus-Carcinom nachzuweisen ist, innerhalb von 5 Jahren nach der Hysterektomie ein Ovarialcarcinom entwickelt, wobei in der Zwischenzeit kein Symptom des Corpus-Carcinoms besteht.

Es unterliegt keinem Zweifel, daß die Anwendung dieser Regeln die histologische Untersuchung des Ovarialtumors unerläßlich macht.

Nicht unerwähnt darf bleiben, daß die Definition des Carcinoma uteri et ovarii, indem sie bei Befall beider Organe innerhalb von 5 Jahren eher den primären Befall des einen und den metastatischen Befall des anderen Organs annimmt, d.h. letzten Endes einen in ungünstiger Weise fortgeschrittenen Fall, den wesentlich günstigeren, wenngleich selteneren Fall eines Systemcarcinoms im Sinn von HUBER vernachlässigt. Es sind daher Fälle, die dieser Nebengruppe zuzuordnen sind, prognostisch sehr unterschiedlich zu bewerten. Nach Ansicht von WIMHÖFER, ZEITZ und RUNGE sollten allerdings Fälle mit sog. Carcinoma uteri et ovarii entsprechend der größeren Wahrscheinlichkeit dafür, daß es sich um ein Corpus-Carcinom mit Ovarialmetastasen handelt (FINN; LAX), von vornherein den Corpus-Carcinomen zugeteilt werden.

Eine Stadieneinteilung der Nebengruppen, welche große Schwierigkeiten bieten würde, entfällt im allgemeinen schon aus Gründen der zu kleinen Zahl. Bei der folgenden Nebengruppe verbietet sie sich von selbst.

Bei der letzten Nebengruppe des Corpus-Carcinoms handelt es sich um eine solche mit weit fortgeschrittenen Carcinomen, die das Corpus-Endometrium befallen haben und darüber hinaus die Beckenorgane, so daß über den Ausgangspunkt des Carcinoms keine Angabe gemacht werden kann. Selten wird sich histologisch ein primäres Rectum-, Sigma- oder Blasen-Carcinoms oder ein sicher vom Uterus oder von den Ovarien ausgehendes Carcinom nachweisen lassen. Liegt auch nicht offensichtlich ein Plattenepithelcarcinom vor, das mit größter Wahrscheinlichkeit als fortgeschrittenes Cervix-Carcinom aufzufassen wäre, so soll der Fall zur Nebengruppe des Carcinoma pelvis zählen. Seine Definition lautet nach dem Gesagten wie folgt:

Es sollen diejenigen Fälle als Carcinoma pelvis bezeichnet werden, in denen der Sitz der Geschwulst das kleine Becken ist, wobei neben dem Corpus-Endometrium die meisten Beckenorgane befallen sind und wobei es makroskopisch oder mikroskopisch unmöglich ist, den Ursprung der Geschwulst festzustellen. Ausgenommen ist ein typisches Plattenepithelcarcinom.

Auch gegen das Carcinoma pelvis erhoben WIMHÖFER, ZEITZ und RUNGE den Einwand, daß die Wahrscheinlichkeit unter den Voraussetzungen der obigen Definition für ein Corpus-Carcinom spricht.

Es sollte nach Ansicht der Herausgeber des Ann. Rep. immer möglich sein, einen Fall von Endometrium-Carcinom, welches primär oder möglicherweise primär dem Corpus uteri angehört, einer der folgenden vier Gruppen zuzuordnen: dem

1. Carcinoma corporis,
2. Carcinoma corporis et endocervicis,
3. Carcinoma uteri et ovarii,
4. Carcinoma pelvis.

Eine Umfrage bei den Mitarbeitern des Ann. Rep. ergab (1955), daß die Mehrzahl derselben alle aufgeführten Definitionen billigte.

Das Krebskomitee der internationalen Gesellschaft für Gynäkologie und Geburtshilfe hat demgegenüber im Jahre 1961 den Vorschlag gemacht, die Untergruppen „Carcinoma corporis et endocervicis“, „Carcinoma uteri et ovarii“ und „Carcinoma pelvis“ wegfallen zu lassen, da diese sich nicht bewährt haben. Es soll dem Vorschlag des Komitees zufolge in denjenigen seltenen Fällen, in denen es schwer zu unterscheiden ist, ob es sich wirklich um ein Carcinom der Endocervix oder ein Carcinom des Corpus und der Endocervix handelt, und in denen die fraktionierte Curettage keine Klarheit bringt, ein Adeno-Carcinom als Corpus-Carcinom und ein Plattenepithel-Carcinom als Cervix-Carcinom betrachtet werden.

b) Stadieneinteilung des Carcinoma corporis uteri

Es war im vorigen Kapitel ausgeführt worden, daß eine Stadieneinteilung der Nebengruppen zum Corpus-Carcinom nicht existiert und überdies nicht sinnvoll sein kann. Deshalb wird im weiteren nur die Stadieneinteilung des Corpus-Carcinoms behandelt.

Eine der ältesten und meistbenutzten Stadieneinteilungen des Corpus-Carcinoms ist die 1929 von Heyman angegebene. Sie unterteilt in drei Gruppen: Das Carcinom ist

1. klinisch operabel,
2. technisch operabel,
3. inoperabel.

Die Einteilung stellt somit, ebenso wie die ursprünglichen Einteilungen des Cervix-Carcinoms, eine rein operative dar.

In der Tat kann, selbst bei anatomischer Betrachtungsweise, zunächst nur in zwei Stadien unterschieden werden: Das Stadium I mit Fällen, in denen das Carcinom auf den Uterus begrenzt zu sein scheint und das Stadium II, in dem sich das Carcinom über den Uterus hinaus ausgebreitet hat. Die meisten Therapeuten werden das Stadium I als das operationsfähige, das Stadium II als das zu bestrahlende betrachten, und es wird die Berücksichtigung der allgemeinen Operabilität letztlich auf eine Einteilung, wie die von Heyman angegebene, führen. So vertrat auch Navratil die Ansicht, daß eine 2-Stadien-Unterteilung in operable und inoperable Fälle wegen des langsamen Wachstums des Corpus-Carcinoms und wegen der noch lange Zeit bestehenden lokalen Operabilität gerechtfertigt ist (s. auch Healy). Der Begriff der klinischen oder allgemeinen Operabilität bringt freilich in starkem Maße Gesichtspunkte zur Geltung, die subjektiven und zeitlichen Veränderungen unterliegen. Neben der bereits im Zusammenhang mit dem Cervix-Carcinom behandelten unterschiedlichen Einstellung der Therapeuten zur Operation bzw. zur Strahlentherapie müssen Fortschritte der prä- und postoperativen Behandlung sowie der Narkosetechnik berücksichtigt werden (Bickenbach; Kottmeier). Auf der anderen Seite wiesen die Herausgeber des V. Bandes des Ann. Rep. darauf hin, daß die Unterteilung des Stadium I in allgemein operable und allgemein inoperable Fälle erforderlich ist, damit überhaupt ein statistischer Vergleich operierter und bestrahlter Fälle auf der Basis klinisch gleichwertigen Materials möglich ist. So gelangten die Herausgeber des Ann. Rep. zu folgendem Vorschlag einer der Heymanschen sehr ähnlichen Einteilung des Corpus-Carcinoms (1949):

Stadium I. Die Geschwulst ist auf den Uterus begrenzt.

Untergruppe 1: Operation ratsam („advisable").

Untergruppe 2: Hohes Operationsrisiko („bad operative risk").

Stadium II. Die Geschwulst hat sich außerhalb des Uterus ausgebreitet.

Ihrer offensichtlichen Mängel wegen wurde diese Stadieneinteilung von vornherein nur als Übergangslösung betrachtet. Denn abgesehen von der gerade beim Corpus-Carcinom schwierigen Unterscheidung zwischen dem Stadium I und II und dem nicht minder schwierigen bzw. unterschiedlich ausfallenden Entscheid, ob klinische Operabilität vorliegt oder nicht, dürften besonders die Ausdrücke „advisable" und „bad operative risk" zu vielen Mißdeutungen Anlaß geben (s. auch Wimhöfer, Zeitz und Runge).

In der obigen im Jahre 1951 zur allgemeinen Annahme empfohlenen Stadieneinteilung des Corpus-Carcinoms sollte die Untergruppe 2 des Stadium I solche Fälle umfassen, bei denen die anatomische Ausbreitung der Geschwulst eine radikale Entfernung derselben nicht behindert, bei denen aber allgemeine operative Risiken folgender Art bestehen: Hohes Alter, Fettleibigkeit, komplizierende Erkrankungen wie Diabetes, kardiovasculäre Erkrankungen, primäres Carcinom anderer Organe und andere schwere Komplikationen, wie sie jedem Operateur als Hinderungsgrund für eine Operation bekannt sind.

An weiteren Vorschlägen zur klinischen Einteilung des Corpus-Carcinoms sei der 1937 von Crossen gemachte wiedergegeben:

Stadium I. Das Endometrium ist allein befallen.

Stadium II. Umschriebener Befall des Myometriums, der jedoch nicht über seine Hälfte hinaus geht.

Stadium III. Ausdehnung auf die äußere Hälfte der Uteruswand, jedoch nicht über die Grenzen des Uterus hinaus. Dies schließt zwar Ausdehnung auf den Peritonealüberzug des Uterus mit möglichen Zonen einer adhäsiven Peritonitis mit ein, doch dürfen diese Adhäsionen nicht carcinomatös befallen sein.

Stadium IV. Ausdehnung auf umgebende Strukturen, soweit sie beweglich sind, wie z.B. die Adnexe und die angrenzenden Teile der Ligamenta lata. Auch können hierbei ausgedehntere intestinale oder andere peritoneale Adhäsionen bestehen, welche jedoch frei von Carcinomzellen sein müssen.

Stadium V. Ausdehnung in Strukturen, die zu entfernen schwierig sind, wobei die Entfernung des Primärtumors noch möglich ist. Die carcinomatöse Ausbreitung kann auf adhärente Darmpartien oder auf einen anliegenden Teil der Blasenwand oder entlang den Lymphbahnen der Lig. lata auf die tiefen Strukturen der Beckenwand übergreifen.

Stadium VI. Es besteht ein derart ausgedehnter Befall der umgebenden Gewebe, daß nicht einmal die Hauptmasse des Tumors sicher entfernt werden kann.

Diese Klassifizierung ist etwas zu kompliziert und berücksichtigt die klinischen Möglichkeiten der Unterscheidung zwischen den einzelnen Stadien zu wenig. Die Stadien I, II und III sind klinisch auf keinen Fall auseinander zu halten. Auch die Berücksichtigung der Uterusgröße bzw. der Sondenlänge für eine Stadieneinteilung ist wenig sinnvoll, nachdem diese Merkmale von zahlreichen anderen Faktoren abhängig sein können (Bickenbach; Heyman; Kottmeier). Als Beispiel für einen Klassifizierungsversuch der letzterwähnten Art sei diejenige von Healy und Brown mitgeteilt:

Stadium I. Der Uterus hat normale Form, Sondenlänge 3 inch.

Stadium II. Mäßig vergrößerter Uterus, jedoch nicht größer als einer Schwangerschaft in der 10. Woche entsprechend, Sondenlänge $4^1/_2$ inch.

Stadium III. Merklich vergrößerter Uterus entsprechend einer Schwangerschaft von mehr als in der 10. Woche, Sondenlänge über 5 inch.

Stadium IV. Ausdehnung der Erkrankung über den Uterus hinaus.

Sehr ähnlich der zuletzt aufgeführten Klassifizierung sind diejenigen von Miller (1940) sowie von Taylor und Becker (1947). Die letzterwähnten Autoren berücksichtigten neben der Uterusgröße auch die Beweglichkeit des Uterus. Als Beispiel einer Einteilung, die in einem für klinische Zwecke zu weit gehenden Maße die Begriffe der Größe, der Beweglichkeit und der Fixierung des Uterus verwendet, sei schließlich diejenige von Fricke und Bowing (1941) angeführt:

Stadium I. Kleine Geschwulst, leichte bis mittlere Infiltration des Myometriums, Uterus beweglich.

Stadium II. Uterus vergrößert: Die Geschwulst infiltriert die Uteruswand mit möglicher Infiltration des Parametriums.

Stadium III. Der Uterus ist fixiert, es besteht parametrane bzw. cervicale Infiltration. Isolierte Metastasen in den Beckenlymphknoten oder der unteren Vagina.

Stadium IV. Der Uterus ist vergrößert und fixiert, es bestehen Metastasen in den retroperitonealen Lymphknoten, den Eierstöcken und den inguinalen Lymphknoten.

Die genannten Beispiele lassen bereits erkennen, wie schwierig es ist, die Vielzahl der Ausbreitungsmerkmale bzw. der Kriterien für carcinomatöse Infiltration in einer leidlich übersichtlichen Klassifizierung unterzubringen. Keine der aufgeführten Einteilungsprinzipien trägt der Möglichkeit einer rein radiologischen Behandlung des Corpus-Carcinoms Rechnung. Auch die Klassifizierungsversuche von Ewing, Mahle, H. Schmitz und H. E. Schmitz, Masson und Gregg, Javert und Hofammann sowie von Finn beruhen überwiegend auf einer Unterscheidung des eigentlichen Geschwulstumfanges, der weder durch die Palpation noch durch die Curettage noch durch andere Hilfsmethoden (s. S. 324) genügend genau festgelegt werden kann, und sind damit für den Vergleich von Operations- und Bestrahlungsergebnissen bzw. von Bestrahlungsergebnissen untereinander nicht zu verwerten.

Daß die Stadieneinteilung auch beim Corpus-Carcinom auf klinischer Untersuchung vor der Behandlung zu beruhen hat und später nicht mehr korrigiert werden darf, ist auch die Auffassung von Wimhöfer, Zeitz und Runge, welche 1955 eine Stadieneinteilung des Corpus-Carcinoms ausarbeiteten, die auf fragliche Begriffe, wie Beweglichkeit, Uterusgröße usw., verzichtet. Sie enthält jedoch eine Gruppe 0 für mikroskopisch zweifelhafte Fälle, wie sie bereits 1936 von HEYMAN diskutiert und 1952 in die Empfehlungen des VIII. Bandes des Ann. Rep. aufgenommen wurde. Die Einteilung von WIMHÖFER, ZEITZ und RUNGE hat folgenden Wortlaut:

Stadium 0. Der histologische Charakter der Gewebsveränderungen spricht mit größter Wahrscheinlichkeit für ein Carcinom, eine endgültige mikroskopische Diagnose ist jedoch nicht möglich. Es fehlt auf jeden Fall ein nachweisbares infiltratives Wachstum. Eine Einbeziehung in die allgemeine Erfolgsstatistik (absolute und relative Heilung) findet nicht statt.

Stadium I. Das Carcinom ist ohne Berücksichtigung der Größe des Uterus auf das Corpus uteri begrenzt. Eine bestehende Fixierung des Uterus rechtfertigt keine anderweitige Eingruppierung, sofern die Fixierung auf unspezifische Prozesse bezogen werden muß.

Stadium II. Übergang des Carcinoms auf das Collum uteri bis zum äußeren Muttermund. Beurteilung der Mobilität wie unter I. Ergibt die fraktionierte Austastung einen prozentual größeren Befall des Corpus uteri und geringere Ausdehnung im Bereich des Collum uteri, so erfolgt die Klassifizierung als Corpus-Carcinom. Bei umgekehrter prozentualer Beteiligung der beiden Uterusabschnitte Einstufung als Collum-Carcinom. Gleichzeitiger Befall beider Uterusanteile und histologische Klassifizierung als Plattenepithelcarcinom bedingt, unabhängig von der Ausdehnung des Prozesses, die Eingruppierung als Collum-Carcinom.

Stadium IIIa. Der Aufnahmebefund ergibt einen Anhaltspunkt für eine Ausbreitung des Carcinoms über die Uteruswand hinausgehend in das Gebiet des kleinen Beckens. Einseitige oder doppelseitige Beteiligung des Parametriums; nachweisbarer Befall der Vagina (ausschließlich Introitus).

Stadium IIIb. Nachweisbares Corpus-Carcinom bei palpatorischem Verdacht auf gleichzeitigen malignen Ovarialprozeß.

Stadium IV. Die Aufnahmeuntersuchung ergibt Anhaltspunkte für den Verdacht, daß eine Ausdehnung des Carcinoms, über das kleine Becken hinausgehend, in den Bereich des Bauchraumes erfolgt ist. Fernmetastasen (einschließlich Introitus). Einbruch in die Blase oder das Rectum.

Der gegensinnige Verlauf der Heilungsziffern zur Stadienfolge spricht für die Brauchbarkeit dieser Einteilung, deren Hauptvorteil es ist, die weiter oben definierten Nebengruppen zu umgehen. Die Autoren gaben ihrer Auffassung Ausdruck, daß die Berücksichtigung von Nebengruppen deshalb entfallen könne, weil die Einstufung ohne großen Fehler nach der jeweils größeren Wahrscheinlichkeit vorgenommen werden kann. Das Carcinoma corporis (uteri) et ovarii z.B. ist mit überwiegender Wahrscheinlichkeit ein Corpus-Carcinom, desgleichen das Carcinoma pelvis. Mit Recht weisen die Autoren im übrigen darauf hin, daß Bedenken gegen die palpatorische Abgrenzungsmöglichkeit eines spezifischen oder unspezifischen parametranen Infiltrats hier wie beim Cervix-Carcinom nicht gerechtfertigt sind. Hat sich doch die internationale Einteilung des Cervix-Carcinoms trotz unumgänglicher Fehlerquellen als praktisch brauchbar erwiesen. Sicher würde eine prägnantere Fassung der Einteilung von WIMHÖFER, ZEITZ und RUNGE die Übersichtlichkeit und Einprägsamkeit derselben noch erhöhen.

Was die Frage eines Stadium 0 beim Corpus-Carcinom anbelangt, so sei auf die Untersuchungen von J. H. MÜLLER und KELLER verwiesen. Ihr Vorschlag zur Definition eines Stadium 0 des Endometrium-Carcinoms beruht auf früher von LAHM, später von HERTIG aufgegriffenen Beobachtungen über das Vorliegen einer „atypischen adenomatösen Endometriumhyperplasie“ mit einer charakteristischen Anaplasie der Drüsenzellen. Letztere betrifft im wesentlichen das Cytoplasma, welches eine Volumenzunahme und mehr oder weniger ausgeprägte Neigung zur Eosinophilie aufweist und nach J.H. MÜLLER sowohl in der Umgebung manifester Carcinome als auch in den Abradaten solcher Frauen gefunden wird, die erst später ein Endometrium-Carcinom entwickeln. GUSBERG und TAYLOR messen diesen Veränderungen die gleiche Bedeutung bei, die dem Carcinoma in situ für das Cervix-Carcinom zukommt (s. auch TE LINDE, JONES und GALVIN).

Eine der übersichtlichsten Stadieneinteilungen des Corpus-Carcinoms wurde 1955 von Bickenbach vorgeschlagen. Sie ähnelt im Prinzip der von Wimhöfer, Zeitz und Runge empfohlenen, verzichtet jedoch auf eine Gruppe 0. Die Einteilung von Bickenbach lautet:

Stadium I. Carcinom auf das Corpus uteri beschränkt.

Stadium II. Mitbeteiligung der Cervix uteri.

Stadium III. Ausbreitung über den Uterus hinaus, aber im Rahmen der Beckenorgane, ausgenommen Blase und Darm.

Stadium IV. Ausbreitung über das Becken hinaus, Beteiligung von Vulva, Blase und Darm.

Damit dürfte auch für das Corpus-Carcinom eine brauchbare klinisch-anatomische Stadieneinteilung geschaffen sein, welche die Basis einer internationalen Einigung abgeben und alle früheren Einteilungsvorschläge ablösen könnte. Sie hat überdies den Vorteil, im Prinzip der Stadieneinteilung des Cervix-Carcinoms von 1937 zu entsprechen (Breitner), was sie für ein Stadien-System aller gynäkologischen Carcinome geeignet macht (s. S. 323).

Im V. Band des Annual Report wurde seinerzeit die Feststellung getroffen, daß die Empfehlung eines einheitlichen Systems für die Stadieneinteilung des Corpus-Carcinoms entsprechend seinem histologischen Charakter so lange, bis weitere Erfahrungen hierüber gesammelt seien, nicht möglich sei. Ebenso wie bei den anderen gynäkologischen Carcinomen stellt die Stadieneinteilung auf Grund histologischer Geschwulst-Kriterien ein grundsätzlich andersartiges Einteilungsprinzip dar, und es kann im Rahmen dieser Ausführungen lediglich die Frage erörtert werden, welches Gewicht histologischen Merkmalen gegenüber der klinischen Ausbreitung der Geschwulst beizumessen ist. Eine Kombination klinischer und histologischer Ausbreitungsmerkmale wird aus Gründen der Kompliziertheit nie zu einer praktisch brauchbaren Klassifizierung führen. Es kann vorweg genommen werden, daß der grundsätzlich nicht anzuzweifelnde Einfluß histologischer Geschwulst-Kriterien auch beim Corpus-Carcinom gegenüber der klinischen Geschwulstausbreitung vernachlässigbar ist. Mit Recht bezeichnen daher Bickenbach, Cosbie und Henderson sowie Miller histologische Einteilungsprinzipien als für den Kliniker unbrauchbar.

Gleichwohl wurden histologische Einteilungen, die nach dem Gesagten keine Stadieneinteilungen im engeren Sinn sein können, vorwiegend in Amerika öfter benutzt (Aschoff; Ewing; Healy; Healy und Cutler; Heyman, Reuterwall und Benner; Kaufmann; Lindsay; Mahle; J. H. Müller; Schottlaender und Kermauner). Mahle benutzte das bereits beim Cervix-Carcinom erwähnte Einteilungsprinzip nach dem prozentualen Anteil undifferenzierter Zellen. Healy und Cutler benutzten das nachfolgend aufgeführte Einteilungsprinzip, das mit mehr oder weniger großen Abwandlungen auch den meisten anderen histologischen Klassifizierungen zugrunde liegt und das auf Kaufmann, Aschoff und Ewing zurückgeht:

Grad I. Oberflächliches papilläres Adenoma malignum.

Grad II. Adenoma malignum.

Grad III. Adenocarcinoma.

Grad IV. Diffuses anaplastisches Carcinom.

Auch die Einteilung von Reuterwall ähnelt im Prinzip der aufgeführten, geht allerdings in der Aufschlüsselung der histologischen Befunde wesentlich weiter. Reuterwall definierte zehn Gruppen und verwies, in Übereinstimmung mit Healy, auf den Umstand, daß nach allgemeiner Erfahrung eine gewisse Zunahme der Malignität in Richtung auf die anaplastischen Carcinome vorläge. Dies berechtige jedoch nicht dazu, eine Zuordnung des morphologischen Befundes zur Prognose des betreffenden Falles vorzunehmen (s. auch Cosbie u. Henderson; Lindgren; Kamniker). Auch Blaikley, Kottmeier, Martius und Meigs verwiesen anläßlich des Internationalen Gynäkologen-Kongresses, Montreal 1958, auf die bestehenden Zusammenhänge zwischen dem Differenzierungsgrad eines

Corpus-Carcinoms und seiner Malignität, indem das hochdifferenzierte Carcinom sich vorwiegend oberflächlich, auch in die Endocervix hinein, fortentwickelt, während anaplastische Carcinome eher die Tendenz zur Infiltration in die Tiefe besitzen. Die letztgenannten Autoren vertraten indessen ebenfalls die Auffassung, daß mikroskopische Kriterien nicht in die klinische Stadieneinteilung mit einbezogen werden sollten. Sie schlugen im übrigen eine klinische Stadieneinteilung des Corpus-Carcinoms vor, die praktisch der von Bickenbach 1955 empfohlenen entspricht und auf deren erneute Wiedergabe daher verzichtet werden kann.

4. Das Carcinoma vaginae sowie die Nebengruppen: das Carcinoma vaginae et cervicis und das Carcinoma vaginae et vulvae. Ferner das Carcinoma urethrae

a) Definitionen

Zu den Varianten des utero-vaginalen Carcinoms, deren Definitionen bereits in die ersten Empfehlungen der radiologischen Unterkommission der Krebskommission des Völkerbundes aufgenommen wurden, gehört auch das Vagina-Carcinom. In den Berichten der Unterkommission (Offic. Nr. C.H. 788; Ser. L.o.N.P. 1929 III,5) wurde festgelegt:

Es liegt ein Vagina-Carcinom vor, wenn der Sitz der Geschwulst die Vagina ist und wenn die klinische Untersuchung ergibt, daß die Cervix intakt ist. Ferner, wenn kein Grund für die Annahme vorliegt, daß das Carcinom etwas anderes als eine primäre Geschwulst der Vagina ist. Fälle, in denen das Carcinom die Cervix mitbefällt, müssen als Cervix-Carcinom betrachtet werden.

Es wird jedoch geraten, solche Fälle als Vagina-Carcinom zu betrachten, in denen eine kleine Läsion, die früher an der Cervix festgestellt wurde, nach Strahlenbehandlung schnell verschwindet, während sich der Hauptteil des Tumors noch in der Vagina befindet. In Fällen, in denen die Cervix bei Behandlungsbeginn nicht untersucht werden konnte, sollte die endgültige Diagnose so lange aufgeschoben werden, bis sie auf Grund des Behandlungserfolges zu klären ist. Wenn dies auch nach radiologischer Behandlung nicht möglich ist, sollte dann ein Vagina-Carcinom angenommen werden, wenn Cervix und Parametrien bei rectaler Untersuchung frei zu sein scheinen.

Diese Definition blieb, abgesehen von geringfügigen, nicht eigentlich sinnändernden Variationen des Wortlautes, unverändert, bis im V. Band des Annual Report (1949) auch „die Analyse der Krebsfälle, in denen die Vagina befallen ist", verfeinert wurde. Dabei wurde über den ursprünglichen Versuch einer Abgrenzung zwischen einem Cervix-Carcinom und einem Vagina-Carcinom hinaus nunmehr eine weitere Abgrenzung des Vagina-Carcinoms gegen das Urethra-Carcinom und das Vulva-Carcinom angestrebt. Zweifellos ist eine derartige Abgrenzung praktisch oft schwierig oder gar unmöglich, vor allem dann, wenn größere Tumoren ihren Ausgangspunkt nicht mehr ohne weiteres erkennen lassen. Hier wird der Entscheid, auch nach den Empfehlungen des Ann. Rep., oft nur dadurch zu fällen sein, daß einer der fraglichen Genitalabschnitte in überwiegendem Maße befallen ist. Eine 1949 vorgenommene geringfügige Änderung der Definition von 1929 besagte, daß auch dann ein Vagina-Carcinom anzunehmen sei, „wenn die Peripherie einer sich mehr oder weniger konzentrisch ausbreitenden Vaginalgeschwulst auf die Außenseite der Cervix übergreift". Nach wie vor wird jedoch 1949 die Möglichkeit offen gelassen, einen zweifelhaften Entscheid aufzuschieben.

Im Jahre 1951 wurde von den Herausgebern der Jahresberichte die Bezeichnung Carcinoma vaginae et cervicis als Nebengruppe für die Fälle empfohlen, in denen nicht entschieden werden kann, ob ein primärer Tumor der Vagina oder der Cervix vorliegt, indem die Cervix bei Beginn der Behandlung nicht untersucht werden konnte. Ein Änderungsvorschlag hierzu wurde 1953 gegeben: Es sollten Fälle dann als Carcinoma vaginae et cervicis bezeichnet werden, wenn die Cervix bei Beginn der Behandlung nicht untersucht werden kann und wenn es somit unmöglich ist, zu entscheiden, ob es sich um einen primären Tumor der Vagina oder der Cervix handelt. Begründet wurde die Änderung damit, daß die Tatsache, daß die Cervix nicht untersucht werden kann, ihrer Wichtigkeit wegen die Definition bestimmen sollte (s. aber WIMHÖFER, ZEITZ und RUNGE). Der wesentliche Gesichtspunkt einer solchen Definition dürfte indessen darin liegen, daß aus grundsätzlichen Erwägungen heraus die Möglichkeit nachträglicher Klassifizierungen vermieden werden soll.

Weiterhin wurde das Carcinoma vaginae et vulvae als Geschwulst definiert, bei der es unmöglich ist, zwischen einem primären Carcinom der Vagina und einem solchen der Vulva zu unterscheiden. Es soll hier offen gelassen werden, ob es zweckmäßig ist, eine solche Nebengruppe beizubehalten, nachdem die Ausbreitungsform und die Prognose eines am Übergang zur Vulva sitzenden Vagina-Carcinoms praktisch dieselben sind wie die eines Vulva-Carcinoms und nachdem das Vagina-Carcinom und das Vulva-Carcinom annähernd gleiche Häufigkeit besitzen.

Das primäre Urethra-Carcinom wird von vielen Therapeuten grundsätzlich, häufig allerdings auch irrtümlich zu den Vulva-Carcinomen gerechnet. Die klinische Ausbreitungsform rechtfertigt ein solches Vorgehen weitgehend. Überdies ist das primäre Urethra-Carcinom sehr selten und statistisch erst nach langen Zeiträumen auswertbar. HAHN fand unter insgesamt 10851 Carcinomen nur drei primäre Urethra-Carcinome.

Nach dem Wortlaut des V. Bandes des Ann. Rep. sollten solche Tumoren als Urethra-Carcinome betrachtet werden, bei denen der Tumorsitz in der Urethra oder in den der Urethra unmittelbar benachbarten Geweben festzustellen ist. Ferner dann, wenn kein Grund für die Annahme besteht, daß das Carcinom metastatisch ist.

Es bedarf keines Hinweises, daß diese sehr weit gefaßte Definition unbefriedigend ist. Dies betonte auch WASSERBURGER, der zu folgender etwas genauerer Begriffsbestimmung des Urethra-Carcinoms gelangte: „Ein Urethra-Carcinom ist jedes Carcinom, das vom Orificium externum ausgeht und weiterhin ein solches, das sich endourethral entwickelt, gleichgültig, ob die Hauptmasse des Tumors endourethral oder periurethral gelegen ist. Die ungünstigste Gruppe ist die urethro-vulvare Form.“ Die letztgenannte Form, bzw. die Bezeichnung vulvo-urethrales Carcinom, wurde von EHRENDÖRFER in Anbetracht der oft schwierigen Entscheidung über den Ursprungsort und der Unmöglichkeit einer histologischen Klärung eingeführt. Denn weit überwiegend handelt es sich dabei um Plattenepithelcarcinome und selten um Adenocarcinome (s. auch BRUNTSCH; v. MIKULICZ-RADECKI). KNOPP, GÖBEL und VONESSEN rechnen zu den primären Urethra-Carcinomen nur Tumoren, die ihren Ausgang einwandfrei von der Urethralschleimhaut nehmen, was aber, wie gesagt, weder klinisch noch histologisch eindeutig festzustellen ist.

Auch das Vagina-Carcinom ist, ebenso wie die aufgeführten Nebengruppen, meist ein Plattenepithelcarcinom und selten ein Adenocarcinom.

b) Stadieneinteilung des Vagina-Carcinoms

Der Umstand, daß das primäre Vagina-Carcinom mit der relativ geringen Häufigkeit von ca. 2% aller weiblichen Genitalcarcinome auftritt, ist einer der Gründe, warum seine Stadieneinteilung und seine Statistik in die Jahresberichte bis jetzt nicht aufgenommen wurden. Ein weiterer Grund besteht darin, daß eine Stadieneinteilung des Vagina-Carcinoms, ebenso wie eine solche des Vulva- und des Urethra-Carcinoms, besondere Schwierigkeiten bereitet. Die drei genannten Carcinome sind unter anderem dadurch charakterisiert, daß sich bei ihnen sämtliche Ausbreitungsgrade der Primärgeschwulst mit zahlreichen Möglichkeiten des Ausbreitungsgrades und der Lokalisation der Metastasen kombinieren. Die so entstehende Vielfalt der Geschwulst-Stadien ist groß. Insbesondere ist eine progrediente Beziehung zwischen dem Stadium und der Schwere der Erkrankung bzw. der Prognose, wie dies beim Cervix-Carcinom und beim Corpus-Carcinom im allgemeinen besteht, nicht mehr gewährleistet.

Die eine klinische Stadieneinteilung erschwerende Besonderheit des Vagina-Carcinoms beruht auf der räumlich relativ weiten Variabilität der Primärgeschwulst-Lokalisation und der von dieser Lokalisation ihrerseits stark abhängigen Form der Ausbreitung und Metastasierung. Die Mehrzahl der Vagina-Carcinome hat ihren Sitz an der Vagina-Hinterwand (BEYER; DEN HOED; DRYDEN; MASSONE; MESSELT; RIES) und hier wiederum im oberen Vaginaldrittel (MASSONE; MERRILL und BENDER). Diese häufigste Lokalisation bedingt eine Ausbreitung und Metastasierung ähnlich dem Cervix-Carcinom und damit eine bis zu einem gewissen Grad günstigere Prognose. Nahe dem Introitus vaginae sitzende Carcinome metastasieren eher nach Art der Vulva- und Urethra-Carcinome. Ihre Prognose ist gegenüber den vorgenannten Carcinomen ungünstiger. Je höher also das Carcinom der Vagina sitzt, desto besser werden seine — im ganzen schlechten — Heilungsaussichten (MERRILL und BENDER; SMITH). Es wäre indessen nicht gerechtfertigt, aus diesen Gegebenheiten oder aus der Auffassung, daß die Adenocarcinome der Vagina bei häufigerem Sitz an der Vorderwand und oberflächlicherem Wachstum prognostisch günstiger wären (SCAGLIONE) oder daraus, daß die Tumoren der Hinterwand auch bei erheblicher Größe relativ langsam in das Septum rectovaginale einbrechen (DOUGLAS), zu folgern, eine klinische Stadieneinteilung des Vagina-Carcinoms sei von vornherein zwecklos.

Angesichts des Fehlens internationaler Empfehlungen ist gerade beim Vagina-Carcinom die Zahl der benutzten Stadieneinteilungen groß, jedoch handelt es sich in der Mehrzahl der Fälle um die Unterscheidung zwischen „operiert“ und „bestrahlt“. Nur zwei Beispiele anatomischer Stadieneinteilungen sind erwähnenswert.

Eine von COURTIAL 1938 angegebene Einteilung hat folgenden Wortlaut:

Stadium I. Ein knotiger Tumor oder eine oberflächliche Ulceration sind auf die Oberfläche beschränkt ohne Infiltration in die Tiefe, sie nehmen nicht mehr als die Hälfte der vorderen oder hinteren Scheidenwand ein, eine Infiltration in das Parakolpium ist noch nicht feststellbar.

Stadium II. Es ist bereits ein größerer Bezirk als die Hälfte der vorderen oder hinteren Scheidenwand befallen, die Infiltration geht auf beiden Seiten in das Parakolpium hinein, reicht aber noch nicht bis zur knöchernen Beckenwand. Oder die Infiltration hat nach vorne zu auf das Septum vesicovaginale bzw. nach hinten zu auf das Septum rectovaginale übergegriffen. Blase bzw. Urethra und Rectum sind nicht befallen.

Stadium III. Die Tumorinfiltration hat auf der einen oder anderen Seite bereits die Beckenwand erreicht und sitzt dieser fest auf, oder es liegt eine Infiltration der Blase bzw. der Urethra vor, oder es hat der Tumor auf das Rectum übergegriffen. Auch bei isolierten Knoten an der Beckenwand liegt eine Gruppe III vor.

Diese Einteilung, die den Vorzug der Kürze besitzt, wird von DYROFF und SIEGERT empfohlen. Sie trägt jedoch in keiner Weise der oben erörterten je nach der Höhe des Tumorsitzes unterschiedlichen Ausbreitung und Metastasierung Rechnung. Die folgende 1957 von BREITNER vorgeschlagene Einteilung in vier Stadien besitzt, neben besonderer Einprägsamkeit, den Vorzug, dasselbe Einteilungsprinzip aufzuweisen, wie es 1937 dem Cervix-Carcinom gegeben wurde. Folgende Formulierung wurde von RIES und BREITNER gegeben:

Stadium I. Das Carcinom ist auf die Vagina beschränkt.

Stadium II. Das Carcinom geht über die Vagina hinaus (Septum recto- bzw. vesicovaginale, parakolpales Gewebe, Teile des Parametriums, Portio), dringt aber nicht bis zur Beckenwand vor.

Stadium III. Das Carcinom erreicht die Beckenwand, überschreitet den Introitus nicht.

Stadium IV. Das Carcinom infiltriert die Blase oder das Rectum oder greift über die Grenzen des kleinen Beckens und des Scheideneinganges hinaus. Fernmetastasen.

Wie ersichtlich, ist diese Einteilung, was die ersten drei Stadien betrifft, der Einteilung von COURTIAL nicht unähnlich. Wenngleich die oben erörterte Möglichkeit, daß schon bei den Stadien I bis III regionaler Lymphdrüsenbefall, z.B. der Leistendrüsen, oder Fernmetastasierung vorliegen, nicht berücksichtigt ist, so dürfte doch die Klassifizierung von RIES und BREITNER die gegenwärtig geeignetste Form der Stadieneinteilung des Vagina-Carcinoms darstellen.

Es verdient hervorgehoben zu werden, daß die zuletzt erwähnte Stadieneinteilung mit zusätzlicher Berücksichtigung des Stadiums 0 (präinvasives Carcinom) praktisch unverändert in die Vorschläge des Krebskomitees der internationalen Gesellschaft für Gynäkologie und Geburtshilfe (1961) aufgenommen wurde.

5. Das Carcinoma vulvae

a) Definition

Für das Carcinoma vulvae liegen in den Jahresberichten keine Definitionsempfehlungen vor. Es wurde aus den gleichen Gründen, wie den im vorigen Kapitel für das Carcinoma vaginae aufgeführten, bis jetzt auch keine Statistik über das Vulva-Carcinom in die Jahresberichte aufgenommen.

Es ergibt sich jedoch aus allen bisherigen Definitionen per exclusionem, daß alle diejenigen Carcinome im Bereich der Vulva als Vulva-Carcinom zu betrachten sind, die nicht einwandfrei als Carcinome des Orificium externum urethrae und der Vagina bzw. als Carcinoma vaginae et vulvae erkannt werden. Auch das Clitoris-Carcinom ist angesichts der meistens unmöglichen Abgrenzung gegen ein Carcinom seiner Umgebung und angesichts seines klinisch gleichartigen Verlaufs als Vulva-Carcinom einzustufen.

Das Vulva-Carcinom ist meistens ein Plattenepithelcarcinom, seltener ein Adenocarcinom. Im letzteren Fall braucht es nicht unbedingt von den Bartholinischen Drüsen auszugehen, sondern kann auch in den Schweißdrüsen entstehen, wie von MCDONALD, LOVELADY und WAUGH angenommen wird. Im übrigen können auch die Carcinome der Bartholinischen Drüsen, die im allgemeinen den Vulva-Carcinomen zuzurechnen sein werden, Plattenepithelcarcinome sein (GÖBEL; RABSON und MEEKER; SIMENDINGER).

b) Stadieneinteilung des Carcinoma vulvae

Auch für das Vulva-Carcinom gilt der eine Stadieneinteilung erschwerende Gesichtspunkt, daß zwischen der Größe des Primärtumors und der Lymphknotenmetastasierung keine feste Beziehung besteht (NEWELL und MCKAY). Demgemäß enthält das Schrifttum eine große Anzahl interessanter Gruppierungsvorschläge.

Einen der einfachsten Vorschläge zur Klassifizierung des Vulva-Carcinoms stellt der 1931 von PETIT-DUTAILLIS gemachte dar. Er unterscheidet in besonders einfacher Weise zwischen auf die Vulva begrenzten Neoplasmen und solchen mit makroskopisch erkennbarer Beteiligung der regionären Lymphknoten.

1932 veröffentlichte SIMON bei der Besprechung seiner Bestrahlungsergebnisse den nachfolgenden Vorschlag:

Gruppe I. Kleine Knoten und nicht ulcerierte Infiltrationen der Labien und der Clitoris.

Gruppe II. Große Knoten und lokal begrenzte Geschwüre.

Gruppe III. Alle auf die Nachbarteile der Vulva übergreifenden Geschwüre, die aber auf eine Seite beschränkt sind und nicht auf die andere übergreifen.

Bei Gruppe II und III findet man fast stets vergrößerte Lymphknoten.

Gruppe IV. Tumoren, die auf die andere Seite übergreifen. Auch Rezidive.

Diese Gruppierung beinhaltet mehrfach Nachteile. Einmal ist die Berücksichtigung kleiner und großer Knoten sowie mehr oder weniger begrenzter Geschwüre unsicher und subjektiv beeinflußt. Sie sollte die Tatsache zum Ausdruck bringen, daß geschwüriger Zerfall und Infektion des Tumors die Prognose zu verschlechtern scheinen. Zum anderen ist der beim Vulva-Carcinom so entscheidende Lymphknotenbefall zu wenig berücksichtigt. Ähnlich wie bei den anderen Carcinomen spielt auch der Gesichtspunkt des einseitigen oder doppelseitigen Befalls als Kriterium für die Stadienzuordnung eine untergeordnete Rolle. Außer Zweifel steht es schließlich, daß Rezidive nicht in die Stadieneinteilung hineingehören, denn der Begriff „Rezidiv" setzt eine vorhergegangene Behandlung voraus, was wiederum den allgemeinen Regeln über die Stadieneinteilung widerspricht. Diese Regeln sollten auch für das Vulva-Carcinom beibehalten werden.

Recht bemerkenswert, wenn auch im Schrifttum sonst nicht anzutreffen, ist der Einteilungsvorschlag von Grabčenko aus dem Jahre 1933, der folgenden Wortlaut hat:

Stadium I. Bewegliche Tumoren ohne Metastasen.

Stadium II. Bewegliche Tumoren mit beweglichen Leistendrüsen.

Stadium III. Unbewegliche Tumoren mit beweglichen Leistendrüsen.

Stadium IV. Unbewegliche Tumoren mit unbeweglichen Leistendrüsen.

Abgesehen von einer geradezu verblüffenden Systematik dieser Klassifizierung, wird hier sämtlichen Kombinationsmöglichkeiten von Primärtumoren mit Lymphknotenbefunden Rechnung getragen, wobei es, vollkommen zu Recht, offen gelassen wird, ob die Leistendrüsen carcinomatös oder entzündlich erkrankt sind. Allerdings sind die Primärtumoren etwas zu wenig abgestuft.

1940 teilte Taussig bei der Besprechung von 155 Vulva-Carcinomen seine hierbei benutzte Stadieneinteilung mit:

Gruppe I. Tumor von 1—3 cm Durchmesser.

Gruppe II. Tumor von 4—7 cm Durchmesser.

Beide Gruppen ohne fühlbare Metastasen.

Gruppe III. Tumor von mehr als 7 cm Durchmesser oder kleinere Tumoren mit beweglichen Metastasen.

Gruppe IV. Auf Vagina und Mons veneris übergreifende Tumoren und fixierte Lymphdrüsenpakete.

Gruppe V. Weit fortgeschrittene Fälle.

So erstrebenswert einerseits die genaue zahlenmäßige Abgrenzung der einzelnen Stadien gegeneinander erscheint, so schwierig dürfte andererseits häufig die praktische Durchführung sein. Die Bestimmung von Durchmessern setzt leidlich runde Tumoren voraus. Bei länglichen oder unregelmäßigen Tumoren wird die Abschätzung effektiver Durchmesser erforderlich, was subjektiven Gesichtspunkten unterliegt. Einen Fortschritt stellt die Berücksichtigung beweglicher und fixierter Lymphknotenmetastasen als Gruppenmerkmal dar, was indessen schon für die Einteilung von Grabčenko zutrifft. Das Übergreifen eines Vulva-Carcinoms auf die Vagina braucht jedoch keineswegs das Kriterium eines fortgeschrittenen Carcinoms abzugeben und rechtfertigt somit nicht die Einstufung in die Gruppe IV.

Eine im Schrifttum besonders viel diskutierte Stadieneinteilung des Vulva-Carcinoms ist die 1941 von Berven angegebene. In ihr wird der Versuch unternommen, der Vielfalt der Kombinationsmöglichkeiten zwischen Primärtumoren und Metastasen Rechnung zu tragen. Die nachstehenden vier Gruppen betreffen zunächst lediglich den lokalen Vulva-Befall.

Gruppe I. Tumoren, die nur auf einen Teil der Vulva begrenzt und nicht ulceriert sind. Diese frühen Tumoren besitzen in der Regel keinen größeren Durchmesser als 1 cm. Sie sind gegenüber der Unterlage gut verschiebbar, sind gut abgrenzbar und es ist in der Regel kein peritumorales Ödem vorhanden. Diese Gruppe umfaßt somit Labium-Tumoren, die nur auf die Labien lokalisiert sind, Clitoris-Tumoren, die nur auf die Clitoris sowie Tumoren der hinteren Commissur, die nur auf diese lokalisiert sind.

Gruppe II. Tumoren, die auf einen Teil der Vulva lokalisiert, aber ulceriert sind. In den allermeisten Fällen besitzen die Tumoren dieser Gruppe eine bedeutend größere Ausdehnung und ulcerieren auf Grund der schlechten Nutrition und werden Sitz von Sekundärinfekten . . . Es treten schon in diesem Stadium ausgebreitete septische Lymphadenitiden mit geschwollenen, oft fixierten Drüsen in den Leisten auf . . . Die Grenzen des Primärtumors sind in diesen Fällen schwer festzustellen wegen des peritumoralen Ödems.

Gruppe III. Tumoren, die nicht länger auf nur einen Teil der Vulva beschränkt sind, sondern auf nahe angrenzende Teile der Vulva übergegriffen haben, somit also Labium-Tumoren, die auf die Commissur oder die entgegengesetzte Seite übergegriffen haben, Clitoris-Tumoren, die auf die Labien übergegriffen haben und Tumoren der hinteren Commissur, die auf die Labien übergegriffen haben. Zu dieser Gruppe werden auch Tumoren gezählt, die Implantationsmetastasen der anderen Seite aufweisen oder Tumoren mit doppelter Anlage von Anfang an.

Gruppe IV. Tumoren, die sich über die Vulva hinaus erstrecken, nämlich solche, die die Vagina, das Perineum und die umgebende Haut infiltrieren oder die direkt per continuitatem in die Leistengegenden gewachsen sind.

Je nach dem Zustand der regionalen Lymphdrüsen werden drei weitere Stadien unterschieden, die ihrerseits alle einer der obigen Gruppen zugeordnet werden können:

Stadium I. Fälle, bei welchen nur kleine, relativ gut abgrenzbare, bewegliche Drüsen normaler Konsistenz oder entzündlich vergrößerte, noch weiche Drüsen vorkommen.

Stadium II. Fälle mit vergrößerten, harten Drüsen mit periglandulärem Infiltrat, bei welchen eine große Wahrscheinlichkeit vorliegt, daß im Drüsengewebe bereits Metastasen aufgetreten sind.

Stadium III. Fälle, bei denen klinisch harte, vergrößerte, an die Umgebung fixierte Drüsen vorkommen, die mit der allergrößten Sicherheit als inoperable Metastasen vermerkt werden können.

Die Nachteile einer derartigen Stadieneinteilung, welche im übrigen in starkem Maße die Gesichtspunkte des Tumorzerfalls, der Ulceration und der Infektion berücksichtigt, sind offensichtlich. Auf der einen Seite macht eine unnötige Weitschweifigkeit der Befundbeschreibungen die praktische Anwendung sehr schwierig, auf der anderen Seite muß der Auffassung widersprochen werden, daß ein entzündlicher und ein carcinomatöser Befall der Leistendrüsen auch nur mit annähernder Sicherheit durch Palpation und Inspektion bestimmt werden kann (s. auch WIMHÖFER und ZEITZ).

Einer der wichtigsten Vorschläge zur Stadieneinteilung des Vulva-Carcinoms stammt von HUBER (1951), der sich an SIMON anlehnte und es ebenfalls vorzog, die lokale und metastatische Ausbreitung der Geschwulst von vornherein zu kombinieren:

Gruppe I. Umfaßt alle beginnenden Vulva-Carcinome, bei denen der Tumor gut verschieblich ist, allenfalls oberflächliche Ulceration zeigt und in seiner Größenausdehnung 2 cm Durchmesser nicht überschreitet. Die Leistendrüsen sind dabei frei.

Gruppe II. Der Tumor ist zwar noch auf die Vulva beschränkt, zeigt aber lokal stärkere Destruktion. Auch größere, aber im ganzen noch bewegliche Blumenkohltumoren können in diese Gruppe eingereiht werden, ebenso die Tumoren, bei denen kleine und große Labien befallen sind; auch die Carcinome, bei denen sog. Abklatschgeschwüre an korrespondierenden Stellen bestehen. Schließlich gehören auch in diese Gruppe die Fälle diffuser Carcinom-Entstehung an der Vulva. Voraussetzung ist auch hier in jedem Fall das Fehlen von Drüsenmetastasen.

Gruppe III. Die lokale Ausbreitung des Vulva-Carcinoms entspricht der Gruppe II, aber mit carcinomatöser Erkrankung des regionären Lymphdrüsengebietes, wobei die Leistendrüsen noch beweglich und operativ entfernbar sind. Da die Leistendrüsen oftmals empfindlich geschwollen sind, ist in Einzelfällen eine sichere Entscheidung erst durch die histologische Untersuchung möglich und infolge des gelegentlichen Mißverhältnisses zwischen klinischem und histologischem Drüsenbefund ist eine fehlerhafte Beurteilung in dieser Gruppe leicht möglich.

Gruppe IV. Hierher gehören die inkurablen Carcinome, die sich lokal über das eigentliche Vulva-Gebiet erstrecken, auf Vagina, Damm, Rectum, Knochen übergreifen oder aber bei denen inoperable mit der Fascie und der Haut verbackene carcinomatöse Drüsenpakete in den Leisten vorliegen. Selbstverständlich sind auch die Carcinome, bei denen Fernmetastasen bestehen, dieser Gruppe zuzurechnen.

Bei prägnanterer Formulierung der Stadiendefinitionen und der Hinweglassung zweifelhafter Merkmale, wie z.B. der Inkurabilität oder Inoperabilität, stellt diese Klassifizierung eine der gegenwärtig übersichtlichsten dar. Die Angabe eines Durchmessers für die Tumorgröße in der Gruppe I ist bei kleinen Tumoren durchaus tragbar. Auch ist es zweckmäßig, eine zu subtile Unterteilung der in die Gruppe II fallenden Befunde zu unterlassen. Die Einteilung von Huber wurde von zahlreichen Autoren übernommen (Bachmann; Breitner; Busse und Soergel; Hofmann; Ries und Breitner; Wimhöfer und Zeitz u.a.).

Ein Nachteil der obigen Klassifizierung besteht, worauf Wimhöfer und Zeitz hinwiesen, darin, daß die eindeutige Beurteilung des Drüsenbefundes von der histologischen Untersuchung der Drüse, d.h. in diesem Fall von einer Operation abhängig gemacht wird. Es ist aber Wimhöfer und Zeitz darin zuzustimmen, daß eine gewisse Fehlerquote, die dadurch bedingt ist, daß entzündlich veränderte Leistenlymphdrüsen als metastatisch angesprochen werden, auch in der Statistik des Vulva-Carcinoms ohne weiteres in Kauf genommen werden kann und muß, will man nicht die Allgemeingültigkeit der Statistik im einleitend erörterten Sinn beeinträchtigen. Die Einteilung nach Huber läßt sich schließlich mit ihren vier Stadien zwanglos in das von Breitner vorgeschlagene Klassifizierungs-Schema gynäkologischer Carcinome einordnen.

Übereinstimmend gilt die Auffassung, daß eine Beziehung zwischen dem Reifegrad von Vulva-Carcinomen und der Prognose nicht besteht (s. auch den Hoed; Cassidy, Braden und Cerha).

6. Das Carcinoma ovarii

a) Definition

Als Ovarialcarcinome sollen im Hinblick auf den Zweck der statistischen Erfolgsangabe solche Carcinome verstanden werden, die primär oder sekundär, d.h. durch bösartige Entartung von Cystomen, vom Ovarialgewebe selbst ausgehen. Ausgeschlossen werden müssen alle Carcinome, welche die Ovarien metastatisch befallen. Soweit Carcinome innerhalb einer Zeitspanne von 5 Jahren die Uterusschleimhaut und die Ovarien befallen und ein Primärtumor dabei nicht festgelegt werden kann, sind sie in die bereits behandelte Nebengruppe des Carcinoma uteri et ovarii (S. 26ff.) einzuordnen. Zu berücksichtigen ist eventuell auch die Nebengruppe des Carcinoma pelvis (S. 27).

Schwierigkeiten hinsichtlich des Entscheids, ob ein metastatischer oder ein primärer Ovarialtumor vorliegt, können die Krukenberg-Tumoren bieten (Lawrence, Larson und Hauge; Uhlmann). Ebenfalls schwierig verhält es sich mit der Einordnung der Granulosazell-Tumoren, soweit sie bei der Operation klein sind und ihr Charakter als gutartiger oder bösartiger Tumor noch nicht bekannt ist. Nach Muth und Stoll sowie nach Lax sollen sich hier die malignen zu den benignen Tumoren wie 5:20 verhalten, während Glatthaar aus dem Schrifttum Schwankungen der angegebenen anteiligen Malignität zwischen 3 und 28% mitteilt. Es dürfte empfehlenswert sein, die genannten Tumoren aus der Statistik heraus zu lassen bzw. getrennt zu führen, ebenso wie die Arrhenoblastome, die nach Javert und Finn ebenfalls in etwa $^1/_4$ der Fälle bösartig sein sollen, die Brenner-Tumoren, Teratome und alle Tumoren mit fraglicher Malignität (Meigs). Genauere Festlegungen wären im Fall einer internationalen Übereinkunft noch zu treffen.

b) Stadieneinteilung des Carcinoma ovarii

Im Rahmen der weiblichen Genitalcarcinome stellt die Stadieneinteilung des Ovarialcarcinoms die schwierigste dar. Hat sich nämlich das Carcinom über die Grenzen des betroffenen Ovars ausgebreitet, so ist häufig sowohl die Erkennung als auch die Abgrenzung verschiedener Ausbreitungsstadien kaum noch möglich. Die Beziehungen zwischen der klinischen Geschwulstausbreitung und der Prognose werden ohnehin durch die beim Ovarialcarcinom mehr oder weniger ausgeprägte Abhängigkeit derselben von der Histogenese bzw. von den jeweiligen Malignitätsgraden unübersichtlich gestaltet (BERGMANN; DAVIS, LATOUR und PHILPOTT; v. DELFT; MONTGOMERY und FARRELL: MUNNELL und TAYLOR; REICHENMILLER; TAYLOR und GREELEY). PASSERI und VASALLO verwiesen auf die mit zunehmender Entdifferenzierung ansteigende Malignität, wobei allerdings auch die Strahlenempfindlichkeit ansteigt. Es darf jedoch mit SCHROEDER und HARTL festgestellt werden, daß die prognostische Bedeutung histologischer Malignitätskriterien hinter der klinischen Ausbreitung der Geschwulst zurücktritt, wobei, wie gesagt, letztere von ersterer bereits mitbestimmt wird.

Beim Ovarialcarcinom besitzt die sonst für die Vergleichbarkeit von Erfolgsstatistiken unerläßliche Forderung nach Einstufung vor Behandlungsbeginn und ohne Berücksichtigung später gewonnener Operationspräparate naturgemäß keine Gültigkeit mehr. Da jedoch beim Ovarialcarcinom nach weitgehend übereinstimmender Auffassung aller Therapeuten nach Möglichkeit die Laparotomie anzustreben ist und im übrigen den einzigen Weg darstellt, sich ein Bild vom Charakter des Tumors und vom Ausbreitungsgrad desselben machen zu können, steht diesem andersartigen Klassifizierungsprinzip an und für sich nichts im Wege.

HARRIS und PAYNE teilten 1935 die Ovarialcarcinome in folgende Untergruppen ein:

Gruppe I. Operable einseitige Tumoren.
Gruppe II. Ein- und doppelseitige Tumoren mit Peritonealmetastasen.
Gruppe III. Inoperable Tumoren.

Abgesehen davon, daß auch beim Ovarialcarcinom der ein- oder doppelseitige Befall an den Ovarien eine untergeordnete Rolle spielt, wäre hier der Begriff der Operabilität zu definieren und zwar anders als es im allgemeinen im Fall des Collum- oder des Corpus-Carcinoms geschieht. In der obigen Gruppe I soll ,,operabel" offenbar besagen, daß makroskopisch kein Carcinomgewebe zurückbleibt, bei der obigen Gruppe III soll aber ,,inoperabel" offenbar besagen, daß auch eine teilweise Entfernung von Carcinomgewebe nicht möglich ist. Gerade beim Ovarialcarcinom liegt jedoch für heutige Begriffe und angesichts neuer Therapiemöglichkeiten auch dann Operabilität vor, wenn nur ein Teil des Carcinomgewebes entfernt werden kann und wenn zahlreiche Metastasen zurückbleiben müssen. Weitestmögliche Entfernung von Carcinomgewebe ist mit anderen Worten stets anzustreben, selbst dann, wenn nur mit einem Palliativerfolg gerechnet werden kann. Im Hinblick auf die bereits im Zusammenhang mit dem Cervix-Carcinom erörterte Frage der Operabilität sei hier der Versuch einer neuen Definition gemacht, der für alle hier behandelten Carcinome Gültigkeit besitzt.

Lokale Operabilität ist im Fall gynäkologischer Carcinome dann gegeben, wenn der geplante Eingriff voraussichtlich genügend radikal ist, um vorhandene Carcinomgewebe vollständig oder wahrscheinlich vollständig zu entfernen, oder dann, wenn nur eine partielle Entfernung von Carcinomgewebe bzw. eine unter der Operation vorgenommene Einschränkung der Radikalität bei Berücksichtigung anderer Therapiemethoden, insbesondere der Strahlentherapie, für das Heilungsergebnis vorteilhaft, zum mindesten aber gegenüber einer anderen Therapieform nicht nachteilig ist (HOFMANN).

Als ungünstig sind auch die Stadiendefinitionen von KEAN (1935) zu werten. Sie lauten:

Gruppe I. Prophylaktische postoperative Nachbestrahlung.
Gruppe II. Unvollständig operierte Fälle (zum Teil mit Ascites).
Gruppe III. Rezidive und Metastasen.
Gruppe IV. Fortgeschrittene inoperable Fälle.

Hier gilt, was die Inoperabilität betrifft, das oben Gesagte. Es sollten aber auch eventuell in Frage kommende weitere Therapiemaßnahmen nicht zur Kennzeichnung eines Carcinom-Stadiums dienen. Schon beim Vulva-Carcinom war darauf hingewiesen worden, daß Rezidive nicht in eine Stadieneinteilung hineingehören.

Auf die Wiedergabe einer Klassifizierung von MOCQUOT, die in wenig glücklicher Weise klinische Ausbreitungsmerkmale mit histologischen und endokrinologischen Merkmalen zu kombinieren versucht, kann verzichtet werden.

Eine der meist benutzten Stadieneinteilungen des Ovarialcarcinoms ist die zuerst von CRAINZ (1938) angegebene und später von CRAINZ und SCHMIEMANN (1940) modifizierte (CZECH, KEPP und WOLTHAUS; v. DELFT; GRÜNBERGER; REICHENMILLER; RIES; ROSENBAUM; RUMMEL; SCHWARZ; WINTZ und WITTENBECK). Sie basiert auf verschiedenen Graden der Operabilität und faßt nur in Gruppe IV alle nur bestrahlten, faktisch also die palliativ bestrahlten Fälle zusammen. Dieses Einteilungsprinzip scheint nach dem oben Gesagten im vorliegenden Fall gerechtfertigt zu sein, zumal es in seiner nachfolgend aufgeführten Form weder der Einstellung noch der Fertigkeit des Operateurs allzu großen Spielraum läßt:

Stadium I. Vollständig operiert.
Stadium II. Unvollständig operiert.
Stadium III. Probelaparotomiert.

In diesen drei Stadien liegt histologische Sicherung vor.

Stadium IV. Nur bestrahlt.

Eine Berücksichtigung der allgemeinen Operabilität dürfte beim Ovarialcarcinom nicht anzustreben sein, zumal Vergleiche zwischen Operation und Strahlentherapie bei den Behandlungsergebnissen des Ovarialcarcinoms kaum in Frage kommen. Das Problem der histologischen Sicherung hat in der Gruppe IV angesichts der Fälle, die in diese Gruppe gehören, untergeordnete Bedeutung. Abgesehen davon, daß die Wahrscheinlichkeit eines Irrtums bei derartig fortgeschrittenen Fällen gering ist, könnte hier eine postmortale Umgruppierung zugelassen werden.

CRAINZ und SCHMIEMANN halten im übrigen die Angabe des histologischen Charakters einer Ovarialgeschwulst sowie der in die jeweilige histologische Gruppe fallenden Heilungsergebnisse, ebenso wie MUNNELL und TAYLOR, für unerläßlich. Aus dem Zahlenmaterial der ersterwähnten Autoren ergibt sich indessen kein direkter Hinweis auf die Heilungsaussichten in Abhängigkeit von der Geschwulst-Histologie. Die relativ guten Ergebnisse der Behandlung bei sekundär maligne entarteten Cystadenomen dürften wohl, ebenso wie bei v. DELFT, MUNNELL und TAYLOR sowie bei REICHENMILLER zum großen Teil dem Umstand zuzuschreiben sein, daß diese Tumoren verhältnismäßig früh diagnostiziert und operiert werden.

Eine von MUNNELL und TAYLOR 1949 benutzte Klassifizierung des Ovarialcarcinoms unterscheidet die folgenden Ausbreitungsstadien:

Stadium I. Nur ein Ovar befallen.
Stadium II. Beide Ovarien befallen.
Stadium III. Ausdehnung auf das Beckenperitoneum und/oder die Beckeneingeweide.
Stadium IV. Ausdehnung auf das abdominale Peritoneum und/oder die Eingeweide.

Was das Stadium I und II betrifft, so muß auf das auf S. 39 Gesagte verwiesen werden: Wichtiger als die Frage, ob ein oder beide Eierstöcke von Carcinom befallen sind, ist die Frage, ob es gelingt, den Uterus mit beiden Ovarien restlos zu entfernen.

Ein Vorschlag von JAVERT und ROSCOE, der sich lediglich auf die maligne entarteten serösen Cystadenome bezieht, sei hier nur aus Vollständigkeitsgründen erwähnt.

Gleichfalls auf dem Prinzip der Operabilität aufgebaut ist die Einteilung von WALTER, BACHMAN und HARRIS, die der Möglichkeit der radikalen Entfernbarkeit umschriebener Metastasen (Gruppe II) Rechnung trägt, einer Möglichkeit, die praktisch wohl selten gegeben ist. Es sei weiterhin die Unterteilung von REICHENMILLER in „im Gesunden Operierte" und „nicht im Gesunden Operierte" entsprechend den Gruppen I und II/III von CRAINZ und SCHMIEMANN als Beispiel für das operative Grundprinzip genannt. Desgleichen die Einteilung von SCHROEDER und HARTL, welche die Einführung einer fünften Gruppe für rein symptomatisch behandelte bzw. unbehandelte Patientinnen für zweckmäßig erachten. Es kann jedoch nicht empfohlen werden, den in der Gruppe II dieser Einteilung verwendeten Begriff der „Palliativoperation" (GRÜNBERGER) beizubehalten, nachdem auch die in dieser Gruppe mögliche unvollständige Operation angesichts moderner Bestrahlungsmethoden eventuell die Möglichkeit einer Dauerheilung in sich trägt.

Wenngleich das im Jahre 1955 von J. H. MÜLLER vorgeschlagene Einteilungsprinzip den letztgenannten im Grunde ähnelt, so ist es doch im einzelnen erwähnenswert.

Stadium I. Fälle von Ovarialcarcinom, bei welchen eine radikale bzw. wahrscheinlich radikale operative Entfernung des Tumors erfolgen kann.

Stadium II. Fälle, bei denen das ein- oder doppelseitige Ovarialcarcinom noch operabel war. Es fanden sich aber bereits beginnende Tumoraussaaten in der Nachbarschaft, die teilweise oder scheinbar vollständig mit exstirpiert werden konnten.

Stadium III. Fälle von ein- und doppelseitigem Ovarialcarcinom mit ausgedehnten Peritonealcarcinosen und Netzmetastasen, wobei aber der Primärtumor noch ganz oder teilweise reseziert und eventuell auch ein Teil der Metastasen exstirpiert werden konnte.

Stadium IV. Fälle von Ovarialcarcinom, mit sehr ausgedehnten, völlig inoperablen Primärtumoren und massiven metastatischen Abdominalcarcinosen, eventuell auch Lebermetastasen.

Stadium V. Fälle, wie bei Stadium IV, aber mit zusätzlicher Pleuracarcinose, ein- oder doppelseitig.

Die bereits oben geäußerte Skepsis in bezug auf die Möglichkeit einer radikalen Entfernung von Metastasen in der Bauchhöhle kommt hier bei der Definition des Stadium II deutlich zum Ausdruck. Ob im Fall einer ausgedehnten Peritonealcarcinose mit Netzmetastasen, wie sie beim Stadium III nach MÜLLER vorliegen soll, der eventuell möglichen ganzen oder teilweisen Entfernung des Primärtumors gegenüber den Metastasen noch Bedeutung beizumessen ist, muß bezweifelt werden, nachdem gerade die Befunde im kleinen Becken bzw. in Nähe des Vaginalstumpfes einer nachgehenden Bestrahlung am ehesten zugänglich sind. Im übrigen dürften Lebermetastasen im Stadium III bereits mit der gleichen Wahrscheinlichkeit wie im Stadium IV auftreten.

Die Trennung des Stadium III vom Stadium IV nach MÜLLER dürfte wegen der fließenden Übergänge zwischen diesen Stadien Schwierigkeiten bereiten, das Stadium V — von MÜLLER bereits als Untergruppe zum Stadium IV bezeichnet — könnte ohne weiteres dem Stadium IV zugerechnet werden.

Es darf an dieser Stelle noch ein weiterer Einteilungsvorschlag gebracht werden, der ebenso wie der Vorschlag von MÜLLER von dem Befund ausgeht, der sich bei Vornahme einer Laparotomie dem Operateur bietet (HOFMANN):

Stadium I. Ovarialcarcinome, die radikal operiert werden konnten und bei denen makroskopisch sichtbar und bei Abtastung des Oberbauches fühlbar keine Metastasen festgestellt werden konnten.

Stadium II. Ovarialcarcinome, bei denen die Radikaloperation (Entfernung des Uterus mit Adnexen einschließlich des Primärtumors) möglich war, bei denen aber eine gewisse Metastasierung in das Tumorbett oder in die Bauchhöhle wahrscheinlich bzw. sicher war.

Stadium III. Ovarialcarcinome, bei denen die Radikaloperation nicht mehr möglich war und bei denen mehr oder weniger ausgedehnte Metastasen in der Bauchhöhle zurückblieben. Hier auch reine Probelaparotomien, ferner Fälle mit Pleuracarcinosen.

Es ist sicher empfehlenswert, bei dieser Einteilung eine Gruppe IV aus der Gruppe III abzuspalten, welche die extrem fortgeschrittenen Fälle, d.h. die rein probelaparotomierten und die Fälle mit Pleuracarcinosen umfaßt.

Die ursprüngliche Beschränkung auf drei Gruppen berücksichtigte im obigen Fall die statistische Auswertung mit Radiogold behandelter Fälle, welche zahlenmäßig stärker zusammengefaßt werden sollten.

Es sei in diesem Zusammenhang erwähnt, daß auch die Einteilung von J. H. MÜLLER einer geeigneten Darstellung der Behandlungsergebnisse dieses Autors mit Radiogold gerecht werden sollte. Da nur im Fall einer Radiogold-Behandlung bei Vorliegen einer Peritonealcarcinose die Entfernung eines Primärtumors besondere Wichtigkeit haben kann, wobei noch zu berücksichtigen ist, daß der Primärtumor groß gegenüber den Tumoren der Aussaat sein muß, hat die Definition des Stadium II von MÜLLER in der oben erörterten Form in besonderen Fällen ihre Berechtigung.

Aus dem bisher Gesagten geht hervor, daß die bei anderen gynäkologischen Carcinomen zweifellos anzustrebende Einteilung nach der anatomischen Ausbreitung beim Ovarialcarcinom größere Schwierigkeiten der Definition mit sich bringt. Eine von BREITNER empfohlene und von RIES geringfügig modifizierte Einteilung nach anatomischem Prinzip zeigt die bestehenden Schwierigkeiten auf, die zum mindesten dann bestehen, wenn die Einteilung die erforderliche Kürze haben soll. Die Einteilung lautet:

Stadium I. Circumscripte maligne Entartung und makroskopisch auf das Ovar beschränkt.

Stadium II. Übergriff auf Tube und Corpus.

Stadium III. Übergriff auf Umgebung im kleinen Becken, außer Blase und Darm.

Stadium IV. Übergriff auf Blase, Rectum, übriger Darm. Überschreiten des kleinen Beckens, peritoneale Aussaat, Metastasen.

Der Nachteil dieser Einteilung besteht darin, daß die ersten drei Stadien ausgesprochene Frühstadien sind, während das Stadium IV die Gesamtheit der fortgeschritteneren Fälle enthält. Die Einteilung wird insbesondere der heute bestehenden Therapie-Auffassung nicht gerecht, derzufolge nach Möglichkeit eine Radikaloperation im Sinn der Totalexstirpation des Uterus unter Mitnahme beider Adnexe erstrebenswert ist. Bei den Stadien I und II der letztgenannten Einteilung wird eine solche Radikaloperation im allgemeinen möglich sein, weshalb die Zusammenfassung beider Stadien in ein einziges gerechtfertigt ist. Auch dürfte es nicht zweckmäßig sein, ein Stadium III mit Übergriff auf das kleine Becken, jedoch unter Auslassung von Blase und Darm zu definieren: Hat nämlich das Carcinom auf das kleine Becken übergegriffen, so ist meistens auch bereits die Blase, häufiger noch der Darm mit ergriffen.

Die schwierige Frage der Stadieneinteilung des Ovarialcarcinoms muß zum gegenwärtigen Zeitpunkt noch als ungelöst betrachtet werden, doch scheint es nicht verfrüht, mit einem Versuch der internationalen Übereinkunft auch beim Ovarialcarcinom zu beginnen.

Angemerkt sei, daß ein Klassifizierungsversuch des Krebskomitees der internationalen Gesellschaft für Gynäkologie und Geburtshilfe bzw. ein solcher von KOTTMEIER (vorgetragen auf der IV. Akademischen Tagung deutschsprechender Professoren und Dozenten für Gynäkologie und Geburtshilfe, Athen 1965) von histologischen Malignitätskriterien ausgeht und die klinische Ausbreitung übergeht.

7. Allgemeine Fragen der Stadieneinteilung gynäkologischer Carcinome

a) Umfassende Klassifizierungssysteme

Die eingehende Beschäftigung mit Fragen der Klassifizierung gynäkologischer Carcinome vermittelt den Eindruck, daß diese bei Berücksichtigung aller Gruppen und Nebengruppen einen erheblichen Grad der Kompliziertheit erreicht hat. Ein Versuch, eine Systematik aufzustellen, die den Erfordernissen einer brauchbaren Klassifizierung für alle gynäkologischen Carcinome und möglichst auch einer einheitlichen Systematik gerecht wird, liegt daher nahe. BREITNER hat einen derartigen Versuch unternommen und das nachstehend aufgeführte System (zuzüglich seines eigenen Vorschlages über das Ovarialcarcinom) zur Annahme empfohlen.

Es wird hierin also für das Cervix-Carcinom mit Recht die Stadieneinteilung der Hygieneorganisation des Völkerbundes von 1937, für das Corpus-Carcinom die Einteilung von BICKENBACH und für das Vulva-Carcinom die Einteilung von HUBER benutzt. Der Gedanke, die Stadieneinteilung in dieser Weise zu systematisieren und zu vereinfachen, ist, vereinzelter Einwände ungeachtet, zu begrüßen.

Nur der Vollständigkeit halber sei noch ein Versuch erwähnt, der darin besteht, daß ein Formel-System umfassendster Art für sämtliche Carcinome aufgestellt wird. Es wurde anläßlich des IX. Internationalen Kongresses für Radiologie, München 1959, von der Internationalen Kommission für Stadieneinteilung und Erfolgsstatistik (I.C.P.R.) unter dem Vorsitz von SCHINZ vorgelegt. Dabei handelt es sich um das bereits 1953 in Kopenhagen von HEYMAN zur Diskussion gestellte T.N.M.-System, bzw. seine Modifikationen, das T.M.-, T.- und M.-System. Hier soll T. den Primärtumor, N. den Metastasenbefund in den (regionären) Lymphknoten und M. den Fernmetastasenbefund bedeuten, wobei der Schweregrad des Befundes durch fortschreitende Indexzahlen angegeben wird. Die

Tabelle 2. Vorschlag zur Vereinheitlichung der Stadieneinteilung weiblicher Genitalcarcinome nach J. BREINER. Ovarcialcarcinom und Vaginalcarcinom hier nicht berücksichtigt

Prinzip	Stadium I	Stadium II	Stadium III	Stadium IV
	Auf Ausgangsorgan beschränkt	Übergriff auf nächste Umgebung	Innerhalb des kleinen Beckens, ohne Blase und Rectum[1]	Blase, Rectum, Überschreitung des kleinen Beckens, Metastasen
Collumcarcinom, Hygieneorganisation Völkerbund	Portio	Parametrium in Collumnähe, Vagina, Korpus	Parametrium bis Beckenwand	Überschreitung, kleines Becken, Blase, Rectum, Metastasen
Korpuscarcinom nach BICKENBACH	Korpus	Cervix	Kleines Becken	Überschreitung, kleines Becken, Vulva, Blase, Darm, Metastasen
Vulvacarcinom nach HUBER	∅ 2 cm, gut verschieblicher Tumor, oberflächlicher Ulcus	Vulva (ohne Lymphknoten)	Regionäre Lymphknoten	Vagina, Damm, Rectum, Knochen, Metastasen

[1] Hierbei auch Leisten- und Oberschenkel-Lymphdrüsen.

Definitionen der Stadien T_1 bis T_4 können einer entsprechenden Mitteilung von SCHINZ [Strahlenther. 110 (1959), S. 156] entnommen werden. Sie sind leider durch eine unklare Terminologie gekennzeichnet, wie z.B. durch den Ausdruck „technisch und prognostisch operabel (bzw. inoperabel)". Für die gynäkologischen Tumoren, vor allem das Collum- und das Corpus-Carcinom, soll das als „Notbehelf" bezeichnete T.M.-System Verwendung finden, nachdem die regionären Lymphdrüsen hier klinisch nicht zu erfassen seien. Im Hinblick auf alle vorhergehenden Ausführungen genügt die Feststellung, daß der Kliniker das System von BREITNER oder ein ähnliches derartiges System unter allen Umständen vorziehen wird.

b) Der mikroskopische Nachweis

Es war bereits früher darauf hingewiesen worden, daß die Herausgeber der Jahresberichte den mikroskopischen Nachweis des Cervix-Carcinoms als Voraussetzung für eine statistische Auswertung ursprünglich für unerläßlich hielten. Noch im V. Band des Ann. Rep. (1949) wird die „zukünftige Notwendigkeit der mikroskopischen Sicherung einer Carcinom-Diagnose" besonders herausgestellt. Verständlicherweise wurde hierdurch versucht zu verhindern, daß Fälle, bei denen es sich nicht um ein Carcinom handelt, in die Statistik aufgenommen werden und diese — meist in günstigem Sinn — verfälschen. Im VI. Band des Ann. Rep. (1951) veröffentlichte HEYMAN jedoch das Ergebnis statistischer Untersuchungen über den Unterschied der Heilungsraten, der sich mit und ohne Berücksichtigung der histologisch verifizierten Fälle ergibt. Es zeigte sich, daß dieser Unterschied so gering ist, daß es vertretbar ist, die Forderung nach alleiniger statistischer Auswertung mikroskopisch nachgewiesener Carcinome fallen zu lassen.

Es muß hier besonders betont werden, daß ein solches Vorgehen nach wie vor nur dann gerechtfertigt ist, wenn auch weiterhin die histologische Sicherung der Befunde angestrebt und nur in Ausnahmefällen unterlassen wird. Dies gilt auch für die Fälle, in denen der Carcinombefall von Blase und Rectum das entscheidende Ausbreitungsmerkmal darstellt. Die Empfehlungen von Montreal (1958) haben immerhin der häufiger fehlenden Möglichkeit der Probeentnahme und der histologischen Sicherung im Falle fraglichen Blasen- oder Darmbefalls durch Schaffung zweier Untergruppen mit klinisch und histologisch diagnostizierten Fällen Rechnung getragen und betont, daß der histologische Nachweis des Blasenbefalls jedenfalls nicht zur Vorschrift gemacht werden könne.

In solchen Fällen, in denen sich die Klassifizierung auf einen Ovarialbefund erstreckt (Carcinoma ovarii und Carcinoma uteri et ovarii), sollte stets der histologische Nachweis des Carcinoms geführt werden, da die Gefahr eines Irrtums, vor allem bei weniger weit fortgeschrittenen Fällen, genügend groß ist, um erhebliche Fehler in der Statistik herbeizuführen. Die beim Ovarialcarcinom praktisch immer vorgenommene Laparotomie kommt dieser Forderung entgegen.

c) Die zulässigen Untersuchungsmethoden

In den vorhergehenden Kapiteln war mehrfach ausgeführt worden, daß für eine allgemeingültige Stadieneinteilung, die den dargelegten Zwecken gerecht wird, allein die klinische Untersuchung sowie die histologische Untersuchung von Biopsie-Material vor Beginn der Behandlung in Frage kommt. Eine Ausnahme stellt hier allein das Ovarialcarcinom dar. Eine chirurgische Stadieneinteilung, die auf klinischer Untersuchung bei der Operation und auf mikroskopischer Untersuchung der Operationspräparate beruht (s. auch S. 10), kann allein für den Vergleich chirurgischer Methoden Bedeutung haben. Die Exstirpation von Lymphdrüsen an Leisten und Oberschenkeln ist nicht mehr als Biopsie sondern als Operation zu betrachten.

In Übereinstimmung mit den Ausführungen im VII. Band des Ann. Rep. (1952) kann es zum gegenwärtigen Zeitpunkt nicht als zulässig erachtet werden, Carcinomfälle in die Statistik aufzunehmen, die nur durch Smear-Untersuchungen diagnostiziert wurden.

Die klinische Untersuchung vor der Behandlung nebst Probeexcision umfaßt die Inspektion, die Palpation und die Untersuchung „mit Instrumenten, die jedem Facharzt zur Verfügung stehen" (X. Band des Ann. Rep.), d.h. mit Sonde, Curette, Konisations- und Probeexcisionsgerät, Katheter, Cystoskop und Rectoskop. Hinsichtlich röntgendiagnostischer Maßnahmen liegt in den Jahresberichten keine endgültige Stellungnahme vor. Grundsätzlich sollen sie zugelassen sein. Entgegen einer im X. Band des Ann. Rep. geäußerten Auffassung dürfte es heute kaum noch eine Statistik treibende Klinik geben, die nicht wenigstens über die Möglichkeiten der Hysterosalpingographie und der Urographie verfügt. Letztere soll indessen, ebenso wie die Venographie, nach den ergänzenden allgemeinen Regeln von Montreal 1958 (s. S. 22) für die Klassifizierung nicht Verwendung finden.

Das Krebskomitee der internationalen Gesellschaft für Gynäkologie und Geburtshilfe hat 1961 den Vorschlag unterbreitet, daß eine Konisation noch nicht als definitive Therapie anzusehen ist, wohl aber eine Hysterektomie. Bezüglich röntgendiagnostischer Maßnahmen wurde vorgeschlagen, daß diese für die Feststellung von Metastasen im Hinblick auf die klinische Stadieneinteilung mit verwertet werden sollen. Nach wie vor sollen jedoch Urogramme keine Berücksichtigung finden.

Man sollte sich überhaupt darüber im klaren sein, daß röntgendiagnostische Maßnahmen auf dem Gebiete der Gynäkologie im allgemeinen weder die Carcinomdiagnose zu sichern noch die Carcinomausbreitung festzulegen imstande sind. Sie können allenfalls die Bedeutung ergänzender, vielleicht therapiebestimmender Maßnahmen haben (s. hierzu Aknin; Bayardelle; Béclère; Breitner und Adler; Castronovo; Dalsace und

AKNIN; GELLE und FLEURY; GUEDES; GUSBERG und TAYLOR; JESU; MARTINEZ; MEDYŃSKI; MENEES und MILLER; NIELSEN; NORMAN; SCHULTZE; TASCH u.v.a.). Die Ansicht von BÉCLÈRE, daß die Hysterographie als Routinemethode für die Frühdiagnose eines Corpus-Carcinoms geeignet sei, und daß durch die Hysterographie praktisch jede Blutungsstörung, soweit sie im Cavum uteri ihren Ausgangspunkt hat, geklärt werden könne (s. auch GELLE und FLEURY) wird jedoch mit Recht von den meisten Untersuchern angezweifelt. Es ist insbesondere der Verzicht auf eine Probecurettage nicht zu verantworten, wenn die Hysterographie einen normalen Befund zu ergeben scheint, jedoch klinische Anhaltspunkte für ein Carcinom bestehen. Eine Stadieneinteilung, welche die Bestimmung der Ausdehnung eines Neoplasmas im Corpus uteri oder auch in der Endocervix mittels Instrumenten oder der Hysterographie zur Voraussetzung hat, stützt sich auf in hohem Maße unzuverlässige Befunde. Auch ERBSLÖH mißt der Hysterographie für den genannten Zweck nur begrenzte Bedeutung bei.

d) Über die Genauigkeit bzw. die Grenzen der Stadieneinteilung gynäkologischer Carcinome

Der Zweck der Stadieneinteilung gynäkologischer Carcinome war seinerzeit von den Herausgebern der Jahresberichte in der Weise umrissen worden, daß die Heilungsrate, die an einer Klinik bei Patientinnen eines Stadiums erreicht wird, mit derjenigen der entsprechenden Patientinnen einer anderen Klinik verglichen werden sollte, wobei sich dieser Vergleich ursprünglich lediglich auf die verschiedenen Methoden der Strahlentherapie, später auch auf die operative Therapie mit erstrecken sollte. Es erhob sich bald die Frage, ob auf Grund einer Anzahl bereits vorliegender Jahresberichte Aussagen über den Wert verschiedener Behandlungsmethoden gemacht werden könnten. Wie die Durchsicht der Jahresberichte ergibt, und wie schon von HEYMAN, MARTIUS und SCHINZ festgestellt worden war, ist diese Frage bis heute im allgemeinen zu verneinen.

Bei der Suche nach den Gründen für diesen bedauerlichen Umstand erheben sich zwei weitere Fragen:

1. Wie weit ähnelt sich überhaupt das primäre Krankengut einer Klinik in verschiedenen Zeitabschnitten und verschiedener Kliniken untereinander?

2. Wie groß sind die Abweichungen der Stadienzuordnung bei zwei verschiedenen Untersuchern an ein und demselben Krankengut?

Offensichtlich hängt die Beantwortung der ersten Frage von der Beantwortung der zweiten Frage ab.

Was die Frage 1 betrifft, so konnten HEYMAN und die Mitherausgeber des X. Bandes des Ann. Rep. zeigen, daß der Prozentsatz der Stadium I-Fälle an zahlreichen großen Kliniken Europas und Amerikas von Jahr zu Jahr beachtlichen Schwankungen unterliegt. Noch größer sind die Unterschiede, die für dasselbe Stadium zwischen verschiedenen Kliniken festgestellt wurden: Sie schwanken zwischen 5,9 und 41,2%. Überraschender noch ist die Tatsache, daß auch die großen skandinavischen Kliniken, die sowohl hinsichtlich räumlich-organisatorischer Faktoren als auch hinsichtlich ihres Krankengutes viele Gemeinsamkeiten haben, derartige Schwankungen des Umfanges der einzelnen Stadiengruppen aufweisen. Dies unterstreicht zunächst die bereits in der Einleitung hervorgehobene Tatsache, daß die Angabe absoluter Heilungs- oder Leistungsziffern für Vergleichszwecke praktisch wertlos ist.

Die Erklärung, daß die genannten Schwankungen wirklich echte räumliche und zeitliche Schwankungen in der Qualität des Aufnahmekrankengutes einer Klinik darstellen, erscheint unwahrscheinlich. Bliebe noch die zweite Erklärungsmöglichkeit, daß die Befunderhebung und Befundeinstufung verschiedener Untersucher, auch innerhalb ein und derselben Klinik, wesentlich ungleichmäßiger ist, als angesichts aller Bemühungen um exakte Stadiendefinitionen erwartet werden durfte, Zweifellos spielt hierbei der Faktor der Erziehung und der Ausbildung eine beachtliche Rolle, was in den allgemeinen Empfehlungen des Ann. Rep. immer wieder betont wurde. Sollte doch die Stadienzuordnung nie ungeübten Untersuchern, sondern nur auf diesem Gebiet erfahrenen Untersuchern überlassen werden.

Unbestreitbar ist auf der anderen Seite, daß selbst bei größter Erfahrung der Untersucher Fehler in der Einstufung auftreten müssen, die darauf zurückzuführen sind, daß der untersuchende Finger hoch sitzende Metastasen oder nur kleine Infiltrate nicht erreichen bzw. nicht tasten kann. Man wird daher grundsätzlich zu unterscheiden haben zwischen solchen Carcinom-Infiltraten bzw. -Metastasen, die von keinem noch so geübten Untersucher getastet werden und die eine unvermeidliche Fehlerquote bedingen und solchen Carcinom-Infiltraten bzw. -Metastasen, die von verschiedenen Untersuchern subjektiv unterschiedlich beurteilt werden. Erstere werden eine ziemlich gleichmäßige Rate „zu guter" Einstufungen nach sich ziehen, letztere werden die eigentliche Schwierigkeit der einheitlichen Klassifizierung darstellen (s. auch TWOMBLY).

Über die genannten unvermeidlichen Einstufungsfehler sind zahlreiche Untersuchungen angestellt worden. CHERRY, GLÜCKSMANN, DEARING und WAY konnten zeigen, daß der Vergleich klinisch festgelegter Stadien mit der durch die Operation nachgewiesenen tatsächlichen Ausbreitung des Carcinoms bei 199 Fällen nur in 23% der Fälle Übereinstimmung erbrachte. Nach ZEITZ fanden sich nach Wertheimscher Radikaloperation von 95 Fällen im Stadium I, 35 Fällen im Stadium II und 3 Fällen im Stadium III in 15% des Gesamtkrankengutes befallene Lymphknoten. GRICOUROFF stellte bei 12% seiner Fälle im Stadium I und bei 43% seiner Fälle im Stadium II Lymphknotenmetastasen fest. BRUNTSCH teilte mit, daß in 11 von 71 Fällen eine bestehende parametrane Infiltration carcinomatöser Art nicht getastet wurde. Des weiteren wiesen ANTOINE; CENTARO und MANGIONE; CHASTENET DE GERY und LABORDE; ISBELL und DEAN; JAVERT; MEIGS; MITANI, TAKAKI, YAMAGUCHI, FUYITA, MIYAMURA, SHIIKI, KOYAMA, TANAKA und YUKINARI; NAVRATIL; sowie READ auf die Diskrepanz zwischen einer klinischen Klassifizierung und der tatsächlichen Carcinomausbreitung hin. Es war bereits mehrfach festgestellt worden, daß diese Diskrepanz nicht eine nachträgliche, d.h. postoperative Umklassifizierung der Fälle rechtfertigt, will man sich die Möglichkeit eines Vergleichs mit radiologischen Behandlungsmethoden offen halten. Für den Vergleich ausschließlich chirurgischer Behandlungsmethoden ist ein derartiges Vorgehen statthaft (s. auch MEIGS und BRUNSCHWIG; MEIGS und LIU).

Was die genannten subjektiven Einstufungsfehler anbelangt, so zeigen die Untersuchungen von HEYMAN, KOTTMEIER und SEGERDAHL über die Kongruenz der Gruppenzuordnung bei zwei verschiedenen Untersuchern, daß diese grundsätzlich klein gehalten werden können. Es wurden 143 von 163 Patientinnen von HEYMAN und von KOTTMEIER in gleicher Weise eingestuft. In 18 Fällen, d.h. in 11,2% der Fälle, entstanden Differenzen. Die Berechnung einer präsumptiven 5-Jahres-Heilung ergab jedoch, daß diese Differenzen sich beim Stadium I in einem Fehler von 1%, beim Stadium II durch einen solchen von 0,2% auswirken würden.

Die genannte Differenz von 11,2% bei der Einstufung mag als zulässig betrachtet werden, betrifft jedoch zwei Untersucher, die in bezug auf Erfahrung und auf die Gleichmäßigkeit der Interpretation sowohl der Befunde als auch der Regeln eine absolute Ausnahme darstellen dürften. Es wird jedoch kaum übertrieben sein, wenn man annimmt, daß die entsprechende Differenz bei zwei Untersuchern aus verschiedenen Kliniken 20% weit übersteigen würde. In ähnlichem Sinn äußerte sich auch A. MAYER. So bleibt nur mit EYMER zu hoffen, daß sich im Laufe der Zeit eine zunehmende Angleichung in der Eingruppierung gynäkologischer Carcinom-Befunde bei verschiedenen Untersuchern erreichen läßt. Erst wenn diese Voraussetzung geschaffen ist, können weitere Fragen geklärt werden: Die Frage unterschiedlicher örtlicher Zusammensetzung des Patientinnenmaterials und schließlich die Frage der Leistungsfähigkeit einer besonderen Behandlungsmethode. Angesichts dieses Sachverhalts dürfte es aber auch ratsam sein, zukünftig auf weitere Modifizierungen bereits bestehender und bis zu einem gewissen Grade bewährter Stadieneinteilungen zu verzichten. Keine neue Stadieneinteilung wird die zuletzt erörterten Fehler, den unvermeidlichen und den subjektiven, restlos vermeiden können. Es wird vielmehr zum gegenwärtigen Zeitpunkt anzustreben sein, bestehende und bereits bewährte Klassifizierungen durch dauernden Gebrauch derartig zu fundieren, daß es im Lauf einer jahrelangen Entwicklung zu der erstrebten Angleichung in der Befundeinstufung kommt.

Literatur

Adler, L.: Frühdiagnose des Karzinoms der weiblichen Geschlechtsorgane. Wien. klin. Wschr. **1934 I**, 723—724.

Ahumada, J. C., O. Prestini u. J. del Togno: Unsere Erfahrungen mit der Radiumtherapie des Zervix-Karzinoms. Zbl. Gynäk. **1937**, 1639—1642.

Akazaki, K.: Some problems in the pathologic histology of carcinoma of cervix uteri with special consideration on its relationship to prognosis. Gann **44**, 401—420 (1953).

Aknin, R. A.: Diagnostic des métrorrhagies par l'hysterosalpingographie. Thèse Paris 1937.

Amreich, A. I.: Klinik und operative Behandlung des Uterus-Karzinoms. In: Handbuch Seitz-Amreich, Gynäkologie, Bd. IV, S. 936—940. Berlin - Innsbruck - München - Wien: Urban & Schwarzenberg 1953.

Anderes, E., u. H. J. Wespi: Der heutige Stand der Früherfassung des Portio-Karzinoms mittels der Kolposkopie. Geburtsh. u. Frauenheilk. **3**, 248—271 (1941).

Annual report on the results of radiotherapy in cancer of the uterine cervix, vol. I—VII. Stockholm 1929—1952.

Annual report on the results of treatment in carcinoma of the uterus, vol. VIII—XI. Stockholm 1953—1958.

Antoine, T.: Zur Gruppeneinteilung und Nomenklatur des Kollum-Karzinoms. Wien. klin. Wschr. **64**, 215—216 (1952).

— Die operative Behandlung des Kollum-Karzinoms. Krebsarzt **7**, 317—323 (1952).

— Abgrenzung der Methoden der Karzinom-Behandlung. Strahlentherapie, Sonderbd. **37**, 174—179, 214—221 (1957).

—, u. E. Maier: Die Elektrokoagulation des Vulva-Karzinoms. Arch. Gynäk. **172**, 487—499 (1942).

Arneson, A. N., and F. W. Stewart: Clinical and histologic changes produced in carcinoma of the cervix by different amouns of Roentgen radiation. A comparison. Arch. Surg. **31**, 542—567 (1935).

Aschoff, L.: Pathologische Anatomie. Jena 1919.

Asplund, J.: The uterine cervix and isthmus under normal and pathological conditions. Acta radiol. (Stockh.), Suppl. **91** (1952).

Atlas über die Einteilung der Kollum-Karzinome des Uterus in vier Stadien. Stockholm 1938.

Baclesse, F., et J. M. Fernandez-Colmeiro: Quelque remarques sur le traitement radiothérapique des adénocarcinomas du col utérin. Bull. Ass. franç. Cancer **30**, 118—128 (1942).

Bajardi, F., u. E. Burghardt: Ergebnisse von histologischen Serienschnittuntersuchungen beim Carcinoma colli 0. Arch. Gynäk. **189**, 392—403 (1957).

Bayardelle, C.: L'hystérographie dans le diagnostic de metrorrhagies. Thèse Paris 1936.

Béclère, Cl.: L'exploration radiologic en gynécologie. Technique. Résultats. Paris: Masson & Cie. 1928.

— Traitement du cancer du corps de l'uterus. Paris méd. **1932**, 259—266.

— L'hysterographie dans le diagnostic des lésions intra-utérines et des metrorrhagies fonctionelles. Bull. Soc. Obstét. Gynéc. Paris **22**, 815—822 (1933).

— Le cancer du corps de l'utérus avant et après la ménopause. Presse méd. **1937 II**, 1344—1345.

— Le diagnostic précoce du cancer du corps de l'utérus par l'hystérographie. Verh. 2. Internat. Kongr. Kampf Krebs **2**, 260—263 (1937).

— Diagnostic par l'hysterosalpingographie des hémorrhagies utérines d'origine inconnue. Verh. Internat. Kongr. Geburtsh. u. Gynäk. Amsterdam **2**, 332—334, 341—344 (1938).

Belonoschkin, B.: Zur Frage der Dauerheilung des Kollum-Karzinoms des Uterus und des Rezidivproblems. Münch. med. Wschr. **1955**, 1306—1308.

Bergmann, G.: Über die Behandlung der bösartigen Ovarialtumoren und die Behandlungsergebnisse an der Rostocker Universitäts-Frauenklinik in dem Dezennium 1940—1949. Krebsarzt **13**, 310—318 (1958).

Berven, E. G. E.: 177 Fälle mit primärem Vulva-Karzinom. Acta radiol. (Stockh.) **22**, 99—154 (1941).

— Krebs der Vulva. Nord. Med. **1941**, 1157—1158.

Beyer, H.: Das Vaginal-Karzinom. Dissertation Hamburg 1937.

Bickenbach, W.: Vorschläge zur klinischen Einteilung des Carcinoma corporis uteri. Zbl. Gynäk. **1955**, 1845—1849.

Blaikley, J. B., H. L. Kottmeier, H. Martius, and J. V. Meigs: Classification and clinical staging of carcinoma of the uterus. Amer. J. Obstet. Gynec. **75**, 1286—1291 (1958).

Blumberg, J. M., and W. B. Ober: Carcinoma in situ of the cervix: recurrence in the vaginal vault. Report of a case. Amer. J. Obstet. Gynec. **66**, 421—425 (1953).

Böckler, H.: Vortrag Mittelrhein. Ges. für Gynäk. u. Geburtsh. Gießen, Mai 1959.

—, u. D. Prinz: Veränderungen der oberen Harnwege nach Bestrahlung und Operation des Kollum-Karzinoms. Geburtsh. u. Frauenheilk. **19**, 858—867 (1959).

Bowing, H. H., A. U. Desjardins, L. J. Stacy, and J. H. Bliss: Results obtained in the treatment of carcinoma of the cervix uteri with radium and Roentgen-rays from 1915 to 1923 inclusive. Amer. J. Roentgenol. **24**, 54—62 (1930).

Bowing, H. H., and R. E. Fricke: Dosage and technique in the treatment of carcinoma of the uterine fundus with radium. Amer. J. Roentgenol. **33**, 50—53 (1935).

Brandstetter, F., u. A. Kratochwil: Ergebnisse der Therapie beim Uterus-Karzinom. Krebsarzt **14**, 251—257 (1959).

Breitner, J.: Vorschlag zur Vereinheitlichung der Stadieneinteilung bei den Genitalkarzinomen. Geburtsh. u. Frauenheilk. **18**, 499—501 (1958).

—, u. N. Adler: Die Behandlung des Korpus-Karzinoms am Frauenspital Basel von 1943—1953. Geburtsh. u. Frauenheilk. **15**, 113—126 (1955).

Bringardner, A. M., and A. Horava: The multicentric origin of carcinoma in situ of the cervix. Case report. Amer. J. Obstet. Gynec. **75**, 1302—1304 (1958).

Bruntsch, K. H.: Zur Pathologie und Klinik des weiblichen Harnröhrenkarzinoms. Zbl. Gynäk. **1954**, 1140—1157.

— Deutung gynäkologischer Erkrankungen durch den histologischen Befund. Med. Klin. **1955**, 1741—1743.

— Die Wertung der histologischen Untersuchung der Parametrien beim operierten Kollum-Karzinom im Hinblick auf die Feststellung des Ausbreitungsgrades. Geburtsh. u. Frauenheilk. **17**, 518—523 (1957).

Buchmann, E.: Ureterstenosierung und Hydronephrosenbildung durch Krebsinfiltration und Strahleninduration des Parametriums beim Kollum-Karzinom. Strahlentherapie **99**, 20—38 (1956).

Busse, O., u. W. Soergel: Bericht über 800 maligne Erkrankungen des weiblichen Genitales der Jahre 1947 bis 1952. Geburtsh. u. Frauenheilk. **19**, 201—217 (1959).

Buttenberg, D.: Das Adenokarzinom des Collum uteri. Strahlentherapie **112**, 45—53 (1960).

Cassidy, R. E., F. R. Braden, and H. T. Cerha: Factors that might influence prognosis in malignancies of the vulva. Amer. J. Obstet. Gynec. **74**, 361—367 (1957).

Castronovo, E.: Sul valore pratico della isterosalpingografia. Radiol. med. (Torino) **15**, 801—828 (1928).

Cattaneo, L.: Considerazioni sulla terapia del cancro del collo dell' utero. Clin. ostet. ginec. **54**, 1—13 (1952).

— Betrachtungen über Indikationen, Wege, Verfahren, Resultate der radikalen Hysterektomie in der Behandlung des invasiven Karzinoms der Cervix uteri. Zbl. Gynäk. **1956**, 1159—1160.

— Considerazioni sulle indicazioni, le vie, i procedimenti, i risultati della isterectomia "radicale" per carcinoma del collo uterino allo stato invadente. Clin. ostet. ginec. **58**, 189—217 (1956).

— Betrachtungen über Indikationen, Wege, Verfahren und Ergebnisse der „radikalen" Hysterektomie bei Zervix-Karzinom im invasiven Stadium. Sci. med. ital. **5**, 199—243 (1956).

Centaro, A., e P. Mangione: Classificazione anatomo-clinica del carcinoma del colle dell' utero con particolare riguardo at alculi reperti istopatologici associati. Riv. Ostet. Ginec. **12**, 403—445 (1957).

Chambers, H.: The histological classification of cancers of the uterine cervix and the relation between the growth structure and the results of radium treatment. Amer. J. Cancer **23**, 1—15 (1935).

Chastenet de Gery, P., et S. Laborde: Le diagnostic de l'étendue des lésions dans le cancer de l'utérus. Bull. Ass. franç. Cancer **21**, 163—169 (1932).

Cherry, C. P., and A. Glücksmann: Lymphatic embolism and lymphnode metastasis in cancers of vulva and of uterine cervix. Cancer (Philad.) 8, 564—575 (1955).

— — R. Dearing, and S. Way: Observations on lymphnode involvement in carcinoma of the cervix. J. Obstet. Gynaec. Brit. Emp. **60**, 368—377 (1953).

Chu, F., H. Lepow, and W. Godsick: Primary squamous-cell carcinoma of the corpus uteri. Arch. Path. **65**, 13—17 (1958).

Clauss, J., u. B. Berić: Über das Mikrokarzinom am Collum uteri. Oncologia (Basel) **11**, 23—41 (1958).

Corscaden, J. A.: Gynecologic cancer. New York 1951.

Cosbie, W. G., and D. N. Henderson: Carcinoma of the body of the uterus. J. Obstet. Gynaec. **46**, 32—43 (1939).

Courtial, J.: La radiothérapie des épithéliomas primitifs du vagin. Arch. Élect. méd. **46**, 193—207 (1938).

— Épitheliomas primitifs du vagin et radiothérapie. Paris méd. **1939 I**, 247—252.

Crainz, F.: Die Behandlungserfolge bei den bösartigen Eierstockgeschwülsten. Strahlentherapie **63**, 434—464 (1938).

—, u. R. Schmiemann: Die Bewertung der Behandlungsergebnisse bei den bösartigen Eierstockgeschwülsten. Zbl. Gynäk. **1940**, 784—791.

Crossen, H. S.: Clinical classification of cases of carcinoma of corpus uteri. Amer. J. Obstet. Gynec. **33**, 587—595 (1937).

Czech, H., R. Kepp u. G. Wolthaus: Ergebnisse der Behandlung der bösartigen Genitaltumoren an der Universitäts-Frauenklinik Göttingen in den Jahren 1937—1944. Strahlentherapie **82**, 321—354 (1950).

Dahle, Th.: Transtubal spread of tumor cells in carcinoma of the body of the uterus. Surg. Gynec. Obstet. **103**, 332—336 (1956).

Dalsace, J., et R. A. Aknin: Diagnostic des métrorrhagies par l'hystéro-salpingographie. Bull. méd. (Paris) **51**, 782—785 (1937).

Darcis, L.: Cancers du corps et du col de l'uterus. Classification et modes de traitement utilisés au Radiumhemmet. Acta clin. belg. **11**, 59—76 (1956).

Davis, P. A., J. P. A. Latour, and N. W. Philpott: Primary carcinoma of the ovary. Surg. Gynec. Obstet **102**, 565—573 (1956).

DELFT, H. v.: Erfolge der operativen und Strahlentherapie bösartiger Ovarialtumoren. Zbl. Gynäk. **1941**, 1507—1514.

DELLEPIANE, G.: Il cancro del corpo dell'utero. Atti Soc. ital. Ostet. **33**, 1—376, 434—444 (1937).

DEL REGATO, J. A.: The role of roentgentherapy in the treatment of cancer of the cervix uteri. Amer. J. Roentgenol. **68**, 63—71 (1952).

— The international classification of carcinoma of the uterine cervix. Amer. J. Roentgenol. **69**, 652—653 (1953).

DEN HOED, D.: Results obtained in the treatment of malignant tumors of the vagina vulva and urethra. Acta radiol. (Stockh.) **17**, 569—578 (1936).

DEUEL, H.: Zur Radiumtherapie des Korpus-Karzinoms. Radiol. Klin. (Basel) **18**, 31 (1949).

DÖDERLEIN, A.: Ergebnisse der Radikaloperation und der Strahlenbehandlung des Zervix-Karzinoms. Mschr. Geburtsh. Gynäk. **46**, 51—63 (1917).

— Über die Strahlenbehandlung des Kollum-Karzinoms des Uterus. Münch. med. Wschr. **1922**, 221—223.

— 14 Jahre Strahlenbehandlung des Uterus-Karzinoms. Arch. Gynäk. **132**, 138—140 (1927).

DÖDERLEIN, G.: Die operative Behandlung der fortgeschrittenen Kollum-Karzinome. Zbl. Gynäk. **1950**, 1908—1915.

— Das Adenokarzinom des Collum uteri. Zbl. Gynäk. **1953**, 1529—1535.

—, u. H. BAATZ: Der Wert einer klinischen Gruppierung der Kollum-Karzinome. Zbl. Gynäk. **1934**, 22—32.

DOUGLAS, G. W.: Observations on the pathology of primary carcinoma of the vagina and its relation to therapy. Surg. Gynec. Obstet. **98**, 456—466 (1954).

DRESCHER, H.: Zur Klinik des Adenokarzinoms der Cervix uteri. Geburtsh. u. Frauenheilk. **9**, 31—37 (1949).

DRYDEN, K. W.: Über die in der Universitäts-Frauenklinik beobachteten primären Tumoren der Vagina: 14 Karzinome, 1 sogenanntes traubenförmiges Sarkom, 1 Fibrosarkom, 1 Fibromyom, 1 Myom, 1 malignes Melanoblastom. Diss. Münster 1936.

DUCUING, J.: L'exploration clinique des adénopathies pelviennes dans le cancer du col de l'utérus. Bull. Soc. Gynéc. **27**, 773—782 (1938).

DYROFF, R., u. A. SIEGERT: Röntgen- und Radiumbehandlung in der Frauenheilkunde. In: Handbuch SEITZ-AMREICH, Bd. III, Allg. Teil 3, S. 631—899. Berlin-Innsbruck-München-Wien: Urban & Schwarzenberg 1955.

EHRENDORFER, E.: Über Krebs der weiblichen Harnröhre. Arch. Gynäk. **58**, 463—491 (1899).

EICHENBERG, H. E.: Oberflächliche Ausbreitung des Kollum-Karzinoms auf die Vagina. Z. Geburtsh. Gynäk. **111**, 243—263 (1935).

ELLIS, F.: Malignant desease of the ovary and radiotherapy. A survey of 168 cases with 10-year follow-up. J. Fac. Radiol. (Lond.) **7**, 1—10 (1955).

ERBSLÖH, J.: Wie weit läßt sich die Ausdehnung des Adenocarcinoma uteri hysterographisch erkennen? Zbl. Gynäk. **1956**, 140—142.

EWING, J.: Neoplastic deseases. Philadelphia: W. B. Saunders Co. 1919 und 1931.

EYMER, H.: Die Klinik der Bestrahlung der Gebärmutterkrebse. In: Handbuch HALBAN-SEITZ, Bd. IV, S. 941—944. Berlin u. Wien: Urban & Schwarzenberg 1928.

— Über die Behandlung des Gebärmutterhalskrebses an der Heidelberger Universitäts-Frauenklinik nebst grundsätzlichen Bemerkungen zur Kollum-Karzinom-Therapie überhaupt. Arch. Gynäk. **157**, 433—445 (1934).

— Die Ergebnisse der Strahlenbehandlung der Gebärmutterhalskrebse der Münchener Universitäts-Frauenklinik im Jahre 1934 nebst allgemeinen Bemerkungen zur Krebsstatistik. Zbl. Gynäk. **1941**, 578—580.

— Behandlung und Bekämpfung der Uterus-Karzinome in der I. Universitäts-Frauenklinik München, Teil I: Grundsätzliche Gesichtspunkte. Strahlentherapie **86**, 320—338 (1952).

— Die Strahlenbehandlung der Gebärmutterkrebse. In: Handbuch SEITZ-AMREICH, Bd. V, S. 269ff. Berlin - Innsbruck - München - Wien: Urban & Schwarzenberg 1953.

—, u. J. RIES: Die Ergebnisse der Strahlenbehandlung der Gebärmutterkrebse an der Münchner Universitäts-Frauenklinik im Jahre 1934. Strahlentherapie **69**, 12—16 (1941).

— — Die Ergebnisse der Strahlenbehandlung der Gebärmutterkrebse an der Münchner Universitäts-Frauenklinik im Jahre 1935. Strahlentherapie **71**, 648—655 (1942).

FAURE, J. L.: Sur le traitement des cancers cervico-utérins. Bull. Acad. Méd. (Paris) III, **107**, 755—758 (1932).

FELDWEG, H.: Beziehungen zwischen Histologie, Prognose und Therapie des Genitalkarzinoms. Z. Geburtsh. Gynäk. **111**, 1—25 (1935).

FINN, W. F.: A clinopathological classification of endometrial carcinoma based on physical findings, anatomical extent and histological grade. Amer. J. Obstet. Gynec. **62**, 1—14 (1951).

— The diagnostic confusion of ovarian metastases from endometrial carcinoma with primary ovarian carcinoma. Amer. J. Obstet. Gynec. **62**, 403—408 (1951).

FISCHER, H.: Untersuchungen über das histologische Bild des Kollum-Karzinoms in Obduktionsfällen. Zbl. Gynäk. **1958**, 69—79.

FRANQUÉ, O. v.: Das beginnende Portiocancroid und die Ausbreitungswege des Gebärmutterhalskrebses. Z. Geburtsh. Gynäk. **44**, 173—216 (1901).

— Leukoplakia und Carcinoma vagina et uteri. Z. Geburtsh. Gynäk. **60**, 237—271 (1907).

— Die anatomische und histologische Einteilung der primären Uterus-Karzinome. Med. Klin. **1926**, 1841—1843.

— Laukoplakie und präkanzeröse Veränderung des Plattenepithels. Zbl. Gynäk. **1927**, 898—901.

FRICKE, R. E., and H. H. BOWING: Further studies in the radium treatment of carcinoma of the uterine fundus. Amer. J. Roentgenol. **46**, 683—688 (1941).

—, and CH. O. HEILMAN: Results of radium treatment of cancer of the uterine fundus. With special reference to the microscopic grade of the lesion. J. Amer. med. Ass. **117**, 980—983 (1941).

Froewis, J., u. R. Ulm: Kritische Bemerkungen zur Stadieneinteilung des Kollum-Karzinoms. Zbl. Gynäk. **1959**, 37—43.

Galvin, G. A., H. W. Jones, and W. te Linde: Clinical relationship of carcinoma in situ and invasive carcinoma of the cervix. J. Amer. med. Ass. **149**, 744—748 (1952).

—, and W. te Linde: The present-day status of noninvasive cervical carcinoma. Amer. J. Obstet. Gynec. **57**, 15—36 (1949).

Gardner, G. A., and J. Slate: Malignant tumors of the ovary. Amer. J. Obstet. Gynec. **70**, 554—562 (1955).

Gauwerky, F.: Ergebnisse und Erfahrungen bei der Behandlung des Uterus-Karzinoms. Strahlentherapie **77**, 325—348 (1948).

— Neue Gesichtspunkte zur Frage der Abhängigkeit der Heilbarkeit von Uteruskarzinomen vom Lebensalter. Strahlentherapie **96**, 345—377 (1955).

Gelle, P., et M. Fleury: Valeur diagnostique de l'hystérographie dans les cancers de l'endocol et du corps de l'uterus. Cancérologie **1**, 242—255 (1953).

Gellhorn, G.: Primary squamous cell carcinoma in the body of the uterus. Amer. J. Obstet. Gynec. **31**, 372—378 (1936).

Gentil, F.: Über die Behandlung der Karzinome des Gebärmutterhalses im portugiesischen Institut für Onkologie. Arch. Pat. (Lisboa) **3**, 178—181 (1931).

Glatthaar, E.: Zur Frage der Malignität der Granulosazelltumoren. Mschr. Geburtsh. Gynäk. **119/120**, 304—312 (1945).

— Aufgabe und Leistungsfähigkeit der Kolposkopie. Schweiz. med. Wschr. **47**, 1201—1205 (1946).

— Studien über die Morphogenese des Plattenepithelkarzinoms der Portio vaginalis uteri. Basel: S. Karger 1950.

— Die Vor- und Frühstadien des Portiokarzinoms. Gynaecologia (Basel), Suppl. ad vol. **134**, 196—219 (1952).

Göbel, A.: Zur Klinik und Therapie des Karzinoms der Bartholinischen Drüse. Zbl. Gynäk. **1938**, 1970—1975.

— 10-Jahres-Ergebnisse bei der Behandlung von 34 Urethralkarzinomen. Zbl. Gynäk. **1954**, 2165—2169.

Goecke, H.: Unsere Behandlungsergebnisse beim Gebärmutterkrebs (1. Januar 1925 bis 31. Dezember 1933). Strahlentherapie **65**, 409—420 (1939).

Grabčenko, I.: Der Krebs der Vulva nach den Materialien des onkologischen Instituts. Z. Akuš **44**, 33—42 (1933).

— Über den Krebs der Vulva nach den Materialien des onkologischen Instituts. Arch. Gynäk. **153**, 155—165 (1933).

Gricouroff, G.: Répartition topographique et délay d'aparition des métastases extrapelviennes dans le cancer de l'utérus. Bull. Ass. franç. Cancer **30**, 90—117 (1942).

— Le problèm du cancer du col de l'utérus au stade séro. Presse méd. **1952**, 743—744.

Grünberger, V.: Über den Wert der Palliativoperation des Ovarialkarzinoms. Wien. klin. Wschr. **62**, 327—333 (1950).

Guedes, B.: Notes statistiques sur le traitement du cancer du col de l'utérus par les radiations. Arch. Pat. (Lisboa) **4**, 7—17 (1932).

— Diagnostic précoce du cancer. Possibilités de la radiographie dans le diagnostic du cancer. Verh. 1. Internat. Kongr. Kampf Krebs **1933**, S. 1—34.

Gulik, P. J. van: Die histologische „Einteilung nach Martzloff" des Plattenzellenkrebses des Collum uteri in Verbindung mit der Prognose und der Strahlenbehandlung. Ned. T. Geneesk. **1939**, 1333—1339.

— Die histologische Einteilung von Plattenepithelkrebsen des Collum uteri, unter Berücksichtigung der Prognose und der Strahlenbehandlung. Ned. T. Verlosk. **42**, 153—155 (1939).

Gusberg, S. B.: Detection of early carcinoma of the cervix; the coning biopsy. Amer. J. Obstet. Gynec. **57**, 752—756 (1949).

— The relative efficiency of diagnostic techniques in the detection of early cervical cancer. Amer. J. Obstet. Gynec. **65**, 1073—1080 (1953).

—, and H. C. Taylor: Problem of corpus cancer. Bull. Soc. roy. belge Gynéc. Obstét., No spéc. **28**, 1—7 (1958).

Haefeli, K., u. O. Roth: Die Leistungsfähigkeit der Zytodiagnostik nach Papanicolaou im Rahmen der Früherfassung des Portiokarzinoms. Gynaecologia (Basel), Suppl. ad vol. **134**, 234—242 (1952).

Hahn, G. A.: Primary carcinoma of the female urethra. J. Urol. (Baltimore) **67**, 319—325 (1952).

Halfpap, E., u. H.-J. Witt: Behandlungsergebnisse beim Adenokarzinom des Collum uteri an der Universitäts-Frauenklinik Göttingen. Zbl. Gynäk. **77**, 1659—1665 (1955).

Hamperl, H.: Über die Abgrenzung und Einteilung der Tumoren. Klin. Wschr. **1940**, 929—934.

— Ciba foundation study-group No 3. Cancer of the cervix — Diagnosis of early forms, S. 2 London 1959.

Harbutt, J.: New concepts in the treatment of carcinoma of the cervix. N.Z. med. J. **54**, 356—370 (1955).

—, and G. H. Green: Some fallacies in cervical-cancer-statistics. Internat. Kongr. Gynäk. u. Geburtsh. Montreal 1958, p. 271—277. Montreal: Beauchemin 1959.

Harris, J. H., and F. L. Payne: The value of irradiation in the treatment of ovarian carcinoma. Amer. J. Obstet. Gynec. **29**, 88—93 (1935).

Haupt, W.: Die Behandlung des Adenokarzinoms des Collum uteri. Z. Geburtsh. Gynäk. **103**, 103—117 (1932).

Healy, W. P.: Radiation therapy in carcinoma of the corpus uteri. Amer. J. Obstet. Gynec. **27**, 1—11 (1934).

— Irradiation therapy in cancer of the corpus uteri. Indications and technique. Amer. J. Surg. **27**, 401—407 (1935).

— Cancer of corpus uteri. Amer. J. Surg., N.S. **33**, 474—477 (1936).

—, and R. L. Brown: Experience with radiation therapy alone in carcinoma of the corpus uteri. Amer. J. Roentgenol. **41**, 798—803, 816—818 (1939).

HEALY, W. P., and R. L. BROWN: Experience with surgical and radiation therapy in carcinoma of the corpus uteri. Amer. J. Obstet. Gynec. **38**, 1—13 (1939).

—, and M. CUTLER: Radiation and surgical treatment of carcinoma of the body of the uterus. Results in one hundred cases from the memorial hospital New York. Amer. J. Obstet. Gynec. **19**, 457—489 (1930).

HELD, E.: Rückbildung von atypischem und abnormem Plattenepithel der Portio im histologischen Präparat. Gynaecologia (Basel) **144**, 27—31 (1957).

— Intrazervikale Lokalisation des nicht invasiven, atypischen Pflasterepithels (Oberflächen-Carcinom, Carcinoma in situ) und des beginnenden Pflasterzellkarzinoms. Arch. Gynäk. **188**, 376—390 (1957).

HEPLER, T. K., M. B. DOCKERTY, and L. M. RANDALL: Primary adenocarcinoma of the cervix. Amer. J. Obstet. Gynec. **63**, 800—808 (1952).

HERTIG, A. T., S. C. SOMMERS, and H. BENGLOFF: Genesis of endometrial carcinoma, Part I, II, III. Cancer (Philad.) **2**, 946—971 (1949).

HEYMAN, J.: Exposé annuel sur les résultats de la radiothérapie du cancer du col de l'utérus, vol. 1. Sér. de publ. de la Soc. des Nat. III Hyg. No C.H. 1225.

— Radiology as a complete or partial substitute for surgery in treatment of cancer of female pelvic organs. Surg. Gynec. Obstet. **50**, 173—183 (1930).

— Radiotherapy in carcinoma of the uterus. Acta obstet. gynec. scand. **14**, 339—345 (1934).

— Die sogenannte Stockholmer Methode und die Resultate bei der Behandlung des Uterus-Karzinoms am Radiumhemmet. Wien. klin. Wschr. **1935 I**, 129—135.

— The Radiumhemmet method of treatment and results in cancer of the corpus of the uterus. J. Obstet. Gynaec. **43**, 655—666, 769 (1936).

— Atlas der Hygiene-Kommission des Völkerbundes. Stockholm 1938.

— International agreement on stage-grouping in cancer of the cervix of the uterus. Acta obstet. gynec. scand. **28**, 175—184 (1949).

— Some problems of current interest relating to classification and treatment of uterine carcinoma. Amer. J. Obstet. Gynec. **69**, 502—509 (1955).

— H. L. KOTTMEIER, and C. O. SEGERDAHL: An investigation of the reliability of stage-grouping in cancer of the uterine cervix. Acta obstet. gynec. scand. **32**, 65—79 (1953).

— O. REUTERWALL, and S. BENNER: The Radiumhemmet experience with radiotherapy in cancer of the corpus of the uterus. Acta radiol. (Stockh.) **22**, 11—98 (1941).

—, and C. O. SEGERDAHL: Evaluation of results of treatment in cancer of the uterine cervix. Acta obstet. gynec. scand. **31**, 365—375 (1952).

HINSELMANN, H.: Zur Kenntnis der präkanzerösen Veränderungen der Portio. Zbl. Gynäk. **1927**, 901—903.

— Das klinische Bild der indirekten Metaplasie der ektopischen Zylinderzellen-Schleimhaut der Portio. Arch. Gynäk. **133**, 64—69 (1928).

HINSELMANN, H.: Die Ätiologie, Symptomatologie und Diagnostik des Uterus-Karzinoms. In: Handbuch VEITSTOECKEL, Bd. 6/I, S. 854—953. München: J. F. Bergmann 1930.

— Beitrag zur Ordnung und Ableitung der Leukoplakien des weiblichen Genitaltraktes. Z. Geburtsh. Gynäk. **101**, 142—165 (1932).

— Felderung der Scheidenschleimhaut. Z. Geburtsh. Gynäk. **101**, 166—183 (1932).

— Weiterer Beitrag zur Kenntnis des kolposkopischen Bildes des beginnenden Portio-Karzinoms. Klin. Wschr. **1933**, 1212—1213.

— Ausgewählte Gesichtspunkte zur Beurteilung des Zusammenhanges der „Matrixbezirke" und des Karzinoms der sichtbaren Abschnitte des weiblichen Genitaltraktes. Z. Geburtsh. Gynäk. **104**, 228—243 (1933).

— Die klinische und mikroskopische Frühdiagnose (des Kollum-Karzinoms). Arch. Gynäk. **156**, 239—244, 305 (1933).

— Der Begriff der Prämatrix. Zbl. Gynäk. **1933**, 2402—2406.

HOFMANN, D.: Zur Strahlenbehandlung bösartiger Geschwülste des äußeren Genitale. Geburtsh. u. Frauenheilk. **17**, 725—735 (1957).

— Die Nachbehandlung der bestrahlten Krebskranken. Schleswig-Holst. Ärztebl. **12**, H. 7 (1959).

— Über die Nachbehandlung bestrahlter krebskranker Patientinnen in der Gynäkologie. Zbl. Gynäk. **1959**, 1428—1441.

— Der gegenwärtige Stand der Stadieneinteilung gynäkologischer Karzinome. Referat 125. Sitzg der Mittelrhein. Ges. für Geburtsh. u. Gynäk., Worms 1960.

— Klinik der gynäkologischen Strahlentherapie. München-Berlin: Urban u. Schwarzenberg 1963.

—, u. E. KÜNZLER: Über Ursachen und zeitliches Auftreten von Harnwegskomplikationen nach Strahlenbehandlung des Kollum-Karzinoms. Geburtsh. u. Frauenheilk. **19**, 789—800 (1959).

HUBER, H.: Die multizentrische Karzinomentstehung am weiblichen Genitale und ihre klinische Bedeutung. Z. Geburtsh. Gynäk. **131**, 1—46 (1949).

— Die Bedeutung der primären Tumormultiplizität im Rahmen der nachgehenden Karzinomfürsorge. Geburtsh. u. Frauenheilk. **12**, 974—985 (1952).

— Das „Systemkarzinom" am weiblichen Genitale. Ein weiterer Beitrag zur Frage der primären Tumormultiplizität. Dtsch. med. Wschr. **1952**, 1559—1562.

IKLÉ, A.: Bowensche Präkanzerose der Vulva mit gleichartigen Epithelveränderungen der Portio. Gynaecologia (Basel) **147**, 382—389 (1959).

IMAI: Zit. bei YAGI, Internat. Kongr. für Geburtsh. u. Gynäk., Montreal 1958, Bd. I, S. 422—428. Montreal: Beauchemin 1959.

Institut national d'hygiène, section du cancer. Cancer du col de l'uterus. Définition du stade 0. Gynéc. prat. **3**, 453—456 (1952).

ISBELL, N. P., and R. E. DEAN: Erros in clinical staging of cervical cancer. The effekt on prognosis. Obstet. and Gynec. **10**, 654—655 (1957).

JAVERT, C. T.: The spread of benign and malignant endometrium in the lymphatic system with a note on coexisting vascular involvement. Amer. J. Obstet. Gynec. **64**, 780—806 (1952).

—, and W. F. FINN: Arrhenoblastoma. Cancer (N.Y.) **4**, 60—68 (1951).

—, and K. HOFAMMANN: Observations on the surgical pathology, selective lymphadenektomy and classification of endometrial adenocarcinoma. Cancer (N.Y.) **5**, 585—598 (1952).

—, and R. R. ROSCOE: Serous cystadenocarcinoma of the ovary. A review of 127 cases. Surg. Clin. N. Amer., 557—584 (1953).

JESU, G.: L'isterosalpingografia nella diagnosi dei tumori utero-annessiali. Ann. ital. Chir. **9**, 33—46 (1930).

JORSTAD, L. H., and E. S. AUER: Histological grading in carcinoma of uterine cervix. Its relation to clinical grouping and prognosis. Surg. Gynec. Obstet. **57**, 583—587 (1933).

KAMNIKER, H.: Der morphologische Reifegrad des Uterus-Karzinoms und seine Bedeutung für die operative Behandlung. Zbl. Gynäk. **1932**, 457—461.

— Behandlungsergebnisse und Dauerheilungen beim Kollum-Karzinom. Arch. Gynäk. **148**, 12—30 (1932).

KATSUYA, O.: Spread of cervical cancer in parametrium. J. Jap. obstet. gynec. Soc. **3**, 258—268 (1956).

KAUFMANN, E.: Spezielle pathologische Anatomie. Berlin: Reimer 1911.

KEAN, A.: The present status of radiation therapy in cancer of the ovaries. Amer. J. Surg., N.S. **27**, 425—429 (1935).

KELLER, FR.: Die Prognose des Adenokarzinoms des Collum uteri bei Strahlenbehandlung. Strahlentherapie **37**, 349—353 (1930).

— 10 Jahre Kollumkarzinombehandlung. Strahlentherapie **73**, 87—90 (1943).

KELLER, R.: La détermination de l'opérabilité du cancer du col de l'utérus. Gynécologie **29**, 546—553 (1930).

KEPP, R.: Die Rückbildung des parametranen Infiltrats beim bestrahlten Kollum-Karzinom. Zbl. Gynäk. **1947**, 1372—1377.

— Methoden und Ergebnisse der Behandlung der Uteruskrebse in der Göttinger Universitäts-Frauenklinik. Strahlentherapie **86**, 353—376 (1952).

— Methoden und Resultate der Strahlenbehandlung des Kollum-Karzinoms an der Universitäts-Frauenklinik Göttingen. Arch. Gynäk. **183**, 444—454 (1952).

— Gynäkologische Strahlentherapie. Stuttgart: Georg Thieme 1952.

KERMAUNER, F.: Klinik und operative Behandlung der Krebsformen der Gebärmutter. In: Handbuch HALBAN-SEITZ, Bd. IV, S. 769—904. Berlin u. Wien: Urban & Schwarzenberg 1928.

KIRCHHOFF, H.: Komplikationsreiche Veränderungen am Harnsystem nach Strahlentherapie des Kollum-Karzinoms. Geburtsh. u. Frauenheilk. **20**, 34—39 (1960).

KNAUS, H., u. W. WOLFRAM: Erfahrungen und Erfolge in der Behandlung des Carcinoma colli uteri im Jahre 1935. Strahlentherapie **69**, 657—666 (1941).

KNAUS, H., u. W. WOLFRAM: Erfahrungen und Erfolge in der Behandlung des Carcinoma colli uteri im Jahre 1936. Strahlentherapie **71**, 415—424 (1942).

KNOPP, K.: Die Behandlung des primären Urethralkarzinoms in den letzten 30 Jahren an der Universitäts-Frauenklinik in Würzburg. Zbl. Gynäk. **1958**, 1705—1708.

KOCH, F.: Sammelstatistik über die Behandlungserfolge beim Korpus-Karzinom aus den Deutschen Kliniken. Bericht über 8187 Fälle. Zbl. Gynäk. **1954**, 1048—1051.

— Das Korpus-Karzinom an der Universitäts-Frauenklinik Erlangen. Strahlentherapie **96**, 538—556 (1955).

KOLLER, TH., u. G. REICHEN: Die operative Behandlung der weiblichen Genitalkarzinome. Zbl. Gynäk. (Sonderheft) **1951**, 499—504.

KOTTMEIER, H. L.: The classification and treatment of ovarien tumours. Acta obstet. gynec. scand. **31**, 313—363 (1952).

— Die Therapie des Kollum-Karzinoms. Gynaecologia (Basel), Suppl. 2 ad vol. **134**, 243—259 (1952).

— Carcinoma of the corpus. Its classification and treatment. Gynaecologia (Basel) **138**, 287—310 (1954).

— Fortschritte in der Gynäkologie. Wien 1954.

— The place of radiation therapy and of surgery in the treatment of uterine cancer. J. Obstet. Gynaec. (London), N.S. **62**, 737—773 (1955).

— Die Stellung der Strahlentherapie und der Chirurgie in der Behandlung des Gebärmutterkrebses. Strahlentherapie **103**, 194—213 (1957).

— Current treatment of carcinoma of the cervix. Amer. J. Obstet. Gynec. **76**, 243—251 (1958).

— Carcinoma of the cervix. A study of its initial stages. Acta obstet. gynec. scand. **38**, 522—543 (1959).

— Classification of ovarien carcinoma in regard to therapy. Internat. Kongr. für Gynäk. u. Geburtsh. Montreal 1958, S. 297—299. Montreal: Beauchemin 1959.

—, K. KARLSTEDT, L. SANTESSON, and G. MOBERGER: Ciba Foundation Study-Group No 3. Cancer of the cervix. Diagnosis of early forms. London 1959.

KRAATZ, H.: Die vaginale Radikaloperation beim Kollum- und Vaginalkarzinom. In: Die Früherkennung und Behandlung des weiblichen Genitalkarzinoms, S. 41—56. Stuttgart: Ferdinand Enke 1957.

KRAMANN, H., u. M. BIENHÜLS: Zur parametranen Ausbreitung des Gebärmutter- und Scheidenkrebses, insbesondere zur Frage der Bevorzugung einer Seite durch die karzinomatöse Infiltration. Mschr. Geburtsh. Gynäk. **107**, 65—72 (1938).

KRETZ, J.: Einteilung der Geschwulststadien des österreichischen statistischen Zentralamtes. Krebsarzt **12**, H. 2 (1957).

LABORDE, S.: Le traitement des cancers de l'uterus. Bull. méd. (Paris) **1937**, 637—640.

LAHM, W.: Das Karzinom des Uterus nach atiologischen und pathologisch-anatomischen Gesichtspunkten. In: Handbuch HALBAN-SEITZ, Bd. IV, S. 669—768. Berlin u. Wien: Urban & Schwarzenberg 1928.

LATZKO, W.: Behandlung des inoperablen Uteruskarzinoms. Wien. klin. Wschr. **1932**, 52—53.

LAWRENCE, W. D., P. N. LARSON, and E. T. HAUGE: Primary Krukenberg tumour of the ovary in pregnancy. Report of a case; discussion. Obstet. and Gynec. **10**, 84—88 (1957).

LAX, H.: Die Behandlung des Ovarialkarzinoms. In: Die Früherkennung und Behandlung des weiblichen Genitalkarzinoms, S. 68—73. Stuttgart: Ferdinand Enke 1957.

LIMBURG, H.: Zur Entwicklungsdauer des Kollum-Karzinoms. Arch. Gynäk. **173**, 112—114 (1942).

— Die Frühdiagnose des Uterus-Karzinoms. Stuttgart: Georg Thieme 1950.

—, u. K. THOMSEN: Das Adenokarzinom des Collum uteri. Stuttgart 1949.

—, u. G. UHLMANN: Zur Stoffwechselpathologie des Portiokarzinoms. Z. Krebsforsch. **58**, 478—499 (1952).

LINDGREN, L.: The prognosis of carcinoma of the endometrium in its different stages treated by surgery combined with postoperative radiotherapy. Acta obstet. gynec. scand. **36**, 426—438 (1957).

LINDSAY, W. S.: Variations in the prognosis of endometrial carcinoma as indicated by the histological structure. Surg. Gynec. Obstet. **44**, 646—657 (1927).

LÖNNE, F.: Früherfassung des weiblichen Genitalkarzinoms durch Aufklärungspropaganda und Vorsichtsuntersuchung. Arch. Gynäk. **173**, 67—80 (1942).

LOUROS, N. C.: Sur le traitement chirurgical du cancer du col de l'utérus. Gynéc. et Obstét. **51**, 358—366 (1952).

— Fehlerquellen in der Klassifizierung und statistischen Beurteilung des Kollum-Karzinoms. Arch. Gynäk. **189**, 412—414 (1957).

LYNCH, F. W.: The present status of radium treatment of carcinoma of the uterine cervix. Amer. J. Surg., N.S. **48**, 249—254 (1940).

MAHLE, A. G.: The morphological histology of adenocarcinoma of the body of the uterus in relation to the longevity. Surg. Gynec. Obstet. **36**, 385—395 (1923).

MALIPHANT, R. G.: The histological classification of cancers of the uterine cervix and the relation between cellular structure and prognosis after radium treatment. J. Obstet. Gynaec. **40**, 444—459 (1933).

— The results of radium treatment of cancer of the uterine cervix with special reference to glandular and stump cancers. J. Obstet. Gynaec. N.S. **62**, 367—370 (1955).

MARTINEZ, R.: Le diagnostic du cancer du corps de l'utérus. Maroc. méd. **31**, 903—906 (1953).

MARTIUS, H.: Die intravaginale Röntgenbestrahlung, ihre Entwicklung und Bedeutung. Arch. Gynäk. **173**, 97—104 (1942).

— Grundsätzliches zur Strahlentherapie. Gynaecologia (Basel) **128**, 42 (1949).

— Fortschritte und Ausblicke in der Strahlentherapie. Arch. Gynäk. **178**, 236—263 (1950).

— Die Gruppeneinteilung des Gebärmutterhalskarzinoms als Grundlage für den Vergleich der Behandlungsmethoden. Strahlentherapie **84**, 138—146 (1951).

MARTIUS, H.: Die Gruppeneinteilung des Gebärmutterhalskarzinoms. Geburtsh. u. Frauenheilk. 11. Jg., 82 (1951).

— Über das Wesen, die Bezeichnung und die Behandlung des sogenannten Oberflächenkarzinoms. Dtsch. med. Wschr. **1956**, 226—227.

—, u. R. KEPP: Ergebnisse der Behandlung des Gebärmutterhalskarzinoms an der Göttinger Universitäts-Frauenklinik in den Jahren 1932 bis 1935 mit besonderer Berücksichtigung der intravaginalen Zusatzbestrahlung. Zbl. Gynäk. **1942**, 2—6.

MARTZLOFF, K. H.: Carcinoma of the cervix uteri. A pathological and clinical study with particular reference to the relative malignancy of the neoplastic process as indicated by the predominant type of cancer cell. Bull. Johns Hopk. Hosp. **34**, 141—149, 184—195 (1923).

MASSON, J. C., and R. O. GREGG: Carcinoma of the body of the uterus. Experience of the Mayoclinic for twenty four years. Surg. Gynec. Obstet. **70**, 1083—1093 (1940).

MASSONE, G.: I tumori maligni primitive della vagina. Minerva ginec. **7**, 561—568 (1955).

MAYER, A.: Erfahrungen über die Behandlung des Uteruskollumkarzinoms mit Vorbestrahlung und nachfolgender Operation. Zbl. Gynäk. **1922**, 1599—1502.

— „Heilung" des Korpus-Karzinoms durch Abrasio. Zbl. Gynäk. **1937**, 1637—1639.

— Die Entwicklung unserer Therapie beim Uteruskollumkarzinom. Strahlentherapie **69**, 17—28 (1941).

— Kombination von Strahlenbehandlung und Operation beim Kollum-Karzinom. Arch. Gynäk. **173**, 88—92 (1942).

— Behandlungsmethoden und Behandlungserfolge des Kollum-Karzinom in 40 Jahren. Strahlentherapie **79**, 383—394 (1949).

MCDONALD, J. R., S. B. LOVELADY, and J. M. WAUGH: Adenocarcinoma of the vulva. Amer. J. Obstet. Gynec. **42**, 304—309 (1941).

MCKELVEY, J. L.: Carcinoma in situ of the cervix: a general consideration. Amer. J. Obstet. Gynec. **64**, 816—832 (1952).

MEDYŃSKI, M.: Uterography in early cases of the uterus cancer. Ginec. pol. **25**, 388—398 (1954).

MEIGS, J. V.: Cancer of the ovary. Surg. Gynec. Obstet. **71**, 44—53 (1940).

— Carcinoma of the endometrium. New Engl. J. Med. **233**, 11—17 (1945).

— The results of surgical treatment of cancer of the cervix uteri. Amer. J. Roentgenol. **65**, 698 (1951).

—, and A. BRUNSCHWIG: A proposed classification for cases of cancer of the cervix treated by surgery. Amer. J. Obstet. Gynec. **64**, 413—415 (1952).

—, and H. L. JAFFE: Carcinoma of the cervix treated by Roentgen-ray and radium. Surg. Gynec. Obstet. **69**, 257—266 (1939).

—, and W. LIU: Surgical and pathologic classification for cancer of the cervix. An evaluation of 250 cases. Surg. Gynec. Obstet. **100**, 555—558 (1955).

Meiser, A.: Über Carcinoma cervicis uteri adenomatosum und seine histologische diagnostische Abgrenzung gegen das Schleimepithel enthaltende Carcinoma corporis uteri adenomatosum. Z. Geburtsh. Gynäk. **118**, 250—273 (1939).

Menees, Th. O., and J. D. Miller: Recent advances in hysterography. Amer. J. Obstet. Gynec. **30**, 590—595 (1935).

Menge, K.: Diskussion zum Vortrag G. Winter. Arch. Gynäk. **120**, 225—226 (1923).

Merrill, J. A., and W. T. Bender: Primary carcinoma of the vagina. Obstet. and Gynec. **11**, 3—11 (1958).

Messelt, O. T.: Primary carcinoma of the vagina. Surg. Gynec. Obstet. **95**, 51—58 (1952).

Mestwerdt, G.: Probeexcision und Kolposkopie in der Frühdiagnose des Portio-Karzinoms. Zbl. Gynäk. **1947**, 326—332.

— Atlas der Kolposkopie. Jena: Gustav Fischer 1949.

—, u. J. Schuchardt: Über das Schicksal von Mikrokarzinomen am Collum uteri. Zbl. Gynäk. **1949**, 209—217.

Meyer, H.: Über die Einteilung der Kollum-Karzinome in 4 Stadien nach der klinisch-anatomischen Ausbreitung des Tumors. Vorschläge der Hygiene-Organisation des Völkerbunds (Radiologische Subkommission des Krebsausschusses). Strahlentherapie **62**, 391—392 (1938).

Meyer, R.: „Plattenepithelknötchen" in hyperplastischen Drüsen derKorpusschleimhaut desUterus und bei Karzinom. Arch. Gynäk. **115**, 394—407 (1922).

Mikulicz-Radecki, F. v.: Zur Behandlung der Urethralkarzinome. Zbl. Gynäk. **1931**, 2922—2938.

— Die Radikaloperation im Rahmen der elektiven Therapie beim Kollum-Karzinom. Arch. Gynäk. **156**, 244—268 (1934).

— Eine neue Sammelstatistik der absoluten Heilung des Kollum-Karzinoms nebst Vorschlag über die Norm einer allgemein vergleichbaren Karzinomstatistik. Zbl. Gynäk. **1941**, 1922—1932.

— Die Bedeutung der Vorsichtsuntersuchungen zur Förderung der Krebsfrüherfassung. Arch. Gynäk. **173**, 56—67 (1942).

Miller, N. F.: Carcinoma of the body of the uterus. Amer. J. Obstet. Gynec. **40**, 791—803 (1940).

—, and C. E. Folsome: Carcinoma of the cervix. A consideration of certain problems associated with its control. Amer. J. Obstet. Gynec. **36**, 545—561 (1938).

—, and C. W. Henderson: Corpus carcinoma. A study of three hundred twenty two cases. Amer. J. Obstet. Gynec. **52**, 894—900 (1946).

— D. L. Hinerman, G. M. Riley, P. P. Ludovici, J. R. G. Gosling, R. T. Christian, and D. F. Hall: The nature of cervix cancer. Obstet. and Gynec. **14**, 703—713 (1959).

Mitani, Y., S. Takaki, S. Yamaguchi, N. Fuyita, M. Miyamura, K. Shiiki, Y. Koyama, M. Tanaka, and S. Yukinari: Development of cervical cancer in surgical cases (surgical pathology of cervical cancer). J. jap. obstet. gynec. Soc. **3**, 324—341 (1956).

Mocquot, P.: Klinische Übersicht über die primären malignen Ovarialtumoren. Bull. med. (Paris) **1937**, 103—107.

Möbius, W.: Beitrag zur Radiumbehandlung in der Gynäkologie. Leipzig: Georg Thieme 1951.

Montgomery, J. B., and J. T. Farrell: The results of postoperative X-ray-therapy in carcinoma of the ovary. A series of twenty two cases. Radiology **23**, 157—162 (1934).

Moore, J. G.: Growth characteristics of normal and malignant cervical epithelium in tissue culture. Amer. J. Obstet. Gynec. **64**, 13—24 (1952).

Moricard, R., et J. Kahn-Nathan: Essai de classification du stade 0 des épithéliomas cervicaux. Gynéc. et Obstét. **57**, 60—80 (1958).

Morton, D. G.: Pelvic lymphadenectomy in the treatment of cervical cancer. Amer. J. Obstet. Gynec. **49**, 19—31 (1945).

Mueller, F.: Die Frühdiagnose des Kollum-Karzinoms. Rev. Ginec. Obstet. (Rio de J.) **103**, 411—424 (1958).

Müller, J. H.: Über die Strahlentherapie des Carcinoma corporis uteri. Strahlentherapie **70**, 243—284 (1941).

— Behandlungserfolge beim Carcinoma colli uteri. Helv. med. Acta **8**, 644—645 (1941).

— Über die Behandlungserfolge beim Carcinoma colli uteri. Schweiz. med. Wschr. **1942 II**, 909—910.

— Behandlungserfolge beim Uterus-Kollum-Karzinom. Material der Zürcher Frauenklinik 1933 bis 1936. Strahlentherapie **71**, 425—437 (1942).

— Über die Behandlungserfolge beim Carcinoma colli uteri an der Zürcher Frauenklinik. Gyneacologia (Basel), Suppl. 2 ad vol **134**, 267—279 (1952).

— Bemerkungen zur Klassifikation des sogenannten „Carcinoma in situ" und des Mikrokarzinoms des Collum uteri. Oncologia (Basel) **6**, 157—159 (1953).

— Ciba Foundation Study-Group, No 3. Cancer of the cervix. Diagnosis of early forms. London 1959.

—, u. M. Keller: Atypische Proliferationserscheinungen des Endometriums und ihre Beziehung zum manifesten und latenten (Stad. 0) Korpus-Karzinom. Gynaecologia (Basel) **144**, 31—38 (1957).

Munnel, E. W., H. W. Jacox, and H. C. Taylor: Treatment and prognosis in cancer of the ovary. With a review of a new series of 143 cases treated in the years 1944—1951. Amer. J. Obstet. Gynec. **74**, 1187—1200 (1957).

—, and H. C. Taylor: Ovarien carcinoma. Amer. J. Obstet. Gynec. **58**, 943—959 (1949).

Murphy, W. T.: Uterine corpus cancer. Radiology **26**, 178—192 (1936).

Muth, H.: Über Spätreaktionen mit tödlichem Ausgang nach Bestrahlung des Genitalkarzinoms. Med. Klin. **1958**, 1849—1853.

— Über Funktionsstörungen der ableitenden Harnwege nach Strahlenbehandlung und Radikaloperation des Kollum-Karzinoms. Z. Geburtsh. Gynäk. **151**, 267—329 (1958).

—, u. P. Stoll: Zur Frage der Bösartigkeit der Granulosazelltumoren. Zbl. Gynäk. 74. Jg., H. 32, 1249—1255 (1952).

Nagase: Zit. bei H. Yagi, Internat. Kongr. für Geburtsh. u. Gynäk., Montreal 1958, S. 422. Montreal: Beauchemin 1959.

NAVRATIL, E.: Frühdiagnose des Uterus-Karzinoms. In: Handbuch SEITZ-AMREICH, Bd. IV, S. 654ff. Berlin - Innsbruck - München - Wien: Urban & Schwarzenberg 1955.

NAVRATIL, E.: Behandlung des Korpus-Karzinoms. Acta Un. int. Cancr. **15**, 279—285 (1959).

NEBESKY, O.: Unsere vorläufigen Erfahrungen mit der prinzipiellen Strahlenbehandlung des Uteruskollumkarzinoms. Med. Klin. **1930**, 699—700.

NEWELL, J. W., and D. G. McKAY: A clinical review of carcinoma of the vulva. West. J. Surg. **60**, 388—392 (1952).

NEWELL, O. U., and H. S. CROSSEN: Five year results in fifty-six cases of carcinoma of corpus uteri. Amer. J. Obstet. Gynec. **29**, 326—334 (1935).

NIELSEN, B.: Einige Fälle von Gebärmutterkrebs untersucht mit Hysterographie mit Hinblick auf die Bedingungen für die Radiumbehandlung. Ugeskr. Læg. **1938**, 790—795.

NILSSON, F.: Erfahrungen über Adenocarcinoma colli uteri. Acta radiol. (Stockh.) **14**, 283—330 (1933).

— Prognose und Behandlung der Kollumadenokarzinome. Acta radiol. (Stockh.) **16**, 217—223 (1935).

NORDMEYER, K.: Die Therapie des Korpus-Karzinoms. Operation oder Bestrahlung? Zbl. Gynäk. **1935**, 1415—1421.

NORMAN, O.: Hysterography in cancer of the corpus of the uterus. Acta radiol. (Lund), Suppl. **79**, (1950).

NORRIS, C. C.: Histologic structure of carcinoma of the cervix uteri and its relation to radiosensivity. Amer. J. Roentgenol. **33**, 332—339 (1935).

— Adenocarcinoma of the cervix. A study of forty-three cases. Amer. J. Cancer **27**, 653—675 (1936).

NOVAK, E.: Gynecological and obstetrical pathology. Philadelphia: W. B. Saunders Co. 1959.

OBER, K. G., u. H. P. BÖTZELEN: Technik, Vor- und Nachteile der Konisation der Cervix uteri. Geburtsh. u. Frauenheilk. **19**, 1052—1060 (1959).

O'BRIEN, F. W.: Radiation of cancer of the cervix. Radiology **35**, 23—27 (1940).

OGINO: Zit. bei H. YAGI, Internat. Kongr. für Geburtsh. u. Gynäk., Montreal 1958, S. 422—428. Montreal: Beauchemin 1959.

OKINTCHITZ, L. L.: Comment je vois la lutte contre le cancer du col utérin. Rev. franç. Gynéc. **33**, 769—778 (1938).

PAHL, R.: Aus dem 9. Jahresbericht der Behandlungsergebnisse von 93541 Uteruskarzinomen aus dem Radiumhemmet Stockholm. Strahlentherapie **99**, 107—120 (1956).

— Die verkürzte Lebensdauer beim Kollum-Karzinom in Kombination mit Ureter- oder Nierenstauung und deren Differentialdiagnose. Geburtsh. u. Frauenheilk. **18**, 1445—1455 (1958).

PANKOW, O.: Diskussion zum Vortrag G. WINTER. Arch. Gynäk. **120**, 225 (1923).

— Die Therapie des Uteruskarzinoms und des Chorionepithelioms. In: Handbuch VEITH-STOEKKEL, Bd. VI/2, S. 490 u. 518ff. München: F. J. Bergmann 1931.

PARSONS, L.: Carcinoma of the endometrium. New York 1950.

PASSERI, A., e E. VASALLO: Considerazioni sulla terapia chirurgica e radiologica delle neoplasie ovariche. Quad. clin. ostet. ginec. **12**, 319—331 (1957).

PAYNE, F. L.: The role of radiation and of surgery in the management of uterine carcinoma. Surg. Gynec. Obstet. **94**, 715—721 (1952).

PEALE, A. R.: Pathologic aspects of carcinoma in situ of the cervix. Obstet. and Gynec. **13**, 657—664 (1959).

PERIS, L. A., P. JERNSTROM, and P. A. BOWERS: Primary squamous-cell carcinoma of the uterine corpus. Report of a case and review of the literature. Amer. J. Obstet. Gynec. **75**, 1019—1026 (1958).

PETIT-DUTAILLIS, P.: Considérations sur le début, l'évolution et le traitement des epithéliomas vulvaires, d'après 16 cas observés et traités. Bull. Soc. Obstét. Gynéc. Paris **10**, 768—773 (1931).

PHILIPP, E.: Statistik der Kollum- und Scheidenkarzinome der Jahre 1920 bis 1922 mit einer Übersicht der Resultate der Krebsbehandlung für die Jahre 1913—1925. Zbl. Gynäk. **1932**, 931—938.

PROBSTNER, A.: Beiträge zur Frage der Operabilität des Kollum-Karzinoms. Magy. Nögyógy **5**, 2—3 (1936).

PSCHYREMBEL, W.: Die Behandlung des Korpus-Karzinoms. In: Die Früherkennung und Behandlung des weiblichen Genitalkarzinoms, S. 74—83. Stuttgart: Ferdinand Enke 1957.

RABSON, S. M., and L. H. MEEKER: Carcinoma of the major vestibular (Bartholin) gland. Surg. Gynec. Obstet. **67**, 505—509 (1938).

RANDALL, J. H., and W. B. GODDARD: A study of 531 cases of endometrial carcinoma. Surg. Gynec. Obstet. **103**, 221—226 (1956).

— D. F. MIRICK, and E. E. WIEBEN: Endometrial carcinoma. Amer. J. Obstet. Gynec. **61**, 596—602 (1951).

READ, CH. D.: The role of surgery in the treatment of carcinoma of the cervix. Amer. J. Obstet. Gynec. **56**, 1021—1036 (1948).

REGAUD, CL.: Vergleichende Betrachtung der Kollum-Karzinome, der Krebse der Mundhöhle, der Mamma und des Rektum vom Standpunkt der radiotherapeutischen Behandlungsmethoden. Strahlentherapie **31**, 671—690 (1929).

REICHENMILLER, H.: Die Bekämpfung des Gebärmutterkrebses auf Grund des Tübinger Beobachtungsgutes der Jahre 1918 bis 1935. Strahlentherapie, Sonderbd. **23** (1939).

— Behandlungsergebnisse beim Uterus-Karzinom vom 1. 1. 1931 bis 31. 12. 1934. Strahlentherapie **71**, 232—247 (1942).

— Operation oder Bestrahlung des Uteruskorpuskarzinoms. Arch. Gynäk. **173**, 93—96 (1942).

— Behandlungsaussichten maligner Ovarialtumoren. Arch. Gynäk. **178**, 263—268 (1950).

—, u. H. DRESCHER: Behandlungsergebnisse beim Uteruskarzinom vom 1. Januar 1939 bis 31. Dezember 1942. Strahlentherapie **80**, 175—188 (1949).

— — Ist die 5-Jahres-Heilung beim Kollum-Karzinom wirklich eine „Dauerheilung"? Ein Beitrag zum Problem der Überwachung. Strahlentherapie **90**, 183—190 (1953).

Reichenmiller, H., G. Münst u. H. Haile: Ist die Prognose des Kollum-Karzinoms durch seine räumlich Ausbreitung eindeutig bestimmt? Geburtsh. u. Frauenheilk. 8, 198—206 (1948).

Reiprich, W.: Behandlungsergebnisse beim Kollum-Karzinom an der Breslauer Universitäts-Frauenklinik. Strahlentherapie **51**, 601—621 (1934).

Reuterwall, O.: Siehe bei J. Heyman, O. Reuterwall u. S. Benner.

Ries, J.: Ergebnisse und Methodik der Strahlentherapie des Uterus-Karzinoms. Strahlentherapie **79**, 395—402 (1949).

— Der primäre Krebs der Scheide. Krebsarzt 8, 129—138 (1953).

— Zum Stand der Therapie des Ovarialkarzinoms. Krebsarzt **13**, 121—132 (1958).

— Zur Strahlentherapie des Gebärmutterhalskrebses. Med. Klin. **1959**, 1346—1353.

—, u. J. Breitner: Über die Rezidive des Kollum-Karzinoms nach kombinierter Radium-Röntgen-Bestrahlung. Z. Geburtsh. Gynäk. **133**. 297—306 (1950).

— — Strahlenbehandlung in der Gynäkologie. Sonderband zu Strahlentherapie, Bd. **40** (1959).

Rosenbaum: Inaug.-Diss. Jena 1939.

Rosh, R., and P. Strax: Intravenous pyelography as an aid in classification of carcinoma of the cervix. Radiology **59**, 107—110 (1952).

Roth, F.: Bericht über 262 Fälle von Korpus-Karzinom. Schweiz. med. Wschr. **84**, 871—875 (1954).

Rummel, A.: Die Therapie des Ovarialkarzinoms an der Würzburger Frauenklinik. Krebsarzt **9**, 286—288 (1954).

— Die Therapie des Ovarialkarzinoms an der Universitäts-Frauenklinik Würzburg von 1939 bis 1952. Zbl. Gynäk. **1957**, 1865—1867.

Runge, H., u. H. Wimhöfer: Behandlungsergebnisse beim Carcinoma colli uteri (1936 bis 1941). Geburtsh. u. Frauenheilk. **9**, 84—93 (1949).

— — Die Bedeutung einiger Nebenfaktoren für die Heilung des Kollum-Karzinoms. Dtsch. med. Wschr. **1951**, 501—504.

—, u. H. Zeitz: Bericht über 2401 Genitalkarzinome (1935 bis 1950). Geburtsh. u. Frauenheilk. **16**, 875—890 (1956).

Rydén, A. B. V.: Cancer of the corpus uteri and the ovary in the same patient. Acta radiol. (Stockh.) **37**, 49—58 (1952).

Scaglione, S.: Dell' adenocarcinoma della vagina. Riv. ital. Ginec. **11**, 584—594 (1930).

Scarpitti, C.: Studio dello stroma nell' evolutione del cancro dell' utero e suo valore prognostico. Ann. Ostet. Ginec. **54**, 661—704 (1932).

Schiller, W.: Über Frühstadien des Portiokarzinoms und ihre Diagnose. Arch. Gynäk. **133**, 211—283 (1928).

— Zur histologischen Frühdiagnose des Portiokarzinoms. Zbl. Gynäk. **1928**, 1562—1567.

— Zur klinischen Frühdiagnose des Portiokarzinoms. Zbl. Gynäk. **1928**, 1886—1892.

— Über Doppelkarzinome der Portio vaginalis uteri. Arch. Gynäk. **151**, 412—439 (1932).

Schiller, W.: Prosoplastische Veränderungen des Portioepithels und ihre Beziehungen zum sogenannten Vaginalzyklus und zur Karzinombildung. Arch. Gynäk. **155**, 415—442 (1934).

— Early diagnosis of carcinoma of the portio uteri. Amer. J. Surg., N.S. **26**, 269—280 (1934).

— The diagnosis of carcinoma of the cervix in a very early stage. Lancet **1936 I**, 1228—1232.

— Pathology of the cervix. Amer. J. Obstet. Gynec. **34**, 430—438 (1937).

— Leucoplakia, leucokeratosis and carcinoma of the cervix. Amer. J. Obstet. Gynec. **35**, 17—38 (1938).

Schink, B.: Behandlungsergebnisse beim Adenokarzinom des Collum uteri. Zbl. Gynäk. **1947**, 338—349.

Schinz, H. R.: Gegenwärtige Methoden der Krebsbestrahlung und ihre Erfolge. Fortschr. Röntgenstr. **42** (Kongreßheft), 82—92, 94—107 (1930).

— Strahlentherapeutische 5-Jahres-Resultate beim Carcinoma colli uteri im Jahre 1930 nach Mitteilung der Hygiene-Sektion des Völkerbundes. Strahlentherapie **61**, 38—47 (1938).

— Beschlüsse des IX. Internationalen Kongresses für Radiologie 1959. Strahlentherapie **110**, 156—157 (1959).

—, u. E. Uehlinger: Vom atypischen Epithel, vom „Ca. in situ" und vom Mikro- und Makrokarzinom des Collum uteri. Gynaecologia (Basel), Suppl. 2 ad vol. **134**, 146—153 (1952).

Schmitz, H.: The effect of radiation technic and the early diagnosis of carcinoma of the uterine cervix on the five-year good end results. A study based on 488 primary cases. Radiology **21**, 311—318 (1933).

— Radiation therapy in carcinomas of the uterine cervix. Radiology **23**, 548—550 (1934).

— Clinical observations on carcinoma of the uterine cervix after radiation therapy. Amer. J. Roentgenol. **32**, 87—91 (1934).

— Die Bestrahlungsbehandlung der Zervix-Karzinome. Strahlentherapie **54**, 549—552 (1935).

—, u. E. L. Benjamin: The early histologic diagnosis of carcinoma of the uterine cervix. J. Amer. med. Ass. **103**, 808—810 (1934).

—, and H. E. Schmitz: An improved technique for radium treatment of carcinoma of the uterine body. Amer. J. Roentgenol. **34**, 759—765 (1935).

Schmitz, H. E., and P. A. Nelson: The bladder in carcinoma of the uterine cervix. Urol. cutan. Rev. **44**, 551—553 (1940).

— — Clinical classification of cancer of the cervix. Amer. J. Roentgenol. **45**, 395—402 (1941).

— Ch. J. Smith, and Ch. J. Gajewski: The effect of preoperative radiation of adenocarcinoma of the endometrium. Amer. J. Obstet. Gynec. **64**, 952—970 (1952).

Schottlaender, J.: Zur Histologie und Histogenese des Uteruskarzinoms bei besonderer Berücksichtigung metaplastischer Vorgänge. Zbl. Gynäk. **1907**, 750—751.

— Über histologische Geschwulstdiagnostik im Bereiche der Gebärmutter. Arch. Gynäk. **100**, 225—231 (1913).

—, u. F. Kermauner: Zur Kenntnis des Uteruskarzinoms. Berlin: S. Karger 1912.

SCHREINER, B. F., and L. C. KRESS: The results of treatment of carcinoma of the cervix based on a study of 417 cases, January 1919 to June 1925. Amer. J. Roentgenol. **25**, 359—363 (1931).

—, and W. H. WEHR: Five and ten year end-results of the treatment of cancer of the cervix uteri by irradiation. Surg. Gynec. Obstet. **62**, 764—768 (1936).

SCHRIMPF, H.: Der drüsige Krebs des Gebärmutterhalses. Zbl. Gynäk. **1954**, 2223—2229.

SCHROEDER, C., u. H. HARTL: Die Behandlungsergebnisse bei primären Ovarialkarzinomen im Barmbecker Krankenhaus. Z. Geburtsh. Gynäk. **136**, 36—57 (1952).

SCHRÖDER, R.: Über Sitz und Ausbreitung des Carcinoma corporis uteri, deren Bedeutung für die Wahl der Therapie. Z. Krebsforsch. **44**, 187—200 (1936).

— Die Therapie des Carcinoma colli uteri 1. 10. 1922 bis 31. 12. 1930. Zbl. Gynäk. **1937**, 546—563.

SCHULTZE, G. K. F.: Gynäkologische Röntgendiagnostik. Stuttgart: Ferdinand Enke 1939.

SCHWARZ, P.: Beitrag zur Pathologie und Klinik der Ovarialtumoren. Geburtsh. u. Frauenheilk. **15**, 288—295 (1955).

SCIPIADES, E., u. K. S. STEVENSON: Über die Latenzperiode des beginnenden Kollum-Karzinoms und die Dauer seiner Symptomfreiheit. Arch. Gynäk. **167**, 416—464 (1938).

SIMENDINGER, E. A.: Carcinoma of Bartholin's gland. Report of a case of squamous cell epithelioma. Surg. Gynec. Obstet. **68**, 952—956 (1939).

SIMON, ST.: Die Bestrahlungsergebnisse beim Carcinoma vulvae. Strahlentherapie **43**, 273—300 (1932).

SMITH, F. R.: Primary carcinoma of the vagina. Amer. J. Obstet. Gynec. **69**, 525—537 (1955).

SPEERT, H.: Corpus cancer. Cancer (N.Y.) **1**, 584—603 (1948).

—, and TH. PEIGHTAL: An evaluation of adjunctive radiotherapy in the surgical treatment of endometrial carcinoma. Amer. J. Obstet. Gynec. **56**, 502—508 (1948).

SPURNY, J., u. K. WEGHAUPT: Die absoluten Heilungsergebnisse bei 312 Kollum-Karzinomen (1950 bis 1952). Geburtsh. u. Frauenheilk. **19**, 244—252 (1959).

STACY, L. J.: Carcinoma of the fundus of the uterus. Surg. Gynec. Obstet. **49**, 43—47 (1929).

STOECKEL, W.: Diskussion zum Vortrag G. WINTER. Arch. Gynäk. **120**, 224 (1923).

— Lehrbuch der Gynäkologie. Leipzig: S. Hirzel 1947.

— Die Klassifizierung des Kollum-Karzinoms. Zbl. Gynäk. **1951**, 65—68.

STRANI, M.: Il malignogramma di Hueper e Schmitz nei carcinoma del collo dell' utero. Tumori **2**, 289—317 (1933).

TASCH, H.: Zur Klinik des Carcinoma corporis uteri. Arch. Gynäk. **171**, 260—285 (1941).

TAUSSIG, F. J.: Cancer of the vulva. An analysis of 155 cases (1911—1940). Amer. J. Obstet. Gynec. **40**, 764—779 (1940).

TAYLOR, H.: Malignant ovarian tumours. Amer. J. Obstet. Gynec. A **64**, 455—466 (1953).

TAYLOR, H. C., and W. F. BECKER: Carcinoma of the corpus uteri. End-results of treatment in 531 cases from 1926—1940. Surg. Gynec. Obstet. **84**, 129—139 (1947).

—, and H. V. GREELEY: Factors influencing the endresults in carcinoma of the ovary. Report of a series of 138 patients treated from 1910 to 1935. Surg. Gynec. Obstet. **74**, 928—934 (1942).

— — and H. W. JONES: Therapy of carcinoma in situ. Implications from a study of its life history. Amer. J. Obstet. Gynec. **74**, 792—803 (1957).

TE LINDE, H. W. JONES, and G. A. GALVIN: What are the earliest endometrial changes to justify a diagnosis of endometrial cancer? Amer. J. Obstet. Gynec. **66**, 953—969 (1953).

TOYOSHIMA, J.: Clinical observations of the stroma reaction in carcinoma of the portio vaginalis. Jap. J. Obstet. Gynec. **15**, 203—205 (1932).

— Clinical observation of the histological „malignancy index" of the carcinoma in cervix uteri. Jap. J. Obstet. Gynec. **16**, 538—541 (1933).

TREITE, P.: Leukoplakie und Karzinom. Zbl. Gynäk. **1942**, 1570—1589.

— Die Frühdiagnose des Plattenepithelkarzinoms am Collum uteri. Stuttgart: Ferdinand Enke 1944.

TWOMBLY, G. H.: The treatment of cancer of the uterine cervix. A critical evaluation of various methods. Surg. Clin. N. Amer. 303—322 (1954).

UHLMANN, W.: Zur Frage der Karzinommetastasen im Ovar, unter besonderer Berücksichtigung der sogenannten Krukenbergtumoren. Arch. Gynäk. **168**, 468—496 (1939).

VETTER, H.: Zur Frühdiagnose des Portiokarzinoms. Gynaecologia (Basel), Suppl. ad vol **134**, 154—191 (1952).

VOLTZ, F.: Die Strahlenbehandlung der weiblichen Genitalkarzinome, Methoden und Ergebnisse. Strahlentherapie, Sonderband **13** (1930).

WALTER, R. I., A. L. BACHMAN, and W. HARRIS: The treatment of carcinoma of the ovary. Improvement of results with postoperative radiotherapy. Amer. J. Roentgenol. **45**, 403—411 (1941).

WARD, G. G., and N. B. SACKETT: Results of radiation therapy for carcinoma of the uterus at the woman's hospital, New York, 1919—1932. J. Amer. med. Ass. **110**, 323—327 (1938).

WARREN, S.: The grading of carcinoma of the cervix uteri as checked at autopsy. Arch. Path. **12**, 783—786 (1931).

— The radiosensivity of tumours. Amer. J. Roentgenol. **45**, 641—650 (1941).

WASSERBURGER, H.: Zur Therapie des Karzinoms der weiblichen Harnröhre. Strahlentherapie **101**, 485—498 (1956).

WATTEVILLE, H. DE, W. GEISENDORF et L. DANON: Le diagnostic précoce du cancer du col et son traitement au stade non invasif. Bull. Féd. Soc. Gynéc. Obstét. franç. **4** Suppl. 1, 38—79 (1952).

WERTHEMANN, A.: Zur pathologischen Anatomie der Vorstadien des Portiokarzinoms. Gynaecologia (Basel), Suppl. ad vol. **134**, 219—227 (1952).

WESPI, H.: Erfahrungen mit der systematischen Kolposkopie an der Zürcher Frauenklinik. Zbl. Gynäk. **1938**, 1762—1776.

WESPI, H. J.: Entstehung und Früherfassung des Portiokarzinoms. Basel: Benno Schwabe & Co. 1946.
— Gedanken zum Begriff des Oberflächenkarzinoms. Gynaecologia (Basel), Suppl. ad vol. **134**, 192—196 (1952).
WETTERDAL, P.: Does the microscopical diagnosis afford prognostical guidance in cervical cancer. Acta obstet. gynec. scand. **14**, 302—309 (1934).
WHEELER, J. D., and A. T. HERTIG: The pathologic anatomy of carcinoma of the uterus. I. Squamous carcinoma of the cervix. Amer. J. clin. Path. **25**, 345—375 (1955).
WIMHÖFER, H.: Behandlungsergebnisse des Kollum-Karzinoms an der Heidelberger Klinik (1936—1945. Geburtsh. u. Frauenheilk. **12**, 317—327 (1952).
—, u. H. ZEITZ: Klinik, Therapie und Heilungsergebnisse des Vulva-Karzinoms. Geburtsh. u. Frauenheilk. **18**, 332—337 (1958).
— — u. H. RUNGE: Bericht über 403 Korpus-Karzinome (1935—1949), ein Beitrag zur Frage der Stadieneinteilung und Therapie. Geburtsh. u. Frauenheilk. **15**, 209—224 (1955).
WINTER, G.: Noch einmal die Karzinom-Statistik. Zbl. Gynäk. **1902**, 545—547.
— Vorschläge zur Einigung über eine brauchbare Karzinom-Statistik. Zbl. Gynäk. **1908**, 169—175.
— Die neue Karzinom-Statistik. Zbl. Gynäk. **1922**, 529—535.
— Noch einmal die Karzinom-Statistik. Arch. Gynäk. **120**, 219—227 (1923).
WINTER, G. F.: Neue klinische Erfahrungen beim Oberflächenkarzinom. Geburtsh. u. Frauenheilk. **18**, 484—487 (1958).
WINTZ, H.: Karzinom und Entzündung. Libro de oro par Prof. Dr. A. H. ROFFO 1936, S. 1509—1518.
— u. F. WITTENBECK: Klinik der gynäkologischen Röntgentherapie. Die Behandlung der bösartigen Geschwülste. In: Handbuch VEITH-STOECKEL, Bd. IV/2, S. 192ff. München: J. F. Bergmann 1935.
YAGI, H.: Histological classification available to prognosis of the cervix. Internat. Kongr. Gynäk. und Geburtsh. Montreal, 1958, S. 422—428. Montreal: Beauchemin 1959.
YIKIHARA: C.P.L. histological classification of cancer of the uterine cervix and its relation with pelvic metastases and prognosis of the patients. J. jap. obstet. gynec. Soc. **3**, 1—18 (1956).
ZACHERL, H.: Erkennung von Mikrokarzinomen des Collum uteri. Wien. klin. Wschr. **1953**, 43—45.
— Anfangsstadien des Kollum-Karzinoms. Zit. bei HARBUTT.
—, u. E. SCHÜLLER: Diagnostische und therapeutische Probleme beim beginnenden Kollum-Karzinom. Wien. med. Wschr. **1957**, 32—35.
ZANCLA, L.: Risultati di radiumterapia ginecologica. Atti Soc. ital. Ostet. Ginec. **27**, 198—217 (1929).
ZEITZ, H.: Positive Drüsenbefunde bei der Wertheimschen Radikaloperation. Geburtsh. u. Frauenheilk. **12**, 804—809 (1952).

G. Histologic and biologic response of tumours to irradiation

By

Nils O. Berg[1]

With 23 figures

I. Morphologic changes in irradiated tumours

1. Introduction[2]

The introduction of radiotherapy was not preceded by any detailed investigation of the biologic effect of the rays on the tumours and the host. At the end of the last century, when the Swedes SJÖGREN and STENBECK successfully treated a recurrent cutaneous squamous epithelioma, very little was known about the biology of tumours or the biologic effect of irradiation. The fundamental experimental observations made during the first decade of the twentieth century were concerned mainly with the effect of irradiation of normal cells and tissues such as rabbits testes, plant roots, sea-urchin eggs, fungi, etc. Observations made in different fields were soon correlated, and as early as 1906 BERGONIE and TRIBONDEAU were able to formulate their well-known law, which gradually achieved great importance in radiotherapy. The results of treatment were judged with greater caution and more attention was given to the late results. The evaluation of the effects has been supplemented by detailed histologic and cytologic investigations, but knowledge of the cancericidal effect of ionising radiation is still incomplete. This is obvious from modern surveys of the radiobiology of tumours (ELLINGER, 1957; KOLLER, 1959; READ, 1958; UPTON, 1958; ZOLLINGER, 1960). This gap in our knowledge is largely due to the complex biologic nature of tumours, which complicates interpretation of their response to ionising radiation. This complexity is readily recognised in the investigation of tumours from genetic, histopathologic and clinical points of view, but it cannot be observed with certainty in studies of the individual cells.

In this review cytologic as well as histopathologic findings will be discussed mainly from a biologic point of view. The literature is too extensive to allow a complete survey.

2. Cytologic changes in irradiated tumour cells

a) The cell as a whole

The cellular changes occurring on irradiation are the same *in vitro* and *in vivo*. They are surveyed in Table 1, mainly according to KOLLER (1947b). His classification of temporary and permanent effects will be adopted here.

α) Temporary effects

Irradiation of cancer cells and of other growing cells causes two readily demonstrable cytologic changes, namely disturbance of mitosis and an increase in the size of the cells. The *mitotic disorder* is one of the changes first recognised and studied (PRICE-JONES and

---

[1] Institute of Pathology, University of Lund, Sweden.

[2] The physical requirements for radiation to affect tumour tissue is the same as for normal tissue. See volume II and XI.

MOTTRAM, 1914; DUSTIN, 1927; ENGLMANN, 1938; MARSHAK, 1942; KOLLER, 1947b, 1956, 1959 and others). The most sensitive response in many tissues is interference with the natural rhythm of mitosis observed already after 40—80 R (JÜNGLING and LANGENDORFF, 1941). If the doses delivered are somewhat larger, the mitotic curve will be

Table 1. *The effects of radiation on tumour cells*

Dividing cells	"Differentiated" cells
Temporary effects	
Suppression of mitosis	Increase in cell size
Increase in cell size	
Chromosome clumping and stickiness	
Abnormal spindle and spindle destruction	
Permanent effects	
Acute cell death: pyknosis, karyorrhexis but chiefly cytolysis	Degeneration and cell death
Progressive enlargement of cell size to giant cells	Swelling and vacuolation
Swelling and vacuolation	Occasional calcification
Mitotic arrest	
Chromosome injuries (fragmentation, bridges etc.)	
Nuclear polymorphism, micronuclei	Acceleration of differentiation (radiation keratogenesis)
Induced differentiation ?	

biphasic (Fig. 1). This curve was first demonstrated for cancer tissue by LACASSAGNE and MONOD (1922) and soon afterwards for normal tissue (ALBERTI and POLITZER, and others). In serial biopsies from human tumours irradiated with a single dose of 200—450 R JÜNGLING and LANGENDORFF observed a suppression of mitotic frequency, which was

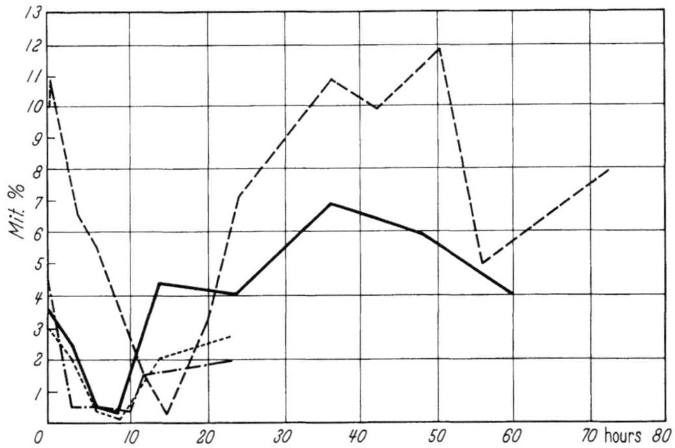

Fig. 1. Mitotic frequency in 3 cases with skin metastases from mammary carcinoma after a single dose of 400 R: —·—·—·—. The cases were followed for 60, 24 and 24 hours, respectively. The mitotic frequency in the roots of *Vicia faba* after a single dose of 175 R is given for comparison: — — — (from JÜNGLING and LANGENDORFF, 1941)

lowest after 6—9 hours (the primary effect according to ALBERTI and POLITZER) and, after 24—36 hours, a rapid rise (secondary effect). No mitotic suppression was, however, noted in clinically slowly growing tumours poor in mitoses. The suppressive effect of irradiation (300—400 R) on mitosis is less in tumours with pre-existent, marked inflammation (TÄHTI, 1956). After larger doses, single or fractionated, the suppression of mitosis may last several weeks (ENGLMANN, 1938; KOLLER and SMITHERS, 1946). The commencement as well as the duration of suppression depends on the dose, dose rate, and sensitivity of the tumour cells (KOLLER, 1947b).

During mitotic suppression the cells and their nuclei gradually increase in size, without any appreciable change in the ratio between the volume of the cytoplasm and that of the nucleus (ENGLMANN, GRAHAM, KLEIN and FORSSBERG, 1945). It is now believed that this enlargement of the cells is secondary to mitotic suppression (see p. 342).

Morphologic changes during mitosis are seen soon after irradiation: pyknosis and clumping as well as adhesion of chromosomes (stickiness) (Fig. 2). This results in a prolongation of the metaphase and death of some cells. These changes are, however, largely reversible and are regarded as temporary effects (KOLLER, 1947b).

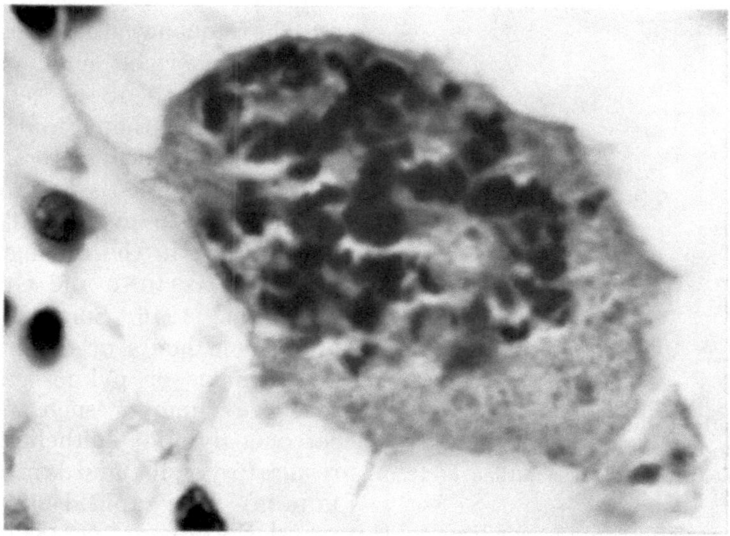

Fig. 2. Marked clumping of the chromosomes in a cell of radioresponsive mammary carcinoma 2 weeks after Roentgen irradiation (focal dose 2,500 R in 8 days). A similar clumping is often found as an unspecific post-mortem fenomenon (×1250)

In most cases mitotic suppression is the most readily demonstrable manifestation of the effect of radiation. This does not necessarily imply that the actual mitosis is always the most sensitive phase in the mitotic cycle of the cells. In most types of cells the prophase is the most sensitive period (SPARROW, MOSES and STEELE, 1951). Malignant lymphomas are most sensitive in the interphase and thereby differ from other tumours studied (MARSHAK, 1942). In the light of the increased sensitivity of the cells during actual division, attempts have been made to time irradiation accordingly. LANGENDORFF (1943) pointed out that it is not immaterial whether the mitotic frequency has been influenced before irradiation: it is quite a different situation whether a tissue in its natural course of proliferation shows a few mitoses only or whether a tissue shows a few mitoses due to previous irradiation.

β) Permanent effects

Mitotic abnormalities consisting of *structural fragmentation of the chromosomes* during the telo-anaphase are regarded as more important evidence of an effect of irradiation than are changes in mitotic frequency. They are observed particularly during the "secondary effect" (DUSTIN, 1927; LUTHER, 1942/43; KOLLER, 1947b and others) and have been observed after such a small dose as 25—250 R (BENDER, 1957; LASNITZKI, 1945; KOLLER, 1959; PUCK, 1958b). Such structural changes are also sometimes seen in unirradiated tumours and are due to chromosomal variation with aneuploid chromosome number seen in many tumours (LEVAN, 1956). They must thus be registered quantitatively if they are to be significant (KOLLER, 1947a). Structural changes such as acentric fragments (Fig. 3) and chromosomal bridges can be determined with a high degree of certainty. The frequency of such changes varies with the dose as well as with the sensitivity and rate of growth of the tumour (KOLLER, 1959).

Abnormalities in cell division result in micronuclei, which are formed by detached chromosome fragments in surviving cells. As many as 70—80 per cent of all mitoses can become abnormal a week after irradiation with a large dose (3000 R) (KOLLER, 1959). After these visible chromosomal changes the cells gradually die. This tendency of cells to survive until entering one or even several mitoses explains the lack in radiation response (UPTON).

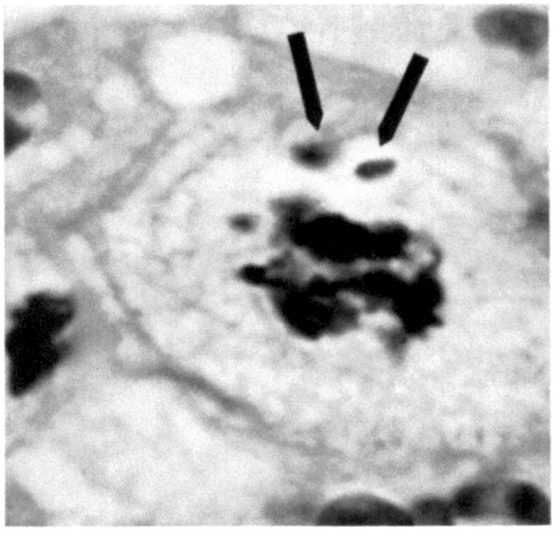

Fig. 3. Mitotic figure in a cell of carcinoma of cervix uteri one week after radium implantation. Several detached chromosomes are seen. To the left is a pyknotic nucleus with irregular outline (×1250)

The frequency of chromosomal aberrations may, however, be small in relation to the extensive death of the cells (GLÜCKSMANN, 1954), which has therefore also been tentatively ascribed to other factors. Certain normal cells in lymphatic tissue and testes are prone to succumb to even small Roentgen doses if irradiated in the resting stage (TROWELL, 1952; LACASSAGNE and GRICOUROFF, 1956; MITCHELL, 1946; SCHREK, 1960). Already after some hours or a day rapid cytolysis, karyorrhexis or pyknosis is seen in radiosensitive tumours such as reticulum cell sarcoma (lympho-epithelioma) of the upper respiratory tract and lymphosarcoma (ZOLLINGER). This rapid death of the cells also occurs in other tumours. According to HALL and FRIEDMANN (1948), their significance has been underestimated because of the very rapid cytolysis with disappearance of the cells from the histologic section or culture medium. It might be added that the disappearance is masked by a increase in the size of the surviving cells.

It has long been known that giant cells develop in irradiated tissue *in vitro* and *in vivo.* They appear one or two weeks after irradiation. Binuclear or trinuclear cells as well as amitotic divisions are sometimes seen even earlier. Giant cells often show bizarre shapes and are mainly of two types: one shows one or two large hyperchromatic nuclei with large nucleoles; the other has a rosette of nuclei of ordinary size (Fig. 4). Vacuoles are common in these cells (Fig. 6).

Giant cells also form from normal cells, but are then as a rule not quite so bizarre. They develop from epithelial and endothelial cells, fibroblasts and glia cells (Fig. 5) and can be demonstrated months to years after irradiation (ARNOLD and BAILEY, 1954; BERG and LINDGREN, 1958; ZIMMER, 1959). In biopsy specimens of irradiated tumour tissue they can simulate tumour rests or recurrences.

Giant cells are most common after total doses corresponding to a single dose of about 1000 R (PUCK, 1957; SHEEK, DES ARMIER, SAGIK and MAGEE, 1960). They develop after one or two cell divisions and then the mechanism of mitosis in these cells appears to be permanently injured (PUCK, 1957). They may be regarded as extreme examples of the enlargement shown by most cells during mitotic suppression after irradiation.

Analysis of cell growth during mitotic suppression has shown that RNA and protein synthesis is not interfered with. The DNA synthesis appears to be only suppressed for a short time in association with radiation shock (KLEIN and FORSSBERG, 1954; KOHN and FOGH, 1959; SHEEK et al., 1960). The primary effect of radiation is thus not to upset the DNA synthesis but rather involves some stage in the mitotic process (CASPERSON,

KLEIN and RINGERTZ). Formation of large cells during mitotic suppression has been observed after administration of other agents such as colchicine, thymidine (FRIEDMAN and DRUTZ, 1959) and exposure to intermittent heat (SCHERBAUM and ZEUTHEN, 1954) and is thus not *per se* specific of ionising radiation (UPTON, 1958).

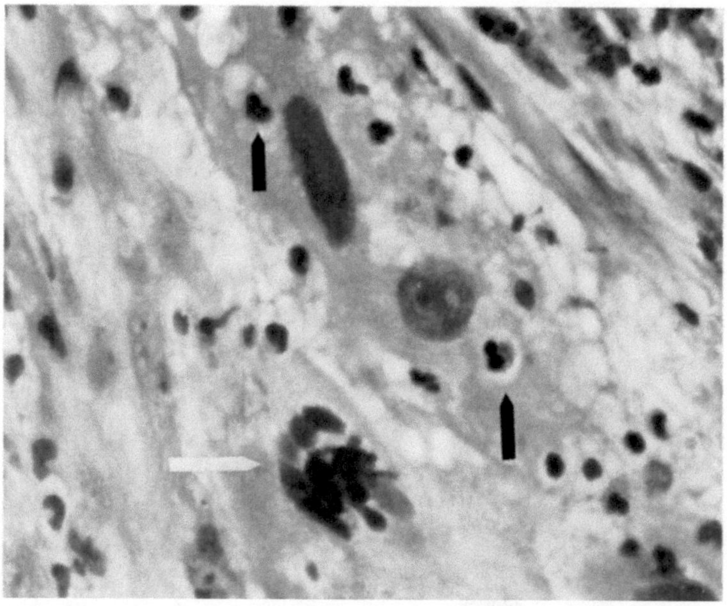

Fig. 4. Different types of bizarre giant cells invaded by leukocytes (black arrows). Carcinom of cervix 2 weeks after radium implantation (×680)

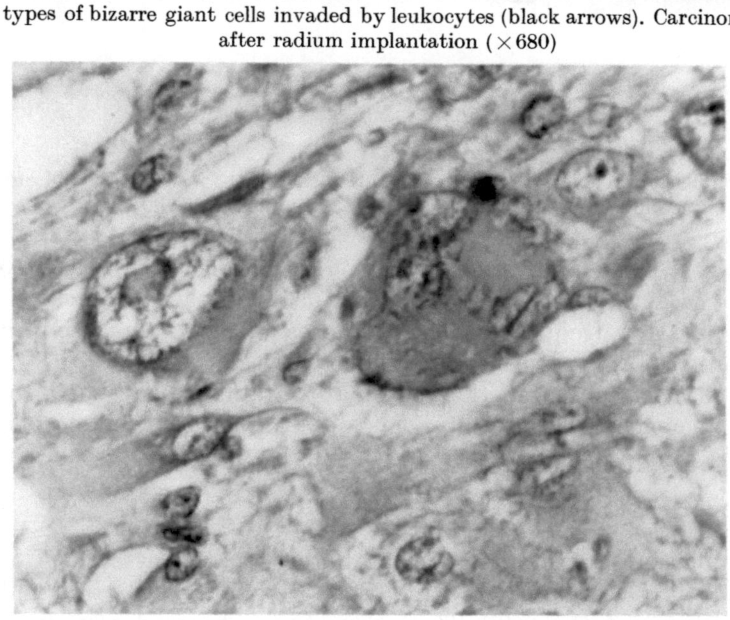

Fig. 5. Non-tumourous giant cells of glial origin in experimental necrosis in rabbit's brain. One year after 8,000 R (200 kV) given in 30 days (×750)

b) Details of cellular changes

α) *Nuclear changes*

Even nuclei in the interphase show characteristic changes of ionising radiation. MARQUARDT (1956) has pointed out that the functional condition of the nuclei is of significance for the effect, but our knowledge of the influence of the functional stage is far from complete. After irradiation most cell nuclei show hyperchromasia. The chromatin granules are increased in number and irregularly distributed. These granules are later condensed with the formation of large hyperchromatic nuclei of irregular shape (HALL and FRIEDMANN and others). The atypical nuclei, bi- and trinuclear cells and micronuclei are due to mitotic disturbances and contribute to the polymorphous picture of the cells in irradiated tumours.

Precocious development of nucleoli from nucleolar organizers (KOLLER, 1947b) and enlargement of the nucleoli have been described (HALL and FRIEDMANN, 1948; SCHERER and FIEBELKORN). Vacuoles or eosinophilic inclusions (Fig. 6) appear in both early and

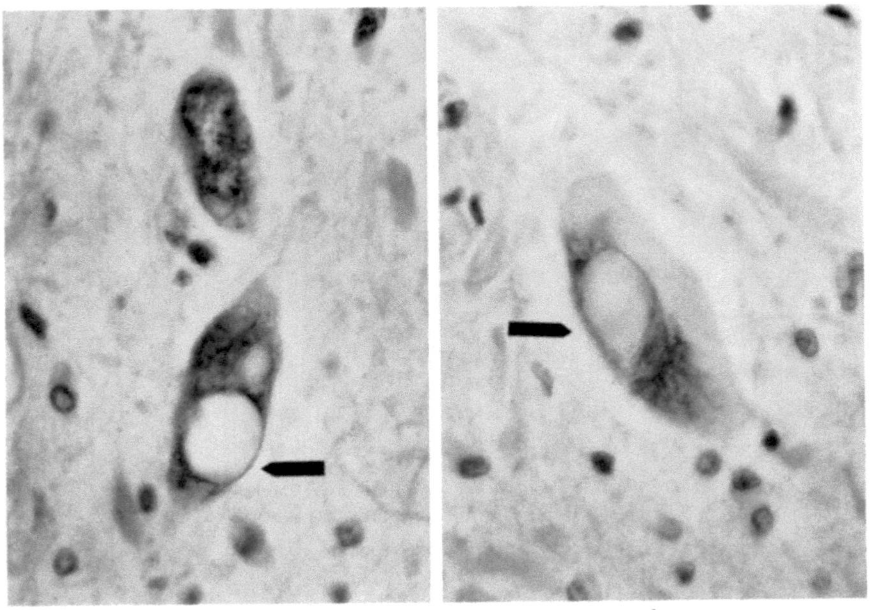

a b

Fig. 6a and b. Intranuclear vacuoles (a) and eosinophilic inclusion (b) in cells of glioblastoma. 27 days after beginning of Roentgen irradiation (total focal dose 5,700 R) (×680)

late stages (WARREN, HOLT and SOMMERS, 1952). According to WOLFF (1940), the vacuoles can empty into the cytoplasm with consequent death of the cell nucleus. In smears the nuclei are irregular, and frequently lobated nuclear shapes have been observed also in living cells (POMERAT) and are thus not artefacts of fixation.

LUDFORD (1932) has observed that chromatin granules can change into achromatic substance and vacuoles may possibly develop even inside the chromosomes (HOLT, SOMMERS and WARREN, 1953).

β) Cytoplasmatic changes

Marked vacuolation is the most regular finding in the cytoplasm (Figs. 7 and 8). The vacuoles may be small but after larger doses they are often large and multiple, and occupy large portions of the cells. They have been observed already 5 minutes after irradiation (ZEIT and FENDEL, 1953; WARREN, 1945, 1947) and they may persist a long time. They are particularly distinct in phase contrast microscopy (HOFMANN, 1954). The vacuoles are not definitely related to mitochondria. The latter on the other hand show transitory cloudy swelling. They swell up and decrease in number and later recover normal appearance and number (ENGLMANN, 1938; LUDFORD, 1932). DEL BUONO (1940) and LUDFORD (1932) regarded mitochondria as being particularly sensitive because they undergo changes within one hour of irradiation. These changes are, however, not regular in malignant tumours (FOGG and WARREN, 1957). Comparison between changes in the cellular nuclei and the mitochondria in irradiated ascites tumour have shown that the latter become normal quicker than the former (SCHERER and RINGLEB, 1953). Electron microscopic examination of normal tissues has shown distinct, reversible changes even after 100 R (SCHERER and VOGELL, 1958).

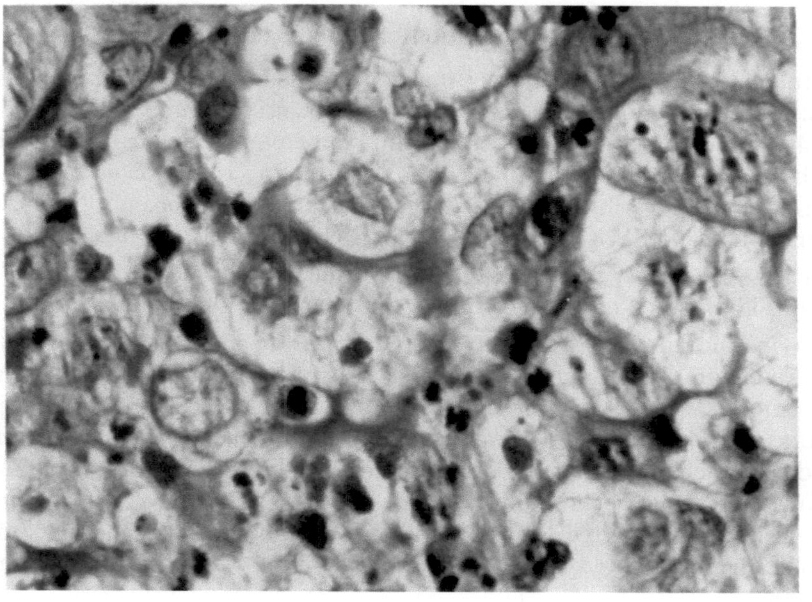

Fig. 7. Vacuolisation of nuclei and cytoplasm, cytolysis and invasion of leukocytes 6 days after brachyradium and Roentgen irradiation in a case of cervical carcinoma (×680)

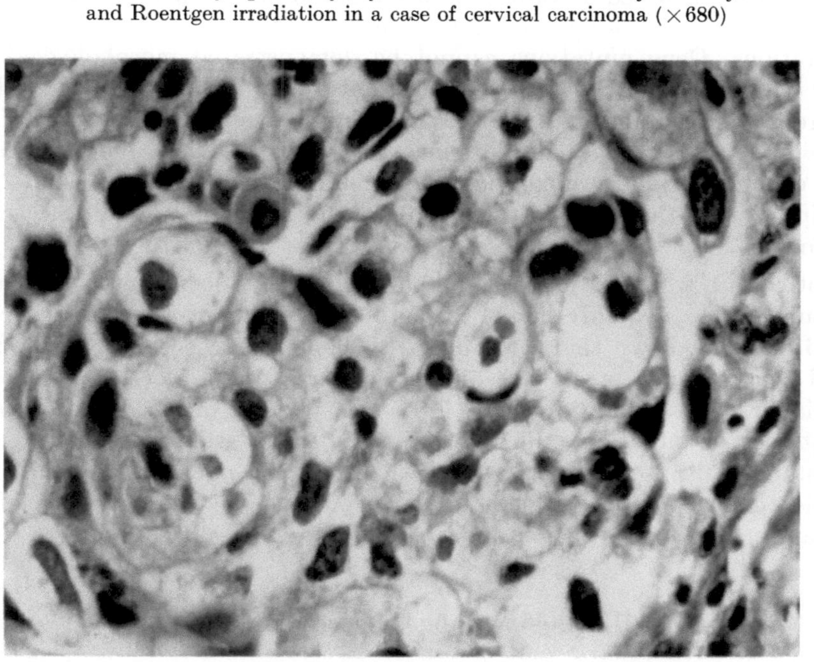

Fig. 8. Nuclear pyknosis and hyperchromasia 16 days after brachyradium and Roentgen irradiation of carcinoma of the cervix. The cytoplasm is still vacuolised (×680)

More non-specific degenerative changes such as fatty degeneration and accumulation of glycogen are common. Amyloid-like or eosinophilic inclusions have been regarded as signs of interference with protein synthesis (ZOLLINGER, 1960).

In irradiated tumour cells the Golgi apparatus becomes enlarged, plump and when the cells die, also fragmented (FOGG and WARREN, 1937; LUDFORD, 1932). Changes in spindle formation, even if they are seen as mitotic disturbances, belong to the cytoplasmatic changes. Destruction of the spindle and an increased frequency of tripolar mitoses have been described.

c) Interpretation of cellular changes

The cytologic changes in irradiated normal and neoplastic cells show no fundamental differences. The pathogenesis is in many respects still obscure. The reactions of the cytoplasm have been interpreted as changes in the colloid chemical structure (LUDFORD, 1932), in the permeability of the membrane (ELLINGER, 1957), or as injury to the mitochondria and microsomes. In recent investigations changes in the endoplasmatic reticulum and nuclear membrane have been demonstrated (BRAUN, 1960).

Further investigations, particularly by electron microscope methods, are desirable to ascertain the significance of changes in the cytoplasm of neoplastic cells.

Changes in the nucleus and chromosomes in the interphase and during mitosis (stickiness and clumping) have been ascribed to radiation-induced depolymerisation of DNA (MITCHELL, 1942; NAGAI et al., 1954) and then imply a direct radiation effect. BLOOM, ZIRKLE and URETZ (1955) showed that microbeams of protones (ZIRKLE, 1957) produced distinct changes in the chromosomes (stickiness, fragmentation and chromosomes lacking functional centromeres) when applied in small doses to dividing newt heart cells. Most investigators agree that these changes occurring after delivery of such doses as are given in fractionated treatment are the main cause of the cancericidal effect (READ, 1958).

This conclusion is based on radiogenetic examinations, which have shown that normal cells or micro-organims can be destroyed by lethal mutations; gene mutations or chromosomal mutations. Gene mutations cannot be demonstrated morphologically, but their occurrence even in cancer cells has been inferred from the death of cells without demonstrable chromosome breaks (KOLLER, 1947a). Tumours are often built up of cell populations with large *spontaneous* chromosomal variations (LEVAN, 1956; KOLLER, 1956b). Thus any conclusions concerning the cancericidal effect of radiation and based on the relationship between the effect of radiation and mutations in normal cells must be made with caution.

It is not certain whether the immediate death of the cells should be assigned to direct nuclear damage. Any strict division of the cytoplasm and nuclear injury is surely artificial. DURYEE (1949) has shown that large doses (30,000 R) are necessary to produce changes in isolated cell nuclei from oocytes of salamanders. Micro-injection of cytoplasm from eggs irradiated with 3,000 R injected into normal eggs, on the other hand, produced typical patterns of radiation injury in the nuclei. This was interpreted as a sign that toxic substances diffuse from the cytoplasm to the nucleus. DURYEE's experiment support the conclusion that immediate death of cells as a consequence of large doses are due mainly to injury to the cytoplasm.

3. Histologic changes in irradiated tumours

a) Regressive changes in tumour parenchyma

Many tumours show pronounced changes the first few days after irradiation. The persistent mitoses are abnormal, the cells increase in size and the cytoplasm is pale and vacuolised. Particularly in the periphery of the tumour cords signs of cellular death may be seen. There some nuclear fragments and empty spaces are seen after cytolysis, often interpreted simply as edema. If the cells are more resistant to cytolysis, they are invaded by polymorphonuclear leucocytes, which are seen between as well as inside the cells (Figs. 4 and 7). Nuclear polymorphism becomes more pronounced with increasing doses, and nuclear stainability increases (Fig. 8).

Sometimes, especially after radium treatment, abundant pyknotic nuclei are seen in the entire tumour cords as a sign of cellular death ("caustic effect" according to LACASSAGNE and GRICOUROFF, 1956). An increase in the size of necrotic foci centrally in the tumour cords is common (BAUMANN-SCHENKER, 1937).

After a week or so the enlargement of all persistent cells is, as a rule, striking. Bi- and multinuclear cells appear and giant cells begin to develop. In histologic sections some cells appear to have no nuclei. Despite enlargement of the individual cells the cords decrease rapidly in thickness and their outline becomes blurred and notched (ZOLLINGER, 1960). The cells become less coherent, intracellular bridges are dissolved, and a way is

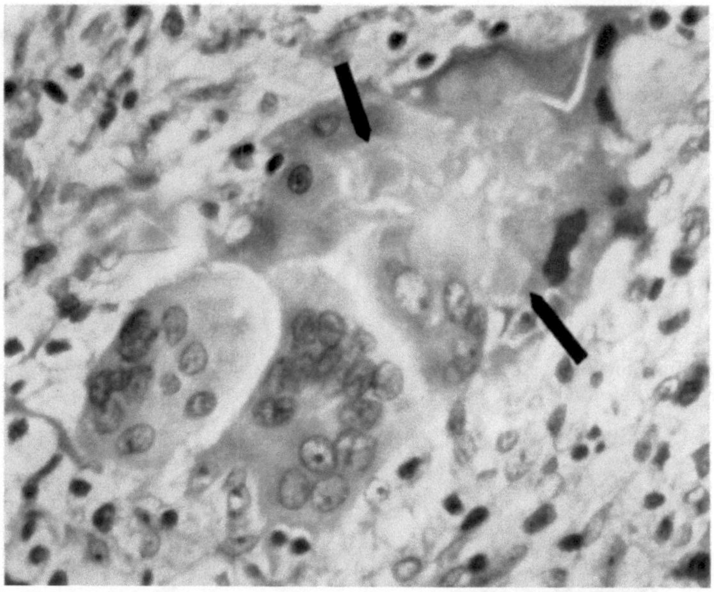

Fig. 9. Foreign body giant cells accumulated close to a tumour rest (arrows). To the right a tumour giant cell with pyknotic nucleus is seen. Marked proliferation af fibroblastes and histiocytes in the stroma. The same case as in Fig. 8 (×680)

paved for leucocytes and splitting up of the tumour by mesenchymal cells (SCHOBER, 1958). Leucocytes are abundant around the ballooned cells with pyknotic nuclei. Peculiar bird's eye formations have been described by PRYM as a signs of phagocytosis of dead tumour by the living cells. Similar pictures of "cannibalism" are, however, not uncommon in exfoliated tumour cells that have not been irradiated.

In later stages the cells lie scattered or in small groups, the cytoplasm stains intensely eosinofilic or it is vacuolised and the nuclei are pyknotic. Giant cells of foreign body type are seen around these tumour rests, especially around cornified cells, which are very resistant to cytolysis (Fig. 9). Cornified cellular whorls may persist several weeks after all vital cells have succumbed.

Calcifications are seen in persistent cells or in mucous substance, particularly in adenocarcinoma (Fig. 10). According to MELNICK and BACHEM (1937) and HALLEY and MELNICK (1940), this commences in the cell nucleus. It has, however, not been verified by later workers (LUMB, 1950 and others).

Owing to the rapid cytolysis, particularly of the young ferment-rich cells in the periphery, the death of the cells is often difficult to demonstrate. It is only seen indirectly by the spaces arising after the dead cells. In squamous carcinoma the peripheral cell death has been clearly illustrated by FRIEDEWALD and ANDERSON (1913) in animal experiments and by GLÜCKSMAN (1952) and BERGER (1954) in human cancer. The focal death of tumour cords results in a characteristic lacework of persistent cellular formations PROPST (1957). Later the death of the cells in the periphery is no longer so striking, but then the nutrition of the tumour is changed.

The histologic changes vary not only in one and the same cancer cord, but also considerably between different parts of the same tumour (Koller, 1959). The histologic response varies largely with the dose and Table 2 and 3 give the effect of increasing

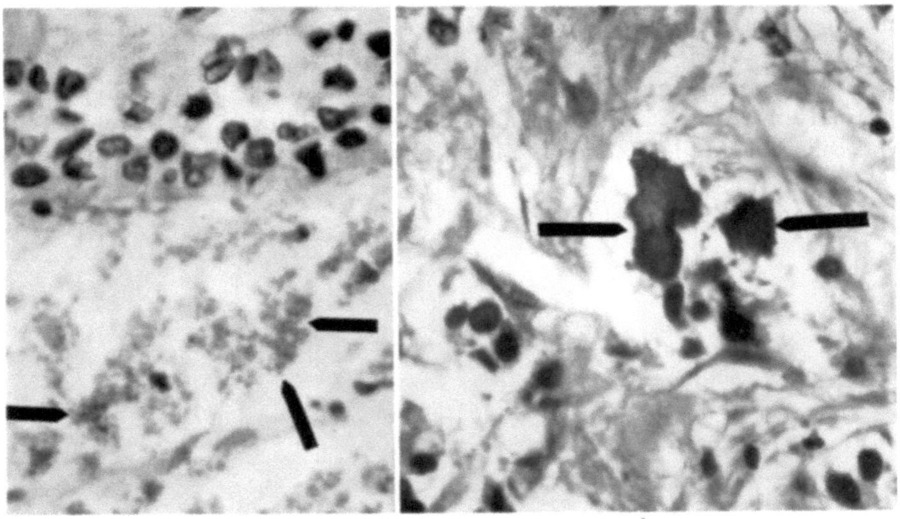

a b

Fig. 10a and b. Calcification in irradiated adenocarcinomas. a Colloid carcinoma of colon with extracellular granular calcification of the mucin. b Mammary carcinoma, dense calcification probably in dead cells (×680)

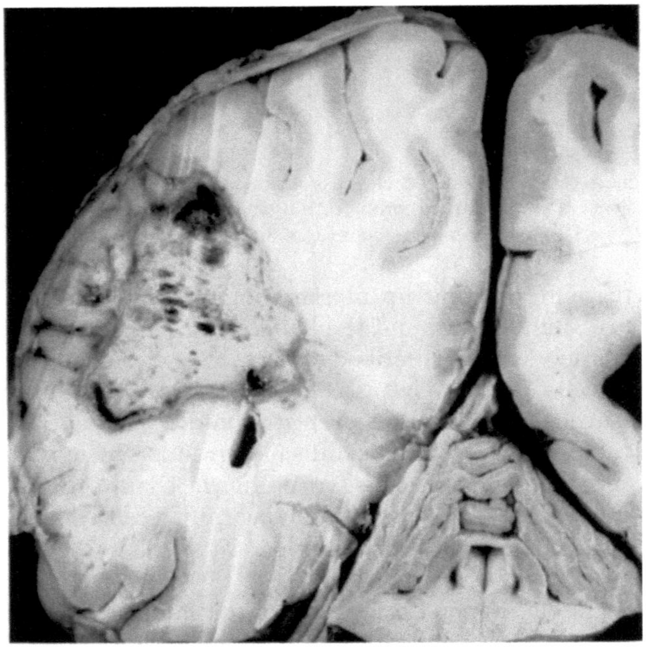

Fig. 11. Glioblastoma seven months after commencement of Roentgen irradiation. Calculated dose in centre of tumour 7,250 R given in 27 days. Well defined necrosis in left occipital lobe and edema of the left hemisphere. Cysts and hemorrhages in necrotic tissue. Extensive microscopic examination failed to reveal any residual tumour (from Lindgren, 1958)

dose and time of treatment with fractionated radiation in a series of relatively radiosensitive tumours (mammary cancer) and in radioresistant tumours (malignant glioma), respectively.

Very radiosensitive tumours (see p. 342) show different pictures. They may disappear clinically in a week or so. In this stage these tumours are seldom examined histologically and the morphologic findings do not appear to have been described in detail except in association with transplanted tumours. Sometimes the entire tumour becomes necrotic. Such total necrosis has been observed even in otherwise radioresistant tumours (Fig. 11): glioblastoma multiforme (PENNYBAKER and RUSSEL, 1948; LINDGREN, 1958), osteogenic sarcoma (HILTON and GLYNN, 1946 and personal observations), Wilm's nephroma (personal observations). This necrosis has been ascribed to the pronounced vascular changes (see below). The angioarchitecture of the tumour and massive edema in firm or hard tissue can contribute in the causation of anoxic necrosis.

Table 2. *Effects of radiation in 60 cases of breast cancer* (LUMB, 1950)

Dosage	Number of cases				Total
	A	B	C	D	
Less than 2,000 R	—	—	1	6	7
2,000—2,500 R	—	1	5	6	12
2,500—3,000 R	2	3	7	5	17
3,000—3,500 R	1	5	7	0	13
3,500—4,000 R	4	7	0	0	11

A = Complete absence of malignancy.
B = Presence of small number of isolated neoplastic cells, showing gross degenerative changes.
C = Some indication of effect of irradiation and areas of unaltered neoplastic cells.
D = No evidence of irradiation effect.

Table 3. *Effect of radiation on 22 autopsy cases of malignant gliomas* (BERG and LINDGREN unpublished)

Dosage	Number of cases				Total
	A	B	C	D	
Less than 2,000 R	—	—	2	6	8
2,000—3,000 R	—	—	1	4	5
3,000—4,500 R	—	2	2	1	5
4,500—6,500 R	—	4	0	0	4

A = Absence of malignancy.
B = Clear irradiation effect in great part of the tumour: markedly decreased cellularity, preponderance of giant cells and large necrotis foci.
C = Some indication of effect of irradiation. Disturbed mitosis, micronuclei. Increased size of cells.
D = No evidence of irradiation effect.

b) Roentgen irradiation and differentiation of neoplastic cells

An increased differentiation of immature tumours after irradiation was described as early as 1907 by DOMINICI and BARCAT, and this question of radiation-induced differentiation is one of the much discussed effect of Roentgen rays on tumours. In the irradiation of normal tissue an accentuation of the differentiation has been described *e.g.* an accentuated maturation of both lymphopoietic, erythropoetic and myelopoetic cells after irradiation of small animals (MAISIN, 1959; SCHREK, 1960). On irradiation of non-cornified squamous epithelium a pathologic cornification can be observed. HALL and FIEDMAN (1948) called this "radiation keratogenesis". An irradiated respiratory epithelium can differentiate to a metaplastic squamous epithelium (WINDHOLZ). Experience with tissue culture and embryologic observations show that differentiation is, as a rule, incompatible with rapid cell division (DUSTIN, 1930; LÜSCHER, 1935). This may suggest that the differentiation is a consequence of mitotic suppression.

Particularly GLÜCKSMANN (1956a and b) attaches much importance to this differentiation process in irradiated tumours and he believes that it is more important to find factors that promote differentiation than to suppress growth in the treatment of undifferentiated tumours. GLÜCKSMANN based his first observations on squamous cell epithelioma from the uterine cervix, where the percentages of undifferentiated, differentiated and degenerated cells were calculated in different stages of irradiation. His findings have been confirmed by MITRA and DE (1954) and others. Since it is the undifferentiated peripheral cells that first succumb and undergo cytolysis on irradiation, such calculations cannot elucidate this problem. It is also well known that differentiation of a tumour can vary from one part to another owing to the heterogeneity of the tumour, inflammatory reaction in the stroma etc., and comparisons of differentiation in different biopsies before, during and after irradiation may be misleading. When cells severely changed by irradiation are classified as degenerated or differentiated a certain subjectivity is unavoidable.

Many investigators have, however, found that an accentuated differentiation occurs after irradiation of certain squamous cell epitheliomas (PRYM, 1924; HALL and FRIEDMANN, 1948; FRIEDEWALD and ANDERSON, 1943; ZOLLINGER, 1960 and others). HALL and FRIEDMANN claim, however, that the process is relatively uncommon, but state that radiation keratogenesis is a dominating mechanism in the destruction on irradiation of some highly differentiated squamous cell epitheliomas in the oral cavity. The process, with the death of the peripheral cells, closely resembles the spontaneous healing of Molluscum pseudocarcinomatosum, which has already been pointed out by HAMPERL and KALKHOFF. Distinction of this type of skin tumour from epidermoid carcinomas is often difficult (BEARE, 1953; LINELL and MÅNSSON, 1957) and this difficulty might have influenced our conception of radio-induced differentiation.

Another example which is often referred to is healing of basal cell carcinoma on irradiation. In this tumour one often sees abundant cornification centrally in the cords (HAMPERL and SCHWARTZ, 1927; NÖDL, 1955 and others). Sometimes the typical pattern

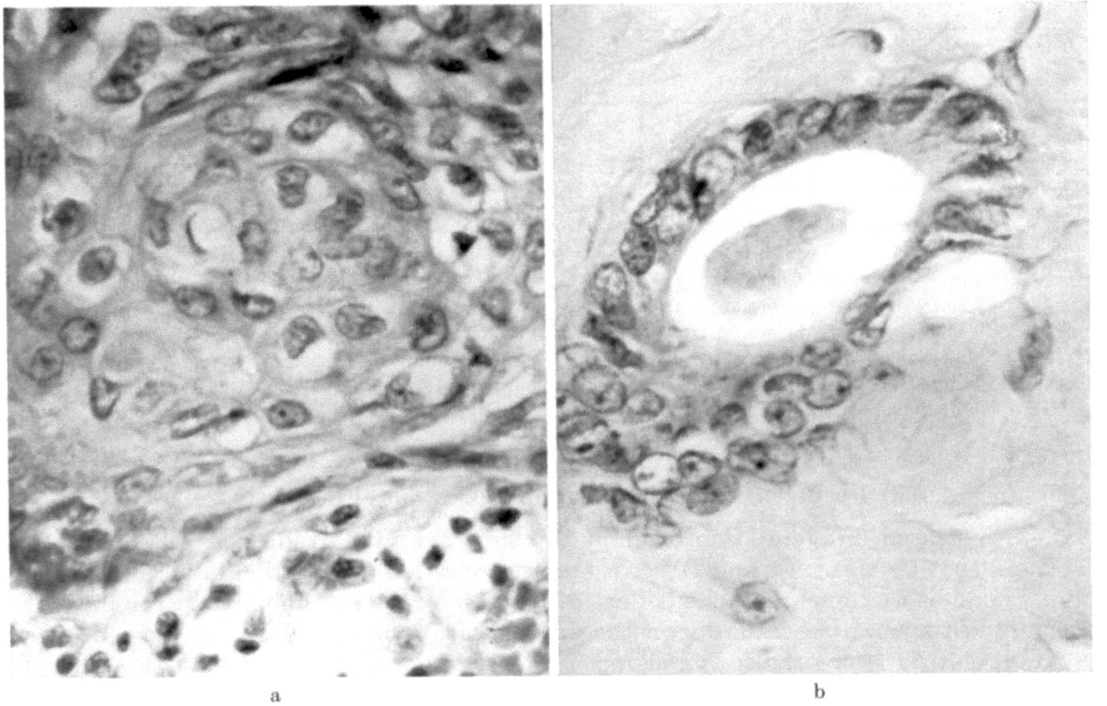

a b

Fig. 12 a and b. Different parts of a lymph node metastasis of mammary adenocarcinoma 6 months after bilateral adrenalectomy and ovariectomy, with marked clinical regression of the tumour. In a metaplasia and in b differentiation into regular glandular epithelium (×680)

of the epithelial cords changes; and this together with the cellular radiation changes may give a histologic picture closely resembling that of undifferentiated spinocellular carcinoma (HARTMANN, 1957). Even non-irradiated basal cell carcinoma, however, often shows a tendency to undergo keratinisation centrally in the cords.

In carcinoma, the cells show large morphologic differences, due mainly to their position in relation to the vessels and stroma. In the periphery of the cancer cords the cells are small and rich in nucleic acids, proteolytic enzymes and fine-dispersed lipids (CASPERSON and SANTESSON, 1942; SYLVÉN and MALMGREN, 1957; BERG, 1951). These well nourished cells (A-cells according to Casperson) are in a state of rapid multiplication and growth. Centrally in the tumour cords the cells are rich in cytoplasm, and are 3—4 times larger than the A-cells and have large loose nuclei. These cells (B-cells) are poor in RNA, lipids and proteolytic enzymes — they are starved cells, they no longer synthesise protein, mitoses are rare and the cells often develop into cornified or necrotic masses. Between these types of cells various intermediate types from the periphery towards the centre of the cancer columns are seen. Here the cells show a tendency, if any, to differentiation, but the transformation of A-cells to B-cells does not mean differentiation. These regional differences are not constant. They are not so distinct in sarcomas and in central parts of tumours the characteristic A-cells are often missing.

This difference between the location of A and B cells and consequent difference in their oxygen supply will influence their response to irradiation (THOMLINSON and GRAY, 1955). This difference is thus important for understanding the death of the peripheral cells (A-cells) in irradiated tumours, and closer analysis of the topographical distribution of radiation induced cell changes is desirable.

Other examples of the process of radiation induced differentiation in tumours are less convincing. An increased formation of mucus in the tumours, which only show slight mucus formation before irradiation (GLÜCKSMANN, 1956b; BAUMANN-SCHENKER, 1937; ZOLLINGER, 1960) may be interpreted as a regressive change. The development of fibrous intercellular substance in a fibrosarcoma has been referred to as evidence, but this fibrosis can be formed by stroma cells just as well as by tumour cells. A change of a lymphosarcoma to a reticulum cell sarcoma may be a radiation-induced increase of cell size.

Those investigators who have systematically studied these problems are sceptical. ANDERSEN (1949) has studied in detail a large series of tumours and does not believe that radiation can induce higher differentiation. Occasionally he observed a tendency to parakeratosis and he believes that other changes described are of degenerative nature.

The various opinions of radiation-induced differentiation in tumours appear to be due largely to different interpretation of the findings and not to differences in the biologic reactions. Is squamous metaplasia or radiation keratogenesis a sign of degeneration or of higher differentiation? Is the development of glandular tubules in an adenocarcinoma a differentiation or an increased lysis of certain cells (GOSH, 1959)? It is difficult to give any generally valid answers to such questions.

The induced differentiation is always a local, temporary phenomenon and is often a sign of insufficient radiation (HALL and FRIEDMAN, 1948). It seems to be secondary to growth inhibition, thus a parallel phenomenon of the increase of cell size. The same picture can also be seen in other forms of tumour regression, such as after removal of the ovaries from a patient with oestrogen dependent mammary cancer (Fig. 12). No evidence is available that these tumours change their biologic character on irradiation and become less malignant, and our knowledge of tumour progression argues against such an assumption.

c) Stroma and vessels in tumour tissue

α) Morphologic changes

The lympho-plasmocytic infiltrates seen around tumour formations decrease or disappear very rapidly on irradiation and are followed by the appearance of polymorphonuclear leucocytes (Fig. 13). Edema fills up the spaces left after dead cells and the volume of the tumour may temporarily increase despite extensive cellular death. In radiosensitive tumour demasked stroma with only slight reactive changes is soon seen. With the aid of special methods CRAMER (1932) demonstrated mobilisation of histiocytes already after a few days on irradiation of spontaneous mammary cancer in mice. Sometimes abundant, large, swollen histiocytes are seen in the tissue spaces after cytolised tumour cords (Figs. 9 and 14). After one week or more, fibroblasts and immature plasma cells and lymphocytes again begin to appear. As a rule histiocytes and fibroblasts dominate the picture in the later stages and they show only insignificant signs of radiation response (HALL and FRIEDMANN, 1948). This phase has been called the biopositive (WINDHOLZ, 1947; SCHOBER) or healing phase (FRIEDMAN, 1939).

Characteristic changes in the fibrous ground substance have also been described. The first stage is characterised by depolymerisation with formation of acid polysaccharides, which are replaced later by large amounts of neutral polysaccharides (RUNGE, EBNER and LINDENSCHMIDT, 1956). An agryophilic network forms, which may entirely envelop the individual surviving cells, and collagen fibres gradually develop (LUMB, 1950; SCHOBER, 1955). This proliferation thus begins while treatment is in progress.

In later stages there is an excessive deposition of dense, coarse, collagen fibres and the tissue becomes increasingly acellular. Such changes are very well decumented, particularly in mammary cancer. In the final stage the scar tissue closely resembles the cell-poor hyaline region, which is seen in the middle of many mammary cancers prior to irradiation. On irradiation the tissue is, however, often found to contain faintly staining hyaline parts corresponding to necrotic cancer islands. These necrotic foci show reticulin fibres with only faint signs of cellular activity and incompletely stainable collagen fibres gradually develop (LUMB, 1950; PROPST, 1957; SCHOBER, 1955). This latter picture is said to be specific of irradiated tumours (Fig. 15).

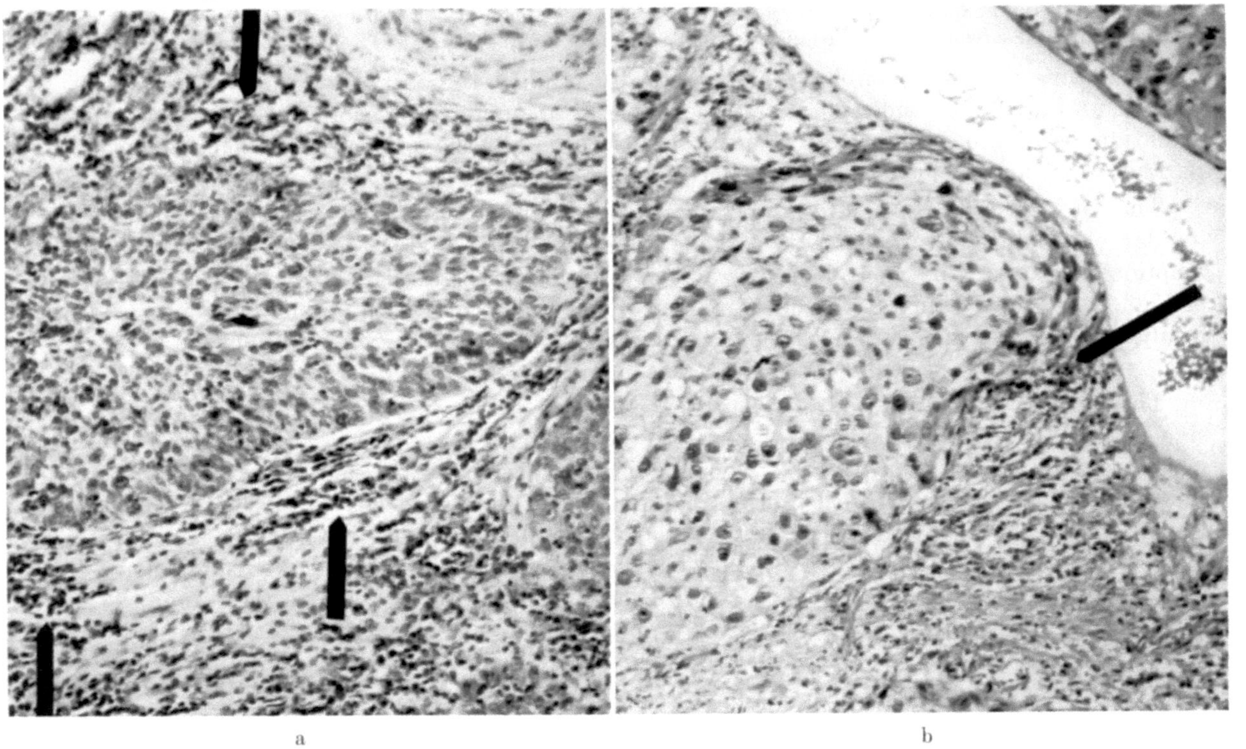

a b

Fig. 13. a Carcinoma of uterine cervix prior to irradiation. b The same tumour 7 days after brachyradium irradiation. Marked decrease in round cell infiltration around the cancer columns. In b most stromal cells are leukocytes. The increase in size of all tumour cells is obvious (×170)

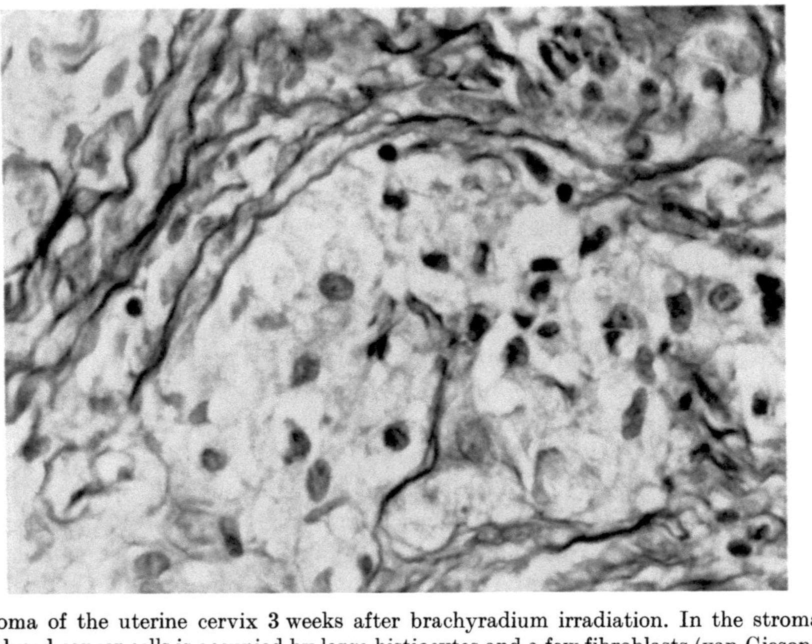

Fig. 14. Carcinoma of the uterine cervix 3 weeks after brachyradium irradiation. In the stroma the central space after cytolysed cancer cells is occupied by large histiocytes and a few fibroblasts (van Gieson stain, ×680)

Like the parenchymal changes, those of the stroma vary from tumour to tumour and in different parts of one and the same tumour (KOLLER, 1959), probably because of the continuous death of cancer cells (ZOLLINGER, 1960). EPPEL and SEYSS (1960) gave the following time table for fractionated treatment with a total dose of 6000 R: first month degenerative changes with edema and leucocytic reaction. During the second

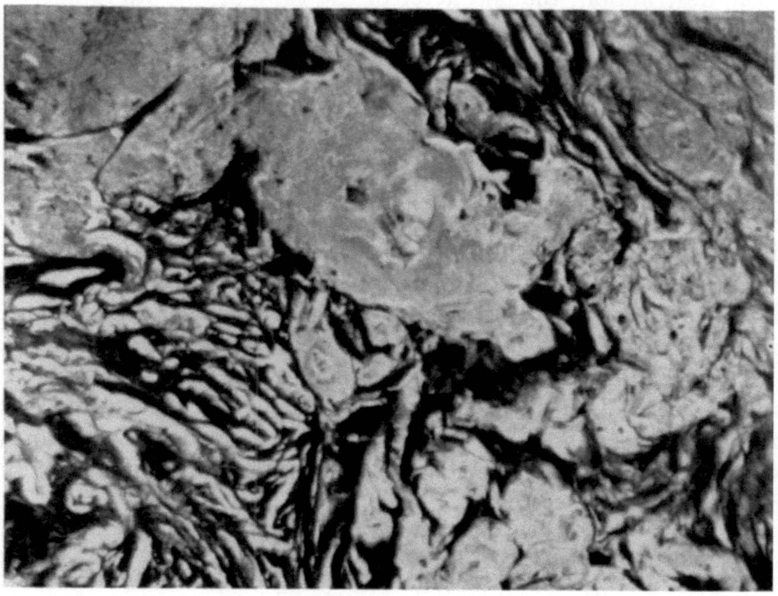

Fig. 15. Mammary carcinoma 3 weeks after Roentgen irradiation. Hyaline necroses corresponding to cancer cords are seen in the dark fibrous tissue (van Gieson stain, ×170)

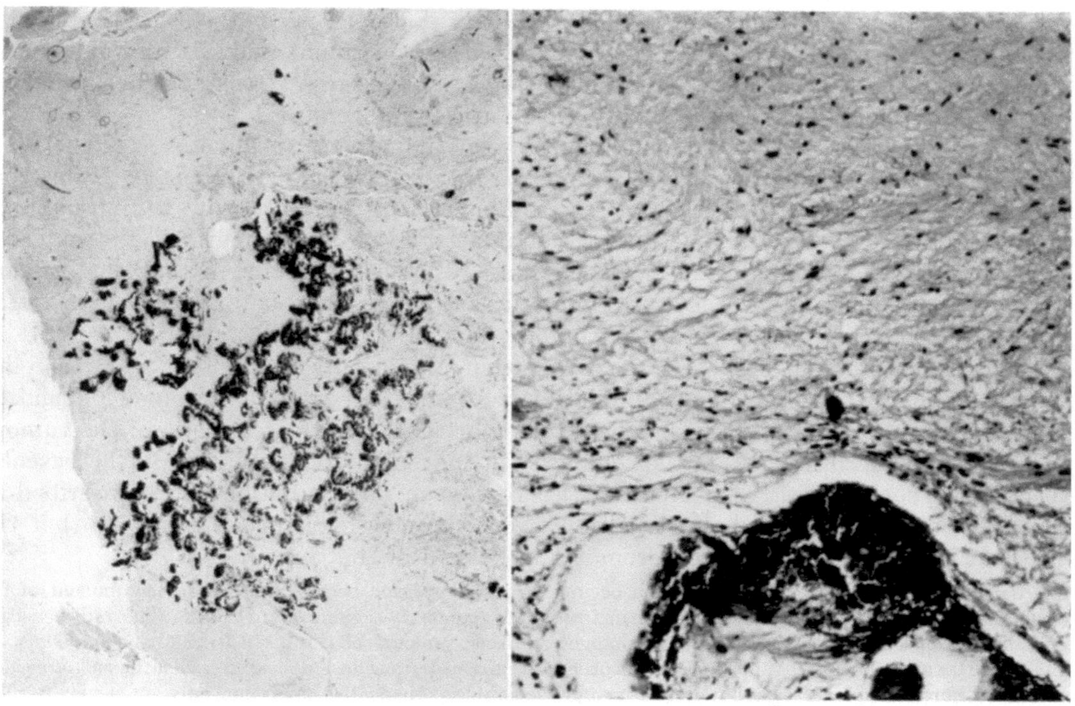

a b

Fig. 16 a and b. Medulloblastoma of the vermix cerebelli 18 months after Roentgen irradiation (tumour dose 6,600 R in 70 days). a Site of the earlier tumour now occupied by conglomerate calcification (×8). b The tissue around the calcification is poor in cells and shows characteristic gliosis (×162) (from LINDGREN, 1958) month reactive changes are predominent with formation of granulation tissue. Connective tissue formation at the earliest after 2 months.

If treatment is incomplete or if the tumour is resistant, marked fibrosis may occur and split up the tumour, even if large parts of the tumour are viable (CRAMER, 1932, 1934; SCARFF and ANDREWS, 1956). The extent of the fibrosis is determined by the degree of tissue destruction, the character of the tumour and its radiosensitivity and the occurrence of secondary infection etc. Fibrosis appears to be due mainly to slowly progressive cellular death, and is thus probably a sign of a certain primary radioresistance of the tumour.

Radiosensitive tumours treated with adequate doses usually leave behind only insignificant scars, fibrous in the mesenchymal tissue and glious in the brain (Fig. 16).

Vascular changes are marked in irradiated tumours but they are of the same type as those seen after irradiation of granulation tissue or of normal tissue (ZOLLINGER). Endothelial swelling, vessel thrombosis and fibrinoid infiltration of the vascular wall and widening of the vessels are also seen in unirradiated tumour tissue, but is then less marked. After irradiation small vessels show endothelial swelling and sometimes endothelial cells are shed. In some large vessels hyaline or fibrinoid degeneration is seen in the wall. This injury can result in the development of a fibrinoid envelop between endothelial cells and the media, so called dysoria according to SCHÜRMANN and MAC MAHON (1933). Similar hyaline changes are also seen perivascularly in the brain (SCHOLZ, 1934; ZEMAN, 1955). These vascular reactions are characteristic of irradiated tissue.

β) *Interpretation of stromal and vascular changes*

The significance of stromal and vascular changes in the cancericidal effect has been the subject of much debate. In the first phase of the radiation response they are secondary in time to the parenchymal injuries (DOMAGK, 1928; HAMPERL and SCHWARTZ; PRYM, 1924). Vascular changes can contribute to death of the tumour cells, but it is now widely believed that such changes are seldom the main cause of tumour sterilisation. Using angiography (VOGLER, 1958) has shown that pathologic tumour vessels may disappear. But angiography demonstrates mainly the changes in the large vessels. Refined or microangiographic methods would probably yield further information.

The significance of the stroma has also been the subject of debate. JOLLES (1953) and KOLLER (1959) attach great importance to the stromal changes. KOLLER claims that if a tumour grows in fatty tissue it is more radioresistant than if it grows in fibrous tissue because the stroma reaction in the avascular fatty tissue is less marked. Metastasis in the lymph nodes are, in addition, as a rule more resistant to treatment than the primary tumour, and this despite the fact that the cellular changes may be just as marked in the metastatic growth as in the primary tumour (GLÜCKSMANN, 1948).

Fibrosis resembling that seen on irradiation also occurs on tumour regression for other reasons. If the hormone stimulation is withdrawn from a hormone dependent mammary cancer or prostatic cancer, fibrous scar tissue forms at the site of the tumour (Fig. 12b). Small differences in the cellularity of the connective tissue and in the vascular reaction on such regression compared with regression on irradiation can be ascribed to the effect of the rays on these structures. No convincing evidence is available that the effect of the rays on the stroma promotes regression of the tumour.

Tumours in the central nervous system occupy a special position because the fibrous component of the stroma is insignificant. Pronounced fibrosis in irradiated gliomas is seldom seen (EICKE). The radiosensitive medulloblastoma shows the same cellular changes as other tumours (BAILEY, 1930; BRODY and GERMAN, 1933/34; DEERY, 1935/36; TARLOV, 1937 and others). If the radiation dose delivered is insufficient, a certain degree of fibrosis may be seen, but it is not appreciably more than after operation only, or normally. The development of the fibrosis is dependent on the relationship of the tumours with the pia (DEERY, 1930; RINGERTZ and TOLA, 1950). Adequate local treatment of medulloblastoma can give small fibroglious scars (LINDGREN, 1958; Fig. 16). The glious reaction in the brain is delayed after irradiation. No stroma reaction seems to be of importance for the cancericidal effect of the rays on this type of tumour.

Malignant glioma, particularly glioblastoma multiforme, is radioresistant. Very large doses, however, produce distinct changes in the form of decreased cellularity, extensive necroses, increase of cell size and formation of giant cells in large amounts (ALPERS and PANCOAST, 1933; DAVIS et al., 1949; Table 3; Figs. 17 and 18). The clinical effect is always temporary and as a rule of short duration. Here the lack of a fibrous

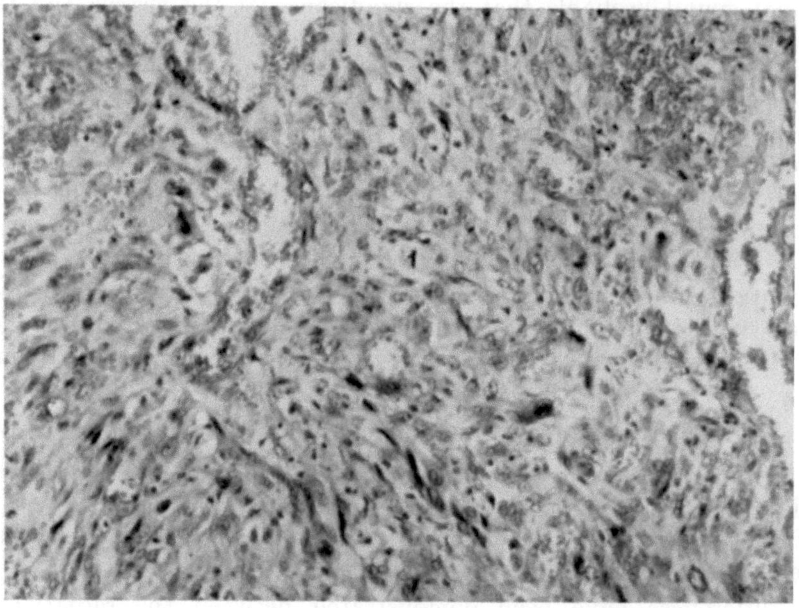

Fig. 17. Malignant glioma. Biopsy specimen prior to irradiation shows a very cellular tumour with a few giant cells (×170)

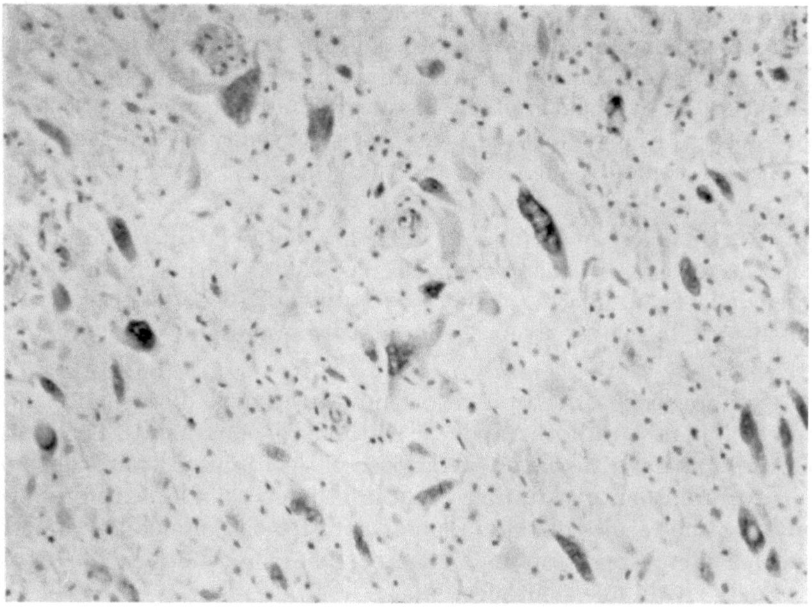

Fig. 18. The same tumour as in Fig. 17. Autopsy specimen, 5,700 R delivered to tomour over one month. Large necrosis were seen and all vital tumour rests were very acellular. The tumour cells are transformed into giant cells (×170)

stroma response and delayed glious proliferation might possibly contribute to the effect being so short, but it might equally well be due to the inherent radioresistance of the tumour.

Studies on the spread of tumours show that the growth of many neoplastic cells is inhibited by the host. The degree of this inhibition varies from organ to organ. The mechanism of this inhibition is largely obscure. It is obvious that increased knowledge of this mechanism might lead to a better understanding of growth inhibition and cellular death on treatment of tumours with Roentgen rays or with cancericidal substances.

It does not sound probable that the significance of the vessels and the stroma in eradication of tumours may be solved simply by histologic methods. The study of the time-dose relationship for normal and neoplastic tissues has shown that recovery occurs quicker in normal cells of the stroma than in tumour cells. This may be reflected histologically by proliferation of normal epithelium and fibroblasts during treatment (Ewing, 1930, 1938). This less readily demonstrable difference is surely of decisive importance for the understanding of the response of the tumours to radiation (Melnick and Bachem. 1937; du Sault, 1959; Zollinger, 1960). (This problem has been discussed in detail in Volume XI: Zeitliche Dosisverteilung und biologische Wirkung.)

Experimental cell and tumour research has, however, also been able to elucidate this problem (see p. 360). It might perhaps be possible to decide which link in the response of the tumour favours and which counteracts the cancericidal effect of radiation.

4. The significance of histologic studies in radiation therapy

Biopsy including histologic and cytologic studies before radiotherapy of tumours is necessary. Biopsies during radiotherapy have yielded much information on the radiation response of the tumour cells and stroma and added considerably to our knowledge, but the significance of these studies is still debatable.

Distinct differences have been demonstrated between the radiation response of different tumours. Some investigators have shown a good correlation between the response of the tumour cells and/or of the stroma with the clinical course. Particularly Glücksmann (1945, 1948, 1950, 1954, 1956) has made valuable contributions in this respect. Other investigators have not been able to confirm these observations (Merrill, 1956; review). This may be explained by the radiation response varying from one part of a tumour to another, by evaluation of the histologic finding being uncertain and subjective, or by other factors. Biopsy methods can, however, only be applied to a few readily accessible types of tumours such as cancer of the skin, the oral cavity or the uterine cervix.

Cytologic examination of exfoliated cells has assumed great importance. In these examinations the response of the tumour cells as well as of cells in the surrounding tissue can be studied (Graham and Graham, 1955; Nielsen, 1952; Kjellgren, 1956; Umiker et al., 1959). By needle biopsy even deep-seated tumours may be examined cytologically and open up new possibilities.

Particularly knowledge of the radiation induced mitotic disturbances have influenced the development of new radiotherapeutic methods of treatment. The histologic studies of irradiated tumours have, however, so far been only of limited value. The most important contributions to radiotherapy are those on the influence of the rays on normal proliferating tissues. That the results of these studies hold for the immediate effect on neoplastic cells has become increasingly obvious (Read, 1958), but if they can explain the more permanent effects is still an open question.

Cumulative knowledge of the variations in radiation induced disorders in various tumours and the influence of physiologic factors such as diurnal rhythm and growth rhythm have made conventional therapeutic methods debatable (Koller and Smithers, 1946; Koller, 1947b; Scanlon, 1959). Observations on the course of the reaction of the stroma have induced other authors to modify their therapeutic technique (Jolles, 1953).

More profound knowledge of the biology of the tumours and of radiobiology would, however, help to elaborate improved methods in radiotherapy.

II. Biologic reactions in irradiated tumours

1. Introduction

Modern experimental methods offer various possibilities of studying the radiation response of normal and neoplastic cells. Transplantable tumours, tissue cultures of tumour cells and normal cells, spontaneous and experimental tumours produced by viruses, carcinogenic substances or hormones have long been used in the field of radiobiology. These methods, however, have inherent sources of error, which must be known if the results are to be properly evaluated.

Many of the difficulties in the evaluation of the effect of irradiation of tumours are due to the complicated interplay between the tumour and the host. *Tissue culture* of cells may therefore offer certain advantages over other methods in the investigation of the effect of irradiation. The use of tissue cultures in tumour research has been surveyed by LASNITZKI (1958). In tissue cultures, however, the cells grow in an artificial environment, which may lead to changes in appearance and behaviour as well as in metabolism (MEDAWER, 1947). Normal cells carried for a long time in tissue cultures change and if injected into homologous animals, they may result in the development of malignant tumours (EARLE et al., 1943; FIROR and GEY, 1945; SANFORD et al., 1949).

The malignant transformation is accompanied by marked chromosomal changes of the type seen in the development of malignant tumours *in vivo* (LEVAN and BIESELE, 1958). In tissue cultures the mechanism of mitosis may become instable with variation in the chromosome number and structure, and new chromosome sets, deviating from the normal karyotype of the species may appear.

In recent years, however, methods have been devised by which cells may be cultured for long periods without chromosomal changes (PUCK, 1958b; BERGMAN).

Tumour transplantation is still widely used in radiobiologic research. As early as 1929 LACASSAGNE questioned the value of these methods, however. As pointed out by DEVIK (1955), publications in which the authors have not taken these sources of error into consideration have influenced opinions on the direct or indirect effect of irradiation of malignant tumours. These errors still occur in otherwise critical articles and surveys. In view of the importance of this question it will be discussed in further detail in a later section. It must be stressed, however, that spontaneous or locally induced tumours are not used widely enough in radiobiologic research.

Thus, though important investigation methods are not ideal, considerable advances have been made in recent years.

2. The inherent radiosensitivity of tumour cells

Radiosensitivity is dependent on many factors. "It must be emphasised that the cell environment both during and after irradiation is of greatest importance in determining the fate of the irradiated cell. In general it is probably inadequate to state the size of a lethal dose for a cell species unless cell environment is also defined" (DEVIK, 1955). One may, therefore, ask whether the inherent radiosensitivity of tumour cells really can be assessed. But then again determination of this sensitivity by adequate methods would be of great importance in radiobiology.

a) Radiosensitivity of cell populations in vitro according to Puck

In the elaboration of a scale of sensitivity of different cells tissue culture might be useful. MARINELLI and BRUES (1953) and ELLINGER (1957) described the results of early investigations in outline as follows: The values obtained for radiosensitivity depend to a large extent on the type of effect recorded. Immediate suppresion of cell growth requires, as a rule, large doses of the order of 30,000—50,000 R/air, while doses of 2,000—5,000 R/air *in vitro* result in the death of cultures after one or more passages through a new culture medium. Broadly speaking, the dose necessary to produce a given effect in tissue culture is 10 to 12-fold that necessary to produce the same effect *in vivo*. The dose necessary to produce a given effect on tumour cells is 2.5 to 5 times as large as that necessary to produce a corresponding effect on normal cells (ELLINGER, 1957; HALBERSTAEDTER, GOLDHABER and DOLJANSKI, 1944).

In the investigations referred to above the cells were tested in dense populations where the cells could act upon one another in various ways (PETERS, 1953, 1954; RÉVÉSZ, 1958a). No quantitative data were available on the sensitivity of isolated cells in cell populations. In these respects experiments with bacteria, yeast fungi etc. have given valuable information.

The recent investigations of PUCK and co-workers (PUCK, 1956, 1957; PUCK, MORKOVIN, MARCUS and CIECIURA; PUCK, 1958a) marked a great advance because they succeeded in testing the sensitivity of cells in single cell cultures in the same way as in plating of bacteria. Single cell from monodisperse cell suspensions were cultivated under the influence of a "feeder" layer of metabolic active cells. The method gave a high plating efficiency. Plating efficiency is to be understood as the percentage of cells giving a macroscopically visible cell colony within 8 days.

Table 4

Type of cells	Mean lethal dose	Chromosome number	Type of irradiation	References
He-La (human carcinoma of the cervix)	96 R	80	230 kV (1,4 mm Cu)	PUCK, 1957
Epitheloid cells from human conjunctiva and lung (old cultures)	100 R	78	230 kV (1,4 mm Cu)	Puck, MORKOWIN, MARCUS and CIECIURA, 1957
Epitheloid cells from human lung (fresh cultures)	166 R	54—70	230 kV (1,4 mm Cu)	PUCK, MORKOWIN, MARCUS and CIECIURA, 1957
Fibroblast like cells from human cutis	50—60 R	46	230 kV (1,4 mm Cu)	PUCK, 1958
Spontaneous lymphocytic leukemia in mice	162 R	—	^{60}Co (Roentgen rays)	HEWITT and WILSON, 1959
Ehrlich ascites carcinoma (different strains)	320—500 R	—	190 kV	CONGER, 1956a CONGER, 1956b

The feeder technique is of radiobiologic interest because mitosis of metabolically active cells was completely inhibited by irradiation with a relatively large dose. HeLa cells from a human cancer of the uterine cervix were originally used as a feeder object. Improvements in nutrient medium have, however, resulted in a decrease in the importance of these feeder cells (PUCK et al., 1957).

These methods of isolation and plating of cells show ordinary cell cultures to be heterogeneous with respect to mode of growth and metabolic requirements. After pure culture of single cell-clones, however, strains occurred that were very homogeneous and remained constant for several years. These clones provided excellent material for studying radiosensitivity.

Curves for the survival of irradiated clones of normal and neoplastic cells were linear on comparison between the log. survival fraction and the dose delivered within a large range of doses (Fig. 19). The increase in dose in R which, whithin the linear part of the curve, decreases the number of surviving cells to 37% was called the mean lethal dose. The mean lethal dose found for different cell clones was constant for long periods.

In contrast to what was expected, normal cells differed only insignificantly from the tumour cells with respect to radiosensitivity. The sensitivity of human cells varied between 50 and 160 R but these variations were not regarded as statistically significant (Fig. 19). The human aneuploid epithelium-like cell lines were, however, somewhat more resistant than euploid fibroblast-like cells. The duration of the *in vitro* culture and the organ of origin of the cell line examined had no discernible influence of the shape of the survival curve.

PUCK found the survival curves to argue strongly for a two-hit process. The frequency of chromosome aberration showed that damage to the chromosomes could entirely explain the lethal effect. The mean dose necessary to produce a single chromosomal hit per cell was found to be 40—60 R for human fibroblast-like cells with a mean lethal dose of 50—60 R (PUCK, 1958b).

These striking results are still preliminary, and investigations of several isolated clones from one and the same tumour as well as from several types of tumours and normal cells are necessary before any valid conclusions can be made. Some comparable observations concerning radiosensitivity at the cellular level may, however, deserve commentation.

b) Radiosensitivity of cells in vivo and in vitro

Comparison of the findings made by HEWITT and WILSON (1959) with those reported by PUCK offers much of interest. HEWITT and WILSON irradiated mice (CBA) with spontaneous lymphocytoleukemia with different doses of ^{60}Co. Immediately after irradiation leukemic cells were isolated from the liver and injected in known dilutions into genetically identical mice. A linear dose response curve was obtained and the median lethal dose (37%) was 162 R (^{60}Co) (see Tabe 4 and Fig. 20).

Similar experiments have been carried out with ascites tumour but not strictly for this purpose. Experiments by CONGER (1956a, b) showed a linear relationship between the log survival percentage and the radiation dose on inoculation of 100—400 × 10^{6}-cells after irradiation *in vivo* of different strains of Ehrlich's ascites cancer (see Table 4). Calculation of the mean lethal dose (37% survival) shows the figures to accumulate

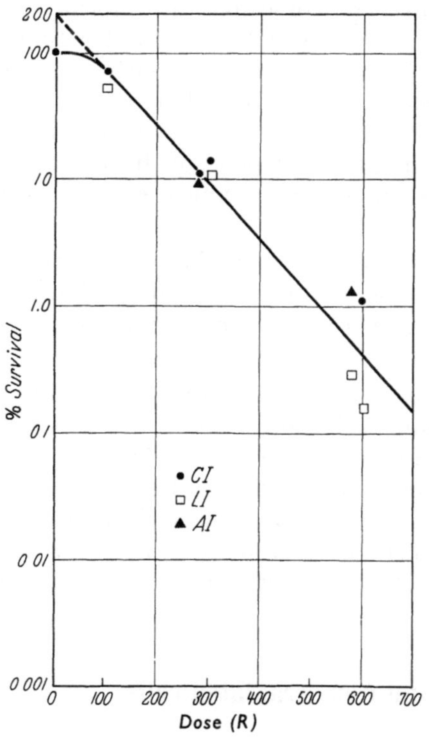

Fig. 19

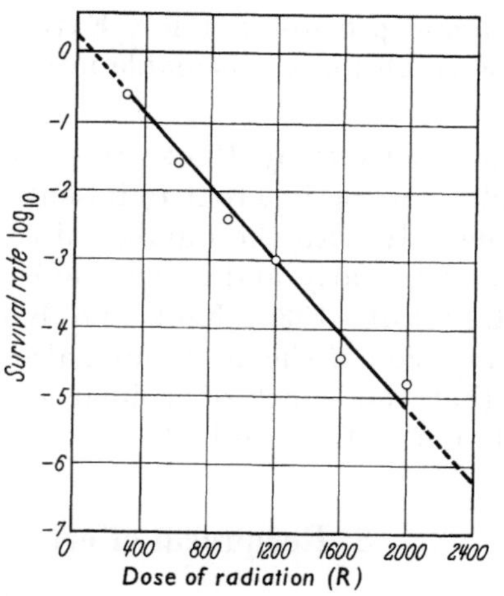

Fig. 20

Fig. 19. Roentgen-survival data for three clonal strains of epitheloid morphology isolated from normal human conjunctiva (C 1), liver (L 1), and appendix (A 1) irradiated *in vitro*. The curve shown in the figure is that of clonal HeLa-cell (S 3), which originated in a human carcinoma. The experimental points for the cells from normale tissues fit the S 3 curve within the limits of reability of data (from PUCK, MORKOVIN, MARCUS and CIECIURA, 1957)

Fig. 20. Survival data for mouse leukemia cells of the lymphocytic type irradiated *in vivo*. The realationship between radiation dose and log survival rate of the cells is shown (from HEWITT and WILSON, 1959) around 400 R. In the same experimental series CONGER showed that 170 R/air induced anaphase aberration in 50% of the cells. The value of these results is, however, limited owing to the possible effect of isoantigenic factors in the host

The radiosensitivity of normal cells has been studied by corresponding methods *in vitro*. BENDER (1957) found a dose of 50 R to cause chromosome aberrations in 22% of the cells in fresh tissue cultures of human renal tissue. Larger doses were not studied but PUCK (1958b) calculated that a dose of 300 R would give one hit per cell. TROWELL (1952) showed the mean lethal dose (50%) for lymphocytes *in vivo* to be 150 R calculated as the percentage of pyknotic cells in irradiated lymph nodes.

c) Comments

Considering the differences between the methods used in these experiments with normal and neoplastic cells, the results obtained must be regarded as fairly uniform (Table 4). Serious attempts are thus being made to find standard methods for measuring the inherent radiosensitivity of cells.

It might be convenient first to discuss a few methodologic points. The value of *in vivo* experiments is limited by the fact that only few types of cells lend themselves to this method (leukemia cells, ascites tumour cells) and in the *in vitro* method (according to PUCK) by the unknown factors that influence the selection of cells on cultivation of tissue specimens — normal or neoplastic.

In the assessment of radiosensitivity *in vivo* as well as *in vitro* any admixture of previously irradiated devitalised cells seems to be important, because it can suppress the metabolic influence of devitalised cells, which increases with increasing Roentgen dose.

Judging from these investigations, the different types of cells are uniformly radiosensitive. It must, however, be borne in mind that in only actively proliferating cells have been studied. PUCK et al. (1957), however, discussed the therapeutic application of their experimental findings: A tumour with a mass of 0.1—10 g should, according to them, contain 10^8 to 10^{10} cells. Sterilisation of such a number of cells with a sensitivity corresponding to that of HeLa-cells requires, according to extrapolation from the curves obtained, 1,000—3,000 R. This agrees with what is known from clinical experience with such tumours.

HEWITT and WILSON found a dose of 2,400 R whole body irradiation not to arrest the leukemic process in mice. Extrapolation of the sensitivity curve showed this dose to be too small for a reasonable number of leukemia cells present in the mice at the time of irradiation.

As pointed out by PUCK, these observations suggest the important conclusion that irrespective of the inherent radiosensitivity of tumour cells, the actual cancericidal effect varies linearily with the number of cells in the tumour, *i.e.*, the size of the tumour. This is in line with early and recent clinical and experimental experience (BERVEN; KOLLER, 1959; LABORDE, 1936; NICE and KUNTZ, 1957). Other factors, particularly the effect of fractionation of the dose, must also be considered. ELKIND (1960) has, however, clearly shown that the effect of cellular recovery on fractionated irradiation can be studied with PUCK's plating method.

3. Reciprocal effect of irradiated and non-irradiated cells

a) Normal tissue

Irradiation of tissue results in temporary damage to some cells and permanent damage to others. During and after irradiation these cells affect one another just as the radiation response will vary with the blood supply and other influences from the contiguous non-irradiated tissue.

Certain observations have been made and interpreted as evidence of the formation of toxic substances within the irradiated tissue. CASPARI (1923) coined the term *necrohormones* for such substances. Tissue cultures ceased to grow after irradiation unless they were transferred to a new medium or washed in Ringer's solution (Hopwood and Donaldson and others). Substances of obscure nature were held responsible for certain changes occurring on irradiation of embryonal tissue (Krontowski, 1925; Strangeways and Fell, 1927) and have been observed by von Schubert (1927) in tissue explants. Peters (1953, 1954) observed a reciprocal effect of irradiated and of non-irradiated parts of cell cultures in which only half of the culture had been irradiated.

Diffusible toxic substances seem to be active also in normal tissue *in situ*. As early as 1931 Moppett showed that the intensity of the response of amnionic membrane and skin to irradiation varied considerably with the size of the irradiated area. The larger the area of the skin irradiated by a given dose, the stronger was the effect (Mackee, Mutscheller and Cipollaro, 1943; Goldberg, 1944; Jolles and Mitchell, 1948; Jolles, 1950, 1953). This holds for single as well as for fractionated doses. The closer two irradiated fields are to one another, the stronger will the skin erythema be (Jolles, 1950). On irradiation of small areas of the skin the intensity of the skin reaction decreases rapidly with the decrease in the size of the surface. A similar correlation between the intensity of the effect and the size of the irradiated area was found by Berg and Lindgren (1961) on irradiation of rabbits' brains (Fig. 21).

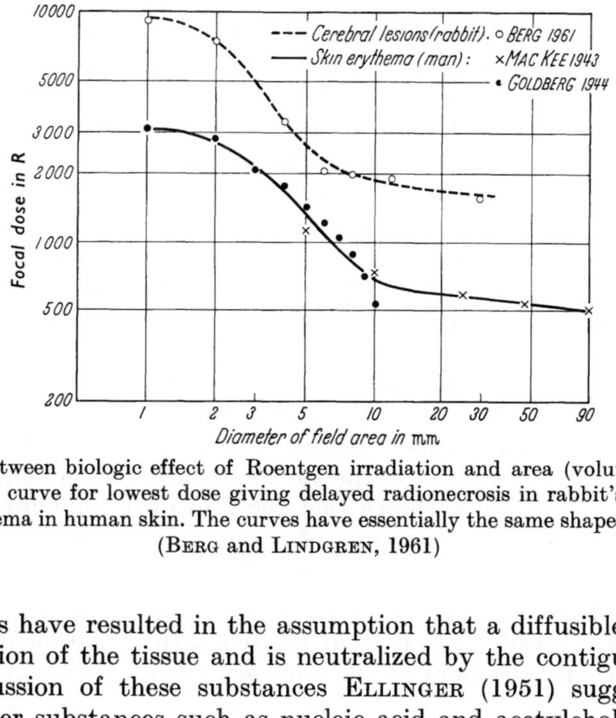

Fig. 21. Relationship between biologic effect of Roentgen irradiation and area (volume) of irradiated tissue. Upper curve = isoeffect curve for lowest dose giving delayed radionecrosis in rabbit's brain. Lower curve = isoeffect curve for erythema in human skin. The curves have essentially the same shape in the log × log diagram (Berg and Lindgren, 1961)

The observations have resulted in the assumption that a diffusible toxic substance is released on irradiation of the tissue and is neutralized by the contiguous non-irradiated tissue. In his discussion of these substances Ellinger (1951) suggested a histamine hypothesis, but other substances such as nucleic acid and acetylcholine have also been mentioned (Ellinger, 1957). A diffusion in the opposite direction, *i.e.*, of substances diffusing into the irradiated tissue from the surroundings, can also explain the findings described above (Jolles, 1950, 1953). In a series of investigations Devik (1955, 1957) and Devik and Osnes (1958) on the radiation changes in mouse skin found strong support for such an effect. The most striking effect was observed when the surface layer of the irradiated skin was shielded by thin metal wires. These shielded areas, which were only 0.05 mm wide, had a strong protective effect on the surrounding epithelium.

These experiments indicate that the normal cells contain some factors of importance to the recovery of cells that have been injured by irradiation. Irrespective of the direction of the diffusion the findings suggest that the effect is very strong. The protective effect of normal cells and various chemical substances on whole body irradiation of animals is now well known (Patt, 1953; Lorenz, 1955; surveys). It is not known whether the protective substances are the same in local and whole body irradiation.

b) Tumour tissue

In the study of *tumour tissue* the significance of the metabolic effect of cells damaged by irradiation has come into the limelight.

Puck's culture technique has contributed to our knowledge of the activity of these cells. HeLa-cells irradiated with 600—1,000 R can grow to form microcolonies, where the number of cells does not exceed 50, or to giant cells. That such cells are metabolically active is apparent from a large number of observations such as capacity to serve as feeder cells, rapid utilisation of nutrients, capacity to synthesise proteins and nucleic acid and susceptibility to virus infections (KLEIN and FORSSBERG, PUCK and MARCUS, 1956; SHEEK et al., 1960).

Fundamental findings of RÉVÉSZ (1955, 1958a, 1958b) show that these damaged cells are active also *in vivo*. The effect of heavily irradiated neoplastic cells on an admixture of viable tumour cells has been demonstrated in various ways in instructive model experiments.

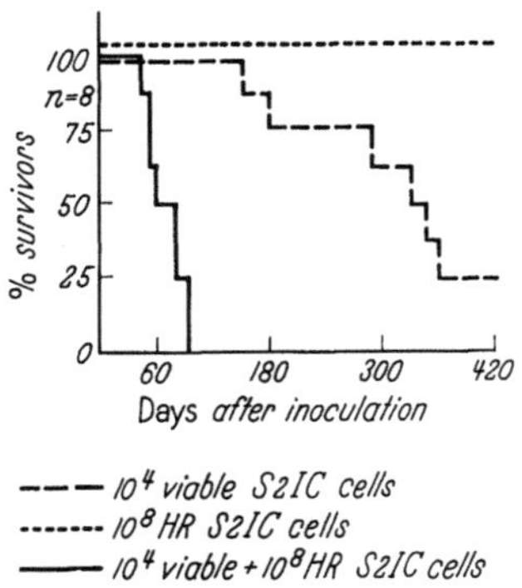

Fig. 22. Survival of mice (= tumour incidence) after subcutaneous inoculation of viable cells and heavily irradiated (HR) cells of the S21C tumour, alone and in mixtures, respectively. n = Number of mice inoculated in the different groups (from RÉVÉSZ, 1958)

a) Isologous transplantation of small amounts of viable tumour cells together with cells irreversibly damaged by radiation (12,000—15,000 R) from different spontaneous mammary carcinomas and sarcomas resulted in a higher frequency of progressively growing tumours and a shorter survival of the tumour hosts, compared with implantation of viable cells only, in corresponding quantities (Fig. 22). The effect was the same even when the viable cells received fairly small doses (200—2,000 R).

b) It has long been known that pre-irradiation of the site of implantation of transplantable tumours reduces the number of takes and retards the growth of the tumour (KREBS, 1929; with review of early literature; CRAMER, 1934; MERWIN, ALGIRE and KAPLAN, 1950, and others). Formerly experiments were usually performed with transplantable tumours in animals under conditions in which the effect of isoantigenic factors was not excluded. VERMUND et al. (1956) and RÉVÉSZ (1958a) have shown that the growth of implanted isologous tumours is also retarded in highly inbred strains of mice. An admixture of a large number of heavily irradiated tumour cells counteracts such inhibition (RÉVÉSZ, 1958a).

c) Of greater clinical interest, however, is that an inoculum of a small number of viable tumour cells centrally in a tumour treated with a therapeutic dose of radiation *in situ* can develop into a tumour in the damaged tissue (HENSHAW and MEYER, 1943; RÉVÉSZ, 1958a).

The mechanism of the stimulating effect of heavily irradiated cells on non-irradiated cells in the same tumour has been elucidated. The effect has been demonstrated also in experiments with ascites tumour cells, which argues for a cell-to-cell effect and against an effect on the tumour bed only. SCOTT and RÉVÉSZ (cit. RINGERTZ, KLEN and RÉVÉSZ, 1959) have shown a direct transfer of substances from Roentgen ray killed cells to viable tumour cells with isotope methods.

The stimulating effect was found to be local. It could not be demonstrated unless the irradiated and viable cells were injected at one and the same site in the animal (RÉVÉSZ, 1958a). It was linked to metabolically active cells but was not specific of irradiated damaged cells because living isologous liver cells and certain genetically incompatible cancer and sarcoma cells also exerted a stimulating effect. A non-specific inflammatory local reaction at the site of implantation due to quartz or allergen in sensitised animals had no stimulating effect on the growth of small doses of viable cells.

In the investigation of the interplay between irradiated, damaged and viable cells the importance of growth and repair factors after irradiation has come to the foreground. The results appear to underline the risk of recurrences after irradiation from minute amounts of viable tumour cells. According to RÉVÉSZ (1958b) no signs of an effective defence mechanism of the organism have ever been demonstrated in these model experiments.

4. Immunity and radiation response

a) Immune factors on transplantation of irradiated tumours

According to Ehrlich (1906) (cit. KREBS), a host animal becomes resistant or immune to reimplantation of the same tumour after an earlier inoculation has failed to take HAALAND (1909), CONTAMIN (1910), MOTTRAM and RUSS (1919), CHAMBERS, SCOTT and RUSS (1922), CLEMMESEN (1930) and others have shown that this resistance can also be induced by grafts previously attenuated with ionizing radiation. "Normal and neoplastic tissues contain iso-antigenic factors which are genetically determined. Iso-antigenic factors present in the grafted tissue and absent in the host are capable of eliciting a response which results in the destruction of the graft. Under special circumstances the response may not be elicited, or the graft may not be destroyed thereby. Antigenic differences between normal and neoplastic tissues are not normally capable of stimulating the reaction (GORER, 1956)".

The reason why tumours can grow in genetically foreign environments is either because the tumour cells have lost certain antigenic properties (iso-antigen) (HAUSCHKA et al., 1956; AMOS, 1956) or because they have acquired properties enabling them to resist the reaction of the homograft. GORER (1950) has shown that certain tumours can grow in foreign hosts despite the presence of antibodies.

b) Experimental evidence of variation in radioresponse by immune factors

OUGHTERSON, TENNANT and LAWRENCE (1940) described a classical experiment illustrating the effect of genetic immune factors on the radiosensitivity of tumour grafts.

The radiosensitivity of a tumour arising from a high tumour strain was examined in the parent strain as well as in F_2 hybrids with a "low-tumour strain". After a dose of 2,500 R, 82% of the tumours in the hybrids regressed, while only 1% of the tumours in the parent strain were eradicated by this dose. A dose of 5,000 R produced regression of 97% of the tumours in the hybrids and of 48% of the parent strain. There was obviously also a natural resistance to the transplants in the hybrids: non-irradiated tumours grew slower and few regressed spontaneously. Some, however, metastasised.

The genetic differences between the host animals are thus reflected as an increased radiosensitivity of the tumours when grown in hybrids. The difference in radiosensitivity can also be demonstrated in strains of mice equally susceptible to inoculation with a given tumour.

COHEN and COHEN (1954) analysed 3 different groups of related mice, which were inoculated with newly established strains of spontaneous mammary cancer and then irradiated. In the host strain (milk-factor-carrying C_3H mice) the mean lethal dose was 5,700 R. In F_1 hybrids ($C_3H \times CBA$) the lethal dose was 5,100 R and in F_1 hybrids between CBA and another C_3H strain, which was probably free from the milk-factor, the lethal dose was 3,950 R.

According to COHEN and COHEN (1954), the results show that the radiosensitivity is a very good measure of subliminal resistance of the host due to immune differences in tumour-host relationship. The immune factors are thus added to the inherent radiosensitivity of the tumour cells.

Irradiation of the tumour devitalises many of its cells but these cells can strengthen the immune reaction of the organsim. The few viable cells then succumb to the homograft reaction. RÉVÉSZ has illustrated this in his model experiments with mixtures of small amounts of viable non-irradiated cells and larger amounts of irradiated non-viable cells injected into genetically different hosts (RÉVÉSZ, 1955, 1958a). When only viable cells were injected in corresponding amounts, they continued to grow — the antigenic stimulation was not strong enough to produce a homograft reaction. On admixture of cells damaged by irradiation no growth occurred.

In an excellent critical survey G. KLEIN (1959) again stressed the sources of error of the transplantation methods, and he also settled that the sources of error can be obviated by the use of inbred strains of animals and recently established tumour lines.

c) Morphologic evidence of immune factors in irradiated tumours

The immune factors also have an effect on the histologic picture of a given tumour. The experiments of OUGHTERSON described above included histologic examinations. The appearance of the tumours in non-irradiated hybrids and untreated animals of the parent strain showed clear differences: in the hybrids fibrosis was more pronounced and the infiltration of leukocytes in the vascularised tumour bed was more extensive.

On irradiation of the tumours the difference became less marked. In the parent strain the stroma increased in the periphery with proliferation of fibroblasts and transitory hyalinisation. The leukocyte invasion and vascular proliferation were vigorous. The connective tissue showed only a slight tendency to hyalinisation, and the fibrous tissue soon re-formed. The stromal changes found on irradiation of the parent strain coincided with those observed on spontaneous regression of the tumours in the hybrid strain.

This description agrees largely with what many authors have found on irradiation of transplanted tumours. Cumulative knowledge of the homograft reaction to transplanted tumours shows that the histologic picture varies but may largely coincide with that of the radiation response. In pre-immunised hosts a marked histiocytic activity may be seen. CRAMER (1932, 1934) showed how irradiation mobilises histiocytes in normal tissue but still more in radiosensitive autochtonous tumours. In immunised animals the transplant does not become vascularised but rapidly undergoes necrosis, and the leukocytic reaction is more vigorous (RUSSEL, 1908; WOGLOM, 1929; ALGIRE, 1954; GORER, 1956, 1958).

The homograft reaction and radiation response thus include similar stromal changes and histologic examination will, as a rule, not be able to decide whether or not the immune factors are active on regression of the irradiated tumour.

In this conjunction the much debated question of cancerspecific antigen is of interest. Experience with autochtonous tumours suggest that iso-antigenic factors are either very rare or of only very weak activity (G. KLEIN, 1959). In experiments with methylcolanthrene-induced fibrosarcoma they have, however, been demonstrated (FOLEY, 1953; BALDWIN, 1955; PREHN and MAIN, 1957 and others).

These experimental findings suggest that tumour-specific antigens may sometimes be of importance in the reactions of the host to autochtonous tumours. From a radiotherapeutic point of view, this implies that such a tumour may be more radiosensitive than a tumour without such antigens. Regression of tumour manifestations outside the irradiated region might also be possible.

5. Induced radioresistance

a) Introduction

It is a well-known clinical phenomenon that recurrences of irradiated tumours are sometimes less radiosensitive than the original tumour. This applies in particular to the primarily radio-sensitive group of malignant lymphomas and leukosis requiring repeated treatment at intervals of months or years. The cause of these changes in radiosensitivity is not properly understood.

The phenomenon was first described by LASSEUR (1904), DELBET (1914) and NOGIER and REGAUD (1914). REGAUD and NOGIER (1916) showed in a clinical case of myxosarcoma that the therapeutic effect of the same dose of Roentgen rays administered on 11 occasions within 6 months became less and less. The decrease in the effect in these early studies was ascribed to adaptation, immunisation, „vaccination" by the previous treatments. REGAUD (1924) believed the radiologic effect to be due partly to substances liberated into the tissue during irradiation. The decrease in the effect on repeated irradiation may be explained by these substances regenerating only slowly after previous exposure to the rays.

The induced radioresistance of tumour cells must be studied against the background of other changes in tumour cells and induced radio-resistance of normal cells. These phenomena will therefore be discussed first.

b) General considerations on the adaptation of neoplastic cells — progression of tumours

Experimental investigations have shown that tumours often arise as a result of a series of successive changes.

A typical example is the development of tumours in endocrine organs or their target tissues in experimental hormonal imbalance, *e.g.*, thiouracil-induced thyroid cancer. Thiouracil treatment increases the secretion of the thyrotropic pituitary hormone with thyroid adenomas as a result. Adenomas can be successfully transplanted, but only to animals with the same endocrine imbalance. Adenomas can develop into metastasing carcinomas, but still only in animals with hormonal imbalance. If the hormonal imbalance is corrected, the tumour regresses. These tumours, however, tend to develop into autonomic, finally hormone-independent forms, which persist even if the hormone imbalance is corrected (BIELSCHOWSKY and HORNING, 1958; FOULDS, 1954; FURTH, 1953, 1955 and 1957 and GARDNER, 1957).

Chemical carcinogenesis of the skin, the development of experimental mammary tumours, and the acquirement of resistance to cytostatic agents are further examples of such step-like changes. In human pathology we have analogies with the development of manifest cancer from conditions such as Bowen's skin disease, or intraductal atypical cell proliferation in mammary tissue.

These successive changes have been described as manifestations of *tumour progression*, a term coined by FOULDS in 1953. The changes may imply an increased rate of growth, increased tendency to metastasise, capacity to grow as ascites tumour, greater morphologic anaplasia — all changes inferring a higher degree of malignancy. They occur irregularly and sometimes independently of one another.

This independence of the various properties is also known from human pathology, *e.g.*, the "metastasising thyroid-adenoma" where the morphologic picture has not been changed to the same extent as the biologic properties.

In experimental pathology progression of a tumour can be followed not only in the host organism but also in later generations of the transplant: probably the progression never ceases (G. KLEIN, 1959). It should, however, be stressed that it starts already in the host organism and is not an artefact of transplantation.

G. KLEIN (1959) has also discussed the correlation between progression and *the critical colony size, i.e.*, the smallest number of cells necessary for carrying a tumour through further animals. This factor is of great importance in the process of metastasisation, and probably also important affects the response to Roentgen therapy, in which the cells are isolated by the ingrowing stroma. The prospects of a definitive cure are better if the tumour can only be carried further by inoculation with a relatively large number of cells than if a single viable cell is sufficient.

All tumour lines that have been carried further by inoculation with a single cell in transplantation experiments have been very anaplastic, of rapid growth and survived serial transplantation for long periods. They must be regarded as representing a state of very advanced progression. Experiments with recently established tumours in isologous inbred strains have so far always shown that successful transplantation requires a greater or lesser number of cells and that transplantation of a single cell will never be successful. Also indirect observations support the assumption that successful transplantation of such tumours requires inocula containing more than one cell (G. KLEIN, 1959).

The isolation of single cell clones of transplanted tumours has also given valuable contributions to the understanding of *the mechanism of progression* (HAUSCHKA, 1953a, 1953b; HAUSCHKA and LEVAN, 1958; MAKINO, 1957; YOSHIDA, 1952 and LEVAN, 1956). Studies of chromosome morphology have shown a pronounced heterogeneity of the cell population of many tumours. On isolation of single cell clones it was shown that tumours can be regarded as mixtures of cell clones with different properties (HAUSCHKA, 1958; LEVAN, 1956; MAKINO, 1957). Even if several tumours are originally diploid (BAYREUTER, 1960; SACHS and GALLILY, 1956; GOPAL-AYENGAR, 1954), most of them become aneuploid during progression, with or without polyploid stem lines (Klein and Klein, 1956; Levan, 1956; Klein, Klein and Révész, 1957). Only subtetraploid tumours appear to be capable of overcoming a strong homograft reaction (Hauschka and Levan, 1958).

Progression has been shown to be dependent on three processes: mutation, selection and adaptation. Intercellular differences in the cell populations provide the basis for selection; the intracellular chromosome changes, the basis for mutations. Even if chromosome changes are very common findings in tumour progression, no certain correlation has been found between a definite chromosome change and a definite biologic change (G. Klein, 1959).

Chromosome studies have shown that these mechanisms are active also in human tumours. Marked chromosome heterogeneity with aneuploid and polyploid cell lines has been demonstrated (Fritz-Niggli, 1956; Ising and Levan, 1957; Hansen-Melander et al., 1956; Koller, 1956a; Levan and others). Koller (1956b) has shown a distinct change in the chromosome pattern of the ascites cells in a case of cancer of the uterine cervix.

Problems bearing on the progression have much in common with those related to induced radio-resistance of tumours. It may also be pressumed, however, that the manifestations of tumour progression, *e.g.* smaller critical colony size, decreased hormone dependence may increase the radio-resistance of the tumour without interfering with the inherent radio-sensitivity of the tumour cells.

c) Induced radio-resistance of normal cells

Our concept of the nature of radioresistance has been influenced by the fact that repeated irradiation lowers the radiosensitivity of normal tissues. Holthusen (cit. Ewing, 1930) observed that "a dose much larger than an epilation dose was required to restrain the generation growth of hair in an epilated area of scalp".

Ferrou, Regaud and Samssonow (1936) found an increase in the radiosensitivity of seminal epithelium after pre-treatment with small Roentgen doses. They found no histologic changes in these "radioresistant" cells.

Windholz (1947) found that the laryngeal epithelium regenerating after irradiation is often a metaplastic squamous epithelium. He thought this epithelium to be less radiosensitive because it showed a higher (?) degree of differentiation, and if a new cancer arose from this epithelium, it was more radioresistant. However, he also described changes in the mucosal stroma in the form of hyalinisation and sclerosis.

Bloom (1950) found the radiosensitivity of intestinal epithelium in the duodenum of the mouse to be temporarily decreased after previous irradiation. She thus showed a temporary adaptation, but the mechanism was obscure, particularly since the whole body was irradiated, which makes interpretation difficult.

The relation of these observations to the acquired radioresistance of tumours is still uncertain (Upton, 1958). In cultures of connective tissue cells from mice, according to Puck's plating technique, radioresistant cell colonies have been isolated after a single dose (1,000 R) (Whitfield and Rixon, 1960). If this variation of sensitivity was present in the original tissue, it would help to explain the mechanism by which repeated irradiation increases the radioresistance of normal tissue. Unfortunately the authors say nothing about any changes in the chromosome pattern of the cell lines. Further investigation of the effect of repeated local irradiation of normal cells and tissues are needed (Chase, 1958).

d) Induced radioresistance of tumours

The modern conception of the different aspects of the problem coincides roughly with that described by Windholz (1947) and Schubert (1954). The induced resistance can be due to:

a) Changes in tumour cells:

α) Selection of radioresistant cells among cells of varying resistance. The sensitive cells die — the more resistant retain their vitality.

β) Biologic mutation gives rise to a radiosensitive new tumour. The mutation may be spontaneous or induced by irradiation.

γ) Temporary adaptation of unknown nature.

As to these changes in the cells, it may be difficult to state whether change is due to mutation only or to mutation plus selection.

b) Changes in the tumour bed, particularly the connective tissue. This may include all changes in the tumour-host relationship.

Devik (1955) warns against such a division: no cell in a tissue, normal or malignant, is an independent unit, but an integrated part of a tissue, which itself is an integrated part of a whole organism. To facilitate the discussion it is instructive to draw a distinction between the cell and its surroundings, and to discuss their reciprocal influence.

α) *Radioresistance due to changes in the neoplastic cells*

Induced radioresistance in tumours has been described in a large number of old experimental investigations (Snellman, 1935, review). The results are sometimes decep-

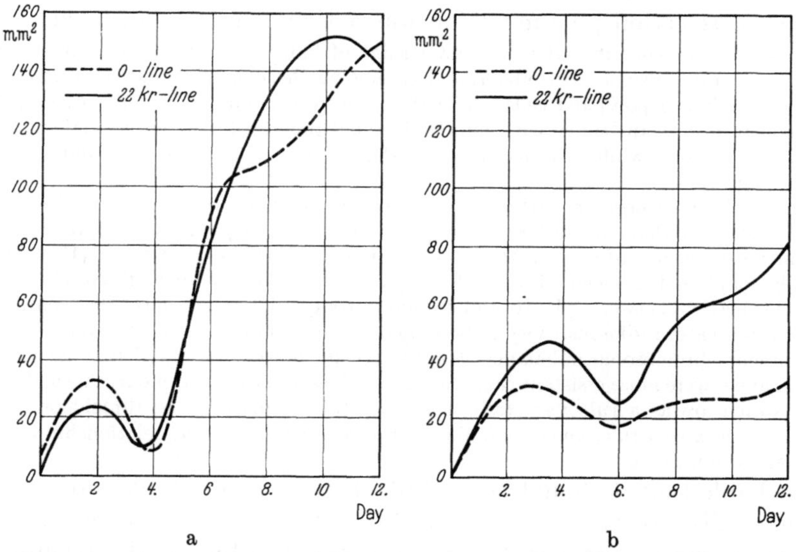

Fig. 23a and b. Growth curves for control line (0-line) and irradiated line (22 kr-line) of Ehrlich's ascites cancer. a (to the left) Growth curves without irradiation. b (to the right) Growth curves after a dose of 1,000 R. Y-axis = tumour area in mm²; X-axis = time after transplantation in days

tive and the influence of immune factors are obvious sources of error in these experiments. This applies, above all, to investigations with Jensen's rat sarcoma which, according to Cramer (1934), is unsuitable for radiobiologic experiments.

A number of investigators have shown how difficult it is to establish permanent radioresistant tumour strains (Wood and Prime, 1920; Bagg, 1938; Nice, 1957; Montgomery and Warren, 1953; Conger and Luippold, 1957). Temporary resistance often occurred in these experiments but the induced resistance soon disappeared.

Successful establishment of a permanent radioresistant tumour line was reported by Schubert (1954) and Dittrich, Höhne and Schubert (1956).

In these experiments hyperdiploid Ehrlich's cancer was irradiated with 2,000 R in the solid form after injection intramuscularly into the thigh of mice. 3—4 days after irradiation new animals were inoculated with the tumour, and after 10 days a new tumour had grown. This tumour was irradiated, and the tumour was used for inoculation of further animals etc. After a total irradiation of 22,000—28,000 R clear changes could be seen in this irradiated tumour line compared with the control line. To eliminate the influence of the host the control line was propagated by injection into the other hind leg, which had been shielded during irradiation.

The radioresistance was manifest as a decreased inhibition of growth after local irradiation of the tumour in the solid form (Fig. 23) and decreased effect of irradiation on the mitotic frequency when the tumour was grown in ascitic form. The resistant line showed fewer mitoses on growth in the ascitic form and increased anaerobic glycolysis. These features persisted through several generations of the tumour. The authors believe a mutation to be the most likely explanation.

No chromosomal studies were described, and a drawback of the investigation is that during the experiment the tumour was exposed to two different factors, namely, Roentgen rays and growth in a foreign mouse strain. For Ehrlich's cancer all mouse strains must be regarded as genetically different and ISING (1960) has shown how definite but slight chromosomal changes gradually developed in Ehrlich's mouse cancer when it was carried through different strains of mice without being exposed to radiation.

None of these experiments have thus been carried out under really satisfactory experimental conditions, *i.e.*, in newly established tumours in isologous highly inbred strains. SCHUBERT's experiment has, however, shown beyond doubt that progression-like changes in a tumour can be associated with increased radioresistance. Whether selection alone or selection plus mutation was active cannot be decided.

KOLLER (1956a, b) has contributed to our knowledge of induced radioresistance of human tumours. In investigations on the radio-response of epidermoid carcinoma, he observed that a radioresistant recurrence contained a large number of polyploid cells, while the primary tumour was mainly diploid. On treatment of peritoneal effusion from human beings with radioactive gold practically the entire malignant cell population was destroyed in some cases, while in others the cells showed a change in cell type and a marked increase in the number of diploid cells.

Do changes in the chromosome pattern of the cells imply a increase of radioresistance? LUCKE and SARACHEK (1953) showed that the radiosensitivity of yeast cells is greatest for haploid cells and that it decreases with increased degree of ploidy. According to SPARROW, MOSES and STEELE (1956) the hyperdiploidy can, theoretically, explain the mechanism of development of radioresistance. PUCK (1957) were unable to find any clear correlation between ploidy and radiosensitivity of human cells. HAUSCHKA, MITCHELL and REINHARDT found a greater radiosensitivity of heteroploid lines of mouse ascites tumours. This was attributed primarily to frequent chromosome imbalance. RÉVÉSZ (1960), however, showed that near-tetraploid cells of Ehrlich's ascites cancer were more resistant than diploid cell lines of the same tumour. The malignant lymphomas and leukemias, which are as a rule very radiosensitive, always appear to be diploid or near-diploid, while sarcoma and cancers are, as a rule, aneuploid. Many problems bearing on the relationship between ploidy and radioresistance are still unsolved.

It is remarkable that it should be so difficult to produce stable radioresistant tumour lines experimentally. It is possible that difficulties in the establishment of effective uniform selection mechanisms in these experiments influence the results. The various examinations with negative results, however, show a wide variety of different types of irradiation.

The question whether induced radioresistance seen in radiotherapy is due to changed chromosomal patterns or other factors must abide further experimental and clinical research.

β) Effect of stroma and host-tumour relationship

1. Experimental evidence. Transplantation experiments, clinical-pathologic experience and biochemical studied have yielded evidence suggesting that factors other than changes in the cancer cells can induce radio-resistance.

Transplantation experiments, which have been regarded as arguing for the importance of the tumour bed, have been discussed in detail by DEVIK (1955) who pointed out that it was never possible to exclude the effect of homograft reactions.

Experiments by MOTTRAM (1927) and CRAMER (1932) have often been referred to as evidence of the importance of the tumour bed (JOLLES, 1953). Repeated experiments have thus shown that after irradiation of a tumour with a cancericidal dose, the transplants from tumours can grow, while the tumour without grafting may undergo local regression. Inoculation with cells from the irradiated tumour may be successful some days after the irradiation, but after a week the transplant is completely absorbed. The surviving transplants show signs of radiation response with slow growth and large atypical cells (CRAMER, 1932). The value of these observations as evidence has been doubted by ZIRKLE (1949) and DEVIK (1955) and the effect of isoantigenic factors can, among other things, explain the results.

In LASNITZKI'S (1945 and 1947) experiments, which are often referred to in the literature, the effect of irradiation *in vitro* (tissue culture) was compared with that *in vivo*. On irradiation with 200 R the effect, *i.e.*, mitotic suppression and cell degeneration, was the same though somewhat quicker *in vivo*. This result was regarded as suggesting an intact blood circulation. After irradiation with 2,000 R the changes were qualitatively similar *in vivo* and *in vitro* (effect on mitotic frequency, abnormal mitotic figures, type of cell degeneration and increase of cell size) and during the first day mainly also quantitatively similar. *In vivo* the mitosis reappeared, though somewhat quicker than *in vitro*. During the following day a marked increase was noted in the number of degenerated cells and failure of mitotic recovery *in vivo* compared with what was seen *in vitro*. In addition edema was noted and a definite vascular reaction with haemorrhages within the tumour. Judging from cell analysis, one third of the effect of radiation was due to the direct effect of the rays on the tumour cells and two thirds to the effect of the rays on the vascular changes.

Apart from the fact that quantitative estimations are uncertain because the time relationships were different *in vitro* and *in vivo*, various objections can be raised against this experiment. DEVIK (1955) stressed the difficulty in evaluating the functional stages of the vessels from histologic appearances. In addition the genetic relation between the tumour, adenocarcinoma 63 (an old tumour line used by LUDFORD, 1932) and the hybrid mice used is not clear. 100% takes do not exclude participation of antigenic factors. The relatively high radiosensitivity of the tumour strain in mice (curative dose 2,400—2,600R) suggests the participation of such factors. A similar investigation in which no objections could be raised against the tumour-host relationship would, however, be of value.

Even if the many transplantation experiments that have been performed do not prove the significance of the tumour bed in radiation treatment, the experiments do confirm that *the environment of the cells after irradiation influences the fate of the irradiated cells*. This is clear also from the model experiments described by RÉVÉSZ.

2. Pathologic-anatomic and clinical experience. ROUSSY and LABORDE (1922) studied the histologic picture of radioresistant recurrences and found them to have a more fibrous stroma, fewer and more sclerotic vessels and less pronounced infiltration of the plasma cells and lymphocytes than primary tumours. The tumour bed had been damaged and its capacity to participate in destruction of the tumour cells had decreased.

HAMPERL and SCHWARTZ (1927), NIELSEN (1935) and others were unable to confirm this finding, but a number of later authors such as EWING (1930) and WARREN (1947), found a correlation between a hyaline stroma and avascularity, on one hand, and low radiosensitivity, on the other. In her discussion of these problems LABORDE (1936) claims that no convincing histologic evidence has as yet been produced of *acquired* radioresistance being accompanied by changes in the histologic appearance of tumours. According to this author, tumour cells may be of the same appearance and the stroma changes described may occur even without preceding irradiation, *e.g.*, in secondary infection, tumours in old burns, lupus scars, etc. But even in these cases the effect of irradiation is, as a rule, temporary and recurrences develop. A hyaline stroma with few vessels in an irradiated tumour may only be a sign that parts of the tumour had been resistant from the very beginning.

In later publications these arguments are often referred to but, as a rule, only few clinical cases are described. NICE (1957) showed that mouse lymphosarcomas in the resistant stage showed the same histologic picture as formerly in a sensitive stage. No clinical investigations appear to be available with quantitative evaluation and statistical analysis of the results.

The problem is difficult to approach clinically. In those cases where the morphologic signs described occur in recurrences irradiation changes are often seen in the surrounding tissue, too. Repeated treatment, which would yield reliable information on radiosensitivity, is often contra-indicated because of the risks of radionecrosis or new recurrences. In other cases the extent of the tumour or the patient's general condition has changed the clinical picture so much that comparison is no longer possible.

If the tumour has spread to other structures such as the skin or lymph nodes the radiosensitivity of the tumour may vary from one site to another, which thus shows the significance of the tumour bed. The long-term results of treatment are often difficult to judge, however.

3. Metabolic and biochemical observations. Advances made in biochemical research have contributed to our knowledge of the effect of radiation and to a better understanding of the significance of the tumour bed in radiant reactions.

The prodominant factor seems to be the effect of oxygen on the effect of irradiation. The effect of anoxia on tumour tissue was first demonstrated by CRABTREE and CRAMER in 1934 and the significance of the effect of oxygen has been established in later investigations by GRAY, CONGER, EBERTH, HORNSBY and SCOTT, 1953 and others.

THOMLINSON and GRAY analysed the possible effect of the oxygen tension in a personal case. Histologic examination of a human bronchial cancer showed that when the tumour columns had assumed a certain thickness, they always showed necrosis in their centres. The thickness of the tumour wall with vital appearance was 150 μ in their case and the thicker the columns, the larger was the necrotic zone in the centre. THOMLINSON and GRAY (1955) claim that the extent of necrosis is determined, above all, by the oxygen tension. Anoxia thus implies a decreased radiosensitivity from the periphery towards the centre of the column.

It is now generally assumed that the effect of anoxia is one of the most important reasons why an avascular fibrous tumour is more radioresistant than a well vascularised loose tumour. The accumulation of waste products and decreased diffusion of other substances can also effect radiosensitivity. TROWELL (1953) has shown that the radioresistance of lymphocytes is decreased by lactate and with a consequent fall in the pH in the tissue. Further analyses are desirable to apply these observations to radiotherapy.

The effect of other metabolic factors on radiosensitivity is obscure because older experiments in which such effects were demonstrated, the effect of oxygen could often not be excluded. The effect of oxygen seems to be able to change the sensitivity by a factor of 3 (in lymphocytes, however, with a factor of 12). Investigations of enzyme systems (BARRON, 1948; FORSSBERG, 1946; ZUPPINGER, 1956), however, indicate that the tissues may have even much stronger protective mechanisms.

e) Summary

Induced radioresistance may occasionally be due to tumour progression with a development of cells of lower inherent radiosensitivity. This property is probably associated with essential changes in the chromosome pattern of the cells (polyploidy?). Tumour progression with changes in other properties of the tumour, such as tendency to spread, rate of growth, decrease in critical colony size, decreased hormone dependence may also result in decreased radiosensitivity. Changes in the stroma, vessels and tumour-host relationship are surely of significance, but our knowledge of the effect of these factors is still incomplete. Other obscure biologic protective mechanisms are probably also of great importance.

6. Irradiation and metastases

The tendency of malignant tumours to metastasise is a factor which threatens the results of all local therapy, surgical therapy, radiologic or combined therapy.

The mechanism by which tumours metastasise has long been studied mainly morphologically and the extensive experiments have been summarised in standard works by WILLIS and WALTHER. During the last two decades experimental tumour research has tried to elucidate the mechanism of metastasisation (COMAN, 1953; ZEIDMAN, 1957; YOUNG, 1959).

The spread of tumours is dependent on the possibility of the cells to penetrate vascular walls and other barriers. The underlying mechanism of this power of invasion is, however, still obscure. A decreased adhesion between tumour cells has been demonstrated by COMAN (1954) and has been ascribed to a Ca deficiency of the cells. This chemical defect has been correlated with electron microscopic irregularities in the micromolecular surface structure (Coman, 1954; Coman and Anderson, 1955). Young (1959) argues that the invasion is due to physical factors such as increasing head pressure at the site of the malignant growth, rheologic factors and the fact that malignant cells are more rigid than the normal.

The high vascularity of many tumours as well as the power of the cells to accumulate proteolytic ferments in the periphery has also received attention (Sylvén and Malmgren). The blood vessels in the tumour are often thin-walled and rupture readily.

Irradiation produces essential changes in the tumour bed. The tissue becomes edematous and, as a rule, softer, *i.e.* the physical factors are altered. Recently (1959) Brinkman found an almost immediate decrease in the injection pressure on subcutaneous injection of Roentgen irradiation with low doses. He interpreted this as the result of a depolymerisation of the mucopolysaccharides (see p. 351). Like all inflammatory irritatants, radiation can cause an increase of the lymph flow from the irradiated area. These factors might possibly favour spread of tumour cells. Experimental investigations suggest the possibility, that irradiation may favour metastasis.

Kaplan and Murphy (1948/49); Essen and Kaplan (1952) irradiated tumour graft of a mouse carcinoma in the hind leg of mice. Unirradiated control animals and animals irradiated on the other hind leg with corresponding doses developed metastases in 15 and 11 per cent, respectively, while in the animals in which the tumour had been irradiated lung metastases occurred in 46 per cent. Olch, Eck and Smith worked with intramuscular injection of a strongly metastasising melanoma, which produced lung metastases in 94 per cent. Irradiation experiments were carried out in the same way as in the preceding investigations. Many of the irradiated animals had fewer metastases than the unirradiated control group. In a small group of animals (11 out of 131), however, more metastases were found than in the control animals.

It may be objected that these experiments were carried out with transplanted tumours. However, Kaae (1953) showed that irradiation can also increase the tendency of spontaneous tumours in mice to metastasise. Kaae irradiated spontaneous mammary tumours with 1,000—2,000 R and found that the frequency of lung metastases increased considerably and significantly in irradiated mice compared with control groups (22.2 per cent against 5 per cent). A detailed analysis showed that only a small fraction of the differences could be explained by longer survival of those animals that had received irradiation against the tumours. The metastatic growths were also larger in the irradiated group. The results thus showed that if Roentgen irradiation of cancer in mice fails to eradicate the tumour, metastases may occur earlier than if no irradiation had been administered (Kaae).

The results described above are not unique. In earlier investigations (Krebs, 1929; Yamamoto, 1936; Oughterson, Tenant and Lawrence, 1940) a similar tendency had been observed. As a rule, lung metastases were studied, but Yamamoto observed an increased metastasisation to the skeleton of a rabbit sarcoma after doses of 600—1,800 R (local irradiation).

In these experiments the site of the metastasis never changed, it was the frequency and the size of the metastatic growths that varied. Generalised metastasis indicating a marked lowering of the resistance of the animals was not observed.

From experimental investigations (Fisher and Fisher, 1959) and older morphologic observations it is known that many tumour cells entering the blood stream do not give rise to metastases: some cells die, others, so-called dormant cells, survive a varying period. The increased ratio of metastasis after irradiation of primary tumours might be due to the fact that even irradiated cells stimulate such dormant cancer cells, which might otherwise have succumbed. The chance of this occurring in a small animal, where the cells are spread to a smaller vascular bed, is greater.

It has been objected that the experimental observations made in small animals as mice are not applicable to the situation in man because of the relatively large size of the tumours in these small animals. In all of these experiments the tumour was irradiated with a single dose. Even in this possibly important respect the experimental therapeutic investigations differ from clinical radiotherapy, where fractionated or protracted treatment is the rule. Kaae warns against drawing any definite conclusions concerning human cancer and stresses the marked differences between cancer in different types of animals and between different forms of cancer in the same type of animal.

It must, however, be stressed that, as a rule, the only control material for the radiotherapeutist is surgically treated cases and a spread of cancer cells in the venous blood in association with operation has been demonstrated in cases of cancer of the digestive tract, mammary cancer, hypernephroma, etc. An investigation of the occurrence of tumour cells in the lymphatic and venous blood from irradiated tumours may further elucidate the risk of metastasis following irradiation.

These experimental observations cannot influence the use of clinically well-founded radiotherapeutic methods. A general spread can sometimes be seen after irradiation, or other treatment, of a tumour *in homo*. An analysis of the rate of growth of metastases has shown that metastases have often been present as subclinical foci long before treatment had been started (COLLINS, LOEFFLER and TIVEY, 1956). More exact knowledge of the mechanism of metastases should, however, be able to provide a basis for a future rational combination of chemotherapeutic and radiotherapeutic methods of treatment in lowering the risks of metastasis.

References

ALBERTI, W., and G. POLITZER: Über den Einfluß der Röntgenstrahlen auf die Zellteilung. Arch. mikr. Anat. **100**, 83—109 (1923).

ALGIRE, G. H.: Vascular reactions of normal and malignant tissues *in vivo*. Observations on vascular reactions in destruction of tumour homografts. J. nat. Cancer Inst. **15**, 483—491 (1954).

ALPERS, B. J., and H. K. PANCOAST: The effect of irradiation on normal and neoplastic brain tissue. Amer. J. Cancer **17**, 7—24 (1933).

AMOS, D. B.: Serologic differences between comparable diploid and tetraploid lines of three mouse ascites tumors. Ann. N.Y. Acad. Sci. **63**, 706—710 (1956).

ANDERSEN, S. R.: Investigation into differentiation and other morphologic changes in malignant tumours following therapeutic irradiation with X-rays and radium. Copenhagen: Einar Munksgaard 1949.

ARNOLD, A., and P. BAILEY: Alterations in glial cells following irradiation in primates. Arch. Path. **57**, 383—391 (1954).

BAGG, H. J.: Effect of roentgen rays on tumours in animals treated by prolonged continuous exposure of entire body. Amer. J. Roentgenol. **40**, 418—426 (1938).

BAILEY, P.: Further notes on cerebellar medulloblastomas: The effect of roentgen radiation. Amer. J. Path. **6**, 125—135 (1930).

BALDWIN, R. W.: Immunity to transplantated tumours: The effect of tumour extracts on the growth of homologous tumour in rats. Brit. J. Cancer **9**, 646—651 (1955).

BARRON, E. S. G.: The effect of ionizing radiation on the activity of enzymes. Biological applications of nuclear physics. Brookhaven Conference Report: BNL-C-4, **1948**.

BAUMANN-SCHENKER, R.: Über Strahlenveränderungen bei malignen Tumoren. Z. Krebsforsch. **45**, 178—196 (1937).

BAYREUTER, K.: The chromosomalcsontitution of methylcholanthene induced sarcomas and their variants induced and tested in isogenie resistant strains. Acta Un. int. Cancr. **16**, 5—8 (1960).

BEARE, J. M.: Molluscum sebaceum. Brit. J. Surg. **41**, 167—172 (1953).

BECKER, J., H. EBNER u. K.-H. KÄRCHER: Neue Möglichkeiten zum Studium der klinischen Strahlenwirkung. Strahlentherapie **109**, 364—373 (1959).

BENDER, M. A.: X-ray induced chromosome aberrations in normal diploid human cells. Science **126**, 974—975 (1957).

BERG, N. O.: A histological study of masked lipids. Acta path. microbiol. scand., Suppl. **90** (1951).

—, and M. LINDGREN: Time-dose relationship and morphology of radiation lesions in the brain of rabbits. Acta radiol. (Stockh.), Suppl. **167** (1958).

— — To be published in Acta radiol. (Stockh.) 1961.

BERGER, J.: Der zytologische Abstrich nach Röntgen- und Radiumbestrahlung. Oncologia (Basel) **7**, 127—130 (1954).

BERGMAN, S.: Simple method for culture of cells on glass plates. Acta path. microbiol. scand. **47** (fasc. 3), 233—236 (1959).

BERGONIÉ, J., et L. TRIBONDEAU: Interprétation de quelques résultats de la radiothérapie et essai de fixation d'une technique rationelle. C.R. Soc. Biol. (Paris) **143**, 983—998 (1906).

BERVEN, E. G.: Malignant tumours of the tonsill. Acta radiol. (Stockh.), Suppl. **11** (1931).

BIELSCHOWSKY, F., and E. S. HORNING: Aspects of endocrine carcinogenesis. Brit. med. Bull. **14**, 106—115 (1958).

BLOOM, M. A.: Acquired radioresistance of the crypt epithelium of duodenum. Radiology **55**, 104—114 (1950).

BLOOM, W., R. E. ZIRKLE, and R. B. URETZ: Irradiation of parts of cells. III. Effects of chromosomal and extrachromosomal irradiation on chromosome movements. Ann. N.Y. Acad. Sci. **59**, 503—513 (1955).

BORAK, J.: Die Beziehungen zwischen Strahlenempfindlichkeit maligner Tumoren und ihrer Muttergewebe. Strahlentherapie **44**, 601—654 (1932).

BRAUN, H.: Elektronoptische Untersuchungen an Zellen des Dünndarmepithels nach Röntgenbestrahlung. Exp. Cell Res. **20**, 267—276 (1960).

BRINKMANN, R.: Symposium on the immediate and low level effects of ionizing radiations, Venezia 1959. Ref. F. DEVIK. Nord. Med. **62**, 1557 (1959).

BRODY, B. S., and W. J. GERMAN: Medulloblastoma of the cerebellum: A report of fifteen cases. Yale J. Biol. Med. **6**, 20—29 (1933/34).

BUONO, P. DEL: Die Wirkung der Röntgenstrahlen auf die Zelle. Strahlentherapie **67**, 83—99 (1940).

CASPARI, W.: Betrachtungen über das Krebsproblem, besonders vom Standpunkte der Immunität. Z. Krebsforsch. **19**, 74—100 (1923).

CASPERSON, T., E. KLEIN, and N. R. RINGERTZ: Cytochemical studies on some effects of X-radiation on three ascites tumours. Cancer Res. **18**, 857—862 (1958).

—, and L. SANTESSON: Studies on protein metabolism in the cells of epithelial tumours. Acta radiol. (Stockh.), Suppl. **46** (1942).

CHAMBERS, H., G. SCOTT, and S. RUSS: Experiments upon immunity to tumour growth. Lancet **1**, 212—216 (1922).

CHASE, H. B.: Radiation damage to cells dependent on their tissue environment. Brit. J. Radiol. **31**, 65—69 (1958).

CLEMMESEN, J.: The influence of X-radiation on the development of immunity to heterologous transplantation of tumour. Copenhagen: Einar Munksgaard 1938.

COHEN, A., and L. COHEN: Radiobiology of the C3H mouse mammary carcinoma: Effect of immunogenetic factors on the radiosensitivity of the tumour treated *in situ*. Brit. J. Cancer 8, 303—312 (1954).

COLLINS, V. P., R. K. LOEFFLER, and H. TIVEY: Observations on growth rates of human tumors. Amer. J. Roentgenol. **76**, 988—1000 (1956).

COMAN, D. R.: Mechanisms responsible for the origin and distribution of blood-borne tumor metastases: A review. Cancer Res. **13**, 397—404 (1953).

— Cellular adhesiveness in relation to the invasiveness of cancer: Electron microscopy of liver perfused with a cheleting agent. Cancer Res. **14**, 519—521 (1954).

—, and T. F. ANDERSON: A structural difference between the surface of normal and carcinomatous epidermal cells. Cancer Res. **15**, 541—543 (1955).

CONGER, A. D.: Radiation effects on ascites tumor chromosomes. Ann. N.Y. Acad. Sci. **63**, 929—937 (1956a).

— The effect of oxygen on the radiosensitivity of mammalian cells. Radiology **66**, 63—69 (1956b).

—, and H. J. LUIPPOLD: Studies on the mechanisms of acquired radioresistance in cancer. Cancer Res. **17**, 897—903 (1957).

CONTAMIN, M.: Rayons X et cancer experiméntal de la souris. Bull. Ass. franç. Cancer **3**, 160 (1910).

CRABTREE, H. G., and W. CRAMER: Action of radium on cancer cells. Sci. Rep. Cancer Res. Fd (Lond.) **11**, 89—117 (1934).

CRAMER, W.: Experimental observations on therapeutic action of radium. Sci. Rep. Cancer Res. Fd (Lond.) **10**, 95—123 (1932).

CRAMER, W.: The therapeutic action of radium on spontaneous mammary carcinomata of the mouse. Sci. Rep. Cancer Res. Fd (Lond.) **11**, 127—246 (1934).

DAVIS, L., J. MARTIN, S. L. GOLDSTEIN, and M. ASHKENAZY: A study of 211 patients with verified glioblastoma multiforme. J. Neurosurg. **6**, 33—44 (1949).

DEERY, E. M.: Remarks on the effects of roentgen therapy upon the gliomas. Bull. neurol. Inst. N.Y. **4**, 572—587 (1935/36).

DELBET, P.: Essais de thérapeutiques des cancers inoperables. Bull. Ass. franç. Cancer **7**, 176—193 (1914).

DEVIK, F.: A study of the local roentgen reaction on the skin of mice with special reference to the vascular effects. Acta radiol. (Stockh.), Suppl. 119 (1955).

— Modification of the X-ray reaction in the skin of mice by shilding of minute areas of the skin. Advances in radiobiology (G. DE HEVESY, A. FORSSBERG, and J. D. ABBATT), p. 226—229. Edinburgh and London: Oliver & Boyd 1957.

—, and S. OSNES: Induction of hyperplasia in the epidermis after roentgen irradiation. Acta path. microbiol. scand. **43**, 113—117 (1958).

DITTRICH, W., G. HÖHNE, and G. SCHUBERT: Development of a radioresistant strain of Ehrlich carcinoma in mice. Progress in radiobiology (J. S. MITCHELL, B. E. HOLMES and C. L. SMITH), p. 381—385. Edinburgh and London: Oliver & Boyd 1956.

DOMAGK, G.: Gewebsveränderungen nach Röntgenbestrahlungen. Ergebn. inn. Med. Kinderheilk. **33**, 1—62 (1928).

DOMONICI, H., et J. BARCAT: Des modifications histologiques déterminées par le rayonnement du radium. Arch. Élect. méd. **15**, 835—843 (1907).

DURYEE, W. R.: Nature of radiation injury to amphibian cell nuclei. J. nat. Cancer Inst. **10**, 735—795 (1949).

DUSTIN, A. P.: Nouvelle contribution à l'étude radiobiologique des épitheliomas du col utérin soumis à la télécuriethérapie. Les courbes de pycnoses, de mitoses normales et de mitoses atypiques. Cancer (Brux.) **4**, 387—430 (1927).

— Les réactions cytologiques et histologiques déclenchées dans les tumeurs malignes par les radiations. Cancer (Brux.) **7**, 41—49 (1930).

EARLE, W. R., E. L. SCHILLING, T. H. STARK, N. P. STRAUSS, M. F. BROWN, and E. SHELTON: Production of malignancy *in vitro*. IV. The mouse fibroblast cultures and changes seen in the living cells. J. nat. Cancer Inst. **4**, 165—212 (1943).

EICKE, W.-J.: Bindegewebige Substitution eines Oligodendroglioms nach Röntgenbestrahlung. Dtsch. Z. Nervenheilk. **160**, 273—288 (1952).

ELKIND, M. E.: Cellular aspects of tumor therapy. Radiology **74**, 529—541 (1960).

ELLINGER, F.: Die Histamin-Hypothese der biologischen Strahlenwirkung. Schweiz. med. Wschr. **81**, 61—65 (1951).

— Medical radiation biology. Springfield (Ill.): Ch. C. Thomas 1957.

Englmann, K.: Die mikroskopischen Veränderungen an der Tumorzelle und den gesunden Geweben des Menschen nach Strahlenbehandlung. In: H. Holfelder, Die Röntgen-Tiefentherapie. Leipzig: Georg Thieme 1938.

Eppel, A., u. R. Seyss: Histologische Untersuchungen bei vorbestrahlten Mammatumoren. Radiologia Austrica **10**, 277—285 (1960).

Essen, C. F. v., and H. S. Kaplan: Further studies on metastasis of a transplantable mouse mammary carcinoma after roentgen irradiation. J. nat. Cancer Inst. **12**, 883—892 (1952).

Ewing, J.: Factors determinating radioresistance in tumors. Radiology **14**, 189—190 (1930).

— Adaptation as a factor in the cure of cancer by radiation. Amer. J. Roentgenol. **39**, 165—168 (1938).

Ferroux, R., C. Regaud u. N. Samssonow: Über die Erhöhung der Radioresistenz durch wiederholte Behandlung mit kleinen Röntgenstrahlendosen. Strahlentherapie **57**, 12—19 (1936).

Firor, W. M., and G. O. Gey: Observations on conversion of normal into malignant cells. Ann. Surg. **121**, 700—703 (1945).

Fisher, B., and E. R. Fisher: Experimental evidence in support of dormant tumor cell. Science **130**, 918—919 (1959).

Fogg, L. C., and S. Warren: A comparison of the cytoplasmic changes induced in the Walker rat carcinoma 256 by different types and dosages of radiation. Amer. J. Cancer **31**, 567—577 (1937).

Foley, E. J.: Antigenic properties of methylcholanthrene-induced tumors in mice of the strain of origin. Cancer Res. **13**, 835—837 (1953).

Forssberg, A. G.: The action of roentgen rays on the enzyme catalase. Acta radiol. (Stockh.) **27**, 281—293 (1946).

Foulds, L.: The experimental study of tumor progression. A review. Cancer Res. **14**, 327—339 (1954).

Friedewald, W. F., and R. S. Anderson: The effects of roentgen rays on cell-virus associations. J. exp. Med. **78**, 285—303 (1943).

Friedman, M.: The relation of tissue recovery and the healing process to the periodicity of radiation effects. Radiology **33**, 633—643 (1939).

Friedman, N. B., and E. Drutz: The effect of chemotherapy and irradiation on the differentiation of experimental tumours. Cancer (Philad.) **11**, 1060—1069 (1958).

Fritz-Niggli, H.: Die Chromosomen im menschlichen Mamma-Karzinom. Acta Un. int. Cancr. **12**, 623—637 (1956).

Furth, J.: Conditioned and autonomous neoplasma: A review. Cancer Res. **13**, 477—492 (1953).

— Experimental pituitary tumors. Recent Progr. Hormone Res. **11**, 221—249 (1955).

— Discussion of problems related to hormonal factors in initiating and maintaining tumor growth. Cancer Res. **17**, 454—463 (1957).

— A. Tuggle, and R. Breedis: Quantitative studies on the effect of X-rays on neoplastic cells. Proc. Soc. exp. Biol. (N.Y.) **38**, 490—492 (1938).

Gardner, W. U.: Hormones and carcinogenesis. Canad. Cancer Conf. **2**, 207—241 (1957).

Glücksmann, A.: The relation of radiosensitivity and radiocurability to the histology of tumour tissue. Brit. J. Radiol. **21**, 559—566 (1948).

— The role of the tumor bed in the treatment of squamous-cell cancers by irradiation. J. Obstet. Gynaec. Brit. Emp. **57**, 322—327 (1950).

— The response of human tissues to radiation with special reference to differentiation. Brit. J. Radiol. **25**, 38—43 (1952).

— Biological levels of the radiosensitivity of somatic cells. Brit. J. Radiol. **27**, 660—678 (1954).

— The influence of systematic factors on the differentiation and radiocurability of cervical cancers. Brit. J. Radiol. **29**, 483—487 (1956a).

—, and C. P. Cherry: Incidence, histology and response to radiation of mixed carcinomas (adeno-acanthomas) of the uterine cervix. Cancer (Philad.) **9**, 971—979 (1956b).

—, and F. G. Spear: The quantitative and qualitative histological investigation of biopsy material from patients treated by radiation for carcinoma of the cervix uteri. Brit. J. Radiol. **18**, 313—322 (1945).

Goldberg, H. C.: Area factor in roentgen irradiation. Arch. Derm. Syph. (Chic.) **49**, 346—347 (1944).

Gopal-Ayengar, A. R.: Cytology of primary, transplanted and ascites tumours in mice, rats and hamsters. 7th Internat. Congr. Cell. Biol. Excerpta med. (Amst.), Sect. I, 8, 435 (1954).

Gorer, P. A.: Studies in antibody response of mice to tumour inoculation. Brit. J. Cancer **4**, 372—379 (1950).

— Some recent work on tumor immunity. Advanc. Cancer Res. **4**, 146—186 (1956).

— Some reactions of H-2 antibodies *in vitro* and *in vivo*. Ann. N.Y. Acad. Sci. **73**, 707—721 (1958).

Gosh, H.: Active cellular lysis, a phenomenon of growth processes and its role in the formation of different epithelial patterns as shown in mammary carcinomas in mice. Brit. J. Cancer **13**, 200—207 (1959).

Graham, R. M.: The effect of radiation on vaginal cells in cervical carcinoma. Surg. Gynec. Obstet. **84**, 153—173 (1947).

—, and J. B. Graham: Cytological prognosis in cancer of the uterine cervix treated radiologically. Cancer (Philad.) 8, 59—70 (1955).

Gray, L. H., A. D. Conger, M. Eberth, S. Hornsby, and O. C. A. Scott: The concentration of oxygen dissolved in tissues at the time of irradiation as a factor in radiotherapy. Brit. J. Cancer **26**, 636—648 (1953).

Haaland, M.: Om organismens reaktioner mot pathologisk cellevekst. Norsk Mag. Laegevidensk. **7**, 1047—1066 (1909).

Halberstaedter, L., G. Goldhaber, and L. Doljanski: Comparative studies on the radiosensitivity of normal and malignant cells in culture. Cancer Res. **2**, 28—31 (1942).

Hall, J. W., and M. Friedman: Histologic changes in squamous cell carcinoma of the mouth and oropharynx produced by fractionated roentgen irradiation. Radiology **50**, 318—350 (1948).

Halley, E. P., and P. J. Melnick: Pre-operative irradiation in carcinoma of the breast. Radiology **35**, 430—437 (1940).

HAMPERL, H., u. K. W. KALKHOFF: Zur Kenntnis des Molluscum pseudocarcinomatosum. Hautarzt **5**, 440—447 (1954).

—, u. G. SCHWARZ: Zur genaueren Kenntnis der Röntgenwirkung auf Krebsgeschwülste. Strahlentherapie **24**, 607—659 (1927).

HANSEN-MELANDER, E., S. KULLANDER, and Y. MELANDER: Chromosome analysis of a human ovarian cystocarcinoma in the ascites form. J. nat. Cancer Inst. **16**, 1067—1081 (1956).

HARTMANN, H.: Das Basaliom, seine Spielformen, diagnostische Abgrenzung und Dignität. Virchows Arch. path. Anat. **330**, 577—593 (1957).

HAUSCHKA, T. S.: Distinct clonal derivates of the Krebs-2 mouse ascites carcinoma established through transplantation of single cells. Proc. Amer. Ass. Cancer Res. **1**, 24—36 (1953).

— Cell population studies in mouse ascites tumors. Trans. N.Y. Acad. Sci. (II) **16**, 64—73 (1953).

— Correlation of chromosomal and physiologic changes in tumors. J. cell. comp. Physiol. **52**, Suppl. **1**, 197—233 (1958).

— B. J. KVEDAR, S. T. GRINNEL, and D. B. AMOS: Immunoselection of polyploids from predominantly diploid cell populations. Ann. N.Y. Acad. Sci. **63**, 683—705 (1956).

—, and A. LEVAN: Cytologic and functional characterization of single cell clones isolated from Krebs-2 and Ehrlich ascites tumors. J. nat. Cancer Inst. **21**, 77—135 (1958).

— J. T. MITCHELL, and M. REINHARD: Influence of heteroploidy on radiation sensitivity of tumours. Proc. Amer. Ass. Cancer Res. **3**, 26 (1959).

HENSHAW, P. S., and L. H. MEYER: Influence of irradiation-killed cells on tumor growth. J. nat. Cancer Inst. **4**, 305—307 (1943).

HEWITT, H. B., and C. W. WILSON: A survival curve for mammalian leukaemia cells irradiated *in vivo*. Brit. J. Cancer **13**, 69—75 (1959).

HILTON, G., and L. E. GLYNN: A case of bone sarcoma treated by radiotherapy. Brit. J. Radiol. **19**, 198—202 (1946).

HOFMANN, D.: Phasenkontrastuntersuchungen über Strahlenwirkung und Strahlenschutzwirkung im Tumorascites der Maus. Strahlentherapie **95**, 209—214 (1954).

HOLT, M. W., S. C. SOMMERS, and S. WARREN: Intranuclear changes resulting from exposure to ionizing radiation. Lab. Invest. **2**, 408—418 (1953).

HOPWOOD, F. W., and M. A. DONALDSON: A remarkable sequel to an attempt to determine the X-ray lethal dose for tissue cultures growing *in vitro*. Brit. J. Radiol. **3**, 69—73 (1930).

ISING, U.: Effect of heterologous transplantation on chromosomes of ascites tumours. Acta path. microbiol. scand., Suppl. **127**, 1—102 (1958).

— Chromosomal pattern in some mouse ascites tumours after deep freezing. Exp. Cell Res. **19**, 475—488 (1960).

—, and A. LEVAN: The chromosomes of two highly malignant human tumours. Acta path. microbiol. scand. **40**, 13—40 (1957).

JOLLES, B.: The reciprocal vicinity effect of irradiated tissues on a diffusible substance in irradiated tissues. Brit. J. Radiol. **23**, 18—24 (1950).

JOLLES, B.: X-ray sieve therapy in cancer. A connective tissue problem. London: H. K. Lewis 1953.

—, and R. G. MITCHELL: Optimal skin tolerance dose levels. Brit. J. Radiol. **20**, 405—409 (1947).

JÜNGLING, O., u. H. LANGENDORFF: Kann der Mithosenrythmus Bedeutung gewinnen für die Dosierung bei Krebs? Quantitative Untersuchungen über das Verhalten der Mitosen bei bestrahlten Krebsen. Strahlentherapie **69**, 181—230 (1941).

KAAE, S.: Metastatic frequency of spontaneous mammary carcinoma in mice following biopsy and following local roentgen irradiation. Cancer Res. **13**, 744—747 (1953).

KAPLAN, H. S., and E. D. MURPHY: The effect of local irradiation on the biological behaviour of a transplantable mouse carcinoma. I. Increased frequence of pulmonary metastasis. J. nat. Cancer Inst. **9**, 407—413 (1948/49).

KJELLGREN, O.: The radiation reaction in the vaginal smear and its prognostic significance. Acta radiol. (Stockh.), Suppl. **168**, 1—170 (1958).

KLEIN, E., and G. KLEIN: Mechanism of induced change in transplantation specificity of a mouse tumor passed through hybrid hosts. Transplant. Bull. **3**, 136—142 (1956).

— —, and L. RÉVÉSZ: Permanent modification (mutation?) of a histocompatibility gene in a heterozygous tumour. J. nat. Cancer Inst. **19**, 95—114 (1957).

KLEIN, G.: The usefulness and limitations of tumor transplantation in cancer research. Cancer Res. **19**, 343—358 (1959).

—, and A. FORSSBERG: Studies on the effect of X-rays on the biochemistry and cellular composition of ascites tumors. Exp. Cell Res. **6**, 211—220 (1954).

KOHN, H. I., and J. E. FOGH: Some prompt and delayed effects of X-rays on growth of human amnion cells (strain FL) in tissue culture. J. nat. Cancer Inst. **23**, 293—304 (1959).

KOLLER, P. C.: Abnormal mitosis in tumours. Brit. J. Cancer **1**, 38—47 (1947a).

— The effect of radiation in the normal and malignant cell in man. Brit. J. Radiol., Suppl. **1**, 84—98 (1947b).

— Cytological variability in human carcinomatosis. Ann. N.Y. Acad. Sci. **63**, 793—817 (1956b).

— The role and importance of mutation, variation and adaptation in malignant growth. Acta genet. (Basel) **6**, 283—290 (1956b).

— Biological basis of radiotherapy. In: Cancer, III (R.W. RAVEN), p. 28—53. London: Butterworth & Co. 1959.

—, and D. W. SMITHERS: Cytological analysis of the response of malignant tumours to irradiation as an approach to a biological basis of dosage in radiotherapy. Brit. J. Radiol. **19**, 98—100 (1946).

KREBS, C.: The effect of roentgen irradiation on the interrelation between malignant tumors and their host. Acta radiol. (Stockh.), Suppl. **8**, 1—133 (1929).

KRONTOWSKI, A. A.: Zur Analyse der Röntgenstrahlenwirkung auf den Embryo und die embryonalen Gewebe. Strahlentherapie **21**, 12—30 (1925).

LABORDE, S.: Zur Frage der erworbenen Radioresistentz bei Epithelgeschwülsten. Strahlentherapie **56**, 466—477 (1936).

LACASSAGNE, A.: Action directe et action indirecte des radiations sur les tissues cancéreux. Radiophysiol. et Radiothér. **1**, 401—416 (1929).

—, et G. GRICOUROFF: Action des radiations ionisantes sur l'organisme. Paris: Masson & Cie. 1956.

—, et O. MONOD: Les caryocinèses atypiques provoquées dans les cellules cancéreuses par les rayons X et gamma et leur rôle dans la régression des tumeurs malignes irradiées. Arch. franç. Path. Gén. exp. **1**, 1—32 (1922).

LANGENDORFF, H.: Das Verhalten der Salamandercornea nach einzeitiger und fraktionierter Röntgenbestrahlung. Strahlentherapie **72**, 505—526 (1943).

LASNITZKI, I.: A quantitative analysis of the effect of gamma radiation on malignant cells *in vitro* and *in vivo*. Brit. J. Radiol. **18**, 214—220 (1945).

— A quantitative analysis of the direct and indirect action of X radiation on malignant cells. Brit. J. Radiol. **20**, 240—247 (1947).

— Cancer cells in tissue culture. In: Cancer, III (ed. R.V. RAVEN), p. 42—72. London: Butterworth & Co. 1958.

LASSUEURE, A.: Aperçue critique sur la radiothérapie et la photothérapie. Rev. méd. Suisse rom. **24**, 159—173 (1904).

LEVAN, A.: Chromosomes in cancer tissue. Ann. N.Y. Acad. Sci. **63**, 774—792 (1956).

—, and J. J. BIESELE: Role of chromosomes in cancerogenesis, as studied in serial tissue culture of mammalian cells. Ann. N.Y. Acad. Sci. **71**, 1022—1053 (1958).

LINDGREN, M.: On tolerance of brain tissue and sensitivity of brain tumours to irradiation. Acta radiol. (Stockh.), Suppl. **170**, 1—73 (1958).

LINELL, F., and B. MÅNSSON: Molluscum pseudocarcinomatosum. Acta radiol. (Stockh.) **48**, 123—140 (1957).

LORENZ, W.: Problem und Ergebnisse der Strahlenbiologie in ihrer Bedeutung für die Krebsbehandlung. Strahlentherapie **96**, 196—200 (1955).

LUCKÉ, W. W., and A. SARACHEK: X-ray inactivation of polyploid *Saccharomyces*. Nature (Lond.) **171**, 1014—1015 (1953).

LUDFORD, R. J.: Cytological changes after irradiation of malignant growth. Sci. Rep. Cancer Res. Fd (Lond.) **10**, 125—168 (1932).

LÜSCHER, M.: Die Regeneration in der Zoologie. In: Handbuch der allgemeinen Pathologie (BÜCHNER, LETTERER und ROULET), Bd. IV/1, S. 411. Berlin: Springer 1955.

LUMB, G.: Changes in carcinoma of the breast following irradiation. Brit. J. Surg. **38**, 82—93 (1950).

LUTHER, W.: Untersuchungen über die Wirkungen von einzeitigen Röntgenbestrahlungen auf ein Impfkarzinom der Ratte. Strahlentherapie **72**, 679 (1942/43).

MACKEE, G. M., A. MUTSCHELLER, and A. C. CIPOLLARO: The area factor in roentgen irradiation. Arch. Derm. Syph. (Chic.) **47**, 657—664 (1943).

MAISIN, H.: Contribution à l'étude du syndroma médullaire après irradiation. Bruxelles: Arscia 1959.

MAKINO, S.: The chromosome cytology of the ascites tumors of rats with special reference to the concept of the stemline cell. Rev. Cytol. **6**, 26—84 (1957).

MARINELLI, L. D., and A. M. BRUES: Radiation and cancer. Experimental studies: The physiopathology of cancer (HOMBURGER and FISHMAN), p. 664—684. New York: Hoeber-Harper 1953.

MARQUARDT, H.: Aktuelle Probleme der Strahlenschädigung von Zellen im Organismus. Atompraxis **2**, 240—248 (1956).

MARSHAK, A.: Effects of X-rays and neutrons on mouse lymphoma chromosomes in different stages of nuclear cycle. Radiology **39**, 621—626 (1942).

MEDAWER, P. B.: Cellular inheritance and transformation. Biol. Rev. **22**, 360—389 (1947).

MELNICK, P. J., and A. BACHEM: The tissue factor in irradiation of malignant tumors. Arch. Path. **23**, 757—792 (1937).

MERRILL, J. A.: Cytohistologic evaluation of radiation response in carcinoma of the cervix. Progress in radiation therapy (F. BUSCHKE), p. 144—179. New York: Grune & Stratton 1958.

MERWIN, R., G. H. ALGIRE, and H. S. KAPLAN: Transparent-chamber observations of the response of a transplantable mouse mammary tumor to local roentgen irradiation. J. nat. Cancer Inst. **11**, 593—623 (1950).

MITCHELL, J. S.: Disturbance of nucleic acid metabolism produced by therapeutic doses of X and gamma radiations. Brit. J. exp. Path. **23**, 309—313 (1942).

— Experimental radiotherapeutics. Schweiz. med. Wschr. **76**, 883—889 (1946).

MITRA, S., and P. K. DE: Differentiation and radiation effects on cancer cells. Brit. J. Cancer **8**, 107—111 (1954).

MONTGOMERY, P. O'B., and S. WARREN: Mechanisms in acquired radioresistance of cancer. Radiology **60**, 421—424 (1953).

MOPPETT, W.: The differential action of X-rays on tissue, growth and vitality. Part III. The biological reaction to X-radiation in relation to the area of tissue irradiated. Proc. roy. Soc. B **107**, 302—307 (1931).

MOTTRAM, J. C.: Experiments on the radiation of tumours. Brit. med. J. **1**, 275—289 (1927).

—, and S. RUSS: Observations and experiments on the susceptibility and immunity of rats towards Jensens rat sarcoma. Proc. roy. Soc. B **90**, 1—17 (1919).

NAGAI, S., H. MATSUDA, K. AKITA, and T. KASUE: Earlier morphologic changes of tissue cells caused by X-ray irradiation. Studies with methyl-green-pyronine. Med. J. Osaka Univ. **5**, 749—765 (1954).

NICE, C. M.: Development and transplantation of locally radioresistant mouse lymphoma. Amer. J. Roentgenol. **78**, 831—836 (1957).

—, and J. KUNTZ: Relation of tumor size to radioresistance. Radiology **68**, 555—557 (1957).

NIELSEN, A. M.: Cytological changes in vaginal smears in radium and roentgen irradiation of uterin carcinoma and their prognostic significance. Acta radiol. (Stockh.) **37**, 479—486 (1952).

NIELSEN, J.: Über Coutards Röntgenbehandlung maligner Tumoren. Ideologie, Prinzipien, praktische Anwendung. Strahlentherapie **53**, 25—53 (1935).

Nodl, F.: Die erosive Reaktion als Leitsymptom bei Strahlenbehandlung der Hautkrebse. Strahlentherapie **98**, 79—93 (1955).

Nogier, Th., et C. Regaud: Décroissance de la radiosensibilité des tumeurs malignes traités par des doses successives et convenablement espacées des rayns X: auto-immunisation contre les rayons. C.R. Acad. Sci. (Paris) **158**, 1711—1714 (1914).

Olch, P. D. Eck, R. V., and R. R. Smith: An experimental study of external irradiation on a "primary" tumor and its distant metastasis. Cancer (Philad.) **12**, 23—26 (1959).

Oughterson, A. Q., R. Tenant, and E. A. Lawrence: Tumor response and stroma reaction following X-ray of transplantable tumor in inbread strains of mice. Yale J. Biol. Med. **12**, 419—425 (1940).

Patt, H. M.: Protective mechanisms in ionizing radiation injury. Physiol. Rev. **33**, 35—76 (1953).

Pennybaker, J., and D. S. Russel: Necrosis of the brain due to radiation therapy. J. Neurol. Neurosurg. Psychiat. **11**, 183—189 (1948).

Peters, K.: Stoffwechselbeziehungen zwischen bestrahltem und unbestrahltem Gewebe in ihrem Einfluß auf die Mitosenhäufigkeit in vitro. Z. Zellforsch. **39**, 203—211 (1953).

— Über die Bedeutung des Mediums für die Wirkung sekundärer Strahlenprodukte auf die Mitosehäufigkeit in halbbestrahlten Gewebekulturen. Z. Zellforsch. **40**, 510—518 (1954).

Pomerat, C. M.: Cellular changes induced by radiation. Ann. N.Y. Acad. Sci. **71**, 1143—1155 (1958).

Prehn, R. T., and J. M. Main: Immunity to methylcholantrene-induced sarcomas. J. nat. Cancer Inst. **18**, 769—778 (1957).

Price-Jones, C., and J. C. Mottram: A contribution to the study of *in vitro* plasma cultures of mouse carcinoma and rat sarcoma. Arch. Middx Hosp. **33**, 21—34 (1914).

Propst, A.: Morphologische Befunde nach Bewegungsbestrahlung des Oesophaguskarzinoms. Strahlentherapie **103**, 224—248 (1957).

Prym, P.: Die therapeutischen Röntgenbestrahlungen vom pathologisch-anatomischen Standpunkt. In: Handbuch der Röntgentherapie. Leipzig: W. Klinkhardt 1924.

Puck, T. T.: The genetic of somatic mammalian cells. Advances in biological and medical physics (J. H. Lawrence and C. A. Tobias), vol. 5, p. 75—101. New York: Academic Press 1957.

— Growth and genetics of somatic mammalian cells *in vitro*. J. cell. comp. Physiol. **52** Suppl. I, 287—311 (1958a).

— Action of radiation on mammalian cells. III. Relationship between reproductive death and induction of chromosome anomalies by X-irradiation of euploid human cells *in vitro*. Proc. nat. Acad. Sci. (Wash.) **44**, 772—780 (1958b).

—, and P. I. Marcus: Action of X-rays on single mammalian cells. J. exp. Med. **103**, 653—666 (1956).

— — and S. J. Cieciura: Clonal growth of mammalian cells *in vitro*. Growth characteristics of colonies from single HeLa cells with and without a feeder layer. J. exp. Med. **103**, 273—284 (1956).

Puck, T. T., D. Morkovin, P. I. Marcus, and S. J. Cieciura: Action of X-rays on mammalian cells. II. Survival curves from normal human tissues. J. exp. Med. **106**, 485—500 (1957).

Read, J.: Aspects of radiation damage likely to be involved in tumour regression. I. Radiation damage to individual cells. Brit. J. Radiol. **31**, 60—65 (1958).

Regaud, C.: Sur la radio-immunisation des tissues cancéreux et sur le mécanism de l'action des rayons X et des rayons de radium sur les cellules et tissues vivant en général. Bull. Acad. Méd. (Paris) **91**, 604—607 (1924).

—, et T. Nogier: Histoire clinique, histologique et radiologique d'un myxosarcome traité par les rayons X. J. Radiol. Électrol. **2**, 135—152 (1916).

Révész, L.: Effect of X irradiation on the growth of the Ehrlich ascites tumor. J. nat. Cancer Inst. **15**, 1691—1701 (1955).

— Effect of lethally damaged tumor cells upon the development of admixed viable cells. J. nat. Cancer Inst. **20**, 1157—1186 (1958).

— Model experiments on some factors involved in the growth of radiation-damaged tumors. Nord. Med. **25**, 836—839 (1958b).

— To be published 1960.

Ringertz, N., E. Klein, and L. Révész: Growth of small compatible tumor implants in presence of admixed radiation-killed or incompatible tumor cells. Cancer **12**, 697—707 (1959).

—, and J. H. Tola: Medulloblastoma. J. Neuropath. exp. Neurol. **9**, 354—371 (1950).

Roussy, G., et S. Laborde: Réactions locales et générales de l'organisme au cours du traitement des cancers du col de l'utérus par les rayons X et Y. Bull. Ass. franç. Cancer **11**, 431—444, 586—593 (1922).

Runge, H., H. J. Ebner u. W. Lindenschmidt: Vorzüge der kombinierten Alcianblau-Perjodsäure-Schiff-Reaktion für die gynäkologische Histopathologie. Dtsch. med. Wschr. **81**, 1525—1529 (1956).

Russ, S.: Experimental studies upon the lethal doses of X-rays and radium for human and other tumors. Brit. J. Radiol. **29**, 275—292 (1924).

Russel, B. R. G.: The nature of resistance to the inoculation of cancer. Sci. Rep. Cancer Res. Fd (Lond.) **3**, 341—358 (1908).

Sachs, L., and R. Gallily: The chromosomes and transplantability of tumors, II Chromosome duplication and loss of strain specificity in solid tumors. J. nat. Cancer Inst. **16**, 803—841 (1956).

Sanford, K. K., W. R. Earle, E. L. Schilling, E. Duchesne, and E. Shelton: A transformation of normal to malignant tissue *in vitro*. Cancer Res. **9**, 558 (1949).

Sault, L. A. du: The time-dose relationship in radiotherapy. Progress in radiation therapy (F. Buschke), p. 100—114. New York: Grune & Stratton 1958.

SCANLON, P. W.: The effect of mitotic suppression and recovery after irradiation on time-dose relationships and the application of this effect to clinical radiation therapy. Amer. J. Roentgenol. **81**, 433—455 (1959).

SCARFF, R. W., and P. S. ANDREWS: The histological aspects of tumour radiosensitivity. Brit. J. Radiol. **29**, 478—482 (1956).

SCHERBAUM, O., and E. ZEUTHEN: Induction of synchronous cell division in mass cultures of Tetrahymina Piriformis. Exp. Cell Res. **6**, 221—227 (1954).

SCHERER, E., u. H.-J. FIEBELKORN: Über die Darstellbarkeit der Nukleinsäuren des Zellkernes und ihre Bedeutung für Diagnose und Prognose maligner Bluterkrankungen. Folia haemat. (Lpz.) **72**, 143—148 (1953).

—, u. D. RINGLEB: Beobachtungen an den Mitochondrien der Mäuseaszites-Tumorzellen unter Einwirkung von Röntgenstrahlen. Strahlentherapie **90**, 34—40 (1953).

—, u. W. VOGELL: Elektronenoptische Untersuchungen zur Strahlenwirkung auf Leber, Milz und Niere. Strahlentherapie **106**, 202—211 (1958).

SCHOBER, R.: Mesenchymale Gewebsreaktionen am vorbestrahlten Mamma-Karzinom. Strahlentherapie **98**, 366—381 (1958).

SCHOLZ, W.: Experimentelle Untersuchungen über die Einwirkung von Röntgenstrahlen auf das reife Gehirn. Zbl. ges. Neurol. Psychiat. **150**, 765—785 (1934).

SCHREK, R.: Radiation effects on lymphocytes. The lymphocyte and lymphocytic tissue (J.W. REBUCH), p. 125—145. New York: Paul B. Hoeber 1960.

SCHUBERT, G.: Die Strahlenresistenz in Biologie und Medizin. Z. Krebsforsch. **60**, 216—233 (1954).

SCHUBERT, M. v.: Biologische Röntgenstrahlenwirkung, ihre Erforschung mittels der Gewebeexplantationsmethode. Strahlentherapie **26**, 425—471 (1927).

SCHÜRMANN, P., u. H. E. MACMAHON: Die maligne Nephrosklerose, zugleich ein Beitrag zur Frage der Bedeutung der Blutgewebsschranke. Virchows Arch. path. Anat. **291**, 47—218 (1933).

SHEEK, M. R., R. M. DES ARMIER, B. P. SAGIK, and W. E. MAGEE: Biochemical changes during formation and growth of giant cells from irradiated He La cells. Exp. Cell Res. **19**, 549—558 (1960).

SNELLMAN, B.: Attempt to develop reduced radiosensitivity in Jensen rat sarcoma by means of roentgen irradiation. Acta radiol. (Stockh.) **16**, 545—556 (1935).

SPARROW, A. H., M. J. MOSES, and R. STEELE: Radiation genetics: Symposium; Cytological and cytochemical approach to understanding of radiation damage in dividing cells. Brit. J. Radiol. **25**, 182—188 (1952).

STRANGEWAYS, T. S. P., and H. B. FELL: Study of the direct and indirect action of X-rays upon the tissues of embryonic fowl. Proc. roy. Soc. B **102**, 9—29 (1927).

SYLVÉN, B., and H. MALMGREN: The histological distribution of proteinase and peptidase activity in solid tumor transplants. Acta radiol. (Stockh.), Suppl. **154**, 1—124 (1957).

TÄTHI, E.: Studies on the effect of X-radiation on 24-hour variation in the mitotic activity in human malignant tumours. Acta path. microbiol. scand., Suppl. **117**, 1—61 (1956).

TARLOV, I. M.: Effect of roentgenotherapy on gliomas. Arch. Neurol. Psychiat. (Chic.) **38**, 513—536 (1937).

THOMLINSON, R. H., and L. H. GRAY: The histologic structure of some human lung cancers and the possible implications for radiotherapy. Brit. J. Cancer **9**, 539—549 (1955).

TROWELL, O. A.: The sensitivity of lymphocytes to ionizing radiation. J. Path. Bact. **64**, 687—704 (1952).

— The effect of environment factors on the radiosensitivity of lymph nodes cultured *in vitro*. Brit. J. Radiol. **26**, 302—309 (1953).

UMIKER, W., E. LAMPE, R. RAPP, H. LATOURETTE, and D. BOBLITT: Irradiation effects on malignant cells in smears from oral cancers. Cancer (Philad.) **12**, 614—619 (1959).

UPTON, A. C.: The radiobiology of the cancer cell. Fed. Proc. **17**, 698—713 (1958).

VERMUND, H., K. W. STENTROM, D. G. MOSSER, and E. A. JOHNSON: Effect of roentgen irradiation on the tumor bed. II. The inhibiting action of different dose levels of local pretransplantation roentgen irradiation on the growth of mouse mammary carcinoma. Radiat. Res. **5**, 354—364 (1956).

VOGLER, E.: Die Gefäße und die Durchblutung maligner Tumoren vor und nach Strahlentherapie. Radiologia Austrica **10**, 156—162 (1958).

WALTER, H. E.: Krebsmetastasen. Basel: Benno Schwabe & Co. 1948.

WARREN, S.: The physiological effects of radiant energy. Ann. Rev. Physiol. **7**, 61—74 (1945).

— Mechanisms of radiation effects against malignant tumors. J. Amer. med. Ass. **133**, 462—463 (1947).

— M. HOLT, and S. SOMMERS: Some cytologic and histochemic studies of radiation reaction. Amer. J. clin. Path. **22**, 411—417 (1952).

WHITFIELD, J. F., and R. H. RIXON: Radiation resistant derivatives of L strain mouse cells. Exp. Cell Res. **19**, 531—538 (1960).

WILLIS, R. A.: The spread of tumours in the human body. St. Louis: C. V. Mosby 1952.

WINDHOLZ, F.: Problems of acquired radioresistance of cancer: Adaptation of tumor cells. Radiology **48**, 398—404 (1947).

WOGLOM, W. H.: Immunity to transplantable tumors. Cancer Rev. **4**, 129—214 (1929).

WOLFF, K.: Über die vakuolige Degeneration der röntgenbestrahlten Karzinomzellen. Strahlentherapie **68**, 688—693 (1940).

WOOD, F. C., and F. PRIME: Lethal dose of roentgen rays for cancer cells. J. Amer. med. Ass. **74**, 308—309 (1920).

YAMAMOTO, T.: Experimental study on effect of X-ray on metastasis of malignant tumor, especially in bones. Jap. J. Obstet. Gynec. **19**, 559—569 (1936).

YOSHIDA, T.: Studies on an ascites (reticulo-endothelial cell?) sarcoma of the rat. J. nat. Cancer Inst. **12**, 947—969 (1952).

YOUNG, J. S.: The invasive growth of malignant tumours: an experimental interpretation based on elastic-jelly models. J. Path. Bact. **77**, 321—339 (1959).

ZEIDMAN, I.: Metastasis: A review of recent advances. Cancer Res. **17**, 157—162 (1957).

ZEIT, H., u. K. FENDEL: Frühveränderungen an radiumbestrahlten Mäuseascites - Tumoren. Z. Krebsforsch. **59**, 516—526 (1953).

ZEMAN, W.: Strahlenschäden an Gehirn und Rückenmark. Handbuch der speziellen Pathologie (HENKE-LUBARSCH), Bd. 13/III, S. 340—355. Berlin: Springer 1955.

ZIMMER, T. S.: Late irradiation changes. A cytological study of cervical and vaginal smears. Cancer (Philad.) **12**, 193—196 (1959).

ZIRKLE, R. E.: Relationships between chemical and biological effects of ionizing radiations. Radiology **52**, 846—855 (1949).

— Partial cell irradiation. Advances in Biol. Med. Physics, p. 103—146. New York: Academic Press 1957.

ZOLLINGER, H. U.: Radio-Histologie und Radio-Histopathologie. Handbuch der allgemeinen Pathologie (F. BÜCHNER, E. LETTERER und F. ROULET), Bd. 10/I, S. 127—287. Berlin: Springer 1960.

ZUPPINGER, A.: Betrachtungen über den Wirkungsmechanismus kurzwelliger Strahlungen. Bull. schweiz. Akad. med. Wiss. **12**, 320—335 (1956)

H. Die Strahlensensibilität der Tumoren

R. Sarasin und **G. Dulac**

Mit 14 Abbildungen

I. Einleitung

Ionisierende magnetische und corpusculäre Strahlungen lösen in den betroffenen Geweben chemische Veränderungen aus, die ihre Lebensfähigkeit mehr oder weniger stark herabsetzen. Auch bei gleicher Ionisation begegnen wir verschiedenen Schädigungsgraden. Die Zellen müssen demnach eine unterschiedliche Strahlenempfindlichkeit haben.

Es ist interessant, daß Stevens schon 1896 die Wirkung der Röntgenstrahlen auf die Haut studierte. Albers-Schönberg wies 1903 die Wirkung der Röntgenstrahlen auf die Geschlechtsdrüsen nach und Bohn diejenige des Radiums auf das Wachstum, wobei er schon damals eine besondere Wirkung auf das Chromatin vermutete. 1904 beschäftigte sich Perthes mit der besonderen Strahlenempfindlichkeit der in Teilung begriffenen Zellkerne und Heinecke mit derjenigen der blutbildenden Organe.

Bergonié und Tribondeau stellten schon 1906 folgende These auf: Röntgenstrahlen üben eine um so größere Wirkung auf die Zellen aus:

1. je größer die Teilungsfähigkeit der Zellen ist,
2. je länger die Zellteilungsphase dauert,
3. je weniger die Zelle in Morphologie und Funktion endgültig festgelegt ist.

Dieses Gesetz gilt besonders für die Krebsgewebe.

Seit diesen ersten Jahren der Radiobiologie hatte eine Unzahl von Arbeiten eine vertiefte Erkenntnis der Ursachen oder Mechanismen und der Wirkungen des cellulären Radioeffekts zum Ziel.

In bezug der Wirkungen auf die Tumorgewebe gibt es seit etwa 20 Jahren verhältnismäßig wenig Arbeiten über ihre Radiosensibilität. Glücklicherweise geben zahlreiche Publikationen über therapeutische Ergebnisse auf indirektem Weg Auskunft über die Strahlensensibilität der Mehrzahl der speziellen Tumorarten und ihrer morphologischen Varietät.

Es sind einige Stufenleitern der Strahlensensibilität der verschiedenen Geschwülste veröffentlicht worden. Teils sind sie kurz und spiegeln die Meinung der Mehrzahl der Radiotherapeuten wieder, teils sind sie ausführlicher und geben zu Diskussionen Anlaß. Die Erfahrungen, die im Lauf von etwa 50 Jahren erworben werden konnten, gestatteten, die Geschwülste entsprechend ihrer histologischen Varietät zu klassifizieren. Der Radiotherapeut kann sich auf die empirischen Regeln, die seine Vorgänger festgelegt haben, beziehen, obwohl die neueren Arbeiten über die Cytochemie der Nucleinsäuren hoffen lassen, daß man einmal eine besser fundierte Reihenfolge der Strahlensensibilität der Geschwülste wird aufstellen können.

Vor dem eingehenden Studium der Radiosensibilität der Geschwülste seien folgende Faktoren kurz genannt:

1. einige besondere Eigenschaften der Tumorzellen, die beitragen, die Radiosensibilität besser zu verstehen,
2. die Skala der ionisierenden Strahlen,
3. die Verabreichungsart dieser Strahlung.

Anschließend soll eine vorläufige Definition der Strahlensensibilität der Geschwülste, besonders vom Standpunkt der Klinik, entwickelt werden. Dann wird es notwendig sein, die Betrachtungen anzustellen, die zu einer korrekteren Auffassung der Strahlenempfindlichkeit führen. Folgende Überlegungen sind dabei maßgebend:

1. Radiobiologische Effekte, die sowohl bei normalen als auch bei Krebszellen vorkommen.
2. Übertragung der Kenntnisse der besonderen Radiosensibilität der normalen Gewebe des Menschen auf Tumorgewebe.
3. Bedeutung des histologischen Bildes für die Bewertung der Strahlenempfindlichkeit der Tumoren.
4. Ergänzung der histologischen Feststellungen durch bessere Kenntnis der Befunde, die nicht vom Radiotherapeuten, sondern speziell von den klinischen Eigenarten abhängen.
5. Beeinflussung der Strahlensensibilität der Tumoren durch radiotherapeutische Maßnahmen.

Alle diese Feststellungen, von denen die Mehrzahl sehr komplex und nur unvollständig bekannt ist, sind maßgebend für die analytische Beurteilung, die ihrerseits dem Radiotherapeuten eine Auffassung über den zu behandelnden Tumor vermitteln kann und von der die Behandlung abgeleitet wird.

1. Einige Eigenschaften der Tumorzellen, die dazu beitragen, ihre Strahlenempfindlichkeit besser zu verstehen

a) Der Stoffwechsel und die Zellteilung laufen, so glaubte man bisher, im Tumorgewebe schneller ab als im normalen Gewebe.

b) Die Tumorzelle hat eine Morphologie und einzelne Bestandteile, die sie von der normalen Zelle unterscheiden. Wahrscheinlich erlauben einzelne der bekannten Faktoren die Erklärung für die unterschiedliche Strahlenempfindlichkeit:

Die Krebszelle ist oft größer als die normale Zelle, von der sie abgeleitet wird. Auch die Ungleichheit der Form ist besonders zu berücksichtigen.

Der hyperchromatische Kern ist reicher an Desoxyribonucleinsäure (DRN).

Die ausgesprochene Basophilie seines Cytoplasmas, das reich an Ribonucleinsäure (RNS) ist.

Erhöhung der Relation des Kerns zum Cytoplasma.

Die Kernmißbildungen.

c) Der Anteil der wenig differenzierten Zellen ist im Tumor größer als im normalen Ausgangsgewebe. Die strahlenempfindlichsten Tumorgewebe sind im allgemeinen die am wenigsten differenzierten, wegen ihrer hohen Metastasierungswahrscheinlichkeit sind aber die Heilungsaussichten nicht immer die besten.

d) Außerhalb der cellulären Differenzierung ist die mehr oder weniger ausgesprochene Fähigkeit der Tumorzellen, die Architektur des Ausgangsgewebes mehr oder weniger gut nachzuahmen, eine wichtige Feststellung, die berücksichtigt werden muß.

e) Es ist festzuhalten, daß das neugebildete Bindegewebe, welches das carcinomatöse Gewebe umgibt und unterstützt, sich selbst vom Bindegewebe unterscheidet, das hier vorher vorlag. Dieses neue Bindegewebe wird von den jüngsten und aktivsten Zellen gebildet. Es hat deswegen eine besondere Strahlenempfindlichkeit, die im allgemeinen höher ist als diejenige des Bindegewebes, das den Tumor umgibt. Seine Beeinflussung durch die Strahlen trägt bei zur Erklärung der sekundären Veränderungen am carcinomatösen Gewebe.

f) Schließlich ist es wichtig zu wissen, in welchem Gewebe sich der Krebs entwickelt und wo sich seine Metastasen bilden, und zwar aus zwei Gründen:

Das Verhalten und die Radiosensibilität der Tumorzellen ist unterschiedlich je nach ihrem Ausgangspunkt und in Abhängigkeit vom Sitz der Implantation.

Es ist von grundlegender Bedeutung, den Grad der Strahlenempfindlichkeit der umgebenden Gewebe zu kennen, um die räumliche Verteilung der Bestrahlung besser vornehmen zu können und um die relative Radiosensibilität des Tumors im Verhältnis zu derjenigen des umgebenden Gewebes besser beurteilen zu können.

2. Die ionisierenden Strahlungen

Für medizinische Zwecke unterscheiden wir grundsätzlich folgende ionisierenden Strahlungen:

a) Die Röntgen- und Gammastrahlen sind elektromagnetische Strahlen von kurzer Wellenlänge. Beim Durchgang durch die Materie wird ihre Energie durch die Aussendung von Elektronen absorbiert, unabhängig von der chemischen Verbindung und vom physikalischen Zustand des Atoms. Die Elektronen besitzen eine mehr oder weniger große kinetische Energie und erzeugen entlang ihrer Bahn eine Ionisation, deren Dichte um so kleiner ist, je größer die Energie der elektromagnetischen Strahlung ist.

b) Die Betastrahlen, auch kurz negative Elektronen genannt, gelangen, seit wir hohe Energien besitzen, um sie zu erzeugen, direkt für medizinische Zwecke zur Anwendung. Sie rufen entlang ihrer Bahn ebenfalls Ionisationen hervor, die sich grundsätzlich von denjenigen durch elektromagnetische Strahlung erzeugten nicht unterscheiden. Am Ende der Bahn werden — unabhängig, ob es primär eine elektromagnetische oder eine Elektronenstrahlung war — kurze Strecken dichter Ionisation erzeugt, die wir Deltastrahlen nennen.

c) Die schweren ionisierenden Teilchen: Im allgemeinen handelt es sich um Helium oder Protonen, doch kommen gelegentlich auch andere Teilchen zur Anwendung, wie beispielsweise Deuteronen oder Kohlenstoff.

Die Alphastrahlen habe eine ausgesprochen schwache Durchdringungsfähigkeit, doch ist die Dichte der Ionisation sehr hoch.

Die Protonen erzeugen ebenfalls eine sehr dichte Ionisation, die geringer ist als diejenige der Alphastrahlen, aber wesentlich höher als diejenige der Betastrahlen. Zum Teil wirken sie durch Ausstoßung von Neutronen aus dem Kern (Rückstoßneutronen).

d) Die Neutronen dringen dank ihrer neutralen Ladung in den Kern ein, wo sie eingefangen werden und neue radioaktive Kerne erzeugen. Ferner können sie den Austritt von Protonen veranlassen (Rückstoßprotonen).

Elektronen, Röntgen- und Gammastrahlen sehr hoher Energie führen, neben der direkten Auslösung von Elektronen, ebenfalls zur Produktion radioaktiver Isotope, teils durch Gamma-n-Prozesse oder durch direkte Einwirkung von Betastrahlen auf den Kern.

Alle diese erwähnten Strahlungen haben eine charakteristische gemeinsame Eigenschaft: Sie erzeugen Elektronen, die ihrerseits zu Ionisationen und Radikalbildungen führen. Inwieweit gleichzeitig entstehende Wärmeprozesse biologisch aktiv sind, ist noch nicht festgelegt. Der wesentliche Anteil der biologischen Wirkung geht über die Elektronen.

3. Die Art der Anwendung der ionisierenden Strahlung

a) Verabreichung von außen:

Wir verwenden ein mehr oder weniger umschriebenes Bündel von Röntgenstrahlen, Neutronen usw., die sich durch die von der Apparatur erzeugte Energie unterscheiden (Röntgentherapieapparate von 10—400 kV, van de Graaf-Apparaturen, Linearbeschleuniger, Beta-, Synchrotron usw.).

Bei tiefgelegenen Tumoren ist unser Ziel eine selektive Bestrahlung, indem wir versuchen, das neoplasmatische Gewebe zu zerstören unter möglichster Schonung der umgebenden Gewebe. Tatsächlich müssen wir — da oft hohe Dosen verabreicht werden — eine erhebliche Modifikation der umgebenden Gewebe hervorrufen. Bei oberflächlich gelegenen Geschwülsten kann ein kaustischer Effekt mit der Bestrahlung erzeugt werden. Diese Möglichkeit gestattet keine Beurteilung der Strahlensensibilität der Tumorgewebe (Kontakttherapie, intrakavitäre Curietherapie).

b) Verabreichung von radioaktiven Körpern in situ während einer unbegrenzten Zeit (radioaktives Gold, ^{131}I) oder während einer begrenzten Zeit (Radiumpunktur). Diese mehr selektive Methode erlaubt, lokal Dosen mit kaustischem Effekt zu verabreichen oder Dosen, die den kaustischen Effekten sehr nahe liegen.

c) Verabreichung in die Gewebe auf oralem Weg oder durch Injektion radioaktiver Körper mit kurzer Halbwertszeit, die sich selektiv in bestimmten Geweben fixieren (Schilddrüse, Knochenmark usw.).

4. Versuch der klinischen Definition der Strahlenempfindlichkeit der Geschwülste

Man kann sich vom theoretischen Standpunkt aus vorstellen, daß es möglich ist, die beobachteten biologischen Veränderungen entsprechend der Dosis und der Energie der gebildeten Ionen einzustufen.

Bei der Beurteilung beim Menschen kann man erkennen, daß das Problem der Radiosensibilität der Tumoren derartig viel Unbekanntes enthält, daß wir uns — selbst wenn wir es nur teilweise zu lösen versuchen — mit den Erfahrungen der täglichen Praxis begnügen müssen.

Das Problem der Strahlenempfindlichkeit der Tumoren stellt sich demnach auf Grund unserer heutigen Erfahrungen wie folgt:

Wenn wir einen Tumor vor uns haben, der klinisch und histologisch untersucht worden ist, müssen wir ihn mit der Bestrahlung allein oder verbunden mit anderen Verfahren behandeln?

Da es nicht möglich ist, einen Tumor ohne Einschluß der umgebenden gesunden Gewebe zu bestrahlen, müssen wir in erster Linie wissen, ob der Tumor sensibler ist als die umgebenden Gewebe. Die klinische Strahlensensibilität erscheint demnach im Sinn eines relativen Begriffs, den man von der Sensibilität der umgebenden Gewebe aus beurteilt. Die maximale Dosis, die im umgebenden Gewebe zu einer Vernarbung ohne schwere lokale oder allgemeine Folgen führt, ist die begrenzende Dosis. Die Strahlensensibilität muß von der Radiokurabilität unterschieden werden. Tatsächlich zeigen die radiosensiblen Tumoren, die lokal heilbar sind, sehr oft eine Ausdehnung auf verschiedene Organe, die ihre Kurabilität beschränkt.

Im übrigen sei erwähnt, daß eine exaktere Terminologie angewandt werden sollte. Zur Zeit werden zwei Begriffe sehr oft in einem allgemeinen Sinn gebraucht: Man spricht von einem radiosensiblen Tumor, der ausschließlich mit Bestrahlung behandelt werden sollte. Der Tumor wird als radioresistent bezeichnet, wenn er chirurgisch entfernt werden muß.

Ferner ist festzuhalten, daß es einen Begriff der klinischen Heilung gibt, obwohl die Radiobiologie uns lehrt, daß einzelne Tumorelemente der direkten Zerstörung entgehen, weil sich die Absterbekurve einer Tumorpopulation asymptomatisch dem Maximalwert nähert. Man spricht auch von einer klinischen Heilung, wenn der behandelte Patient während 5 Jahren keinerlei Zeichen von lokalem Rezidiv oder Fernmetastasen aufweist.

Es existiert eine gewisse Anzahl von Geschwülsten, die allein durch Radiotherapie geheilt werden kann, ohne chirurgisches Vorgehen:

a) Die erste Gruppe von Geschwülsten, die sehr radiosensibel ist, kann durch niedrige Dosen, die unter dem für die umgebenden Gewebe gefährlichen Bereich liegen, vollständig geheilt werden. Die lokale Heilung wird erzielt mit einer durch die Erfahrung gegebenen Dosis ohne nachweisbare Folgen am zurückgebliebenen Gewebe. Unter diesen Bedingungen wird man die Chirurgie, die immer zu einer gewissen Verstümmelung führt, nur selten zuziehen.

b) Die zweite Gruppe von radiosensiblen Geschwülsten wird durch alleinige Radiotherapie, allerdings mit ziemlich hohen Dosen, die aber immerhin unterhalb der in normalen Geweben tolerierten Grenzdosis liegen, zu einer hohen Prozentzahl von Heilungen geführt. Diese Tumorgruppe zeigt eine etwas höhere Heilungszahl oder eine solche, die sehr nahe derjenigen liegt, die durch chirurgische Entfernung allein erzielt werden kann, wenn nach Regeln der anticancerösen Chirurgie vorgegangen wird. Es sei betont, daß in der Mehrzahl dieser Tumoren die Verbindung zwischen Radiotherapie und Chirurgie die Zahl der guten Ergebnisse erhöht.

Die Anwendung der Vor- oder eventuell Nachbestrahlung ist noch keineswegs in einer präzisen Form festgelegt worden, weil es sehr schwierig ist, beweisende Dokumente zu erhalten, und weil die Auffassungen geteilt sind. Auf jeden Fall — und dies ist ein Nachteil der kombinierten Behandlung — muß sich die Vorbestrahlung auf Dosen beschränken, welche weder den chirurgischen Eingriff noch die Nachbestrahlung wesentlich komplizieren. Die Nachbestrahlung ist in einem gewissen Sinn begrenzt durch Vorsichtsmaßnahmen, die notwendig sind, wenn man in einem Gewebe, in dem narbige Veränderungen und Störungen der Zirkulation vorliegen, bestrahlen muß.

c) Eine dritte Gruppe umfaßt Tumorformen, die durch Bestrahlung nur wenig geheilt oder bei denen nur palliative Ergebnisse erzielt werden können. In diese Gruppe gehören Geschwülste, bei denen die Zahl der Heilungen durch Bestrahlung bestimmt niedriger ist als durch chirurgische Behandlung. Hier wird die Radiotherapie allerdings nicht systematisch im Anschluß an die Chirurgie vorgenommen, um die therapeutische Wirkung zu erhöhen, sei es im Bereich der operierten Region, wenn die Entfernung an der Grenze der Radikalität erfolgte, sei es daß sich die Drüsenregion nicht operativ entfernen ließ.

d) In eine vierte Gruppe reihen wir Geschwülste ein, die sich durch Bestrahlung nicht beeinflussen lassen.

Für diese vier Geschwulstgruppen, deren Radiosensibilität progressiv abnimmt, empfiehlt sich folgende Terminologie:

strahlenempfindliche Geschwülste,
relativ strahlenempfindliche Geschwülste,
relativ radioresistente Geschwülste,
radioresistente Geschwülste.

Diesen verschiedenen Gruppen könnte man bestimmte Dosen zuordnen, wobei bei den sehr empfindlichen Geschwülsten keine sichtbaren Spätveränderungen auftreten werden, bei den relativ strahlenempfindlichen mit gewissen Spätveränderungen zu rechnen ist; bei den relativ radioresistenten Geschwülsten muß mit hochgradigen Spätveränderungen und eventuell Komplikationen gerechnet werden, sofern man sich nicht auf die prä- und postoperative Therapie beschränkt; bei den radioresistenten Geschwülsten muß bis an die Toleranz der Gewebe bestrahlt werden, wobei bei umschriebenen Formen gelegentlich absichtlich sogar kaustische Dosen angewandt werden.

II. Zusammenstellung der Effekte der ionisierenden Strahlung bei normalen und tumorösen Zellen

1. Celluläre Strahlenschäden

Bei einer gleichen Menge ionisierter Energie ist das Ausmaß der Strahlenläsion der Gesamtheit eines cellulären Gewebes mehr oder weniger ausgesprochen, je nach Strahlenempfindlichkeit des Gewebes. Die Bewertung der Strahlenschäden ist eine Grundlage für die quantitative Aussage der Strahlenempfindlichkeit. Weitere vollständige Ausführungen können neueren Arbeiten über diese Frage entnommen werden, speziell bei Ellinger, Lacassagne und Gricouroff, Rajewsky und Bacq und Alexander.

Es ist üblich, die Strahlenläsionen als Früh- und Spätfolgen zu unterscheiden. Die Frühläsionen lösen im Bereich des Kerns, als Zeichen seiner letalen Schädigung, die Pyknose, die Verdichtung des Chromatins, die unregelmäßige Kontur des Kerns und die Ruptur der Kernmembran aus. Im Bereich des Cytoplasmas erkennt man Unregelmäßigkeiten der Struktur der einzelnen Elemente und Vacuolisationen. Als Spätfolge kann der Zelltod auftreten, eventuell im Moment der mitotischen Teilung, im Zeitpunkt der Befruchtung oder als Folge einer äußeren Einwirkung. Es gibt auch nicht tödliche Strahlenfolgen, die entweder irreversibel oder reversibel sind.

Lacassagne und Gricouroff klassifizieren die Strahlenläsionen sehr klar:

1. Unmittelbarer Tod durch:

Koagulationsnekrose: sehr rasch bei intensiver Bestrahlung.

Kolliquotionsnekrose: vor allem beim Verschwinden sehr strahlenempfindlicher Zellen. Der Prozeß wird eingeleitet durch trübe Schwellung, gefolgt von Pyknose, Karyorhexis und Verflüssigung oder Schwellung der Zellen sowie Auflösung von Chromatin im Cytoplasma.

2. Verzögert auftretender Tod:

Größenzunahme der Zellen; die Zellen können sogar enorm werden; dann degenerieren sie, ohne sich zu teilen.

3. Abortive Anomalien der Zellteilung (Lacassagne und Monod):

während der Bestrahlung und in den folgenden 24 Std Stillstand der Karyokinese (Zeitdauer kann auch länger sein und ist dosisabhängig);

Wiederauftreten von Mitosen, deren Mehrzahl in der Anaphase stillsteht mit folgender Nekrobiose der Zelle.

Nach dem 2.—15. Tag findet man eine vermehrte Zahl von Mitosen. Vom 5. bis zum 8. Tag führen die degenerativen Mitosen zur progressiven Entvölkerung.

4. Latente Läsionen mit später Manifestation, die man besonders in ruhenden Geweben beobachtet.

5. Die Analyse der cellulären Effekte gestattet, auch Beeinflussungen zu unterscheiden, die nicht mit dem Tod einhergehen. Man beobachtet hier aber zahlreiche Veränderungen der cellulären Funktion, die sich wie folgt äußert:

Anomalien des Wachstums,

Modifikation der Beweglichkeit,

Änderungen in der Reproduktion: Verzögerung der Teilung, Störung des Teilungsrhythmus,

Mutationen, hereditäre Mißbildungen infolge Läsion der Chromosomen.

Man muß ebenfalls die Wirkung der Röntgenstrahlen auf die extracellulären Formationen beachten, wie die kollagenen und elastischen Fasern, deren Veränderungen progressiv und dauerhaft sind.

Das Auftreten von Sklerose und verzögerter Zirkulation haben vielfach eine große Bedeutung beim Rückgang wenig strahlenempfindlicher Geschwülste. Ferner muß man den Modifikationen, die durch die Mutation der interstitiellen Flüssigkeit und Anhäufung von Abbauprodukten bedingt sind, Rechnung tragen.

2. Unterteilung der Wirkungen

Alle graphischen Darstellungen zeigen, daß Zelldestruktionen mit größer werdender Dosis zunehmen. Durch Steigerung der Dosis nimmt auch der Prozentsatz der Strahlenläsionen zunächst schnell zu, wird dann aber immer kleiner und nähert sich schließlich der Horizontalen, welche die totale Vernichtung darstellt.

Andererseits sind für dieselbe Ionisation und in augenscheinlich identischem Gewebe die Wirkungen nicht die gleichen: erstens trifft der Elektronenbeschuß mehr oder weniger empfindliche Stellen in der Zelle, zweitens fällt es in der Praxis schwer, zwei wirklich vergleichbare Gewebe zu finden. Ein Unterschied kann auch vorgetäuscht werden, weil während der Aktivitätsphase die Strahlenempfindlichkeit meistens erhöht ist.

Als Beispiel für die Wirkungszunahme sei auf die oft erwähnte Darstellung von SPEAR (1935) hingewiesen, der seine Experimente an Gewebekulturen machte.

Schwellenwert für feststellbare Wirkungen	43 R
Zellteilungsrückgang, durch nachfolgende Zellvermehrung kompensiert	61 R
Zellteilungsrückgang mit Normalisierung des Zustandes nach 6 Std	368 R
Zellteilungsrückgang ohne Normalisierung	737 R
Verzögerter Zelltod	13250 R
Sofortiger Zelltod	90000 R

Diese Wirkungssteigerung führt zum Begriff der *Letaldosis* (Prozentsatz getöteter Individuen innerhalb einer bestimmten Anzahl von Tagen) und der *Tumordosis* (rein klinische Definition), der notwendigen Dosis zur klinisch feststellbaren Sterilisation eines Tumors.

3. Der strahlenempfindliche Zeitpunkt während der Mitose

Zahlreiche Forscher haben versucht, die empfindlichste Periode während der Mitose festzustellen. MOTTRAM und HOLTHUSEN, VINTEMBERGER, LANGENDORFF, REGAUD, GUYER und viele andere haben das Problem zu lösen versucht, konnten aber nicht zu einheitlichen Ergebnissen gelangen. Die Meta-, Tele-, Pro- und Anaphase wurden als empfindlichste Periode angesehen. STRANGEWAYS und OAKLEY setzten die empfindlichsten Zeitpunkte vor die Prophase. Offenbar schließen sich die neueren Arbeiten, die sich mit der Interkinese — der Periode, in der sich die Synthese der DNS abspielt — befassen, dieser Ansicht an.

HOWARD und PELC hielten den Moment der DNS-Synthese für den strahlenempfindlichsten, doch gibt es eine andere empfindliche Periode unmittelbar zu Beginn der Prophase. Gewisse Autoren sind der Ansicht, daß die Strahlenempfindlichkeit der Zelle während der Mitose auf das Sechs- bis Achtfache erhöht sei. Von besonderem Interesse ist die hohe Strahlenempfindlichkeit der Zellen im Moment der DNS-Synthese in der Interkinese. Die Erforschung dieser Frage könnte dem Radiotherapeuten viel Nutzen bringen.

Wertvoll für die Strahlentherapie sind die Arbeiten von KOLLER. Durch Bestrahlen der Pollen der Tradescantia braeteata zeigte er die Bedeutung der Minimaldosis zur Erzeugung eines reparablen oder irreparablen Effekts und des Zeit- und Intensitätsfaktors. Unterhalb dieser Minimaldosis ist die Mitosenhäufigkeit gesteigert.

4. Wirkungsweise der ionisierenden Strahlen

Um die Problematik der tumoralen Strahlenempfindlichkeit zu erfassen, muß der Strahlentherapeut mit den wichtigsten Fortschritten der letzten Jahre vertraut sein, die in der Biochemie der bestrahlten Organe erzielt wurden.

Seit BORDIER 1913 die Theorie über die ionisierende Wirkung der Strahlen aufstellte, sind viele Hypothesen ausgesprochen worden, so die Treffertheorie am Ort der Strahlenabsorption von DESSAUER, zunächst mit der Annahme einer lokalen Temperaturerhöhung, die Theorien über die Permeabilität der Membranen, der Auflösung der Eiweißkörper, der Inaktivierung der Enzyme, der Depolymerisation der Makromoleküle usw.

Diese Theorien führten nach und nach zur Erkenntnis, daß die zahlreichen Wirkungen der ionisierenden Strahlen auf die verschiedenen Zellbestandteile sehr unterschiedlich sind. Seit einigen Jahren ist der durch die Bestrahlung veränderte Metabolismus Gegenstand eingehender Untersuchungen über die Chemie der Zelle. Unter den verschiedenen Theorien muß besonders die Treffertheorie hervorgehoben werden. Sie trug zum besseren Verständnis der sog. „direkten Strahlenwirkungen“ bei.

CROWTHER (1924) in England, GLOCKER und DESSAUER in Deutschland, HOLWECK und LACASSAGNE in Frankreich (1928) waren die ersten, welche die Quantentheorie zur

Erklärung der unterschiedlichen Veränderungen in der bestrahlten Zelle anwandten. HOLWECK und LACASSAGNE trugen besonders durch ihre Versuche an Protozoen zur Klärung dieser Fragen bei. Die Wahrscheinlichkeitsrechnung erklärt die wechselnde Anzahl Ionen, die bei gleicher Dosis in den veränderlichsten Zellzonen zur Auswirkung kommen. Die Autoren zeigten sehr anschaulich, daß — je nach Verteilung der Treffer — die motorischen Zentren, die Zentrosomen, das Chromatin des Kerns angegriffen wird oder daß eine Wachstumsverzögerung oder eine chromosomale Schädigung auftritt.

Modernere Arbeiten gestatten die Unterscheidung der direkten von der indirekten Wirkung ionisierender Strahlung. BACQ und ALEXANDER geben folgende Definierung: „Direkte Wirkung: Das Molekül, das eine Veränderung erfährt, ist das gleiche, das ionisiert oder durch ein Elektron angeregt wurde.

Indirekte Wirkung: Das veränderte Molekül hat die Strahlenenergie nicht selbst absorbiert, erhält sie aber indirekt durch ein anderes Molekül. Man nimmt an, daß die indirekte Wirkung in wäßrigem Mileu ganz durch die freien Radikale des Wassers hervorgerufen wird, obwohl man damit rechnen muß, daß angeregte Wassermoleküle auch an gewissen Reaktionen teilnehmen können."

Was die cellulären Gewebe, darunter auch das Tumorgewebe betrifft, scheint die indirekte Strahlenwirkung bei weitem die wichtigere zu sein.

Für den Radiotherapeuten ist die Rolle des Sauerstoffs von besonderer Bedeutung. In der großen Zahl der biochemischen Arbeiten, sei zuerst auf die Experimente von HOLTHUSEN (1921) hingewiesen. Auch LOISELEUR hat zur Klärung der Frage beigetragen. Das Wesentliche seiner Arbeit soll hier kurz beschrieben werden: Viele experimentellen Ergebnisse zeigen, daß die Wirkung der Strahlen auf die „Strahlenaktivierung des gelösten Sauerstoffs im bestrahlten Gebiet" zurückzuführen ist. Die Gegenwart des Sauerstoffs ist für gewisse Strahleneffekte unentbehrlich. In der 1. Phase bildet sich Radioperoxyd. Die Reaktion des elementaren Radioperoxyds mit anderen Molekülen führt zu einem Kondensationsprodukt, der 2. Phase oder Nachwirkung. Im Verlauf der Nachwirkung lassen sich zwei Gruppen unterscheiden, solche der Spaltung und der Kondensation. LOISELEUR führt Beispiele für die Nachwirkung und die durchgeführten Synthesen an. Dieser sog. „Sauerstoffmechanismus" erklärt die schützende Wirkung der den Sauerstoff reduzierenden und akzeptierenden Substanzen.

III. Übertragung spezieller Kenntnisse der Strahlenempfindlichkeit der normalen Gewebe des Menschen auf Krebsgewebe

1. Notwendigkeit, die Strahlenempfindlichkeit der gesunden Gewebe zu kennen

Um die Strahlenempfindlichkeit eines Tumorgewebes abschätzen zu können, muß man aus zwei Gründen die Strahlenempfindlichkeit des normalen Gewebes, aus dem sich der Krebs gebildet hat, und seiner Nachbargewebe kennen:

Das von einer teilungsfähigen Zelle ausgehende Krebsgewebe erscheint im allgemeinen weniger differenziert und demzufolge strahlenempfindlicher als sein Ursprungsgewebe. Das beweisen Versuche und die tägliche klinische Beobachtung. Die unterschiedliche Strahlenempfindlichkeit des normalen und des tumorösen Gewebes ist jedoch in den meisten Fällen schwer zu fassen aus mehreren Gründen:

Die relative Häufigkeit undifferenzierter Zellen ist verschieden groß und ihr Differenzierungsgrad wechselt an verschiedenen Orten des Tumors.

Das Vorhandensein von vermehrungsfähigen oder -unfähigen differenzierten Zellen läßt keine genauen Schlußfolgerungen zu. Gewisse Gewebe mit seltenen Mitosen können strahlenempfindlich sein.

Gewisse stark anaplastische Tumoren können eine hohe Strahlenempfindlichkeit besitzen, die sich von derjenigen des Ausgangsgewebes stark unterscheidet.

Die Kenntnis der Strahlenempfindlichkeit des das Krebsgewebe umgebenden gesunden Gewebes hat in gewisser Hinsicht auch eine grundsätzliche Bedeutung: Bei der Bestrahlung eines tiefliegenden Tumors ist in der täglichen Praxis der Begriff der Heilbarkeit eng mit demjenigen der maximalen Dosis verbunden, die vom Nachbargewebe noch ertragen werden kann. Die Einschätzung der Strahlenresistenz des Nachbargewebes und im Vergleich dazu die mehr oder weniger große Strahlenempfindlichkeit des zu bestrahlenden Tumors gestattet die Wahl der anzuwendenden Therapie.

Es ist schwer, die wechselnde Strahlenempfindlichkeit der verschiedenen menschlichen Gewebe anschaulich darzustellen. In Wirklichkeit konnten nur diejenigen Gewebe zu brauchbaren Untersuchungen herangezogen werden, die sich durch gute Strahlensensibilität auszeichnen. Auf diese Weise kam man zur relativen Dosimetrie bei der Bestrahlung der Haut, der leicht zugänglichen Schleimhäute, des Blutes usw. Ungewollte Überdosierungen, die Gewebsnekrosen zur Folge hatten, trugen dazu bei, Strahlendosen zu erfassen, die Gewebszerfall auslösen. Es wurden viele Experimente an Versuchstieren vorgenommen. Dadurch sind wir über die cellulären Läsionen unterrichtet, die uns indessen beim Menschen nur einen approximativen Begriff der Strahlenempfindlichkeit vermitteln.

Andererseits ist die Anwendung ionisierender Strahlen sehr unterschiedlich gehandhabt worden, so daß eine genaue Dosis nur schwer angegeben werden kann.

Schließlich erschwert noch ein Faktor die Aufstellung einer Strahlenempfindlichkeitsskala für Gewebe, die resistenter oder ebenso resistent wie das bindegewebige Stützgewebe sind: Es sind die Bindegewebsläsionen selbst, vor allem der Gefäße, die zum Teil jenes Gewebe beeinträchtigen, dem das Bindegewebe als Unterlage dient.

Ein sehr schönes Beispiel der Strahlenwirkung auf die normalen Gewebe wurde von Glücksmann in seinen Studien über das Verhalten des Cervix-Epithels nach Bestrahlung veröffentlicht (Abb. 1). Die beobachteten Veränderungen gehen am klarsten aus der Beschreibung hervor.

2. Die Bedeutung der verschiedenen Strahlenläsionen des Bindegewebes für die Beurteilung der Strahlenempfindlichkeit

Die Hautveränderungen nach Bestrahlung wurden in vielen Arbeiten besprochen, weil es sich bei der Haut um ein leicht zugängliches Gewebe handelt, dessen biologische Dosimetrie gut eingestellt werden kann.

Es ist verständlich, daß gewisse Radiotherapeuten in der Strahlenbiologie bestimmte Hautreaktionen als Dosiseinheit annehmen wollten. Doch können weder die Erythemdosis noch die eine exsudative Strahlenepidermitis erzeugende Dosis beibehalten werden, da sie große Unterschiede zeigen: Einerseits handelt es sich nicht nur um Veränderungen des Hautepithels, sondern auch um Läsionen der Subcutis, andererseits stützt sich diese Dosimetrie auf eine einmalig verabreichte Dosis, wobei aber in der allgemeinen Strahlentherapie die Dosen auf eine Zeitspanne verteilt werden, deren Länge je nach den Reparationsvorgängen empirisch festgesetzt wird.

Obwohl man über die Reaktionen des Hautepithels gut unterrichtet ist, kann die Epidermis nicht als Vergleichsbasis für die Strahlenempfindlichkeit dienen, besonders seit man die stark penetrierenden Strahlen verwendet, bei denen das Auftreten einer exsudativen Hautreaktion kein alarmierendes Zeichen ist. In der täglichen Praxis ist es jedoch notwendig, den Begriff der physikalischen Dosis mit dem der normalen geweblichen Reaktion in Beziehung zu bringen.

In Anbetracht der Bedeutung des Bindegewebsgefäßapparats bei der Wiederherstellung und der Ernährung der den Tumor umgebenden Gewebe scheint der Versuch logisch, die verschiedenen Grade der Strahlenreaktion des Bindegewebes zur Dosis in R in Beziehung zu setzen. Wir sind uns bewußt, daß dabei zum vornherein viele Ungenauigkeiten in Kauf genommen werden müssen, weil die Strahlenreaktion des Bindegewebsgefäßapparats variabel und progressiv ist. Sie hängt von vielen Faktoren ab und ist häufig nur latent vorhanden. In Wirklichkeit ist aber gerade die Dosimetrie des Bindegewebes, die trotz der Fortschritte der Radiobiologie eine rein empirische geblieben ist, die dauernde Sorge des Radiotherapeuten. Es gibt einen Grenzwert, der nicht überschritten werden kann ohne Gefahr der Radionekrose, und der bei seiner Abschätzung immer wieder Überraschungen hervorrufen kann, besonders bei gewissen Kranken, bei denen das Bindegewebe ganz besonders empfindlich ist.

Das Studium der Radiosensibilität der Haut ist besonders geeignet zum Studium der Strahlenveränderungen des Bindegewebsgefäßapparats. Die Arbeiten von SCHINZ und SLOTOPOLSKY, das Buch von LACASSAGNE und GRICOUROFF gestatten uns, eine quantitative Beurteilung der Strahlenläsionen des Bindegewebes aufzustellen. Mit einer mittelstark penetranten Strahlung und einem Feld von 6/6 cm können folgende Feststellungen gemacht werden:

1. Mit sehr kleinen Dosen, die unter 600 R liegen, kann man bereits vorübergehende Reaktionen im Bindegewebsgefäßapparat feststellen, die besonders im Bereich der Capillaren auffallen.

2. Mit einer einmaligen Dosis von 600—1200 R oder von 1500—2500 R, die auf 6—8 Wochen verteilt wurden, waren die Reaktionen schon erheblich deutlicher. Die Capillaren zeigen einen vermehrten Blutandrang. Die endothelialen Zellen sind angeschwollen, ihre Kerne sind blasig, unregelmäßig begrenzt und aufgetrieben. MIESCHER hat festgestellt, daß diese Zellen manchmal mehrkernig sind. Es gibt eine leichte entzündliche Reaktion. Die Zellen des Bindegewebes selbst zeigen ebenfalls gewisse Veränderungen. Anscheinend sind aber alle diese Erscheinungen vorübergehend.

3. Mit einer einmaligen Dosis von 1600—2000 R oder verteilt auf 6—8 Wochen von 3000—5000 R sind die Läsionen am Bindegewebe viel deutlicher, wobei man im typischen Fall zwei Perioden unterscheiden kann:

a) Die entzündliche Phase mit Kongestion der Capillaren, Läsionen des Endothels, zahlreichen Anomalien der Fibroblasten mit deutlichen Modifikationen der Kerne. Die kollagenen Fasern sind verbreitert und undeutlich begrenzt. Es liegt ferner ein Ödem vor und eine leukocytäre Infiltration.

b) Die Phase der Sklerose, die erst nach einigen Wochen auftritt. Sie ist progressiv, die Läsionen sind endgültig, doch haben sie keine ernsthaften Folgen.

4. Mit einer einmaligen Dosis von 2000—2500 R oder von 5000—6000 R in 6 bis 8 Wochen treten schon schwere Veränderungen am Bindegewebe auf. Diese Dosen haben ernste Zirkulationsstörungen zur Folge, die zu Spätkomplikationen führen, die gelegentlich recht früh auftreten können. Hierbei handelt es sich um eine Grenzdosis.

5. Bei Dosen oberhalb von 2500 R in einmaliger Verabreichung oder 6000 R bei Fraktionierung über 6—8 Wochen ist die Wahrscheinlichkeit der Nekrose sehr groß.

Diese Dosimetrie der Bindegewebsläsionen ist sehr approximativ. Die Radiotherapeuten wissen, wie schwer sie zu bestimmen ist. Sie kennen auch gewisse empirisch festgestellte Korrekturen, indem man das durchstrahlte Volumen, die Qualität der Strahlung, die zeitliche Dosisverteilung und den anatomischen Sitz des Tumors berücksichtigen muß.

Man kann die Ausführungen über die Strahlenreaktion des Bindegewebsgefäßapparats folgendermaßen zusammenfassen:

a) schwache, unterschwellige Dosis — diskrete, vorübergehende Reaktion;

b) starke, unterschwellige Dosis — sichtbare, aber rückbildungsfähige Reaktion, ohne wesentliche Spätveränderungen, die sich jedenfalls nur wenig in Geweben auswirken, die vom strahlenveränderten Bindegewebe abhängen.

c) Grenzdosis: Die verabreichte Dosis hat wesentliche Reaktionen ausgelöst, die nur langsam abheilen oder sich nicht vollständig restituieren. Die dadurch entstehenden Spätveränderungen führen zu einer reduzierten und verlangsamten Vitalität derjenigen Gewebe, die vom stark betroffenen Bindegewebe abhängen.

d) Kaustische Dosis: Die verabreichte Dosis bewirkt eine früh oder spät auftretende Radionekrose, die durch die umgebenden gesunden Gewebe nur dann repariert werden kann, wenn sie ein sehr kleines Volumen hat.

3. Strahlenempfindlichkeitsskala der gesunden Gewebe

Von verschiedenen Autoren wurde eine Strahlenempfindlichkeitsskala des gesunden Gewebes publiziert. Die meisten Autoren sind sich einig, daß die Gruppierung der strahlenempfindlichen Gewebe unterhalb der Grenzdosis leicht ist. Oberhalb der Grenzdosis sind die Meinungen geteilt, denn die Schädigung des Stützgewebes führt zu einer zusätzlichen Veränderung der Gewebe, die es versorgt. Zu den eigentlichen Strahlenläsionen kommen durch die Kreislaufstörungen bedingte Veränderungen hinzu. Für diese Fälle ist der Grad der Strahlenresistenz schwer zu bestimmen.

Empfindlichkeitsskala von Englmann

(aus Holfelder, H.: Die Röntgentiefentherapie, S. 49. G. Thieme-Verlag, Leipzig, 1938)

Blutbildendes Gewebe (lymphatisches Gewebe und Knochenmark),
Thymus,
Ovarien,
Hoden,
Haarpapille,
Schleimdrüsen, -häute,
Schweiß- und Talgdrüsen,
Epidermis,
seröse Häute,
Niere und Nebenniere,
Eingeweidedrüsen (Leber, Pankreas),
Schilddrüse,
Skeletmuskel und Herzmuskel,
Bindegewebe und Gefäße,
Knochengewebe,
Nervengewebe.

Empfindlichkeitsskala von Paterson

Primitive Blutzellen,
Keimzellen von Ovar und Testis,
blutbildendes Gewebe mit Einschluß der Zellen des roten Knochenmarks, lymphatisches System und Milz,
einige Drüsen innerer Sekretion, Thymus, Hypophyse, Nebenniere, Schilddrüse,
Haut,
Eingeweide: Leber, Darm, Pankreas, Nieren und Uterus,
Bindegewebe, Muskeln, Fasern, Sehnen, Knorpel, Knochen, Fett und Nervengewebe.

Empfindlichkeitsskala von Portman

lymphoide Zellen,
neutrophile und eosinophile Zellen,
Epithelzellen:
Stratum basale gewisser sekretorischer Drüsen, speziell der Speicheldrüsen,
basale Zellen (Spermatogonien) des Hodens und follikuläres Epithel des Ovars,
Basalzellen der Haut, der Schleimhäute und gewisser Organe, wie Magen und Darm,
Plattenepithel der Lippen und Epithel der Gallengänge (Leber),
Endothelien der Blutgefäße, Pleura und Peritoneum,
Bindegewebszellen,
Muskelzellen,
Knochenzellen,
Nervenzellen.

Skala von WARREN

Knochenmark,
generative Organe,
Verdauungsorgane,
Haut,
Bindegewebe,
Nieren,
Muskeln,
Nervengewebe.

Die in „Wissenschaftliche Grundlagen des Strahlenschutzes" von RAJEWSKY veröffentlichten Tafeln von FEINE und HUG sind sehr wichtig und verdienen eine eingehende Betrachtung (Tabelle 1, 2, 3).

Tabelle 1. *Hohe Strahlensensibilität*

Zellart	Organ	Erste Schäden (vereinzelte Zelluntergänge bei R)	Schwere Schäden (Untergang der meisten Zellen bei R)	Folgen des Zellunterganges
Lymphocyt	Lymphatisches Gewebe, Lymphknoten, Milz, Thymus	25—50	400—600	Lymphopenie
Erythroblast	Knochenmark	50—100	500	Anämie
Myelocyt	Knochenmark	50—100	500—600	Granulocytopenie
Myeloblast	Knochenmark	50—100	500—600	Granulocytopenie
Megakaryocyt	Knochenmark	50—100	500—600	Thrombocytopenie
Spermatogonie	Hoden	50	300—400	Aspermie, Sterilität
Eizelle (im reifenden Follikel)	Eierstock	50	350—400	Sterilität
Befruchtete Ei- und Embryonal-Zellen bis zur 6. Schwangerschafts-Woche	In der Differenzierung befindliche Organe, vor allem ZNS	25—50	300—600	Mißbildungen, Abort
Zellen der Dünndarmkrypten	Dünndarm	100—200	800	Enteritische Erscheinungen

Tabelle 2. *Mittlere Strahlensensibilität*

Zellart	Organ	Erste Schäden (vereinzelte Zelluntergänge bei R)	Schwere Schäden (Untergang der meisten Zellen bei R)	Folgen des Zellunterganges
Zellen des Stratum germinativum	Haut, Schleimhäute	300	850—1800	Haut-Atrophie, Ulcus
Talgdrüsenzellen	Haut	300	850—1800	Trockenheit der Haut
Haarbalgzellen	Haut	30	700	Epilation
Schweißdrüsenzellen	Haut	300	1200—2500	Schweißbildungshemmung
Linsenepithelzellen	Auge	300—400	800—1000	Katarakt
Knorpelzellen	wachsender Knochen	400—600	800—1000	Hemmung des Knochenwachstums
Osteoblasten	wachsender Knochen	400—600	800—1000	Hemmung des Knochenwachstums und -umbaues
Gefäßendothelium	Gefäßsystem	800—1200	1200—4000	Durchblutungsstörungen

Tabelle 3. *Hohe Strahlenresistenz*

Zellart	Organ	Erste Schäden (vereinzelte Zelluntergänge bei R)	Schwere Schäden (Untergang der meisten Zellen bei R)	Folgen des Zellunterganges
Drüsenepithelium	in- und exkretorische Drüsen	3000—6000	3000—6000	Funktionsstörungen, atrophische, degenerative Prozesse, Gewebsnekrose
Leberparenchymzellen	Leber			
Tubulusepithelium	Niere			
Gliazellen	Zentralnervensystem			
Nervenzellen	zentrales und peripheres Nervensystem			
Alveolar-Deckzellen	Lunge, Skelet-Muskulatur			
Muskelfasern	Herz, glatte Muskulatur			
Reticulumzellen	retikulohistiocytäres System			
Bindegewebszellen	ubiquitär			
Osteocyten	Knochen			

Nach Wiedergabe einer bestimmten Terminologie der Strahlensensibilität und der Grenzdosis, die sich auf der Strahlenreaktion des Bindegewebes aufbauten, schlagen wir nun eine Skala der Strahlensensibilität der normalen Gewebe vor:

a) Strahlensensible Gewebe:

Die hämo-lymphopoietischen Gewebe, besonders Thymocyten und Lymphocyten (mit Ausschluß der geformten Blutelemente im zirkulierenden Blut und des interstitiellen Stromas des Thymus).

Die Keimgewebe, Spermatogonien, reife und unreife Ovarialfollikel (die unreifen sind weniger strahlensensibel), das ernährende Stroma und die gelben Körper sind strahlenresistent).

b) Relativ strahlensensible Gewebe:

Schleimhäute mit geschichtetem Plattenepithel,
Plattenepithel der äußeren Haut,
Haarfollikel, Talgdrüsen, Linse,
Epidermoide Metaplasien,
Schweißdrüsen.

c) Relativ strahlenresistente Gewebe:

Plattenepithelschleimhaut der Harnblase,
Zylinderepithelbekleidung,
Knorpelgewebe,
Knochengewebe,
Bindegewebsgefäßapparat (das Endothel der Gefäße ist eher relativ strahlensensibel).

d) Strahlenresistente Gewebe:

Drüsengewebe,
Epithelien der parenchymatösen Drüsen,
Muskelgewebe,
Fettgewebe,
Nervengewebe.

Abb. 1a—l. Reaktion des normalen Gewebes auf Bestrahlung. a—c Epithel der menschlichen Portio vaginalis uteri vor (a) und 7 Tage nach Bestrahlung mit 4000 R (b und c). Nach Bestrahlung nimmt die Zellgröße zu, die relative Dicke der differenzierteren Zellschichten ist größer und ein verhältnismäßig großer Teil von Basalzellen (*b*) bleibt erhalten. Neben einer atypischen Mitose (*am*) ist eine mehrkernige Zelle mit einem Mikronucleus (*m*) zu sehen. a und b 100×, c 580×. d Schnitt durch einen Teil eines Ganges und eines Acinus einer Schleimdrüse der Mundhöhle vor Bestrahlung. Man beachte sog. Ersatzzellen (reserve cells) (*r*) an der Basis des Cylinderepithels. 200×. e—g Schnitte durch die Gänge einer ähnlichen Drüse im weichen Gaumen eines Patienten am

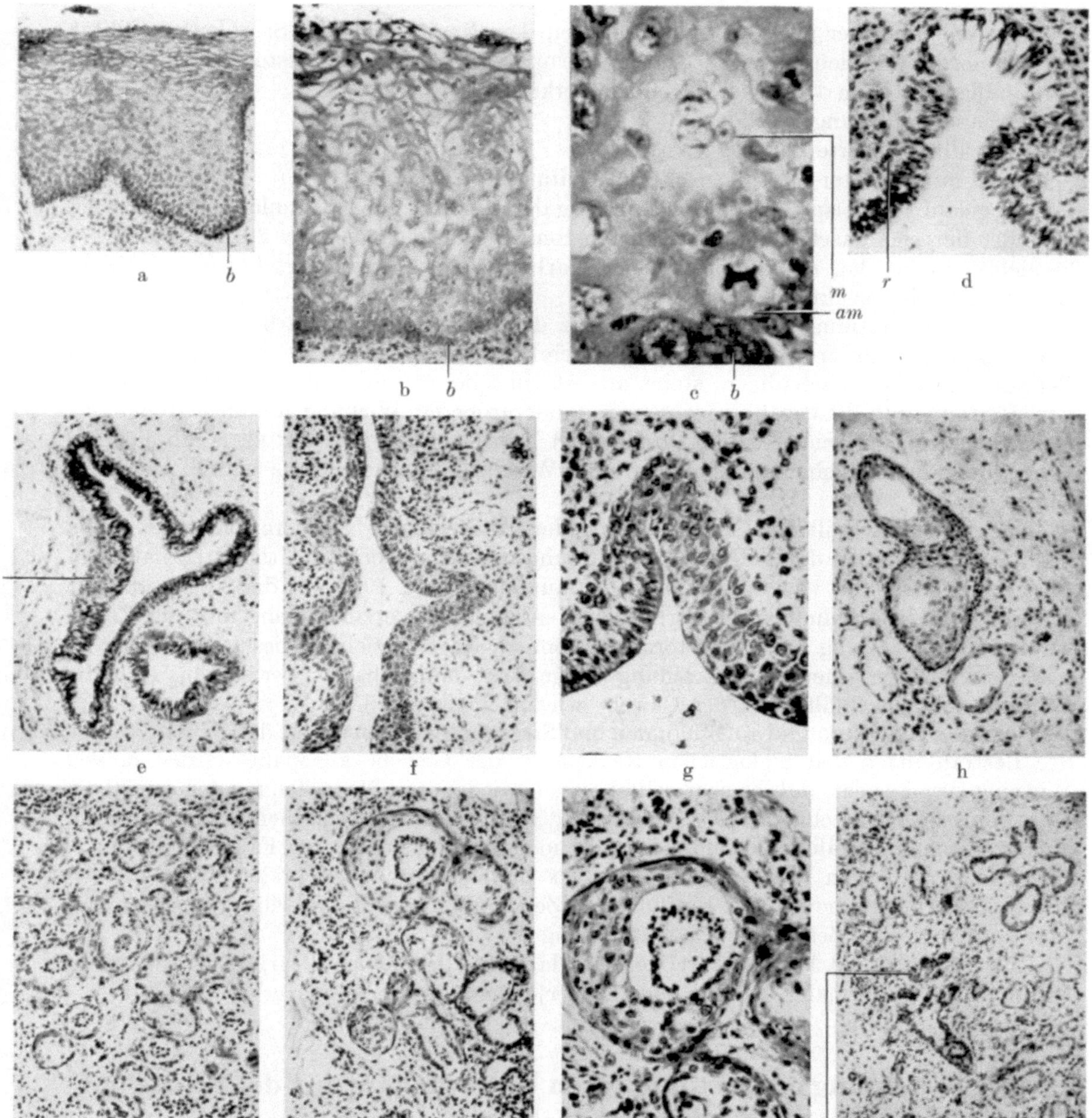

Abb. 1

12. Tag (e: Dosis 2000 R, 200 kV Röntgenstrahlen) und am 22. Tag (f und g: Dosis 3200 R, 200 kV Röntgenstrahlen) nach Bestrahlungsbeginn. In e sind die sog. Ersatz- und die Cylinderzellen bei „*r*" unregelmäßig. f zeigt oben noch typisches Cylinderepithel, das sich in geschichtetes Plattenepithel umwandelt. In g rechts geschichtetes Plattenepithel, links an der Oberfläche Cylinderzellen, während in der Basalzellschicht Stachelzellen auftreten. e und f 100×, g 225×. h Vorwiegend tangentialer Schnitt durch den Gang einer Zungenschleimdrüse 8 Monate nach Teleradiumbehandlung (6000 R in 6 Wochen). Das Plattenepithel engt das Lumen des größeren Astes ein, ist aber im kleineren Ast darunter abgestoßen worden. i Acini einer Gaumendrüse am 16. Tag der Behandlung (Dosis 2000 R, 200 kV Röntgenstrahlen). Die sezernierenden Zellen sind abgestoßen, die sog. Ersatzzellen haben ein kubisches Epithel gebildet, welches das Lumen einiger Acini ausfüllt. 100×. j u. k Acini einer Zungendrüse eines Patienten am 12. Tag der Behandlung (Dosis 2000 R, 200 kV Röntgenstrahlen). Abgestoßene sekretorische Zellen im Lumen, das an einer Stelle mit kubischen Zellen, an anderen Stellen mit Plattenepithel ausgekleidet ist, welches das Lumen eines Acinus ausfüllt (j). j 100×, k 200×. l Teil einer Zungendrüse 8 Monate nach abgeschlossener Teleradiumbehandlung (gleicher Patient wie in h). Rechts oben Plattenepithel in einem verzweigten Gang, der z. T. mit Cylinderepithel ausgekleidet ist. Bei „*a*" bilden kleinere Gänge Knospen, und rechts unten finden sich Drüsenacini. 55×.

[A. Glücksmann, Brit. J. Radiol. **25** (1952)]

Alle Arbeiten über normale Gewebe dienen dem Verständnis der Strahlensensibilität der Tumoren; sie lehren auch gewisse Grundregeln über die gesteigerte Strahlenempfindlichkeit beim Vorliegen folgender Merkmale:

Vorhandensein junger Zellen,
wenig differenzierte Zellen,
Zellen mit erhöhter physiologischer Aktivität.

Ein geläufiges Beispiel ist die Rückbildung der entzündlichen Granulome, der frischen Keloide, der sich rasch entwickelnden Angiome, wenn sie vor dem 2. Lebensjahr behandelt werden, das Aufklaffen frischer Narben nach Bestrahlung, höhere Strahlenempfindlichkeit der aktiven Brustdrüsen.

In diesem Zusammenhang sei das Gesetz der besseren Ausbeute bei zeitlicher Aufspaltung der Dosis erwähnt. Die Wahrscheinlichkeit, die Zellen in einer günstigeren Periode schwerer zu schädigen, steigt an. Als Beispiel sei auf den klassischen Versuch von Regaud und Blanc hingewiesen, mit der größeren Wirkung auf den Hoden bei fraktionierter Verabreichung der Dosis. Auch beim Versuch von Bauer ergab sich bei Bestrahlung des Knochenmarks eine erhöhte Wirkung, wenn die Dosis zeitlich aufgeteilt wurde.

Auch Scanlon will die Unterdrückung der Mitosen und Regeneration der Gewebe nach Bestrahlung bei der Wahl des Bestrahlungsrhythmus berücksichtigen. Er nahm im übrigen die Arbeiten von Coutard wieder auf, der schon 1935 auf die Notwendigkeit hinwies, die Bestrahlungen in periodischen Abständen vorzunehmen, um die Zellen während ihrer Teilung besser zerstören zu können. Nach Erzielung dieses ersten Ergebnisses sollten vor erneuter Bestrahlung einige Tage eingeschaltet werden, bis sich die hohe Strahlenempfindlichkeit der Gewebe wieder eingestellt hätte.

Scanlon, Coutard und auch Koller und Smithers glauben somit, daß der Rhythmus der Bestrahlungen den biologischen Reaktionen der Gewebe angepaßt werden müsse. Wir sind der Ansicht, daß es sehr schwer ist, bei jedem einzelnen Tumor den günstigen Rhythmus zu ermitteln, da dieser nicht nur von seiner histologischen Natur, sondern auch von seiner Lokalisation und sicherlich noch von vielen anderen Faktoren abhängt.

In einer 1927 von Regaud und Ferroux publizierten Arbeit findet man dieselben Ideen. Die Autoren heben den Einfluß des „Zeitfaktors" auf die Sterilisierung normaler und pathologischer Zellreihen bei Bestrahlung hervor.

Zusammenfassend kann gesagt werden, daß die allgemeinen Begriffe der Strahlenempfindlichkeit normaler Gewebe eng mit derjenigen der Tumoren verbunden sind.

IV. Die Bedeutung der histologischen Untersuchung für die Beurteilung der Strahlenempfindlichkeit der Tumoren

1. Allgemeine Bemerkungen über den Wert und die Grenzen der histologischen Untersuchung.
2. Die histologische Untersuchung als Maßstab für den Wert der Strahlentherapie zur Beurteilung der Strahlensensibilität verschiedener Tumorgewebe.
3. Einteilung verschiedener Tumorgewebe nach ihrer Strahlenempfindlichkeit.
4. Die histologische und cytologische Untersuchung als Maßstab für die Strahlenempfindlichkeit bei verschiedenen Formen der gleichen Tumorart.

1. Allgemeine Bemerkungen über den Wert und die Grenzen der histologischen Untersuchung

Es erübrigt sich, auf die grundlegende Bedeutung der histologischen Untersuchung näher einzugehen, die über die Natur und Eigenarten des Tumors Aufschluß gibt. Histologie und klinische Untersuchung entscheiden über das therapeutische Vorgehen.

Seit Beginn der radiotherapeutischen Ära konnte die Klassifikation der verschiedenen Tumorarten nach ihrer Strahlensensibilität auf Grund einer Gegenüberstellung der histologischen, cytologischen, klinischen und statistischen Daten während und nach der Strahlenbehandlung aufgestellt werden.

a) Der klinische Befund

Die mehr oder weniger rasche Rückbildung des Tumors, die narbige Ausheilung von Ulcerationen und eventuell auch der vollständige Schwund der Läsion ergeben wertvolle Anhaltspunkte; doch können diese Beobachtungen täuschen, da das Verschwinden der klinischen Symptome nicht immer einer Heilung gleichkommt und bei einer Heilung narbige Knoten fortbestehen können. Die klinische Untersuchung der Drüsenstationen wird zudem häufig falsch beurteilt. Beim Mammacarcinom stimmt beispielsweise der klinische und histologische Befund in etwa 25% nicht überein.

b) Der statistische Befund

Sofern das Untersuchungsmaterial genügend Fälle umfaßt und diese nach den Regeln der Cancerologie ausgewertet werden, kommt der Statistik eine große Bedeutung zu.

c) Der histologische Befund

Aus zwei Gründen ist dem histologischen Befund während und nach der Untersuchung besondere Beachtung zu schenken:

1. dient er zur Beurteilung der Strahlenwirkung und damit auch der Strahlensensibilität,
2. erlaubt er in gewissen Fällen eine eingehendere Analyse der Strahlenempfindlichkeit des Tumors, weil sich dieser gelegentlich aber erst im Lauf der Behandlung zeigt. Gewisse Autoren, besonders Glücksmann, erwarten, daß der primäre Therapieplan an Hand dieser während der Behandlung gemachten Beobachtungen abgeändert werden sollte.

Obwohl die histologische Untersuchung über die zur Diskussion stehende Tumorart Auskunft gibt, ist sie leider häufig zu wenig aufschlußreich für die genaue Beurteilung der Strahlensensibilität. Dies erklärt sich aus folgendem:

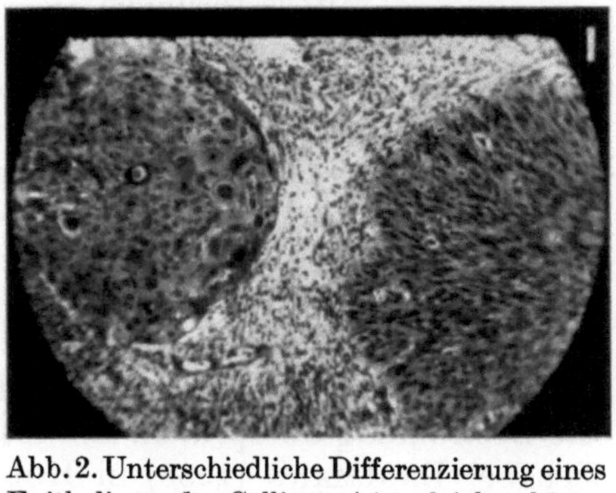

Abb. 2. Unterschiedliche Differenzierung eines Epithelioms des Colli uteri im gleichen histologischen Schnitt: wenig differenziert mit Infiltration in die Nachbarschaft (links), deutliche Ausreifung rechts in einem Lymphgefäß

a) Das durch die Biopsie oder die Probepunktion entnommene Gewebestück spiegelt nur das Verhalten eines kleinen Tumorteils wieder, und zudem kann die Materialentnahme nicht immer an der idealsten Stelle vorgenommen werden, d.h. an der Peripherie der Tumorinfiltration. Auch die Schnittführung im histologischen Präparat ist nicht immer ideal. Zudem ist es aus technischen Gründen nicht immer möglich (mit Ausnahme einiger Forschungslaboratorien), aus nur einem Biopsiestück eine größere Zahl histologischer Schnitte anzufertigen. Die an und für sich fragmentarische histologische Untersuchung läßt nicht alle Aspekte der Zellstrukturen und des Stromas erkennen. Man weiß zudem, daß selbst der unbehandelte Tumor nicht an allen Stellen die gleiche histologische Differenzierung aufzuweisen braucht (Abb. 2). Bei Mundhöhlentumoren wurde beispielsweise der Tumorabstrich für diagnostische und prognostische Zwecke von Umiker u. Mitarb. empfohlen.

b) Auch eine bekannte Tumorart erlaubt mittels der klassischen histologischen Untersuchung nicht immer eine präzise Beurteilung ihrer Strahlensensibilität. Neuere cytochemische Methoden, die schon vielversprechende Ergebnisse gezeitigt haben, lassen weitere Fortschritte erhoffen.

c) Bei bestimmten Tumorlokalisationen (z.B. Mammacarcinom) kann eine Biopsie vor der Strahlenbehandlung nicht immer durchgeführt werden.

d) In der täglichen Praxis ist es leider nicht möglich, Biopsien und cytologische Untersuchungen serienweise vorzunehmen, um die cellulären Veränderungen während der Strahlenbehandlung zu erfassen.

e) Schließlich gibt es zahlreiche Faktoren, die sich dem histologischen Nachweis entziehen. Einige werden durch den klinischen Befund aufgedeckt oder vermutet. Eine große Anzahl bleibt jedoch unbekannt, was die Erfassung der Strahlensensibilität erschwert.

Diese Bemerkungen zeigen — nach dem Stand unserer heutigen Kenntnisse — die Grenzen der histologischen Prognosestellung bezüglich der Strahlensensibilität. Die Gruppierung der Fälle vor der Behandlung allein nach histologischen Gesichtspunkten, nach einem scheinbar ähnlichen Ausbreitungsgrad oder nach analogen Kriterien kann kaum eindeutig sein. In diesem Sinn sprechen die verschiedenen Auffassungen einzelner Autoren über die Strahlensensibilität gewisser Tumorarten. Trotz all dieser Unsicherheiten und der Grenzen der Aussagen der histologischen Untersuchung wird sich der Strahlentherapeut für den Therapieplan auf diese Untersuchungsergebnisse, ergänzt durch den klinischen Befund, stützen.

2. Die histologische Untersuchung als Kriterium zur Beurteilung der Strahlensensibilität verschiedener Tumorgewebe

Seit jeher wurde die Strahlenwirkung nach dem histologischen Befund beurteilt. DOMINICI und CLUNET beschrieben verschiedene Heilungsstadien für die Hautcarcinome:

Stadium I: Hemmung.
Stadium II: monstruöse Ausbreitung, Kernhyperplasie, protoplasmatische Einschlüsse, Mitosestörungen.
Stadium III: Verhornung.
Stadium IV: Abstoßung und Phagocytose.
Stadium V: narbige Organisation, z.T. mit Einschluß schlummernder Tumorzellen.

DOMINICI sprach bereits von „maturation évolutive“. Analog wurden für die Tumoren der Bindegewebsreihe die verschiedenen Phasen der Strahlenschädigung beschrieben, speziell die Umwandlung der Plasmodien, von Sarkomzellen in Bindegewebsfasern, die Umgestaltung des restlichen Protoplasmas und von Kernen in fixe Zellen, schließlich auch die Gefäßatresie.

An Hand der histologischen Schnitte läßt sich das Ansprechen jeder Tumorart auf die Bestrahlung überprüfen. Ein instruktives Bildmaterial mit guter Beschreibung findet sich bei ENGLMANN (1938) in HOLFELDER, dem die folgenden Abb. 3—10 entnommen sind. Vor allem sind hier auch die hauptsächlich zu beobachtenden histologischen Veränderungen nach Bestrahlung anschaulich beschrieben. Die Bedeutung der Histologie, des Krankheitsverlaufs und die Wirksamkeit der radio-chirurgischen Behandlungsmethoden läßt sich am Beispiel des Mammacarcinoms sehr gut veranschaulichen.

BACLESSE, GRICOUROFF und TAILHEFER untersuchten eine ziemlich einheitliche Gruppe von Mammacarcinom-Patientinnen, die vor dem chirurgischen Eingriff bestrahlt worden war. Die Mamma wurde auf vier Feldern bestrahlt mit einer Gesamtdosis von 10000—12000 R in 2—3 Monaten. (Abb. 11a u. b). In bezug auf die technischen Einzelheiten verweisen wir auf die Arbeit der Autoren. 4—6 Wochen nach Abschluß der Bestrahlung zeigte sich folgendes:

weniger als ein Viertel der Fälle wies keine einwandfreien histologischen Veränderungen auf,

in ungefähr der Hälfte der Fälle persistierten neoplastische Bezirke,

in einem Viertel der Fälle fanden sich nur mehr vereinzelt alterierte neoplastische Elemente, in einigen wenigen Fällen waren keine Carcinomzellen mehr nachweisbar.

SARASIN gelangte mit seinem kleineren Krankengut bei vergleichbarer Bestrahlungstechnik zu den gleichen Ergebnissen.

Eine analoge Arbeit stammt von RUTISHAUSER und MAJNO, die vom pathologisch-anatomischen Standpunkt aus nur drei Gruppen unterschieden:

I. unverändert aktives Carcinom, trotz klinischer Regression;

II. modifiziertes Carcinom;

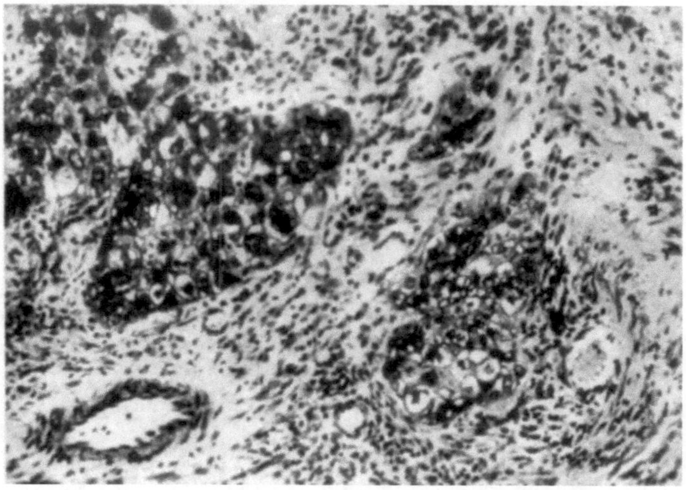

Abb. 3—10. Histologische Veränderungen nach Bestrahlungen

Abb. 3. Portiocarcinom nach Radiumbestrahlung nach Pariser Technik, 5 Tage nach Abschluß der Behandlung. Schnitt aus dem Tumorgrund. Stark degenerierte Krebszellen. Krebszellverbände aber noch leidlich erhalten. Vergr. 1:160. (Nach K. ENGLMANN)

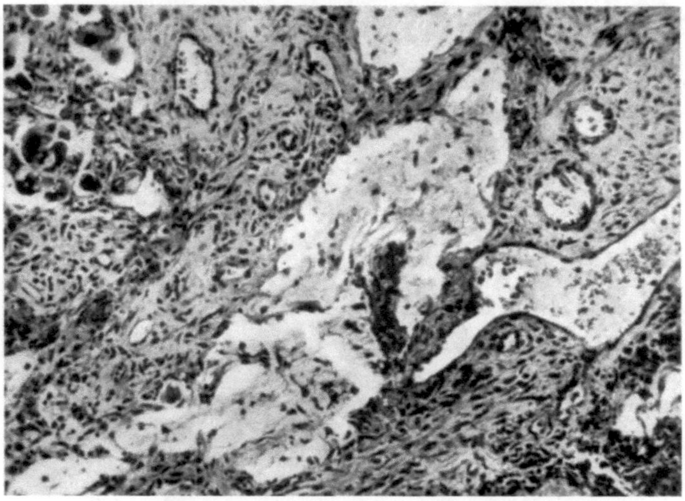

Abb. 4. Portiocarcinom 4 Tage nach Radiumbestrahlung nach Pariser Technik. Schnitt aus dem Tumorgrund. Krebszellstränge fast vollkommen zerstört. Nur im Bild links oben noch stark degenerierte Krebszellen. Die Hohlräume der zerfallenen Krebszellstränge sind mit schleimigem Detritus ausgefüllt. Im gut erhaltenen Bindegewebe lympho- und plasmacelluläre Infiltration. (Nach K. ENGLMANN)

III. Heilung mit hyaliner Vernarbung, Hyperelastose, Verkalkungen, Fremdkörpergranulomen.

Diese Autoren beschreiben die Gesamtheit der Tumorveränderungen und des Stromas. Die interessantesten Gesichtspunkte ergaben sich aus Gruppe II mit dem mehr oder weniger modifizierten Carcinom. RUTISHAUSER und MAJNO geben als Beispiel eine Klassifikation entsprechend dem beobachteten Wirkungsgrad an:

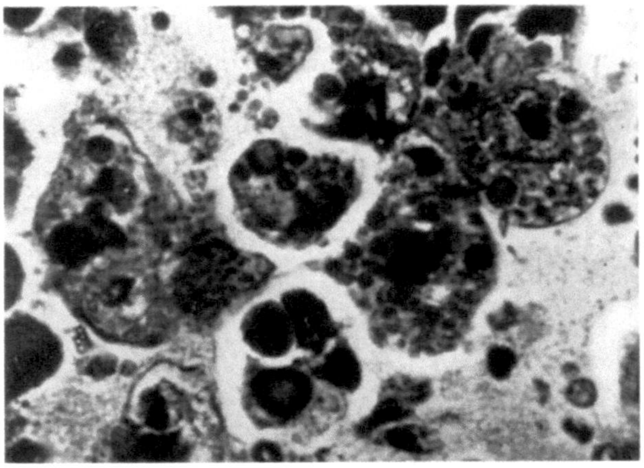

Abb. 5. Portiocarcinom 2 Tage nach Beginn der Radiumbestrahlung mit etwa 3900 R in 20 Std. Großtropfige Entmischung des Protoplasmas und Bildung amyloider Schollen. Vergr. 1:900. (Nach K. ENGLMANN)

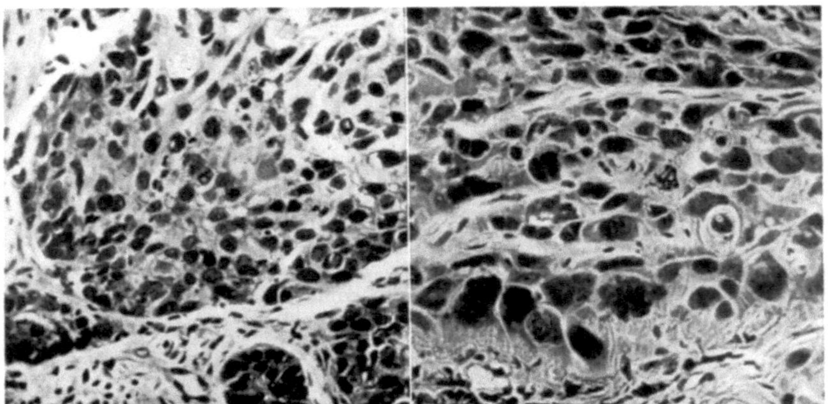

Abb. 6a u. b. Portiocarcinom vom Schleimhauttypus. a Vor Bestrahlung. b Nach Bestrahlung mit 1400 R Herddosis in 12 Tagen. Vergrößerung sämtlicher Zellen; pluripolare Mitosen und zahlreiche vielkernige Krebszellen im Bereich der basalen Keimschicht. Vergr. 1:160. (Nach K. ENGLMANN)

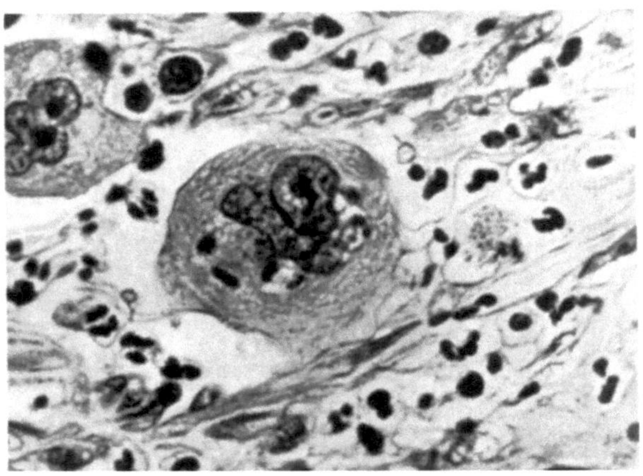

Abb. 7. Eindringen von Leukocyten in mehrkernige Tumorriesenzellen. Vergr. 1:900. (Nach K. ENGLMANN)

a) Es bleibt ein Tumorknoten eingeschlossen in sklerotisches Bindegewebe mit Zeichen cellulärer Schädigung (kleine, verstreute Verkalkungen, verklumpte Zellen, Zelltrümmer, intratubuläre Sekretion).

b) Es verbleibt ein polymorphes Gewebe mit kleinherdiger Nekrose und lymphoplasmacytärer Granulation, doch verbleiben ungeschädigte neoplasmatische Zellverbände. Die nekrotischen Herde enthalten Chromatinreste, Zelltrümmer, Neutralfett und Lipophagen. Sie sind von entzündlichem Bindegewebe umgeben mit sprießenden Capillaren und proliferierendem Bindegewebe. Das Granulationsgewebe enthält Lymphocyten, Fibroblasten, Polynucleäre und Fremdkörperriesenzellen, ferner neoplastische Zellhaufen mit Degenerationserscheinungen, Vacuolisierung, intracellulärem Ödem, also alle Zeichen der Koagulationsnekrose.

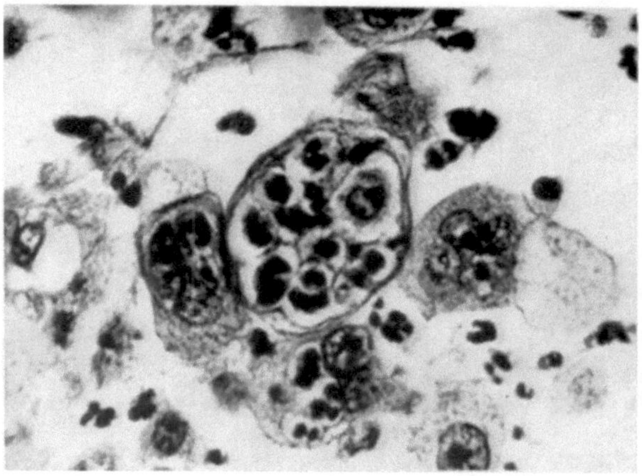

Abb. 8. Vollständige Phagocytose einer Tumorriesenzelle durch Leukocyten. Vergr. 1:900. (Nach K. ENGLMANN)

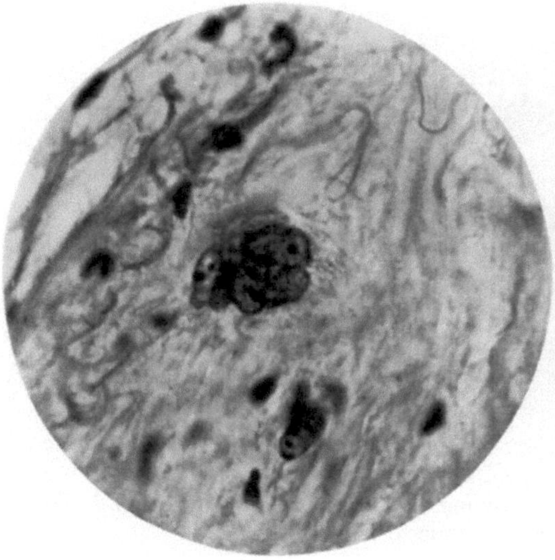

Abb. 9

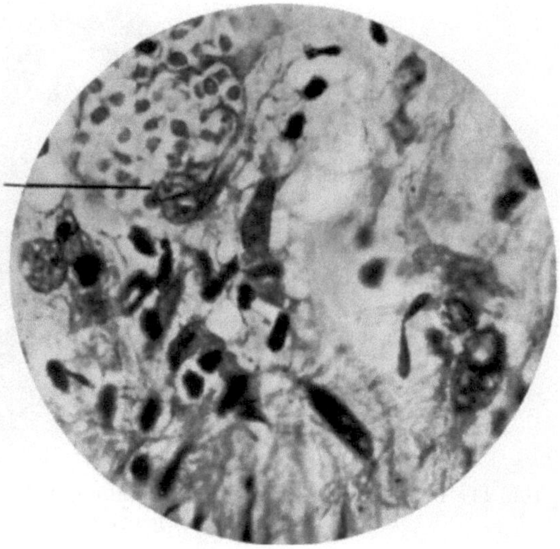

Abb. 10

Abb. 9. Mehrkernige Bindegewebszelle aus einem Schnitt durch ein Strahlenulcus an der Haut des Halses. Ödematöse Quellung der Bindegewebsfasern. (Nach K. ENGLMANN)

Abb. 10. Mehrkernige Capillarendothelzelle aus dem gleichen Schnitt. Vergr. 1:690. (Nach K. ENGLMANN)

c) Es kommt zur hyalinen Vermehrung mit Einschluß vereinzelter neoplasmatischer Zellen.

Die Veränderungen des Stromas sind sehr unterschiedlich. Vor kurzem haben SCHOBER und später BLOOM interessante Arbeiten über dieses Thema publiziert.

Obwohl der Wert der Radiotherapie offensichtlich ist, ist doch die radiochirurgische Behandlung angezeigt wegen der wenigen erwiesenen histologischen Heilungen und der Ungewißheit über das weitere Verhalten der veränderten Zellen, unter denen einige sehr wahrscheinlich einer klinischen Heilung von sehr langer Dauer entsprechen. Der Brustkrebs wird unter die relativ strahlenresistenten Tumorformen eingereiht.

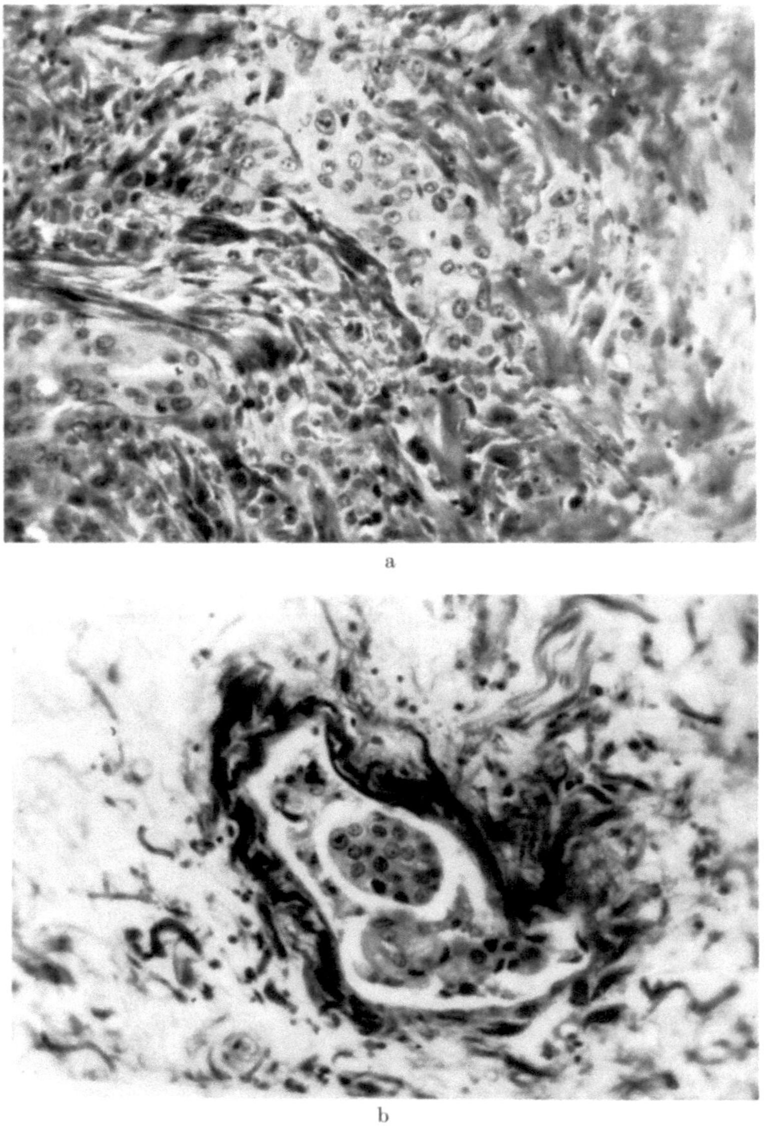

Abb. 11 a u. b. Brustkrebs. a Vor Bestrahlung. b Nach Bestrahlung. Der Tumor ist verschwunden. Nur in den Lymphgefäßen finden sich noch ausgewanderte Tumorzellen

3. Einteilung verschiedener Tumorgewebe nach ihrer Strahlenempfindlichkeit

Die Mehrzahl der Autoren ist sich über die Einordnung der strahlensensiblen und der relativ strahlensensiblen Geschwülste einig. Bei den übrigen Tumoren gehen die Auffassungen stark auseinander.

Hier einige Klassifikationen erfahrener Strahlentherapeuten:

Einteilung von DESJARDINS, die des öfteren in radiotherapeutischen Abhandlungen wiedergegeben wird:

Radiosensible Tumoren:

Lymphoblastome: Lymphosarkome, Lymphogranulome.

Lymphoepitheliome: Ewingtumor, Myelom des Knochens.

Embryonale Carcinome (Seminom) des Hodens und des Ovars.

Riesenzelltumoren: Wilmstumor, multiples Myelom, Basalzellcarcinom, Übergangszellcarcinom (metatypisch), schleimbildende Carcinome des Intestinaltrakts, Hämangiome, Hämangioendotheliome.

Geschwülste mit beschränkter Radiosensibilität:

Cervixcarcinome: Carcinome und Adenocarcinome der Schilddrüse.
Plattenepithelcarcinome der Tonsillen und des übrigen Pharynx,
Mammacarcinome,
Carcinome der Bronchien der Lippen und Lider, der Zunge und der übrigen Mundhöhle,
verhornende Plattenepithelcarcinome der Haut,
Carcinome des Rectums,
Chondrosarkome des Skelets.

Strahlenresistente Geschwülste:

Uterusmyome (bei direkter Bestrahlung),
Fibrosarkome,
Carcinome des Oesophagus und des Magens,
Adenocarcinome (mit Ausnahme des Uterus),
Mischtumoren der Parotis,
Hypernephrom,
osteogene Sarkome,
Melanocarcinome der Haut mit Ausschluß des amelanotischen,
Teratome,
Neurofibrome,
Fibrome, Chondrome, Lipome, Myxome, Myxosarkome.

Die Klassifikation von DESJARDINS zeigt, daß jeder Versuch einer detaillierten Liste nur mit größter Vorsicht bewertet werden darf, selbst wenn sie durch einen erfahrenen Radiotherapeuten aufgestellt wurde. Andere Radiotherapeuten könnten versucht sein, das Lymphoepitheliom weiter unten einzureihen, oder die Tumoren der Lippen, der Lider könnten als empfindlicher beurteilt werden als diejenigen der Bronchien und der Brust. Das gleiche gilt für die Tumoren des Oesophagus, von denen viele günstig auf die Bestrahlung ansprechen. Den meisten Strahlentherapeuten ist die Einordnung der schleimbildenden epithelialen Darmtumoren zu den strahlensensiblen Geschwülsten unverständlich.

Diese wenigen Bemerkungen zeigen, daß es zur Zeit unmöglich ist, eine Gruppierung der Strahlensensibilität der Geschwülste vorzunehmen, die von allen akzeptiert würde; auch eine Untergruppierung der einzelnen Tumorgruppen wäre vollkommen unmöglich.

Als weitere Dokumentation seien die *Tumorskalen von* WARREN *und* PATERSON angeführt.

1. *Klassifikation nach* WARREN

Sensible Tumoren (der Tumor verschwindet nach Dosen unter 2500 R, das normale Gewebe wird geschont):

Lymphosarkome,
Lymphoepitheliome,
Ewing-Sarkome,
chronische Leukämie,
einige Parotistumoren.
Ansprechbare Geschwülste (Rückbildung nach 2500—5000 R):
Ulcus rodens,
Plattenepithelcarcinome der Cervix und der Haut,
Schilddrüsencarcinome.

Relativ unsensible Geschwülste (Totaldosis über 5000 R mit irreversiblen Veränderungen des normalen Gewebes):
Mammacarcinom,
Magencarcinom,
osteogenes Sarkom,
Chondrosarkom,
malignes Melanom.

2. Klassifikation nach Paterson

Beim Begriff der Strahlensensibilität fügt der Autor einen Hinweis auf die radiochirurgische Behandlung an. Bei seiner Skala wird die Ausdehnung der Geschwülste berücksichtigt, so daß dieser rein klinische Begriff der histologischen Betrachtungsweise zugeordnet wird. Dadurch läuft diese Klassifikation Gefahr, entweder zu kompliziert oder unvollständig zu sein.

I. Sensible Tumoren
embryonalen Ursprungs: Seminom, ovariale und andere embryonale Tumoren (außer Wilmstumoren).
Retikulosarkome: Hodgkin, verschiedene retikuloendotheliale Tumoren.
Retikuloendotheliome: sensible Sarkome, Lymphosarkome, Myelosarkome, Thymome, gewisse Endotheliome, Ewing-Tumoren.

II. Geschwülste mit reduzierter Strahlensensibilität in gut zugänglicher Lage. Carcinome der Haut, des Gesichts und der Hände, des Collum uteri, der Vagina, des Anus, umschriebene Tumoren der Blase, der Sinus maxillares, des Stimmbandes, Gliome der Retina.
(Bei dieser Gruppe haben die Röntgenstrahlen einen besseren Erfolg als die Chirurgie und sollen als erste Behandlung angewandt werden.)

III. Röntgenstrahlen und Chirurgie von gleichem Nutzen.
Vornehmlich chirurgische Behandlung bei:
Brustkrebs,
Drüsenmetastasen,
Parotismischtumoren.
Chirurgie und Röntgenstrahlen nach Wahl bei:
Corpus uteri,
Vulva,
Penis und Scrotum,
Haut (außer Gesicht und Hände),
Riesenzelltumoren der Knochen.

IV. Bestrahlung angezeigt, doch von begrenztem Wert
curativ: Nierenkrebs, nicht embryonale Ovarialtumoren, Hirntumoren, Larynxkrebs (außer Stimmband), ausgedehnte Blasentumoren, Thyreoidea, Speicheldrüsen, Epitheliome des Pharynx, des Ethmoids, der Lungen, der Speiseröhre, Mediastinaltumoren, isolierte Knochenmetastasen.
palliativ: Gruppe I bei Spätstadien,
Gruppe II fortgeschrittene Fälle,
Gruppe III wenig fortgeschrittene Fälle.

V. a) Strahlenbehandlung kontraindiziert:
osteogene Sarkome, Fibrosarkome, andere resistente Sarkome, Melanome.
b) Bestrahlung selten von Wert:
Carcinome des Magens, des Dünndarms, des Colons und Rectums. Leber- und Lungenmetastasen.
Ovarialtumoren mit Anämie und Cachexie.
Multiple Metastasen und gewisse Prostatacarcinommetastasen.

Klassifikation von LACASSAGNE *und* GRICOUROFF, wegen ihrer Konzeption die am wenigsten diskutable:

1. gewisse Sarkome der blutbildenden Organe (lymphoide und myeloide Sarkome),
2. Carcinome der Keimorgane,
3. Carcinome der Schweißdrüsen,
4. Plattenepithelcarcinome der Schleimhaut,
5. Carcinome der äußeren Haut,
6. viele Carcinome der Brustdrüsen,
7. vom Zylinderepithel ausgehende Carcinome,
8. Sarkome des Stützgewebes,
9. viele Carcinome der Drüsenorgane,
10. Melanome.

Die Gruppen 1 und 2 sind strahlensensibel.
Die Gruppen 3, 4 und 5 sind verhältnismäßig strahlenempfindlich.
Die Gruppen 6, 7 und 8 sind verhältnismäßig strahlenresistent.
Die Gruppen 9 und 10 sind strahlenresistent.

4. Die histologische und cytologische Untersuchung als Maßstab für die Strahlensensibilität bei verschiedenen Formen der gleichen Tumorart

Die Pathologen suchten immer nach histologischen Kriterien, die über die Strahlensensibilität einer bekannten Tumorart Auskunft geben könnten. Die Fortschritte auf dem Gebiet der Cytochemie scheinen nun neue Wege zu eröffnen. Arbeiten, die auf die Bedeutung des ernährenden Stromas, der Gewebe- und Zellmorphologie, der Serienbiopsie, des durchschnittlichen Gehalts an Desoxyribonucleinsäure (DRS) und auf verschiedene cytologische Tests hinweisen, lassen weitere Erkenntnisse in der Strahlensensibilität erwarten.

a) Bedeutung des ernährenden Stromas

Schon früh haben einzelne Forscher verschiedene Typen des carcinomatösen Stromas beschrieben und versucht, eine Unterscheidung zwischen günstigen und ungünstigen Formen zu finden. 1923 glaubte WYCKHAM auf Grund von Serienbiopsien folgende Situationen unterscheiden zu können:

günstige Fälle mit Destruktion der Carcinomzellen ohne schädigenden Einfluß auf das Stützgewebe,

ungünstige Fälle, bei denen die Tumorzellen erhalten bleiben, das Stroma aber geschädigt wird,

Fälle mit unvorhergesehener Zerstörung von Carcinomzellen und Stroma.

Gewisse Autoren hielten die lymphocytäre und bindegewebige Reaktion oder die Sklerose für ein günstiges Zeichen, während das Stroma mit geschädigter Funktion als ungünstig angesehen wurde. Andere Autoren, wie MASSON, glauben, daß dem Stroma keine Abwehreigenschaften beizumessen seien, sondern daß dieses im Gegenteil das Tumorwachstum fördere. REGAUD betonte schon vor vielen Jahren, daß die Superinfektion eine erhöhte Strahlenresistenz zur Folge habe. Auch PORTMANN machte auf die Sensibilitätsverminderung durch entzündliche Infiltration des Stromas aufmerksam und fügte ein eindrückliches Beispiel beim Mammacarcinom an. Er erklärte ferner, daß Tumoren und Lymphknotenmetastasen mit deutlicher „*desmoplastic reaction*" äußerst strahlenresistent sind. Die Vascularisation des Tumors sei für seine Strahlensensibilität wichtig.

SCARFF und ANDREWS sind ebenfalls der Ansicht, daß das dichte Bindegewebe die Malignomzellen eher schützt und nicht erstickend wirkt. Die Proliferation der Fibroblasten nach einer Dosis von 2000—3000 R wird dagegen als günstig aufgefaßt. In diesem Zusammenhang erklärten JOLLES und KOLLER, daß die Proliferation bei fraktionierter Dosis intensiver werde.

Verschiedene Arbeiten heben die wichtige Rolle des Stromas hervor, speziell aber der Tumorvascularisation. Die günstige Wirkung des Sauerstoffs und der ungünstige Anoxämieeffekt wurden bestätigt. Die Bedeutung des Stromas zeigt sich in folgendem:

Mit Letaldosen bestrahlte Zellen überleben, sofern sie in gesundes Stroma transplantiert werden (Cramer, 1932; Elward und Belair, 1939).

Ein in ein vorgängig bestrahltes Stroma verpflanztes Tumorgewebe besitzt eine geringere Vitalität (Nakahara, 1923).

Die peripheren, dem Stroma am nächsten liegenden Tumorzellen sind auch die sensibelsten (Mottram, 1936).

Black, Kerpe und Speer schlagen als Gradmesser (grading) einzig die Reaktion der Axillardrüsen vor. Sie unterscheiden zwei Typen:

1. Hyperplasie der endothelialen Zellen des Sinus,
2. Reaktion der Drüsenpulpa, Vergrößerung der Retikulose des Zentrums.

Cornil und Stahl haben festgestellt, daß eine Tumorart um so sensibler ist, je mehr DNS und — noch ausgesprochener — je größer das Verhältnis DNS zu RNS ist.

Nach Caspersson und Santersson hängt der Gehalt des Kerns an DNS von der Nährfähigkeit des Stromas ab. Ein gut vascularisiertes Stroma erhöht die Strahlensensibilität — eine Tatsache, die schon früher empirisch festgestellt wurde.

Gricouroff kam in einer Arbeit über die Strahlenresistenz zu folgenden Schlüssen: Die Veränderungen des Stromas, die den Stoffwechsel herabsetzen, erklären die Strahlenresistenz der Rezidive. Manchmal erweist sich eine Metastase in einem neuen Stroma strahlensensibler. Verschiedene Metastasen desselben Tumors können eine unterschiedliche Strahlensensibilität aufweisen.

b) Bedeutung der Gewebe- und Zellenmorphologie

Die Kenntnis der Fähigkeit des Tumorgewebes, die Architektur des Ausgangsgewebes nachzuahmen und die Differenzierung der Tumorzellen, die mehr oder weniger an die Ausgangszellen erinnern, sind für das Studium der Radiosensibilität zwei wichtige Voraussetzungen. Allerdings sind die von der Morphologie abgeleiteten Schlüsse nur von relativem Wert, und es gibt zahlreiche Beobachtungen, die sie abschwächen.

Die Kenntnis der verschiedenen histologischen Abarten erlaubt eine generelle Betrachtung der Frage. Im allgemeinen berücksichtigen die verschiedenen Gradmesser nicht die Radiosensibilität, sondern die allgemeine Kurabilität bei der gemeinsamen radiochirurgischen Behandlung. Als Beispiel sei der instruktive Gradmesser beim Brustkrebs besprochen. 1925 hat Greenough ein „grading" für die Malignität des Mammacarcinoms vorgeschlagen. Patey und Scarff führten eine Methode ein, die basierte auf:

1. dem Ausmaß der Bildung von Tubuli,
2. der Regelmäßigkeit der Dimensionen und der Färbbarkeit der Kerne,
3. der Frequenz der Mitosenbilder.

Gricouroff stützt sich auf strenge histologische Kriterien. Er stellt die Zahl der Mitosen fest, die Anomalien der Zellform und des Kerns, die Infiltration des Stromas, die Einwanderung von Leukocyten, die Infiltration der Lymph- und Blutgefäße und beschränkt sich in bezug auf die eigentlichen Tumorcharakteristica auf die Anaplasie, das Fehlen von Zellen drüsiger Struktur und die Infiltration des Krebses in das Nachbargewebe. Die Erfahrung lehrte diesen Autor größte Zurückhaltung im „grading", doch wurde eine beschränkte Indikation beibehalten: Die stark differenzierten Carcinome (kolloid-glanduliform) zeitigen bessere chirurgische Resultate als die undifferenzierten, disseminierten oder diffus wachsenden (Abb. 12 und 13). Diese Gradmesser stützen sich nur auf die postoperativen Ergebnisse.

Es ist wichtig festzustellen, daß die wenig differenzierten und diffus wachsenden Tumoren für eine chirurgische Intervention viel weniger geeignet sind als für eine Strahlentherapie.

In gleichem Sinn sind die peripheren, die aktivsten und für den Chirurgen gefährlichsten Zellen der Strahlenbehandlung am zugänglichsten. Gewisse Tumorformen sind also besonders einer kombinierten radiochirurgischen Therapie zugänglich.

Es ist zu bedauern, daß unsere histologischen Kenntnisse zur Zeit nicht erlauben, einen eindeutigen Gradmesser für die Strahlensensibilität der verschiedenen Tumorformen aufzustellen.

In einem anderen Zusammenhang macht GLÜCKSMANN zwei interessante Bemerkungen über die celluläre Differenzierung:

1. Entscheidend ist nicht die histologische Differenzierung vor der Behandlung, sondern vor allem die Fähigkeit des Tumors, auf die Bestrahlung in seinem Ausmaß

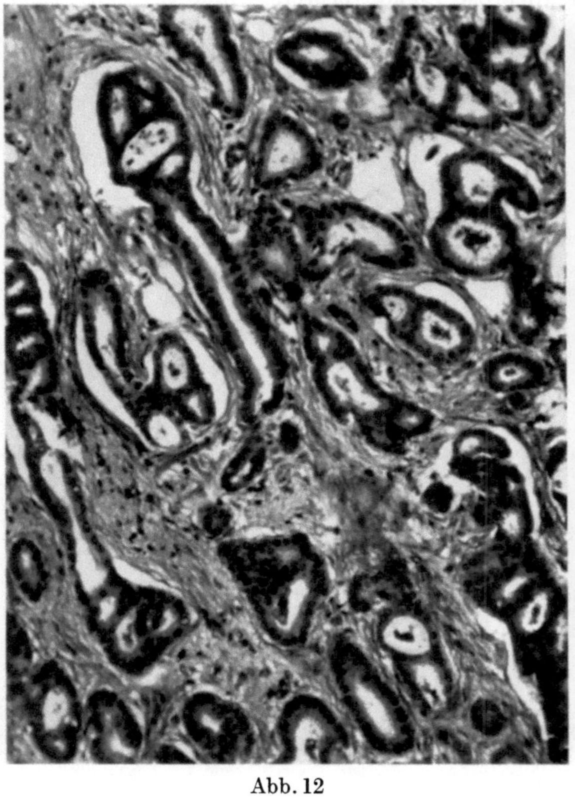

Abb. 12

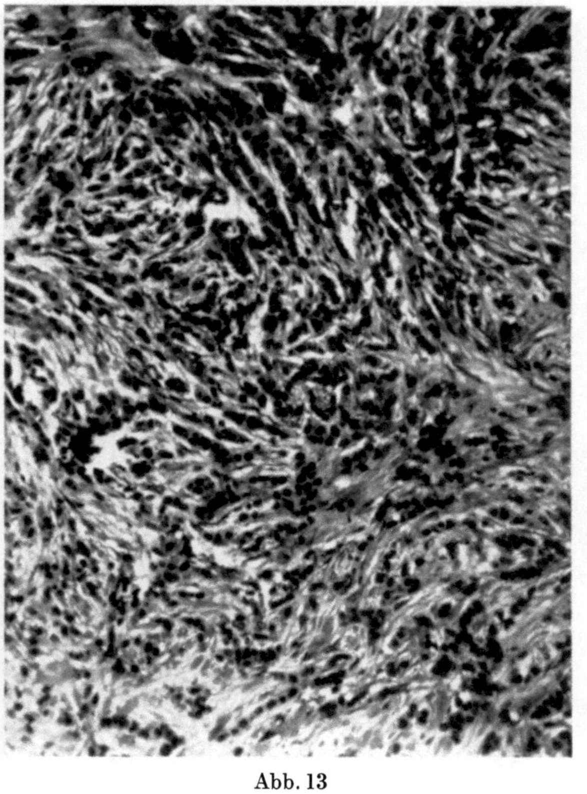

Abb. 13

Abb. 12. Adenocarcinom der Mamma, oft wenig strahlensensibel, doch mit guter chirurgischer Prognose

Abb. 13. Mammacarcinom, undifferenziert, in dünnen Strängen, meist strahlensensibel, doch mit ungünstiger Prognose auf lange Sicht. (Die Abb. 2, 12 und 13 verdanken wir dem freundlichen Entgegenkommen von Prof. GRICOUROFF, Paris)

und dem Grad der Differenzierung zu reagieren. Diese funktionellen Eigenschaften können bei anaplastischen Tumoren vorhanden sein, bei differenzierten Carcinomen aber fehlen.

2. Das Adenocarcinom zeigt ein weiteres Beispiel für Differenzierung durch Bestrahlung. Bei sensiblen Formen tritt eine starke Verschleimung ein.

c) Bedeutung der Serienbiopsie vor, während und nach der Strahlenbehandlung

Die Arbeiten von GLÜCKSMANN stützen sich auf Serienbiopsien. Sie zeugen von großem Einsatz auf der Suche nach den strahlenbedingten Zellveränderungen und damit nach dem Grad der Strahlensensibilität einer bekannten Tumorart. GLÜCKSMANN gibt eine Aufgliederung der bestrahlten Zellen an:

Zellen im Ruhestadium und intermitotische, differenzierte Zellen,
nicht degenerierte Zellen in Mitose,
differenzierte Zellen, die ihre Teilungsfähigkeit eingebüßt haben,
Zellen im Degenerationsstadium.

Der Autor stellt zahlreiche Kriterien auf, die eine gute Klassifikation erlauben und interpretiert die histologischen Phänomene folgendermaßen:

Tumoren mit günstiger Reaktion: Relatives Ansteigen der differenzierten Zellen oder der Zellen in Degeneration.

Resistente Tumoren: Keine eindeutige Veränderung der prozentualen Verteilung.

Tumoren mit teilweiser Reaktion.

Reagierende Tumoren, bei denen aber die präcanceröse Läsion bestehen bleibt.

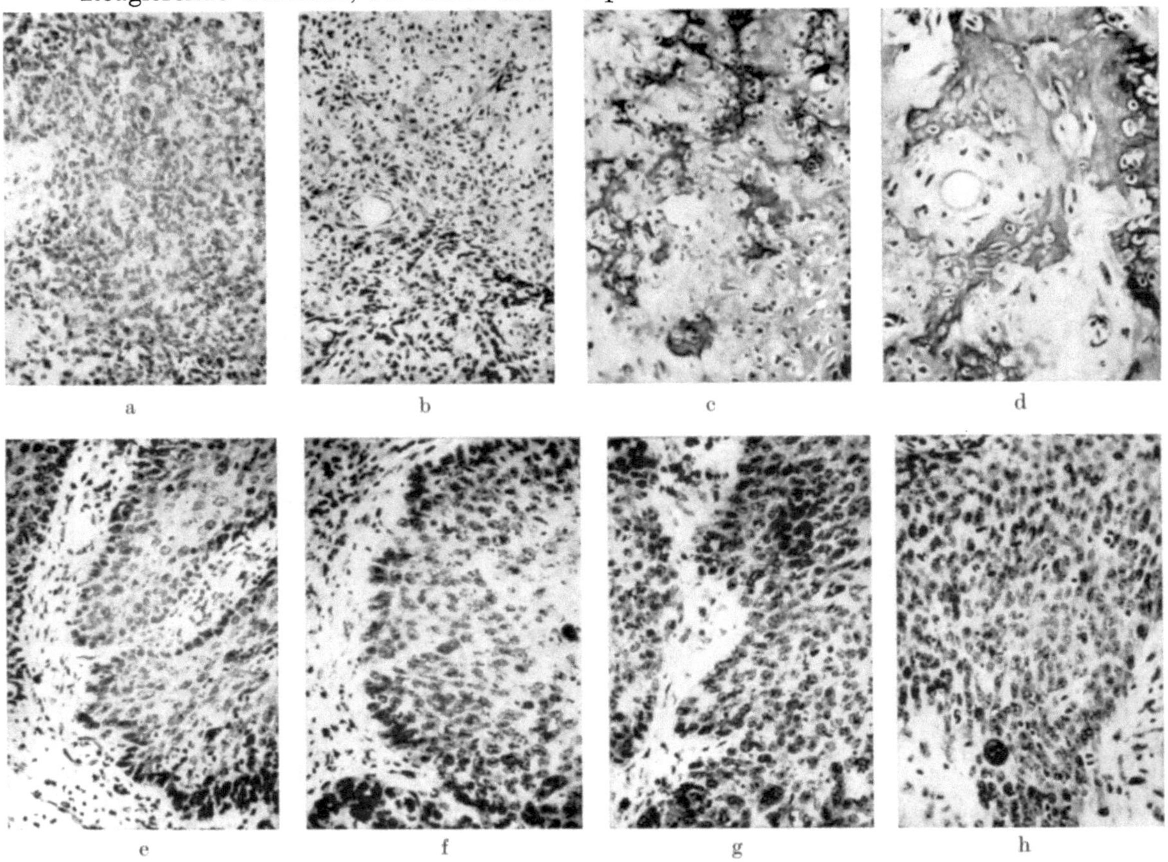

a b c d

e f g h

Abb. 14a—l. Reaktion eines *Osteosarkoms des Hundes* in Abhängigkeit von der Zeit. a—d Schnitte von Biopsie- und Autopsiematerial eines Osteosarkoms vom Hund vor (a), am 16. Tag (b: Dosis 2600 R) und am 55. Tag (c: Totaldosis 4500 R) einer fraktionierten Röntgenbestrahlung und 3 Monate (d) nach Behandlungsbeginn. Man beachte die Zunahme des Osteoids, seine Verkalkung und Verwandlung in grobfaserigen Knochen. a—d 100×. e—h Schnitte von Biopsie- und Antopsiematerial eines Carcinoms der Portio vaginalis uteri, Stadium 2, vor, während und nach einer intrakavitären Radiumbehandlung vom Stockholm-Typ, ergänzt durch eine Röntgenbestrahlung des Beckens. Die Mikroaufnahmen zeigen das beinahe unveränderte Fortbestehen vitaler Tumorherde nach 12 Tagen (f) und nach 35 Tagen (g), d.h. nach Applikation von zwei Dritteln bzw. der ganzen Bestrahlungsdosis. Der Tumor schien sich zurückzubilden, trat aber nach 5 Monaten wieder auf. Die Patientin starb 7 Monate nach Behandlungsbeginn an einem Lokalrezidiv (h). e—h 200×. i—l Schnitte von *Biopsiematerial eines Carcinoms der Portio vaginalis uteri,* Stadium 2, vor und während der intrakavitären Radiumbehandlung vom Stockholm-Typ. Beachtenswert sind die raschen bestrahlungsbedingten Veränderungen: Fehlen von Mitosen, Zunahme der Zellgröße und der Parakeratose, bessere Schichtung des Epithels. Die Basalzellen (*b*) bleiben erhalten, werden aber parakeratotisch. i vor Behandlung, j 48 Std und k 5 Tage nach der ersten Radiumbehandlung; l am 12. Tag, d.h. nach zwei Radiumapplikationen. Der Tumor bildete sich langsam zurück, und die Patientin blieb 12 Jahre symptomfrei. i—l 200×.
[A. GLÜCKSMANN, Brit. J. Radiol. **25** (1952)]

Diese Schlußfolgerungen wurden bei weitem nicht allgemein anerkannt. Vor allem wendet sich ANDERSEN in seinen Arbeiten gegen die Theorien von GLÜCKSMANN. Glücklicherweise hat GLÜCKSMANN seine histologischen Resultate mit den klinischen Nachuntersuchungen verglichen. Er hat sich jedenfalls bemüht, frühzeitig nach einer cellulären Beziehung zu suchen, um eventuell während der Behandlung den ursprünglichen Therapieplan zu modifizieren. Von anderen Autoren wurde bisher keine Bestätigung erbracht, vor allem, weil das Verfahren zu umständlich, in der Auswertung zu kompliziert ist und zu viel Spielraum zuläßt. Seine Untersuchungen sind aber doch sehr aufschlußreich. Als Beispiel einer Serienuntersuchung zeigen wir seine Schnitte bei einem Osteosarkom des Hundes (Abb. 14).

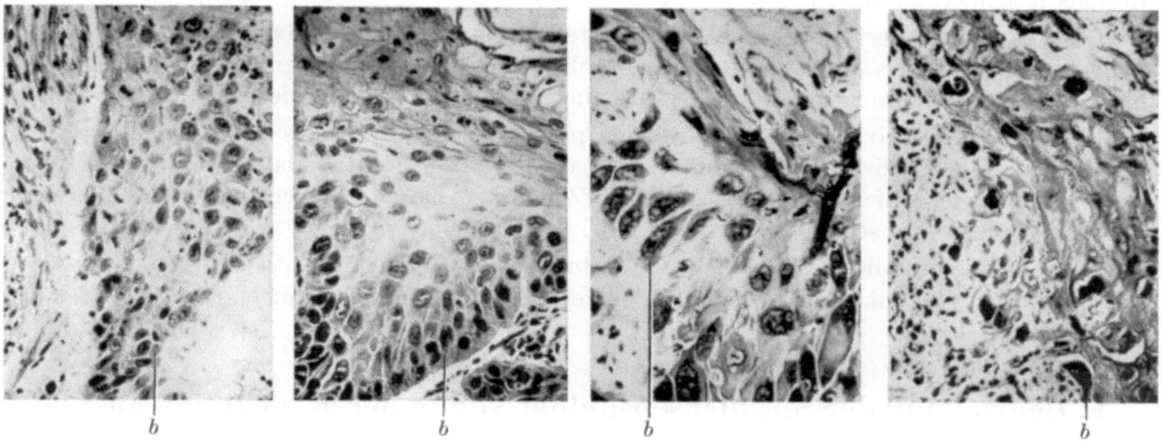

Abb. 14 i Abb. 14 j Abb. 14 k Abb. 14 l

d) Bedeutung des DNS-Gehalts im Kern

CASPERSSON und SANTERSSON kommt das Verdienst zu, die verschiedenen Zellen desselben Tumors wie folgt klassifiziert zu haben:

Zellen vom Typ A (extreme):

undifferenzierte Zellen mit Kernen reich an DNS und Cytoplasma, reich an RNS.

Zellen vom Typ B:

differenzierte Zellen reif und überaltet, fast entblößt von DNS.

Alle Zellen zwischen Typ A und B.

Diese Einteilung eröffnet viele Möglichkeiten, zeigen doch alle neueren Arbeiten die Bedeutung der DNS für die Strahlensensibilität.

GRICOUROFF stellt fest, daß die wandernden Zellen im allgemeinen differenzierter sind als diejenigen im ernährenden Stroma. Bei vorbestrahltem operiertem Brustkrebs fand er die Zellen im lymphatischen Gewebe weniger geschädigt als die festen Zellen. Die Lymphgefäße blieben vollgestopft mit Tumorzellen, sogar das subcutane Netz, das bei konventioneller Bestrahlung die höchsten Dosen erhält. All diese Beobachtungen bestätigen die Auffassung, daß die Zellen mit wenig DNS eine schwächere Strahlensensibilität aufweisen. Ein neuer Weg für die Forschung eröffnet sich, und wir hoffen, daß er unsere Kenntnisse über den Mechanismus der Strahlensensibilität bereichern wird. Wir werden in der Auffassung bestärkt, daß es verfrüht ist, eine Stufenleiter der Strahlensensibilität schon heute aufzustellen.

5. Bedeutung der Cytodiagnostik bei der Beurteilung der Strahlensensibilität der Tumoren

Die Cytodiagnostik gehört heute zu den geläufigen Untersuchungen der wichtigsten Zentren der Tumorbehandlung. Sie erlaubt dem Strahlentherapeuten, die Wirkung seiner Behandlung besser zu erfassen.

Graham untersuchte die Zellveränderungen nach der Bestrahlung. Das Verhältnis der strahlengeschädigten Krebszellenzahl zur Zahl der Krebszellen ohne Strahlenschaden hat prognostische Bedeutung.

Der Index von Glücksmann und Spear ist für die Cytologie schwer anwendbar.

Kritter und Herovici verwenden einen cytologischen Test, der neben den morphologischen Veränderungen noch den Gehalt an Nucleinsäure (bei Verwendung von Methylgrün-Pyronin und Orange G; DNS wird grün, RNS rot), die alkalische Phosphatase, das Glykogen (Carminfärbung nach Best) und den Kaliumgehalt bestimmt. Die Autoren finden eine Reduktion der DNS nach der Bestrahlung und bewerten eine fehlende Reaktion als prognostisch ungünstiges Zeichen.

Garces befürwortet eine graphische Darstellung, in der die positiven und negativen Zeichen zusammengezählt werden. Diese zahlreichen Kriterien fassen unsere heutigen Kenntnisse sowohl in morphologischer als auch cytochemischer Beziehung zusammen.

Herovici und Cao Xuan An haben den prognostischen Wert des DNS-Gehalts vor der Bestrahlung präzisiert. Sie glauben, daß die Radiosensibilität als günstig beurteilt werden kann, wenn die normalen bestrahlten Zellen kein DNA mehr enthalten. Die Verbindung beider Teste scheint wertvoll zu sein.

Es kann festgestellt werden, daß die Cytologie, die in voller Entwicklung ist, uns schon eine ganze Reihe von Auskünften liefert, die noch nicht genügend ausgewertet werden konnten.

V. Beurteilung der Strahlensensibilität von anderen Kriterien aus als denjenigen der Histologie

Die Strahlensensibilität eines Tumors, der durch die histologische Untersuchung diagnostiziert wurde, muß durch eine ganze Gruppe von Faktoren ergänzt werden, die durch klinische Untersuchung zu erheben ist.

Ein großer Tumor hat geringere Heilungsaussichten als ein kleiner. Soll man von herabgesetzter Radiosensibilität sprechen oder handelt es sich um eine Änderung der Strahlenintensität?

1. Alter und Geschlecht des Patienten

Die allgemeine Radiosensibilität des Kindes ist höher als diejenige des Erwachsenen. Die Mehrzahl der Tumoren des Kindes ist strahlenempfindlicher. Beim Greis sind allerdings einzelne Krebse paradoxerweise empfindlicher als man auf Grund des histologischen Befundes annehmen würde.

Der hormonale Status variiert auch mit dem Alter, was besonders beim Kind, der Graviden und bei Frauen in der Menopause bedeutsam ist. Cherry und Glücksmann zeigten, daß bei Bestrahlung vor der Menopause die Reaktion des normalen Epithels des Colli uteri sehr ähnlich dem carcinomatösen Epithel ist, während dies nach der Menopause nicht mehr zutrifft.

Auch die histologischen Tumorformen während und unmittelbar nach der Schwangerschaft sind etwas verschieden. Im Tierexperiment konnte Cherry zeigen, daß bei Ratten nach Ovarektomie und nach Bestrahlung die Injektion von Oestrogen die Differenzierung in Richtung des Plattenepithels behindert, diejenige zu Zylinderepithel begünstigt. Langendorff und Koch stellten fest, daß die männlichen Mäuse empfindlicher als die weiblichen sind. Die kastrierten Weibchen werden sensibler, die kastrierten Männchen resistenter. Nach Verabreichung von Testosteron steigt die Radiosensibilität der Weibchen stark an. Oestradiol beeinflußt aber die Radiosensibilität der kastrierten Männchen nicht. Es scheint, daß wir nicht recht beurteilen können, was wir tun, wenn wir vor der Bestrahlung eine hormonale Behandlung durchführen.

2. Allgemeinstatus

Die Berücksichtigung des Allgemeinstatus ist nicht nur bedeutsam wegen der Belastbarkeit des Kranken, sondern weil er auch die Strahlensensibilität des Tumors beeinflussen kann.

Bis jetzt existiert keine Arbeit, welche die Frage des Einflusses von *Diabetes* und *Hyperthyreoidismus* auf die Strahlensensibilität eindeutig beantwortet hätte.

Die *Anämie* ist ein wichtiger Faktor, der die Radioresistenz erhöht. Alle Radiotherapeuten kennen die Notwendigkeit, das Blutbild zu normalisieren, um eine normale Strahlenwirkung zu erzielen. Man muß zwei Anämieformen unterscheiden:

a) mit offensichtlicher Ursache: wiederholte Blutungen, die Blutbildung behindernde Therapie, N-Retention. In diesen Fällen kann eine aktive antianämische Behandlung wirksam sein;

b) ohne offensichtliche Ursache, entstanden durch eine Hämolyse neoplastischen Ursprungs, die durch das schon stark beanspruchte Knochenmark nicht ausgeglichen werden kann. Unter diesen Umständen haben die Transfusionen keinen Dauereffekt (Hyman, 1954).

Ultmann gibt der Milz Schuld an dieser hämolytischen Anämie.

Auch das Aussehen der Patienten gewährt wichtige Aufschlüsse.

a) Blühendes Aussehen mit gutem Haut- und Schleimhautkolorit bei einem großen, kräftigen Patienten ist oft bei exophytisch radiosensiblen Tumoren anzutreffen. Diese Patienten vertragen die Behandlung pharyngo-laryngealer Geschwülste besser, weil sie ein festeres und besser durchblutetes Gewebe besitzen.

b) Im Gegensatz dazu weisen die bleichen, sklerotischen, abgemagerten Patienten häufig infiltrierende Geschwülste auf. Sie haben eine schlechte Vascularisation und radioresistente Geschwulstformen.

Zur Zeit entgehen uns noch viele Kriterien, wie z.B. alle extracellulären Faktoren, die eine besondere Radiosensibilität des Tumors zur Folge haben. Auch können wir uns nur auf Erfahrungen stützen, um die Eigenschaften des Bindegewebes zu beurteilen. In dieser Beziehung ist der Ernährungszustand des Patienten wichtig, besonders, wenn man ein Neoplasma des Pharynx oder des Oesophagus zu behandeln hat. Die Ernährung muß rasch ins Gleichgewicht gebracht werden, möglichst noch bevor man mit der Radiotherapie beginnt. Scarff und Andrews machen darauf aufmerksam, daß eine hypoproteinämische Ernährung die Reaktion des Stroma gegenüber transplantierten Tumoren herabsetzt. Man findet eine Unterdrückung der Proliferation der Fibroblasten.

3. Die Superinfektion

Eine zusätzliche Infektion ist ein wichtiger Faktor, der die Strahlenresistenz erhöht. Die präradiotherapeutische Infektionsbekämpfung gehört zu den routinemäßigen und therapeutischen Maßnahmen der Tumorbehandlung. Am häufigsten findet sich eine chronische lokale Infektion, die möglicherweise infolge der diffusen Sklerose, die sie hervorruft, Ursache erhöhter Strahlenresistenz ist. Die akute Infektion ist eine Komplikation, die den Unterbruch der Behandlung bedingen kann. Die Mitteilung über die Zerstörung eines Tumors im Laufe einer Entzündung war Ausgangspunkt der Behandlung mit Toxinen von Mikroben. Es konnten zwar vereinzelte Fälle beobachtet werden, doch handelt es sich um ein äußerst seltenes Geschehen, das ausschließlich bei Carcinomen der Haut und im Anschluß an ein Erysipel vorkommt.

4. Anamnestische Angaben

Der Geschwindigkeit des Tumorwachstums sollte große Beachtung geschenkt werden. Bei gewissen Tumoren ist eine rasche Zunahme des Tumorvolumens im allgemeinen ein Zeichen guter Radiosensibilität. Bei langsamem Wachstum denkt der Radiotherapeut dagegen an eine eher radioresistente Geschwulst. Gewisse subjektive Symptome weisen auf die Ausdehnung des Tumors hin und müssen gründlich gesucht werden, weil — ganz abgesehen von der Felderwahl — die Radiosensibilität durch die Tumorausdehnung unter Umständen eine erhebliche Änderung erfährt.

5. Sitz des Tumors

Vier Gesichtspunkte müssen berücksichtigt werden:

a) der Ausgangspunkt des Tumors,
b) das Tumorbett,
c) die Radioresistenz des umgebenden Gewebes,
d) die therapeutische Zugänglichkeit.

a) Der Ausgangspunkt des Tumors

Ganz unabhängig von der Ausdehnung des Tumors, gibt der Ausgangspunkt an sich den Geschwülsten ein besonderes Gepräge. Verschiedene Faktoren sind von Bedeutung: die Vascularisation, die lymphatische Zirkulation, der Bindegewebscharakter und die besondere Strahlensensibilität der Zellen der Ausgangsregion.

So unterscheiden die Radiotherapeuten zwischen den verschiedenen Strahlensensibilitäten, entsprechend dem Ausgangspunkt bei der Mehrzahl der Epitheliome der Mundhöhle und des Pharynx und Larynx. Die Erfahrung lehrt, daß die Epitheliome des Zungenrückens strahlenresistenter sind als diejenigen der übrigen Lokalisation. Die Epitheliome der Innenseite der Wange sind im allgemeinen ziemlich radioresistent, diejenigen der Tonsillen, im Gegensatz dazu, strahlensensibel und unterscheiden sich von den Tumoren des Gaumensegels, die verhältnismäßig resistent sind. Die Epitheliome des oberen Abschnitts des Hypopharynx sind weniger resistent als die tiefergelegenen. Im Larynx sind die Epitheliome des Vestibulums sensibler als diejenige des Stimmbands, das sensibler sein soll als das subglottische Carcinom.

Diese Beobachtungen über den Ausgangspunkt werden allgemein anerkannt und können auch auf die Metastasen übertragen werden. So sind die Lymphknotenmetastasen, die von einem Tonsillarcarcinom ausgehen, strahlensensibler als diejenigen der Zunge. Diese Beobachtungen treffen auch bei gleicher Histologie zu.

b) Das Tumorbett

Das Tumorbett muß gut bekannt sein, weil es für jede Tumorlokalisation, Art und Vorherrschen der Tumorausdehnung erklärt. Als Beispiel sei der Tumor des Epipharynx angeführt, der infiltrierend wächst, mehrere ihm eigene Möglichkeiten der Ausdehnung aufweist, die die Strahlensensibilität modifizieren. Die Ausdehnung gegen die Schädelbasis und die knöcherne Infiltration des Pterigoids sind prognostisch schlechter, als wenn der Tumor die Muskulatur infiltriert oder sich gegen den Pharynx ausdehnt. Baclesse und Dulac weisen darauf hin, daß es nur ausnahmsweise gelingt, ein Epitheliom zu sterilisieren, das gegen die knöcherne Schädelbasis zu gewachsen ist.

c) Die Radioresistenz

Die Radioresistenz der umgebenden Gewebe und ihre Bedeutung ist schon früher besprochen worden.

d) Die therapeutische Zugänglichkeit

Die therapeutische Zugänglichkeit oder die Möglichkeit, die Tumordosis zu verabreichen, ist eines der ausgesprochenen radiotherapeutischen Probleme. Sofern es sich um eine kleine oberflächliche Läsion handelt, kann man mit Kontakt- oder auch mit Curietherapie eine kaustische Dosis verabreichen. Wenn sie aber in der Tiefe gelegen ist und besonders Organe, die empfindlich sind, berührt, muß man die Strahlung mit fraktionierter Technik und größter Selektivität verabreichen. Beispielsweise ist die Bestrahlung eines Hautcarcinoms und eines Tumors, der die Parametrien und die Umgebung des Rectums infiltriert, vollkommen unterschiedlich. Es gibt eigentlich kaum einfache Probleme in der Radiotherapie. So unterscheidet sich auch die Bestrahlung eines Hautcarcinoms je nach seiner Lokalisation, ob es sich an den Lidern befindet, wo es das Auge zu schützen gilt, oder am Ohr mit seiner Knorpelunterlage, am Handrücken mit seinem eher minderwertigen umgebenden Gewebe, am Fuß oder am Bein, in der Nähe des Skelets oder wenn die arterielle Zirkulation schlecht ist.

e) Der makroskopische Aspekt des Tumors

Die tägliche Praxis zeigt tatsächlich Unterschiede der Strahlensensibilität zwischen den rein vegetativen Formen, die strahlensensibel sind, den ulcerös vegetierenden, die etwas weniger sensibel sind, den infiltrierenden mit einer deutlich herabgesetzten Sensibilität und den ulcerös infiltrierenden, die noch weniger empfindlich sind und häufig zu Infektionen neigen. Als Beispiel sei ein exophytisch-vegetierender Tumor der Pharynxwand erwähnt, der relativ strahlensensibel ist, doch in der ulcerierend-infiltrierenden Form resistent ist. Das vegetierende Carcinom der aryepiglottischen Falte ist strahlensensibel, das infiltrierende hingegen nicht. Die exophytischen Geschwülste haben ein gutes ernährendes Stroma, die ulcerierenden ein schlechtes.

f) Die Ausdehnung des Tumors

Das Gesamtvolumen und die besondere lokale Ausdehnung müssen berücksichtigt werden.

α) Das Gesamtvolumen

Dieses ist ein bedeutsamer Faktor. Von einer bestimmten Volumgröße an ist ein Tumor nicht mehr strahlensensibel. Die zentralen Stellen, die schlecht ernährt sind, sind radioresistent. THOMLINSON hat die Hypothese aufgestellt, daß die lokale Sauerstoffspannung für die Grenze verantwortlich sei. Ob dies aber der einzige Faktor ist, wird erst die Zukunft lehren. Die Bedeutung der Tumorgröße läßt sich statistisch bei der Verwertung der Heilungsquote gut nachweisen.

β) Die lokale Ausdehnung

Es ist wesentlich, den je nach dem Ausgangspunkt bevorzugten lokalen Ausbreitungsweg zu kennen, nicht nur deswegen, weil er mitbestimmend ist für die Beurteilung der effektiven Strahlensensibilität, sondern weil er auch maßgebend für den zu wählenden Therapieplan ist.

Nach dem Schweregrad abgestuft, müssen vom Standpunkt der Strahlensensibilität aus unterschieden werden:

Eine strangartige Ausbreitung des Tumors im Stützgewebe hat eine geringere Radioresistenz zur Folge, d.h. wenn das Stützgewebe eher aufgespalten und nicht einfach abgedrängt wird (REGAUD und LACASSAGNE).

Die Ausbreitung in die Muskulatur ist ein Symptom ernster Natur.

Die Ausbreitung in den Knochen ist, mit Ausnahme der Metastasen, meist einer erhöhten Strahlenresistenz gleichzusetzen.

Als Beispiele seien erwähnt: Die endokranielle Ausdehnung bei Epipharynxgeschwülsten, die Ausdehnung gegen das Felsenbein bei einem Tumor des äußeren Gehörgangs, die Ausdehnung gegen den Unterkieferknochen bei Geschwülsten des Mundbodens und der Gingiva.

Mit der Hochvolttherapie sind die Aussichten heute aber besser geworden.

γ) Die Infiltration des Knorpels

wird wegen der Gefahr der Perichondritis gefürchtet. Andererseits werden gewisse Geschwülste, wie etwa das Bronchuscarcinom, ganz besonders durch infektiöse Komponenten kompliziert.

δ) Die regionären Drüsenmetastasen

werden im allgemeinen als etwas weniger radiosensibel als die Primärtumoren angesehen. BUSCHKE nahm sogar an, daß die Heilung von Drüsenmetastasen nicht möglich sei. Diese Auffassung teilen wir aber keineswegs.

ε) Die Fernmetastasen

Ihre Sensibilität hängt vom Primärtumor ab und variiert je nach dem Gewebe, in dem sie auftreten. So sind beispielsweise die Metastasen im Knochenmark, wie viele Metastasen in der Wirbelsäule gezeigt haben, gut, manchmal sogar sehr gut radiosensibel.

Unabhängig von den oben erwähnten Faktoren ist zu berücksichtigen, daß bei sehr großem Tumor die zu applizierende Dosis wegen der Toleranz der Gewebe im allgemeinen etwas kleiner gewählt werden muß, was die klinische Radiokurabilität noch stärker herabsetzt.

g) Die Gefäßversorgung

Im Lauf dieser Arbeit ist schon mehrfach die Vascularisation erörtert worden. Man berücksichtige ihre Bedeutung beispielsweise bei einer Arteriitis obliterans oder bei vasculären Veränderungen und Lymphödemen, die nach gewissen Eingriffen auftreten. Diese Störungen können nicht nur die Radioresistenz der residuellen Geschwulstzellen und Rezidive beeinflussen sondern auch die Radioresistenz der normalen Gewebe, die dann mit besonderer Vorsicht bestrahlt werden müssen. Es sei in diesem Zusammenhang auf die Ausführungen von ACKERMANN und DEL REGATO hingewiesen.

h) Die Radioimmunisation

Wenn ein Tumor sich in einem schon bestrahlten Gewebe ausbreitet, nimmt seine Radioresistenz im allgemeinen zu. Dies ist besonders der Fall bei einem Lokalrezidiv eines schon früher behandelten Tumors. Die pathophysiologische Grundlage ist wahrscheinlich die Gefäß-Sklerose nach Bestrahlung. Es wurde auch die Bildung von radioresistenten Zellpopulationen postuliert, indem durch den durch die Bestrahlung bedingten Ausfall der sensiblen Elemente eine Selektion von radioresistenten Zellen zustande kommt. Andererseits wird — worauf ZUPPINGER hinweist — die Radioimmunisation doch wohl zu häufig angenommen, weil schon das Auftreten eines Rezidivs bei korrekter Bestrahlung darauf hinweist, daß ein radioresistenter Tumor vorliegt, wobei in der Regel eine neuerliche Bestrahlung wegen der Gefahr einer Nekrose nicht bis zur gleich hohen Dosis geführt werden kann.

In der praktischen Situation hängt das weitere Vorgehen vor allem davon ab, ob man an den gesunden Geweben Strahlenfolgen feststellen kann oder nicht. Wenn diese nicht nachweisbar sind und eine nicht hohe Dosis verabreicht wurde, kann sehr wohl eine zweite Bestrahlung in Erwägung gezogen werden, weil die Radiosensibilität im allgemeinen sicher nicht wesentlich modifiziert ist, so daß eine zweite Bestrahlung zum mindesten noch ein palliatives Ergebnis erwarten läßt. Das Problem ist ganz anderer Art bei Patienten, die schon eine intensive Strahlentherapie erhalten haben. ZUPPINGER hat 64 Fälle untersucht, die in der cervico-facialen Region wegen Rezidiv eine zweite Bestrahlung mit fraktionierter konventioneller Technik erhielten. Komplikationen sind vor allem dann aufgetreten, wenn der Knorpel entweder durch den Tumor oder durch die Infektion schon betroffen war. Gute Ergebnisse wurden bei der zweiten Bestrahlung nur erzielt, wenn es sich um eine histologische Tumorform mit guter Radiosensibilität handelte. Bei späterer Untersuchung konnte der gleiche Autor feststellen, daß mit Hochvoltstrahlung, speziell mit Elektronen, eine zweite Bestrahlung besser ertragen wird, obwohl grundsätzlich bei Rezidiv die chirurgische Therapie angezeigt ist.

Das Problem der Radioimmunisation stellt sich auch im Lauf einer Strahlenbehandlung, wenn die Dosis auf zu lange Zeit verteilt ist und sie in Anbetracht der Verzettelung zu schwach ist. Schon während einer langen Bestrahlung kann die Sklerose auftreten. Ein derartiges Vorgehen rechtfertigt sich nur, wenn das Ziel der Behandlung gerade die Sklerosierung ist.

Schließlich stellt sich das Problem der Radioresistenz des Gesamtorganismus im Zusammenhang mit der *Stressreaktion.* BETZ und FRUHLING haben derartige Untersuchungen bei Mäusen gemacht, die zunächst mit einer subletalen Dosis behandelt wurden. Zur Erzielung des letalen Effekts mußte in der zweiten Bestrahlung die Dosis erhöht werden.

Alle diese Korrekturen, die auf Grund der klinischen Beobachtung gemacht werden müssen, zeigen, daß die Radiosensibilität der Tumoren von einer großen Zahl von Faktoren abhängt, die wir nur ungenügend kennen. Beim derzeitigen Stand der Kenntnisse begegnet der Radiotherapeut sehr zahlreichen Problemen. Die therapeutischen Entscheidungen, die auf Grund unserer Erkenntnisse über die Radiosensibilität getroffen werden müssen, erfordern eine gründliche Beobachtung und lange Erfahrung.

VI. Änderung der Strahlensensibilität der Geschwülste durch Faktoren, die vom Radiotherapeuten abhängen[1]

Die Möglichkeiten, die Strahlensensibilität der Geschwülste durch Maßnahmen, die die Anwendung ionisierender Strahlen nicht direkt betreffen, zu ändern, sind in der klinischen Anwendung bis heute noch sehr beschränkt. Die in den beiden letzten Jahrzehnten sehr stark intensivierte Forschung nach Substanzen, die die Strahlensensibilität der Gewebe erhöhen oder herabsetzen, hat zur Entdeckung zahlreicher Verbindungen geführt, die zu sehr intensiver Änderung der Ansprechbarkeit der Gewebe führt. Zuerst glaubte man, daß nur Substanzen mit SH-Gruppen von Bedeutung seien. Es hat sich aber gezeigt, daß zahlreiche andere Verbindungen das Ansprechen auf ionisierende Strahlung ändern. Für den Strahlentherapeuten ist in erster Linie das differentielle Verhalten entscheidend. Er ist vor allem an Substanzen interessiert, die die Empfindlichkeitsdifferenz zwischen normalem und Tumorgewebe erhöhen. Wenn ein chemischer Körper die Sensibilität beider Gebilde ändert, sollte er davon Kenntnis haben, weil dies die Dosierung entscheidend beeinflußt. Der Strahlentherapeut sollte grundsätzlich von jedem Medikament wissen, ob es die Ansprechbarkeit auf ionisierende Strahlen ändert. Die große Unsicherheit in der Beantwortung dieser Fragen erklärt sich aus der Tatsache, daß es sehr schwer ist, am Menschen festzustellen, ob die Reaktion gleich ist wie im Normalfall oder nicht. Es fehlen uns bisher die exakten Methoden. Vom Tierexperiment wissen wir zusätzlich, daß die Effekte auch dosisabhängig sind. Die folgenden Ausführungen können weder Anspruch auf Vollständigkeit erheben, weil die diesbezügliche Literatur kaum mehr zu überblicken ist, noch kann man in den wenigsten Fällen exakte Angaben machen[2]. Durch Hinweis auf die verschiedenen Möglichkeiten und Angaben der wichtigsten experimentellen Ergebnisse hoffen wir doch, dem Interessierten einen Wegweiser geben zu können.

1. Die Änderungen der Strahlensensibilität durch Beeinflussung des Allgemeinstatus oder des lokalen Tumorstatus

a) Die antianämische Behandlung ist ohne Zweifel von Nutzen, besonders, wenn es sich um eine nicht durch das Neoplasma direkt bedingte Hämolyse handelt.

[1] Dieser Abschnitt ist durch die Herausgeber wegen des Hinschieds von Prof. SARASIN auf den Stand 1966 ergänzt worden.

[2] Zahlreiche Angaben finden sich in Band II des Handbuches.

b) Antiinfektiöse Behandlung, vor allem durch Antibiotika ist immer vorzunehmen, wenn infektiöse Symptome lokaler oder allgemeiner Natur vorliegen. Sulfonamide scheinen nach unserer eigenen Erfahrung vielfach ungünstig zu wirken.

c) Wiederherstellung einer normalen Ernährung, hohe Proteinzufuhr, normale Calorienzahl, Vitaminzufuhr werden von klinischer Seite immer empfohlen. Exakte Grundlagen fehlen, eine günstige Beeinflussung ist aber sehr wahrscheinlich.

d) Beseitigung der perifokalen Ödeme; wenn sie durch infektiöse Begleiterscheinungen bedingt sind, ist der Erfolg wahrscheinlich, anderenfalls muß eine dehydrierende Behandlung mit entsprechender Diät versucht werden. Wichtig ist dies vor allem bei Hirntumoren. Initiale Ödeme bei Pharynxtumoren sind in der Regel infektiös bedingt. Jedenfalls sind durch diese bedingte Komplikationen, seit die antiinfektiöse Therapie systematisch angewandt wird, viel seltener geworden.

e) Behandlung des Strahlenkaters ist nicht nur aus psychischen Gründen wichtig, oder weil die Ernährung gestört wird, sondern vor allem weil sich ein Unterbruch in der Therapie besonders bei kurativen Behandlungen sehr häufig ungünstig auswirkt. Neben den an anderer Stelle (Bd. II) schon besprochenen Maßnahmen sei auf die sehr günstige Beeinflussung durch Psychoanaleptica hingewiesen, die vielfach dazu beiträgt, daß die Behandlung planmäßig fortgesetzt werden kann. Die Vermeidung des Strahlenkaters ist aber effektiver als die Behandlung desselben. Aus diesem Grund sollte auch bei palliativer Behandlung, soweit als möglich, von der Hochvoltbehandlung Gebrauch gemacht werden.

2. Beeinflussung der Strahlensensibilität durch Medikamente

Die Versuche zur Erhöhung der Strahlenempfindlichkeit werden auch als Radiosensibilisierung bezeichnet. Die Herabsetzung der Strahlensensibilität der normalen Gewebe, die ebenfalls die therapeutisch wirksame Differenz vergrößert, ist noch wenig erforscht worden.

a) Hormonale Beeinflussung

Bisher ist im klinischen Bereich wenig Exaktes darüber bekannt. Man nimmt an, daß der Einfluß über die Anregung und Behinderung des Stoffwechsels erfolgt. Man hat bei Hyperthyreosen auf Grund von mehrfachen Kehlkopfnekrosen nach Bestrahlung mit Dosen, die normalerweise anstandslos hätten ertragen werden sollen, angenommen, daß sich das normale Gewebe viel sensibler verhält als bei Euthyreosen. Ein Einfluß auf die Tumoren ist nicht bekannt. Neuerdings haben Bacq u. Mitarb. festgestellt, daß eine Steigerung der Sensibilität trotz erhöhten Stoffwechsels auch bei Verabreichung von Thyreoideahormonen nicht eintritt.

Demgegenüber fanden aber Lührs, Heise und Bacigalupo bei Tiertumoren (Walker-Sarkom und Chloroleukämie) eine einwandfreie Ansprechbarkeit. Griem und Stein hingegen fanden, daß durch Verabreichung von L-Trijodothyronin die Strahlensensibilität bestimmter, ausgewählter Gewebe gesteigert wird, so z.B. ein besseres Ansprechen von Adenometastasen im Gehirn. Melanome blieben indessen unbeeinflußt. Auch hatten die Autoren den Eindruck, daß die Verabreichung des Hormons bei unbestrahlten Tumoren das Wachstum beschleunigt.

Auch bei Hypothyreosen hat man vom klinischen Standpunkt den Eindruck einer herabgesetzten Sensibilität ohne für diese Ansicht einen objektiven Beweis erbringen zu können. Weitere Untersuchungen sind sehr wünschenswert, speziell im Hinblick auf die zahlreichen Fälle, die bei Schilddrüsentumoren hormonal behandelt werden und doch noch recht häufig eine zusätzlich Bestrahlung erfordern.

Zahlreiche Tierversuche haben gezeigt, daß die Verabreichung von Sexualhormonen die Strahlensensibilität verändert, und daß die Effekte bei männlichen und weiblichen Tieren unterschiedlich sind. Die Feststellung wurde zuerst von Dobrowskaja und anschließend von vielen anderen gemacht, neuerdings von Ghys (dort ausgedehnte Literatur). Die Beobachtung, daß bei männlichen Tieren nach Verabreichung von männlichem

Sexualhormon die Sensibilität steigt, bei weiblichen aber abnimmt, ferner daß im allgemeinen die Weibchen weniger strahlensensibel sind als die Männchen, ist nicht nur interessant, sondern muß bei Tierexperimenten auch beachtet werden (GRAHAM). Bei hypophysektomierten Ratten führte die Verabreichung von Testosteron nach GHYS zu einer Steigerung der Sensibilität bei beiden Geschlechtern.

RENFER weist auf eine mögliche Gefährdung bei kombinierter Therapie von Hormonen und Strahlenbehandlung hin. Er konnte bei einem Seminom durch Verabreichung von oestrogenen und androgenen Substanzen zwar keine Änderung der Ansprechbarkeit, wohl aber nach Stylbestrolmedikation eine starke Progredienz der Metastasierung nachweisen.

Sexualhormone können die Strahlensensibilität auch gesamthaft verändern. Beim Menschen konnte ZUPPINGER (1940) bei Frauen eine größere Empfindlichkeit als bei Männern feststellen, die auf bis zu 20—25% zu veranschlagen ist. Bei Verabreichung hoher Cortisondosen konnte er ferner im Tierexperiment eine zeitliche Verschiebung des Strahleneffekts nachweisen.

b) Kombination mit Vitaminen

Die *Kombination mit Vitaminen* ändert gewöhnlich die Strahlensensibilität nicht. Nur MITCHELL konnte mit Vitamin P (Synkavit) eine Steigerung der Empfindlichkeit und bei Lungentumoren eine geringe, aber gesicherte Verlängerung der Überlebensrate feststellen.

Mit der Verabreichung hoher Vitamin-B_{12}-Dosen muß man jedenfalls sehr vorsichtig sein, weil es, zusammen mit der Folsäure, in den DNS-Stoffwechsel eingreift, womit theoretisch eine Steigerung der Zellteilungsrate und damit des Tumorwachstums, aber auch der Strahlensensibilität möglich ist.

Nach RUBIANI sollen auch hohe Dosen von Vitamin B_1 eine Verkürzung der Latenzzeit des Auftretens von 20-Methylcholantrentumoren in der Hälfte der Fälle zur Folge haben.

c) Die Chemotherapie im engeren Sinn und Bestrahlung

Die ersten Versuche sind auf Verabreichung von Colchicin zurückzuführen, wohl von der Überlegung ausgehend, daß ein Mitosegift bei der bekannten hohen Sensibilität im Lauf der Mitose zusätzliche Effekte hervorrufen kann. Da keine sichere Wirkung im klinischen Gebrauch festgestellt werden konnte und die Substanzen zudem ziemlich toxisch sind, ist es um die Kombination mit Colchicin still geworden.

Neuerdings sind die Versuche von GRIEM und MALKINSON am Menschen aufgenommen worden, nachdem tierexperimentell festgestellt worden war, daß der maximale Effekt 16 Std nach Verabreichung von Colchicin auftritt. Obwohl die Beobachtungszeiten 20 Monate nicht überschreiten, wurde bei Adenocarcinomen des Magens, des Pankreas und des Colons ein gutes Ansprechen und einige lokale Symptomfreiheiten von 6—20 Monaten beobachtet. Eine Wiederaufnahme dieser Versuche könnte doch zu interessanten Ergebnissen führen.

In der Folge ist von zahlreichen Seiten tierexperimentell nachgewiesen worden, daß Steigerungen der Strahleneffekte tatsächlich vorkommen. BAGSHAW unterscheidet folgende Möglichkeiten der Kombination von Bestrahlung und Chemotherapie:

1. Sensibilisierung, wenn vor der Bestrahlung der Trefferbereich chemisch beeinflußt wurde. Beispiel: Einbau von Purin oder Pyrimidin-Analogen in die DNS vor der Bestrahlung.

2. Erhöhung der Ansprechbarkeit durch Modifikation der radiochemischen Energieübertragung, wie etwa den O_2-Effekt.

3. Durch Behinderung der Erholung vom Strahleninsult. Aller Wahrscheinlichkeit nach wirken Chloramphenicol sowie die Antimetaboliten (Metotrexat oder 5-Chloruracil) auf diesem Wege.

4. Additive Wirkung. Die einfache Summation der Effekte der einen Maßnahme mit der anderen ist schwer zu beweisen. Bagshaw nimmt an, daß alkylierende Substanzen und Aktinomycin B auf diese Weise wirken.

Hinzu kommt die leider bei den heutigen Möglichkeiten wohl häufigste Situation, daß die Kombination von Strahlentherapie und Chemotherapie keine Steigerung des Effekts auf den Tumor bewirkt. Es muß allerdings betont werden, daß geringe Zunahmen der Wirkung sehr schwer feststellbar sind. Andererseits sind auch Herabsetzungen des Effekts zu berücksichtigen, die bei Strahlenschutzmitteln sicher nachgewiesen wurden. Da sich zahlreiche Chemotherapeutica sehr nachteilig auf den Allgemeinstatus auswirken, sind auch negative indirekte Leistungen zu berücksichtigen, indem — abgesehen von Störungen des Allgemeinbefindens — über den Weg der allgemeinen Reaktion Lebensverkürzungen in Betracht gezogen werden müssen.

Diese Überlegungen zeigen, daß noch sehr viel Arbeit geleistet werden muß, bis die Kombination der Strahlenwirkung mit derjenigen der Chemotherapie auf breiter Basis klinisch angewandt werden kann, und daß bei der Mannigfaltigkeit der möglichen Störungen, speziell hierfür ausgebildete Leute sich mit diesen Problemen an Tumorkliniken beschäftigen müssen.

Klinische Versuche sind bisher vor allem mit den besonders durch die Gruppe von Kaplan untersuchten Aminobasen-Analogen unternommen worden. Man kann versuchen, auf oralem oder parenteralem Weg das Medikament vor oder nach der Bestrahlung zu verabreichen, wobei man allerdings Gefahr läuft, eine sehr schwere allgemeine Schädigung vor allem im Sinn von Knochenmarkstörungen hervorzurufen, die ihrerseits unter Umständen das Weiterführen der Behandlung gefährdet. Die andere Möglichkeit besteht darin, daß man das Medikament direkt arteriell zuführt. Sullivan u. Mitarb. punktierten das zuführende Gefäß und führten einen Katheter ein. Es wurde Metotrexat in mehrfach letalen Dosen appliziert und durch intramuskuläre Injektionen von Citrovorum-Faktor nach Passage des Tumorgebiets neutralisiert. Sullivan konnte damit beachtliche Anfangserfolge erzielen. Nachdem Djordjevic und Szybalsky über eine Änderung der Strahlensensibilität in Säugetierzellen berichtet haben, denen vor der Bestrahlung 5-Bromodeoxyuridin und 5-Jododeoxyuridin sowie 5-Chloro-Deoxyuridin, die in die DNA eingebaut werden, verabreicht wurden, machte man an der Stanford University klinische Versuche mit der Methode von Sullivan, wobei anschließend bestrahlt wurde. Bagshaw berichtet über eine Reihe interessanter Ergebnisse mit Symptomfreiheit über mehr als $1^1/_2$ Jahre bei initial hoffnungsloser Situation. Gesamthaft muß betont werden, daß die intraarterielle Methode, bei der ein Katheter während vielen Tagen bis einigen Wochen in der Arteria liegen muß, besonders bei älteren Leuten erhebliche Komplikationen hervorrufen kann. In einem nicht unbeträchtlichen Teil der Fälle führte die Methode zu schweren Ernährungsstörungen mit Verlust der Extremität. Ohne Zweifel ist die intraarterielle Applikation für den Einbau der Aminobasenanaloge wirksamer als die allgemeine Medikation, kann aber wegen der erwähnten möglichen Komplikationen nur in ausgewählten Fällen angewandt werden. Dies ist auch der Grund, warum man im allgemeinen die Sensibilisierung oder Potenzierung der Strahlenempfindlichkeit auf oralem Weg versuchen sollte.

Howe, Fletcher, Samuels und Suit applizierten 5-Chlorouracil bei Pharynxtumoren vor der Bestrahlung in hohen Dosen. Zunächst wurden während 3 Tagen 15 mg pro kg Körpergewicht, an den beiden folgenden Tagen 7,5 mg pro kg verabreicht und anschließend während 6 Wochen 1000 rad pro Woche gegeben. Die unmittelbaren Ergebnisse wiesen auf eine rasche Rückbildung der Geschwulst hin. Auf die Dauer waren die Resultate aber nicht besser als die Vergleichsfälle im Doppel-Blindversuch. Da die Zahl der Fälle relativ klein ist, könnte eine geringe Differenz dem Nachweis entgangen sein. Mit der oralen Verabreichung von Metotrexat erzielten Daly und Friedman ermutigende Ergebnisse. Sie berichten über 98 Patienten mit 110 Hals- und Kopftumoren. Die kombinierte Behandlung mit Chemotherapie vor der Strahlentherapie allein oder in Kombination mit Weiterführung der Chemotherapie während der Bestrahlung erwies sich in den unmittelbar an die Behandlung anschließenden 1—2 Jahren besser als das Vorgehen mit Chemotherapie oder Bestrahlung allein. Die Bestrahlung erfolgte wegen der erhöhten Sensibilität auf die normalen Gewebe zum Teil mit subletalen Dosen, die allein für sich nur bei sehr sensiblen Geschwülsten zur lokalen Besserung geführt hätten. 40% der meist weit fortgeschrittenen Tumorfälle blieben über die erwähnte Periode symptomfrei. Sie konnten überzeugend zeigen, daß bei einer doppelseitigen Metastasierung Chemotherapie und Bestrahlung mit subletalen Dosen zur Sterilisation führt, während Bestrahlung allein mit letalen Dosen die Tumoren nicht zum Verschwinden bringt. Anstelle von Metotrexat kann man auch 5-Fluorouracil verwenden, das möglicherweise lokal etwas intensiver wirkt. Damit läuft man aber Gefahr, schwerere Knochenmarkschädigungen zu setzen, die längere Zeit andauern als bei Metotrexat.

Auch diese Kombinationstherapie ist nicht ungefährlich und führte in der ersten Serie von Daly und Friedman zu einigen tödlichen Komplikationen. Wenn man aber Patienten mit zusätzlichen Störungen allgemeiner Art dieser Kombinationsbehandlung nicht unterzieht, werden die Komplikationen, auch dank der wachsenden Erfahrung, beherrschbar.

Seit es gelungen ist, das Vinco-Leukoplastine, das einen ausgesprochenen Tumoreffekt hervorrief, durch Umwandlung in Velbe viel weniger toxisch zu machen, ist auch diese Therapie auf breiter Basis anwendbar. Auch hier können Kombinationsbehandlungen die Ergebnisse verbessern.

Mit einer weiteren Kombination besitzen wir bereits langjährige Erfahrungen. Seit Hackmann 1952 nachweisen konnte, daß das *Antibioticum Actinomycin D* vermutlich auf dem Weg über die Mesenger RNA einen carcinolytischen Effekt besitzt, versuchte D'Angio eine kombinierte Behandlung. Sowohl die Wirkung auf das Tumorgewebe als auch auf das normale Gewebe wurde verstärkt. D'Angio konnte verblüffende Erfolge bei Wilms-Tumoren erzielen. Von 13 Kindern mit ausgedehnter pulmonaler Metastasierung konnten durch die kombinierte Behandlung fünf tumorfrei und bei voller Gesundheit während 4 Jahren erhalten werden.

Nach Baclesse, Duplan und Royer erwies sich im Tierversuch (Radiocarcinom der Mamma der Maus) das Metomycin C noch wirksamer als Actinomycin. Über klinische Erfahrungen ist bisher nichts bekannt geworden.

Die Kombination verschiedener Chemotherapeutica führt zu verbesserten Wirkungen auf den Tumor bei reduzierter allgemeiner Toxicität (Brunner). Ob dies auch für die Kombination mit der Strahlentherapie zutrifft, ist noch nicht bekannt.

Während die meisten Substanzen, die zu einer Steigerung der Ansprechbarkeit der Geschwulst bei Kombination mit Bestrahlung führen, allgemein mehr oder weniger toxisch sind, haben Baclesse und Delaplace *Cäsiumeosinat* lokal in den Tumor injiziert unter Beibehaltung der normalen Dosis. Bei 25 Melanomen blieben 15 während mehr als 2 Jahren symptomfrei und 4 zeigten keine Zeichen von Rezidiv bis zum Tod an Metastasen, der vor der 2-Jahresperiode eintrat. Von 27 ausgedehnten Brustkrebsen blieben 10 länger als 2 Jahre symptomfrei und 6 starben innerhalb von 2 Jahren an Metastasen ohne Lokalrezidiv. In einigen Fällen konnte beim gleichen Patienten gezeigt werden, daß die kombinierte Therapie zum Verschwinden des Tumors, die alleinige Bestrahlung zum lokalen Mißerfolg führte. Es wurden keine Symptome allgemeiner Schädigung beobachtet; die Methode hat aber den Nachteil, daß sie zum Teil sehr schmerzhaft ist.

Sehr großem Interesse begegnet zur Zeit die Kombination Bestrahlung und *Sauerstoffüberdruck*. Seit langem weiß man und konnte es auch experimentell einwandfrei nachweisen, daß eine gute Sauerstoffspannung die Strahlensensibilität erhöht. Dies erfolgt aber nicht nur an der Tumorzelle, sondern auch im normalen Gewebe. Untersuchungen an Patienten, die vor und während der Bestrahlung Sauerstoff einatmeten, ließen zunächst keine Verbesserung der Ergebnisse erkennen. Den Bemühungen von Gray und Churchill-Davidson ist es zu verdanken, den Sauerstoff in Überdruck zur Anwendung gebracht zu haben. Damit gelingt es auch, die schlecht mit Sauerstoff versorgten Gebiete, die bei sehr vielen Tumoren vorkommen, auf die notwendige Sauerstoffspannung zu bringen. Das Vorgehen ist leider kompliziert, weil der Patient ein- und ausgeschleust werden muß und die Bestrahlung einen großen Stab von Personal beansprucht. Auch mit dieser Methode konnten Heilungen bei Patienten erzielt werden, deren Aussichten bei der üblichen Bestrahlungstechnik unter atmosphärischen Bedingungen als infaust hätten bezeichnet werden müssen. Auch dieses Verfahren hat seine Gefahren. Aus technischen Gründen müssen Einzeldosen zum Teil sehr hoch gewählt werden, was in einzelnen Fällen zu Strahlenschäden führte. Dies gilt vor allem für den Knorpel, dessen Sensibilität unverhältnismäßig erhöht wird, so daß Nekrosefälle auftreten. Bei den übrigen Geschwülsten läßt sich die Komplikationsrate aber im tragbaren Rahmen halten.

Im Gegensatz zur Bestrahlung mit Sauerstoffüberdruck, kann man auch eine Angleichung der Strahlensensibilität der gut und schlecht mit Sauerstoff versorgten Tumorzellen erzielen, indem man unter Ausschluß von Sauerstoff bestrahlt. Vorläufig ist dies nur bei Extremitätentumoren durchführbar. Die Zirkulation wird während etwa einer Stunde unterbunden. Die Dosierung ist ziemlich schwierig, kann sich aber auf Erfahrungen im Tierexperiment stützen, wo ein Zusatz von etwa 40% zum Ausgleich der Schädigung genügte. Entsprechende Versuche wurden von SUIT u. Mitarb. durchgeführt mit ermutigenden Erfolgen bei Weichteilsarkomen. Die Ergebnisse bei Knochensarkomen entsprachen jedoch nicht den Erwartungen.

Es ist auch naheliegend, die Bestrahlung bei verschiedenen Temperaturen vorzunehmen. Schon 1925 wurden von ANCEL und VINTEMBERGER Versuche während des *Winterschlafs* vorgenommen. Der Strahlenschaden wird erst in voller Intensität manifest, wenn die Tiere aus dem Winterschlaf erwachen. Bei Amphibien steigt die Strahlensensibilität mit Erhöhung der Temperatur.

GHYS konnte zeigen, daß Ratten, die an tiefe Temperaturen gewöhnt worden waren, eine erhöhte Strahlenresistenz bei Totalbestrahlung aufwiesen. Ob dies auch für die lokalen Strahleneffekte zutrifft, und ob die therapeutisch wirksame Sensibilitätsdifferenz bei malignen Tumoren sich steigern läßt, ist noch nicht untersucht worden.

Schließlich seien noch Kombinationen mit elektrischem Strom (RUSSEL-CARTY) und die Anwendung von *Magnetfeldern* (FORSSBERG) erwähnt, die bisher noch zu keinen klinischen Erfolgen geführt haben.

Die Wahl der Strahlenqualität RBW Qualityfaktor, der Bestrahlungsfelder, der Dosis in der Tiefe, der R/min, der täglichen Dosis, der Gesamtdosis und der Verteilung über die Zeit kommen für die Beurteilung der Strahlensensibilität hier nicht in Frage, müssen aber bei der radiotherapeutischen Technik diskutiert werden. Für die Beurteilung der Strahlensensibilität nimmt man von vornherein an, daß die verabreichte Dosis optimal war.

Zusammenfassung

Diese sehr kurze und schematische Studie über die Radiosensibilität der Tumoren ist ein einfacher Versuch der Darstellung eines der wichtigsten Probleme der Strahlentherapie.

Zahlreiche Autoren sind angeführt worden, nicht um die Priorität ihrer Arbeiten darzustellen, sondern allein, um dem interessierten Leser zu ermöglichen, seine Studien zu fördern und das Auffinden der Literatur zu erleichtern.

Dem jungen Therapeuten mag die Kenntnis der Radiosensibilität sehr kompliziert erscheinen. In der täglichen Praxis wird die Behandlung dieser Frage durch die Erfahrung in der Cancerologie erheblich vereinfacht. Trotzdem sollten die Radiotherapeuten bemüht sein, die Lösung dieser komplexen Probleme zu fördern.

Man kann zusammenfassend sagen, daß der Radiotherapeut, der sich mit den Problemen der Radiobiologie und der Cancerologie vertraut gemacht hat, seine therapeutischen Entschlüsse auf der Basis einer dreifachen Analyse fassen wird:

1. Analyse der histologischen Faktoren als wichtigste Grundlage zur Beurteilung der Radiosensibilität.

2. Analyse der klinischen Faktoren zur Ergänzung der ersten Auffassung. Tatsächlich gestattet die Beobachtung der Reaktion des Tumors während der Behandlung die Art der Bestrahlung nötigenfalls zu ändern.

3. Analyse der Mittel, die — gemäß den heutigen klinischen Möglichkeiten — den Grad der Radiosensibilität erhöhen können.

Literatur

Ackermann, L. V., and J.-A. del Regato: Cancer. diagnosis, treatment and prognosis. St. Louis: C. V. Mosby Co. 1954.

Albers-Schönberg, H. E.: Über eine bisher unbekannte Wirkung der Röntgenstrahlen auf den Organismus der Tiere. Münch. med. Wschr. **50**, 1859 (1903).

Alberti, W., u. G. Politzer: Experimentalbiologische Vorstudien zur Krebstheorie. Fortschr. Röntgenstr. **32**, 56—64 (1924).

Ancel et P. Vintenberger: In: Z. M. Bacq, L'influence de certains facteurs métaboliques sur la radiosensibilité. Rapport du Symposium sur la Radiosensibilité. Québec: Laval Méd. Inc. 1963.

Andersen, S. R.: Differentiation and irradiation. Acta radiol. (Stockh.) **33**, 57—68 (1950).

D'Angio, G. J.: Laboratory and clinical observation with combined actinomycin and X-radiation. Rapport du Symposium sur la Radiosensibilité, Québec 1962, p. 137—139. Québec: Laval Méd. Inc. 1963.

Baclesse, F., et R. Delaplace: Sensibilisation chimique en radiothérapie. Résultats cliniques. Antibiotica et Chemotherapia, Fortschritte. Basel: S. Karger. Separatum, vol. 8, 374—376 (1960).

—, et G. Dulac: Les tumeurs malignes du rhinopharynx. Assoc. franç. pour Étude cancer **31**, 160—177 (1943).

— J.-F. Duplan et R. Royer: Méthode d'évaluation de la radiosensibilisation des cellules cancéreuses. Bull. Ass. franç. Cancer **51**, 395—406 (1964).

— G. Gricouroff, et A. Tailhefer: Essai de roentgenthérapie du cancer du sein suivie d'opération large; résultats histologiques. Bull. Ass. franç. Cancer **28**, 729—743 (1939).

Bacq, Z. M., et P. Alexander: Principes de radiobiologie. Paris: Masson & Cie. 1955.

Bagshaw, M. A.: Approaches for combined radiation and chemotherapy. Quebec Symp. on Radiosensibility. Laval méd. **1963**, 124—133.

Bauer, R.: Das Krebsproblem. Berlin-Göttingen-Heidelberg: Springer 1949.

Bergonié, J., et L. Tribondeau: Interprétation de quelques résultats de la radiothérapie et essai de fixation d'une technique rationelle. C. R. Soc. Biol. (Paris) **143**, 983 (1906).

Betz, H., et L. Fruhling: Etude de la régénération des organes hématopoiétiques chez les souris irradiées à fortes doses et protégées par injéction de KCN. C. R. Soc. Biol. (Paris) **144**, 1013—1015 (1950).

Black, M. M., S. Kerpe, and F. G. Speer: Lymph-node structure in patients with cancer of breast. Amer. J. Path. **29**, 505—521 (1953).

Bloom, J. G.: Influence of histological structure on radiosensitivity of tumours. Symposium; role of histology in treatment of breast cancer. Brit. J. Radiol. **29**, 488—497 (1956).

Bohn, G.: Influence des rayons du radium sur les animaux en voie de croissance. C. R. Acad. Sci. (Paris) **136**, 1012 (1903).

Borders, A. C.: Squamous-cell epithelioma of the lips; a study of 537 cases. J. Amer. med. Ass. **74**, 656—664 (1920).

— The grading of carcinoma. Minn. Med. 8, 726—730 (1925).

— Carcinoma; grading and practical application. Arch. Path. **2**, 376—381 (1926).

Bordier, H.: Action biochimique des radiations et en particulier des radiations de Röntgen. Arch. Élect. méd. **21**, 289 (1913).

Brunner, K. W.: Grundsätze der chemotherapeutischen Behandlung der Krebskrankheiten. Schweiz. med. Wschr. **95**, 789—799, 1279—1289 (1965).

Buschke, F.: Vierzehn Jahre Supervolt-Röntgentherapie. Swedish Hospital. Seattle/USA. Schweiz. med. Wschr. **83**, 641 (1953).

Caspersson, T., and L. Santersson: Cell growth and cell function. New York: W. W. Norton & Co. Inc. 1950.

Cherry, C. P.: Radiation effects on normal endocervix and on adenocarcinomas of cervix. J. Obstet. Gynaec. Brit. Emp. **58**, 774—779 (1951).

—, and A. Glücksmann: The influence of systemic factors on the reaction to radium treatment of the normal and malignant epithelium of the uterine cervix. Cancer (Philad.) **7**, 504 (1954).

Churchill-Davidson, J., A. C. Sanger, and R. H. Thomlinson: High-pressure oxygen and radiotherapy. Lancet **1955 I**, 1091—1095.

Cornil, L., and A. Stahl: Nucleic acids in the cancerous cell and radiosensitivity. Acta Un. int. Cancr. **7**, 818 (1952).

Coutard, H.: Chronological factors in radiation therapy. J. appl. Physics **12**, 329—330 (1941).

Cramer, W.: Experimental observations on therapeutic action of radium. Sci. Rep. Cancer Res. Fd (Lond.) **10**, 95—123 (1932).

Crowther, J. A.: Some considerations relative to the action of X-rays on tissue cells. Proc. roy. Soc. B **96**, 207 (1924).

Daly, J. F., and M. Friedman: Combined irradiation and chemotherapy in the treatment of squamous cell carcinoma of the head and neck. Trans. Amer. Acad. Ophthal. Otolaryng. 625—643 (1964).

Desjardins, A.-V.: A classification of tumors from the stand's point of radiosensitiveness. Amer. J. Roentgenol. **32**, 493 (1934).

Dessauer, F.: Zur Erklärung der biologischen Strahlenwirkungen. Strahlentherapie **16**, 208 (1923).

Djordjevic, B., and W. Szybalski: Genetics of human cell lines. III. Incorporation of 5-bromo- and 5-iododeoxyuridine into the deoxyribonucleic acid of human cells and its effect on radiation sensitivity. J. exp. Med. **112**, 509—531 (1960).

Ellinger, F.: Medical radiation biology. Springfield: Ch. C. Thomas 1957.

Elward, J.-F., and J.-F. Belair: Relative degrees of radiosensitivity of tissue. Radiology **33**, 450—461 (1939).

Englmann, K.: Zit. in: H. Holfelder, Die Röntgentiefentherapie, S. 26—80. Leipzig: Georg Thieme 1938.

Feine, U., and O. Hug: In: Rajewsky, Wissenschaftliche Grundlagen des Strahlenschutzes. Karlsruhe: G. Braun 1957.

Forssberg, A.: Some experiments in irradiating drosophila eggs with roentgen rays and gamma rays in a magnetic field. Acta radiol. (Stockh.) **21**, 213 (1940).

Garces, B.: Contrôle cytologique de l'irradiation. Bull. Ass. franç. Cancer **44**, 492—499 (1957).

Ghys, R.: L'influénce des facteurs métaboliques sur la radiosensibilité. Symp. sur la Radiosensibilité, p. 69. Quebec. Québec: Laval Méd. Inc. 1963.

Glocker, R.: Über das Grundgesetz der physikalischen Wirkungen von Röntgenstrahlen verschiedener Wellenlänge. Z. Phys. **42**, 825 (1927).

Glücksmann, A.: Preliminary observations on the quantitative examination of human biopsy material taken from irradiated carcinomata. Brit. J. Radiol. **14**, 187—198 (1941).

— II. The response of human tissues to radiation with special reference to differentiation. Brit. J. Radiol. **25**, 38—43 (1952).

— The influence of systemic factors on the differentiation and radiocurability of cervical cancers. Brit. J. Radiol. **29**, 423 (1956).

—, et F. G. Spear: The qualitative and quantitative histological examination of biopsy material from patients treated by radiation for carcinoma of the cervix uteri. Brit. J. Radiol. **18**, 313—322 (1945).

Graham, R. M., and J. B. Graham: A cellular index of sensibility on ionising irradiation. Cancer (Philad.) **2**, 215 (1953).

Gray, L. H.: Radiobiologic basis of oxygen as a modifying factor in radiation therapy. Amer. J. Roentgenol. **85**, 803—815 (1961).

Greenough, R. B.: Varying degrees of malignancy in cancer of the breast. J. Cancer Res. (Lancaster Pa.) **9**, 454—463 (1924/25).

Gricouroff, G.: Du pronostic histologique dans le cancer du sein. Bull. du cancer **35**, 215 (1948).

— Sur l'état de différenciation morpholique des cellules cancéreuses dans les vaisseaux lymphatiques. C. R. Soc. Biol. (Paris) **147**, 948 (1953).

Gricouroff, G.: Sur la radiorésistance des cancers. Presse méd. **64**, 137 (1956).

—, et F. Zadjela: Sur la teneur comparée en acide désoxyribonucléique des cellules cancéreuses, selon qu'elles sont attachées au stroma ou en migration dans les lymphatiques. C. R. Soc. Biol. (Paris) **147**, 950 (1953).

Griem, M. L., and F. D. Malkinson: Modification of radiation response of tissue by colchicine; preliminary clinical evaluation. 8th Internat. Cancer Congr., Moscow, 1962.

—, and J. A. Stein: The effect of l-Trijodothyronine on radiation sensitivity. Amer. J. Roentgenol. **84**, 695—698 (1960).

Guyer, M., and P. E. Claus: Irradiation of cancer following injection of colchicine. Proc. Soc. exp. Biol. (N.Y.) **42**, 565 (1939).

Hackmann, C.: Experimentelle Untersuchungen über die Wirkung von Actinomycin C (HBF 386) bei bosartigen Geschwülsten. Z. Krebsforsch. **58**, 607 (1952).

Heinecke, H.: Über die Einwirkung der Röntgenstrahlen auf innere Organe. Münch. med. Wschr. **51**, 785 (1904).

Herovici, C., et Cao Xuan An: Signification pronostique des critères cytochimiques dans une série de 117 cancers du col utérin. Bull. Ass. franç. Cancer **45**, 83—91 (1958).

Holfelder, H: Die Röntgentherapie. Leipzig: G. Thieme 1935.

Hollaender, A., W. K. Backer, and E. H. Anderson: Gold Spr. Harb. Symp. quant. Biol. **16** (1951).

Holthusen, H.: Beiträge zur Biologie der Strahlenwirkung. Untersuchung an Askarideneiern. Pflügers Arch. ges. Physiol. **187**, 1 (1921).

— Über die Voraussetzungen für das Eintreten der Zellschädigung durch Röntgenstrahlen. Klin. Wschr. **4**, 392 (1925).

Holweck, F., et A. Lacassagne: Essai d'interprétation quantique des différentes lésions produites dans les cellules par les radiations. C. R. Soc. Biol. (Paris) **107**, 814 (1931).

Howard, A., and S. R. Pelc: Heredity (Suppl.) **6**, 261 (1953).

Howe, C. D., G. H. Fletcher, M. L. Samuels, and H. D. Suit: Combined 5-fluorouracil and cobalt irradiation evaluated by double blind technique. Acta Un. int. Cancr. **20**, 400—403 (1964).

Hyman, G. A.: The anemia of cancer. Amer. J. Roentgenol. **79**, 511—520 (1958).

Jolles, B., and P. C. Koller: Role of connective tissue in radiation reaction of tumours. Brit. J. Cancer **4**, 77—89 (1950).

Kaplan, H. S., and F. L. Howsden: Sensitization of purine-starved bacteria to X rays. Proc. nat. Acad. Sci. (Wash.) **51**, 181—188 (1964).

— H. C. Smith, and P. A. Tomlin: Effect of halogenated pyrimidines on radiosensitivity of E. coli. Radiat. Res. **16**, 98—113 (1962).

— R. Zavarine, and J. Earle: Interaction of the oxygen effect and radiosensitization produced by base analogues incorporated into deoxyribonucleic acid. Nature (Lond.) **194**, 662—664 (1962).

Koller, P. C.: Chromosome breakage. Progr. Biophys. **4**, 195—243 (1954).

KOLLER, P. C., and D. W. SMITHERS: Cytological analysis of the response of malignant tumors to irradiation as an approach to a biological basis for dosage in radiation therapy. Brit. J. Radiol. **19**, 89—100 (1946).

KRITTER, H., et C. HEROVICI: Contribution à l'étude de la radiosensibilité des tumeurs utérines; critères cytochimiques. Bull. Ass. franç. Cancer **43**, 513—521 (1956).

LACASSAGNE, A.: Role de l'histologie dans l'appréciation de la radiosensibilité des cancers épithéliaux cutané et cutanéomuqueux. Paris méd. **43**, 143—146 (1922).

—, et G. GRICOUROFF: Actions des radiation ionisantes sur l'organisme. Paris: Masson & Cie. 1956.

—, et O. MONOD: Les caryocinèses atypiques provoquées dans les cellules cancéreuses par les rayons X et γ et leur rôle dans la régression des tumeurs malignes irradiées. Arch. franç. path. gén. exp. **1**, fasc. I (1922).

LANGENDORFF, H.: Über das Wesen der Strahlenempfindlichkeit. Strahlenther. **78**, 13 (1948).

—, u. R. KOCH: Untersuchungen über den biologischen Strahlenschutz. VI. Über die Absterbeordnung röntgenbestrahlter Mäuse. Strahlentherapie **94**, 250 (1954).

LEVY, F.: Essai sur la théorie enzymatique du cancer. Prog. méd. (Paris) **83**, 443—448 (1955).

LOISELEUR, J.: Synthèseschimiques consécutives à l'action des radiations ionisantes. J. de chim. phys. **52**, 625 (1955).

LÜHRS, W., E. HEISE, and G. BACIGALUPO: Influence of L-3,5,3'-triiodothyronine on oxidative phosphorylation of tumor mitochondria. Nature (Lond.) **183**, 1534—1535 (1959).

MAISIN, H., et C. FIEVEZ: Etude histologique de la réparation intestinale chez des rats irradiés sous diverses conditions de protection. Symposium de radiobiologie, Liège, 1954, S. 304.

MAISIN, J., H. MAISIN, H. DUNJIC et P. MOLDAQUE: La radiobiologie comme méthode de travail en physiopathologie et en cancérologie expérimentale. Bull. Acad. suisse sci méd. **11**, 247 (1955).

MASSON, P.: Tumeurs humaines. Paris: Maloine 1956.

MIESCHER, G.: Röntgenbiologie der gesunden und kranken Haut. Strahlentherapie **27**, 257 (1928).

MITCHELL, J. S.: Laboratory studies and clinical trials of some chronical radiosensitizers. Radiobiology Symp. 1954, p. 170—189. London: Butterworth's Sci. Publ. 1954.

MOTTRAM, J. C.: Factor of importance in radio sensitivity of tumours. Brit. J. Radiol. **9**, 606—614 (1936).

— Contribution of the spacing of radiation according to variation in radiosensitivity. Brit. J. Radiol. **10**, 494 (1937).

NAKAHARA, W.: Studies of x-ray effects. XIII. Histologic study of the fate of cancer grafts inoculated into an x-rayed area. J. exp. Med. **38**, 309—326 (1923).

PATERSON, R.: The treatment of malignant diseases by radium and X-rays. London: E. Arnold & Co. 1956.

PERTHES, G.: Über den Einfluß der Röntgenstrahlen auf epitheliale Gewebe, insbesondere auf das Carcinom. Langenbecks Arch. klin. Chir. **71**, 955 (1903).

PORTMAN, U.-V.: Clinical therapeutic radiology. New York: Thomas Nelson & Sons 1950.

RAJEWSKY, B.: Wissenschaftliche Grundlagen des Strahlenschutzes. Karlsruhe: C. Braun 1957.

REGAUD, C.: Fondements rationnels, indications techniques et résultats généraux de la radiothérapie des cancers. J. Radiol. Électrol. **4**, 433 (1920).

— Sur la sensibilité du tissue osseux normal vis-à-vis des rayons X et γ et sur le mécanisme de l'ostéoradionécrose. C. R. Soc. Biol. (Paris) **87**, 629 (1922).

—, et R. FERROUX: Influence du „facteur temps" sur la stérilisation des lignées cellulaires normales et néoplastiques par la radiothérapie. Acta radiol. (Stockh.), Suppl. **3**, 107—123 (1929).

— A. LACASSAGNE, and R. FERROUX: Fondements physiologiques et techniques de la radiothérapie des cancers. Rueil: A. Chahine 1925.

RENFER, H. R.: Kombination von klinischer Behandlung mit Röntgenbestrahlung. Radiol. clin. (Basel) **18**, 306—313 (1949).

RUSSEL-CARTY, J.: Sensibilization to X-radiation by the direct electric current. **31**, **414** (1938).

RUTISHAUSER, E., et G. MAJNO: L'irradiation préopératoire des carcinomes du sein. Constatations anatomo-pathologiques. Schweiz. med. Wschr. **77**, 935—949 (1947).

SCANLON, P. W.: The effect of mitotic suppression and recovery after irradiation on time-dose relationships and the application of this effect to clinical radiation therapy. Amer. J. Roentgenol. **81**, 433—455 (1959).

SCARFF, R. W., and P. S. ANDREWS: The influence of histological structure on the radiosensitivity of tumours: a symposium. I. The histological aspects of tumour radiosensitivity. Brit. J. Radiol. **29**, 478—482 (1956).

SCHINZ, H. R., u. B. SLOTOPOLSKY: Strahlenbiologie der gesunden Haut. Ergebn. med. Strahlenforsch. **3**, 583 (1928).

SCHOBER, R.: Mesenchymale Gewebsreaktionen am vorbestrahlten Mamma-Carcinom. Strahlentherapie **98**, 366—381 (1955).

SMITHERS, D. W.: Control and treatment of radiation reactions. Brit. J. Radiol. **15**, 233—236 (1942).

SPEAR, F. G.: Tissue culture II—III; its application to radiological research. Brit. J. Radiol. **8**, 68, 280 (1935).

— Radiations and living cells. New York: J. Wiley & Sons 1953.

STEVENS, L. G.: Injurious effects on the skin. Brit. med. J. **1896**, 998.

STRANGEWAYS, T. S. P., and H. E. M. OAKLEY: The immediate changes observed in tissue cells after exposure to soft X rays while growing in vitro. Proc. roy. Soc. B **95**, 373—381 (1923).

SULLIVAN, R. D., E. MILLER, A. M. WOOD, P. CLIFFORD, J. K. DUFF, R. TRUSSEL, and J. H. BURCHENAL: Continous infusion cancer chemotherapy in humans — effects of therapy with intra-arterial methotrexate plus intermittent intramuscular citrovorum factor. Cancer Chemother. Rep. **10**, 39—44 (1960).

THOMLINSON, R. H.: An experimental method for comparing treatments of intact malignant tumours in animals and its application to the use of oxygen in radiotherapy. Brit. J. Cancer **14**, 555—576 (1960).

ULTMANN, J. E.: The role of the spleen in the hemolytic anemia of cancer patients. Cancer Res. **18**, 959—967 (1958).

UMIKER, W., I. LAMPE, and R. RAPP: The diagnostic and prognostic value of oral smears in the radiotherapy of carcinoma of the oral cavity and oropharynx. Amer. Roentgenol. **85**, 69—77 (1961).

VINTEMBERGER, P.: Etudes expérimentales sur la mitose envisagée comme facteur de radiosensibilité. Arch. anat. **12**, 229—464 (1930/31.)

WARREN, S.: The radiosensitivity of tumours. Amer. J. Roentgenol. **45**, 641—650 (1941).

ZUPPINGER, A.: Veränderungen nach protrahiert-fraktionierter Röntgenbestrahlung im Bereich der oberen Luft- und Speisewege. Strahlentherapie **70**, 361—442 (1940).

— Die zweite protrahiert-fraktionierte Bestrahlung. Strahlentherapie **72**, 562—616 (1943).

— The influence of Cortisone on the radiation effect of bones. Progr. biochem. Pharmacol. **1**, 479–488 (1965).

J. Palliative radiotherapy and the treatment of advanced or incurable cancer

By

J. Maisin, H. Maisin and **C. Deckers**

I. Palliative radiotherapy

1. General background of the problem

Definition

The term "palliative radiotherapy" is used here without restriction as to the method's curative potential. Palliative radiotherapy as the writers understand it is radiotherapy applied to tumours in an advanced or very advanced state and which are beyond the usual or normal "stage of curability". Its aim is to bring about temporary arrest of tumour growth, reduction in volume and temporary or even permanent disappearance, provided that the local and general condition of the patient make attainment of these objectives possible.

This was the approach which was followed in writing the present chapter. We are not, therefore, concerned here with radiotherapy which never aims at eliminating tumours but only at alleviating their symptoms.

a) Biological basis of palliative radiotherapy

The biological basis of palliative radiotherapy is practically the same as the biological basis of radiotherapy in general and it is not necessary to consider it here in detail. A number of features peculiar to advanced tumours and favouring their treatment by radiotherapy may, however, be mentioned.

Advanced tumours are often more anaplastic in nature than tumours at an early developmental stage. Far from diminishing their radiosensitivity this tends to increase it. Their degree of vascularisation generally high and other things being equal, makes them more radiosensitive than tumours with the same degree of differentiation but with a poorer blood supply.

Advanced tumours generally show diffuse ulceration, at least when they are near a free surface, and the ulcers lend themselves readily to shrinkage or fibrosis by radiotherapy.

Advanced and ulcerated tumours often show secondary infection which may well respond to radiotherapy. They are frequently accompanied by pain of varying origin — compression or inflammatory complications — and this too usually responds to adequate radiotherapy. This also applies to many forms of obstruction in consequence of advanced tumours.

The arrest of advanced tumour growth by well directed radiotherapy delays dissemination by metastasis. Furthermore, glandular metastases rendered inoperable by extension to neighbouring tissue following perforation of the gland capsule are often, in the absence of other complicating factors, more radiosensitive than mobile glands with an intact capsule. This is probably due to easier absorption of the elements destroyed by radiotherapy, since the development of resorptive and reparative granulation tissue occurs at the expense of the soft tissue surrounding the gland.

On the other hand, a bulky mass of neoplastic tissue is always an unfavourable factor. There are more cells to be destroyed and a correspondingly greater statistical risk that some will escape the lethal dose. The reabsorption of large amounts of tissue is difficult and may lead to secondary reactions, toxic or other (haemorrhage, perforation).

The number of tumours to treat has also, of course, considerable bearing on the results. This will be discussed further in the next section.

It may be remarked at this point that palliative treatment of cancer in general and of advanced cancer in particular has benefited very considerably from the introduction into therapeutics of a wide range of radioisotopes.

b) Indications and limitations of palliative treatment of cancer and neoplastic diseases by radiation

While it is relatively easy to define the general indications for palliative treatment of malignant tumours by radiation, it is more difficult to decide on its limitations.

Rational formulation of the indications is best based upon the method of classification of tumours by stages proposed by the working group convened by the International Union against cancer and the Seventh International Congress of Radiology held at Copenhagen in 1953. This method was reconsidered and adopted in principle by the working group headed by Professor SCHINZ during the Ninth International Congress at Munich in 1959.

The method consists in classifying the primary tumour and its metastases separately. The primary tumour is classified in terms of its extent and its dimensions, each developmental stage being indicated by T, T_1, T_2, T_3, T_4 respectively; stages T_3 and T_4 are regarded as inoperable.

Metastases are classified as N_a, N_b, N_c and M, N_a indicating absence of metastases, in the lymph nodes, N_b presence of operable metastases which have not perforated the gland capsule, N_c inoperable or fixed metastases, and M distant or visceral metastases.

Tumours are classified finally into stages I, II, III or IV by combination of the various letters (see Table 1).

Table 1. *Classification of tumours according to the TNM system*

Stage I	T_1 Na	Stage III	T_1 Nc	Stage IV	T_1—M
	T_2 Na		T_2 Nc		T_4 Na
			T_3 Na		T_4 Nb
Stage II	T_1 Nb		T_3 Nb		T_4 Nc
	T_2 Nb		T_3 Nc		T_4

We regard as falling within the scope of palliative treatment primary tumours T_3 and T_4, and T_1 and T_2 when accompanied by metastases N_c or M.

The limits within which treatment is justified in these different cases, are certainly, as was remarked above, more difficult to determine.

In general, each case should be considered on its own merits, especially in regard the type of palliative treatment to be adopted.

It may at first appear attractive to attempt to limit the indications in terms of size of the primary tumour, its extension to neighbouring organs, the risk of perforation, proximity to large vessels or still other criteria. In fact, we feel it cannot be repeated too often, each case should be regarded as an individual problem.

One might tend to be guided by the number and the localisation of the metastases. These are important criteria, but they are not absolute. Consideration has to be given also to the histological type of the tumour, its degree of differentiation, its radiosensitivity, the physiopathology of the neoplasm in question, the age of the patient and his general condition. Furthermore, the introduction of radioisotopes, and the fact that the special affinity of certain of them for a given tissue, (e.g. radioactive iodine), are new and by no means negligible factors influencing the indications for palliative treatment.

Finally, to us there are many cases in which it appears to be more imprudent to withhold the possible benefits of palliative treatment than to adopt a cautiously expectant attitude. Experience has, in fact, shown that pleasant surprises are possible and that cases considered quite hopeless may draw real and sometimes long-lasting benefits from this type of treatment.

On the other hand, it has to be admitted that generalized metastases with gross invasion of the liver or brain, are beyond the reach of palliative therapy as defined at the beginning of the present chapter. This also applies to an extensive series of highly radio-resistant tumours and to patients whose general condition is unsatisfactory.

c) Equipment and techniques of palliative radiotherapy

α) *Conventional equipment*

Any form of equipment now regarded as conventional is liable to have to be used in palliative radiotherapy.

For contact or short distance therapy, the use of radium tubes of various charges, and in particular tubes of weak strength, such as tubes of 1 or 2 mg filtered by 0.5 or 1mm of platinum, are in common use, as are also the different models of contact therapy.

The conventional equipment for distance Roentgentherapy (tele-Roentgen-rays) in the shape of apparatus which can operate at voltages between 120 to 400 kV is in regular use. The conventional equipment for telecurietherapy, such as units from 1 to 50 g of radium, of which the most commonly used have 10—15 g of radium, are in routine use in the writers' department. The reader will find certain of these units, and in particular the 50 g unit, in service at the Cancer Institute of the University of Louvain, described in special publications (Maisin *et al.*, 1950, 1954).

All the usual forms of curietherapy or of intracavitary or interstitial cobalt therapy are also in frequent use.

β) *Linear accelerators, betatrons and units with a high charge of radioelements such as Cobalt^{60} and Caesium^{137}*

These new and powerful machines undoubtedly have their uses in palliative radiotherapy. Leaving aside for the moment the question of their running costs, it may be said without hesitation that for very deep-seated tumours they are a particularly valuable clinical weapon, because of the facility with which the desired dose can be delivered at depth, and because this kind of irradiation is much better tolerated by the skin than the conventional therapy.

There are also many indications in palliative radiotherapy for betatrons which allow the beam of beta rays to be used.

γ) *The radioisotopes*

At this point we should like to discuss at some length the scope of the radioelements in palliative radiotherapy. The field of application of these substances grows wider every year; new and more practical forms are continually being introduced; established techniques are improved and their indications and optimal dosage better understood.

Table 2 lists the chief radioisotopes utilised in radiotherapy, along with their principal characteristics and the form in which they are generally used. Their indications will be discussed in the second part of the present chapter dealing with the palliative treatment of the common forms of cancer.

There are many techniques for the use of radioisotopes. They are different for each isotope used and vary with the type of tumour to be treated, its localisation and its radiosensitivity.

Surface irradiation by means of beta-emitters such as phosphorus or ^{90}Sr or ^{90}Y is performed with various applicators of the radioisotopes for treating tumours which are not of great thickness, e.g. basal cell epitheliomas of the skin or tumours of the conjunctiva. A simple applicator for tumours of the skin may be blotting paper impregnated

Table 2. *Principal radioisotopes used in treatment*

Element	Isotope	Half-life	Radiation MeV beta	Radiation MeV gamma	Form in which used	Mode of administration
Sodium	^{24}Na	15 hours	1.39	2.75; 1.37	solution	intracavitary (bladder)
Phosphorus	^{32}P	14.3 days	1.71	—	1) solution 2) colloidal suspension 3) solid gelatin 4) plastic ^{32}P	ingestion; I.V. interstitial infiltration; I.V.; intracavitary injection (pleura, peritoneum) interstitial implantation surface applicator
Cobalt	^{60}Co	5.3 years	0.3	1.3 to 1.17	1) solution 2) solid seeds, threads, needles) 3) large sources	intracavitary (bladder) interstitial implantation telegammatherapy
Gallium	^{72}Ga	14.1 hours	0.64 to 3.17	0.63 to 2.51	solution	ingestion; I.V.
Bromine	^{82}Br	35.8 hours	0.44	0.55 to 1.47	solution	intracavitary (bladder)
Caesium	^{137}Ce	30 years	0.52 to 1.57	0.662	large sources	telegammatherapy
Strontium	^{90}Sr+^{90}Y ^{89}S	28 years 55 days	0.54 to 2.24 1.5 MeV	—	solid	surface applicator
Yttrium	^{90}Y	64 hours	224	—	1) solution 2) solid (seeds)	intracavitary injection (pleura, peritoneum); interstitial infiltration interstitial implantation (pituitary)
Iodine	^{131}I	8 days	0.6	0.08 to 0.72	solution	ingestion
Tantalum	^{182}Ta	111 days	0.5	0.06 to 1.22	solid (threads)	interstitial implantation (bladder)
Iridium	^{192}Ir ^{194}Ir	74.4 days 19 hours	0.097 to 0.67 2.24 to 1.91	0.296 to 0.613 0.29 to 1.15	solid seeds, wire solid (seeds) threads wire	 interstitial implantation (pituitary)
Gold	^{198}Au	2.7 days	0.96	0.411	1) colloidal suspension 2) solid (wire, threads, seeds)	interstitial infiltration; intracavitary injection (pleura, peritoneum, bladder); intravenous injection interstitial implantation

with ^{32}P cut out to suit the size and shape of the tumour to be treated. For tumours of the conjunctiva, FRIEDELL (1951) and co-workers have incorporated strontium or yttrium in malleable sheets of polyethylene. Phosphorus also may be incorporated and subsequently made radioactive by placing it in a nuclear reactor.

Intracavitary surface irradiation may be performed by means of beta- or gamma-emitters according to the type of tumour. This technique is used for the treatment of widespread tumours of the bladder. The radioactive fluid is placed in a balloon which distends under the pressure of the fluid and is put into the bladder by means of an appropriate introducer.

Oral administration is used for easily absorbed and readily diffusible isotopes such as ^{32}P or ^{24}Na in the treatment of generalized cancerous conditions (leukaemia, lymphosarcoma, plasmocytoma, polycythaemia vera) and ^{131}I which has a marked affinity for thyroid tissue.

Intracavitary infiltration of the peritoneum, pleura or certain cystic cavities is done with good quality colloids which have no tendency to diffuse but which are well absorbed by the phagocytes. The isotopes generally used for this purpose are colloidal gold and colloidal chromium phosphate. A simple solution of yttrium may also be used because this element is easily absorbed by organic proteins and behaves as a colloid. If correct techniques and instrumentations are used these infiltrations can be performed without risk of irradiation and contamination of the personel or the rooms.

Interstitial infiltration of colloid into tumours, peritoneal tissue or healthy tissue whose lymphatics drain towards lymph nodes which have become the site of metastases, is performed by means of a shielded syringe and a needle which is hermetically sealed by bayonet-fashion to the syringe nozzle. The colloids generally used for this purpose are colloidal gold and chromium phosphate. Some of these techniques are intended to sterilise lymphatic territories prior to certain surgical interventions such as, for example, pneumectomy. They will be discussed in the section devoted to cancer of the lung and cancer of the breast.

Implantation of solid radioactive gold seeds, of iridium or even of yttrium or of cobalt is carried out by a wide variety of techniques. The technique selected depends on the isotope used and on whether the implantation is intended to be temporary or permanent.

Techniques for permanent implants of gold or iridium grains 194 are undergoing increasing development and these implants are tending more and more to replace interstitial application by radium needles. They have a much wider scope than radium needles or ^{60}Co and have many advantages over these latter and even over radon seeds. Not only may they be left *in situ*, but their dosage is very constant (more constant than that of radon seeds), no leakage is possible, they are of very small dimensions and, because of the lower penetration of the gamma rays (0.411 MeV for gold and 0.29 to 1.15 for iridium 194) and the greater speed of manipulation, the medical staff is exposed to far less risk of irradiation.

A major advantage of these seeds is that they can be introduced readily and quickly by simple techniques even into tumours so situated that the interstitial application of radium or cobalt needles would be difficult if not impossible. The insertion is effected through very thin introducers, generally adapted (as in the case of gold) to a gun containing a magazine of 15 grains, which a suitable trigger mechanism ejects one by one at the end of the needle. The introducers are graduated in centimeters, thus allowing uniform distribution of the grains. They are made to the length desired and may be straight or curved. We have had needles 25—30 cm long made for intracavitary use.

In 1956 HENSCHKE, GREENBERG and co-workers had the idea of introducing yttrium permanently in the form of re-absorbable plastic filaments (methyl cellulose) enclosing radioactive yttrium. This technique is certainly ingenious and even more flexible than the utilisation of colloidal chromium phosphate in sheets of hardened gelatine as suggested by CHEVALLIER of Strasbourg and his pupils (A. CHEVALLIER and C. BURG, 1955).

Techniques for temporary implants are usually different. The radioactive seeds of cobalt, iridium or gold are introduced in very fine nylon tubes and maintained at the desired distance from each other by appropriate devices, such as, for example, non-activated aluminium seeds of various lengths. Tubes of various lengths can thus be loaded with the appropriate grains. These loaded tubes are kept in lead cases until the time of use, i.e. until they are introduced into the tumour or other tissues to be irradiated by means of various systems of hollow needles serving as guides.

The advantages of the method of temporary implants by means of nylon threads provided with radioactive seeds become apparent when cobalt grains which have a very long half life are used. The threads are easily and relatively quickly introduced. They can very readily be withdrawn by traction on one of the ends fixed to the tissues by means of special buttons. The amount of radiation received by the operator when all normal protective precautions are taken is three to four times less than what he would receive in the course of conventional implant of radium needles. Moreover, since the threads are very thin and very flexible they can be adapted to any shape of tissue to be irradiated, and are better tolerated than rigid needles. There is thus no doubt that the method of temporary implants has real advantages.

These advantages are, however, less evident in the case of radioactive seeds of short half life, such as ^{198}Au, ^{194}Ir or ^{90}Y. As was remarked above, the various grains are, because of their small dimensions, perfectly well tolerated by the tissues. The use of a gun, provided with introducers of variable length and shape makes application rapid, easy and accurate mainly when done under the guidance of an X-ray image amplifier equiped with a television camera. It also reduces very considerably the risk of irradiation to the operator. In addition, the system of permanent implants by a gun is more plastic and allows the density of the radioactive depots to be varied at will according to needs and to be distributed throughout the tissues in accordance with the shape and volume of the masses to be treated. Once the introduction is completed the patient is spared the disagreeable operation of removal.

Only a limited number of radioisotopes and techniques have been discussed here. There is no doubt that new techniques will be developed in the future to suit the new radioisotopes or the new forms of radioisotopes which are appearing on the market. The range at present available, however, enables palliative therapy to be applied to tumours in numerous situations in which treatment could not even have been contemplated with the old conventional methods.

d) Dosage, duration and special techniques in palliative radiotherapy

The doses used in palliative radiotherapy naturally vary very much, depending on the type of case and the result aimed at. The same applies to the techniques used, wide fields or small-fields, multiple field and beam directed, long or short duration of treatment. Although a certain number of treatment schemes corresponding broadly to certain types of situations may be outlined, it must be recognised that most cases have to be treated by a technique adapted to the existing situation.

This proviso having been made, we shall now formulate a certain number of rules applicable to certain groups of cases.

α) Treatment of a single tumour or a limited number of tumours

In these cases, provided that the general condition of the patient and the local condition of the lesion allow it, the aim should be to give doses sufficient to achieve the maximum possible reduction in the volume of the tumour or tumours, or even to make them disappear, if only temporarily. The methods and techniques used are the same as for curable cases, with, of course, the necessary individual adaptations.

β) Multiple and disseminated tumours

In this type of case it is out of the question to administer doses of an order of magnitude which would cause all the tumour growth present to disappear, even temporarily. The objectives must be alleviation or elimination of painful or dangerous features (such as pain, compression, haemorrhage, risk of perforation), reduction or elimination of fetid discharge or healing of certain ulcers.

In some of these cases, especially when there are multiple and painful osseous metastases, the use of wide fields generously covering the affected regions and small daily or thrice-weekly doses of the order of not more than 25—100 R per field, spread over a considerable period of time, constitute a very useful method. The total dosage to be administered per field should not, in general, exceed 500—750 R.

When, however, the aim is to influence a localised symptom such as compression, haemorrhage, ulcer, or malodorous secretion from an ulcer, larger doses approaching curative may have to be given. In such cases the use of an appropriate radioisotope may be very helpful. Here we have in mind internal compression or haemorrhage from pleural or peritoneal metastases in which infiltration of a well-chosen radioactive colloidal isotope often gives excellent results.

γ) Whole-body irradiation

For the treatment of certain neoplastic conditions affecting the whole body (such as leukaemia and particularly acute leukaemia) or diffuse generalized spread of radiosensitive neoplastic conditions whose primary focus was localised (such as certain varieties of lymphosarcoma, the plasmocytomas, Hodgkin's disease and seminomas), irradiation of the whole body would appear to be a rational procedure. Numerous attempts to do so were made in the past, but the discouraging results led to whole body radiotherapy being given up in many cases in favour of regional radiotherapy. The causes of failure are well known, namely, the high radiosensitivity of the normal bone marrow and intestinal mucosa. Raising the dosage above a certain level leads to severe general disturbances resulting from bone marrow hypofunction or to grave gastro-intestinal upset with nausea, vomiting and diarrhea, often followed by secondary infection due to these same marrow and gastrointestinal disorders. Yet if this dosage level is not reached no tumour regression of any duration can be hoped for.

Attempts have been made in recent years, to overcome the difficulty by administering, prior to irradiation, chemical protective substances such as cysteamine, 5-hydroxytryptamine or AET. Unfortunately these substances, which protect the bone marrow and the intestinal mucosa, also protect the cancer cells, and their use does not remove the difficulty, except in certain specific circumstances. This subject will be considered further in Chapter IV dealing with the role of the radioprotectors in general (see p. 527). It may however be stated at this point that the oral administration of a radioprotector such as AET may sometimes be useful in the treatment of tumours situated in the abdominal cavity.

The only way to avoid the bone marrow depression is to take steps, following administration of the wholebody dose, to ensure regeneration of the bone marrow. The best and most effective means for doing this is the transfusion of homologous marrow, or even, in certain cases, of autologous marrow taken from the patient himself before irradiation and preserved at low temperatures. (This method is of course applicable only in diseases in which neoplastic cells are not regularly present in large numbers in the bone marrow. It is therefore not applicable in the leukaemias.) Transfusions of marrow, even homologous marrow, are not only well tolerated, their active proliferation assures the survival of patients irradiated in doses of 400—500 R who are otherwise lethal in 50—60% of cases. The results of much experimental works on this subject are to be found in the literature (H. Maisin, 1959). Regeneration of the irradiated patient's own bone marrow regularly occurs, and the grafted marrow is slowly absorbed.

It has recently been shown (J. Maisin, P. Dumont and A. Dunjic, 1960) that marrow grafts can, up to a point, be replaced by injections of poly- and mononucleotides arising from the light alkaline hydrolysis of sodium ribonucleate. These findings give rise to the hope that factors capable of restoring radiosensitive tissue may be discovered and thus give a new lease of life to wholebody irradiation, which until now has proved hazardous or impracticable.

The keystone of success, however, will always be the ability to administer a sufficiently high dose to destroy the great majority of the neoplastic elements. In spite of marrow transfusions or injections of mononucleotides, this dose must not be such as to give rise to a severe intestinal syndrome, for which no treatment is known at present. Doses of the order of 600—700 R delivered over a relatively short time and at one sitting produce grave and ever fatal intestinal disorders in most animals irradiated.

Although even doses of this order afford little probability of permanent sterilisation of acute or chronic leukaemia, satisfactory results may nevertheless be obtained in conditions like lymphosarcomatosis, plasmocytoma with normal blood picture, generalized seminoma and perhaps certain severe forms of Hodgkin's disease. These problems will be gone into further in the chapter dealing with the association of chemotherapy and palliative radiotherapy.

Experience has shown that if whole-body irradiation in large, single doses is to be attempted, provision must be made both for homologous marrow transfusion and for the prevention of the infections or the severe upset of electrolyte balance to which this form of therapy may give rise. Among other precautions at our disposal are isolation cubicles sterilised by ultra-violet rays.

δ) Regional irradiation

This irradiation technique may give useful results in chronic leukaemia, in lymphosarcomatosis or in severe and advanced cases of Hodgkin's disease.

The technique we advise consists in irradiation of the whole body by successive regions. We generally irradiate one region every two days with a dose varying from 10 to 50 R according to the type of condition. Regions are irradiated in the following order: both legs up to the knees; both thighs; pelvis; each anterior hemithorax with the corresponding arm and flexed forearm; same from behind. We do not generally irradiate the head. The total dose given depends on the behaviour of the blood picture, which must be followed very closely. If the leucocyte count falls to 1500/cu.mm irradiation should be withheld and small blood transfusions of 200 ml to 500 ml repeated twice weekly are recommended. If severe changes supervene in the blood picture injections of mononucleotides (see below) should be performed.

ε) Dosage and techniques in the administration of isotopes

In this regard also, general indications only can be discussed here.

Apart from the wide variety in the types of clinical cases which may be presented for treatment, there is also the difficulty of the wide variety of isotopes available. Some are pure beta emitters, others are gamma emitters and yet others emit a mixture of beta and gamma rays of very different energies. Moreover in some, such as ^{198}Au, the half life is relatively short, in others, such as iodine or phosphorus, the average half life is three to four times longer, and in others again, such as ^{192}Ir, it is up to 25 times longer. Considerable differences therefore exist in the activity and quality of the rays. Our relatively short experience in the use of these radioelements makes it very difficult to say which element should be selected for any particular case and what is the optimal dosage.

In actual practice, most workers are more familiar with one particular isotope than with the others. They know its peculiarities, its advantages and disadvantages, and therefore prefer to use it. We ourselves have a wide experience of radioactive gold in all its forms and believe that correctly used it can deal with a considerable number of situations. Nevertheless, although we have used it for a long time and in spite of calculation of the equivalences in R or in radium element, we feel that much has yet to be learned with regard to the determination of total dosage in individual cases, the dose to be administered to each focus in a given case and their spatial distribution.

It is essential that the doses used for treatment with isotopes be expressed in rep or, as has recently been suggested, in rad, especially when isotopes are associated with one or other form of external irradiation, either in order to obtain a more homogeneous dose or in order to spread the irradiation over a longer period of time. These combined methods have proved very useful in many cases.

In spite of all these difficulties, we should like to give a few summary indications for a specific isotope, ^{198}Au, used either in colloid form or as implants.

Table 3. *Millicuries of ^{198}Au to be implanted in order to obtain a dose of 1000 R in different volumes*

Volume (ml)	mCi ^{198}Au per 1000 R	Diameter of the sphere (cm)	mCi ^{198}Au per 1000 R
5	7.5		
10	11		
15	14	1	1.5
20	16	1.5	3.7
30	20	2	7
40	23		
60	28	2.5	10
80	32	3	14
100	37	3.5	18
125	42	4	21.5
150	47		
175	52	4.5	25
200	56	5	30
250	63	6	40
300	67	7	52

Corrections for extended volumes	Elongation factors (ratio of the greatest to the smallest dimension)	Corrections
	1.5	+3%
	2	+6%
	2.5	+10%
	3	+15%

Intracavitary infiltration. The object of this procedure is generally, although not always, to dry up effusions or to arrest haemorrhage from tumour growth on the surfaces bounding the cavities.

In our opinion the optimal dosage for the peritoneal cavity is different from that for a pleural cavity. For the pleura we advise 50—75 mCi of colloidal ^{198}Au, which may be repeated 10—15 days later. For the peritoneum, especially in stout individuals, doses of 100 or even 150 mCi are permissible for a first infiltration; a smaller dose of the order of 50—100 mCi may be repeated after 10—15 days.

Apart from the drying of cavities invaded by metastases, certain cavities may be utilised in order to bring about absorption of radioactive colloid via the lymphatics, thus producing impregnation of an entire glandular area and its surroundings, i.e. the creation of a sort of radioactive barrier. The pleura or a normal lobe of the lung may be infiltrated with a solution of colloidal gold, colloidal chromium phosphate or other suitable colloid. They will be absorbed by healthy tissue and drain towards the hila, impregnating as they go through all free lymph channels and thus providing a radioactive obstacle to metastatic spread in that direction.

The infiltration of a tumour or of a tissue zone believed to be the site of neoplasm raises another problem of dosage. Our practice in such cases is to impregnate the mass to be treated with a dose of 3 to 5 mCi per cm^3. Uniform impregnation, however, is difficult, and the dose per cm^3 may have to depend on the histological type of the tumour or on whether or not infiltration is to be supplemented by external irradiation. Where the case permits, the method with absorbable nylon threads charged with ^{90}Y allows a more homogeneous dose.

The dosage and density of the gold seeds to be used in any given case depend on the histological type of the tumour in question, its situation, its bulk and the amount, if any, of external irradiation which is to follow. Table 3 will be helpful in indicating the number of millicuries of ^{198}Au to be used in terms of the volume to be treated, per given tumour dose. These values, drawn up on the basis of QUIMBY's calculations for curie puncture, assure uniform distribution of the seeds.

These procedures will have to be adapted to suit the degree of extension of the neoplasm and special anatomical sites. For calculation of dosage the reader is referred to special articles (A. WAMBERSIE and J. MAISIN, 1958).

Achievement of uniform distribution of the seeds requires a considerable amount of practice and the implantation must be carried out systematically according to a plan drawn up in advance (Figs. 1 and 2). For tumours in certain situations it is advisable to carry out the implantation using an image intensifier or better still such an intensifier connected with a television screen which allows the operator continually to follow the direction of his implantation needle and the distribution of the grains while the assistant moves the image intensifier in the directions desired by the operator.

Fig. 1 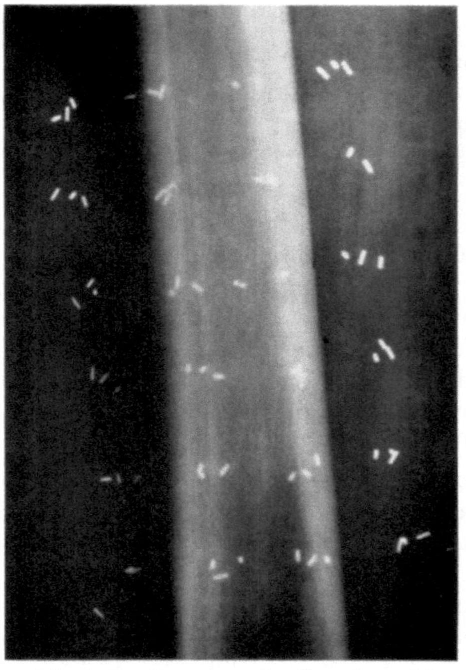 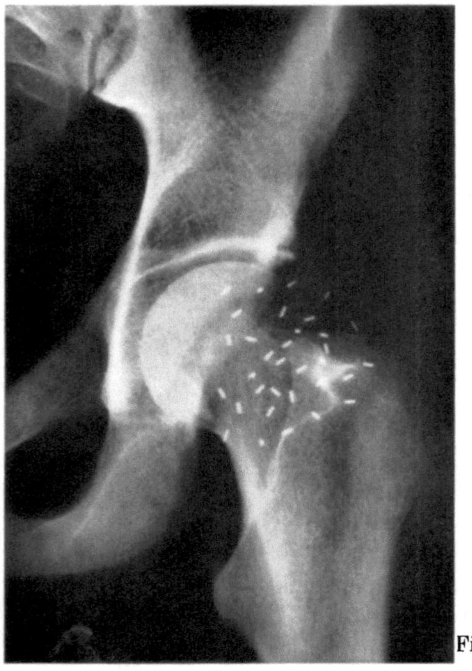 Fig. 2

Fig. 1. Implantation of radioactive gold grains in a tumour of the soft tissue of the thigh

Fig. 2. Implantation of radioactive gold grains

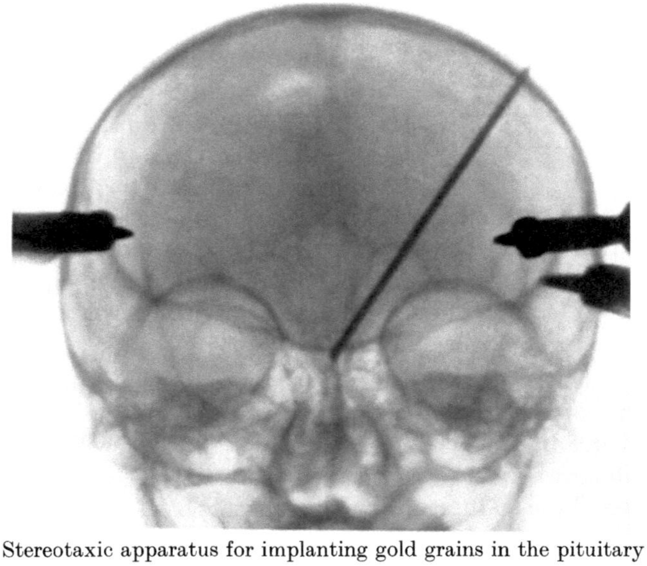

Fig. 3. Stereotaxic apparatus for implanting gold grains in the pituitary gland

ζ) *Isotopes for irradiation of the pituitary*

Special mention is given to this technique, which is indicated in the treatment of various types of generalized cancer, especially those originating from the reproductive organs, such as cancer of the breast or of the prostate. It is in our opinion preferred to surgical ablation. When properly executed, it is easier, more effective and safer.

The isotope indicated for this intervention is ^{90}Y, because of its beta rays. Two to three seeds of ^{90}Y with an activity of the order of 3 mCi are generally sufficient to destroy a pituitary almost entirely. For reasons of technical facility, we have also used seeds of ^{194}Ir. This isotope disintegrates emitting 70% of beta rays of 2.24 MeV.

We approach the pituitary by the transcerebral route with great accuracy by using the stereotaxic apparatus developed by DE REYMAEKER (1959). This approach has the advantage over the nasal or transsphenoidal route because of avoiding infection and rhinorrhoea. Beta-emitter isotopes obviate the complications (e.g. lesions of the optic nerve) that have been reported with gamma-emitters such as ^{198}Au or Radon (Figs. 3—4).

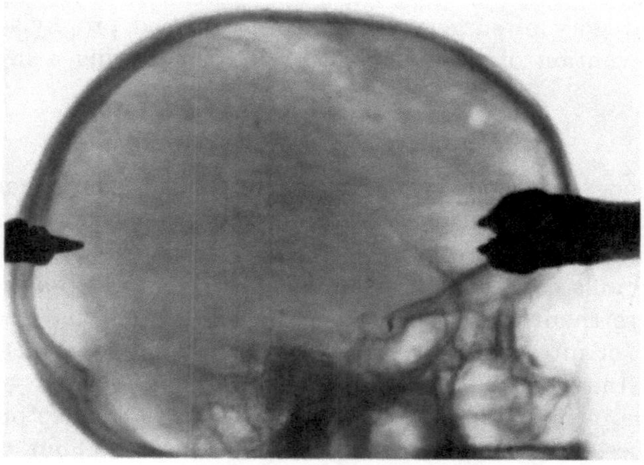

Fig. 4. Lateral view of skull showing radioactive grains in the pituitary gland

e) Surgery and palliative radiotherapy

α) *Surgical excision*

It may seem paradoxical to speak of the role of surgical excision in the palliative treatment of malignant tumours by radiation, since radiation is intended only for in operable tumours. It often happens, however, that a tumour which is inoperable because of its extension and not because of metastases may, under the effect of radiotherapy, become operable and hence amenable to surgical excision. This sometimes also applies to certain metastases which, because of their extension to neighbouring tissues, had been inoperable before treatment.

There is at least one other indication for surgery as complementary to palliative radiotherapy. This is when damaged tissues in consequence of heavy irradiation require to be removed in order to avoid late and often painful sequelae such as late radiation necrosis, a condition particularly liable to occur in parts of the body exposed to cutaneous maceration and secondary infection, for example, the vulva.

In some cases of post-radiation necrosis for inoperable tumours of the hand or foot amputation may be indicated, because, contrary to all expectation, there is no evidence of metastasis and also because the painful necrotic area is not suitable for plastic surgery.

These few cases have been mentioned purely as examples; they are not intended to be a comprehensive list of indications for excision.

β) *Surgery of access*

There is considerable scope for this type of surgery in the palliative treatment of malignant tumours by irradiation, especially since the introduction of various isotopes in the form of permanent implants or as infiltrations into or around the tumour have been made.

Where inoperable tumours are deeply situated (for example, most abdominal tumours) access surgery is absolutely indispensable if the isotopes are to be infiltrated or implanted safely and with the maximum of accuracy. This also applies to some cases of lung cancer, both the primary lesion and inoperable metastases.

Also suitable for surgery of access, in addition to deep-seated tumours, are a fair number of inoperable tumours in the region of the neck, in which direct implantation through the skin may be dangerous or difficult to perform efficiently, — for example, tumours of the hypopharynx, certain tumours of the oropharynx, certain tumours of the thyroid which are unable to pick up ^{131}I, and inoperable metastases (from growths of the mouth or hypopharynx) lying near the great vessels.

In the same category of surgery there may be placed prophylactic ligature of large vessels for the prevention of haemorrhage prior to or during a heavy implantation of isotopes.

γ) *Deviation or decompression surgery*

Deviation surgery is intended to obviate the serious consequences of tumours involving hollow organs. It is indispensable in effective treatment of cancer of the rectum or descending colon, most frequently in the form of permanent colostomy. In the palliative treatment of inoperable cancer of the stomach, gastro-enterostomy is essential (provided it is possible) where there is partial obstruction of the pylorus. Transplantation of the ureters to the skin or into an intestinal loop is also valuable, sometimes necessary, as a preliminary to treatment of extensive cancer of the fundus of the bladder with involvement of the ureters. Another intervention of this type is tracheotomy. In serious forms of cancer of the oesophagus, gastrostomy may be required, but should be performed only when nourishment by natural channels has become completely impossible. In the writers' opinion it is contraindicated in cases where there is still a sufficient lumen, if only incomplete, to permit the hope of relatively rapid re-opening under radiotherapy.

Tumours of the brain or spinal cord offer numerous indications for decompression surgery preparatory to palliative radiotherapy. When the extra-hepatic biliary passages are obstructed by compression by inoperable growths in the region of the common bile duct (more especially tumours of the head of the pancreas) cholecystenterostomy or cholecystogastrostomy will relieve jaundice by deviating the flow of bile.

δ) *Reparative surgery*

This form of plastic surgery is assuming increasing importance in the post-radiotherapy phase of many cases of cancer. The chief, but by no means the only, indications are where the disease has affected the face or the scalp. It may be required also in the region of the genitalia (especially in women) or in the hands or the feet. It may be necessary for the replacement of extensive tissue loss (caused either by the growth itself or by the treatment) on the limbs or any soft part of the thorax or abdomen.

Other indications for plastic surgery are the removal from soft parts of extensive areas of radiation necrosis or of dermatitis which are not ulcerated but whose localisations makes it a serious embarrassment or a potential source of late radiation necrosis.

In one modern 100-bed cancer hospital these various forms of plastic surgery have become so necessary that several such operations have to be performed every week.

f) Chemotherapy and palliative radiotherapy

α) *The principal chemotherapeutic agents and their mode of action*

The number of drugs used in cancer chemotherapy increases every year. At the present time two main groups are recognised, the alkylating agents and the antimetabolites. However compounds belonging to other families of drugs have also been tried.

Alkylating agents

Trade Name	Chemical composition	Structural formula
Nitrogen mustard	Methyldi (2-chloroethyl) amine	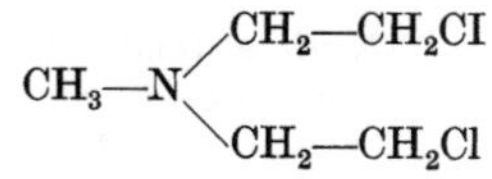
Sarcolysine (Melfalan)	*p*-di (2-chloroethyl) amino-phenylalanine	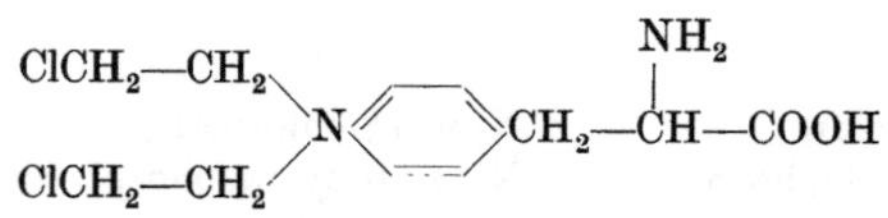
Chlorambucil (C.B.1348) (Leukeran)	para-di-(2-chloroethyl) amino phenyl butyric acid	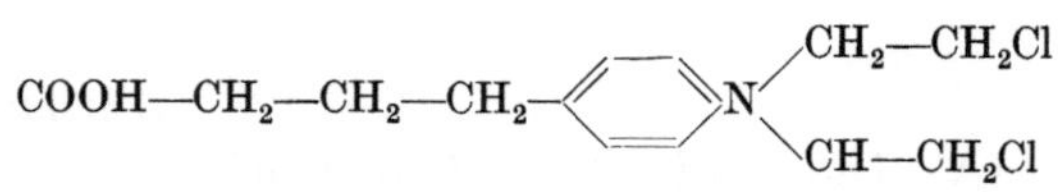
Nitromin	methyldi (2-chloroethyl) amine N-oxide	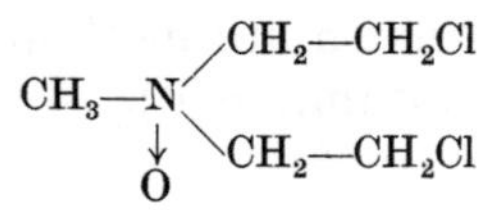
Dopan	2,6-dihydroxy-4-methyl-5-bis (2-chloroethyl) amino-pyrimidine	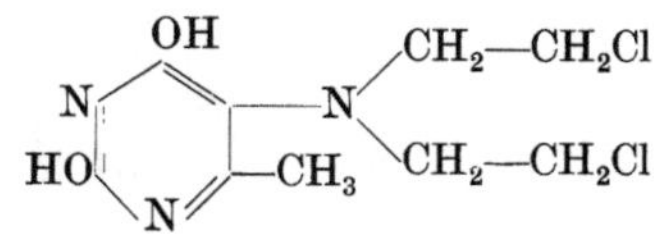
Triethylene melamine (TEM) (Tetramine)	2,4,6-Tri (ethylenimino)-*s*-triazine	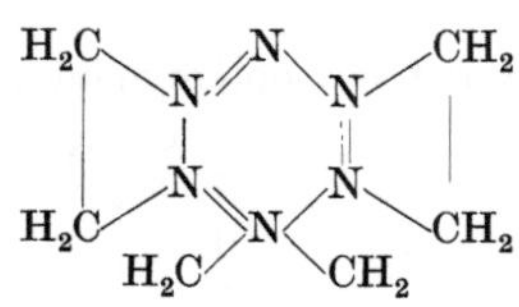
Triethylene phosphoramide (TEPA)	N,N′,N″-Triethylene-phosphoramide	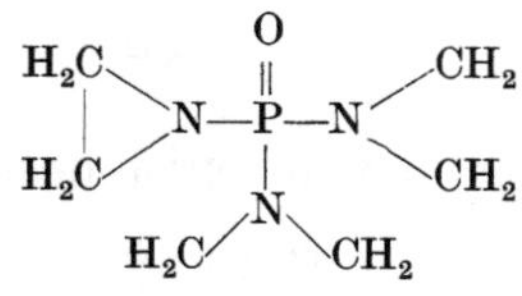
Triethylene thiophosphoramide (THIOTEPA)	N,N′,N″-Triethylene-thiophosphoramide	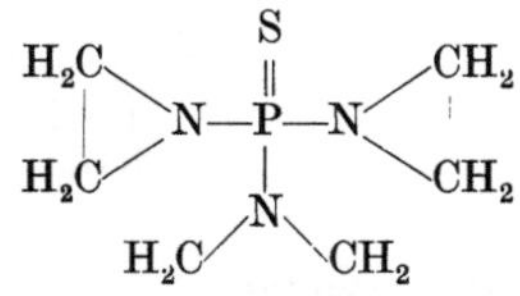
Busulfan (Myleran)	1,4-di (methanesulfonyloxy) butane	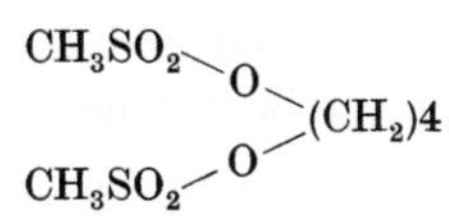
Peptides of Sarcolysine	N-formyl-sarcolysil-phenylalanine ethyl ester	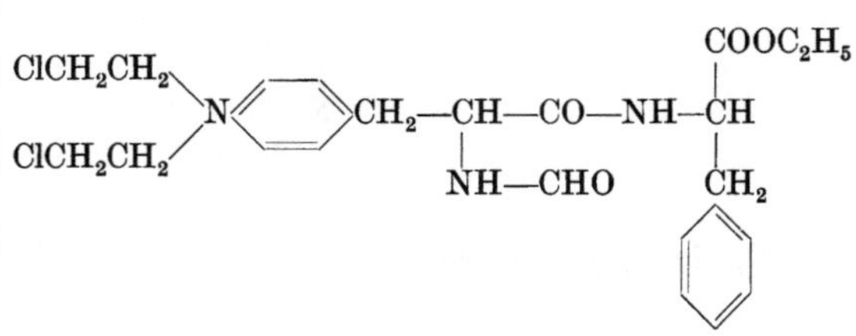
	N-formyl-sarcolysil-valine ethyl ester	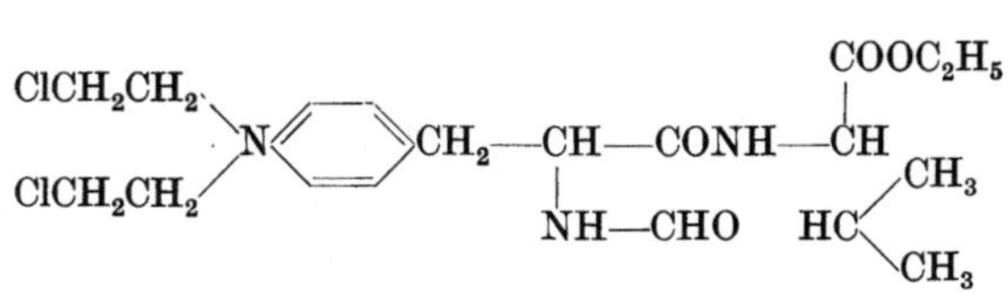

Trade Name	Chemical composition	Structural formula
CB 3206	N-dimethylalanil-sarcolysine ethyl ester	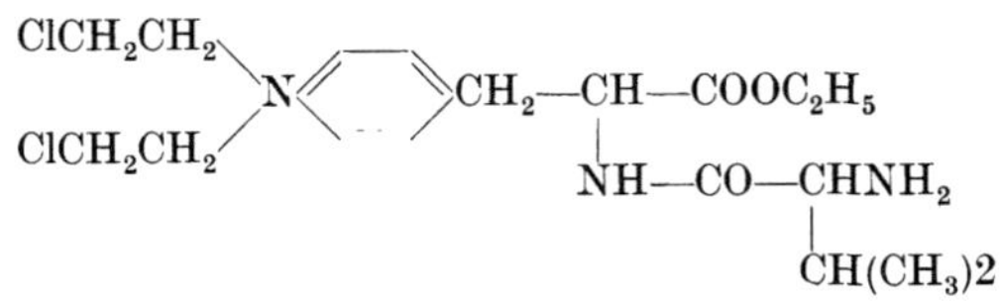
Endoxan (cyclophosph-amide)	N,N-bis (β-chloroethyl)-N',O-propylenephosphoric acid ester diamide	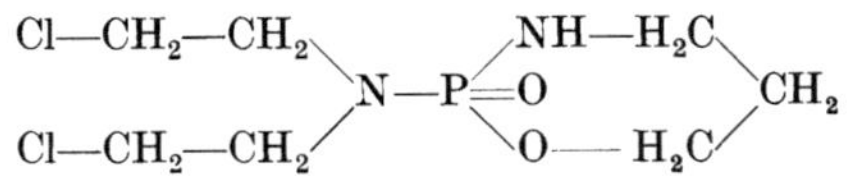

Antimetabolites

(A) *Antimetabolites of folic acid*

The best known are methopterin and amethopterin which are closely related to folic acid (pteroylglutamic acid).

Folic acid

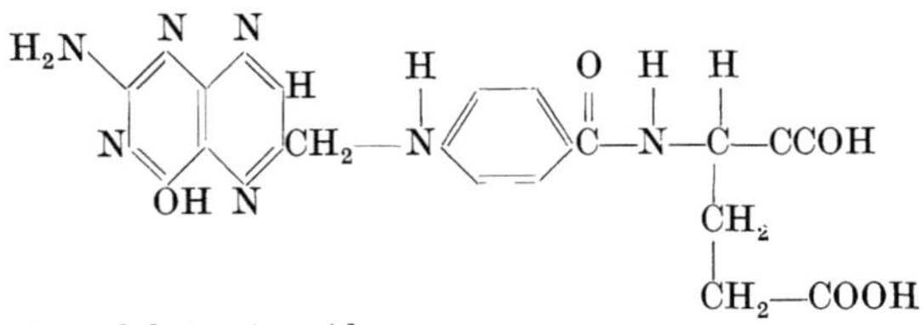

Aminopterin or 4-aminopteroylglutamic acid

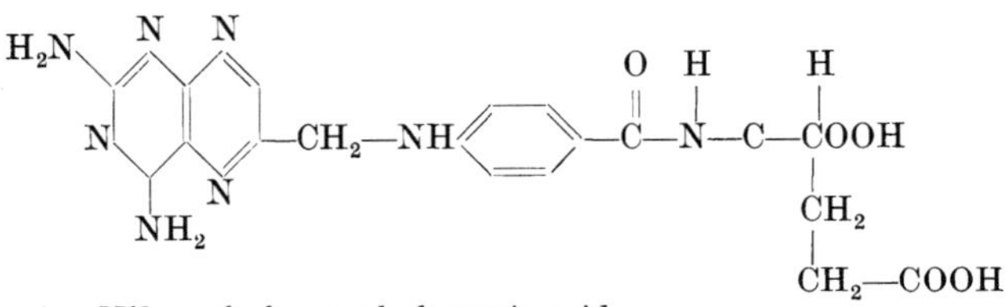

Amethopterin or 4-Amino-N[10]-methylpteroyl-glutamic acid

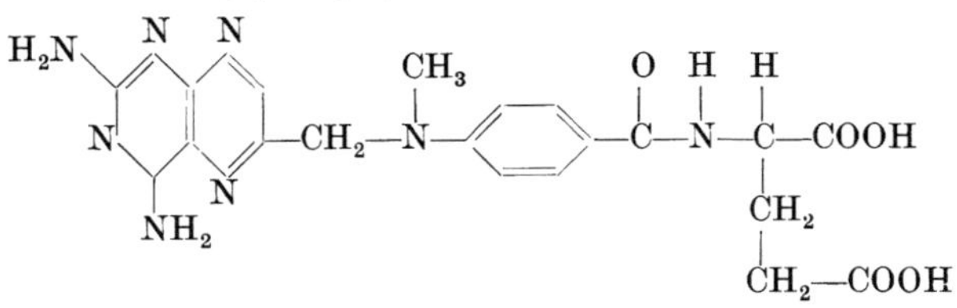

(B) *Purine analogues*

The one most used is 6-mercaptopurine, whose formula is close to that of adenine. Several others have been tried.

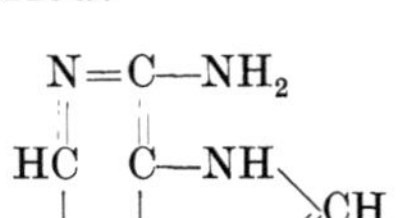

adenine

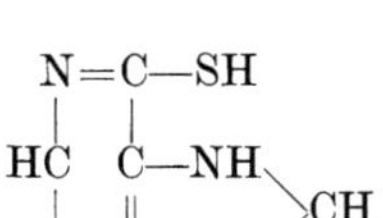

6-mercaptopurine

(C) *Antipyrimidines*

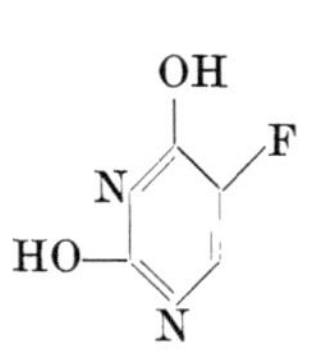

5-fluorouracil

(D) *Antiamino acids*

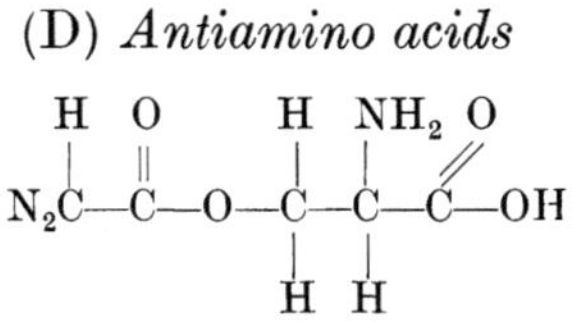

azaserine

Other types of compound

Many have been tried. Three only will be mentioned here: Ethyl carbamate or urethane-$NH_2 \cdot CO \cdot OC_2H_5$ and E 39: 2,5-Bis-methoxy-ethoxy-3,6-bis-ethylenimino-benzochinon (1,4)

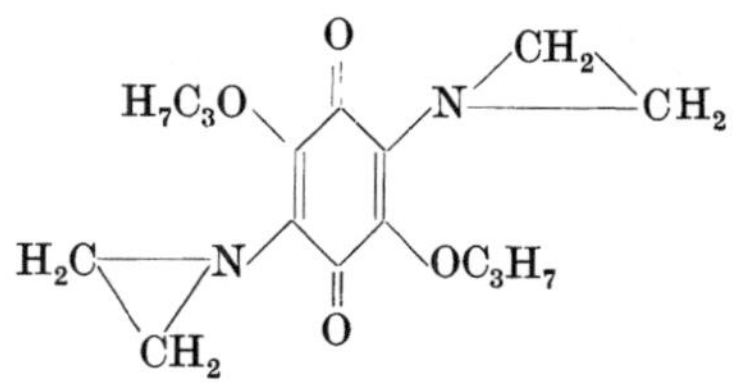

Vincaleukoblastine: an alkaloid isolated from the shrub *Vinca rosea* L.

Mode and sites of action of the above agents. The biological action of the derivatives or analogues of nitrogen mustard seems to take place through the intermediary of the alkylation reaction and to consist essentially in transformation of the mustard to an ethylenamine which then combines with an amino acid following a scheme such as

1)

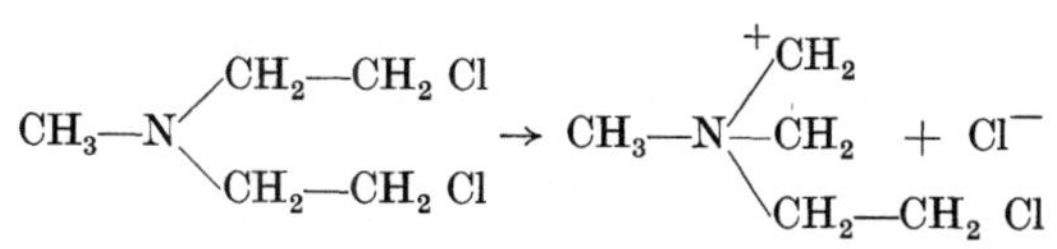

2) nitrogen mustard

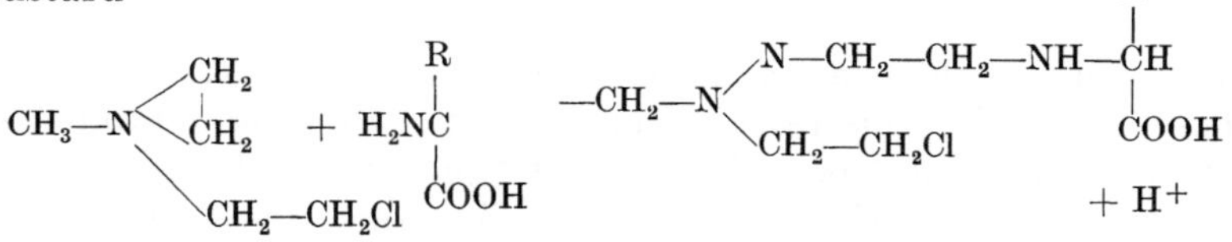

These compounds then react directly on the deoxyribonucleic acid of the sensitive cells.

The activity of a given chemotherapeutic agent appears to be to some extent related to its toxicity for cells undergoing active mitosis and especially towards haemopoietic cells. Various methods have been proposed to measure the absolute index of activity of a given agent. Elson and Everett have proposed the following. This index represents the proportion of maximum percentage fall of the normal element determined, e.g. (neutrophils, lymphocytes) to the dose (expressed in mg/kg) used to produce the fall in question. The higher the proportion the more active is the product considered to be. The index is shown to work as follows:

$$\frac{L}{d} = \frac{\text{\% Fall of lymphocytes}}{\text{Dose (mg/kg) responsible for the fall}}$$

$$\frac{N}{d} = \frac{\text{\% Fall of neutrophils}}{\text{Dose (mg/kg) responsible for the fall}}$$

Comparison of these indices shows immediately which is the most active product to employ for different elements.

Thus for chlorambucil the indices are $\frac{L}{d} = 6.8$, $\frac{N}{d} = 6.0$ and for myleran $\frac{L}{d} = 2{,}3$, $\frac{N}{d} = 8.8$, which indicates a clear selectivity of myleran for the myelocyte system compared with the lymphocyte system, while chlorambucil has practically no selective activity.

Larionov on the other hand has established an index by another method. His index consists of the proportion of the dose producing a 50% death rate (LD 50) in rats, to a single estimated dose producing 50% growth inhibition in the sarcoma 45.

On this basis LARIONOV gives the following chemotherapeutic indices for a series of compounds:

Drug	Therapeutic Index
Nitrogen mustard	1.1
TEPA	14
E 39	20
TEM	24
Dopan	48
dl-sarcolysine	50 to 70

Thus dopan and sarcolysine are the most active agents, but they also act strongly on the lymphocytes and the neutrophil polymorphs of the blood. The activity of these various substances depends above all on their chemical structure. It is interesting, for example, to note the effect of the optical activity of the phenylalanine incorporated in sarcolysine. ELSON obtained the following figures in terms of his index, for the dextrorotatory (D), optically inactive (DL) and laevorotatory (L) forms respectively:

Optical isomers	L/d	N/d	L/N
D	4.0	4.0	1.0
DL	8.7	9.0	0.97
L	16.0	18.0	0.90

The laevorotatory is thus much more active than the dextrorotatory form, but is also much more toxic. For this reason BERGEL *et al.* (1960) and LARIONOV (1960) synthezised a series of esters and peptides derived from sarcolysine with a view to obtain higher selectivity for given cell types with at the same time lower toxicity. This led them to the synthesis of the dipeptide, CB 3206, possessing a highly selective action on lymphoid tissue. Its formula is as follows:

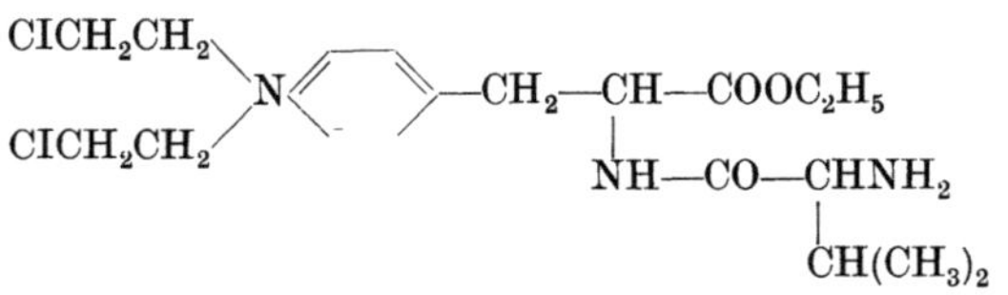

The ideal chemotherapeutic agent would act with absolute selectivity on a given type of neoplastic cell without damaging any normal cells. No such ideal agent has been found. Most of the substances used so far tend to damage tissues undergoing frequent mitosis, such as the bone marrow, the intestinal mucosa or the spermatogonia.

Some of these substances do nevertheless show a certain selectivity in the site of action, as we have just shown to be the case for myleran and CB 3206. This selectivity appears to depend on the one hand on the physiological reactivity of the product and on the other hand, according to ELSON *et al.* (1958), on the frequency of mitotic division in certain tissues and the length of the intermitotic interval for certain cell types.

Thus nitrogen mustard not only damages tumours derived from one or an other element of the haemopoietic organs or certain highly anaplastic tumours, but also all the normal elements of the haemopoietic organs and, very considerably, the cells of the Lieberkühn's crypts.

Myleran, also an alkylating agent although of different chemical composition, damages severely and indiscriminately all the normal constituent elements of the bone marrow, but much less severely the extra-medullary lymphoid tissue of the lymph nodes and the Peyer's patches. It does much less harm to the cells of the crypts of Lieberkühn than does nitrogen mustard. It was at one time thought that myleran had a specific action on myeloid tissue, leaving the remaining bone marrow elements intact, but it is now known that it is not so.

E 39, on the other hand, has a toxic action on the mucous membrane of the small intestine, but does less damage to the bone marrow.

The antimetabolites resemble the alkylating agents in having no absolute specificity. They are severely harmful to the bone marrow and toxic for the intestinal mucosa. Knowledge of their relative specificity of action can be utilised in everyday practice, and also to treat the undesired consequences of their use.

This brief review of the chemotherapeutic agents currently employed, leads we feel, to the conclusion that these agents are above all toxic for the deoxyribonuclein of the sensitive cells. Further research will very probably result in the discovery of products slightly more selective for this or that type of cells and at the same time slightly less toxic.

There is, none the less, reason to hope that other ways of usefulness may yet prove to be open to chemotherapy.

Present research is essentially empirical because of our ignorance of the mechanism of carcinogenesis.

Is cancer the result of modification of the DNA of the cancer cells ? And do such modifications stem from the action of viruses, of sub-cellular particles or of physical or chemical agents ? If such modifications are important, are they primary, or are they secondary to primary changes in the cytoplasm ? It is well known that cancer cells present numerous enzymatic differences compared with normal similar cells, and that these anomalies vary from one cancer to another and probably also at different times in the same cancer, as if the neoplastic cells were adapting themselves to different and successive environmental conditions.

All this makes one wonder if research workers should not urgently orient their efforts in other directions than the search for karyotoxic substances. One is thinking of the regulation of mitotic division, and of the possibility of substitution or re-establishment of defective enzyme activity in the cancer cell by addition of enzymes or, better of adequate coenzymes which would stimulate the synthesis of adaptative enzymes. One is thinking also of the stimulation of immunological processes involved in the defense of the organism against cancer (J. Maisin, 1964).

These are only passing remarks but we feel they should be made, in view of the results given by the karyotoxic chemotherapy at present in vogue.

β) The place and the indications of chemotherapy in palliative radiotherapy

The intention here is not to discuss the use of any particular chemotherapeutic agent alone, but to consider the association of one or an other of these agents with palliative radiotherapy.

Such a therapeutic association is most likely to benefit neoplasms arising from the haemopoietic organs, such as the different types of leukaemia and of lymphosarcoma, malignant plasmocytomas, and the malignant reticuloses, also certain highly anaplastic growths such as the oat-cell tumours of the lung, the seminomas and others.

The indications for this type of treatment are governed not only by histological type but also by site. Thus, a tumour which does not belong to any of the histological categories listed above but whose situation allows very high doses to be used without damage to normal tissue, may also benefit. Again, pleural or abdominal metastases of extensive surface but small total volume may respond well to intrapleural or intraperitoneal perfusion. Growths in the lung are more likely to benefit from intravenous administration, since the therapeutic agent is carried first to the neoplastic tissue supplied by the pulmonary circulation. The pulmonary neoplastic tissue thus retains large amounts of the drug, the bone marrow and intestine receiving relatively little. Certain tumours of the limbs benefit for the same reason from intraarterial injection. Finally, methods for using extracorporeal circuits for impregnation of tumours with considerable doses of active substance without extensive damage to the bone marrow, intestine or sexual organs have recently been introduced (J. S. BINKLEY, 1949, 1960; E. T KREMENTZ *et al.*, 1960). They deserve, in our opinion. careful study and exploration of their possibilities.

We are now in a position to discuss the use of associations of these drugs during palliative radiotherapy.

When, for localised but inoperable tumours, arterial perfusion is not possible, we think it is preferable not to associate chemotherapy with radiotherapy, but rather to use the latter in limited doses using the technique that would be indicated in operable tumours. When, on the other hand, direct perfusion is possible, indications for such an association do exist, in particular limb tumours of low radio-sensitivity.

It is not easy to say at what stage the association should be used and much research is still required before exact indications can be formulated. The writers have tried it before, during and after radiotherapy and incline increasingly to the view that, where it is definitely indicated (by the volume of the growth, histological type, site) it is most advantageously used during or after irradiation.

We believe that one of the strongest indications for the association is where a growth has extended over the surface of the pleura or of the peritoneum. In many such cases we have associated perfusion of a suitable chemotherapeutic agent with perfusion of a radioactive colloid or with external radiotherapy, widely applied in very moderate doses (see above).

Such association is often beneficial in certain types of leukaemia, especially chronic myeloid leukaemia. Myelopoietic foci in the spleen are undoubtedly less sensitive to myleran than is the pathological bone marrow itself. Splenic irradiation by an adequate technique accompanied or followed by a course of myleran, is then indicated.

As regards other forms of sensitive growth, of general haemopoietic origin, we believe that the association is indicated only in terminal cases. For other cases, association of intravenous chemotherapy with judiciously applied radiotherapy is not, in general, to be recommended. The bone marrow is highly sensitive to alkylating agents. Doses high enough to be effective soon lead to deterioration of the blood picture and of the general condition. Combined therapy may well produce impressive regression of the growth but not a corresponding prolongation of the patient's life, on the contrary, it may shorten it.

Although this is the writers' feeling at the present time, it should not be taken as final or applying to all neoplasms. As we have already said, further research is needed if precise indications for these combinations are to be elucidated. Thus, after treatment with radiotherapy (apparently with complete success) of metastases which are still purely regional from neoplasms like seminoma or reticuloendothelioma, one would like to know with certainty whether chemotherapy, as specific as possible, would or would not prevent fresh metastases. There is not yet enough carefully controlled clinical evidence available for this question to be answered. Controlled clinical trials are being planned in the hope of filling this gap in our knowledge.

γ) Protection and restoration of the bone marrow and intestinal mucosa

In view of the high sensitivity of the bone marrow to alkylating agents or antimetabolites and of the intestinal mucosa to many of the former, one is tempted to precede their use by the administration of chemical protectors of the bone marrow or intestinal mucosa such as cysteamine, 5-hydroxytryptamine or AET in order to raise the tolerance of the tissues to the remedy used. It is in fact not difficult to raise this tolerance by means of one or an other of these chemical protectors. Unfortunately their action is not confined to healthy tissue. They also raise the tolerance of the neoplastic tissue which is desired to destroy. Their use has therefore until now been limited to certain well-defined cases, for example, where there is reason to believe that concentration on the intestinal mucosa for a short period of a protector, effective by oral administration (such as AET), will protect the mucosa while giving much less protection to the growth to be treated in which the concentration is less. This view of the question will be reconsidered in chapter IV.

The writers' own view is that it is preferable to use substances which facilitate restoration of the bone marrow or intestinal mucosa. Effective restoratives of the former are already available in the shape of intravenous infusions of autologous, isologous or homologous marrow. The more, the patient's marrow is damaged, and the less it functions, the more successful are homologous marrow grafts. The patient's life depends on the multiplication of the injected homologous marrow until the normal marrow regenerates and replaces the graft. Many workers have confirmed this view. (For a review of the question and the relevant literature see the book recently published by H. Maisin, 1959).

It has recently been shown that chemical factors can, independently of living cells, promote regeneration of bone marrow rendered aplastic by irradiation or by chemotherapeutic agents (J. Maisin, P. Dumont, and A. Dunjic, 1960).

The injection of sodium ribonucleate of yeast or of a mixture of mononucleotides and polynucleotides obtained by moderate alkaline hydrolysis of this ribonucleate can assure the survival of a considerable proportion ($\pm 70\%$) of animals irradiated with an 80% lethal dose of Roentgen-rays. The same procedure can assure the survival of a high percentage ($\pm 70\%$) of rats that have received a supralethal dose of myleran. We know, therefore, that chemical agents exist which promote regeneration of the bone marrow. The mechanism by which they do so is not yet understood.

The fact that animals which have received a supralethal dose of myleran can be saved by infusion of homologous marrow or by injection of polynucleotides, and animals having received a lethal dose of nitrogen mustard can be saved by transfusion of homologous marrow, suggests the possibility of using such drugs in lethal or supralethal doses followed by transfusion of homologous marrow or even simply by injection of a mixture of polynucleotides. This would be worth trying in cases that are clearly beyond the reach of ordinary treatment methods.

There is as yet no certain proof that marrow infusion or injection of polynucleotides promotes regeneration of the intestinal mucosa. The discovery of factors that would do so would be an important step forward.

g) Hormone therapy and palliative irradiation

α) *The basis of hormone therapy*

There is no doubt that some hormones play an important part in the origin of certain varieties of cancer and can play a useful part in their treatment. This applies especially to the sex and the pituitary hormones. The latter influence the production of the former, either directly via the ovaries and testicles or indirectly via the suprarenals. These latter glands may in fact be regarded as intermediaries in the production of sex hormones.

It is physiologically well established that the androgens or male sex hormones produced by the testes (testosterone) and the andromimetic hormones produced by the suprarenals (androsterone, isoandrosterone and ethiocholanolone) influence the maturation, differentiation and general functions of the male sex organs — penis, prostate, seminal vesicles — and also of the pubic hair and even of the general musculature. It is equally well established that the oestrogens, wherever produced, influence the growth and differentiation of the mammary glands, the proliferation of the endometrium and the function of the epithelium of the vagina and of the Fallopian tubes. Thus the growth and differentiation of these tissues in the two sexes depend on these secretions and on the endocrine balance which determines their circulating level. This balance is governed principally by the hypothalamus and, above all, by the pituitary.

That these various secretions should influence the development of neoplasms arising from the tissues which they control is readily understandable. Many of these neoplasms are not fully undifferentiated and are thus hormone-dependent, at least up to a point. It is logical to expect that neutralisation or suppression of the hormone which governs their growth should to some extent bring these neoplasms under control.

There are various ways of neutralising or suppressing a hormone responsible for a neoplastic growth. It may be done by administration of a hormone of antagonistic action; or the organ directly or indirectly responsible for secretion of the offending hormone (e.g. the testicle, the ovary, the suprarenal) may be removed. The hypothalamic and hypophyseal centres governing hormonal equilibrium may be influenced in various ways, even to the point of suppressing the pituitary altogether by surgical or radiological hypophysectomy.

The mechanism of this influence is, in general, readily understood, yet it does not offer a complete explanation of the effect of certain hormones on certain neoplasms or their metastases. It has to be remembered that the sex hormones exert their action on the end organs through the intermediary of various metabolic processes, such as water, electrolyte, glycogen and protein metabolism. It is also known that the androgens and oestrogens affect calcium metabolism with resultant active vascularisation of the end organs.

The action of the hormones is not confined to the end tissues. They have also a general anabolic action on the whole body. The general anabolic properties of the androgens, heightened in certain of their derivatives such as 19 nor-androstenolone phenylpropionate (durabolin) and others, are greater than those of the oestrogens.

Many of the effects of hormone therapy, however, are difficult to explain. It is known for example, that high doses of oestrogens may induce regression of mammary cancer in post-menopausal women. Inhibition of the anterior lobe of the pituitary with consequent reduced secretion of gonadotropic hormone cannot be the whole explanation, because, concurrently with regression of the neoplastic glandular tissue, there is proliferation of the healthy glandular tissue and extensive fibrosis in some cases; disappearance of existing fibrosis is also seen.

Some authorities attribute the regression to re-establishment of hormone balance in these older women under the influence of oestrogen. It has also been suggested that injection of oestrogens may stimulate the production of auto-antibodies and that these promote regression of the new growth. This is an attractive theory, but there is as yet no substantial proof that auto-antibodies play any part in tumour regression.

Furthermore, hormone therapy which began by producing an excellent result, loses its effect sooner or later. Yet manipulation of the same hormonal action, although by a different mechanism, may still influence the tumour, at least for a time. Thus, if a cancer of the prostate treated with oestrogen becomes refractory to the latter, orchidectomy suppressing the principal source of androgenic hormone can still temporarily halt the growth of the tumour, or cause it to regress. When this effect has worn off removal of the suprarenals and still later of the pituitary can still retard development of the neoplasm. Not only cancer of the prostate but also cancer of the breast in either sex may behave in this way.

Many of the effects of hormone therapy, direct or indirect, are thus very difficult to explain. It is true that cessation of effectiveness of a hormone treatment could be attributed to cell adaptation to a changing environment by mutation rendering the cells insensitive to the hormones. On slight modification of the environment the cells will be again sensitive to the new conditions until another adaptation has brought forward another race of resistant cells. This cycle can be repeated several times. The time will come, however, when the cells go on growing even in the absence of testicular, suprarenal, or hypophyseal secretion. They are then completely hormone independent. Indeed, this phenomenon, well brought out by hormone therapy, expresses the general behaviour of all cancer cells with regard to their environment. Cancer tissue is living tissue adapting itself as well as it can to environmental conditions as it finds them. For its destruction it is necessary to attack the environment in a specific manner affecting certain of its essential structures, such as deoxyribonucleic acid or the proteins intimately bound up in the structure of the chromatin. This is what normally happens when aged or diseased cells are destroyed and absorbed. If such mechanisms could be discovered and specifically enhanced at any chosen site the problem of the chemotherapy of cancer would be solved. The handicap is the imperfect state of knowledge of the endocellular enzyme reactions which lead to the autolysis of various types of cells, and of the control exerted by the plasma over these reactions (J. MAISIN, 1964).

β) The role of hormone therapy in palliative radiotherapy

From these considerations how certain hormones, and particularly the sex hormones, may work, the potentialities of hormone therapy as a complement to palliative radiotherapy clearly emerge. Its action may be associated with that of ionising radiations or the endocrine status may be altered by directing radiotherapy to certain radiosensitive organs which produce hormones.

Combined therapy of this kind raises a number of problems, some of which will now be discussed.

Important among them is the ability of certain types of hormone therapy to prevent recurrences. After an inoperable, but still localised, cancer of a sex organ (e.g. cancer of the male or female breast) has been treated, the question arises whether radiological castration or even ablation of the suprarenals or of the pituitary should be performed as a prophylactic measure.

Our own policy on this has changed during recent years. Until 1935 we systematically advised sterilisation in all women with breast cancer who had not yet reached the menopause and who had been treated by surgery or radiotherapy or both. Later, we decided to give up sterilisation in pre-menopausal patients in whom the local growth had disappeared and in whom there was no evidence of active metastases. Comparison of the subsequent history of the two groups, i.e. those sterilised immediately after local treatment and those not so sterilised, showed that in the first two years recurrences and distant metastases were somewhat less frequent in the sterilised group, but that in succeeding years recurrences were less frequent and the survival rate better in the non-sterilised group. Moreover, when recurrences or metastases did appear in the latter group, the beneficial effects of sterilisation, at that point unhesitatingly recommended, were still available.

A logical explanation of the different behaviour of the two groups would appear to be as follows. In the sterilised women there may have taken place a functional hyperplasia of the anterior lobe of the pituitary leading to increased secretion of gonadotropic and adrenotropic hormones, resulting in functional hyperplasia or even metaplasia of the suprarenal cortex followed by more or less intensive secretion of oestrogenic hormones or of prolactine. LIPSCHÜTZ and co-workers have shown that the ovary has a protective function with regard to hormonal disorder affecting the reproductive organs.

What has just been said about the effect of sterilisation of the pre-menopausal woman on the evolution of cured localised cancer can logically, we believe, also be applied to sterilisation of men with mammary carcinoma. Data are scarce but the few that are available favour this view.

All the more reason to consider that prophylactic suprarenal or pituitary ablation in patients successfully treated for inoperable cancer of the breast is illogical and even contra-indicated. Such intervention should in our opinion be reserved for cases with multiple recurrences who are not amenable to other treatment.

Another aspect of the question is the indication for treatment by antagonistic hormones in patients with cancer of the breast in whom the local tumour has been removed. We believe that women in these circumstances should be given male hormone in small doses almost at the lower limit of their activity. At the same time we think that this treatment will soon no longer be justifiable, because of the possibility of functional metaplasia of the suprarenals. Preparations of male hormone with reduced androgenic but heightened anabolic activity are now becoming available and should be preferred to ordinary androgens.

When palliative radiotherapy combined with sex hormone therapy has been decided upon, there arises the important question of dosage. No definite policy has as yet emerged. While it is true that high doses have given good results in generalized bony metastases from mammary or prostatic carcinoma, it is equally true that medium or even small doses have produced similar results. To take just one of the possible effects of androgens in multiple metastases from mammary carcinoma — rise of the blood calcium — it is known that this can be brought about by very moderate doses of the order of 25—50 mg per week or even less. The prudent course is to begin with small doses and increase them if necessary. This avoids the unpleasant side effects of too intense oestrinisation in men (mammary development or excessive feminisation) or of unwelcome masculinisation in women (hirsutism, voice changes, increased libido, masculine facies with tendency to acne or furunculosis). Replacement of ordinary androgens by hormones of the durabolin type appears to be increasingly indicated. This will be referred to again in chapter IV.

The route of administration also requires careful consideration. When definitely satisfactory results may be expected, as after administration of oestrogen in generalized cancer of the prostate, implantation of slowly absorbed tablets of distilbene is in our opinion the method of choice. This ensures slow and regular impregnation and obviates the risk of forgetfulness on the patient's part. The same applies to androgen treatment of bony metastases from breast cancer, provided implants of moderate dose are used to begin with. The dose can always be increased later if the need arises. When on the other hand homologous hormone therapy is to be used, e.g. oestrogen in the treatment of generalized breast cancer in women, it is preferable to begin by oral or parenteral administration and if the results are encouraging to go on to implantation. If the result is not good it is easier to discontinue injections than to remove an implanted tablet. The same caution is advisable in oestrogen treatment of male mammary cancer. It is generally efficacious, but may occasionally be disastrous. In the latter case orchidectomy, by removing the principal source of oestrogen (cells of Sertoli) gives a good result, at least for a time.

Another practical question to recommend in the field of hormone therapy is the type of castration — surgical or radiological —. The former is obviously the more radical and is essential in some cases, e.g. orchidectomy for suppression of secretion of oestrogen, in which radiological castration would have no effect. We consider that for ovarian castration the advantages of the surgical method have often been exaggerated. It is a question that really has to be decided on the merits of each case. When there is no time to lose and the general condition of the patient is suitable, surgical castration is indicated. In other cases in which, for example, the general condition is unsatisfactory or the patient is obese, radiological castration may be preferable.

The effects of castration in female cancer of the breast vary considerably according to the localisation of the metastases. They are best in bony metastases, which are also more easily influenced by male hormone therapy than are soft tissue metastases. The latter, on the other hand, when occurring in older women, may be favourably affected by female hormone therapy. It is also on bony metastases that suprarenal ablation has its best effect in breast cancer. In contrast, the writers have in some cases seen generalized sub-cutaneous and pulmonary metastases of female breast cancer disappear completely for longer or shorter periods following destruction of the pituitary by yttrium implants. Visceral or cutaneous metastases from male breast cancer may also disappear by administration of oestrogen or by orchidectomy.

Another of the problems of palliative radiotherapy is to decide upon whether, in certain cases of generalized metastases, irradiation in moderate doses should be associated with the hormone therapy of choice. When dealing with bony metastases from mammary or prostatic cancer the writers reply unhesitatingly in the affirmative. The technique advised is that of large fields and moderate doses spread over a period of time, as described above. In pulmonary metastases there are cases in which the technique of multiple beam directed small fields in moderate doses spread out over a long period of time, may be useful. The same may be said of certain cases of subcutaneous metastases in which contact therapy judiciously applied may render valuable service.

The reason why this discussion has centred chiefly on sex hormones and on cancer of the reproductive organs, such as cancer of the breast and of the prostate, is that it is cancer of these sites that is by far the most likely to respond to hormone treatment. Cancer elsewhere in the reproductive system, such as cancer of the cervix or body of the uterus, or cancer of the ovary, is little amenable to the influence of hormones, apart from ablation of the pituitary, which has an effect even on cancer not under the more or less direct control of the sex hormones.

There is, however, one variety of neoplasm which is very definitely influenced by hormone therapy. In acute leukaemia in children, cortisone or ACTH produce remission which is often spectacular, but transitory. Radiotherapy has practically no place in this type of condition apart from a few rare cases in which local tumours develop concurrently with the acute leukaemic syndrome. These leukaemic tumours, which are generally situated in the cervical region and which may or may not be ulcerated, can generally be made to disappear rapidly (if only temporarily) by cautious irradiation with very small doses ($\pm$ 500 R).

Cortisone has been recommended for lymphosarcomas, and even for certain cases of Hodgkin's disease. While it may reduce the size of the tumour mass and make the patient euphoric, there is nothing to be said for its use. In the case of tumours which are still localised or have metastasised only to neighbouring regional lymph glands it should even be prohibited. Its only indication is in extreme cases which are beyond the scope of palliative radiotherapy, and even then it should be used with caution.

Cortisone has also been advised for certain grave forms of cancer. Apart from a number of highly exceptional cases, the writers are strongly opposed to this practice. It must never be forgotten that cortisone favors homologous or even heterologous tumour grafts and metastatic dissemination. It also induces the transformation of certain experimental benign tumours into malignant ones. It has a decongestant effect and by reducing the phagocytic activity of the macrophages, it also favours infection. Its indications, therefore, are few, its contra-indications are numerous. Its action in promoting metastatic spread has shortened the life of many a patient.

II. The palliative treatment of the principal tumours

1. Tumours of the skin

All histological varieties of tumour of the skin come within the scope of palliative radiotherapy — not only bulky tumours which have already given rise to metastases but also cancerous growths which are still small but which, because of their histological type and anatomical situation, are exceptionally serious, e.g. most of the naevocarcinoma, certain squamous-cell epithelioma including those of the ear, and basal-cell epitheliomats of the inner corner of the eye.

a) Squamous-cell epithelioma

Treatment is primarily radiological. Not only radiotherapy or some form of telecurie therapy is required, but also interstitial radium therapy. The classical form of interstitial radium therapy consists in the use of radium needles. Care must be taken to implant 1 mg of radium per cm^3 of diseased tissue. Neighbouring healthy tissue must be needled to a depth of about 2 cm. The needles must be left in position for 3 to 5 days, giving 72—120 mg-hours. This is an approximate dose. For bulky tumours it would certainly be difficult to keep to it, both as regards the number of needles and the duration of application. If the number of needles used is very high, the duration of application may be reduced to three or three and a half days. To enable a bulky tumour to be readily implanted with this number of mg of radium per cm^3 of tissue, different types of needles must be used. Our current practice is to use needles of 2 and 3 mg strength. The active length of the 1 mg unit is 1.5 cm, to which has to be added the eyelet and the point. Our needles are filtered by 0.5 mm of platinum, and this suppresses 99 % of the primary beta rays. When a tumour is very extensive it is sometimes advisable, for the sake of the patient's general health, to carry out a step-by-step needling of successive sectors of the tumour. When a tumour overlying bone is needled the application time must also be reduced. This has to be because of the secondary radiation from the bone and will avoid the development of radionecrosis. Damage to bone cannot be altogether avoided, but over-dosage often leaves the bone denuded and radionecrosis with all its consequences then develops. To reduce the incidence of latent bone lesions irradiation of bones must be avoided as far as possible. If unavoidable it should be kept to a minimum and care taken of the hygiene of the irradiated bones, possible portals of entry of infection being eliminated, e.g. dental stumps, carious teeth, and even all the healthy teeth of the half lower far neighbouring the tumor, should be removed before irradiation of the jaws.

The implantation of needles must be preceded and followed by external irradiation. We use radiotherapy at 200 or 400 kV, filtered respectively by 1 mm Cu + 1 mm Al and 3 mm Cu + 1 mm Al: or telecurie therapy (15 gram radium unit), treating distance 12 cm, filter $^1/_4$ mm Cu + 1 mm Al (at the exit of the localiser). Irradiation preceding the implantation of the needles arrests, at least temporarily the development of the tumour by stopping and inhibiting mitosis. Thus external irradiation reduces the risk of metastatic spread. This is important for the implantation of needles, which is a traumatic act. The order of magnitude of dose to be administered by this route is 200—300 R per day, up to 1500—2000 R. Irradiation of the tumour after implantation of needles should aim at the protraction of the dose. The dose can thus vary considerably but not exceed 150 R per day. After irradiation there is no need to administer doses greater than 1000—2000 R. In any case, treatment must be interrupted as soon as frank second degree erythema has been produced. The irradiation before and after the implantation of needles in addition to the protraction homogenises the dose administered to the tumour.

The treatment outlined above generally results in disappearance of the tumour. It may be asked why the same result cannot be attempted by surgical methods. Surgery alone is excluded for extensive and bulky tumours because of the danger of occurrence and of metastases. After preliminary radiotherapy it is not entirely contraindicated, but its use often raises difficult problems of repair, for, to be useful, it must be extensive and therefore mutilating. For this reason we prefer to keep surgery in reserve for plastic operations aimed at repairing the consequense of radiotherapy when such repair cannot take place spontaneously, i.e. when the tumour has destroyed too much tissue. Reparative surgery is a most valuable adjuvant to palliative radiotherapy. The results obtained are such that curative irradiation of neoplasms which previously one would have hesitated to treat at all has now become a practicable proposition. This is, of course, a very specialised form of plastic surgery. The radiologist who wants his patients to benefit from it must work closely with an experienced plastic surgeon. Such a surgeon is attached permanently to our department at Louvain. Reparative surgery should preferably be carried out after all signs of acute radiodermatitis have disappeared. Some foreign workers have recently expressed the opinion that it may also be successful when practised immediately after irradiation. Nevertheless we believe that it is wiser to wait, in order to eliminate the risk of concealing residual tumour and also to avoid certain difficulties in healing. To avoid covering up neoplastic tissue it is sometimes a good plan to carry out a free epidermal graft only, through which it is easy to keep an eye on the underlying tissue. This is the method of choice in tumours which have already had numerous recurrences.

Since the plastic repair must be carried out in healthy tissue, tissues damaged by radiotherapy must be removed in its entirness over a very wide area, it goes without saying that these plastic operations, which even in normal conditions often have to be performed in several stages, may be even further prolonged, because the effects of the irradiation make free or tube grafts difficult to take.

After palliative treatment of squamous-cell epitheliomas, should the regional lymph nodes be cleared as a routine measure? If there is any suspicion of their invasion, we think they should. If not, we advise an attitude of armed expectancy, in other words, clear the region only if it becomes positive. Naturally, routine clearance should not be envisaged unless there is no evidence of distant metastases.

For the reasons indicated above, we consider that external radiotherapy should be performed as a routine ahead to block dissection of the metastatic cancer. It may be initiated immediately after treatment of the primary tumour and immediately before clearance, and in this case dosage should not exceed 1500—2000 R given by 200—300 R daily. If clearance is not to be performed at once, it is preferable to administer a higher dose, e.g. 3000 R. To gain the benefit of irradiation of this order, clearance should not be delayed by more than four to six weeks. If curative clearance is desired, it must be extensive. This does not mean that the skin should be stripped systematically of all subcutaneous cellular tissue. In most cases this is entirely unnecessary, since majority or any of isolated metastatic cells (unlike metastatic cells in lymph nodes) are readily destroyed by irradiation. Moreover, such a procedure would impede healing of the wound, especially in easily infected areas, like the inguinal region. In addition, we consider that radioactive isotopes may with advantage be left in the bed of the surgical wound. Previously, we left 5 mg radium tubes filtered with 1 mm platinum in place for 48 to 72 hours. This has the disadvantage of delaying healing, which under these conditions does not easily take place by first intention. Also, the distribution of rays is not ideal, being too limited. The use of isotopes obviates these disadvantages. The isotopes are left in place, perfectly distributed in space, and the wound can close and heal by first intention. Gold seeds are recommended. We use them with an intensity of 3—5 mCi, if possible one grain every one and a half centimeters, in the bed of the wound. It may be recalled that one millicurie of gold emits in Roentgen at one centimetre distance one third of the dose emitted by one millicurie of radium. The use of doses of gold of this magnitude produces in the skin a severe first degree erythema. The results we have obtained with this method are satisfactory and better than by use of radium alone.

Of eight cases cleared on account of squamous-cell carcinoma of the skin, seven have survived for more than a year, three for 18 months and two for more than three years. Of nine cases cleared for cancer of the oral cavity, all have survived for over a year, six for two years, five for two and a half years and three for over three and a half years. Of three clearances for cancer of the larynx, all have survived for over two years and one for nearly four years.

The results reported above do not, it will be noted, refer to our cases of squamous-cell carcinoma of the skin only. As it is not much more than four years (1957) since we began to use this form of treatment, we have not yet a sufficient number of cases of squamous-cell carcinoma alone to support our concept of the method's advantages.

For radical clearance we have been using for some time radioactive chrome phosphate incorporated in gelatin plaques cut to the size of the wound. The gelatin plaques are 1 mm thick and rigid so as to prevent them from being absorbed too rapidly. They contain 75—100 μCi of chrome phosphate per sq.cm. They are very rapidly absorbed after closure of the wound. An experimental study on rabbits and rats performed in our laboratory showed that most of the chrome phosphate they contain remains *in situ*. The percentage of radioactivity in the neighbouring lymph nodes draining the region in which the plaque is buried can be evaluated fairly accurately. The skin reaction produced by such applications is a severe first degree erythema.

Colloidal solutions of gold and of radioactive chrome phosphate can also be injected into the surgical bed, but they are less effective because their distribution in space is more difficult. Moreover, the operator is exposed to irradiation and may contaminate the operative material.

Ten to 15 days after first intention repair of the wound, we continue the external irradiation up to 1500—2000 R giving 150—50 R daily, according to the skin reaction.

Where clearance has not been radical or the operator has been unable to remove fixed metastatic glands, it is our practice to implant gold grains — one grain of 3—5 mCi intensity per cm^3 of tissue, in the glands or portions of gland left behind. A radioactive colloidal solution can also be injected, but our preference is for the first method. Gelatin plaques are of course of no use in these cases. Here also, after healing up the wound, we complete irradiation of the region by continuing external irradiation as for radical clearance.

Inoperable glands can also be implanted with gold grains, transcutaneously or through a skin incision with full exposure. The second method is preferable, because the operator can see what he is doing.

Where distant metastases are present, the decision whether or not to clear and treat the glands must depend on the general clinical condition of the patient. In some cases it is clearly not worth. In others, even if the general condition is poor, clearance and treatment may none the less be advisable, for example, where the glands are interfering with the venous circulation or are causing pain.

Should extensive skin cancer be treated when distant metastases are present?

The writers believe that there are many cases in which such treatment is indicated, even if the general condition is already becoming precarious. It is in fact the only way to suppress constant haemorrhage from the tumour and the foul odour peculiar to cancer.

The treatment of the distant metastases themselves depends chiefly on the general condition and on the symptoms to which they are giving rise. It is often essential, for example, to treat mediastinal metastases which are causing oedema of the head and neck and dyspnoea. Pulmonary metastases may have to be treated because of haemoptysis and bony metastases because of pain. It is sometimes useful, although the occasion rarely arises, to irradiate a compression of the bile duct or to turn the flow of bile into another channel. Mediastinal metastases have to be treated cautiously at first (to avoid congestion) and later by high doses, e.g., beam directed therapy. Rotation therapy seems to be less indicated. Solitary pulmonary metastases or a limited number of pulmonary metastases are also often improved by beam directed therapy. Bony metastases, if multiple, should receive functional doses, daily at first, later thrice weekly. When they are solitary, they must receive high doses of irradiation (see treatment of bony metastases in general, p. 509). The treatment of metastasis compressing bile ducts must, when it is indicated, be adapted to the individual case.

Special conditions

Squamous-cell epithelioma of the lip. Certain tumours of the lip must be classified as skin tumours. These are bulky growths which have developed at the expense of the lip but have invaded the neighbouring skin over a wide area. One is thinking here of tumours of the lower lip with extensive invasion of the chin or surrounding structures, and of certain rarer tumours of the upper lip which have spread widely to the cheeks. These tumours are not necessarily accompanied by glandular metastases. They have to be treated as tumours of the skin. Where there is invasion of bone by direct extension, care must be taken to irradiate the bone in lethal doses; if the bone is not invaded steps must be taken to preserve it as far as possible (vide supra). To irradiate bone with a lethal dose, needles must be placed in contact with it and a substantial supplementary dose administered in addition in the form of deep radiotherapy or telecurie therapy. So long as the tumour has just reached the chin and no more there is still hope, but once a tumour has attacked the lower part of the chin it is exceptional for it to be eliminated. Where a tumour which has destroyed all the normal tissue of the lip, subsequently disappears, a very considerable loss of tissue has to be replaced. The plastic surgeon's task may be far from easy, for there may be no bone left and salivary fistulae may have developed. Even in straight forward cases treatment is a long drawn out affair, for cutaneous tissue to replace skin which has been lost often has to be brought from the chest and in some cases skin strips have to be made to remake mucous membrane.

The writers have seen tumours of the upper lip and of the naso-labial fold invade the skin over the cheek-bone, the underlying bone itself, and even the maxillary sinus, giving rise to intolerable pain. Often they were cured only at the cost of destruction of part of the facial structure. Treatment in these cases always consisted in implanting needles or radioactive gold seeds in the tumour and in some cases covering the invaded bony surface, centimetre by centimetre, with tubes of 2 mg of strongly filtered radium left in place for 48 to 72 hours. The result was generally excellent; the pain disappeared and the tumours rarely recurred. The major problem has always been reconstruction of the face, for grafts do not take well on the underlying devitalised bony tissue.

Squamous-cell epithelioma of the ear. Squamous-cell epitheliomas of the ear are difficult cancers to treat. An adequate reason for considering their palliative treatment occurs when they are bulky or have already produced glandular metastases, the latter frequently being situated at the angle of the jaw. The treatment of epithelioma of the ear should aim at local cure, which is often possible only at the cost of radiochondronecrosis of the underlying cartilage. If the tumour is bulky it must be implanted, if it is flat 2 mg radium tubes may be applied, from centimetre to centimetre (radium mould), for 36 to 48 hours.

If the chondronecrosis is of limited extent, it can be rendered aseptic, like any erythema. If it is extensive and giving rise to intolerable pain, it is preferable to proceed immediately to amputation of the necrosed part of the ear. Such amputations are generally borne very well. When the necrosis is situated on the posterior aspect of the pinna, it can be concealed by suturing the ear to the temporal region. If necessary, however, there must be no hesitation in amputating the entire pinna. The glandular regions which should be treated prophylactically are the region of the angle of the jaw and the preauricular region. There are no special therapeutic indications for glandular regions invaded. They should be treated on classical lines in accordance with the rules laid down above. It is worth remarking, however, that clearance can be combined with partial or total amputation of the pinna.

Squamous-cell epithelioma of the back of the hand. Epitheliomas of the back of the hand constitute a special clinical entity, for the cancer tissue is often in intimate contact with the underlying bone and tendons. They metastasise very readily to the lymph glands. The fact that they lie on a stratum of bone is not a serious problem, if the bones themselves are not invaded. It is then sufficient to reduce the application time of the needles or tubes. The chief therapeutic difficulty lies rather in the volume which they may reach and the depth to which they may invade. Following cure they may leave a legacy of tissue deficiency necessitating plastic surgery or even amputation more or less extensive. When destruction by the tumour is such that conservative treatment (e.g. radium needles) is no longer worth considering, telecurie therapy of the whole region and of the regional lymph nodes should be carried out before amputation at any site. Prophylactic or therapeutic clearance raises on particular problems.

Mention should be made here of the treatment of squamous-cell epitheliomas which develop on chronic radionecrosis. The possibilities of curative radiotherapy depend on the condition of the skin and neighbouring tissues. Some cases can be treated by the classical radiotherapeutic methods described above. When, on the other hand, the surrounding tissues are badly damaged by irradiation, it is preferable to carry out wide diathermo-coagulation of the tumour, after prior application of external telecurie therapy in a dose of 1500—2000 R to the skin.

b) Basal-cell epithelioma

Since basal-cell epithelioma of the skin does not metastasise, its potential seriousness consists in the tendency to progressive growth shown by certain of its forms and in its tendency to recur in certain sites.

Basal-cell epithelioma, with a tendency to scar formation but Plan Cicatriciel progressive in nature, are often difficult to treat. The secret of success lies in the application of radiotherapy over an area much wider than the anatomical limits of the lesion. We generally use radium tubes 1 cm long filtered with 1 mm of platinum. The isodose of each tube being fusiforme, the best arrangement of the tubes is end-to-end in line, the centre of the tubes of one line corresponding to the extremities of the tubes of the two neighbouring lines, the lines of tubes being separated by a distance of one centimetre. The usual treatment time is 48 hours. When the epithelioma overlies bone, the treatment time should bo reduced to 30 hours, in order to avoid overdosage to bone and subsequent consequences. If recurrence occurs in spite of this treatment, surgical excision, extensive both superficially and in depth, should be undertaken and followed by plastic repair. Contact therapy should in no case be used in the treatment of this type of epitheliomas.

The burrowing basal-cell epithelioma is another variety of these tumours which are often difficult to cure. In their case we believe that the scheme of radiotherapy suggested above for fibrotic epitheliomas should be supplemented by external irradiation, preceding and following application of the radium tubes. Such irradiation should be carried out by means of deep or superficial rays, all contact therapy being excluded. In the event of failure, one can go back to radiotherapy, but in the form of implantation of needles, using the technique already described for the treatment of squamous-cell epithelioma. Where there are successive recurrences, implantation of needles has sometimes to be supplemented by wide surgical excision, carried out as soon as the erythema is cured and followed by plastic repair. In certain exuberant forms of basal-cell epithelioma, implantation of needles is to be preferred.

When a basal-cell epithelioma is not only extensive and recurrent but also invading in depth, and destroying both the supporting tissue and, especially in the region of the face and of the orbit, the underlying bone, the case should not necessarily be regarded as beyond hope, no matter how extreme the destruction is. If, however, treatment is to be attended with any hope of success, there must be no hesitation in sacrificing still more tissue than has already been lost, even at the cost of disfiguring the patient, for therein may lie his only hope of survival. We believe that in these circumstances anything, unless the obviously impossible should be tried.

As to the type of treatment to be used, this should be a combination of curative necrosis-producing radiotherapy, surgery, and diathermy excision and coagulation. It is obviously not possible to analyse every situation that may arise, and we shall attempt to outline only some of the most frequent and most tragic.

Basal-cell epithelioma with recurrence and deep invasion of the orbital cavity

In the great majority of cases of recurrent basal-cell epithelioma affecting the medial canthus or extensively invading the eyelids, deep invasion of the orbit is virtually certain. The therapist has to choose between some form of conservative radiotherapy, aimed at preserving the eye, with sooner or later all the consequences (very often fatal) of recurrence, and what we describe as "calculated risk treatment", i.e. wide irradiation of the affected region and sacrifice of the eye, either by enucleation or evisceration. Wide and deep diathermy of the neighbouring bony structures has even to be undertaken in many cases. We have sometimes been obliged to strip the dura mater. Never have we had occasion to regret a thorough and determined approach. If treatment is instituted early it is readily possible to avoid meningitis. If it is allowed to supervene for lack of adequate treatment it is always difficult to deal with. Moreover the therapist's task is often facilitated by a natural defensive reaction on the part of the meninges. On the other hand, we have frequently had occasion to regret a last minute hesitation leading to the sparing of a bony or supporting structure, which later became the starting point of a recurrence. It goes without saying that treatment of this sort has very often to be followed by large-scale plastic surgery.

Recurrent basal-cell epithelioma of the nose invading the bones of the face

Here too the patient's long-term interest must be considered, to the sacrifice, if necessary, of aesthetic values, attention to which may be prejudicial if not fatal. Radiotherapy must be used over a wide area in association with mutilating electrocoagulation as extensive as need be. In some cases it can be confined to the nasal bone itself, but in many the bony structure of the face has to be widely opened up. It is the bone's reaction to the cautery that is the determining factor. A frothy material spurts out of diseased bone on application of the electrode. Any hesitation that might be felt in proceeding to mutilating treatment of this nature disappears when it is recalled that if these patients are not, or inadequately treated, mutilation is their lot in any case, with the difference that it is then putrid, painful and inevitably fatal. Such treatment must naturally often be followed by plastic surgery. The plastic moulds sometimes used for this purpose must not be buried, for cases have been reported in which they proved the starting point for new cancerous growth.

c) Melanomas

Melanomas are an especially serious form of cancer and the dividing line between palliative and curative treatment is thus difficult to define. It may, however, be said that injudicious treatment of a melanoma will almost certainly pave the way for treatment which will be no more than palliative. For this reason we should like, before discussing the palliative treatment of these tumours, to discuss their treatment in general. Every melanoma, no matter how small, invariably calls for drastic therapy. We know of only one effective treatment, and that is extensive and intensive electrocoagulation with its inherent sequelae. By extensive we mean diathermy-coagulation which first of all establishes a broad, circular barrier at a substantial distance from the melanoma. Only later should the tumour itself be coagulated gradually and always with high intensity. The operator should have no hesitation in destroing the tumour deeply. Should electrocoagulation be preceded by irradiation ? While not regarding it as indispensable, we are in favour in principle to preliminary irradiation, provided it is done quickly and not fractionated over a too long period. If it is performed, doses of the order of 500 R should be given up to a total dose of 1500 to 2000 R. Melanomas are in our opinion relatively radiosensitive and not as radioresistant as some writers describe them. For this reason we consider postcauterisation irradiation as highly useful, for it does more than merely modify the terrain. So treated, the small melanomas without clinical metastases that we have had occasion to treat have shown a five year survival rate of 41%. 31 of our cases had biopsy. These figures show that a correct treatment may be successful, though difficult to achieve. Any treatment other than that described above gives lamentable results.

Should biopsy be performed in melanoma and, if so, at what point ?

Our view is that biopsy should be performed only on the tumour removed during the coagulation procedure described above. Any biopsy prior to the treatment as outlined above carries too great a risk of metastasis. In any case, an experienced clinician rarely makes a mistake in the diagnosis of melanoma. A pigmented basal-cell epithelioma may be taken for a melanoma. The latter may also be confused with some other forms of primary cancer of the skin or skin appendages, or with a metastasis. In none of these cases, however, would the treatment described be harmful.

Should the regional lymph nodes be systematically treated ? We think that they should be only if there is suspicion (or certainty) of their being positive.

For melanoma of wide extent which have already metastasised or which are in unusual anatomical sites, the treatment of the primary lesion is the same, irrespective of the amount of tissue destroyed by the disease. We have 23 such cases with biopsy, of whom 8% have survived for five years. Local recurrences, rare after following this type of treatment and common after many other types, should be treated in the same way. Of our 34 recurrences with biopsy so treated, 20.5% have survived for five years. We recall particularly a naevus of the skin overlying the anterior border of the tibia which had recurred for the fourth time. It had had various surgical treatments and incomplete diathermy, but had never metastasised. We performed very wide diathermy and 15 months later the patient is still alive. Treatment of widespread melanomas of the feet and toes is similar, but amputation is sometimes necessary. In these cases, as in others in which there is less mutilation, extensive plastic surgery is sometime indicated, after preliminary excision of any necrosed tissue still present.

Distant glandular metastases must be operated after preliminary irradiation. Where proved pulmonary or hepatic metastases are present, the question of glandular clearance does not arise. It is then the clinical picture, the general condition of the patient and the symptoms arising form the glandular metastases that will determine the approach to treatment. It is not, in our opinion, necessary to clear regional lymph glands not clinically involved, when clearance is indicated then it should be extensive and in case of recurrence repeated if still feasible. Among our material we have followed several melanomas of the foot with recurrent metastases, first inguinal and later iliac, which after several clearances for successive recurrences have survived without generalisation. The survival time in two of them is six and 12 years respectively.

Irradiation preceding clearance should be fairly heavy, but not heavy enough to compromise healing. We regard 2—3000 R as a normal dose. Previously, we placed radium tubes in the wounds, but our present practice is to insert radioactive gold seeds of 3—5 mCi, by the technique described above for clearance of glandular metastases from squamous-cell epitheliomas. Once healing is completed we supplement the traetment by moderate postoperative irradiation of the order of 1000—2000 R, at the rate of 50—100 R daily.

d) Rare tumours

Cutaneous glandular epithelioma

The palliative treatment of these tumours is similar to that of squamous-cell epithelioma of the skin. It is worth pointing out, however, that some of them may originate more deeply than do the squamous-cell epitheliomas and that needles must then be implanted deeply. Their metastases raise no special problem.

Mycosis fungoides

This form of malignant reticulo-endotheliosis may be extensive, both superficially and in depth, and may invade very large areas of skin. It is highly radiosensitive. When it is located in viscera the treatment, which obviously does not come within the scope of this chapter, is similar as for any generalized visceral growth. Skin lesions generally respond well to deep X-ray therapy in doses of 50—100 R per day or, when patches are multiple, thrice weekly. The total dose to be administered is variable and depends on the clinical appearance of the lesions and the general condition of the patient. In some cases 750 to 1000 R are enough — 2000—2500 R is the maximum. It should never be forgotten that complete cure is not possible and that the patient's general health must be looked after.

2. Tumours of the upper respiratory and digestive passages

This vast group of tumours, classified according to their anatomical localisation, includes neoplasms whose symptomatology, evolution and treatment are fundamentally different.

Cancer of the tongue, for example, is more malignant than cancer of the lip and commonly invades the lymph nodes at an early stage.

Treatment of tumours of the hypopharynx gives less satisfactory results than tumours of the larynx (ZUPPINGER, 1959). The development of epithelioma of the upper lip is more malignant than that of a tumour of the same histological type situated in the lower lip.

Because of the vital functions of the mouth and pharynx in connection with respiration and nutrition, the treatment of tumours in this region must often vary in accordance with the point of origin of the growth.

As was remarked in the fourth general part of the present chapter, it is not easy to make a clear-cut distinction between curative treatment and palliative treatment. As regards growths of the oropharyngeal region, we believe that tumours of Stages III and IV of the TNM classification, particularly tumours of the T4 group, glandular involvement Nc and distant metastases M, are beyond the generally accepted limits of curative treatment (all cases of Stages III and IV) (TNM classification, cf. SCHINZ, BACLESSE, 1956 etc.).

The epithelial tumours have been considered separately from other types of tumours. The evolution, prognosis and treatment of the two groups are basically different. Special attention will be devoted to the treatment of epithelioma, which is the most common tumour of this region. For this reason we propose to review separately the treatment of the tumours of all the anatomical regions of the oropharynx. Neoplasms of sites frequently involved in advanced tumour growth will receive special consideration.

a) Epithelioma of the upper respiratory passages

Epithelioma of the lip

Although the majority of patients seek advice at an early stage of the disease, advanced cases are none the less encountered in which the condition has progressed beyond the generally accepted limits of eligibility for curative treatment. These are either growths which have invaded the nearby tissues over a wide area (T4) or growths with fixed glandular or distant metastases.

The treatment of the primary tumour only will be considered here. The treatment of metastases will be considered in paragraph 12.

Before institution of treatment for the tumour, attention must be given to the oral hygiene — infected teeth removed, carious teeth treated — in order to avoid the late sequelae of radiotherapy, i.e. osteitis and subsequent necrosis of the maxilla or mandible.

The local treatment of tumours of the lip, even at an advanced stage, recommended by us, includes a period of interstitial radium therapy in all cases in which the patient's general condition will stand it, preceded and followed by external irradiation. The technique of this treatment is described in full in the chapter on cancer of the skin and will be taken up again under cancer of the tongue. Where tumours are extensive, plastic surgery has to be envisaged (see cancer of the skin).

This treatment, which is often very protracted, has saved many a patient whose condition at first sight appeared hopeless. The following is an illustrative example of a case of this type.

Case No. 33,561. A man aged 76, suffering for the last three years from a huge tumour of the lower lip invading the check, the chin and the mandible (Fig. 5). He was treated in January 1956 by a radium technique (14 needles 2 mg, $+ 8 \times 1$ mg, filter 0.5 mm of platinum, duration of application: $3^1/_2$ days) preceded and followed by external telecurie therapy (total dose 2500 R to the skin, measured in air). Altogether, a dose of 6000 R tumour was given. In November 1956 there took place a considerable loss of tissue and the patient developed a salivary fistula. Plastic surgery was performed, with elimination of necrosed tissue. Later a pediculated skin graft was taken from the supraclavicular region. This graft was mobilized and used to re-form the tissue of the lip. Two months later the wound was closed by this graft and the fistula abolished. Since then (i.e. a period of four years) the patient has had no recurrences.

Epithelioma of the inner surface of the cheek

The outlook to the result of treatment of tumour of the mouth in this site is worse than in the case of cancer of the lip. PACK reports the five-year survival rate of tumours of the cheek as 42.5% for Stage II, 30% for Stage III, and 4% for Stage IV. His survival rates are very close to ours: Stage I—II 65%, Stage III — 31.4%, Stage IV — 0% (JAUMET, and J. MAISIN to be published). Although their prognosis is poor, advanced cases of cancer of the inner surface of the cheek require very active treatment. These patients, who have been late in seeking advice, suffer from symptoms which are painful to themselves and disturbing to those around them: pain, nauseating smell, fetid breath, haemorrhages, trismus, all leading to under-nourishment.

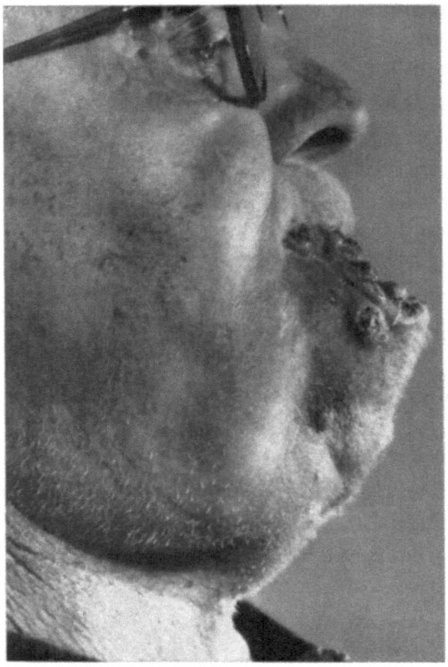

Fig. 5. Large epithelioma of the lower lip

Treatment can suppress the unpleasant symptoms. Some patients have even been cured at an advanced stage of the disease mainly those belonging to T4 without metastasis, but these, unfortunately, represent only a very small proportion of the cases treated.

At the beginning of treatment we take steps to improve the patient's general condition. Any secondary infection present is treated by antibiotics. Measures are taken to combat dehydration and anaemia. All the teeth on the affected side should be removed in order to avoid osteitis and the possibility of late radionecrosis of the maxilla or of the mandible.

Radiotherapy includes external irradiation by telecurie therapy. We generally choose several fields: two homolateral — cheek and sub-maxillary region — and one or two heterolateral. The total dose so administered is of the order of 2000 to 2500 R/skin per field. The doses are measured in air. After administration of 30 or 50% of this dose, a radium or radioactive gold seeds implant is performed, either by the intrabuccal route alone or, in very extensive and bulky tumours, both internally and externally. The type of needle, the amount of radium used and the duration selected for implant vary with the size and extension of the tumour (cf. treatment of cancer of the tongue, p. 456). The complications be feared most are perforation of the cheek, leading to salivary fistula, invasion of the maxilla or of the mandible, and trismus.

If the lesion is brought under control, performations of the cheek have to be treated by plastic surgery — "surgical cleansing" followed by reconstitution of the cheek.

Invasion of the maxilla or mandible is a serious complication (Fig. 6). It often leads to bone necrosis followed by fracture, and a fracture in a region which has received high doses of irradiation heals with great difficulty. Our general practice is to resect the bare minimum necessary of necrosed bone fragments, while at the same time instituting appropriate medical treatment for the fracture, i.e. antibiotics, fluid nourishment, etc. A bone prosthesis should be excluded; it would only aggravate the bony necrosis.

Epithelioma of the gum

Extensive and invasive tumours of the gum (Fig. 7) require to be treated for the same reasons as do tumours of the inner surface of the cheek (p. 454) and their treatment scheme is practically the same. Because of their situation astride the maxilla or mandible, the implantation technique is rather difficult. The best is implantation of radioactive gold grains, whose small size allows the radioactive material to be more uniformly distributed throughout the tumour than by a radium implant.

Epithelioma of the palate

The common complication of advanced cases of tumour of the palate is perforation of the hard palate with the troublesome sequela of communication between the cavity of the mouth and the meatuses of the nose.

The treatment scheme is identical with that just outlined, namely, attention to local hygiene and interstitial therapy preferably with gold grains, preceded and followed by telecurie therapy.

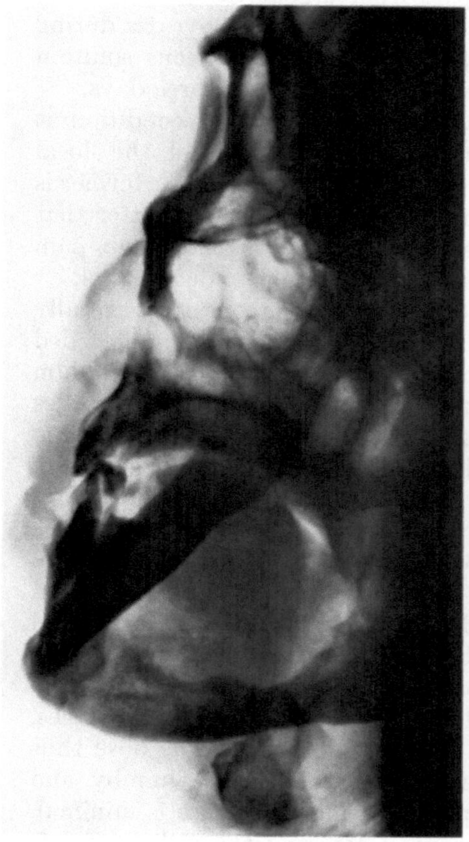

Fig. 6

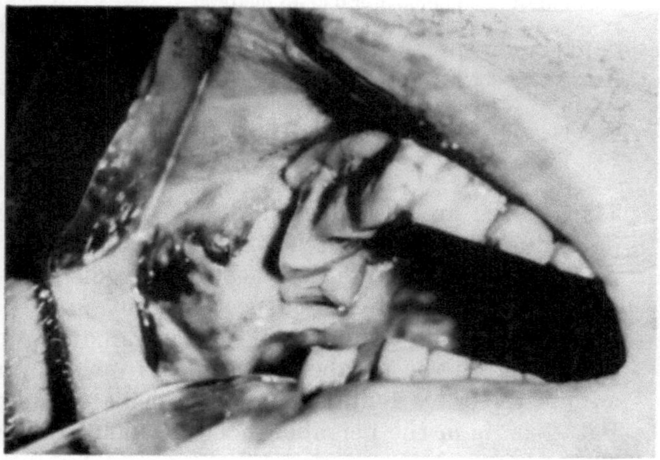

Fig. 7

Fig. 6. Epithelioma of cheek invading the mandible

Fig. 7. Large tumour of gum of upper jaw

The patient is fed by stomach tube while radiotherapy is being carried out, after which a prosthetic apparatus applied to the palate will enable him to eat normally and will make speech easier. If the lesion remains healed, the opening in the hard palate can be closed, by plastic surgery. This, however, should not be done during the months immediately following treatment, for it might mask a possible recurrence taking place under the graft.

Epithelioma of the tongue

The treatment of tumours of the tongue varies according to whether they arise in the horizontal or the vertical portion of the organ.

Cancer of the anterior two-thirds of the tongue. The principal symptoms of advanced cancer of the horizontal part of the tongue are fetid breath, haemorrhage and pain, especially reflex aural neuralgia. Metastases are early and frequent. Some 70 % or more of the cases develop metastases at some stage (Table 4).

Careful preparation, especially locally, is essential prior to treatment. The oral hygiene of these patients is often unsatisfactory. Many have carious teeth, and all of these must be extracted. Where, as often happens, the growth occupies predominantly one side of the tongue, all the teeth on that side of the lower jaw should be removed. Where the tumour involves the whole tongue, all the teeth of the lower jaw must be cleared. The teeth of the upper jaw need not be sacrificed, unless they are carious.

If the tumour is highly infected and the breath particularly foul, the mouth should be washed frequently with mild antiseptic solutions. Apart from urgent cases, antibiotics should be reserved for infection supervening during or after treatment. For pyrexia during treatment we give 2,000,000 units of penicillin daily by injection in aqueous solution and 1 g of streptomycin until the temperature has been normal for two or three days.

Table 4. *Incidence of glandular metastases from cancer of the tongue*

Author	Incidence of metastases at first consultation (in percentage of total number of cases)	
Willis	40 to 55	
Carrega	80	
Zuppinger	55 homolateral	45 bilateral
Ducuing	52 homolateral	41 bilateral
G. Roussy	83	
Berven	60	
Wood	63.8	
Gibbel	68.8	

Active treatment of the general condition is seldom indicated before treatment of the local condition. An unsatisfactory state of the former is the result of the latter, and it is to the latter that treatment must be directed if haemorrhage, pain and infection are to be brought under control.

The treatment of the tumour consists essentially in a course of interstitial radium therapy preceded and followed by external irradiation. The radium therapy consists of implanting either radium needles or radioactive gold grains. Dosage varies according to the size and extent of the tumour. We generally use needles of 1 mg with an irradiation range of 1.5 cm or, less often, needles of 2 mg with an irradiation range of 3 cm, filtered by 0.5 mm of platinum. The needles are placed at intervals of about 1 cm. Each needle is implanted sutured individually to the muscle of the tongue by a wide suture so as to maintain it in position throughout the application. Needles must be implanted in such a way as to overlap by 1 cm any evidence of infiltration palpable or visible to the naked eye. This may require a number of needles ranging from 15 to 50. The treatment time varies, depending on the number of needles, from two and a half to four days. The dose thus administered by radium therapy calculated according to the tables of Quimby and Patterson is in the neighbourhood of 4000 R at the point at which the dose is minimal. This treatment is completed by external telecurie therapy covering the right and left glandular regions (see below). The total dose administered over five to six weeks is at least 6000 R to the tumour.

At the present time we fairly often substitute application of radioactive gold grains into the primary tumour for implantation by radium — the former procedure being less painful to the patients (on an average 15—45 grains at 3 mci/grain are implanted in the tumour mass) (Wambersie and J. Maisin, 1958). Those grains are extremely well tolerated therefore more and more we recomend to substitute this type of treatment to the radium needle implantations.

The patient is fed by stomach tube during the interstitial radium therapy and for so long as the radiation reaction lasts, or at least as long as it is intense.

On the day after implantation, especially when the number of needles used is high, sometimes appears marked oedema of the tongue, which subsides within a few days under the influence of local treatment and antibiotics. This local treatment, i.e. frequent mouth washes and nursing attention to the hygiene of the mouth, must be maintained with scrupulous care for the duration of implantation. On the day on which the needles are implanted, and perhaps also on the following day, the patient complains of acute pain, which may require injection of palfium or morphine. Pain and discomfort are much less severe after implantation of gold grains, a fact which at present makes us prefer this latter form of treatment. We have not yet a sufficiently long follow-up to assess its value from the point of view of survival.

Where the erythema is extensive, even if it is not accompanied by pyrexia, it is often beneficial to make the patient suck tablets of a suitable antibiotic, e.g. aureomycin. Frequent gargling with camomile infusion is then indicated.

The treatment outlined above very rarely gives rise to severe haemorrhage. When it does, the best treatment is ligature of the external carotid artery.

The therapist confronted with a case which is so extremely advanced as to make implantation of radium needles or of gold grains a risky procedure must sometimes content himself with general medical treatment accompanied only by external tele curietherapy.

Where the general condition is unsatisfactory, appropriate medical treatment must be instituted. This may include measures to counteract anaemia (iron, repeated transfusions), dehydration or malnutrition.

Table 5 gives the survival rates for cases treated at the Cancer Institute, Louvain.

Table 5. *Cancer of the tongue treated at the Cancer Institute, Louvain. Five-year survival*

	Number of cases	Number of cases followed up for at least 5 years	Number of cases cured after 5 years	%
A. *Primary cases*				
Radiotherapy				
Stage I				
T1 Na	30	29	19	65.5
T2 Na	93	80	35	43.2
Total	123	109	54	49.5
Stage II				
T1 Nb	5	5	1	20
T2 Nb	55	52	11	21.1
Total	60	57	12	21
Stage III				
T1 Nc	2	2	0	0
T2 Nc	17	17	1	5.9
T3 Na	21	18	0	0
T3 Nb	30	28	2	7.1
T3 Nc	17	16	0	0
Total	87	81	3	3.7
Stage IV	7	6	0	0
B. *Recurrences*				
-Surgical	20	19	7	36.8
-Radiological	26	25	2	8
Total	46	44	9	20.4

Although the survival rate for all cases of Stage IV and for groups T_3Na and T_3Nc of Stage III is zero after a five-year follow-up, the treatment outlined above should nevertheless be carried out in all cases in which the patient's general condition is such as to make it practicable. It alleviates pain and has allowed several of our patients to resume their activities for periods of months. In over two-thirds of our cases the primary tumour has been cured, most of the deaths being due to metastases.

Survival rates for patients of Stage IV and groups T_3Na and T_3Nc of Stage III are shown in detail in Table 6.

Cancer of the posterior third of the tongue. Patients suffering from cancer of the vertical part of the tongue come for treatment at a more advanced stage of the disease than those with tumour of the horizontal part (Table 7), a higher percentage being in Stages III or IV. Tumours of the base of the tongue present in two forms, the ulcerated or infiltrating form and the exophytic form. We agree with BACLESSE that the prognosis of the infiltrating form is undoubtedly less good than that of the exophytic form.

Formerly, we treated these cases by the same type of treatment as described for lesions of the anterior two-thirds, namely, radium implantation, preceded and followed by external irradiation (telecurietherapy, or telecobalt therapy), the needles being of 2 mg strength, the total length 4.4 cm and the actual length 3.0 cm. Because of the technical difficulties, the total number of needles implanted is here generally smaller

Table 6. *Survival of patients of Stage IV and of Groups T_3Na and T_3Nc of Stage III*

Survival	Number of patients
1 year	20/45
2 years	9/45
3 years	4/45
4 years	2/45
5 years	0/45

Table 7. *Distribution of groups of tumours at the base and in the anterior portion of the tongue*

	T_1	T_2	T_3	T_4
Base of tongue	2	29	20	3
Anterior portion	35	145	55	5
Total	37	174	75	8

(6—15). Adequate distribution of the needles is difficult. Moreover, following application, the patients often present pulmonary complications, even bronchopneumonia. At the present time we have in radioactive isotopes a form of treatment which the patients support much better and whose immediate results are encouraging.

We generally use radioactive gold seeds. They are distributed throughout the tumour mass either via the mouth or transcutaneously through the skin of the supra-hyoid region. The course of the needle and the distribution of the grains is followed with precision by an image intensifier. The ideal for this apparatus is to be fitted with a television screen.

The immediate results of this treatment are certainly better than those of implantation with radium. This, in our opinion, is due partly to better distribution of the radiating material in the tumour mass and partly to the fact that there are fewer complications than commonly follow the latter treatment.

Many workers treat these tumours with electron therapy from a betatron (A. ZUPPINGER, 1959).

The major problem in the treatment of cancer of the tongue is the treatment of the glandular metastases, which at least 50—60% of the patients develop sooner or later (Table 3).

This type of neoplasm of the mouth cavity is almost the only one that develops distant metastases (M. I. GIBBEL, J. H. CROSS, I. M. ARIEL, 1949). The treatment of these metastases is discussed in Chap. II, 12.

Epithelioma of the floor of the mouth

The symptomatology, evolution and treatment of advanced cases of these tumours are not essentially different from those of tumours of the tongue and of the gums.

Likely complications are invasion and perforation of the skin of the hyoid region. The resulting fistulae practically never close. Feeding by nasal tube is essential. Where the lesion becomes definitely cured, plastic surgery may be envisaged.

Epithelioma of the tonsil

Half the cases of tumours of the tonsil are epidermoid epitheliomas, the other half include chiefly sarcomas (reticulosarcoma, lymphosarcoma), non-differentiated tumours and certain tumours of the salivary glands. The treatment of these last two groups is considered at the end of the present chapter.

These tumours often invade the base of the tongue and, less often, the nasopharynx.

Epitheliomas are treated by implantation of gold grains — wide implantation of the tonsillar fossae, the pillars of the fauces and in some cases the base of the tongue. This treatment must be preceded by ligature of the external carotid artery to preclude the risk of haemorrhage, and completed by external irradiation. Tumour doses must amount to a total of 6000—7000 R.

The possible complications of treatment are perforation of the soft palate (which the patients stands relatively well) and haemorrhage. The latter calls for ligature of the external carotid, or even of the common carotid.

Cancer of the nasopharynx and of the accessory nasal sinuses

Nasopharynx. According to MARTIN (1935), this type of neoplasm, which is fairly malignant, arises most frequently from the fossa of Rosenmueller and the posterior wall of the nasopharynx. Its anatomical site and the frequency of complications and of metastases make radiotherapy a difficult and delicate undertaking.

These tumours of the nasopharynx often attack the cranial nerves and only too often it is the resulting symptomatology which first induces the patient to seek medical advice.

Treatment consists essentially in external irradiation. At first, two large lateral fields ($\pm$100 sq.cm) are applied, completed later by multiple beam directed fields, centered on the tumour. In many cases, implantation of gold seeds, via the nose or through the palate, is indicated. These applications are carried out under control of a radiological apparatus provided with an image amplifier and television. Treatment may be completed by a radium-bearing rubber tube applied via the nose if the implantation of gold seeds has proven impossible.

These tumours often invade the base of the skull. The most common sign of this is paralysis of the abducent and hypoglossal nerves (NEW).

Although it is most exceptional for this treatment to bring about a cure in advanced cases, it does improve the condition of the patients, alleviates pain and reduces or temporarily relieves paralysis.

Paranasal sinuses. Tumours of the accessory nasal sinuses often arise from the mucous membrane of a sinus and invade the meatuses of the nose secondarily; sometimes the opposite happens, i.e. a tumour originating in a nasal meatus may secondarily invade a sinus (especially the maxillary sinus).

Tumours of the sinuses readily destroy the bony surfaces which surround them and invade the neighbouring tissues. Tumours of the maxillary sinus may invade the cavity of the orbit or the pterygopalatine fossa. Tumours of the frontal or of the sphenoidal sinus may invade the base of the skull. The treatment of these advanced cases will now be considered.

The treatment of tumours of the maxillary sinuses is of a mixed character and consists in external irradiation, combined with implantation of gold seeds, provided the general condition permits.

There are three possible routes of approach.

The first is the transcutaneous route through the cheek. It is used where the anterior wall of the maxillary sinus has been destroyed. The needle loaded with radioactive grains is introduced perpendicular to the skin from the orbit as far as the alveolar margin. The depth at which the grains are to be placed is determined in advance by examination of the successive tomographic cuts.

The second route of approach is via the canine fossa. The wall of the sinus at that point is thin and easily perforated, even if not invaded by the neoplastic process.

If the hard palate is invaded, it can also easily be pierced with the needle for implanting the radioactive gold grains. This is the third route of approach.

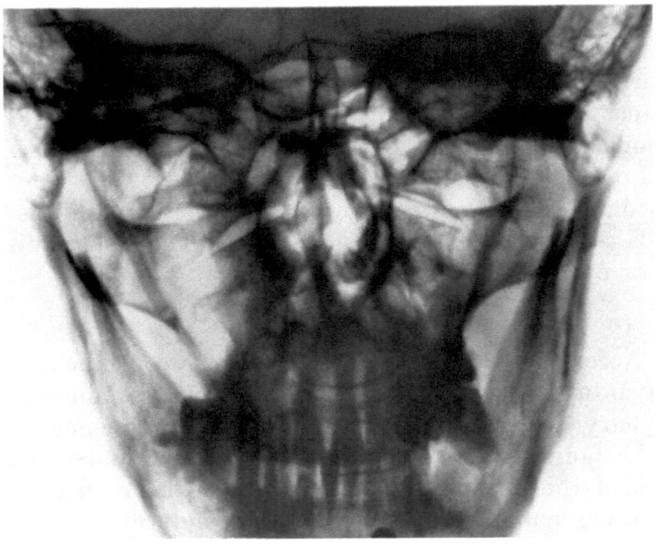

Fig. 8. Radiograph of an epithelioma of the maxillary sinus before treatment (lesion not clearly visible, cfr. Fig. 9)

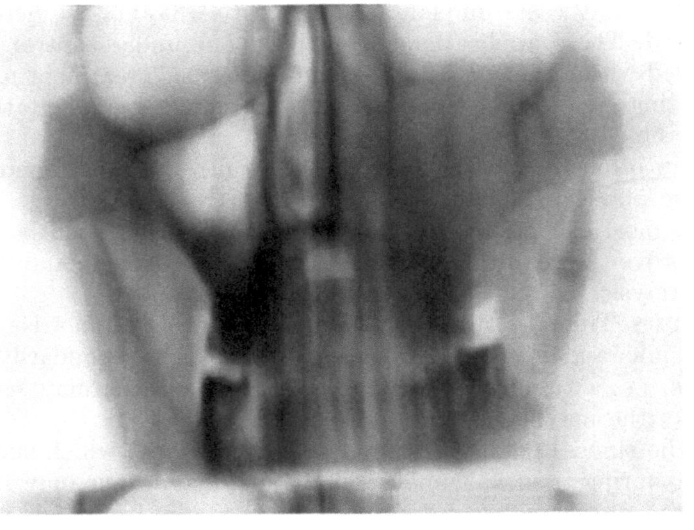

Fig. 9. Tomograph of an epithelioma of the maxillary sinus before treatment

For tumours of the ethmoidal sinuses the principles of treatment are the same. These tumours are approached either direct through the lateral wall of the nasal cavity, or through the nasal cavity itself.

Primary tumours of the frontal sinus are rare. Involvement of the sinus in tumour growth is in the majority of cases due to direct invasion by tumours of the ethmoidal sinuses or of the nasal cavity. The approach route is fronto-ethmoidal.

The implantation of gold grains is carried out either by an image intensifier coupled with a television screen. This implantation is preceded and followed by treatment by telecurie therapy with an apparatus containing 15 g of radium or with telecobalt. The

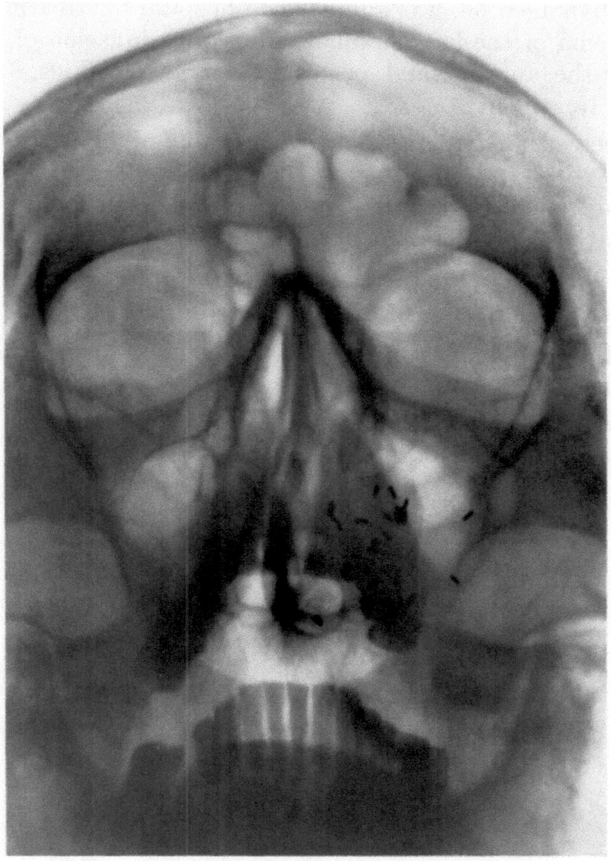

Fig. 10. Radiograph of the same patient three years after treatment. The radioactive gold grains are clearly visible

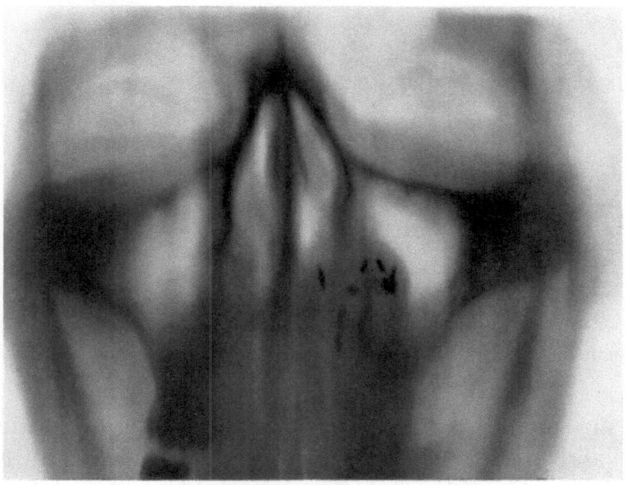

Fig. 11. Tomograph of the same region

radium-skin distance is generally adapted by 12 cm. The shape and the number of fields depend on the type of case to be treated and on the volume of the tumour. The total dose received by the tumour in the course of such mixed treatment should be of the order of 6000—7000 R spread over $\pm$ six weeks.

The following is an example of an epithelioma of the maxillary sinus (Case No. 35,656).

The patient, a man aged 56, was admitted to hospital for treatment in October 1958. He had an epithelioma of the left maxillary sinus with invasion of the left nasal cavity and destruction of the anterior and posterior bony walls (Figs. 8 and 9: radiographs at the beginning of treatment).

The patient received an implantation of 45 grains of radioactive gold (3 mc/grain), preceded and followed by telecurietherapy (3 fields of 8 × 5 cm each, receiving 2850 R skin dose, measured in air). He is still alive and shows no sign of recurrence (Figs. 10 and 11: radiographs at the end of treatment).

b) Sarcomas of the upper respiratory passages

In this part of the body it is chiefly in the tonsils, base of the tongue and oropharynx that sarcomas occur.

The most common histological types are the lymphosarcoma (lymphocytoma or lymphoblastoma), and the reticulosarcoma.

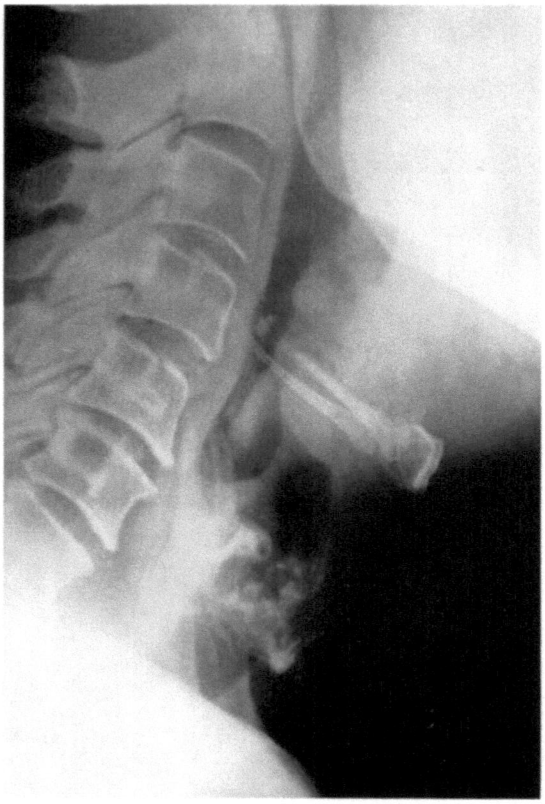

Fig. 12. Extensive invasion of the base of the tongue by a reticulosarcoma of the tonsil, before treatment

These tumours are highly radiosensitive. A stage of local radium therapy is not therefore necessary and a sufficient dose can be administered by external irradiation alone to assure definite elimination of the growth. Unfortunately generalized spread very often occurs and is rapid.

The following is an example of a case in which simple external treatment produced a satisfactory result.

Case No. 36,670. The patient, a woman aged 76, was admitted to hospital following a haemorrhage from a tonsillar reticulosarcoma which had reached Stage IV (T_4Na). It was invading the tonsillar fossa, the pillars of the fauces, the lateral wall of the oropharynx and the base of the tongue (Fig. 12). There were severe subjective symptoms — pharyngeal pain, pain in the cheek, left aural neuralgia, trismus, fetid breath, nasal voice — which were completely dissipated by external irradiation (5000 R tumour dose). The tumour mass itself soon collapsed and was completely absorbed. At the present time, i.e. six months after the end of treatment, there is still necrotic ulceration of the tonsillar fossa and of the base of the tongue (Fig. 13).

Sarcoma is not seen so frequently in other sites as it is in the tonsillar fossa. The following is an example of sarcoma of the gum.

Case No. 34,877. The patient, a man of 43, was admitted to hospital on 16 September 1957. He presented a huge tumour of the upper gum invading the left alveolar margin and the hard palate, upper lip and left millaxary sinus. The first stage of treatment was implantation of radium needles — 28 needles of 1 mg, filtered by 0.5 mm of platinum, of 1.5 cm of active length, applied for 84 hours and external irradiation with the telecurie therapy apparatus at 15 g (2340 R/skin dose). Treatment was completed by implantation of gold grains in the left maxillary sinus. In August 1959, in the course of removal of a left renal calculus, it was observed that glandular metastases were present in the lumbar region, around the aorta and in the right hypochondrium. His general condition started to go downhill in April 1960. His case is a good example of three-year survival in a satisfactory state, during which the patient was able to stand surgical operation for an entirely different condition.

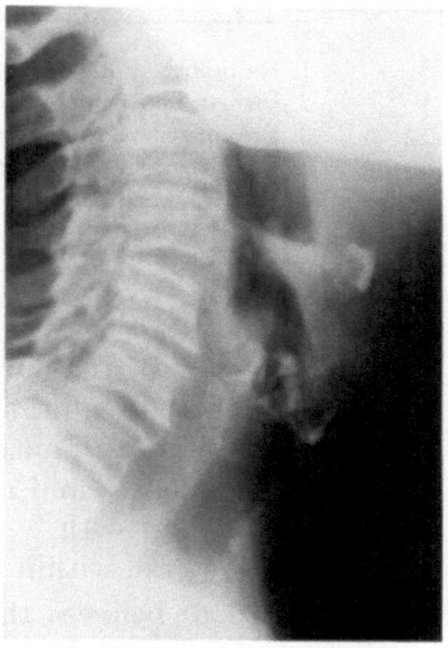

Fig. 13. Same patient after treatment

c) Palliative treatment of tumours of the salivary glands

Among malignant tumours of the salivary glands the group of epitheliomas known as *mixed tumours* are generally singled out for special mention.

The mixed type are the most common salivary gland tumours and they affect principally the parotid gland. However, they may also occur in the sub-maxillary or sublingual glands and in any mucous gland of the mucous membrane of the mouth or soft palate. They often develop slowly, very rarely give rise to distant metastases (Gross, 1955), but are of high local malignancy. Even at advanced stages the primary tumours or local recurrences should be treated energetically, for the cure rate is not negligible.

We treat them by classical technique of appropriate external irradiation (generally 1000—2000 R with the 15 gram telecurie therapy apparatus). If surgical excision is feasible we do it, the excision being followed by implantation of radioactive gold seeds. If surgical excision is impossible, we carry out interstitial therapy by radium implantation or by implanting gold grains. A dose of 7000 R should be given, spread over a period of four to five weeks. Once the cutaneous and mucous reactions have subsided, we carry out surgical excision of the treated mass in all cases where this is possible. If the mass is found still to contain remains of active neoplasm, we do not hesitate to re-implant gold grains in the bed of the tumour or to infiltrate freely its base and sides with chromic ^{32}P. If the latter is used, the doses to be injected vary in different cases from 3 or 4 mCi to 10 or 15 mCi. Becker and co-workers have reported that radiological recurrences can be treated effectively by beta rays from the betatron. The results of treatment of tumours of the salivary glands are set out in Table 8.

The *huge infiltrating epitheliomas* of the salivary glands, most often of glandular type, are treated by external irradiation and radium therapy (radium needling or application of gold grains). If following this treatment it becomes possible to extirpate the mass, surgery is considered as soon as the skin and mucous membrane reactions are healed. A second implantation of radioactive gold grains should be carried out at the same time.

By means of this method we have been able to save a number of patients who at the beginning of treatment appeared to be beyond all possibility of radical cure.

Table 8. *Results of treatment of tumours of the salivary glands*

Type of treatment	Number of cases treated	Number of cases still cured after 5 years	% of cures after 5 years
1. Radiology alone	18	6	33
2. Pre- and post-operative radiology+surgery	14	13	93
3. Pre-operative radiology only+surgery . .	15	10	66
4. Post-operative radiology	9	5	50
5. Surgical recurrences	26	8	32

d) Cancer of the hypopharynx

The prognosis of tumours of the hypopharynx is among the worst of all tumours of this part of the body, on the one hand because of the technical difficulty of treating them effectively by local radium therapy and on the other because they give rise to glandular metastases frequently and early. This explains the poor survival rate of those afflicted with this type of growth — 5—10% after five years, and makes it difficult to say which of these tumours fall within the scope of our subject.

Wood (1950) believes that all tumours of this region should be treated by external irradiation alone, and Leroux-Robert, Ennuyer and Calle (1959) consider that all extensive cases should receive palliative treatment by irradiation. The small lesions alone stand a chance of being cured when treated appropriately either by radiotherapy or by an association of radiotherapy and surgery. Recently, Zuppinger (1960) reported that the β rays of the betatron have a good effect on these tumours and give reason to hope for better results than those obtained at present by classical radiotherapy.

In all cases in which the general condition of the patient permits, our treatment technique consists basically in implanting ^{198}Au grains in the tumour and its immediate surroundings. The implantation is performed under direct vision or through direct pharyngoscopy or after lateral pharyngotomy. The strength of the gold seeds must not exceed 3 mCi per grain in order to avoid chondronecrosis of the laryngeal cartilages. Recently we have implanted advantageously the gold seeds by direct pharyngoscopy. We use very long needles, ordered for this or similar purposes. The results were satisfactory.

Such applications are preceded by external irradiation in the form of two large fields of telecurietherapy of ± 70 sq. cm by means of a 15 g radium unit and at an SSD of 15 cm. The dose given before the implantation of gold grains is generally 1500—2000 R per field measured in air and spread over 10—15 days. This external treatment reduces dysphagia, reflex aural neuralgia and dyspnoea if present. After implantation of gold grains and healing of the primary incisions, the external treatment is generally repeated so as to administer per field a total dose of about 3000—3500 R measured in air.

When the patient's general condition excludes application of gold grains, treatment by external telecurietherapy (radium beam unit of 15 to 50 g) or by telecobalt therapy,is recommended. using the radium unit we begin with 4 fields of 8—9 cm $\times$ 5 cm, 2 leftlateral and 2 right lateral. After a tumour dose of 3000 R, we complete the treatment by the technique of multiple small fields focused on the tumour. We administer a total dose of 6000—7000 R spread over a period of six to seven weeks. When dealing with these large tumours which are amenable only to external treatment, prophylactic tracheotomy is a prudent measure if dyspnoea of any severity appears.

On the other hand, gastrostomy should not be performed unless all attempts at radiotherapy have proved unavailing. Gastrostomy creates a painful situation for the patient and for those around him. If at the beginning of treatment it proves impossible for the patient to take nourishment by mouth, he can be fed by other channels during the first few days (transfusions, intravenous glucose, etc.). Treatment generally causes the tumour to regress sufficiently to allow oral feeding or the passage of a stomach tube which can remain *in situ* as long as necessary.

The results of these various treatments depend upon a number of factors — presence of metastases and if so whether they are operable, degree of extension of the primary tumour, general condition of the patient.

The gold grains method, when practicable, may lead to complete healing of the primary tumour and disappearance of all symptoms. Such results, however, are not common. What happens to these patients in the end generally depends on the result of treatment of the metastases. This will be described in chapter II, 12.

In advanced cases in which implantation of gold grains is not possible and in which numerous metastases are present, only relative and temporary results can, at the best, be hoped for. Such results, e.g. diminution or disappearance of reflex, aural neuralgia and of dysphagia, are none the less appreciated by the patient. They prolong his life and make it bearable.

It should be mentioned that a fairly common complication of these treatments is bronchopneumonia, which must be treated vigorously by the appropriate antibiotics as soon as the first symptoms appear.

e) Cancer of the larynx

As in the case of cancer of the hypopharynx, it is often difficult to make a clear distinction between tumours at Stages I or II and tumours at Stage III. The writers' view, already expressed at the beginning of the book, is that tumours at Stages III or IV should be treated (in all cases in which the patient's general health permits) by doses and methods whose aim is healing, or even disappearance, of the tumours. Although we have a high percentage of failures, the method has nevertheless given a number of unhoped-for successes.

Selection of treatment for these tumours is guided by their nature, starting point, degree of extension and presence or absence of metastases. To enable the right treatment to be chosen, full investigation, including direct and indirect laryngoscopy, search for metastases, or for direct invasion in the neck, is essential. X-Ray examination and tomography are often of outstanding service and a useful complement to skilled laryngoscopy.

Cancer of the laryngeal surface of the epiglottis frequently extends to the ary-epiglottic fold, to the vocal cords and into the glosso-epiglottic sulcus.

Intrinsic epithelioma of the larynx spreads readily towards the epiglottis and to the heterolateral side, either laterally along the laryngeal ventricle (Morgagni) or, and less frequently, downwards into the subglottic region.

It is the treatment of these advanced cases that must be discussed here [T3 and T4 in the international classification (Schinz, 1959)] (Fig. 14).

The extensive cases (T4) or cases with widespread metastases are treated with external irradiation, by the following technique:

Telecurie therapy by means of a radium beam unit of 15 g or 50 g of radium at an SSD of 15 cm to 30 cm is used. Treatment is begun with 4 lateral fields of 8 × 5 cm (cf. schema) administering about 1200 R to 2000 R/skin dose per field (measured in air) which is about a 2000—3500 TD. After this, treatment is continued through a plaster mould by small fields: 8—16 fields of 4 ×4 or 5 ×5 cm are centred on the mass to be irradiated. A tumor dose of more than 4000 TD is thus administered. A total of 6000—7000 TD is given in six to eight weeks when the patient's general condition permits.

Where the patient's local and general condition are such as to make it feasible, we prefer an association of external telecurie therapy with implant of gold grains in the tumour (exposed either by lateral pharyngotomy or by laryngofissure), to external telecurie therapy alone. Resection over a wide area is performed where practicable (resection of the epiglottis, hemilaryngectomy, etc.) and in this case the neighbouring tissue is implanted with ^{198}Au grains. If the lesion is too extensive, implantation is made without resection. Their strenght should not exceed 3 mCi/grain in order to avoid necrosis at a later date. We implant 15—30 grains into the mass.

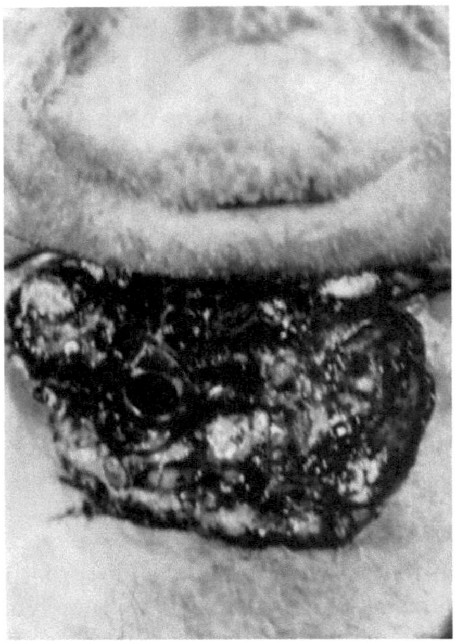

Fig. 14. Epithelioma of the larynx with extensive invasion of skin. The tracheostomy is surrounded by neoplastic tissue

This implant of gold seeds is preceded by external telecurie therapy in moderate dose (about 1500—2000 TD dose) and completed if necessary after healing of the surgical wound by a dose of telecurie therapy of the same order, spread out over a considerable period of time (one month) in order to prolong the effect of the gold grains, without damaging the skin. A drain has to be kept in the wound, but in favourable cases it can be removed after a few months. The patient is fed by permanent oesophageal tube for about six weeks. General administration of antibiotics is essential.

A serious complication is laryngeal haemorrhage coming on several days after operation. Besides antibiotic therapy, emergency treatment is necessary and consists in compressing the carotid arteries against the tubercules of Chassaignac and in plugging the pharynx and larynx. The external carotid artery on the affected side should be ligatured as soon as possible. A useful precaution where haemorrhage is feared is to place a linen thread round the external carotid during the operation for laryngofissure. It passes through the scar and can safely be left *in situ* for a fortnight. It is removed as soon as the danger of haemorrhage has passed.

The French school since COUTARD (1924, 1937) has worked on improved techniques of radiotherapy and of external telecurie therapy. BACLESSE gives results for these methods as follows: Cancer of larynx, survival after five years, localised tumours — 45 %, advanced tumours (about five times more frequent than the localised ones) — 38 % in cases with no metastases and 24 % in cases which had metastases at the time of admission.

According to LENZ and co-workers, invasion of the subglottis, unilateral or bilateral immobility of laryngeal structures at laryngoscopy, or the presence of enlarged cervical glands are the chief elements for a poor prognosis.

The following are examples of two cases, which fall into Lenz's poor prognostic category but which were treated successfuly by the writers' mixed technique. They had no glandular involvement.

Case No. 36,179. A man of 55 with a tumour of the epiglottis, invading the ary-epiglottic fold, the anterior commissure and the whole of the pre-epiglottic space.

Treatment was begun with a 3000 R/tumour dose by telecurietherapy. Six weeks later the epiglottis was resected and 30 gold grains of 4 mCi strength implanted in the neighbouring tissues. Ten days after operation, he had a severe haemorrhage necessitating ligature of the right external carotid artery. Since then there is complete healing and the patient is clinically cured.

Case No. 34,682. A man aged 54 with an epidermoid epithelioma invading the left half of the epiglottis, the left side of the vallecula, the aryepiglottic fold and filling the left piriform fossa.

He was given pre-operatively a tumour dose of 2000 R (telecurietherapy). A month later hemi-laryngectomy was performed in the course of which 30 gold grains (3 mCi strength) were implanted. The post-operative period was uneventful and for three years the patient has been in perfect health, with no sign of recurrence of the tumour.

3. Cancer of the lung

The writers regard both operable and non-operable cases as candidates for palliative radiotherapy. The operable cases are included for the following reasons. While about 50 % of all cases are regarded, on clinical grounds, as operable, not more than 50 % of these prove to be in fact inoperable when the thorax is opened. Of the really operable cases, only about 20—25 % survive for more than five years, i.e. 5—8 % of all cases. We are also of opinion that operable cases benefit from pre- and postoperative radiotherapy. The criteria of operability will not be discussed here, since they do not fall within the scope of the present work.

a) Operable cancer of the lung

Pre-operative radiotherapy may, by making the tumour smaller and reducing the risk of metastases, make operation easier and safer. It may consist in deep Roentgenray therapy, or telecurie therapy, or cobalt or betatron therapy. The patients may be irradiated by large fields alternately anterior and posterior, by 100 R/day, up to 1500—2000 R on each field, or, preferably, by beam direction. If pre-operative irradiation is used, the number of fields must be limited and the tumour dose must be of the order of 3000 to 4000 R. In the writers' clinic radiotherapy at 400 kV or directed telecurietherapy with 8 ×5 cm fields are used, and 300 to 500 R/day respectively administered on two fields.

Our technique is as follows. A thin plaster jacket is made for the patient. This jacket is provided with radio-opaque markers, and X-rays, a-p and p-a, taken. These, together with tomograms, allow the approximate centre of the tumour to be determined. Two superimposed lines of field of 8 ×5 cm, in appropriate number (generally 16—20) are drawn on the front and back of the plaster, at the level of the tumour. Long needles are then passed through the centre of these fields, and directed towards the opposite side of the plaster, after passing through the approximate centre of the tumour. The exit points are numbered with the same figures as the corresponding entrance points. The patients, wearing their plaster jackets, are irradiated with an apparatus provided with a back pointer. The direction of each beam is determined by placing the point of the back pointer as the field's corresponding exit point.

The patients are operated on some 15—20 days after the completion of the irradiation. This type of treatment does not preclude surgery. On the contrary it facilitates it, for irradiation generally reduces the bulk of the tumour.

Chevallier, Strasbourg, uses a different method for pre-operative radiotherapy. He injects drop by drop, by the retrosternal route, a colloidal solution of chrome radiophosphate — about 200 ml containing 35—50 μCi per ml making a total of 7—10 mCi. He facilitates the injection by making an incision into the supra-sternal notch and with the finger separating the retrosternal cellular tissue up to the main bronchi. He has his patients operated on two to three weeks after the injection. The radioactive phosphorus is fixed chiefly in the mediastinal and hilar ganglia. This procedure facilitates operation because it reduces the size of any metastases that may exist. Chevallier's surgical team has a high opinion of the method and it has recently been adopted at the Louvain Cancer Centre.

Radiotherapy at the time of operation can complement surgery. But it can also replace it, in cases in which thoracotomy reveals an inoperable neoplasm. For both purposes we use either radioactive gold seeds or a colloidal solution of ^{198}Au or of chrome radiophosphate.

When surgery is out of the question, we implant the primary tumour and the glandular metastases. When surgery is feasible, we implant the bed of the tumour, the bed of any possible glands and, when they are fixed, the glands themselves.

We generally implant 1 seed of 3 mCi strength per cu. cm of tumour tissue or sq. cm of tumour bed. When we inject colloidal phosphorus, we use a solution containing 50 μCi per ml up to a total of 3—4 mCi. When we use colloidal gold, our solution contains 300 to 500 μCi per ml and we inject 25 to 50 mCi.

Most of our treatments at the time of operation have been carried out at the request of the surgeons, for the majority of our patients are inoperable. We carry out these same treatments even after preliminary preoperative treatment.

Our post-operative treatments, after curative surgical intervention (pneumectomy-lobectomy), consist of radiotherapy or telecurie therapy directed to the hilar region and the mediastinum, associated when possible with intrapleural injection of 50 mCi of colloidal ^{198}Au or of 3—5 mCi of radioactive colloidal phosphorus. We give them about three to four weeks after operation.

The intrapleural injections of radioactive colloids are intended to prevent pleural involvement. During the three hours following the injection, the patients should change position every quarter of an hour, in order to bring about homogeneous fixation of the colloid. We prefer to use phosphate when the patient's general condition gives reason for anxiety. After the injection, we allow the patient to rest for five to six days.

Where no pre-operative treatment has taken place by depth dose, isotopes or implantation, we give 6000 R depth dose to the bronchial stump, the hilum and the mediastinum, by beam directed therapy. Where beam directed radiotherapy took place before operation, we confine ourselves to a dose of 3000—4000 R. In the case of injection at the time of operation of gold seeds or radioactive colloids, we calculate the dose required in beam directed therapy after operation in terms of the size of the injections and of the anatomical zones to be injected. Thus, when the perihilar and mediastinal region has been injected, we give only a dose of 3000—4000 R, while if the zone injected is at the periphery of the thoracic cage, we give a dose of 6000 R.

When the surgical operation has not gone further than thoracotomy, the dose we give in beam directed radiotherapy after operation depends also on the dose given by the isotopes used for treatment at the time of operation.

We have not been practising pre-and peroperative treatment with isotopes long enough to be able to give their long-term results. The immediate results have always been satisfactory. Most of the cases of operable cancer of the lung irradiated by us were done after operation. Our series is not a large one — 11 cases, to be precise. Of the 11, six are on the way to a five-year survival and three are still alive, two having already survived for six years and one for seven years. Four patients died four to eight months after radiotherapy — one one year after, two two years and one four years later. It is worth mentioning that all these patients were referred to us by the surgeon because he considered that his intervention had not been extensive enough. Most of the patients stood the treatment well — both the colloidal injection of isotopes into the pleura and the beam directed radiotherapy. Most of them received gold because at that time we had no phosphorus. Our results are excellent considering that, in general, of all cases treated by surgery without radiotherapy, the survival rate after five years is no more than 20—25% (GIBSON 1953, CRAFOORD 1959, PRICE THOMAS 1959).

b) Inoperable cancer of the lung

For the purposes of treatment, our cases of this condition have been grouped into two broad categories: those with clinically detectable distant metastase (112 cases or a little over 50% of the total) and those in whom the disease is still confined to the thoracic cage, except for the pleural cavity (92 cases). When the patient's condition permits, beam directed therapy is used. If the metastases are causing severe symptoms and the patient's general condition is poor, we sometimes treat the metastases only. Patients with no distant metastases and those who are able to stand it receive a tumour dose of 6000 R. This is an average dose measured at the centre of the tumour. We often give smaller doses — 4000 to 5000 R when dealing with oat-cell epitheliomas, for they are more radio-sensitive. For squamous-cell epitheliomas and adenocarcinomas, which are more radioresistant, we sometimes give a higher dose, i.e. 7000 R.

In the course of the treatment, the symptoms and the physical signs of the disease regress or disappear. Cough becomes less severe and less frequent, expectoration less copious and less blood-stained. Very often pain is relieved and dyspnoea, when present, diminishes or disappears. The patients put on weight. The Roentgen picture may become more clear or even, as often happens with oat-cell carcinoma, altogether normal. The bronchoscopic picture also may return to normal. The patients have thus achieved, without great suffering, both objective and subjective improvement. Most of them stand the treatment well and their general condition becomes more satisfactory. Some patients however — 20 % of the cases without clinically detectable distant metastases and about 50 % of the cases with distant metastases — are not improved by treatment or are unable to continue it. The great drawback of the treatment is its duration (two to three months), during which time the patients must be under close supervision in the hospital. Transfusion must be performed without hesitation, even as often as twice a week, if the blood count, or asthenia, appear to call for it. At the writers' clinic all these patients are transfused once or twice a week, receiving on an average 250 ml each time. If pyrexia supervenes and lasts for more than 48 hours treatment is interrupted for a few days and antibiotics administered.

The average duration of survival depends on the presence or absence of distant metastases. Patients with distant metastases do not survive longer than the average; in those without distant metastases the average survival is increased from five to 12 months. Among the former, few survive for more than a year, while among the latter 5 %, i.e. 1—2 % of all irradiated cases, survive for five years. This figure appears discouragingly low. Yet it must not be forgotten that these cases are completely inoperable; they have been rejected by the surgeons and if untreated do not survive longer than two and a half to six and a half months, suffering severely all the time. If they are treated, on the other hand, their symptoms are alleviated, or may even be eliminated. Death may be due to a recurrence not amenable to any treatment, to generalization, or to a new focus in the lung. The writers have the impression that oat-cell tumours survive for a shorter time than the others, for they appear to be more liable to generalization. Our patients treated by large fields technique applied by conventional radiotherapy do not survive longer than untreated patients and their symptoms are not always relieved, the deep doses administered by such a technique being clearly much lower. Moreover such a technique if the daily dose is substantial deteriorates the general health of the patient.

Attention should be drawn to certain opacities which may re-appear on Roentgen ray a few weeks or a few months after treatment in certain patients. In some cases (late opacities) these are the result of post-radiotherapy pulmonary fibrosis and do not respond to any treatment. In other cases mainly those arising a few weeks after irradiation they are due to pulmonary congestion and if pyrexia is present antibiotics lead to improvement.

There is therefore no spectacular prolongation of life but this is only one aspect of the problem. As has already been remarked, a considerable number of treated patients live subsequently like normal individuals. Their symptoms are diminished or have disappeared altogether and they are able to return to work. The remainder of their life has not merely become endurable, it has practically returned to normal and remains so until recurrence. A second course of treatment is much less effective than the first.

In some of our patients we have placed a 50—100 mg tube of radium (filtered by 0.2 mm of platinum) in the affected bronchus. The effect of this is principally caustic and superficial, the aim being to achieve rapid re-aeration of a bronchus blocked by neoplasm.

The tube is placed in position by bronchoscopy and generally left in for an hour. The procedure is repeated eight to ten days later. It is possible only in the lower bronchi, rarely in the middle bronchi. It has given encouraging results. In some patients in whom the obstructed bronchus was accessible by bronchoscopy, we have implanted 3—4 grains of ^{198}Au charged at 3 mCi strength. This has often been spectacularly successful in rapidly opening up the bronchus in question.

When a pleural effusion is present we inject colloidal ^{198}Au (50 mCi) or colloidal radioactive phosphorus (3—4 mCi). This is generally well tolerated, except when the general condition is seriously undermined. When necessary, we repeat the injection.

Peripheral glandular metastases are treated by us by irradiation in sublethal doses, and bony metastases by symptomatic radiotherapy.

Sometimes we associate beam directed therapy with intravenous injection of cytotoxic drugs (E 39 Bayer, two to three courses of 5×10 mg ampoules at intervals of 15 days), the usual procedure being to inject one ampoule on the first day, then two ampoules together, twice, at two day intervals. Endoxan may also be used. Our impression is that this treatment hastens the resolution of the lesions. In any case, the white cell count has to be carefully controled in order to avoid any depression of the immunological status of the patient. We agree with other workers who have used nitrogen mustard (ROSWIT 1957) and who consider that chemotherapy can only be complementary to radiotherapy and can never replace it. We have also given one or two injections of E 39 or of Endoxan (400 mg) into pleural effusions, with encouraging results.

Recently, we have supplemented our treatment with injection of radioactive colloidal chrome phosphate retrosternally in inoperable cases. The objective is to widen the irradiated zone by a sublethal dose of radiation, this phosphate being selectively fixed on the bronchopulmonary and mediastinal lymphatic system. It is still too early to judge the efficacy of the method, but it appears promising and well tolerated. After the injection of phosphate, we rest the patient for two to three days.

Our personal experience of cobalt or of the use of higher energy radiation facilities is a recent one for these having only recently been installed in our institute. We believe, however, that in time, with a sufficient number of entry fields, well oriented and directed, good protraction and possibly two daily exposures should improve the results already obtained by methods such as those we are using, for they will make it possible to increase the volume irradiated by a sublethal dose. We are not greatly in favour of rotation therapy. We have used it in the form of telecurie therapy with the aid of our unit of 50 g of radium, and the results were not encouraging.

Finally, we are of opinion that to enable the results of these various treatments to be judged objectively, it would be useful to group the treated cases into categories according to their gravity and then to review survival rates. Some cases are beyond all hope of cure, notwithstanding how perfect the apparatus or the technique with which they are treated.

4. Tumours of the alimentary canal

a) Cancer of the oesophagus

Most tumours of the oesophagus are squamous epitheliomas. Only in the lower third a certain number of adenocarcinomas is encountered.

The objective results of so-called "curative" treatment of cancer of the oesophagus are very disappointing. Half the patients treated by radiotherapy die after one year. The percentage of five-year survival is minimal.

Apart from certain exceptional statistical series, the survival rates of cases treated by surgical excision is not better. In London, for example, in an analysis of 470 cases, only five patients were alive five years after operation (British Empire Cancer Campaign, 1952).

Although the late survival rate for patients treated by irradiation is also poor, the immediate results are encouraging, even for very extensive growths. Irradiation restores patency to the oesophagus so that nourishment can again be taken normally by mouth and the patient often is spared a gastrostomy.

Table 9. *Survival time of the last ten patients treated by telecurie therapy (50 g) as rotation therapy*

	Sex	Age	Survival time	Treatment R/tumour	Complications	Results of treatment
1	m.	68	6 months	6,000	haemorrhage	Subjective improvement, patency restored
2	f.	66	11 months	3,000	—	improvement
3	m.	63	2 months	3,000	haemorrhage	died of haemorrhage
4	m.	69	3 months	3,000	—	improvement, patency restored
5	m.	80	2 months	not treated, because of age, poor general condition and presence of broncho-oesophageal fistula		
6	m.	70	5 months	5,000	—	improvement
7	m.	76	2 months	2,500	—	improvement
8	m.	46	2 months	5,000	paralysis of vocal cord	improvement
9	m.	61	8 months	6,000	oesophageal fistula	marked improvement
10	m.	67	3 months	3,000	—	

Table 9 analyses the survival of the last ten patients treated in the writers' clinic. The figures show that the smallest tumour dose likely to achieve a tangible result is 3000 R. Below this, results were practically null. The tendency should be to administer, wherever possible, a tumour dose of the order of 6000 R.

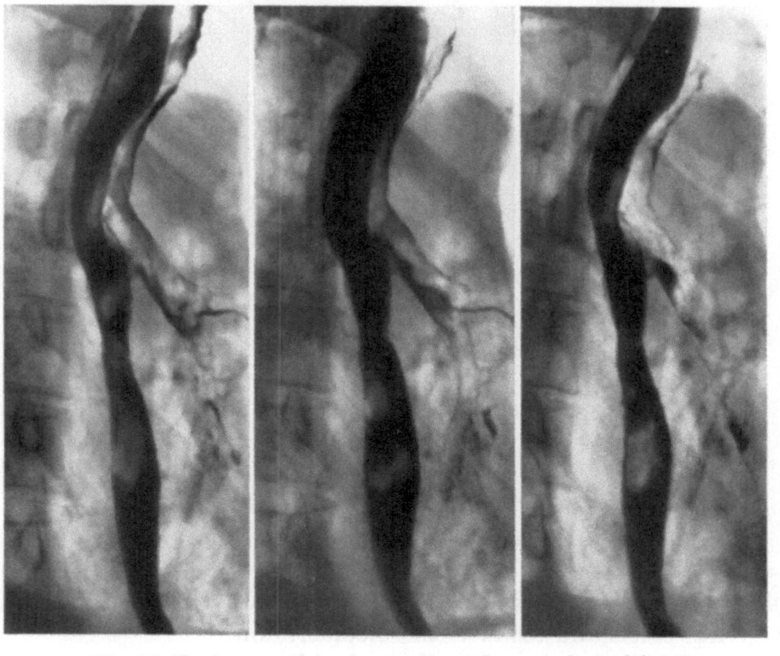

Fig. 15. Barium swallow showing broncho-oesophageal fistula

Our method of choice has been rotation therapy by means of a telecurie therapy apparatus of 50 g of radium. The cross fire technique by multiple fields is certainly also a good one. Telecobalt therapy should be even better, but we have no experience of it. In addition to external irradiation in the doses indicated above, we also associate local radium therapy in the form of a tube of radium placed in position either by oesophagoscopy or radiological control. The tube used is one of 100 mg spread over a length of 2.5 cm and filtered by the equivalent of 0.2 mm of platinum. The total duration of application is one hour. Certain cases were treated by tubes of 1.5 cm length containing 5 mg of radium and filtered by 1 mm of platinum. The number of tubes depended on the length of the lesion and the duration of application was 12—48 hours.

The area to be irradiated by these methods must be considerably more extensive than the apparent clinical limits of the tumour mass, for recurrences often arise at the periphery of the irradiated area. We generally irradiate a cylinder 20 cm long.

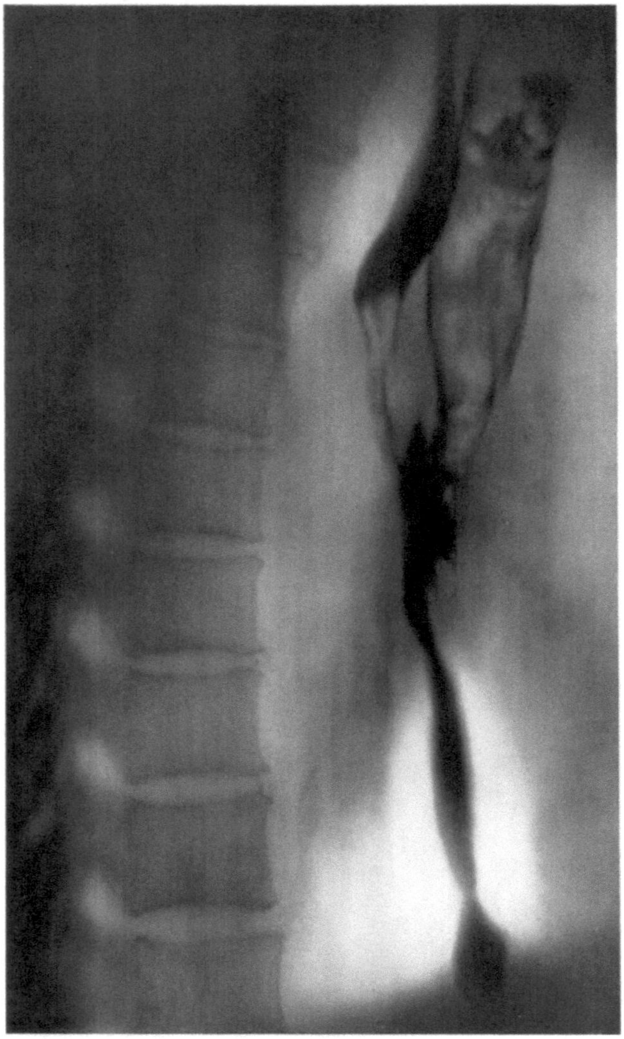

Fig. 16. Tomograph showing broncho-oesophageal fistula

The complications most to be feared are perforation towards the bronchi, towards the pedicle of the great vessels and towards the mediastinum.

Perforation into a bronchus is readily diagnosed by its chief symptom — violent cough while taking food. If the perforation is small, it may be treated conservatively by placing an oesophageal tube through which the patient can be fed and also given antibiotics in order to prevent pulmonary complications.

One of our patients survived an oesophago-bronchial perforation for eight months. This perforation can be seen in Figs. 15—16. The patient fed himself during the eight months by introducing an oesophageal tube before each meal. (Figs. 17 and 18: local condition at the beginning and at the end of irradiation.)

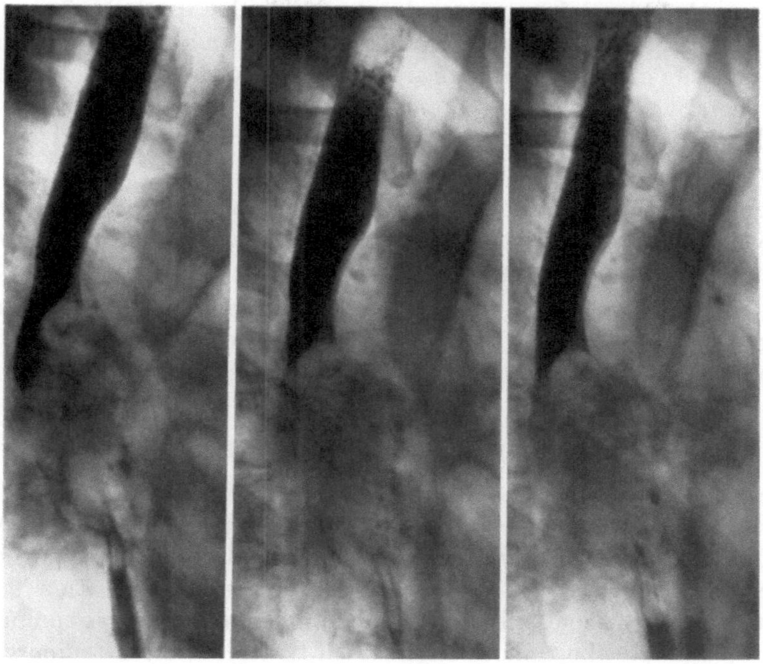

Fig. 17. Epidermoid epithelioma of the oesophagus. Radiography at beginning of treatment with telecurie therapy (50 g radium)

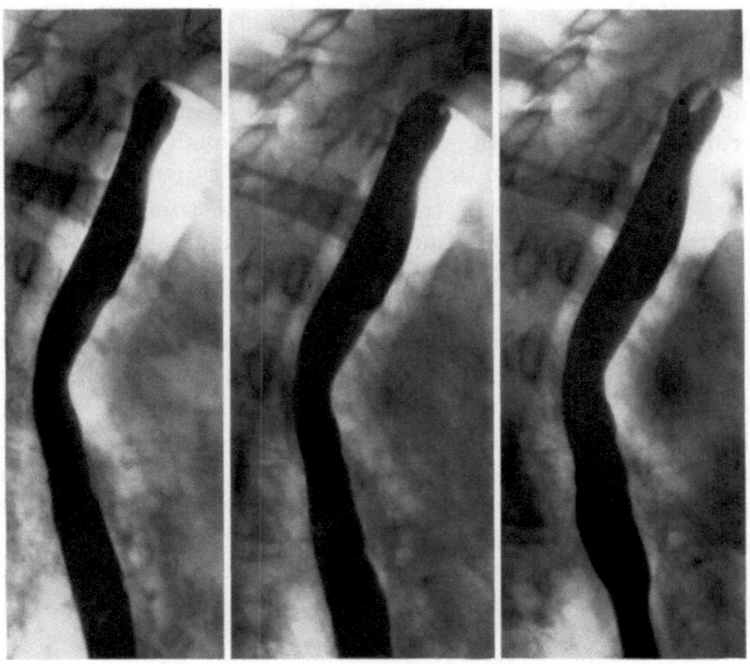

Fig. 18. Same patient at the end of treatment

Cancer of the oesophagus may give rise to two types of haemorrhage: (a) massive haemorrhage due to invasion by the growth of the wall of a large vessel, especially the aorta; (b) haemorrhage of lesser degree due to lesions of vessels in the wall of the oesophagus.

Perforation into the mediastinum is less common, but very serious because of the mediastinitis to which it inevitably leads.

Gastrostomy should not be performed unless radiotherapy fails. Complete stenosis of the lumen of the oesophagus before radiotherapy is not an absolute indication for gastrostomy. Such patients can be nourished parenteral during the first two weeks of treatment by telecurie therapy. Oesophageal patency is re-established in a substantial proportion of cases. Only if success fails after radiotherapy, gastrostomy should be contemplated. In the writers' clinic it is seldom used.

Apart from radiotherapy, the medical treatment of these cases is very important. Measures have to be taken to combat dehydration, anaemia and malnutrition, which are often severe in this kind of tumour.

To sum it up, it may be said that although this type of palliative treatment seldom gives lastingly successful results, it does give results which are worth-while and which are much appreciated by the patient. This applies especially to its effect on dysphagia.

b) Cancer of the stomach

Gastric carcinoma is generally regarded as being of low radiosensitivity. There are, however, certain forms which respond well to radiotherapy, sometimes unexpectedly well. The factor limiting the use of radiotherapy in curative doses is in the nature of the organ itself, the relative thinness of its walls and the danger of perforation. For this reason purely symptomatic treatment only is generally applied to inoperable tumours, no attempt being made to eliminate the tumour itself. Such treatment often temporarily suppresses haemorrhage and delays evolution of the growth.

The following is a simple technique, often used in the writers' clinic: irradiation of a large anterior field of 15 ×15 cm, even 20 ×20 cm, by a dose of 50—100 R/day or a dose of 500 R weekly up to a total dose of 1500 R, or even 3000 R. This treatment can be repeated on several occasions according to the patient's needs.

Some authorities have recommended the use of open irradiation at the time of laparotomy for inoperable gastric tumours. Only exceptionally can this type of treatment be carried out; it has little effect on the survival of these patients.

LEDLIE has tried another type of treatment — interstitial treatment of inoperable gastric tumours by radon seeds, sometimes with astonishingly good results (one inoperable case survived for eight years). At the present time, LEDLIE (1959) recommends implantation of gold grains instead of radon seeds.

In recent years we have adopted the same technique — interstitial implantation at the time of operation with radioactive gold grains, supplemented, where pyloric stenosis present, by gastro-enterostomy with encouraging results.

External irradiation by the techniques outlined above aims only at stopping the haemorrhages and reducing the volume of the tumour. This is the most that can be expected. The palliative treatment of choice seems to be interstitial implantation of radioactive sources during exploratory laparotomy. It brings the tumour growth under control, temporarily, even in some cases for many months. In a small percentage of cases it leads to survival for unexpected long periods.

c) Tumours of the small intestine and of the colon

Epithelial tumours of the small intestine are rare. Relatively seldom too are tumours which develop from the lymphatic system. The latter only, because of their very high radiosensitivity, are amenable to palliative treatment by external radiotherapy. Average tumour doses of the order of 1500—2000 R spread over three to four weeks often give astonishingly good temporary results. In these cases, especially when the tumour is very extensive, it is a good plan to accompany radiotherapy with some kind of chemotherapy, either a derivative of nitrogen mustard carefully chosen with reference to the histological type of the tumour (see Part I) or vincaleukoblastine, with which we have had promising results in similar cases. The opportune moment for adding chemotherapy to radiotherapy varies from case to case. Our own preference is to administer the drug towards the end of radiotherapy, keeping a careful eye on the blood picture. This type of treatment is recommended for tumours of the same histological type in the colon. When advanced tumours of the small intestine threaten early obstruction a short-circuit entero-enterostomy is indicated, provided that the patient's general health will stand the operation.

In the case of extensive epithelial tumours of the small intestine, external radiotherapy is usually contra-indicated and, again provided that the general health is suitable, a short-circuit entero-enterostomy should be performed in order to prevent the development of obstruction, inoperable tumours being at the same time implanted with 5 cm gold grains evenly distributed. If the tumour is partially resectable, its bed should be implanted with an adequate number of gold grains, or the bed and adjacent tissues infiltrated with radioactive chrome phosphate. If lymph nodes are involved the same treatment (gold grains or radioactive chrome phosphate) may be applied to them.

Epithelial tumours of the colon are, as known, common, while less frequent than the rectal one. Indeed, they constitute together with the rectal tumours 95% of the tumours of the alimentary canal. When they are operable they should be treated by surgery, because of their low radiosensitivity, the character of the organ, and the high radiosensitivity of the mucosa of the nearby small intestine. In the course of the operation lymph nodes are often found to be invaded, and these may or may not be removable. In the latter case we recommend treating them systematically with gold grains or chrome phosphate, as described above.

In inoperable epithelial tumours of the colon the best palliative treatment, following colostomy, is therapy of the interstitial type, i.e. wide implantation of gold grains in the tumour and nodes or careful infiltration of the tumour and of the nodes with radioactive chrome phosphate. This last method in the case of multiple or large foci may have advantages over the implantation of gold grains or infiltration with a solution of colloidal gold, because it is a pure beta emitter and little damage of the neighbouring sectors of the small intestine, which are so highly radiosensitive is to be expected.

These are the methods which are in use routinely at the present time. The follow up period, however, is still too short for significant results to be reported.

d) Tumours of the rectum

Only the exceedingly common adenocarcinoma of the ampulla of the rectum will be considered here. The results of palliative treatment of tumours of the rectum are encouraging, not only because it abolishes painful symptoms such as tenesmus, pain and haemorrhage, but also because it prolongs the patient's life. Moreover, palliative treatment applied to a non-resectable tumour may allow radical surgery some months later.

External irradiation alone is not sufficient to sterilise a neoplastic focus. We accompany it with interstitial treatment in all cases in which the patient's general condition permits.

What is the best treatment scheme?

Tumours situated in the lower part of the rectum must, for anatomical reasons, be distinguished from those which arise at the upper limit of the ampulla. The upper part of the rectum, particularly its anterior surface, is covered by the peritoneum, while the lower part lies in the ischiorectal fossa in contact with cellular adipose tissue. Tumours situated in the lower part of the rectal ampulla can be infiltrated, implanted or needled via the rectum, whereas higher located tumours require laparotomy if they are to be treated effectively, in order to avoid infection of the peritoneum during application of radioactive material.

Before the advent of the radio-isotopes, we treated our inoperable cases of cancer of the rectum as follows.

We insist that the first stage of treatment must be a permanent iliac colostomy. Then, if the cancer is in the lower part of the rectum, treatment consists essentially in radium implantation performed through the natural channels, either by means of a proctoscope or with rectal dilators.

The difficulty of this interstitial treatment is to get the radium needles uniformily distributed throughout the tumour and to keep them in position for the required time. It is for these reasons that the treatment even when it is correctly applied does not always give the results that may reasonably be expected.

This local treatment may be supplemented in certain cases by intracavitary application of a radium tube.

When the cancer was inaccessible to needling by natural channels, we applied, in cases in which the tumour was permeable, a sorbo-rubber tube carrying as many radium tubes of 10 mg (filtered by 2 mm of platinum and placed end-to-end) as necessary to cover the entire lenght of the tumour. Whenever possible we attached the upper end of the tube to the skin of the abdomen around the colostomy by means of a continuous thread stretched between the rectum and the iliac colostomy. These tubes were left in position for a total of 90—100 hours in one or several applications.

This treatment was always supplemented by external irradiation by a 400 kV radiotherapy apparatus, generally with four fields, or by pendulum telecurie therapy with a 50 g apparatus.

The doses at 400 kV therapy were 1500—2000 R per field, the doses of telecurie therapy 4000—6000 R per field measured on the skin.

The writers have published their results with this type of treatment (J. MAISIN and G. LANGEROCK, 1953).

Table 10 presents the chief figures of the type of treatment which may be of interest to the reader.

Table 10. *Post-treatment survival of 257 cases of inoperable and biopsied cancer of the rectum*

Period elapsed since first treatment	Survival %
1 year	68
2 years	39
3 years	24
4 years	16
5 years	12

Seven patients have apparently remained cured for over 15 years.

At the present time we have completely given up radium needling. We generally replace it by implantation of gold grains via the natural route for low-seated tumours or during laparotomy for high-seated tumours. The grains are of 5 mCi strength and the number of seeds implanted varies from 45 to 75 or more according to the size of the tumour.

In low-seated tumours, implantation of gold grains may be replaced by infiltration of radioactive colloid chrome phosphate. The dose by infiltration varies from case to case, an average dose of 10—15 mCi being commonly used. The infiltrations, like the implantations of gold grains, may be repeated as indicated when the local reaction is terminated and according to the results obtained.

These local treatments are always completed by external irradiation by pendulum telecurie therapy with an apparatus of 50 g of radium.

The immediate results are undoubtedly better than those obtained by radium needling or by the application of intrarectal radium tubes. This improvement is due to better homogenisation of the dose and especially to the fact that the radiation produced by the gold seeds or by the grains of colloid phosphorus remain local and in the desired place. In needling through the natural passages there are very few cases in which an ideal application can be achieved. It could be, if it were made through a permanent sacral opening exposing the tumour. We tried this method but gave it up because of its frequent complications and disadvantages, such as infection, haemorrhage and delayed healing.

When dealing with serious cases in poor general condition we now limit treatment to implantation of gold seeds or to infiltration with colloidal chrome phosphate, via the natural passage when the neoplasm is situated down low in the rectum. Instead of chrome phosphate, or gold seeds intracavitary applications of short duration may be carried out by the way of an intracavitary tube of 100 mg of radium weakly filtered (0.2 mm of platinum) up to a total time of 24 hours. These treatments, even those with the tube, reduce the discharge and haemorrhage. The treatments of advanced cases may be advantageously supplemented by chemotherapy. Here we recommend mitomycin C.

Where the tumour has already metastasised to the liver, the rectal mass should be treated only as far as it is necessary for the relief of painful symptoms. By general route we recommend intravenous injections of laetrile (one gram daily).

Epithelioma at the margin of the anus should, in general, be treated like a cutaneous epithelioma, i.e. by external irradiation and radium therapy. For large lesions colostomy is essential. Radium therapy may be practised either in the form of needling, which is somewhat painful to the patient, or in the form of implants of ^{198}Au.

5. Cancer of the urinary tract

a) Cancer of the kidney

It is difficult to define what exactly is meant by palliative irradiation of renal tumours. They are not common, constituting not more than about 1% of all cancers. The kidney is a retro-peritoneal organ; some renal tumours are highly radiosensitive, others very little. A renal tumour may remain silent for long periods of time and may become evident only after it has metastasised.

The kidney being a retro-peritoneal organ, biopsy is possible only when surgical exploration is carried out. Should irradiation be performed systematically before surgical exploration or is it better to wait for confirmation of inoperability? Should the renal tumour be irradiated when metastases are obviously present and the diagnosis of the primary tumour in the kidney has been made by a process of exclusion or following various investigations, or is it preferable to attempt surgery in the hope that the metastases may develop less rapidly or even regress as already observed for this type of tumours when the primary tumour has been removed? Can the renal parenchyma be irradiated with impunity by external irradiation, since this means irradiating at the same time the small intestine, or would it be better to perform an exploratory operation and implant isotopes? The writers' own practice is to adopt external irradiation as soon as the clinical diagnosis has been made, and to have recourse to surgery later, supplemented with the implantation of gold seeds, if and when possible.

There are three main histological types of renal tumour: (i) Wilm's tumours or renal blastomas, which in fact are often adenomyosarcomas of the kidney, (ii) true renal epitheliomas, of which one of the commonest varieties is the clear-cell epithelioma which develops from the convoluted tubules and is generally known as a hypernephroma, (iii) so-called extra-renal epitheliomas developing from the pelvis and calyces. Each of these three histological types requires a different therapeutic approach.

Wilm's tumours

These are highly radiosensitive tumours. They are generally found only in very young children. In many cases, in which there are not yet clinically detectable metastases, irradiation cannot be regarded as truly palliative until after operation. Voluminous Wilm's tumours which clinically appear inoperable, may become operable following well applied irradiation, just as tumours which clinically appear to be operable may turn out, on exposure of the kidney, not to be operable at all. To be added is the fact that even with pre-operative irradiation and radical excision of the tumour, authorities such as Scott still do not obtain more than 31% of survivals after five years, and 18% with surgery alone. The difficulty of defining what exactly is meant by palliative irradiation is thus easily understood.

The writers advise irradiation with progressively increasing doses. In order to avoid the disadvantages resulting from or present upon such irradiation in young children, we begin with 50 R per day rising to 150 R. One posterior field, one lateral and one anterior are given, the size of the irradiation fields being reduced according to reduction in size of the tumour. This avoids irradiation of the intestine and of the other kidney. Up to 1200 to 1500 R is given on the posterior and lateral fields, but not more than 900 R on the anterior field. A 400 kV apparatus, with a 3 mm Cu filter and a FSD of 70—80 cm, is used. This treatment is well tolerated and does not weaken the patient. The postponement of operation it necessitates is not a contraindication, for the tumour rapidly becomes less active and the incidence of metastatic spread occurring during this interim period is, in our opinion, far lower than that produced by operation without prior irradiation.

If clinically the tumour becomes operable, operation is performed and is always followed by irradiation, whether excision has been performed or not. We do not place isotopes in the tumour bed as a routine, but prefer chrome phosphate by injection or in a gel for it is better tolerated by young children.

After operation, if excision has been radical, we give in addition 1000—1500 R, if not, we give the maximum the skin can tolerate. All authorities agree on the usefullness of post-operative irradiation; it appears, however, to be less useful than pre-operative irradiation, a fact which is explained by the high malignancy of the tumour and the speed with which it grows. In our experience these are highly malignant tumours indeed. With those in the T3 and T4 categories we have no long time survivals.

Metastases, whether in lung or bone, must be irradiated systematically, especially if the primary tumour has been excised. They are very radiosensitive and long periods of symptom-free survival have been reported following efficient irradiation of the first metastases. Metastases in the lungs must first be irradiated by large anterior and posterior fields up to 1000—1500 R and then by more restricted fields up to 2500—3000 R. The bony metastases generally respond to smaller doses. The treatment of metastases in the liver will depend on the condition of the patient. It is recommended to associate to radiotherapy a course of carefully controled injections of actinomycine D which is a true radiosensitizer.

The so-called true renal epithelioma

These tumours are less sensitive than those just described. The advisability or not of pre-operative irradiation remains an open question. According to several competent authorities, including Riches and co-workers (1951), who have published the results of their experience in nearly 1000 cases, it is not possible to say whether it improves the prognosis. Post-operative irradiation, on the other hand, is indispensable; it increases the survival rate after five years from 30 to 50%. It may be that the lesser degree of usefulness of pre-operative irradiation is due to the tumour's greater resistance and lesser malignancy. Nevertheless, the fact that post-operative irradiation becomes essential where there is invasion of the renal vein, and that, according to Hand and Broders (1932), the average survival is more than four times better in type I (Broders' classification) than in type IV, changing from 22 to 100 months, pleads in favour of routine pre-operative radiotherapy. The problem, in our opinion, calls for further examination in the light of these facts. We use pre- and post-operative radiotherapy on every possible occasion, giving, in general, one anterior field, one lateral and one posterior, and administering 900—1200 R per field (150 to 300 R per day) before the operation and 2000—3000 R per field (also 150—300 R per day) after operation. When it has not been possible to remove the tumour, we give the maximum the skin can tolerate. We use a 400 kV apparatus, filtered with 3 mm Cu, focal skin distance 70—80 cm.

In recent years we have added localised irradiation at the time of operation by means of isotopes; here we do not hesitate to use gold grains which we implant, according to the case, in the bed of the tumour, in the tumour itself if it is not excisable, even in the lymph nodes or in the bed of the lymph nodes. We are satisfied with this method, but unfortunately have not enough cases, with a sufficiently long follow-up, to be able to give statistics.

The greater radioresistance of these tumours has prompted certain workers to recommend surgical intervention only where there are isolated metastases. We, however, believe, that radiotherapy should be added, in fairly large doses, both before and after operation.

It is our practice to irradiate multiple metastases systematically, where the general condition of the patient permits it, and especially where they are causing unbearable pain. The dose level depends on the result obtained and on the general clinical picture. As in the case of the primary tumour, fairly high doses are often required.

So-called extra-renal epithelioma

Here our general policy is similar to that for true renal epithelioma. However, we readily give larger doses for differentiated tumours, and this is fully warranted by the results. According to Whitlock *et al.* (1955) some 75 % of patients with these tumours who have been operated on and irradiated, survive for five years, while of the cases of Broders' type III, practically none are alive after three years.

b) Cancer of the bladder

Only tumours which have extensively invaded the muscles and the true pelvis in varying degrees, will be discussed here. No distinction will be made between the treatment of epitheliomas and of sarcomas; these latter, according to the literature, do not constitute more than 1—10 % of vesical tumours.

All the tumours with which we are concerned are beyond the stage of coagulation by diathermy or implantation with isotopes at cystoscopy. Their treatment is a real problem and may be regarded as essentially palliative. Not more than 6—15 % of these cases survive for five years.

The method we use, when it is feasible, consists of pendulum telecurie therapy by means of our 50 g radium unit, suprapubic cystostomy accompanied by coagulation of the tumour to as large an extent as possible and implantation of the tumour bed with ^{198}Au grains of 3—5 mCi strength. We give a 4000—6000 R tumour dose by posterior pendulum therapy and 2000—3000 R by anterior pendulum therapy. We do not proceed to suprapubic cystostomy until 2000—3000 R has been administered by the posterior route and 1000—1500 R by the anterior route.

We are not altogether satisfied with the results of this method. This dissatisfaction is based not on the difficulty of healing but simply on the survival rate. It is true that in our cases there has been extensive invasion of the true pelvis, and the authorities agree that where there are distant metastases to this region the five-year survival rate cannot be more than 1 %. Some workers have reported better results by using beam directed telecobalt or mega-voltage therapy alone (Cordonnier *et al.* 1956, Cuccia *et al.* 1958). They attribute their relative success to the fact that these techniques allow a very high tumour dose to be applied! They find their task facilitated by the minimum skin and general reactions.

These workers advise against rotation therapy because the volume of tumour irradiated by maximal doses is not homogeneous. If these results with cobalt or mega-voltage therapy are confirmed, measures must be taken, according to the work of Boyland (1960), to avoid local recurrences by suppressing the formation in the urine of free orthoaminonaphthols. These substances, which arise from the action of urinary sulfatases and glucoronidases on conjugated aminonaphthols excreted in the urine, are carcinogenic for the bladder. Boyland's work suggests that glucoronidases are inhibited by 1 : 4 glucosacharolactone administered by mouth.

Distant metastases from cancer of the bladder are somewhat rare and it is mainly by local invasion that the disease causes death. Distant metastases when they do occur are of low radiosensitivity. This should be kept in mind and treatment given only in case of necessity.

6. Cancer of the genitalia

This section deals with tumours of the uterus, ovaries, vulva and breast in women and with those of the testicle, prostate and penis in men.

a) Cancer of the uterus — cancer of the cervix of the uterus

When in this section we refer to advanced cases we mean cases of Stages III and IV of the TNM system (SCHINZ and WELLAUER, 1959) or of the system adopted at the International Congress of Gynaecology (New York, 1960, Stages III and IV), recurrences supervening after treatment and cases with metastases.

We believe that radiotherapy is always indicated in advanced cases, some of which remain definitely cured following adequate treatment. We recommend a combination of external irradiation by telecurie therapy with the 50 g apparatus and intracavitary radium therapy in the form of radium tubes.

Local intracavitary treatment consists of placing in position a set of radium tubes encased in rubber (without metal). The intrauterine applicator is loaded with three tubes of 10 mg each (filtered by 1 mm of platinum) and placed end-to-end. Two T-shaped applicators are placed in the fornices, each one bearing a tube of 20 mg (filtered by 2 mm of platinum). In certain very large tumours we place three T-shaped applicators. In some cases a second application is made three weeks later. Where there is only one application it is maintained for 72 hours. If there are two, the first is for 48 hours and the second for 24—36 hours. The system of applicators is kept in position by a vaginal pack of iodoform gauze.

This treatment is generally supplemented by pendulum telecurie therapy with a 50 g radium apparatus. Here the dose is given over two fields, one anterior and one posterior, rotation taking place around an axis represented by the cervix, the body of the uterus and the parametrium. We try to give a dose of 4000—6000 R/skin dose per field. The output at a depth of 10 cm is of the order of 50% of the surface dose (J. MAISIN *et al.* 1950, 1954). The treatment is spread over an average of six weeks, the intracavitary treatment being carried out during this period. This external telecurie therapy may be replaced by radiotherapy with 400 kV and in this case we use four fields of 15 × 15 cm and give 2000 R per field at a focal skin distance of 80 cm with a filter of 3 mm Cu, 1 mm Al.

At the present time, if there is very extensive involvement of the parametrium, instead of the intracavitary treatment described above, we implant gold grains in the tumour and surrounding parametrial tissue. The number and strength of the grains depends on the dimensions of the tumour. An average dose is 60—75 grains of 3—5 mCi strength.

The results of five years' experience of intracavitary treatment with the set of tubes described above, are as follows: 29,1% survived, of the case in Stage III and 6.7% of those in Stage IV. This latter figure shows that hope should never be given up of saving cases which, on admission, seemed beyond all possibility of effective treatment. Moreover, most of the cases which are not permanently cured are either completely healed for a time or in any case considerably improved, improvement consisting in almost complete supression or marked diminution of blood loss and disappearance of backache, if this has been present.

In this connection we like to recall the work of GRAHAM (1950) showing testosterone to be a useful radiosensitising agent in radioresistant cases.

Recurrences after treatment

Local recurrences supervening after surgical treatment may also be sterilized by adequate radiotherapy. We use, in principle, an association of radium therapy and external irradiation. The local therapy consists in infiltration with colloidal chrome phosphate, or application of radioactive gold grains, or application of vaginal radium tubes, by the technique described above. When gold grains are implanted, care must be taken to avoid lesions of the peritoneum and of the intestine. Following hysterectomy only a thin layer of tissue remains at the level of the vault of the vagina, and the peritoneum or a nearby loop of intestine may be included in, or adhere to the recurrence.

The prognosis for the treatment of surgical recurrences in the vaginal scar after hysterectomy is not as good as that for the corresponding primary growth. In many cases cancer has been conveyed to the peritoneum during the operation, and there are often glandular metastases. There are two X-ray investigations which are very useful in helping to assess the extent of invasion by recurrences. They are (i) urography, which may show displacement of the ureters or of the bladder by enlarged glands in the lumbar-aortic region (ii) barium follow-through, which may reveal defects of the intestine by metastatic lymph glands and lymphography.

The prognosis of recurrences following radiotherapy is even more reserved. Tumours which have become relatively radioresistant should be treated as energetically as possible either by radium needle insertion or by implantation of radioactive gold seeds. It has recently been reported that these cases may benefit greatly from treatment by electron beams from a betatron of 30 MeV or more.

Metastases

Involvement of the iliac lymph nodes is generally reflected clinically by oedema and sciatic pain in the lower limb on the corresponding side.

Treatment consists in a combination of external irradiation and interstitial therapy with radioactive gold grains. This latter treatment can sometimes be attempted from below, but generally the distribution spacely of the gold grains is difficult and unsatisfactory. For this reason, and also to avoid accidental damage to the pelvic vessels or pelvic organs, it is preferable to implant the gold grains during laparotomy. Laparotomy also provides an opportunity to explore the lymph glands of the lumbar-aortic region and if necessary to remove any of them that look suspicious, the excision being supplemented by implantation of gold seeds. If the glands are inoperable, treatment has to be limited to implantation of gold grains or injection of a colloidal solution of radioactive chrome phosphate.

Another category of metastases are those taking place to the lymph glands of the left supraclavicular region. They are more common than might be expected.

If the only clinically detectable metastases are those just described and if the primary growth is under control, active treatment should be instituted. It should consist of external irradiation associated with implantation of radioactive gold grains. If there are other metastases and the primary growth is not under control, external irradiation alone without radium therapy is performed.

Generalized peritoneal metastases are fairly rare. They should be treated by intraperitoneal injection of radioactive colloidal gold or colloidal radioactive radiophosphate of chrome (cf. treatment of malignant ascites).

b) Cancer of the body of the uterus

The majority of these are glandular epitheliomas (adenocarcinoma). While an association of surgery and radiotherapy gives excellent results in cases of limited extent, the results of treatment in advanced cases are less satisfactory.

Once a neoplasm spreads beyond the uterus, adequate treatment by radium therapy is always attended by the risk of perforation into the peritoneal cavity.

The treatment we recommend consists in packing the cavity of the uterus with 5 mg radium tubes filtered by 2 mm of platinum. These tubes (not surrounded by rubber) are introduced one after the other and held in place by a strong silk thread according to the so-called Stockholm method. As many tubes are introduced as the cavity of the uterus can hold. The tubes are left *in situ* for 72—96 hours according to the number of tubes used. The treatment is completed by external irradiation by one of the methods described for cancer of the cervix.

Chorioepithelioma is treated by the same method, except that here we advise supplementing radiotherapy by chemotherapy with nitromin, methotrexate or vincaleukoblastine, three preparations whose action appears to be more selective than that of the ordinary nitrogen mustards. The immediate results are generally satisfactory, provided multiple distant metastases are not present.

c) Cancer of the vagina and of the vulva

Advanced tumours of the vagina always benefit from external irradiation associated with interstitial treatment, if the patient's general condition can stand it. If the general condition is poor, or in the presence of extensive recurrence accompanied by metastases, we advise external irradiation alone. This gives relief to the patients, improves their condition for the time being and generally prolongs their life.

Our practice, in all cases in which the patient's general condition permits it, is to treat Stage III and IV tumours of the vulva by active therapy aimed at substantial reduction or even disappearance of the growth. The method used consists in interstitial therapy with radium needles or gold grains in the primary tumour and in the lymph glands. We complete this treatment by external telecurie therapy with an apparatus of 15 g of radium (15 cm skin-source distance) using the number of fields which is necessary to cover whole the affected area. The dose per field is 2000 R on the skin. The treatment is spread over an average of six weeks. When the skin reaction has settled and the result is good, we perform surgical excision of the vulva and clearance of the regional lymph nodes, followed by application of radioactive gold grains in the parts still affected. Later, plastic surgery may be carried out to hasten the healing of the surgical wound. Surgical intervention strives to avoid a painful complication of this treatment, namely, radionecrosis of the vulva or even of the inguinal folds. Such necrosis heals very slowly, is rendered particularly painful by repeated infection and may be complicated by severe haemorrhage.

d) Cancer of the ovary

Advanced cases are nearly always present with malignant ascites. The treatment is described in chapter II, 12, c, β.

e) Cancer of the breast

Advanced cases comprise primary tumours with extensive invasion of the mammary region (T_3, T_4) and with or without fixed adenopathy of type Nb or Nc, surgical recurrences *in situ* or distant metastases (M).

The first three groups only will be considered in the present chapter, the fourth being treated in chapter II, 12, c, β.

For many years we have treated tumours of the breast at the Louvain Cancer Institute by the Curie-Halsted method, supplemented by external irradiation.

The Curie-Halsted method consists of radium needling of the entire mammary gland and corresponding axilla. The technique has been described in detail elsewhere (J. MAISIN, 1947). The breast tumour itself is closely needled with 2 mg needles filtered by 0.5 mm of platinum with an active lenght of 3 cm, or even with 3 mg needles of the same type with an active length of 4.5 cm along a line representing the usual incision for a wide Halsted operation. The average dose of radium used is $\pm$ 120 mg and the duration of such an implantation is 72—84 hours. It is completed by external irradiation by telecurie therapy (15 g unit) or by radiotherapy. The supplementary dose given by this route is $\pm$ 1500 R skin dose. This ensures sterilization of the primary growth and considerably prolonged survival in Stage III patients (Table 11).

Apart from the primary tumour, some patients have cutaneous nodules situated at a distance. These may be treated by contact radium therapy if they are numerous and small, by needling if they are less numerous or by infiltration with colloidal radioactive substance (gold or chrome radiophosphate).

Fixed and invaded glands in the axilla are treated by radium therapy and external irradiation only if the patient's general condition makes these methods feasible and if the disease is not becoming generalized. Otherwise we use external irradiation in palliative doses, usually associated with general medical treatment (hormone therapy, chemotherapy).

Table 11. *Cancer of the breast*

Cases treated from 1931 til 1958	% of survival after (years)							
	1	2	3	4	5	10	15	20
				Stage III				
237	72	47	26	18	15	6.6	3.8	2.8
				Stage IV				
244	36	14	7.4	2.6	2.3			

Surgical recurrences *in situ* are treated in the same way as the primary tumour. If they become generalized we use palliative external irradiation only.

We do not generally associate castration with local treatment of large primary tumours localised to the breast, but reserve it rather for possible late recurrences and especially for the treatment of bony metastases (cf. Chapter II, 12). Analysis of the survival curves of our patients has shown that castration in Stages I and II does not appreciably reduce the incidence of late metastases. Although survival may be better in the early months in patients who were castrated, the late survival is less satisfactory. Moreover, the use of castration therapy in the early stages deprives the physician of a method (castration) which is often useful in itself when metastases appear. Androgene hormonal therapy may be useful we recommed mainly the male hormones more or less devoid of masculinization effect.

7. Cancer of the genitalia in males

a) Tumours of the testicle

Tumours of the testicle fall into two main categories — the seminomas and the dysembryomas.

The tumours of the testicle which qualify for palliative radiotherapy are those with distant metastases — to the lumbar-aortic, mediastinal or supraclavicular lymph glands or to parenchymatous tissue, chiefly the lungs.

Because of the high radiosensitivity of the seminomas, the cure rate in cases of primary tumour with lumbar-aortic metastases is high. Practically all the statistics for testicular tumours agree with this; 33—47 % of these patients survive for five years. A certain percentage of patients with pulmonary metastases have remained cured for several years.

Even if generalization takes place, the prognosis is not necessarily hopeless. Irradiation must be applied to the bed of the primary tumour and to the lumbar-aortic region, and, if they are invaded, to the mediastinum, the pulmonary region and the supraclavicular space. At the Curie Foundation a patient with bilateral supraclavicular adenopathy and an enormous mass in the mediastinum secondary to a seminoma of the testicle has remained cured for over ten years (Ennuyer *et al.*, 1959).

In these serious cases it is advisable to supplement radiotherapy with chemotherapy, using chemotherapeutic agents which have a relatively selective action for seminomas, e.g. sarcolysine. Our practice is to bring in the complementary chemotherapy towards the end of the course of radiotherapy. We have not been practizing this long enough to be able to make an objective statistical assessment of value. The immediate results are certainly satisfactory.

The results of treatment of the much less radiosensitive dysembryomas are distinctly less satisfaying. When these tumours generalize, the outlook is much more gloomy than in the case of seminomas, and the best that can be hoped for from treatment is attenuation of the consequences of metastases, in particular alleviation of backache. However, exceptions to this general rule do occur, for certain forms of embryoma may prove moderately radiosensitive. In the presence of one of them, and especially when the metastases are

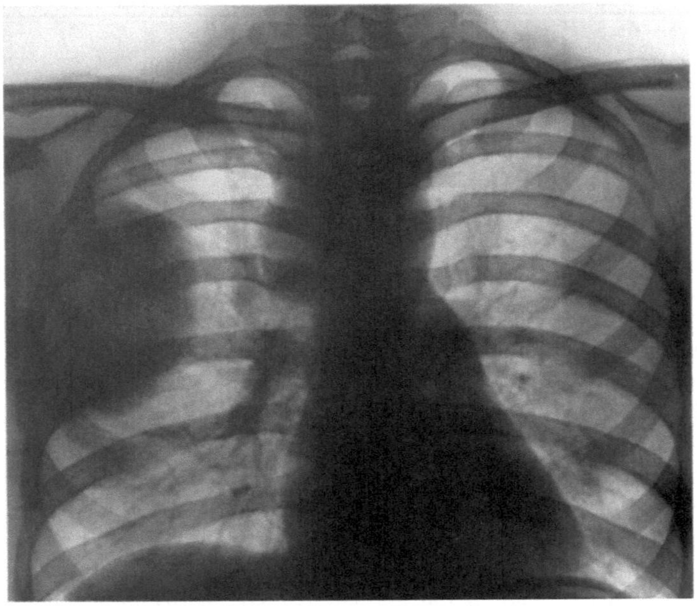

Fig. 19. Pulmonary and mediastinal metastases from a dysembryoma of the testicle. Radiograph before treatment

localised or concentrated in a specific part such as the lumbar region or a lobe of a lung, adequate radiotherapy, with delivery in depth of a substantial dose of energy, may cause these masses to disappear for varying periods of time. As an example, the following is a brief account of the treatment given to one of our cases.

The patient, a man of 24, had a unilateral orchidectomy for a testicular tumour of some months' duration. The histological diagnosis was malignant dysembryoma. Prolan A and B levels were normal, an Roentgenray of chest showed metastases in the right middle lung field and in the mediastinum (Fig. 19). These lesions were treated successfully by radiotherapy by multiple small fields (5×10 cm) centred on the masses and given over a long period of time ($2^1/_2$ month). The dose delivered to the masses was approximately 3000 R. On termination of the treatment the metastases had disappeared (Fig. 20). The patient survived for two years and three months and died of generalized dissemination.

Here is another example of a good short-term result obtained by a combination of interstitial therapy and pendulum telecurie therapy with a 50 g apparatus. The patient was a colonial who had undergone laparotomy in Africa on account of violent pain in the back. The exploration had revealed huge tumour masses around the hila of the kidneys, which biopsy had shown to be a malignant growth of unknown origin. On his admission to the authors' wards, he was in a precachectic state and receiving morphia for intolerable lumbar pain. On examination a tumour, the size of an almond was found at the upper pole of the left testicle. Since pendulum telecurie therapy through the right and left lumbar regions failed to suppress the pain, it was decided on operating again. The testicle was removed, laparotomy performed and gold seeds of 5 mCi strenght implanted in the lumbar masses. The result was satisfactory. Examination of the testicular tumour showed an embryoma containing many tissue elements. Histological examination of various fragments of the lumbar masses revealed a somewhat complex picture, certain aspects recalling a chorioepithelioma. The treatment was completed by a course of vincaleukoblastine intravenously. After each of the first two injections the patient felt acute pain in the lumbar region. The pain subsided, the masses became almost impalpable and the general condition improved. The patient died suddenly four months later, probably as the result of an embolus.

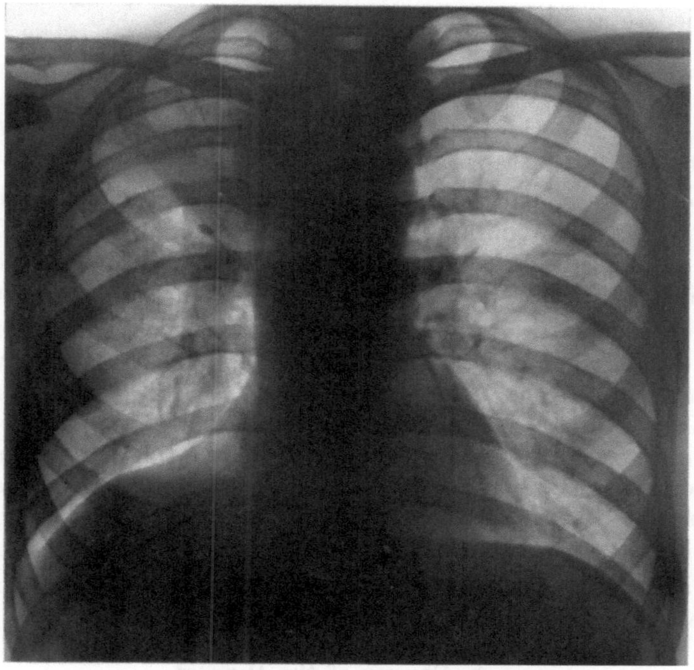

Fig. 20. Same patient after treatment

These two examples of different types of palliative treatment of metastases from so-called radioresistant tumours have been quoted in order to show that useful results are possible and that some of these patients should receive active treatment. The metastases, in fact, are in some cases more radiosensitive than the primary tumour, especially when they result from dissemination of relatively undifferentiated cell elements. Evolution of the latter towards the chorioepithelioma type is an example of increase of radiosensitivity.

b) Cancer of the prostate

The tumours of the prostate which will be discussed here are beyond the scope of curative treatment, either because of local extension or because of distant metastases. The latter are known to have a special predilection for the bones and are often osteosclerotic in type. This group of tumours will be studied in chapter II,12 of the present work, in which the problem of metastases is considered.

Here we are concerned only with the treatment of bulky prostatic tumours by a combination of one or other type of irradiation aimed at curing the primary growth, together with female hormone therapy.

Until recently the only local treatment we have used has been the administration over the entire perineal region of a dose of 2500—3000 R to the skin in about a month, in a dose of 100—150 R per day. The source of radiation used is a unit of 50 g of radium, the radium-skin distance being 35 cm.

Concomitant general treatment has consisted in implantation under the skin of tablets of distilbene of 100—200 mg according to the type of case. These implantations are, if necessary, repeated every three months or more, depending on how the patient progresses.

Combined treatment of this sort gives excellent results — better than hormone treatment alone. Our statistics show a survival rate of 27 % after five years, the patients being kept in a very comfortable condition (J. Maisin and H. Maisin, 1952).

Recently we have intensified treatment of the local growth by injection into the tumour mass through the skin of the perineum of colloidal ^{198}Au or chromium phosphate. It is still too early to form an opinion of the usefulness of this procedure. All that can be said now is that the immediate results are very satisfactory.

c) Cancer of the penis

The treatment of extensive tumours of the penis consists in a combination of interstitial radium therapy and telecurie therapy.

The first step in treatment is to carry out a circumcision as complete as possible, in order to free the lesion by abolishing what is often a tight phimosis. After healing of the wound, the mass is needled with 1 mg needles filtered by 1 mm of platinum and with an active length of 1.5 cm. The needles are placed ± 1 cm apart and sutured individually.

The duration of application varies (with the type of case and the number of needles used) from 60 to 96 hours. External telecurie therapy is carried out by an apparatus of 15 g of radium with a 15 cm source-skin distance. The dimensions and the number of fields vary with the tumour. Generally, we use two small fields of 5×5 cm opposed to each other. The dose per field is 1500—2000 R. The total time of the combined treatment is five to six weeks. Care should be taken to avoid overdosage, in order to prevent late necrosis. This might necessitate amputation of the penis, which is undesirable. Actualy we prefer to the radium-needling the implantation of gold seeds (^{198}Au).

Metastases are treated according to the scheme described below in the chapter dealing with metastases.

8. Cancer of the thyroid

Radioactive iodine is a useful treatment for tumours of the thyroid, which take up considerable quantities of this substance.

All cases of thyroid cancer in which the presence of metastases is known or suspected should be submitted to a radioiodine test in order to determine the functional state of the tumour, and the presence of metastases which pick up ^{131}I — this should be done before proceeding to any other form of treatment. (Fig. 21: illustrating thyroid tumours not picking up radioactive iodine).

a) Functional thyroid cancer

Ten to 20 % of thyroid cancer pick up iodine in such proportion that effective treatment by radioactive iodine becomes feasible.

Metastases from these cancers generally also pick up iodine, but often irregularly and to a lesser degree than the primary tumour and certainly less than the normal thyroid (13 to 60 times less). They are therefore theoretically amenable to treatment by ^{131}I but there is wide variableness.

The dose to be administered depends on the volume of tumour to be treated and always constitutes a difficult problem. Also hard to decide upon is the method by which the ^{131}I is to be administered. Should it be given in one dose at the limit of tolerance or should it be given in divided doses? As in other types of cancer, acquired radioresistance is a phenomenon to be feared and avoided.

Finally, functional cancer of the thyroid, with metastases, poses yet another problem, that of the type of treatment to be applied to the primary tumour. Should it be treated by ^{131}I alone or is it better to destroy it by conventional radiotherapy or by surgery? The reason for the latter course would be to raise thyroid activity in the metastases by causing them to function on their own, thus rendering them more avid to iodine and thereby facilitating their destruction. The time needed for such function to become established varies. According to Rawson it may be anything from a month to a year.

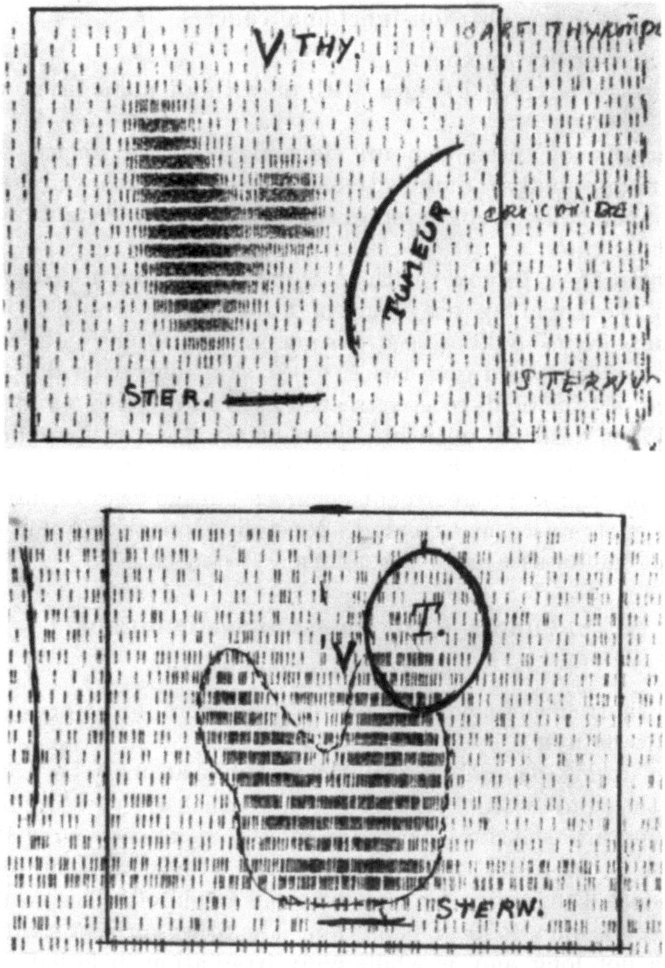

Fig. 21. Scintigram of two thyroid glands: the tumours projected on the scintigram are not functional

Cancer of the thyroid is rare in Belgium and our experience in this field is therefore limited. In the light of the published results and in such cases as we have had the opportunity to observe, we believe that the thyroid tumour itself should be treated, as far as the degree of spread allows, either by surgery or by conventional radiotherapy and ^{131}I kept for the treatment of metastases, which are generally localised in lung or bone.

The therapeutic dose of ^{131}I is established on the basis of the amount of "pick up" and the volume of the metastases to be treated, and the whole dose is given at one time. The maximum tolerated amount is generally regarded as being 500 rep per dose. For a supposedly uniform concentration of 1 mCi of ^{131}I per gramme of thyroide tissue, the dose per hour distributed to the gland is of the order of 400 rad. After complete disintegration and for a supposed effective half life of six — nine days, the dose is of the order of 10,000 rad. According to how the patient is reacting a second dose may be given during the successive weeks. The administration of thyrotrophic hormone between doses has been recommended, with a view to increase the pick up capacity of ^{131}I.

The short-term palliative results are excellent (R. W. RAWSON and J. B. TRUNNELL, 1951), but recurrences are not long in making their appearance and are decreasingly responsive to ^{131}I. When the response of the metastases to ^{131}I begins to be unsatisfactory, external radiotherapy should be used in addition, provided the number, situation and grouping of the metastases are such as to make it feasible.

b) Non-functional cancers

Treatment of the primary tumour.

Only tumours in the advanced stages, with or without metastases, will be considered here.

The radiosensitivity of these tumours depends on their degree of differentiation. Many of them are undoubtedly radiosensitive and, even when they are in Stages T_3 or T_4, adequate treatment can cause them to regress to a considerable extent or even to disappear for varying periods of time.

Normally, we treat these tumours with an apparatus of 15 g of radium at a source-skin distance of 15 cm. To begin we use fields of 8×5 cm. As many fields as are required to cover the tumour widely should be used. We generally use four fields (but for voluminous tumours eight can be used) and give twice 300 R skin dose each day, i.e. 300 R to two of the fields selected. All the fields receive treatment in turn. With regression of the tumour the number of fields is reduced, until finally telecurie therapy is applied to the residual foci over progressively narrowing fields up to the limits of skin tolerance (second degree erythema). The whole course of treatment occupies 30—40 days or more.

Non-functional metastases are treated, depending on their number and situation, in the same way as metastases from other forms of cancer.

9. Cancer of the haematopoietic organs

a) Acute leukaemia

Chemotherapeutic treatment will not be discussed here, for it does not fall within the scope of the present chapter.

There are two forms of radiological treatment that may be considered in acute leukaemia. One is the irradiation of enlarged glands which are pressing on the trachea and bronchi or ulcerating into the skin or into the mouth. It must be carried out with caution in regard to dosage — 10—50 R per treatment and a maximum of 100—250 R to each lesion — the patient's sensitivity being cautiously explored. This form of treatment is useful but its object is purely local palliation. The other form of treatment, which gave rise to high hopes not long ago, is whole-body irradiation in lethal or sublethal doses, aimed at the destruction of as much leukaemic tissue as possible. It had been hoped, on the basis of experiments with total irradiation of animals carried out by radiobiologists, that all the leukaemic cells could be destroyed and replaced by normal bone marrow cells, the grafting which had been made possible by suppression of the immunological phenomena by irradiation.

This hope, unfortunately, was based upon an erroneous interpretation of the experimental evidence. It soon became manifest that it was not possible to destroy all the normal marrow cells of an animal with doses of Roentgen or γ-rays compatible with survival (H. MAISIN, 1959). Consequently, total recolonisation of the bone marrow was not within the sphere of practical possibility (H. MAISIN, 1959). The marrow cells injected acted only as vicarious grafts, whose activity was in proportion to the number of host cells which at first persisted and later regenerated. In animal leukaemia the problem is the same and all attempts have ended in failure, except (in the series of BARNES and LOUTIT, 1957) in some 10% of cases.

In man, the failures were even more dramatic (MATHE *et.al.*, 1959 and 1960). Indeed, in the present state of our knowledge, attempts at therapy of this kind could hardly be expected to succeed. When, in fact, a healthy animal is irradiated and a marrow syndrome induced by destruction of most of the marrow tissue, the only object of injection of bone marrow is to alleviate the marrow syndrome until the normal marrow cells which have survived irradiation develop in sufficient number to save the animal's life. In other words, a temporary graft is performed (MAISIN H., 1959). In the interim period the animal can still fall back upon certain of its peripheral blood cells which are present in normal numbers at the time of irradiation. In the leukaemic animal, a severe marrow syndrome exists already before any irradiation is performed. The bone marrow has been impoverished of red cell forming tissue, of megakaryocytes and even of myeloid tissue and the peripheral blood is poor in cells, blood platelets, and even leucocytes or lymphocytes. Irradiation of an animal in this condition severely aggravates the marrow syndrome. As a result, the grafted cells are unable to compensate sufficiently quickly enough for the peripheral pancytopenia and the animals die of a severe marrow syndrome before the grafted marrow has begun to take act.

In addition, it would appear that in the leukaemic animal, in contrast to the normal animal, it is very difficult to remedy this critical transitory situation even by transfusion of blood, blood platelets and leucocytes (CRONKITE *et al.*, 1954). Perhaps this is due to the great lack of essential elements in the peripheral blood, perhaps to the massive destruction of the diseased haematopoietic tissue, the end products of which provoke haemolysis, or even inhibition or destruction of the injected marrow cells themselves.

In clinical practice, in addition to the difficulties inherent in the fact that the patients have leukaemia, there are also many other organic difficulties of a more material nature. We shall mention here only the intestinal syndrome which supervenes in patients irradiated with Roentgen or γ rays in doses at the upper limit of those which provoke the marrow syndrome. With slightly higher doses this syndrome is always fatal on the third or fourth day. To combat the intestinal syndrome care must be taken to replace the fluids and electrolytes lost during the first six to eight days following irradiation (CONARD *et al.*, 1956). An accurate balance of fluid loss and fluid replaced must therefore be kept and the levels of the blood electrolytes determined accurately every day. Sodium loss takes place chiefly via the gastro-intestinal tract, potassium loss via the urine (JACKSON *et al.*, 1958). Oral feeding should not be begun until after regeneration of the mucous membrane of the intestine. Forced feeding before this may prejudice survival, if only on account of gastric and intestinal atony (MAISIN *et al.*, 1953; CONARD, 1956).

It would appear, moreover, that leukaemic patients are especially prone to serious reactions appearing after the eighth day in the mucosa of their upper respiratory passages and upper digestive tract. In the rat these reactions have been called the oropharyngeal, oesophageal and pulmonary syndromes, and higher doses of radiation are required to produce them. There are two possible explanations for this. On the one hand the mucosa of the upper respiratory passages and upper digestive tract in the rat is cornified (which is not the case in man) and consequently more radioresistant. In leukaemic patients on the other hand, it is already infected, even ulcerated, and this might well facilitate the appearance of the syndromes (MAISIN *et al.*, not published).

The extreme leukopenia present in these patients is obviously a serious handicap. On account of it they should be kept in isolation, in completely aseptic surroundings, for many weeks and given high doses of appropriate broad spectrum antibiotics as soon as needed. Some authorities recommend a course of such antibiotics before treatment.

Another problem is that of the number of marrow cells to be injected. In rats and mice irradiated with a dose which is not 100% lethal within 30 days of irradiation, 15—20 million practically isologous cells per 100 g body weight must be injected intravenously; when the dose is 100% lethal, the number of cells injected must be four times higher and must be given within eight days of irradiation (H. MAISIN, 1959). The fact that the number of cells to be injected increases with the irradiation dose is an indirect proof that the cell destruction is not complete. It should be noted furthermore that the cells injected must be immunologically tolerated by the host, for although the immunity reactions are diminished, all the laws of immunogenesis are not suppressed by irradiation doses of this order. Certain workers (e. g. SNELL, 1953) speak of histocompatible genes. The host must possess the histocompatible genes of the donor; the ideal conditions for grafting are realised only when the grafts are isologous.

This means that in a man weighing 70 kg (154 1b) 15—20 thousand million cells at least must be injected. As much as four times this amount may be required. The knowledge that 20—30 marrow punctures in a donor produce only exceptionally as many as 10—15 thousand million cells, helps us to appreciate the magnitude of the problem.

It should also be noted that the importance of all the sub-groups in the taken up graft is not yet known, that it is preferable to use marrow of young subjects for injection, and that in women it is apparently advisable to use marrow from a person of the same sex. Marrow injection must be performed within a specified period of time after irradiation, for the graft must have developed sufficiently within the *nine days* following irradiation. As it requires six to nine days to reach this stage of development, the bone marrow must therefore be injected within *three days* of irradiation. Personally, we prefer to carry out the injection within 24 hours, although certain authorities object that at that stage the immunological reactions are not yet sufficiently attenuated. In any case we know that irradiation does not suppress all the laws of immunogenesis.

In view of the difficulty of obtaining the required number of marrow cells at the appropriate time, various workers have studied the best way to preserve bone marrow, whether fresh or from a cadaver. The problem is only mentioned here in passing, for it does not come within the scope of this work. Our experience has been that marrow can be preserved in an active state for 100—120 days, provided it is kept at a temperature of —70°.

Once the graft has been made, its "take" has to be verified. This can be done by observing the leucocyte and reticulocyte counts in the hours following the injection. When the graft takes, these increase between the first and the 12th hour, but especially after the first hour (H. MAISIN, 1959). That the graft has taken can also be verified by other methods. Our practice is to label the erythropoietic stem cells with tracer doses of ^{59}Fe and follow the appearance of the labelled red cells in the circulating blood. This method gives only an approximate idea of the take of the graft. To know its tolerance in time, the injected marrow must be marked with other tracers or the appearance in the peripheral blood of an injected antigen different from those of the host must be followed (LINDSLEY, 1956). If a male is injected with marrow from a female, the numbers of polymorphonuclears peculiar to the female sex can be observed. When a graft does not take it can be repeated, but not from the same donor.

Enough has been said to give an idea of the difficulties attendant upon the take of a marrow graft and of the measures required to save the life of a healthy subject irradiated with a lethal dose. It is clear that these difficulties become almost insurmountable when bone marrow has to be injected in a sufferer from acute leukaemia. For this reason we believe that in the future such treatment will be thought justifiable in leukaemia only during a remission. In lymphatic leukaemia, however, it could not be tried on the occasion of the first remission, because in this disease treatment with antimetabolites and corticosteroids alone sometimes produces several remissions, while the result of whole-body irradiation and marrow graft is unpredictable. The take of a graft may be further complicated by previous blood transfusions, for these stimulate the production of antibodies and may immunise the host. On the other hand, a patient could be prepared for the graft by transfusing him a few days before with blood from the future donor, assuming that there will be only one donor. In the presence of hepatomegaly or splenomegaly, irradiation could be performed prior to grafting, in order to prevent a massive output of toxic breakdown products at the time of the graft.

Finally, it should be mentioned that if a remission occurs, the patient will be under the constant threat of a secondary immunological reaction. The occurrence of such reaction has not been proved in man, but it does seem to happen in certain races of mice, supervening from one to six months after the take of the graft and often having a fatal issue (TRENTIN, 1956; CONGDON and URSO, 1956, 1957; VAN BEKKUM and VOS, 1957).

In the highly unlikely event of cure, the patient will very probably be sterile, he will age prematurely, and will be liable to develop various kinds of cancer, even another leukaemia. This is, in fact, the fate that awaits survivors from atomic explosion.

There have recently been developed certain hydrolysed derivatives of ribonucleic acid of yeast, mononucleotides and polynucleotides (MAISIN *et al.*, 1960) which, injected intraperitoneally even after irradiation, will save a substantial number of rats that have been irradiated by 90% lethal doses 30 days later. They appear to attenuate the severity of the marrow syndrome through a mechanism which is not yet understood. We are attempting at the present time to find out if such derivatives could not potentiate marrow graft in animals irradiated with 100% fatal doses.

We see, therefore, that irradiation of leukaemic patients in lethal doses followed by injection of bone marrow is a therapeutic operation fraught with danger and likely to be successful only in very rare cases. In the present state of our knowledge, its application to man can at the best lead to remission and we do not know how long such remission would last. This is because at any one time it is not possible to destroy all the leukaemic cells. The same problem arises even more acutely in generalized cancer, which is less radiosensitive. Much further study is required on whether this type of treatment should be continued or abandoned.

b) Chronic lymphatic leukaemia

If radiological treatment of chronic lymphatic leukaemia cannot prolong life (MINOT *et al.*, 1924), it does allow sufferers from this disease to live normal lives, which is not the case if they are untreated. Radiological treatment is, in our opinion, the basic therapy of chronic lymphatic leukaemia. We do not mean that chemotherapy is a frankly less satisfactory, or a bad treatment, but rather that it should be used as an ancillary to radiotherapy or in cases in which the disease becomes radioresistant. The corticoids, we believe, should be used with very great circumspection, and are definitely contraindicated in the early stages. They may cut short the development of the condition in some cases and are best kept in reserve to tide the patient over a crisis. FESSAS *et al.*, who have been in this question very carefully, share our opinion. The cytotoxic drugs are, in general, more useful. Thus, many cases of chronic lymphatic leukaemia can be helped by chlorambucil (sometimes called C. B. 1348), which is well tolerated, although we prefer to reserve it as supplementary treatment to replace general or regional irradiation. Its effects may not become apparent until after three or four weeks and it must therefore be used very cautiously. Triethylene melamine (TEM) is more toxic, its effect on the lymphocytosis may be even longer delayed than that of chlorambucil, and haemorrhage or intestinal lesions following its use are not uncommon. It must therefore be used even more carefully.

It was on comparing survival rates before the introduction of chemotherapy and the survival rates at the present time that we reached this conclusion. The latter, indeed, compare unfavourably with the former. We attribute this to injudicious administration of these drugs early in the illness, without adequate haematological supervision. Patients referred to our department because they no longer respond to chemotherapy are generally in poor general condition. They have reached this stage rapidly and no longer respond to irradiation. In our opinion these specific drugs should be prescribed only by specialists and not indiscriminately by general practitioners. Prior to the days of chemotherapy, arsenic (or sometimes benzene) were the only medicinal remedies given to these patients, and they seem to have been less liable to do harm.

Radiological treatment of lymphatic leukaemia should not be undertaken until the symptoms have reached a stage at which it is clearly called for. It may consist of symptomatic external irradiation of the spleen or lymph nodes, of regional irradiation of regional lymph nodes and of bone marrow, or of whole-body irradiation by means of isotopes, the most suitable of which is ^{32}P. A useful system, and one which we have used at Louvain in 140 patients, is irradiation of the spleen or lymph nodes when required plus occasional regional irradiation if, for example, there is severe pain in the bones. We use a 200 kV apparatus and a filter of 0.5 mm Cu.

The dose to the spleen and lymph glands should be given very cautiously. The leukaemias respond to small doses and higher doses should be kept in reserve for the later stages of the disease. The injudicious use of high doses may in fact be dangerous; there have been cases, which are not clearly understood, of onset of leucopenia accompanied by severe haemolysis, sometimes with fatal outcome. During irradiation of lymph nodes oedema may supervene and lead to venous stasis or even, in the case of mediastinal nodes, tracheal obstruction, acute pulmonary oedema and fatal asphyxia.

We generally give 25 or 50 R per day to one or two lymph gland regions. For the spleen we often start at 10 R daily, seldom going lower than this and very reluctantly going higher. It may be recalled in passing that it is not always necessary to irradiate all the affected regions, for irradiation of certain groups of glands is sometimes followed by regression of other groups not yet irradiated. It goes without saying that when we proceed to symptomatic or systematic regional irradiation we do not go much above 25 R per region per day.

Whatever type of irradiation is used, the white cell count should not be allowed to fall much below 10,000 per mm^3. To try to go below this is risking the patient's life. Even where treatment is interrupted at this level, leucopenia may supervene at a later stage. There also may remain a considerable degree of leucocytosis, depending on the dose of Roentgen rays which has been given. For severe leucopenia steroids may be tried as a last resource, and for persistently high leucocytosis recourse may be had to cytotoxic drugs. Steroids may also be used if haemolysis comes on in the course of treatment. It should be noted that a high leucocytosis failing to respond to therapy is not a cause for undue anxiety. High leucocytosis is not in itself an indication for treatment, the best guide to it is the general clinical picture. Where anaemia proves intractable to radiological treatment, we do not hesitate to give small blood transfusions.

This technique has given us average survival times of two and a half years, which correspond with those generally found in the literature. The authorities who have published better averages are those who, like J. H. Lawrence (1948) have used ^{32}P, sometimes in association with cautious irradiation of the spleen where this organ has been enlarged. This method has given average survivals up to five and a half years. Phosphorus is used in small doses of 1—2 mCi once or twice weekly, the blood picture and blood volume being carefully observed. The patients generally respond within three to four weeks, but in some cases not before eight, ten or 12 weeks. The white blood count should never be allowed to fall below 10,000—12,000 per cu. mm, even when a supplementary dose of deep X-rays has to be applied to the spleen, which often responds less satisfactor to this type of treatment. The advantage of ^{32}P is that it can be administered as effectively by mouth as intravenously; it can be taken by out-patients and it gives rise to no untoward reactions.

Chevallier of Strasbourg reported in 1955 that patients who have ceased to respond to ^{32}P still show improvement on colloidal chrome radiophosphate. He gives 1—3 mCi intravenously at intervals of two to three weeks. We have occasionally made the same observation ourselves, in patients no longer responding to radiotherapy.

It would thus appear that the treatment of choice is general irradiation with ^{32}P, associated with supplementary deep irradiation of the spleen or lymph nodes. If these show no response, colloidal radioactive phosphorus and the cytotoxic drugs are useful auxiliary methods.

c) Chronic myeloid leukaemia

The preliminary remarks which introduced the section on lymphatic leukaemia also apply here. Radiological treatment does not necessarily prolong life, but is none the less, in our view, the best available treatment. As in the case of lymphatic leukaemia, the survival rates of recent years are not as good as those obtained before 1945, and for the same reason — erroneous and indiscriminate use of cytotoxic drugs and steroids. The only cytotoxic drug which may still be regarded as useful and may even replace radiotherapy is busulfan (myleran). It should not be overlooked, however, that this product is liable to cause aplastic anaemia and thrombocytopenia, all the more so that it may have to be given for as long as six to eight weeks before the white count is reduced. In some cases splenomegaly persists if busulfan is used alone, and irradiation of the spleen may have to be adopted as supplementary therapy.

Apart from cases of severe haemolysis, the steroids should not be prescribed.

Our previous practice was to treat these patients, most of whom had already been given arsenic, by (1) radiotherapy to the spleen or (2) regional radiotherapy, generally in association with radiotherapy to the spleen, or (3) a radium mould applicator to the spleen in conjunction with one of the radiotherapy already mentioned. When the spleen is irradiated, we irradiate without discrimination the spleen alone or the spleen and the neighbouring bones — vertebrae, ribs and left iliac crest. Generally we treat the spleen by two very large fields, one anterior field on the abdomen and one corresponding posterior field, both larger than the organ itself, in a dosage of 25 or 50 R thrice weekly at 180—200 kV and 1 mm Cu. Treatment is administered only when symptomatology makes it essential. By regional radiotherapy we mean irradiation at 180 or 200 kV by 25 R successively, thrice weekly, to one of the following regions: left and right hemithorax and corresponding arm, left and right hemipelvis, both thighs and both legs. Our radium mould apparatus contains 50—150 mg of radium in tubes or in needles and is applied for six to 12 hours daily. Whatever the type of treatment chosen, care is always taken not to allow the leucocyte count to fall below 7—10,000/mm^3. Great prognostic importance is attached to applying treatment only when necessary and not inducing leucopenia.

Our patients with the best survival rate (average three years) are 49 in number and may be classified in two groups: (1) those who received, in addition to treatment of the spleen, a small dose of rays on the whole body by application of the radium mould apparatus and (2) those who received moderate doses of rays on the whole body by regional radiotherapy.

The survival rate for those of our patients (93 in number) who were irradiated only by large or small fields on the spleen is only two years. It thus appears that general irradiation in small or moderate doses combined with irradiation of the spleen is essential to obtain the best survival time (Maisin H. and Mandart. 1954).

The treatment of myeloid leukaemia by radioactive phosphorus, alone or in association with irradiation of the spleen when this organ is very large, does not, in the opinion of those workers who have used it, improve survival. Such workers advise small doses of 1—2 mCi applied once or twice weekly, until the white blood count approaches normal. The result here is different from that obtained in lymphatic leukaemia, the prognosis of the latter is improved by the careful use of ^{32}P.

At Strasbourg CHEVALLIER uses colloidal chrome radiophosphate in cases which no longer respond to ^{32}P. He has the impression that they still respond to colloidal phosphorus, an impression which we also have received on several occasions.

Medical treatment consists essentially in the administration of vitamins (A, B and C in large doses). We give blood transfusions wherever the erythrocyte count fails to respond to radiotherapy, but do not consider that there would be any purpose in giving them as a routine.

At the present time, we are trying in some cases the substitution of cautious doses of busulfan in place of general irradiation in small or moderate doses. The results are satisfactory, but we have not yet a sufficiently long follow-up to be able to say that this treatment is preferable to our established method.

d) Multiple myeloma

The radiological treatment of this type of cancer is unrewarding and far from satisfactory. In the majority of cases the best that can be done is to treat the most painful lesions. The doses of Roentgen rays required to alleviate pain are not high. There are often numerous painful regions calling for treatment, and we seldom give more than 50 R per area two to three times a week. Some authorities give stilbamidine in addition to radiotherapy, with satisfying results. Urethane seems to be less useful, although some cases of dramatic improvement with urethane alone have been reported.

LARIONOV recommends sarcolysine alone, administered in decreasing doses in proportion to the fall in the white cell count. He begins with 50 mg, repeating this dose four to six times at two to three day intervals, and gives a second course one to three months after the termination of the first one. Our opportunities to use sarcolysine in this type of case have not yet been numerous enough to enable us to form a definite opinion of its usefulness, but the limited experience we have had has been satisfactory. LARIONOV (1957) considers that 50% of the patients have substantially improved.

^{32}P has a palliative effect on the pain in about 25% of the cases, but the patients rarely survive for more than a year. Even smaller doses must be used than in lymphatic leukaemia — 1 mCi once or twice a week is enough. More is dangerous, for these patients are already very anaemic and the erythroblasts have a fairly high selective sensitivity to radioactive phosphorus. Colloidal chrome radiophosphate has given to us on occasion a similar result to ^{32}P. We administer it intravenously in a dose of 2—3 mCi if necessary it is repeated once or twice at 15-day intervals.

e) Hodgkin's disease

Malignant lymphogranulomatosis.

The writers have had every opportunity to gain experience in the treatment of Hodgkin's disease, for during the last 30 years 609 primary cases have been treated at the Cancer Institute, Louvain. We regard Hodgkin's disease as a neoplasm and treat it as such. The vast majority of our cases have been treated by irradiation. It is only since the appearance of nitrogen mustard that we have begun using cytotoxic drugs, and then only in certain well-defined circumstances. Our experience indicates that although these drugs of the nitrogen mustard group can render useful service in this disease, it is vain to expect results from them alone, unsupplemented by other forms of therapy. All the cytotoxic drugs tried up to now have at least as great an affinity for the bone marrow as for the affected glands or viscera. Some are actually toxic for the mucous membrane of the alimentary canal, particularly that of the stomach and intestine (see section on general treatment). The use of these products alone, therefore, seriously endangers the bone marrow and the digestive system, with resultant deterioration of the general condition and shortening of life. Their use in their present form in the treatment of Hodgkin's disease cannot be compared to their use in leukaemia. In leukaemia the bone marrow is always invaded and therefore always calls for treatment, a fact which is not necessarily the case in Hodgkin's disease. Even in leukaemia, however, as we have already remarked, the indications for cytotoxic drugs are limited and they must be used with the greatest caution.

We have had very satisfactory results with nitrogen mustard in cases in which the disease has become generalized and the overall condition of the patient grossly impaired, with marked loss of weight, but without severe pyrexia, i. e. not acute inflammatory cases. Such patients are beyond the stage of irradiation, indeed one would not know what region to irradiate, but nitrogen mustard may lead to fall in temperature, recovery of appetite, disappearance of extreme lassitude, weight gain, and eventual discharge from hospital in perfect health. Curiously enough, the course of the disease may even be arrested for a time, perhaps to recur later in a milder form. Where this happens we do not regard it as an indication for repeating the chemotherapy, which is better kept in reserve in case it should be needed at a later stage.

How and when should radiological treatment be applied ? In our opinion, the earlier the better. Patients treated as soon as the disease appears, or as soon as each recurrence appears, survive longer, in our experience, than those treated later. Where the site of the disease is visible or easily ascertained, treatment presents no difficulty. Often, however, the symptomatology — slight temperature, fatigue, loss of weight, pruritus, pain resulting from root-compression — does not point to any precise localisation. Every attempt, however, must be made to ascertain this, for treatment generally leads to rapid improvement in the symptoms and fall in temperature. If the site of the disease cannot be localised, the case is one for cytotoxic drugs.

Our survival times have been longer where initial treatment has been applied, not only to the affected region, but also to adjacent parts, and this has been true irrespective of the stage the disease had reached at the time of beginning the therapy. We do not, as a routine, primarily treat the whole lymphoid system of the patient and have no experience with this method. Some authorities practise it, and it could be justified theoretically on the same basis as the treatment of lymphoid regions adjacent to the site of the lesions. Unfortunately, however, it is liable to damage the bone marrow. What doses should be applied to the affected regions ? In our opinion, not, very high ones. Our usual practice is to administer 1500—2000 R to the affected lymphatic area, with an occasional supplementary 1000—1500 R on a limited field to any persistent lymph nodes. Workers who use larger doses do not seem to obtain better survival times in proportion to the doses used, even when they use high amounts right from the start. This, indeed, might be expected. Hodgkin's disease is essentially a recurring condition and only exceptionally it is confined to the enlarged lymph gland clinically detectable when the patient applies for treatment although clinically it may sometimes appear to be so. If it were, it would be difficult to explain why even after highdose irradiation of solitary primary sites, few patients survive the disease.

We always carry out systematic irradiation of all clinically affected regions as already mentioned above. For peripheral nodes we generally give doses of 1500—2000 R over the whole region, in daily doses of 300 R. When necessary, we conclude the treatment of a region by irradiation of a smaller area corresponding to a persistent node or agglomeration of nodes, in a dose of 1000—1500 R at a rate of 100—300 R daily, according to the skin tolerance. Where nodes are situated closely under the skin, we use a voltage of 200 kV, a filter of 1 mm of Cu and a focal skin distance of 60 cm. The dimensions of the fields vary from case to case and depend on the size of the glands.

When the mediastinum is involved we generally administer two posterior fields of 2000—2400 R at a rate of 300 R daily, directed towards the glands, and one anterior direct field of 1500—2000 R at 300 R daily. If the prevertebral lymph nodes of the abdominal cavity are involved, we generally treat them by two lateral fields close to the vertebral column and centred on the glands, the total dose per field being generally 1500—2000 R at 100 R daily.

We usually irradiate only one field per day, sometimes, but rarely, two fields. Where a field is very narrow or where there are multiple small fields, we of course irradiate several times a day. For the treatment of these deep-seated glands we use an apparatus of 400 kV, a filter of 3 mm Cu and a FSD of 80 cm.

At the present time, if the lumbo-aortic glands of the retrogastric region are involved, which frequently occurs, we treat them by posterior pendulum therapy with the 50 g radium unit, generally giving 2000—2500 R at a rate of 125—250 R daily. Involvement of these glands is very difficult to diagnose clinically, but it is well shown up by a lateral Roentgen ray of the stomach, which shows forward propulsion of that organ and of the duodenal cap. Where the spleen or the liver are affected, we seldom deliver more than 750—1000 R at a rate of 50—150 R daily, exercising even greater caution with the liver than with the spleen. For lesions in the lungs we practise a similar procedure.

Pleurisy accompanying Hodgkin's disease is treated by us by wide anterior and posterior fields of deep Roentgen rays (200 kV, 1 mm Cu, 20 cm FSD) of 50 R daily up to 750—1000 R per field. For ascites, which is less common, we give, over a field covering half the abdomen, 50 R daily up to 500 R per field. Where these visceral lesions exist together with lesions of peripheral or abdominal lymph glands, we treat one lymphatic region and one visceral region daily, provided the patient's general condition permits it. Bony lesions, which have been present in 16 % of our cases, are irradiated by total peripheral doses of 750—1500 R at 150 R daily.

The treatment thus outlined is of fairly long duration and extends over a month to six weeks or even two months. The general health must receive attention and we perform transfusions where indicated by the state of the blood picture. We also give vitamins of the B complex together with vitamins A and C. Before and after radiological treatment we recommend general ultra-violet light baths, or, if this is not possible, moderate doses of vitamin D.

What result can be hoped for from this treatment ? The most tangible result from the patient's point of view is the immediate subjective improvement, but it does also seem to prolong survival, for 20 % of our patients are still alive after five years and 10 % after ten years. Considering survival time in relation to the intensity of the disease at the beginning of treatment, we find that where there was a single initial lesion (Stage I), 50 % of cases were still alive five years later and 35 % ten years later; where two adjacent gland regions had been invaded (Stage II), 30 % of the patients were alive five years later and 25 % ten years later; when than two gland regions were involved (Stage III), not more than 15 % were alive after five years and 8 % after ten years. Finally, where there was secondary involvement of non-glandular tissue, not more than 8 % survived for five years and none survived for ten years. The sex of the patient did not seem to make any difference to the survival rate at any stage of the disease. The outlook for survival turned out to be best in patients aged from 16 to 50. Survival is much shorter when the disease begins in the mediastinum or in the abdomen. When the disease appears primarily in the spleen, however, the prognosis is not especially poor, the average survival of patients in this category being 55 months. Initial involvement of the lungs or pleura carries a very gloomy prognosis; we have had six such cases and their average survival time was 5.3 months. When the disease has begun in the breast (four cases) or the bones (seven cases) the average survival has been of the order of 35 months, when it began in the skin (seven cases) the average survival was 50 months. Leucopenia, severe leucocytosis (more than 20,000 w.b.c.s) or severe anaemia at the beginning of treatment are of bad prognostic omen.

Associated therapy

A very useful and entirely harmless associated treatment is general ultra-violet ray baths. Of 55 of our patients so treated 32.3 % lived for over five years, while of those treated by radiotherapy alone (all stages), only 19.7 % lived for more than five years.

Nitrogenmustard used, as we have already mentioned, in association with radiotherapy in a dose of 0.4 mg/kg of body weight wherever clinically indicated, does not prolong life; no more do the sex hormones. We give female hormone to male patients in the form of implantation of 20 mg of ovocyclin (estradiol) and occasionally male hormone to female patients as injections of 50 mg of sterandryl (testosterone propionate) thrice weekly. ACTH and suprarenal cortex hormones have never given us good survival rates. A combination of nitrogen mustard and sex hormones, on the other hand, has shown satisfactory results — 35.7 % of patients so treated surviving for over five years. As in regard to the other cytotoxic drugs, we have some experience of the following: triethylene melamine, chlorambucil, Bayer E 39, actinomycin C, endoxan (a cyclic phosphoramide of nitrogen mustard), colchicine and butazolidin. Triethylene melamine seems to be too toxic and chlorambucil and E 39 are of low activity. We very soon gave up actinomycin C and colchicine. Butazolidin is useful as a background treatment in cases which have become radioresistant or are only slightly radiosensitive. In small doses it may improve the symptomatology without producing ill effects. Of all these products endoxan appears to us to be the least toxic, being at the same time reasonably active. In recent times we have on several occasions tried dopan, using the treatment scheme recommended by LARIONOV, namely 10 mg orally, five to seven times at five-day intervals, the quantity given being regulated by the blood picture. LARIONOV advises giving another course a month or two after termination of the first one. Finally, we have recently in a number of advanced cases obtained very encouraging improvements with vincaleukoblastine, but it is still too early to discuss long-term results.

We shall not discuss the various radioactive isotopes, ^{32}P, ^{76}As, ^{24}Na and ^{198}Au, formerly administered by intravenous injection. All have been given up. ^{198}Au is sometimes used for treating effusions, with variable and transitory success. We also inject nitrogen mustard for the same purpose and with similar results.

Surgery should, in our opinion, be used for diagnostic purposes only. Where possible, glands of large size should be removed, for it is often difficult to make a diagnosis on small ones. Care must be taken not to remove fragments of glands, otherwise local spread and invasion of the scar may occur. The area should always be irradiated afterwards in order to prevent local recurrence or dissemination in the case of a single gland.

The treatment of the forms of the disease which are acute from the start, with temperature, often pancytopenia and raised serum bilirubin, is most unrewarding, whatever treatment be tried — irradiation, nitrogen mustard, corticosteroids or sex hormones. We believe that each individual case poses its own problem, which has to be solved in the best interest of the patient in question. In our experience all drastic forms of treatment are contraindicated, for they accelerate the disease process. We believe the best scheme to be cautious regional irradiation, if necessary associated with endoxan or vincaleucoblastine (if the blood picture permits) and with antagonistic sex hormons. Cortisone and ACTH should be used only as a last resource. They are rarely of any use. In some cases they may lower the temperature or improve the patients' morale, but often at the cost of shortening his life.

f) Lymphosarcoma

These tumours should be divided into two categories — localised lymphosarcoma in which one gland only is involved, and those in which the condition is already generalized when the diagnosis is made.

Lymphosarcoma of the first category is curable where the gland involved is a peripheral one if it is situated in the neighbourhood of the mouth or the pharynx, particularly the tonsillar region. Involvement of a solitary mediastinal gland is much more serious but even here survival is better than if the disease is generalized. Thus localised lymphosarcoma does not, strictly speaking, fall within the scope of palliative radiotherapy. It should none the less be made clear that these favourable results will not be obtained unless extensive regional irradiation is undertaken as soon as the condition is diagnosed. Irradiation should not be restricted to the region involved but should also include the regions in the immediate vicinity. It appears advantageous to perform wide field irradiation, of fairly high dosage leaving no gap between the irradiated regions. Although some authorities use 3000—3500 R, we ourselves do not usually go higher than 2000—2500 R, with perhaps 3000 R on a small field overlying the region primarily involved. Where the disease begins in a solitary mediastinal gland we give up to 3000—3500 R tumour with beam directed fields, but, as in lymphatic leukaemia, we begin cautiously as to avoid acute congestion of the mediastinal glands with consequent, perhaps fatal, asphyxia and pulmonary oedema. The sensitivity of the tumour is tested first with 50 R and the dosage then raised gradually.

It is an unfortunate fact that, in our experience at least, these localised lymphosarcomas generaly recur, either in the same or in another part of the body sometimes as late as 10, 15 or even 20 years later. This is at least the result of our experience. The appearance in new sites seems to be the expression of a morbid entity to which the patient succumbs in the long run.

We have treated over 450 cases of lymphosarcoma affecting all the glands of one region or of several regions. When the condition has become generalized we refer to it as lymphosarcomatosis. The giant follicular lymphosarcomas will not be discussed separately here. They are, in general, less rapidly fatal but their treatment is the same. The lymphosarcomas are characterised by very high radiosensitivity. The scheme of radiological treatment is, in general, the same as for Hodgkin's disease, but it should nevertheless be emphasised that caution is advocated when Roentgenrays are used for the first time to irradiate the mediastinum. Initiation with 50 R is not overly cautions. In the presence of generalized disease it is essential to eliminate the diagnosis of lymphatic leukaemia before beginning radiological treatment, for the dosage used is considerably different in the two diseases. In lymphatic leukaemia, if accidents are to be avoided, small doses must be used.

In typical generalized, lymphosarcoma the results of radiological treatment are disappointing and comparable to those obtained in Hodgkin's disease Stage III, namely, less than 10—15% survival after five years. The giant follicular lymphosarcomas show a better response to treatment, and their average survival is about six years.

^{32}P is of little use in the treatment of lymphosarcoma and has to be combined with regional radiotherapy. According to Moore it is helpful in the treatment of giant follicular lymphosarcoma where this condition has become generalized.

The treatment of lymphosarcoma by cytotoxic drugs has not given encouraging results, although when the disease is generalized the administration of certain cnmpounds may be the only treatment possible.

g) Reticulosarcoma

As in the case of the lymphosarcomas, the reticulosarcomas occur in two forms — localised (which are curable) and generalized. The treatment of both forms does not differ essentially from the treatment of lymphosarcomas at the same stage of clinical development, apart from the fact that some highly differentiated forms are very radioresistant.

In mediastinal involvement irradiation accidents are less common. The survival of the localised reticulosarcomas is very good, some cases remaining cured for over 20 years and 33% surviving for five years. The survival of generalized reticulosarcoma, on the other hand, is very poor — rarely more than a year. The cytotoxic drugs are, in general, more useful than in the lymphosarcomas. Larionov recommends sarcolysine, administered according to the same therapeutic scheme as in multiple myeloma. Using this dosage we have had a certain measure of success. Larionov himself reports up to 40% of encouraging results.

10. Neoplasm of bone and soft tissues

a) Sarcoma of bone

Only osteosarcoma and reticulosarcoma, also called Ewing's sarcoma, will be dealt with here. In our opinion any case of sarcoma of bone (with the exception of tumour of the lower jaw), even if no metastases are detectable, calls for palliative therapy. The survival rate of the cases we have seen is very poor — of the order of 15—20% after five years, but 40% after five years in the case of malignant tumours of the lower jaw.

On the basis of an analysis of more than 200 cases, our treatment policy for the majority of these tumours is to irradiate them, in general with important doses. We use a 400 kV apparatus filtered by 3 mm Cu at a focal skin distance of 70—80 cm. We recommend amputation in certain cases of osteosarcoma and prohibit it in reticulosarcoma. Amputation (or biopsy) in our view must be preceded by irradiation. The dose of X-rays administered before biopsy should not be too high, for this would invalidate the diagnostic usefulness of the procedure. For the limbs 1,000—1,500 R by anterior and posterior fields and for the trunk 1,500 R by the most direct route are reasonable doses. Very few of our cases of sarcoma of the limbs subjected to biopsy without previous irradiation have survived for five years, while in one series 40% of those previously irradiated have survived. Unfortunately we have only ten cases in the latter category, and this will probably cause some scepticism. It should none the less be noted that it was possible to make the diagnosis in spite of the irradiation, a fact which suggests that the method does merit serious consideration. It is rejected by many authorities on the ground that it may prevent accurate diagnosis in a matter in which diagnosis is vital, since it may be the deciding factor for or against amputation. In the case of reticulosarcoma, at any rate, we regard pre-biopsy irradiation as absolutely essential, doses of 1,000—1,200 R being sufficient.

Once the diagnosis has been made by biopsy preceded by irradiation, should the involved limb be amputated or should irradiation be continued? We have extensive data on this question, based upon analysis of over 100 cases of osteosarcoma of limbs. Age is an important factor. Before the age of ten amputation does not appear to be indispensable; about 50% of our cases at that age have survived, irrespective of the technique used. The localisation also has to be considered, amputation being less necessary of the humerus than of the femur; for example, tumours in the former the survival of cases treated by irradiation alone is of the order of 60% while for the latter it is not more than 20%. Another point of significance is the duration of the disease when the diagnosis is made. When this is very short, say a month, irradiation alone is sufficient; when it is over a year, amputation is essential; when it is between these two extremes amputation is unnecessary. This may be explained as follows. A rapidly developing tumour is also a highly radiosensitive one and early irradiation means treatment before metastases have necessarily occurred. This would explain the good survival rats in our cases treated by irradiation alone. Treatment a few weeks later is usually too late, whatever is done, for by that time metastases have occurred. A slowly developing tumour is generally less radiosensitive, so that irradiation alone will not suffice to prevent metastasis, which in this case occurs late. This would explain the good survival rate in those of our cases who due to the mildness of their symptoms seek medical advice only after a long period of time and are treated by amputation. The degree of differentiation must also, as Broders has pointed out, be of significance, for 40% of our type I cases are still alive after five years but only 15% of our type IV cases. That amputation may be postponed in cases which tend to metastasise late and hastened in those which metastasise more rapidly would appear to us to be a logical conclusion.

Our experience of amputation for osteosarcomas of the limbs suggests that for sarcoma of the flat bones they should, whenever possible, be removed or at least the affected part excised. We have not yet assembled significant data on the subject, but this does appear to be the logical view.

Our usual practice is to give important doses before amputation for limb sarcomas, using at first wide fields and later smaller ones so as to deliver on the tumour doses often higher than 6,000—7,000 R, and sometimes 10,000—15,000 R. We give 1,500—2,000 R on the large fields and 2,000—3,000 R on the small fields, arranging them perpendicular to the tumour and taking care to overlap its anatomical limits. It is often difficult to do this for tumours of the flat bones, which may explain the less satisfactory results we have obtained with these. Doses of this magnitude cannot be administered with impunity to bones of the limbs. Not infrequently the soft tissues become involved in postradiotherapeutic fibrosis with impairment of the venous circulation, often obliging the physician to decide on amputation, a decision to which he may also be forced by massive radionecrosis of the irradiated bones. Whether amputation is performed immediately after irradiation or following the development of radionecrosis or radiofibrosis, it must obviously always be performed well above the level of the lesion. Serial biopsies on bones irradiated in these doses are generally negative, a result which does not argue in favour of routine amputation. It is true that it is difficult to be absolutely categorical, for the entire bone cannot be examined.

In Ewing's sarcoma and reticulosarcoma we give smaller doses, often not more than 4,000—5,000 R.

Should grains of radioactive gold be implanted in bony tumours where possible? Obviously this is a rare indication but the question deserves consideration, for the uniformly excellent results that we have obtained in osteosarcoma of the lower jaw have always followed radium needling and subsequent massive radionecrosis of the tumour.

Clearly such isotope implantation in large doses would lead with even greater regularity to radionecrosis of the bone and therefore to amputation. If this produced ultimate cure there would naturally be no objection to it.

After amputation we irradiate the stump and the glandular region draining it, with a moderate dose of 1,500—2,000 R. Experience has shown such irradiation to be useful.

Very little can be done for distant metastases if the primary tumour is an osteogenic sarcoma. We treat them only if obliged to do so for relief of symptoms. If the primary tumour is a reticulosarcoma, irradiation of the metastases must be conducted very energetically. Where there are pulmonary metastases we do not hesitate to carry out beam directed radiotherapy or telecurie therapy, administering 4,000—5,000 R to the tumour.

b) Sarcoma of the soft tissues

The tumours of this group comprise the sarcomas of tissues derived from the mesenchyme. Like the corresponding normal tissue, these tumours retain certain properties of the mesenchyme such as the possibility to differentiate in more than one direction. Thus in addition to histologically uniform types of tumour such as the fibro-, the myo- and the liposarcoma or the undifferentiated sarcoma, tumours of a mixed histological type are often encountered, e.g. fibrosarcomas showing areas of myxoid tissue side by side with the characteristic fibrous tissue, liposarcomas showing areas of fibrosarcoma, etc.

In studying the palliative treatment of these tumours, we shall deal with (a) the treatment of large primary growths which have not yet metastasised and (b) the treatment of recurrences and metastases from such growths.

The treatment of the primary tumours. The differentiated forms of these tumours preserve local malignancy for a considerable time. They infiltrate the surrounding tissues but infrequently produce distant metastases. On the other hand, they are of low radiosensitivity. For this reason, our actual treatment of these masses consists of a combination of radiotherapy and surgery — total or partial ablation of the tumour with implantation of radioactive gold seeds in the tumour bed or in the residual mass. Surgery is preceded by radiotherapy. We give as much as 1,500 to 2,000 R as preoperative irradiation (200 kV, 15 mA, 1 mm Cu, 1 mm Al for superficial tumours; 400 kV, 5 mA, 3 mm Cu, 1 mm Al for deep seeted tumours). Moreover post-operative irradiation is started as soon as the operation wound has healed. The dose given is as a rule of the order of 2,000 R. Such an important treatment is aiming at reducing the frequency of local recurrences and to prevent seedling deposits at operation.

By such a technique we have been able to bring about clinical cure of considerable duration in a number of patients.

The undifferentiated tumours are more sensitive to radiation. We use the same treatment to the primary tumour; in both cases the corresponding lymphatic region is irradiated in high doses. Chemotherapy (see general section), most commonly mytomycin C, E. 39 or endoxan is sometimes indicated. If so we have on occasion administered nitrogen mustard before the surgical intervention by intraarterial injection proximal to the tumour, where the anatomical site of the latter has made this possible. We prefer, however, to administer these substances by the extracorporeal circulation as described by Creech *et al.* (1960). Undifferentiated tumours generally respond well to this procedure.

Local surgical recurrences without metastases receive the same treatment as the primary tumours, where this is technically possible, i.e. ablation, preceded and followed by external irradiation combined with the implantation of gold seeds at the time of operation.

If ablation is impossible, we treat the tumour mass by interstitial therapy either by radium implantation or by implantation of gold grains. Operation may be considered later, for often the mass becomes smaller or tends to disappear. After healing of the skin reactions, the residual mass is excised and the area reimplanted with grains of radioactive gold. If metastatic spread has occurred, we apply external irradiation in moderate dosage to the primary tumour and to metastases which are giving rise to troublesome pain, chemotherapy being given at the same time if the general condition of the patient and his blood picture permit it. The treatment of recurrences after radiotherapy is very disappointing, for they are nearly always radioresistant from the start. The only therapy applicable holding out any hope of temporary relief is partial or total surgical ablation, combined with very active local treatment with gold grains.

The metastases appear in two clinical forms: a) Metastatic involvement of lymphatic glands of the immediate drainage area. If the primary tumour has been brought under control, vigorous treatment of these glands may be undertaken acording to a technique similar to the one recomended for the treatment of the primary tumor —: ablation and implantation of ^{198}Au grains in the bed of the gland or in the unremovable residual masses. We add preoperative external irradiation and even, at the end of the course, chemotherapy may be performed.

Pulmonary metastases are treated by irradiation of the lung fields associated with chemotherapy (E 39, endoxan, see general Section). Temporary growth restraint of the lesions is sometimes achieved.

b) Generalized metastases are treated by chemotherapy (E. 39, endoxan, etc., cf. general section). The results are disappointing, objective improvement as shown by temporary regression being rare. These drugs do sometimes produce transitory subjective improvement, thus rendering the last few weeks of life less painful for the patient than if he was not treated at all.

11. Cerebral tumours

Tumours of the brain are among the most disappointing forms of cancer from the point of view of treatment. Few sufferers survive for more than two years and rare indeed are those who survive to live entirely normal lives. This is equally true for the results of surgery or of radiotherapy. The reasons are not far to seek. On the one hand brain tumours are usually very diffuse, so that complete ablation is generally impossible and it is difficult for irradiation to deliver an adequate cancericidal dose at all affected points. On the other hand the tumour may destroy important nerve tissue and the treatment, whether surgical or radiological, may thus be followed by seguellae which leads to nervous disorders of varying degrees of severity persisting throughout the period of survival. In spite of these difficulties, however, certain worthwhile temporary palliative results may in certain circumstances be obtained.

Since 1925 we have treated 168 cases, nearly all referred to us by the neurology department. The majority had already had surgical intervention consisting of trephining and decompression associated if possible with total (at least macroscopically so) or partial removal of the tumour. We have also received some cases which had not been operated on at all apart from, in a few of them, puncture biopsy.

Until 1935 our radiological treatment consisted of irradiation over four relatively large fields at 200 kV, 1 mm Cu, 60 cm FSD, the doses administered being about 1,500 R per field. In the subsequent years irradiation was performed at 400 kV, 0.5 mm Cu + 0.5 mm Al, 100 cm FSD or 3 mm Cu, 80 cm FSD over two large fields covering half the skull in a dose of 2,000 R per field.

Since 1950 this treatment by large fields has been followed by treatment by multiple beam directed fields of 4 ×4 cm. The first step must be irradiation of half the skull and there are several reasons for doing this. First of all, because cerebral tumours, even when they give rise to definite localising signs, are usually very diffuse. Secondly, because the mental and nervous condition of the patients when they reach us is often such that it is practically impossible to treat them other than in the prone position. Irradiation in this position at 400 kV up to a dose of 1,000—1,200 R usually improves them fairly quickly until they can support the sitting posture required for beam directed therapy. For such therapy we make a plaster cap, on which we draw a certain number of fields size 4 ×4 cm. Through the centre of each of these fields we pass a long needle so directed that it passes through the centre of the tumour, which has previously been localised by the neurological and/or operative findings, or by encephalography with air or a radioopaque substance, or radioisotopes. The needle is pushed through until it emerges on the opposite side, thus giving us an exit point for each field. At the time of treatment the patient, wearing his cap, sits in front of the radiotherapy machine which is provided with a back pointer. The applicator of the machine is then so oriented that the entrance beam covers the field selected and the back pointer coincides, on the opposite side, with the exit point for the field in question. The apparatus used is a 400 kV generator or a 15 g radium or a 50 g radium unit (0.25 mm Cu + 1 mm Al 12 to 30 cm RSD). The dose is 300 R given once or twice daily; the number of fields varies from 10 to 20 and the total dose from 1,000—2,000 R per field. The skin tolerates these high doses very well. We have never had a second degree radiodermatitis. Complete epilation is generally observed but as a rule only temporary.

Table 12 gives the results in absolute figures followed by their percentages. Cases which did not survive for at least six months or which showed little or no improvement following radiological treatment are regarded as failures.

Sex. Women, so it would appear from this Table, resist cancer of the brain better than men. It will be noted that there are 1.75 times more men (107 cases) than women (61 cases). The latter show only 14% of failures against 23% in the men, their survival rate at five years (18%) is twice that of the men (9%), and their survival beyond five years is 11% against 6%.

Histology. The histology of the tumours was confirmed in 84 cases only. The survival rates for the undifferentiated tumours (55 cases) and the differentiated tumours (29 cases) are similar and are, respectively: 21 and 20% failures; 50 and 58% survival at one year; 29 and 37% at two years; 16 and 10% at five years; 5 and 3% beyond five years.

Table 12. *Results of treatment of cerebral tumours*

	Large fields only						Large fields + beam directed fields						Beam directed fields only					
	Nos.	fail-ure	% survival				Nos.	fail-ure	% survival				Nos.	fail-ure	% survival			
			1 year	2 years	5 years	over 5 years			1 year	2 years	5 years	over 5 years			1 year	2 years	5 years	over 5 years
A. Decompression without resection																		
Men	39	14	17	12	6	2 over 10 years 2 alive { 15 years, 9 years }	2	0	2	1	0		2	1	0			
Women	23	4	10	7	2	1 alive 12 years	3	0	1				0					
Total	62	18	27	19	8	5	5	0	3	1	0		2	1				
B. Decompression and resection																		
Men	40	8	22	14	2	1 over 10 years 1 alive 10 years	14	0	11	6	1	alive 8 years	1	0	1	0		
Women	21	4	10	5	2		6	0	6	5	4	alive 7, 8, 12 years	2	0	2	2	0	
Total	61	12	32	19	4	2	20		17	11	5	4	3	0	3	2		
Total A + B	123	30	59	38	12	7	25	0	20	12	5	4	5	1	3	2		
C. Without craniotomy																		
Men	4	2	1	0			4	0	3	2	1		1	0	1	0		
Women	2	0	1				2	1	1	1	1	alive 9 years	2	0	2	2	2	1 survival 8 years 1 alive 9 years
Total	6	2	2				6	1	4	3	2	1	3	0	3	2	2	2
Total A + B + C	129	32	61	38	12	7	31	1	24	15	7	5	8	1	6	4	2	2

In order to make these results comparable with those reported by Pack (1959), the average survival in months for certain histological types is set out below:

	Untreated cases	Pack (1959)	Maisin
Glioblastoma	12 months	11.6 months	(34 cases) 23 months
Meningioblastoma	—	—	(7 cases) 71 months
Astrocytoma	35.8 months	29.7 months	(6 cases) 28 months
Spongioblastoma	48 months	—	(7 cases) 26 months
Glioma	—	—	(15 cases) 15 months

The cases that have survived for five years or more belong to the following histological types:

Glioblastoma: 3 cases (5 years 1 month; 6 years 6 months; alive 15 years)
Spongioblastoma: 1 case (8 years 10 months)
Haemangioblastoma: 1 case (8 years)
Meningioblastoma: 4 cases (10 years 4 months; alive 10 years 7 months; 8 years 5 months and 7 years)
Meningioma: 1 case (alive 7 years)
Astrocytoma: 1 case (6 years 10 months)
Oligodendroglioma: 1 case (5 years 9 months)

Surgical treatment. It will be recalled that in the writers' series surgery is always associated with radiotherapy. Below, taken from the Table, are the results expressed as a percentage:

	Survival %				
	Failures	1 year	2 years	5 years	More
Decompression without removal of tumour (69 cases)	27	43	28	11	7
Decompression with removal of tumour (84 cases)	14	61	38	10	7
Without craniotomy (15 cases)	20	60	33	26	20

It will be noted that where it has been possible to remove the tumour the number of failures is smaller and the immediate results better, but the long-term survival in both cases is poor. Irradiation in the cases without craniotomy appears to give a better longterm survival rate, but our statistics concern a small number of cases and, in the absence of biopsy, there may be some doubt about the diagnosis. This latter method carries some risk of cerebral oedema which may increase after the first few treatments. We combat this with hypertonic magnesium sulfate. Glucose or saccharose should not be used for they are nutrients of the neoplastic cells.

Radiological treatment. Whatever be the surgical method applied, markedly better results are obtained when beam directed therapy is used. The number of cases treated is not great enough for survival rates to be drawn up for each treatment method. The following, expressed as a percentage, are the total results of the three types of radiological treatment.

	Survival %				
	Failures	1 year	2 years	5 years	More
Large fields (129 cases)	24	47	29	9	5
Large fields followed by beam directed therapy (31 cases)	3	77	48	22	16
Beam directed therapy alone (8 cases)	12.5	75	50	25	25

Beam directed therapy which enables a large dose to be delivered to the tumour thus undoubtedly prolongs survival. This confirms the general observation that if a cancericidal dose is to be delivered an increased depth dose is required.

12. The treatment of metastases

While it is true that each type of tumour has its own physiopathology which determines the type and frequency of its dissemination and whether it takes place early or late as well as its degree of invasiveness, it is equally true that from the point of view of their clinical and technical treatment, metastases may be placed in three broad categories:

Metastases occurring via the lymphatics;

Visceral bony metastases that general occur via the blood stream sometimes according to certain views via the lymphatics;

Seedling metastases of the large natural cavities such as the pleura and the peritoneum.

Lymph-spread metastases take place either to the regional glands by embolic extension or by diffuse lymphatic permeation via the skin lymphatics to involve the skin surfaces wide of the primary tumour. This type of lymph-spread metastasis presents under the clinical appearance of a lymphangitis, hence the name "carcinomatous erysipelas" which is sometimes given to it. The affected areas of skin sooner or later become the site of isolated nodules which later ulcerate. This happens fairly frequently with cancer of the breast. When the nodules are numerous and ulcerated the whole affected region assumes a pustular appearance and the French-speaking school often refers to this type of mammary cancer as *cancer pustuleux de Velpeau.*

These different clinical types of metastasis all require different treatment methods, which must be further adapted to the radiosensitivity of each metastasis in question.

a) Metastases spread via the lymphatics

α) Lymph node metastases of low or moderate radiosensitivity

All metastases from epidermoid tumours and from sarcomas of low radiosensitivity may be placed in this category[1].

From the point of view of treatment they should, in our opinion, be divided into Nb type metastases which are operable and Nc type metastases which are fixed and inoperable.

The operable metastases in the cases with which we are concerned here have originated from tumours of type T_3 or T_4 and are treated by a combination of radiotherapy and surgery. Here we shall confine ourselves to describe the technique in use in our department at the present time, a technique which we regard as superior to the old conventional methods which we were using until recently.

We begin by irradiating the affected region (cervical, inguinal or axillary as the case may be) by telecurie therapy with a single field. The apparatus used is a 15 or 50 g unit and the SSD 15 or 35 cm respectively. The skin dose is 1,000—1,500 R given over ten to 15 days. We then proceed to wide surgical ablation of the whole region, if possible "en bloc". We implant the entire bed of the excised area with gold grains of 3 mCi strength or infiltrate it with a good colloid, gold or chrome phosphate. We have acquired considerable experience in the use of gold seeds and use 30 to 90 grains according to the extent of the region operated on.

As soon as the surgical incision is completely healed (it generally heals by first intention) we continue external irradiation. The dose for this final stage varies with the skin reaction, with the number of grains implanted and with the extent of the disease, and averages 1,000—2,000 R to the skin. The treatment time is five to six weeks or more.

The technique for dealing with glands which are fixed from the start (type Nc) is different. Here, after the initial stage of external irradiation, we proceed to surgical exposure of the glands and their implantation with gold grains or infiltration with radioactive colloids. The grains are preferably of 5 mCi strength and the number used depends

[1] From the point of view of prognosis, the presence of metastatic lymphnodes is very important, as we stated for some types of cancer [JAUMET, MAISIN and DECKERS: Les cancers de la bonche. J. Radiol. Électrol. **44**, 727—734 (1963)].

on the size of the tumour (for the doses see the first part of the Section). Once healing has taken place, external irradiation is continued and the whole region given a dose of 2,000 R. In addition, we generally continue treatment of the residual masses by the technique of "progressively smaller fields", fractionated over a considerable period of time, up to the limits of skin tolerance.

It goes without saying that if there is any sign of infection after surgery the appropriate antibotics must be administered.

When, following this treatment, late local radionecrosis takes place in regions such as the inguinal fold where cutaneous maceration readily occurs, especially in obese individuals, we carry out wide plastic surgery consisting of excision of the necrosed areas followed by suitable skin grafts.

The techniques described have been in routine use in our clinic for over six years. The results are distinctly better than those obtained with the old techniques which preceded the introduction of the radioisotopes.

β) Glandular metastases from tumours of high radiosensitivity

Here external irradiation, either by radiotherapy or by telecurie or cobalt therapy depending on the site of the masses to be treated, is sufficient. The doses required to eliminate these masses are generally low (1,500 R tumour dose) and produce no skin changes. We do not consider it necessary to describe here these simple radiotherapy techniques or the ways in which they are adapted to suit the different lymphatic regions.

γ) Treatment of glandular masses in the mediastinum

For radiosensitive tumours no special technique is required, apart from care to assure a sufficient depth dose and wide overlapping of the affected regions. For tumours of low or only moderate radiosensitivity we recommend Chevallier's technique as a useful complement to external radiotherapy (telecobalt, teleradium or directed beam radiotherapy up to 6,000 R). It consists injecting into the retrosternal fascial layer a colloidal solution of radioactive chrome phosphate, which is absorbed and permeates diffusely the whole mediastinal region. The technique is particularly indicated in the treatment of tumours of the lung.

δ) Diffuse lymphatic infiltration

When the zone of infiltration is limited to an extent it may advantageously be treated by superficial X-ray therapy (160 kV, filter 0.5 mm Cu, FSD 30 cm) over one or several fields widely overlapping the affected region. The doses must be fractionated (50—150 R per day) and generally reach a total 1,500 R per field.

When the zone of permeation is very extensive, we recommend a similar technique but in smaller daily dosage (50 R per day) and a total dose per field not exceeding 750 R.

If isolated nodules within the infiltrated regions are not very numerous, they may be treated either by contact therapy to each nodule in turn using adequate doses over small fields, or by infiltration of each nodule with radioactive colloidal chrome phosphate; the average dose per nodule is 0.5—1 mCi.

When the nodules are numerous treatment must be of a different type (various types of hormone therapy, or chemotherapy) depending on the histology and the origin of the tumour.

b) Blood-borne metastases

The most frequent sites of blood-borne metastases are the lungs, the liver, the brain and the bones. There seems to be no doubt that certain bony metastases, especially from carcinoma of the breast, may be conveyed via the lymphatics. Since their treatment and that of blood-borne bony metastases is the same they will be considered together.

Treatment must be selected for each case individually. The choice will be guided by a number of factors, such as the origin of the tumour, its histological type, whether metastases are present in one or several organs, the nature of the tissues invaded, and the age and general condition of the patient.

α) Pulmonary metastases

Pulmonary metastases are very common. Solitary metastases must be treated very actively. Surgical treatment is rarely indicated, although some cases of solitary metastases from "mixed tumours" of the parotid have remained cured following operation. When a solitary metastasis is radiosensitive or moderately so, we advise treatment by radiotherapy as for a primary tumour of the lung. (For these techniques see p. 467.)

Where metastases are multiple the results of treatment are always temporary and depend on their radiosensitivity. Combined techniques are the best, i.e. an association of radiotherapy, chemotherapy and hormone therapy judiciously selected to suit each individual case.

The purely palliative radiotherapeutic technique that we recommend is that of large fields covering one hemithorax. One lung is irradiated by two of these large fields, one anterior and one posterior (appropriate apparatus: 400 kV, telecurie, or telecobalt). The dose per field and per day is 50 R and the total dose per field 500—750 R. When, in the case of highly radiosensitive tumours, this causes the greater part of the metastases to disappear, treatment of the residual masses may be continued using small fields with higher doses. There have been cases in which multiple pulmonary metastases from seminomas or reticuloendotheliomas have been completely destroyed by this technique.

The chemotherapy to be associated with these therapeutic methods must be as selective as possible. Thus for seminoma sarcolysine seems to be the most indicated, for chorioepitheliomas nitromin, methotrexate or vincaleukoblastine, for the nodes of Hodgkin's disease dopan, endoxan. Vincaleucoblastine or methyl hydrazine chemotherapy is given together or after radiotherapy.

Hormone therapy varies very considerably with the type of tumour to be treated (see general section and tumours of the reproductive system).

β) Liver metastases

Any case of solitary liver metastasis that has been cured by resection or irradiation must be very exceptional. In general these metastases are large, multiple and diffusely infiltrating the liver parenchyma. They are pratically symptomless to begin with and when the patients are first seen are generally large and multiple, by which time there is not the slightest hope of cure.

We have occasionally been able, in dealing with a single metastasis or with a small number of metastases, to improve the patient's condition temporarily by implanting radioactive gold grains or by infiltrating a radioactive colloid, a procedure which has always been well tolerated.

Where multiple tumours are very radiosensitive, large field radiotherapy associated with chemotherapy may be tried. The doses used must be small (50—100 R daily), not exceeding what is required to obtain a modest palliative result such as alleviation of pain and improvement of appetite. Use of supervoltage therapy is advised (teleradium or telecobalt).

In the case of multiple metastases of low radiosensitivity we believe that no radiotherapeutic treatment of any kind is indicated and that the physician must be satisfied with medical treatment.

γ) *Cerebral metastases*

Metastases situated inside the skull produce the very characteristic clinical picture of increased intracranial pressure.

The neurologists have developed very accurate methods for localising intracranial metastases, such as electroencephalography, ventriculography, arteriography or appropriate isotopes scanning.

Where there is only one metastasis clinically detectable we treat it actively by radiotherapy with multiple beam directed fields centred on the mass. Where there are numerous metastases we irradiate them palliatively by large lateral fields. The doses are fractionated and we generally give a total of 2,000 R per field.

Increased intracranial pressure when present must be lowered by medical measures — intravenous injection of magnesium sulfate preferably to hypertonic glucose.

We have seen some cases of meningeal metastases. These produce a different clinical picture from that of raised intracranial pressure of cerebral metastases. It is characterised by very violent headache and mental disturbance, without objective signs of raised intracranial pressure. Examinations of the fundus oculi, electroencephalography, ventriculography and arteriography are all negative. This type of metastasis develops very rapidly and the few cases we have seen did not respond to treatment of any kind.

δ) *Bony metastases*

The majority of tumours may give rise to bony metastases but certain varieties, especially cancer of the thyroid, lung, kidney, breast, prostate and Ewing's sarcoma, have a special predilection for the bones. Metastases from tumours of the breast, prostate and thyroid are discussed in a separate chapter; their treatment is substantially different from that of the other bony metastases.

Every case of a bone metastasis should be studied very carefully before the type of treatment to be administered is decided upon.

First there are the solitary, uncomplicated bony metastases. These we treast by high doses of radiotherapy or telecurie therapy. This often leads to recalcification and relief of pain, and generally prevents pathological fracture at the level of the metastasis.

Pathological fracture is often the first manifestation of bony metastasis. Such fractures should be immobilised by simple methods — splints, slings, etc., or if necessary in plaster.

If there is gross displacement of the fragments, the general condition of the patient permits and if there is only one fracture, it should be reduced under anaesthesia and immobilised in a fenestrated plaster. Internal fixation of the bone should be avoided; it is liable to lead to more dissemination during the operation and the material used does not take hold on the diseased bone. In fact we regard the procedure as altogether contraindicated.

To obtain satisfactory reduction of pathological fractures of bones of the lower limbs gradual traction has often to be performed, provided the patient's general condition will stand it. An improvised method which we have used successfully, is traction exerted on broad bands of sticking plaster applied along two sides of the limb concerned. As soon as reduction is achieved the limb is immobilised in a fenestrated plaster.

The pathological focus is then irradiated by radiotherapy in small doses: 25—30 R per day and per field. The tumour is generally irradiated with two opposing fields. A 200 kV therapy apparatus is sufficient, the FSD being 60 cm. The total dose administered per field should not exceed 1,000—1,500 R to the skin. With radiosensitive tumours this treatment is generally sufficient to bring about consolidation of the fracture. At the beginning of the treatment the volume of the tumour decreases and bony callus forms later. With tumours of low radiosensitivity the results are less satisfactory and amputation may be necessary.

There are certain indications for surgery, e.g. a very large single metastasis from a poorly radiosensitive tumour which does not respond to radiotherapy. We have seen cases so treated survive for many months. Out maximum survival was two years, in a patient who had suffered a disarticulation on account of a large metastasis from an excised hypernephroma.

When bony metastases are multiple or generalized, irradiation of the painful lesions is the best that can be done. The objective then is merely suppression of painful symptoms. The doses used must be small (50 R per day) and the treatment should be discontinued as soon as the pain is alleviated.

Each case, it will be seen, is a problem in itself, calling for its own specifically appropriate treatment. The results obtained are naturally very variable and depend on the type of treatment which has been possible to institute. They range from disappearance of a solitary metastasis to a mere alleviation of pain in multiple metastases.

ε) *Technique of treatment of bony metastases of breast cancer*

Skeletal metastases from cancer of the breast respond as well often better than metastases from other tumours to radiotherapy. Radiotherapy is in our opinion the quickest method for alleviating painful symptoms. Primary tumours of the breast and their metastases are also favourably influenced by hormone therapy, which is another effective form of palliative treatment of this type of cancer.

Table 13. *Number and percentage of bony metastases appearing after treatment of the primary tumour, expressed in relation to previous hormone therapy*

Pre-menopausal patients[1]	Number of cases	Metastases[2] %
Not sterilised	663	15
Sterilised by radiotherapy	160	22
Sterilised by hormones. .	106	10
Post-menopausal patients	1072	16

[1] In addition to hormone therapy, the patients of course received the treatment for their condition currently administered at the Cancer Institute, Louvain.

[2] This figure indicates the percentage of patients in each group who later developed metastases.

By hormone therapy we mean both direct administration of the antagonistic hormone (male hormone in mammary cancer, female hormone in malignant tumours of the prostate) and indirect action on hormonal equilibrium by suppression of the secretion of one particular hormone through surgical or radiological castration, adrenalectomy or surgical or radiological hypophysectomy.

Hormone therapy is a therapeutic instrument which must be used with the greatest circumspection. Careful consideration must be given not only to the decision whether to use it or not, but also to the choice of the hormone, its dosage and timing.

The treatment used initially when the primary tumour first appears in pre-menopausal patients may determine the appearance of bony metastases later.

Table 13 shows the evolution of the disease in patients treated at our clinic by curative therapy (Curie Halsted and radiotherapy or post-operative radiotherapy). Some of them received one or other form of hormone therapy during or immediately following the other treatment, others received no hormone therapy.

Bonymetastases occurred later in 15% of 663 women treated before the menopause and in 16% of 1072 women treated after the menopause.

In the hope of influencing favourably the course of the condition, 266 patients were sterilised at the time of treatment, 160 by radiotherapy, 106 by hormones.

The survival rate following radiological sterilisation seems to be better during the early years but not so good later; in particular, there is a higher incidence of bony metastases in this group than in the non-sterilised group. It may be said, that radiological sterilisation of patients with mammary neoplasm at the time of treatment of their primary tumour, seems, through some mechanism not yet understood, to encourage the later development of bony metastases. For this reason we no longer carry it out in pre-menopausal patients. This has the additional advantage that the physician can still use sterilisation later, when and if bony metastases supervene (see further below).

On the other hand, in the 106 patients given hormones in addition to conventional treatment, the incidence of bony metastases is only 10%. It would thus appear logical to institute hormone therapy (implantation of male hormone) as a routine part of the treatment of cancer of the breast. We have reason to believe that it should not go as far as prolonged sterilisation of the young pre-menopausal patient. Recent evidence

Table 14. *Average survival (in months) of cases of bony metastasis from cancer of the breast, expressed in relation to treatment*

Treatment	Category	Number of cases	Prophyl. postoper. irradiation	Postoper. recurrences	I—II	III	Average	IV
Radiotherapy	Not sterilised	77	25	15	20	2	13	11
	Sterilised prophylactically by radium or Roentgen rays	16	8	6	7	—	7	—
	Sterilised prophylactically by hormones	1	—	—	4	—	4	—
	Post-menopausal	104	10	12	6	6	11	10
Radiotherapy + Sterilisation by radium	Not sterilised before	20	26	24	—	9	24	19
Radiotherapy + Hormone therapy	Not sterilised	40	14	10	10	21	11	15
	Sterilised prophylactically by radium or Roentgen rays	12	6	5	6	—	6	—
	Sterilised prophylactically by hormones	9	7	10	6	—	8	—
	Post-menopausal	78	18	14	33	14	17	14
Radiotherapy + Hormone therapy + Sterilisation by radium	Not sterilised	—	—	—	—	—	—	17 (4 cases)
Hormone therapy	Not sterilised	2	—	7	—	—	—	—
	Sterilised prophylactically by hormones	1	—	8	—	—	—	—
	Post-menopausal	6	11	9	2	—	8	—

(see general Section) seems to prove that non-virilising hormone preparations (such as durabolin or dianabol) in moderate doses modify helpfully the endocrine balance and the course of the disease. Moreover, the administration of moderate, non-sterilising doses preserves ovarian function and leaves sterilisation as a reserve measure for use if bony metastases do occur.

In conclusion, analysis of these statistical data shows that sterilisation by radiation of a pre-menopausal woman during curative treatment of cancer of the breast is contra-indicated, but that treatment with moderate doses of male hormone, especially non-virilising male hormone, is not to be considered contraindicated.

Table 13 sets out the fate and the average survival of 367 patients with bony metastases, expressed in relation to the treatment administered before and after the appearance of the metastases and to the stage of the disease they had reached (I, II, III or IV) at the time of the start of treatment.

Table 14 (statistics made by Dr. J. KEUSTERS) gives some very interesting information about the type of treatment most likely to ensure the longest possible survival in the most comfortable possible conditions and about the influence which the type of initial treatment and the stage at which it was instituted exert on future development. The treatment which led to the longest survival was local radiotherapy to the metastases combined with ovarian sterilisation. In a group of 20 patients belonging to this category the average survival was 24 months. In a group of 77 pre-menopausal patients, treated by local radiotherapy to the affected bones alone without sterilisation of the ovaries, the average survival was only 13 months. Association of hormone therapy (testosterone) with radiotherapy did not give better results. The average survival in 40 patients treated in this latter manner was 11 months for the majority (stages I, II and III) and 15 months for a smaller group (stage IV). The average survival is thus practically the same whether or not hormone treatment is associated with local radiotherapy.

It is interesting to observe that the average survival of the patients who had been sterilised, either by hormone therapy or by radiotherapy, at the time of initial treatment is poor, no matter what the treatment administered, were it local radiotherapy alone or local radiotherapy associated with hormone-therapy. This average survival time varied in the different categories of cases between four and eight months, this being of high statistical significance.

It is also very interesting to note that there is a useful survival rate in post-menopausal patients after local radiotherapy — 11 months without associated hormone therapy in a group of 104 patients, and 17 months with associated hormone therapy in a group of 78 patients.

Finally, a small group of six post-menopausal patients treated with hormone therapy alone showed an average survival of six months.

This analysis justifies, we feel, the conclusion that the best treatment for bony metastases in premenopausal patients is an association of local radiotherapy and radiological sterilisation of the ovaries (we sterilise by means of radium tubes). This conclusion is further confirmed by the fact that the patients in Stage IV at the time of initial treatment showed average survivals of 17 and 19 months.

Hormone therapy in association with radiotherapy seems to hold out promising possibilities in post-menopausal patients.

Finally, it may be concluded that the outlook for survival in patients previously sterilised is not good.

Does radiotherapy itself improve survival? We believe it does, because the average survival of patients with untreated bony metastases is only six months. In addition, the treated patients not only have a longer life, they also have a more comfortable one. Many of them lead a normal existence, without pain, for considerable periods of time. Many people, brought to the hospital bedridden with more or less severe paralysis or racked with intolerable pain, experience complete regression of symptoms for periods of variable duration but which cannot be reckoned in months.

It may also be asked if bilateral adrenalectomy or hypophysectomy would not be more effective than radiotherapy. We have not treated enough cases in this way to be able to give an answer based on personal experience. The figures published in the literature, (Dargent — average nine months), indicate, we think, that the answer is negative. For this reason we reserve adrenalectomy or hypophysectomy for patients who refuse the classical treatment with radiotherapy. The results, although temporary, are such as to make the operation justifiable.

For radiotherapy we use a conventional 200 kV apparatus, a FSD of 60 cm and a filter of 1 mm Cu. The dimensions, the number of fields and the doses vary with the type of case. A clear distinction must be made between cases with one single bony metastasis and those in which there are multiple bony metastases. The latter have a pronounced preference for the vertebral column and the bones of the pelvis.

ζ) *Multiple metastases*

The number of fields required for wide coverage of all the affected regions is determined. To cover the entire length of the vertebral column we generally use three fields of 10 cm widths each, and for the pelvis two posterior fields whose dimensions vary according to the dimensions of the patient.

The daily doses per field are 25 or 50 R skin dose. Generally two (rarely three) fields are treated daily. The total fractionated dose is 500—750 R. Only exceptionally is a higher total dose than this administered over any given field, although we have done so in cases of intractable pain.

These treatments may, if necessary, be repeated after an interval of two to three months.

Medical treatment appropriate to each case should be carried out concurrently and the blood picture checked twice a week (see under medical treatment).

η) *Solitary metastases*

Here the total dose may be as high as 1,500 R or more in order to ensure complete sterilisation of the lesion. The daily doses are from 50 to 100 R.

ϑ) *Sterilisation*

This is generally performed by intravaginal application of radium. A T-shaped tube carrying 20 mg of radium filtered by 2 mm of platinum is placed in each fornix for 48 hours.

ι) *Hypophysectomy*

We destroy the pituitary by implanting a radioactive isotope, either gold but preferably yttrium (1—2 grains of 20 mCi strength). 50% of the patients so treated experience very definite subjective improvement and in 30% there is also substantial objective improvement, both of variable duration. We have not a long enough follow-up of enough cases to be able to say by how much this procedure prolongs life.

ϰ) *Generalized bony metastases from cancer of the prostate*

The treatment scheme is practically the same as for cancer of the breast.

The solitary metastases are treated energetically by radiotherapy.

For generalized metastases symptomatic radiotherapy to each painful area is indicated. We also give hormone therapy as a routine in the form of implantation of 100—200 mg distilbene tablets, repeated after an interval of three months.

It would be difficult to persuade our patients to accept the surgical castration proposed by a number of authorities and we seldom practise it.

The association of radiotherapy in functional doses with female hormone therapy by implantation alleviates pain and prolongs life. Some patients who were confined to bed before treatment have been able to return to their normal occupations for long periods.

The theoretical basis for these different types of treatment was reviewed in the first part of the present work.

c) Treatment of pleural and peritoneal metastases

α) *Pleural metastases*

Tumours of high radiosensitivity. Treatment by conventional radiotherapy with small doses and large fields may give excellent results. We use two large fields, one anterior and one posterior covering the entire hemithorax (200 kV, 1 mm Cu, FSD 60—80 cm). The daily dose is 25 to 50 R per field and the total dose 500—750 R per field.

In serious cases intrapleural injection of a chemotherapeutic agent may with advantage be associated with radiotherapy. The choice of the chemotherapeutic agent is determined by the histological character of the tumour to be treated (endoxan, E. 39, laetrile; see general Section).

Instead of conventional radiotherapy, a radioactive isotope may be injected intrapleurally after removal of three-quarters of the effusion. We usually inject 50—75 mCi of radioactive colloidal gold or 5—10 mCi of colloidal chrome phosphate. These injections may be repeated if necessary (Fig. 22).

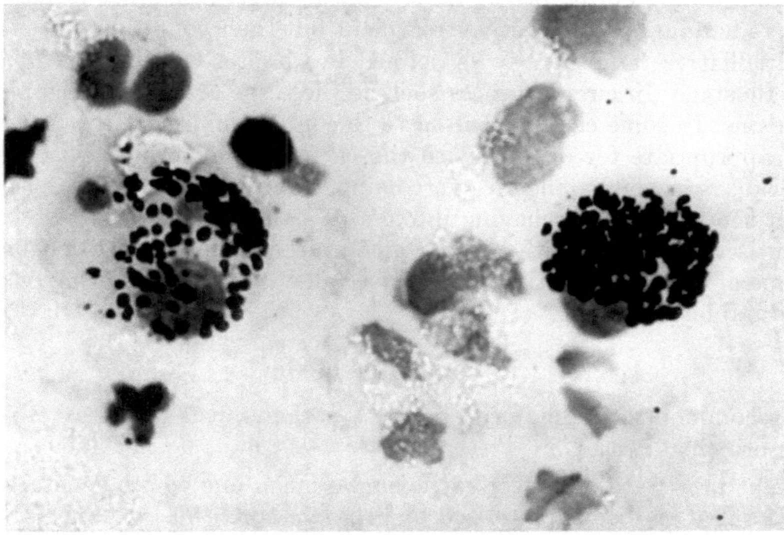

Fig. 22. Radioactive gold grains phagocytosed by macrophages in a case of metastatic pleurisy

This treatment may be combined with local chemotherapy.

Tumours of moderate or low radiosensitivity.

In these cases we consider that the best treatment consists of injection of a suitable dose of radioactive colloid associated with local chemotherapy — endoxan or E. 39 or laetrile. The treatment generally has to be repeated. It often dries up the cavity completely.

β) Peritoneal metastases

Radiosensitive tumours. In view of the high radiosensitivity of the intestinal mucosa, we recommend treating these cases by injection of a gold colloid, preferably one emitting pure beta rays such as chrome phosphate, associated with appropriate chemotherapy as in the treatment of pleural metastases.

Tumours of moderate or low radiosensitivity. This type of metastatic peritonitis is often seen as a complication of tumours of the ovary.

We have treated a relatively large number of such cases by intraperitoneal infiltration of radioactive colloidal gold, the ovarian mass itself being treated by telecurie therapy. We inject 100—150 mCi of colloidal gold, repeated if necessary. Complete drying of the cavity may result and some of our cases have survived for two years in relative comfort.

In severe cases it is advisable to associate chemotherapy (in the form of repeated intraperitoneal injections in suitable doses) with the radioisotope treatment.

The general treatment policy for metastatic peritonitis from other primary sources should be similar to that just outlined for cancer of the ovary.

If damage to the mucosa of the small intestine is feared, colloidal chrome phosphate may be used instead of gold. However, since the nodules are often fairly thick, gold is nevertheless preferable as it emits both beta and gamma rays.

III. The care and treatment of patients who have incurable cancer or who are in the terminal stages of the disease

1. General

In this chapter we shall deal with the extreme case of sufferers from cancer or other neoplastic disease who are no longer in a fit state to undergo palliative treatment as defined at the beginning of Chapter I. These patients form a miscellaneous group; some are failures from radiotherapy, others failures from surgery or other forms of treatment, yet others have had no previous active treatment but their condition places them outside the scope of palliative radiotherapy as defined in Chapter I; many are in the cachectic or pre-cachectic stage. In circumstances such as these the attitude of the physician must be an eclectic one. In some cases he will have to content himself with whatever measures appear most appropriate for dealing with the cachexia. Sometimes, in order to combat some specific cause of cachexia, such as overcoming the effects of an acute episode endangering the life of the patient, or relieving intolerable pain, he will need to have temporary recourse to anti-cancer treatment — radiological, surgical, hormonal or chemotherapeutic, not in the hope of curing the patient but only of alleviating his suffering or of prolonging his life in endurable conditions.

2. Cancer cachexia

This being common to the majority of these patients, it is important to define it and to discuss its principal causes.

By a patient in a state of cancer cachexia we mean one whose general condition has gravely deteriorated and is characterised by gross malnutrition, weakness, loss of energy, generally marked hypoproteinaemia with oedema, and severe anaemia. Often there is fever of varying degrees of intensity and of varying origin. The patients are generally depressed.

Study shows that this state of affairs is due in many cases to a combination of several causes.

The first problem is to know whether cancer cachexia is a specific condition resulting either from a well-defined cause connected with the cancer (such as production by the tumour of one or several toxic factors) or from a specific lack of functional deficiency which was responsible for the cancer itself. The problem is not an easy one, but recent research has thrown light on some aspects of it. There is no evidence that any chemical carcinogenic agent responsible for cancer plays any direct part in the production of cancer cachexia. Moreover, no living agent, such as microbe, is so far known to cause any type of cancer in man or to play any part in the causation of cancer cachexia. The role played by virus in human cancer is still a questionable one.

While it has been demonstrated that the development of certain neoplasms may follow specific hormone disorders, and that others may even be hormone dependent, there is nothing to suggest that a hormone upset contributes directly to the production of cancer cachexia.

The possibility of tumours elaborating specific substances which may play a part in the patient's general downhill course has been elucidated to some extent in recent years. NAKAHARA (1959) and co-workers have demonstrated a "toxohormone" which is apparently responsible for certain enzyme changes, GREEN and co-workers (1958) have proved a lipoprotein specific for certain neoplasms, ZILBER and co-workers showed (1957) a new antigen apparently present in certain specific varieties of tumour, and DECKERS and MAISIN (in press) found one or several protein antigens present in the microsomial fraction of hepatic tumours induced in rats by dimethylaminoazobenzol. All this work gives a glimpse of the role which substances originating in the tumour might play in determining the various enzymatic and nutritional abnormalities which appear progressively in advanced cases of neoplasm. It cannot, however, yet be stated that any one of these substances is a major factor in the production of cachexia.

Apart from specific or "paraspecific" causes of the kind just discussed, there are obviously others which play an important role, some indeed a role of primary importance. They include (a) the products of ordinary katabolism of large necrotic tumour masses, (b) the haemorrhages, often profuse or repeated, which occur during the growth of large tumours and (c) infection. The latter may be the simple local infection of developing tumours or generalised infection supervening in patients whose resistance has been lowered by disease. Another common cause is the loss of appetite or the distate for food associated with tumours involving the digestive system or situated near to it. The rapid change in the general condition brought about by gastric neoplasm, and the severe anaemia associated with it, is well known. Pain in certain sufferers from cancer is also responsible for their anorexia and depression and therefore, indirectly, for their cachexia.

There are, therefore many possible non-specific causes of cachexia. In treating a case of advanced cancer an attempt must be made to identify which of these causes are playing the major parts. They may vary in different patients, and in the same patient at different stages of the disease.

3. Treatment of the chief causes and manifestations of cancer cachexia

a) Haemorrhage and anaemia

Haemorrhage is of two main types: (a) haemorrhage due to erosion of an important vessel, often an artery, and (b) diffuse capillary haemorrhage due to the fragility of the walls of the blood vessels of the tumour, or to some disturbance of the clotting mechanism, or to fragility of the red blood corpuscles.

Haemorrhage of type (a) is best dealt with by ligature of the afferent artery, if this is possible. Thus ligature of the external carotid or even of the common carotid will often arrest a large haemorrhage from a tumour in the neighbourhood of the mouth, tongue, tonsil or cheek. This also applies to certain ulcerating tumours of limbs.

The treatment of haemorrhage due to disturbance of the clotting mechanism or to vascular fragility depends, naturally, on the cause. Thus for thrombocytopenia platelet transfusion (250 ml) is effective; failing this, injection of a preparation containing platelets, or injection of vitamins K, C or P are often useful. (Intravenous injections are often effective and highly recommended.)

There are many methods for producing local haemostasis, e.g. application of thrombose or of spongex.

Dealing with fragility of the red cells is often more difficult, at least when immediate results are required. The life of the erythrocytes seems to be shortened in cancer and this is probably one of the causes of anaemia in that disease. The only way to overcome it is to improve the patient's general condition, which is the product of the tumour, the infections, the pain and the resulting malnutrition. Measures against this type of anaemia, therefore, consist essentially in measures against the general symptomatology of advanced cancer. It is here that the judicious use of appropriate anticancer therapy may be ofthe greatest value, even at this advanced stage of the disease.

One way of neutralising the effects of severe anaemia is the transfusion of small quantities of blood, average 250 ml, repeated twice or thrice weekly. Blood of the same group as the patient is preferable to blood from a universal donor (group 0). Blood should be transfused fresh and if possible should be from a donor of the opposite sex, when treatment by antagonistic hormones is indicated.

These transfusions are useful for their red blood cell and plasma protein content, and are also an excellent stimulus of erythrocytic activity.

In severe hypochromic anaemia iron in an easily assimilable form should be given, e.g. iron ascorbate, ferrous iron preparations, or iron preparations enriched with trace doses of cobalt. The concurrent administration of supplementary vitamin C (500 mg or 1 g daily) is strongly recommended.

b) Infection

Infection is a common complication of advanced and ulcerating tumours of the skin or of one of the natural cavities. It is often responsible for exacerbation of pain; in some cases it is the principal cause of pain. Pain, continuous, gnawing and relentless, plays an important part in the deterioration of the general condition. It colours the patient's whole mental outlook and restricts his appetite. When it is caused chiefly by infection it can generally be overcome by the use of the appropriate antibiotics.

It is essential, whenever possible, to determine the type of microorganism responsible and its sensitivity to the various antibiotics. The appropriate antibiotic having been selected, it should preferably be administered by injection, so as to avoid upsetting the patient's digestion. If there is a choice of antibiotics, the one with the broadest spectrum and which is easiest to administer should be chosen. In serious cases administration should be by the intravenous route. It is important to give large doses from the start, for these infections are often very resistant and administration should be continued for at least three to four days after the temperature has subsided.

Where infection is complicated by severe anaemia ample transfusions should be given.

Where infection is the consequence of severe leucopenia such as sometimes follows the use of certain chemotherapeutic agents, the leucopenia should be treated with oligo- or polynucleotides, if such preparations are available. The most effective measure against leucopenia is of course transfusion of homologous and compatible bone marrow, but there are difficulties in the way of its practical application, and this predicament will continue until "marrow banks" become available.

Where infection is accompanied by accumulations of pus these must of course be evacuated by surgical means, or, if this is contraindicated, by repeated aspiration.

c) Pain

The first essential in the treatment of pain in cancer is to determine its cause. The most frequent causes are compression, infection and obstruction. Treatment directed to the cause should be undertaken wherever possible, but it may be difficult in advanced cases which are beyond the scope of radiotherapy.

Very small doses of radiotherapy to the appropriate nerve roots at their point of emergence from the vertebral column are often very effective, even in cases of intense pain. Anti-tumour treatments other than radiotherapy may also, of course, be useful, and will be discussed in the following paragraph.

Alcohol injection into nerves or resection of the appropriate nerve roots are often recommended. We are not strongly in favour of these procedures and adopt them only when everything else has failed.

Implantation of radioactive substances into the dorso-medial nucleus or in the thalamus has recently been proposed. This ingenious method and its applications deserve further study.

Where treatment of the cause of the pain proves impossible, recourse must be taken to drugs.

The wide range of analgetics available is certainly a most valuable therapeutic weapon, but it is one that must be used judiciously. The simplest and most harmless should be used first, and among these we would give first choice to acetylsalicylic acid.

At a later stage of the disease analgetics of the acetylsalicylic acid type may be associated with other similarly-acting substances such as phenacetin; their combined action may be potentiated by adding codeine in gradually increasing doses. Skillful manipulation of these mixtures will produce very useful analgesia and thus postpone as long as possible recourse to opiates. They produce addiction very slowly and do not induce craving; this is very important for the morale of the patient and of those around him.

Before discussing the true opiates, we should mention the diphenylpropylamines, which are useful in certain circumstances. One of the easiest to use is 2,2-diphenyl-3-methyl-4-morpholinobutyrylpyrrolidine (palfium). Addiction and craving do occur with this product but more slowly and less intensely than with the true opiates. Its analgetic potency is very high, its latent period short, its effect on the morale slight, it produces very few side effects (nausea, constipation) and it can be administered by various routes.

The time comes when recourse to the active opiates can no longer be avoided. Their use, however, should be delayed as long as possible for they lead very rapidly to addiction. The patient's demands for the drug become increasingly difficult to resist and the dose has to be increased. Deterioration of morale, loss of appetite, constipation and under-nourishment follow. Those around the patient suffer secondarily from this state of affairs and the situation soon becomes difficult, both the patient and his attendants being increasingly dissatisfied. Knowing well this vicious circle, our own practice is to embark on it as late in the course of the disease as possible. In the vast majority of cases, including the most serious, the judicious use of the various methods discussed above allows the patient to be kept going without opiates until just before the end, when their use becomes unavoidable. Their full potentiality having been kept in reserve, they give maximum satisfaction to patient, attendants and doctor, and not only abolish pain, but also alleviate mental anguish, an effect which is exceedingly valuable in the terminal phase.

The only occasion when the administration of opiates before the terminal phase may be justified is for the relief of pain of great intensity and transitory character, such as, for example, pain following surgical intervention.

d) Gastro-intestinal symptoms and malnutrition

Gastro-intestinal upset is common in advanced cancer. Its chief characteristic is a progressive general loss of appetite, frequently for solid food, especially meat. Nausea, vomiting and constipation are not uncommon. This state of affairs is of course the result of the patient's general condition, but it is sometimes encouraged by the excessive oral administration of various medicaments.

Malnutrition is not a consequence of these digestive disturbances only, but of the combined action of all the pathological features of advanced cancer — haemorrhage, infection, pain and specific intoxication.

One of the most effective measures against malnutrition is a twice weekly transfusion of small quantities (about 250 ml) of fresh blood. The diet should be supplemented with the most essential vitamins, in large amounts and over a prolonged period. In addition to total vitamin B complex, we treat our cases of advanced cancer to a daily dose of 100 mg of vitamin B_1, 500—1000 mg of vitamin C, 25,000—50,000 units of vitamin A and a moderate amount (about 1,000 I.U. or 25 γ) of vitamin D. As already mentioned, if there is hepatic insufficiency or a haemorrhagic tendency vitamins K and P should also be given.

Many patients have to be fed through an in-dwelling stomach tube. The nursing staff must then ensure that the liquid nourishment given contains the correct proportions of fats, proteins and carbohydrates, if possible all being fresh and of natural origin. Meals should be small in quantity and very frequent.

We do not favour protein lysates, of which there are many types on the market, and use them only in exceptional cases such as marked fall in the serum proteins and severe oedema, and then only when we have not enough fresh blood or plasma available.

Cardiac stimulants, diuretics, laxatives or remedies for diarrhoea, any of which may be needed in these chronic cases, will not be discussed here. The use of anabolic hormones will be discussed in the next chapter.

4. Other forms of anti-tumour treatment

In the section on the general principles of palliative radiotherapy, the types of treatment now to be considered were discussed in relation to their association with radiotherapy. They have also been mentioned very frequently in connection with the palliative radiotherapy of the various types of cancer. Their application in cases which are beyond the scope of radiotherapy will now be described.

a) Hormone treatment

The basis of hormone treatment of advanced cases is the same as for cases still amenable to palliative radiotherapy. The indications are also, in general, the same.

The advanced cancers which are most likely to be favourably influenced by hormone therapy are those affecting the sex organs, both in men and in women, e.g. cancer of the prostate, cancer of the testis, (including the embryomas and the chorioepitheliomas), cancer of the breast and (rarely) certain cancers of the ovary.

The type of hormone therapy which has achieved most success is undoubtedly antagonistic therapy with oestrogens, especially in cancer of the prostate. It is generally administered in the form of diethyl stilboestrol, although the natural oestrogens give similar results.

Diethyl stilboestrol may be given orally, subcutaneously, by injection or as implants of tablets. The doses by mouth and by injection vary according to the case and are from 5 to 100 mg/day. A standard treatment which has often given us very satisfactory results is the subcutaneous implantation of 100—200 mg tablets every three months. In severe cases we have even made direct implants of 500 mg. The first time this treatment is used in a given case its initial effect on both tumour and metastases is generally most striking. Pain in the bones caused by the metastases regresses or is relieved completely, obstructive phenomena diminish and often clear up altogether, the general condition improves progressively while the anaemia is overcome and the nutritional state returns to normal. The regression of the tumour and of its metastases is often such as to give an impression of permanent cure. Unfortunately, after an interval, the length varying from case to case, recurrences occur. Remissions lasting several years, some even as long as five years, have nevertheless been observed.

The principal secondary effect of active oestrogen therapy is enlargement of the mammary gland. This may assume considerable proportions, the breasts often becoming sensitive or even painful. Another important secondary effect is sterilisation and progressive impotence.

Recurrence occurring in spite of hormone impregnation no longer responds to the same treatment, even in increased doses. Some other form of hormone treatment, or a combination with chemotherapy, must then be used.

Testicular castration is the procedure that should be carried out first when oestrogens have ceased to be effective. It often has little effect and adrenalectomy or destruction of the pituitary by implanting radioisotopes may then be tried. With these too, although there may be impressive initial results in a certain number of cases, recurrence is not long in supervening and survival for more than a year is rare. The last resource then is chemotherapy, from which, however, not much can be hoped for (see below).

Another example of antagonistic hormone therapy which often gives good results of short duration is the use of one or other of the testosterone preparations in certain cases of generalised bony metastases from cancer of the breast in women.

It is in our opinion very difficult to determine by means of tests which type of case will respond well to hormone therapy. The question of dosage is important because of the unpleasant side effects which may follow the use of large doses. These effects include masculinisation, hirsutism, increased libido, acne, furunculosis and changes in the voice, which becomes lowpitched with masculine overtones. We have tested a whole series of doses, from injections of 5—10 mg twice weekly to injections of 100 mg on alternate days, or subcutaneous implantation of up to 1—4 g, in a large number of cases, and have sometimes had very good results with very small doses.

The association of androgens with radiotherapy in low dosage which was mentioned above will not be discussed here, because the present Section is concerned with very advanced cases which cannot derive any benefit from radiotherapy.

In this type of case we think it best to stick to doses at the lower limit of effectiveness, all the more so since high doses facilitate inhibition of the tissues by body fluids. Thus in cases complicated by pleural or peritoneal exudate large doses of androgens are in our opinion contraindicated.

Steroids of low androgenic and high anabolic potency (e.g. 19 nor-androstenolone phenylpropionate (durabolin), methandrostenolone (dianabol)] are useful in advanced cancer. Here too, in our opinion, doses at the lower limit of effectiveness and chosen to suit each individual case should be used. A useful dose of durabolin is 25 mg I.M. weekly. The delayed-action form gives similar results. All clinical types of metastasis, whether of bone, skin, lungs, glands, etc. are liable to be improved, as are also tumours of the breast and their recurrences. Metastases in the liver, however, generally show no remission. Here palliative results, although useful, are temporary, and their duration is reckoned in months (four to $\pm$ ten months).

In cases in which androgens have failed, particularly cases of soft tissue metastases in persons well past the menopause, the use of oestrogens instead of antagonistic hormones is justified. We use, and recommend, subcutaneous implants of diethyl stilboestrol in the doses indicated above for cancer of the prostate. This sometimes leads to excellent results in certain elderly patients, regression occurring in both the subcutaneous metastases and the primary tumour. Healing may even take place in tumours that had been the site of extensive ulceration. These local results are paralleled by improvement in the general condition. We have found it impossible to establish a standard dosage which will give a predictable effect on similar types of case.

Unfortunately these results too are only temporary.

When recurrence occurs, bilateral adrenalectomy or destruction of the pituitary (preferably by implantation of yttrium grains) may be tried, as in cancer of the prostate. We have seen all these procedures give impressive but transitory results, the remissions produced lasting for some weeks or months, but rarely extending into years.

Bilateral adrenalectomy produces effects both in tumours of soft tissue (whether primary or metastatic) and in bony metastases. In the latter the result of both alleviation of pain and recalcification is often most striking. Patients who have had both suprarenals removed are naturally obliged to take cortisone (25—50 mg daily) and desoxycorticosterone acetate (doca) (5—10 mg daily) regularly. These doses have to be adjusted to suit each case.

In order to avoid subjecting the patient to the regular administration of cortisone and desoxycorticosterone, Dargent and Mayer have replaced bilateral adrenalectomy by right adrenalectomy followed by implantation of the left suprarenal gland in the spleen. Biskind and Lipschutz have demonstrated the role of the liver in the conversion of the orthohormones to metahormones. When a suprarenal gland is implanted in the spleen its corticosteroids are poured into the portal circulation via the splenic vein and thus pass to the liver where they undergo conversion. Interested readers are referred to the recent publication by DARGENT and MAYER (1959) of the results of this method, which are most promising (of seven cases in which the transplantation was performed, six have survived for from three to 18 months). These results, which unfortunately concern a very small series, are highly encouraging and better than those generally seen following bilateral adrenalectomy. With the latter, some 25% of cases die during the first three months, some 50% survive for six months or over, and some 25% for a year or over. Survivals exceeding two years have rarely been observed. For this reason DARGENT and MAYER (1959) consider that their results with left splenic suprarenal transplantation associated with right adrenalectomy are better than those obtained with bilateral adrenalectomy. In addition, and from the practical point of view, the patient's cortisone requirements after the first fortnight are practically nil.

These workers have compared the hormone changes following bilateral adrenalectomy and implantation respectively. They found the 11-oxycorticosteroids and the 17-ketosteroids to be lower after implantation than after adrenalectomy. After implantation the folliculin level first rose, then fell almost to nil six months later, while after adrenalectomy it tended to go on increasing even until the 12th month. The F.S.H. level increased both after adrenalectomy and after transplantation, the fall which took place later generally coinciding with a recurrence of cancer growth. The fall in the serum calcium following transplantation met with the fall in the folliculin level.

Subsequent to destruction of the pituitary by implantation of radioisotopes we have seen regression, even complete (although temporary — $\pm$ six months) disappearance of all metastases, including both subcutaneous and multiple ones.

Has the last word been said concerning hormone therapy of cancer of the sex organs, whether by antagonistic hormones, homologous hormones, removal of the suprarenals or destruction of the pituitary? We do not believe so. Certain recent experimental evidence suggests not only that the pituitary should not be destroyed but that on the contrary its functions should be stimulated, either by functional radiotherapy in small doses or by other means such as diathermy-induced congestion or even medical measures. Since our experimental work on this subject is not yet complete we cannot do more at this stage than refer thus briefly to this possible line of research and treatment.

Advanced cancer of the breast with multiple metastases in males also falls within the scope of hormone therapy. After exhausting the possibilities of hormone therapy with oestrogen we have obtained some very promising results — disappearance of pain in the bones and regression of subcutaneous metastases — with orchidectomy. These results may persist for some months, even a year or more, and even in very advanced cases in which radiotherapy had been used extensively before but had become contraindicated. Histological examination of the testis in these cases has always shown marked atrophy of the spermatogenic cells and remarkably good preservation of the cells of Sertoli. The improvement following castration may therefore be attributed to the removal of active Sertoli cells, i.e. removal of a very active source of oestrogen.

Apart from tumours of the reproductive organs, hormone therapy may be tried in advanced cases of other cancers, especially indirectly by adrenalectomy, suprarenal implantation following right adrenalectomy, or destruction of the pituitary. We have tried these various procedures but with little, or only temporary, success. For example, we have treated generalised metastases from melanomata by implantation of yttrium in the pituitary. Transitory effects were obtained, such as partial regression of subcutaneous nodules, but never a complete or lasting regression.

It is however worth mentioning here that in terminal, febrile cases of Hodgkin's disease in men, implantation of estradiol (ovocyclin) has brought about improvement in the general condition and a fall in temperature, sometimes permitting resumption of more active therapeutic measures.

One wonders whether indirect hormone therapy by adrenalectomy or destruction of the pituitary is advisable as the initial procedure in all very advanced cases of tumours is liable to be hormone dependent. Alternatively, is it not preferable, as our experience suggests, first to attempt either direct hormone therapy or indirect therapy by ovarian or testicular castration (where still possible), keeping adrenalectomy or pituitary destruction in reserve as a last resource to be used after the other procedures have ceased to have any effect? Doing so seems to give the best chance of maximal prolongation of life in the most comfortable conditions possible.

Finally, a word must be said about a form of hormone therapy which has been much recommended in recent years, namely, the corticosteroids, such as hydrocortisone or more active preparations like prednisolone and deltacortisone. Their use in advanced cases has been recommended, either alone or in association with some other form of hormone therapy or with a chemotherapeutic agent. There is no doubt that they do produce subjective results such as euphoria and alleviation of pain, and in some terminal cases of lymphogranulomatosis with high temperature they have been found to have an antipyretic effect. But in regards to any action on the tumour itself their results are very doubtful and in any case very short-lived.

In non-terminal cases the corticosteroids may, in our experience, be positively dangerous. By lowering the patient's resistance through depression of the lymphatic system and by promostatic dissemination they shorten life, in spite of the euphoria. It should not be forgotten that in experimental conditions cortisone homologous or heterologous grafts to take and also encourages favors the transformation of fibromata to fibrosarcomata.

b) Chemotherapy

A considerable number of cases unsuitable for radiotherapy may still be treated by one or other type of chemotherapy, alone or in association with other medical measures such as hormone therapy.

The major indications for chemotherapy are the terminal stages of very radiosensitive tumours such as the tumours of the haemopoietic organs, the malignant reticuloendothelioses, the seminomata, undifferentiated cell lung tumours and undifferentiated sarcomata, most of which belong to Group IV of Broders' classification.

Apart from these so-called radiosensitive groups of tumours, chemotherapy may of course be tried for tumours of any type. The chances of success are, however, slim in differentiated tumours of epithelial or mesenchymatous origin.

Among the vast numbers of chemotherapeutic agents available, a choice has to be made of those which are most effective for given types of tumours. While some of them are known to have a relatively broad action spectrum, there is no doubt that certain histological types of tumours are more sensitive to some chemotherapeutic agents than to others.

In clinical practice, sarcolysine has proved particularly effective in the treatment of the seminomata. Blokhin (1960) and Larionov (1959, 1960) noted disappearance of the metastatic tumour masses in about 40% of cases and a reduction in volume of the tumours in 50%, only 10% being refractory to the drug. Sarcolysine is also very active in the reticuloendotheliomata, Ewing's tumour, myelomatosis and angioendotheliomata, but, curiously enough, is practically without action in the testicular embryomata and the chorioepitheliomata. It is generally administered once weekly in a dose of 40—45 mg. The dose is gradually reduced in accordance with the result on the one hand and the depressant action the haemopoietic functions on the other.

Recent work on certain peptides of sarcolysine such as N-formyl-sarcolysil-phenylalanine-ethyl ether and N-formyl-sarcolysil-valine ethyl ester suggest that these compounds may be less toxic and have a more selective action on certain types of tumour.

Another interesting derivative of nitrogen mustard, endoxan (N,N-bis(β-chloroethyl)-N′,O-propylenephosphoric acid ester diamide) also has an interesting action spectrum and a relatively low toxicity. It is especially active in the lymphosarcomata and in Hodgkin's disease, but only some activity in certain undifferentiated epitheliomata of lung and breast has been observed. It is usually administered intravenously in a daily dose of 100—200 mg to a total of 3—6 g. Some patients tolerate doses even higher than this. Endoxan is available in tablet form and is well tolerated by mouth. More than one course may be given, intervals of rest being allowed between each course and the blood picture being carefully checked. Apart from the effect on the blood, high doses may leed to baldness.

In advanced Hodgkin's disease we have also used dopan, which gives results at least as good as nitrogen mustard (methyldi(2-chloroethyl)amine), and has the great advantages of being administrable by mouth and of being less toxic.

E. 39 is a broad spectrum compound of which we have considerable experience and which we recommend not only for tumours of the haemopoietic system but also for those of the lung (especially the undifferentiated ones), the undifferentiated tumours of the central nervous system and even some undifferentiated tumours of the liver. It produces little change in the blood picture, or does so at a late stage only. We administer it in successive courses, each course consisting of intravenous injections of 10—20 mg each, given every 24—48 hours, to a total of 50 mg. The interval between each course depends on the result obtained and on the blood picture, and is on an average two weeks basis.

A non-toxic compound which we have also used extensively is laetrile. This is a cyanophoric glycuroside or, to be exact, laevo-mandelonitrile glucuronoside, and it too has an interesting spectrum of activity. We have tried it in the terminal stages of a wide range of malignant growths, especially pulmonary metastases from various tumours, primary epithelioma of the lung and bony metastases of various origins. The best results are nevertheless obtained with undifferentiated tumors namely of the lung. It is best given intravenously but may also be given intramuscularly. The average dose per injection is 100 mg and the total for a course is 1—3 g. Additional courses may be given. The product has no toxic action on the bone marrow.

An oxidised derivative of nitrogen mustard, nitromin, has been used with some success in chorioepithelioma.

The best product for chronic myeloid leukaemia is undoubtedly myleran. For lymphatic leukaemia we generally use leukeran (C.B. 1348 or chlorambucil). Relatively high doses should be given to begin with and gradually reduced as the clinical picture improves and the blood picture returns to normal. This is the classical method which has generally given us satisfactory results, so that we feel justified in recommending it.

In view of the activity of these products, their relative specificity for the two types of blood-forming tissue and their low toxicity for other rapidly growing tissues, we consider that in very advanced cases they may be used in much higher doses than those mentioned above. Steps must then be taken to assist the regeneration of the haemopoietic tissue, particularly of the bone marrow. This can best be done by injection of homologous or, better, of isologous marrow, a procedure which, although perfectly practicable, is not easy as already mentioned. It would not be logical to take pathological bone marrow from a patient with lymphatic or myeloid leukaemia, before administration of the chemical, and reinject it afterwards, since one would of course be re-injecting leukaemic cells. Isologous or homologous healthy marrow must be used, and this means having appropriate donors available. We have shown experimentally that marrow grafts may, up to a point, be replaced by injections of poly- or oligonucleotides obtained from the hydrolysates of ribonucleic acid of yeast. There is a pressing need for preparations of this kind that could be used in clinical medicine, for they would make it possible to use higher doses of the chemotherapeutic drugs than can be used at present.

Marrow transfusions may be delayed for up to three to five days after administration of a lethal dose of the drug; injection of oligonucleotides is still very active three days after administration of sublethal doses.

We consider that this method deserves a trial in hopeless cases in human beings. It is more likely to be successful than whole-body irradiation in lethal doses followed by marrow transfusion, because myleran and leukeran act more selectively on the haemopoietic organs than do Roentgen rays. These latter damage all radiosensitive tissues without discrimination, and in particular the mucosa of the small intestine, for the regeneration of which no active agent or technique has as yet been discovered.

The method which consists in giving massive doses of a chemical followed by active measures for regenerating the haemopoietic tissues would also be worth trying in several other types of sensitive tumour in which the patient's condition is desperate. Where the patient's own bone marrow is not the site of metastases, quantities of it may be withdrawn by aspiration and reinjected after administration of massive doses of the drug. In practice there are many cases well suited to this type of therapy. We agree that it is difficult, but are at the same time convinced that it can be of great help to many patients whose condition has passed beyond the possibilities of radiotherapy or any other treatment.

The most suitable chemotherapeutic agent, i.e. the one with the most specific action on the pathological cells in question, would have to be selected for each individual cases. Where there is doubt, an agent with a broad spectrum of activity should be chosen. One such, with which fairly large-scale trials are at present being conducted at our Institute, is an alkaloid obtained from the common shrub, *Vinca rosea* Linn. and known as vincaleukoblastine. It brings about regression of cancers as varied as, for example, epitheliomas of the digestive tract, leukaemia Hodgkin disease and chorioepithelioma. Although in the doses usually given (0.1—0.15 mg/kg of body weight) it is of very low toxicity, it may in some patients produce a marked fall in the white count (to 5,000 cu mm or even lower). In spite of this, very considerable tumour regression may occur, especially of tumours of the blood forming tissues. It may even be that the effect produced on the tumour is due to the high sensitivity of the marrow cells and that to obtain a satisfactory result in a given case doses large enough to damage the bone marrow are required. There is reason to believe that the maximal effect on the tumour is produced by doses which are potentially lethal for the patient. It is essential, once again, to have at one's disposal effective means of the kind mentioned above, i.e. marrow graft or active agents like the oligonucleotides, for restoring the bone marrow.

Another drug which we have tried recently with interesting results namely in advanced rectal cancers is mitomycin C.

α) *Local treatment by chemotherapy*

In advanced cancer situations often arise, such as the development of malignant exsudates in the pleural or peritoneal cavities, in which local chemotherapy is indicated. After evacuation of the greater part of the exsudate, a dose, which may be a large one of the chemotherapeutic agent chosen is injected into the affected cavity.

For this purpose we have made extensive use of E. 39, endoxan and laetrile. E. 39 has a marked necrotic action on the skin and subcutaneous tissues, especially when used in concentrated solution, and we have seen severe necrosis follow accidental subcutaneous infiltration of a very small quantity. The dose we generally use is 20—30 mg diluted in a large amount (e.g. 20 ml) of solvent. Although in some cases a single injection is enough to dry up a cavity, several injections are often required. The decision whether or not to repeat injection must be governed by the reappearance of exudate on the one hand and the state of the blood picture on the other. The latter is generally little affected by these local injections.

We have also made extensive use of laetrile for infiltration, in a dose of 200—300 mg per injection. The injection may be repeated if the exsudate reappears, for laetrile has the great advantage of being of very low toxicity and of having no effect on the blood.

For endoxan the technique is similar to that indicated for E. 39. Doses of 200—400 mg per injection are recommended.

In addition to pleural infiltration, certain large ulcerated tumours may be treated by interstitial injection of a chemotherapeutic agent such as E. 39 or laetrile. Again it must be kept in mind that E. 39 produces necrosis and that it must be properly diluted and infiltrated into the tumour and not into the subcutaneous tissues. The technique gives some very useful results, such as reduction of haemorrhage and infection, with alleviation or disappearance of unpleasant smell and even diminution of the size of the tumour.

β) *Nourishment in the terminal phase of cancer*

As has been said in previous chapters, the handling of cancer in the terminal stages must not be limited to purely expectant treatment. Cachexia must be fought right to the end by measures to control haemorrhage and by rational treatment of pain and infection. This calls for judicious use both of classical medical measures and of specific therapy with hormones and chemotherapeutic agents.

The patient's feeding must also be carefully studied in order to keep his nutritional state at as high a level as possible. In this connection we have established certain rules based on experience and try to follow them very strictly.

As already mentioned above an adequate intake of the essential vitamins is in our opinion most important in the nutrition of the cancer patient. Daily doses of 500—1,000 mg of vitamin C and 25,000—50,000 international units of vitamin A should be given. The vitamins of the B complex should be administered in generous amounts and in particular vitamin B_1 in doses of 100—300 mg per day. Maintenance doses of vitamin D of the order of 1,000 I.U. per day are required, somewhat larger amounts being given where bone lesions are present.

The diet should of course contain balanced amounts of proteins, fats and carbohydrates, but we favour limiting fats to the essential minimum. We restrict to refined sugar, but advise generous amounts of natural proteins and fresh fruit and vegetables. An excellent form of food for the cancer patient is a vegetable broth that will suit the palate. As many vegetables as possible, such as leeks, carrots, celery, parsley, chervil, green peas, beans, lettuce and onions should be used. If the mixtures are changed every day the patient will not grow tired of this form of liquid nourishment. In order to avoid absorption of large quantities of sodium chloride salt should not be added, but a variety of other condiments may be used to please the patient's taste.

If the patient suffers from hypoproteinaemia an excellent treatment is, as we remarked above, repeated transfusion of small quantities of fresh blood of the patient's own blood group. Failing this, the juice of fresh meat of good quality may be added to the vegetable soup. We are not in favour of the various mixtures of more or less predigested proteins which tend to be in vogue at the present time.

As was also remarked above, tube feeding may be required in some cases, especially in very weak patients for whom mastication of a normal meal has become too great an effort.

No medicines liable to diminish appetite or produce constipation should be given. These patients are being poisoned by their own toxic products and daily bowel movement must be assured.

In the present state of our knowledge of dietetics, it is not possible to prescribe diets based on well established scientific facts for cancer patients. There is experimental evidence that diets rich in fats should be avoided. Although certain lipids may delay the appearance of certain types of experimental cancer, they are always lipids with well-defined properties, i.e. complex lipids soluble in both acetone and water, perhaps, as certain research work suggests, lipoproteins. There is also experimental evidence that certain viscera such as whole liver promote cell proliferation and for this reason we advise against the use of whole liver extracts. If vitamin B_{12} or vitamin A are indicated we prefer to give them as special preparations rather than as mixtures of complex extracts of whose composition and effect on tumour growth we are ignorant.

IV. Medical care before and after irradiation

1. Preparation of patients for radiotherapy

The purpose of this chapter is to consider medical measures which may have to be taken in order to make radiotherapy possible, or in order to make it easier to carry out. Surgical measures will not be considered in detail here.

a) Infection

Generally speaking, any infection found in a patient about to have radiotherapy should be dealt with before treatment is begun. It is essential to ascertain the cause of a pyrexia. If, as may well be the case, it originates in the tumour itself, there is no point in delaying radiotherapy. Where, however, pyrexia is due to general infection unconnected with the tumour, such infection should be eliminated first. Our own preference is to treat such cases by the appropriate broad spectrum antibiotics.

In deciding how to deal with pyrexia due to local infection of an ulcerated tumour, the practitioner must be guided largely by his clinical experience. There are cases in which active radiotherapy will have the same effect as wide excision, eliminating the superficial cancer cells and with them the source of the infection. This of course does not mean that suitable antibiotics should not also be administered.

b) Anaemia

Any anaemia in which the red cell count falls below 3,000,000 per mm^3 should be taken very seriously.

Whether or not anaemia should be treated actively before beginning radiotherapy will depend on its chief cause. Where this is arterial bleeding from an ulcerated tumour and the bleeding can be checked by ligaturing the artery, this should of course be done. If the anaemia is the result of a number of causes, among which toxaemia and malnutrition are predominant, blood transfusions to improve the patient's general condition are generally indicated. If, however, the case is one in which radiotherapy has a reasonable chance of producing substantial improvement, too much time should not be lost before beginning it. This applies especially where, in addition to the causes of anaemia just mentioned, there is also severe and chronic capillary bleeding from an ulcerated neoplasm. In this latter case the best way to treat the anaemia is to treat its chief cause, i.e., to kill off the new growing cancer cells that are responsible for the bleeding. In cases such as these the best haemostatic is, where it is possible, radium applied in an effective dose. This is true for all ulcerated tumours which are easy of access, and particularly for tumours of the uterus. For deeply-seated inaccessible tumours, radiotherapy or external gamma therapy produces the same result, but more slowly.

The immediate initiation of appropriate radiotherapy should not cause the physician to overlook the use of local medical haemostatics and of general factors to promote clotting. Among the latter platelet transfusion or, failing it, transfusion of fresh blood, are especially effective.

c) Malnutrition and its consequences

Here the physician must ask himself two basic questions: (a) What are the chances of being able to remedy a poor general condition before radiotherapy and without its help? (b) To what extent do the risks attendant upon the growth of the tumour make the initiation of radiotherapy an urgent matter? In other words, the physician must weigh up objectively the relative advantages and disadvantages of on the one hand starting immediate active radiotherapy and on the other of first carrying out medical treatment which in the end will make the radiotherapy more effective.

Experience has taught us that apart from medical situations calling for urgent measures such as grave infection or gross haemorrhage, radiotherapy, on which the patient's life chiefly depends, should be begun as soon as possible. Certainly it should be given with all possible caution and the exact dosage decided on according to the condition of the patient. This in no way excludes concurrent general treatment.

It is better, in our opinion, to combat malnutrition and progressive cachexia by all appropriate means during the careful application of the radiotherapeutic treatment selected, than to lose valuable time attempting to improve the general condition before initiating active treatment.

d) Heart failure. Risk of asphyxia and of obstruction

There are cases in which the patient's life depends on a quick decision.

In the presence of a large mediastinal tumour which is threatening to produce asphyxia or of the syndrome of superior vena caval obstruction, and where there is good reason to believe that the tumour is a radiosensitive one, no time should be lost in beginning active radiotherapy of as adequate a nature as possible but in careful dosage. Even if heart failure is also present it is wiser to initiate cautious radiotherapy together with active medical measures than to adopt the hazardous course of relying on the latter alone to improve the situation.

What has just been said about the danger of asphyxia and cardiac decompensation in mediastinal tumours also applies to radiosensitive tumours threatening to cause intestinal obstruction or obstruction of the biliary passages.

To sum up, it may be said that the situations in which medical measures are essential prior to radiotherapy are limited in number and very specific in nature.

e) Local measures preceding radiotherapy

It is not necessary here to go into all the local surgical and medical measures required to prepare a patient for treatment. Before treatment of large growths of the larynx, pharynx or thyroid, tracheotomy may be required. Similarly, colostomy is indispensable before extensive radiotherapy for cancer of the rectum. Exceptionally, gastrostomy may be indicated prior to treatment of cancer of the oesophagus and cystostomy in certain cases of cancer of the bladder of the prostate. Before treatment of cancer of the tongue by radium implantation, all the teeth of the lower jaw on the side of the tumour, and all carious teeth anywhere in the mouth, must be removed. These are only a few of the surgical procedures that may be required. The others need not be considered here since all were dealt with specifically when the techniques for treating the various tumours were described.

2. Medical care during irradiation

a) Radiosensitization

The discovery of specific radiosensitizers would undoubtedly be very useful. In their place various methods of radiosensitization have been suggested. These vary in effectiveness and some of them are suitable only for certain well-defined situations. Only the principal ones will be mentioned here.

Already in 1935, MAISIN and T'ANG had shown that certain organic peroxydes increase the radiosensitivity of mice receiving a total body dose.

Oxygen has been recommended by GRAY and co-workers (1959) for the radiosensitization of certain tumours, particularly those of the lungs. A simple and practical method of administration consists in making the patient breathe an atmosphere enriched in oxygen immediately before irradiation. Our own experience of this technique is very limited and we believe that much clinical research will have to be done before its value can be assessed.

Synkavit (tetrasodium 2-methyl-1,4-naphthohydroquinone diphosphoric acid ester) (vitamin K) has been recommended by MITCHELL (1953) and MAXWELL (1954), administered by intravenous or intramuscular injection immediately before or throughout irradiation. It is said to have a tendency to concentrate more or less specifically in certain rapidly growing tumours and in certain tissues. We have tried it in association with radiotherapy of inoperable lung carcinomas, but here again lack of controls makes it difficult to arrive at an objective opinion about the usefulness of this method. Our impression is that synkavit does promote local disappearance of the tumour but that in high doses it stimulates metastatic deposits outside the irradiated zone, even where these deposits are not clinically detectable at the time of treatment. Further investigation is necessary in order to verify scientifically whether or not this latter impression is founded on facts. MITCHELL and co-workers (1953) tried tritiated synkavit in certain human and experimental tumours, but it is still too early to assess their results.

Caesium eosinate. BACLESSE (1960) recently reported results obtained by radiotherapy of certain serious forms of cancer after sensitization with caesium eosinate. For extensive tumours 8 to 12 injections of this substance are given in the course of treatment. The injection is painful in 50% of cases but it is not toxic. Some of the results reported — disappearance of large tumours of low radiosensitivity (melanocarcinomas, glandular epitheliomas) are impressive.

Glyoxal. The use of this substance as either cytotoxic agent or radiosensitizer has been suggested. Results have been obtained in the treatment of human melanocarcinomas and in experimental leukaemia in mice. Unfortunately its use is handicapped by its toxicity.

Testosterone propionate and alpha-tocopherol. In 1950 J. B. GRAHAM and R. M. GRAHAM suggested influencing the radiosensitivity of neoplasms of the cervix of the uterus of low radiosensitivity by injection of testosterone propionate or ingestion of alpha-tocopherol (J. B. GRAHAM and R. M. GRAHAM, 1950). They recently published their results in a series of 57 patients observed for four to five years. Over 50% of their radioresistent cases became radiosensitive (GRAHAM's cytological test being used as criterium) and 65% of the 50% had no recurrences during the follow-up period mentioned. Of the cases in whom the radiosensitivity test had remained negative in spite of administration of the hormone, only 33% remained cured. The radiosensitization is effected by injection of 25 mg of testosterone propionate three times a week or by oral administration of 100 mg of alpha-tocopherol daily throughout the period of radiotherapy.

Many other methods of radiosensitization have been tried, ranging from intravenous injection of colloidal preparations of various heavy metals (uranium, thorium) to the simple injection of distilled water into the tumour. Further discussion of these attempts, however, would not be within the scope of the present work. All, or nearly all, have been given up for various reasons, such as too great toxicity or lack of real effectiveness.

b) The radioprotectors

Radioprotectors are a relatively recent discovery, due to the extensive research in experimental radiobiology which has been stimulated by the dangers attendant upon atomic explosions or the utilisation of atomic energy for peaceful purposes. One of the first really effective radioprotective substances was cysteine, discovered by PATT in 1949.

Not long afterwards it was shown that anoxaemia, by whatever method produced, reduces the radiosensitivity of the tissues. A substance which is active in sub-toxic doses is sodium cyanide (BACQ and co-workers, 1951). The same investigators have demonstrated that a series of organic amines have radioprotective properties and that one of the most active among them is cysteamine or β-mercaptoethylamine. 5-Hydroxytryptamine (LANGENDORFF, 1959) also has high protective properties. Two of the most useful of such substances, because easily administered orally, are cystamine and aminoethylisothiuronium (AET)[1].

The duration of activity of these substances when administered before irradiation is short. They protect all the body tissues almost uniformly, variation between different tissues being slight. There is reason to believe that the degree of protection conferred is

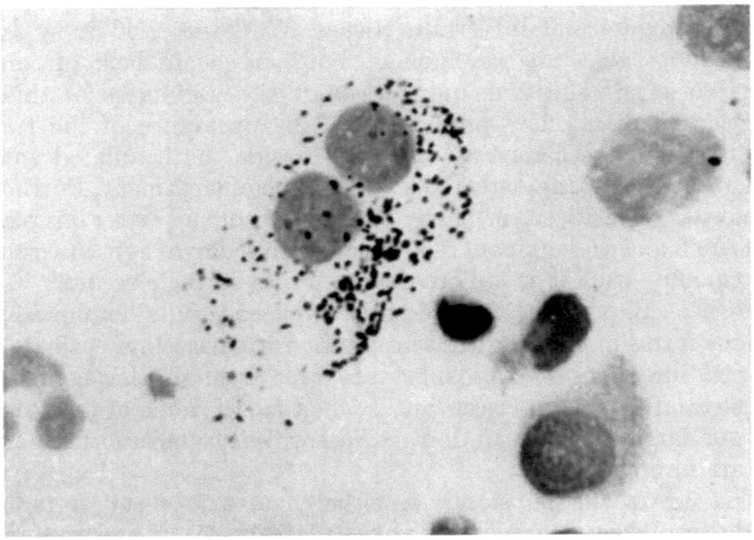

Fig. 23. Relative effectiveness of cystamine and cysteamine given intraperitoneally in rats

roughly parallel to the amount of the substance fixed by the different tissues. The present writers and their collaborators have demonstrated that cysteamine gives very little protection to the rat testicle, and investigation using ^{35}S-labelled cysteamine has shown that very little of this substance is fixed by the cells of the testicular parenchyma (J. H. MAISIN et al., 1954).

The use of these substances to combat the secondary effects of radiation, especially in radiation sickness, was immediately suggested. However, since they protect all tissues, including tumour tissue, to the same degree, it is obvious that unless special precautions are taken their administration must reduce the radiosensitivity of the tumours.

An essential property qualifying a radioprotector for regular use is that of giving specific protection to healthy tissue but not to the tumour under treatment. No such selective radioprotector has yet been discovered.

Even under present conditions, however, there are certain well-defined situations in which radioprotective substances can be used with advantage. Thus one of the chief difficulties in the treatment of moderately radiosensitive tumours of the abdominal cavity or its immediate neighbourhood is the high radiosensitivity of the mucosa of the

[1] On the other hand cystamine affords better protection than cystamine when both compounds are given intraperitoneally in rats. The relative effectiveness of these compounds are illustrated in Fig. 23. Recently, J. R. MAISIN has shown that by the use of a suitable mixture of different radioprotectors the animals injected survive after a dose of 2.300 R, the 99% letal dose for unprotected animals being 750 R! the dose reduction factor being 3. If isologous bone marrow is given after the use of the mixture of radioprotectors, then the animals resist after a dose of 2.750 R (dose reduction factor 3.6).

small intestine. This can be reduced without prejudice to the radiosensitivity of the tumour by giving the patient, a short time before irradiation, a radioprotector active via the digestive system, such as, for example, a suitable preparation of AET. This will be absorbed by the intestinal mucosa and will thoroughly impregnate it, thus greatly reducing its radiosensitivity. Advantage can be taken of this to irradiate the patient before the radioprotector has diffused into the general circulation. Protection of this type is possible only with a radioprotector which is active via the digestive tract.

If the radioprotectors which are active on parenteral administration are to be used with any chance of success, careful experimental work will have to be carried out in order to ascertain whether, for a given type of tumour, a particular radioprotector will protect the tissues around the tumour more than the tumour itself. As far as we know, no such research has yet been undertaken.

Although at the present time the indications for practical application of the radioprotectors are few in number, there is on the other hand considerable scope for the use of restorative agents. We have referred on several occasions to marrow transfusion and shown that in certain circumstances the patient's own marrow can be used if the necessary quantity is removed before irradiation and stored while irradiation is being performed. Homologous marrow from donors belonging to the same blood group as the recipient may also be used.

Attention has been drawn to the undoubted efficacy in animals, and in particular in rats, of injections of polynucleotides or oligonucleotides obtained from the alkaline hydrolysis of sodium ribonucleate of yeast. It would be exceedingly useful to have available a preparation of this type active in man. In our experience these oligonucleotides are especially active in the repair of bone marrow elements.

c) Radiation sickness

Much has been written about the nature of this condition. Whatever the mechanism, it is certainly a clinical entity. Its severity varies with the dose administered, the region irradiated, the surface, the volume and, above all, the overall radiosensitivity. There is no doubt that, for the same dose and the same size of field, radiation sickness is more severe after irradiation of a highly radiosensitive region or tumour (e.g. the spleen, a large part of the alimentary canal, much of the haematopoietic tissues) than after irradiation of radioresistant tissue (e.g. striated muscle). Radiation sickness is experienced with particular intensity following the first doses and subsequently gradually diminishes.

It has been said that the psychology of the patient plays a part in the clinical picture. That this may well be true up to a point is supported in the writers' experience by the influence exerted by the nursing staff. Some nurses, by drawing the patient's attention unnecessarily to the symptoms he *might* experience, may, by suggestion, cause the symptoms he *does* experience to appear more severe than they really are. This is made all the more liable to happen through the fact that in their mildest form the symptoms consist of feelings of fatigue, loss of appetite and nausea (with, in the more severe cases, vomiting). Concurrently, the observer notes some fall in blood pressure, tachycardia and relative leucopenia.

Once the acute phase is over, anorexia, which may go as far as a positive disgust for food, and fatigue which may become severe, may persist throughout a prolonged course of treatment. Other things being equal, the condition varies considerably from one patient to another. Its severity is generally reduced through the use of fractionated doses and, in appropriate cases, of small fields.

Medical and nursing care can do much to attenuate radiation sickness. Irradiation should be carried out at hours as far removed as possible from meal times. Nourishment should be light, preferably liquid and of low fat content, especially for the first meal after treatment which should be a small one. After treatment the patient should lie down in a well ventilated room. Physical and mental rest are most important, and we are tending more and more to admit to the hospital all patients who are having active radiotherapy.

Many medicaments have been recommended for treating radiation sickness. The writers are much against the use of sedatives and tranquilizers, which frequently have an adverse effect on the appetite. The digestive symptoms, often due to gastric hyperacidity, are generally relieved by light alkaline drinks or alkaline mineral water. The water soluble vitamins, particularly those of the B complex, are often used. We have tried various hormone preparations but given them all up, because they were either useless or contraindicated. Cardiac stimulants may be very useful in hypotensive subjects.

When leucopenia is beginning to be marked and moderate anaemia is developing, as happens during intensive treatment spread over a long period of time, we have always found that the most effective remedy to be is repeated small transfusions of fresh blood (200—250 g once or twice a week). We do this as a routine in such cases, with most satisfactory results.

In serious cases of intolerance to radiation, radioprotectors may be tried. We have often used them with apparent success but are none the less afraid of reducing the radiosensitivity of the growth, and our inclination is to confine the use of radioprotectors as described in the last chapter.

On the other hand, we consider that if active restorative agents for the bone marrow are available, they should certainly be used. Apart from exceptional cases, severe anaemia or signs of bone marrow failure (with thrombocytopenia and haemorrhage) are very rare thanks to modern techniques. For their treatment when they do occur we refer the reader to the previous chapter in which the problem was discussed.

d) Intercurrent infection

Infection, sometimes with high temperature, is by no means rare during intensive treatment of any organ. Irradiation of a lung with high doses may lead to the well known pulmonary syndrome of radiation pneumonitis, which is precipitated by doses of 1,500 R and over. This condition readily becomes infected by secondary invaders, especially if the patients suffer from leucopenia of varying degree and are often undernourished. In these cases energetic treatment with appropriate antibiotics should be instituted as soon as the symptoms appear. Even before the responsible microorganisms have been identified and their sensitivity to any given antibiotic determined, it is a good plan to begin immediate treatment with an association of aqueous penicillin in high dosage (two million units or more in four daily injections) and 1 g of streptomycin. Many bacteria yield to this treatment. If the situation requires, it the specific antibiotic can always be given later. In infections of the urinary passages the appropriate sulfonamides are often indicated.

3. Medical care after irradiation

a) Treatment of local reactions

α) Skin reactions

Skin lesions, occurring during treatment correctly administered, may vary from a simple first degree erythema (first degree dermatitis) to moist desquamation (second degree dermatitis). In certain cases in which, for one specific reason or another, it has been decided to give a necrosing dose, radionecrosis (third degree dermatitis) may occur. Late radionecrosis may supervene months or years after healing of a marked second degree dermatitis.

First degree radiodermatitis. While treatment is being carried out care must be taken to keep the skin perfectly clean and dry and to powder it morning and evening with mildly antiseptic protective powders such as starch plus 5% astreptine (sulfanilamide) or other sulfonamide. A powder composed of equal parts of talc and starch together with the same quantity of a sulfonamide may also be used.

After radiotherapy is completed, the same attention to the skin should be continued until the desquamation which follows the erythema is completed.

The pigmentation or the disorders thereof, such as depigmented and overpigmented areas, which may follow administration of an erythematous dose, do not call for special measures. In many patients they diminish or disappear after a few months.

Some patients complain of dry skin following treatment, even following an erythema dose. An ointment, preferably one containing vitamin A, should then be used instead of the powder. Many suitable ointments are available in all countries.

Second degree radiodermatitis. When it has been decided to give a dose of this magnitude, special care must be taken of the skin during irradiation. Before cutaneous vesicles appear the areas treated should be smeared morning and evening with a non-greasy paste. The following, for example, has been found satisfactory:

Wheat starch	10
Water	15
Glycerine	90

Fatty substances should not be used, especially on parts of the body where the skin is easily macerated, such as the axillae, the inguinal folds, the natal cleft and the labia majora.

After the appearance of the vesicles, the oozing surface should be sponged gently twice a day with a nonirritant mild antiseptic solution such as a weak solution of sodium hypochlorite. After sponging, the area should be smeared with vitamin A ointment or covered with "tulle gras". If aseptic precautions are taken to avoid secondary infection of the wound and all irritants avoided, re-epithelialisation takes place rapidly and is generally complete within six weeks for surfaces of the order of 50—100 cm^2.

After healing, avoidance of all skin irritation is strongly recommended. For many months talcum powder should always be applied after washing with soap and water. In some people with dry skin a very thin layer of vitamin A ointment should be applied instead of talc.

The occurrence of infection during healing is easily detected by pain and dryness of the affected area of skin. The vitamin A ointment should then be replaced by one containing aureomycin or another broad spectrum antibiotic. This latter should be continued until the infection is arrested, then the vitamin A ointment may be resumed.

If infection is deep-seated and accompanied by pyrexia and severe lymphangitis, vigorous treatment with injection of appropriate antibiotics must be undertaken without hesitation until the infection is overcome. When this happens the pain disappears.

Where delayed healing of radiodermatitis makes it necessary to use greasy preparations for many weeks, some patients become allergic to fats and develop violent eczematous reactions. Such reactions have to be carefully distinguished from infection. When they occur all greasy preparations must be discontinued and replaced by compresses soaked in weak solution of sodium hypochlorite. In severe cases continuous irrigation with Dakin's solution may be required. Camomile infusion is also useful for this purpose.

In cases which heal slowly but which are not infected, it is often useful to powder the wound with Giudetti's triglycerides or to apply an ointment containing 5—10% of the same.

Third degree radiodermatitis or radionecrosis. These lesions always heal slowly. From time to time they become infected and are then painful and require treatment by antibiotics. Since necrosed tissue is histolysed slowly, they remain open for a long time and the application of ointments for weeks or months is very liable to cause acute attacks of eczema which, together with secondary infection, not only delay healing but readily lead to the formation of areas of abrasion which make the wound bigger.

The periodic use of streptokinase or of trypsin is advisable in order to speed healing of the wound. These applications are often painful and after them it is advisable to treat the wound for a time by continuous irrigation with Dakin's solution followed by a twice daily application of Giudetti's triglyceride powder. Only by judicious alternation of these various treatments will long-term healing be effected. The scar is always badly formed and adherent to the underlying tissue. The epidermis often shows marked evidence of pigmentary disturbance, depigmented patches alternating with overpigmented ones. Marked telangiectasia will be found in the dermis. A skin like this needs constant attention even after healing has taken place if recurrences of dermatitis are to be avoided.

In view of the the long time these wounds take to heal and the poor quality of the scar, it is advisable whenever possible to carry out wide excision of the whole necrosed mass followed by adequate plastic repair. This has the additional advantage of eliminating any remaining tumour cells and thus of increasing the chances of cure, especially when the tumour is one with little tendency to metastasise. Recurrences of radiodermatitis or late radionecrosis respond to the same treatment as was outlined for primary radionecrosis.

β) Mucous membrane reactions

These correspond in type and intensity to, respectively, the first, second and third degree radiodermatitis just described.

The pain and discomfort to which they give rise and their general symptomatology vary with the mucous surface affected and its histological type.

Let us begin by considering the stratified pavement epithelium, and first the mucosae of the alimentary canal, lips, mouth, pharynx, larynx and oesophagus.

The earliest sign of a first degree mucosal reaction of the mouth is increased secretion of saliva resulting from vasodilatation. This is soon followed by a diminution in the quantity of the saliva, which becomes increasingly sticky, and by dryness of the mucous surface, of which the patients frequently bitterly complain. This dryness, together with the stickiness and quantitative diminution of the saliva, often persist after treatment for long periods of time — weeks, even months.

At this stage of the reaction the first therapeutic indication is to avoid irritating the mucosa. Mouth washes or gargles may be prescribed, using very mild antiseptic solutions, or dilute solutions of sodium bicarbonate (which have the advantage of making the saliva more liquid), or infusions of camomile (which are emollient, pleasant and have a decongestant effect on the mucosa).

First degree reactions rarely become infected.

Second degree mucosal reactions are characterised by removal of the mucosal lining and its replacement by a layer of fibrin. This is a false membranous inflammation which must be protected from secondary infection. Whatever its site, it is more uncomfortable than painful. The patient complains of discomfort accompanied by dryness in the mouth and change in the nature of the saliva. The best treatment consists in avoiding irritation of the affected region with too strong antiseptics and in washing the mouth with camomile infusion. If these lesions become secondarily infected they immediately become painful. The discomfort is then continuous and consists of an intense sensation of heat together with sharp stabs of pain which the patient finds hard to bear. Treatment is by antibiotics.

When the infection is confined to the mucosa and the sub-mucosa of any part of the mouth cavity — inner aspect of the lips, inner aspect of the cheeks, the tongue, the floor of the mouth, the gums or the pillars of the fauces — the sucking of slowly-dissolving antibiotic tablets during a considerable part of the day generally gives very good results. Broad spectrum antibiotics such as aureomycin should be chosen.

When the infection is deeper and accompanied by lymphangitis and pyrexia, intensive treatment by injection of the appropriate antibiotics is indicated.

Widely infected second degree lesions of the larynx may require tracheotomy on account of oedema of the glottis.

In second degree lesions of the mucosa of the oesophagus in which the patient may have great difficulty in swallowing, it may be necessary, in addition to the conventional measures outlined above, to give liquid nourishment through an in-dwelling stomach tube while healing is taking place, or at least throughout the period of severe reaction.

Second degree lesions of the floor of the mouth and of the gingivo-labial or gingivo-buccal sulci must be treated most carefully if adhesions between opposing denuded mucous surfaces are to be avoided. Such adhesions often lead to synechiae and fibrous union which limit movement of the tongue or obliterate the affected sulci. Here proper nursing attention is of the greatest importance and consists in keeping the denuded mucous surfaces apart by means of suitable dressings. Similar difficulties may arise when the nasal mucosa is the site of second degree lesions. Failing the necessary precautions (i.e. insertion into the nostril of a fine gauze swab lightly impregnated with a greasy material), the nostril may become completely obliterated by adhesions.

The stratified pavement epithelium of the genitalia of both sexes requires measures similar to those recommended for the mucosal surfaces of the respiratory and digestive tracts with, of course, certain minor variations.

First degree lesions of the external genitalia do not call for special care other than attention to cleanliness and avoidance of any form of irritant application.

Classical radiotherapy for cancer of the cervix of the uterus is regularly followed by a second degree mucosal reaction involving the entire cervix, the fornices and the upper third of the vagina. Here we recommend irrigation with mild antiseptics (sodium hypochlorite, highly diluted phenol preparations or hydrogen peroxide). The irrigation should be carried out twice a day by means of a canula introduced right up to the cervix. If adhesions around the fornices are to be avoided, an examination by means of a vaginal speculum should be carried out every ten days during healing and any incipient adhesions eliminated. If precautions of this kind are not taken, gross shortening of the vagina resulting from adhesions between its walls may occur in obese women in weakened general condition and with severe second degree radiodermatitis.

Similar precautions are needed to prevent adhesions between the labia minora and the labia majora of the vulva. Second degree radiodermatitis of the vulva is particularly prone to secondary infection. It is then painful, often exceedingly so, and slow to heal. In addition, the rubbing and maceration particularly liable to occur in this region may produce recurrence of radiodermatitis, with resultant painful ulceration which often persists for months. For this reason we do not hesitate to recommend surgical excision (followed by skin grafting) of healed areas in which signs of chronic dermatitis appear after cure of a vulval cancer.

When the penis is the site of a second degree mucosal reaction, special care must be taken to avoid secondary infection and fibrosis of the mucous membrane. In view of the extreme sensitivity of the organ, we advise that it be bathed with tepid camomile infusion.

The radiosensitivity of the cylindrical cell mucosa which lines the gastro-intestinal tract from the stomach to the rectum varies in different sites. It is particularly high in the small intestine, and 800 rad given in a single dose will produce severe exfoliation. Any irradiation of tumours of this or neighbouring organs provokes reactions, of which the commonest manifestation is diarrhoea of varying intensity. This has to be treated by diet, sediatives and drugs with a constipative action, such as opium powder in combination with bismuth subnitrate or tannalbin (tannin albuminate). Severe diarrhoea may require elimination of all solid food and a diet of rice water to which increasing quantities of rice with milk are gradually added follows. As a result of injury to the mucous membrane, organisms may pass from the intestine into the general circulation and give rise to pyrexia which has to be treated by the appropriate antibiotics.

Methods for protecting the intestinal mucosa from the effects of irradiation have already been discussed.

The mucous membrane of the large intestine and of the rectum is much more radioresistant than that of the small intestine, and the mucous membrane of the rectum is more radioresistant than that of the vagina and cervix. Intensive treatment of cancer of the cervix with intracavitary radium or large doses of external radiotherapy generally leads to some rectal reaction. This takes the form of simple congestion of the mucosa without ulceration and is liable to persist for some time after radiotherapy is finished. If it is severe, a useful treatment is to give small enemata of oil of sesame or of olive oil containing 1 g of bismuth subgallate in emulsion.

Treatment of cancer of the cervix is sometimes followed by ulceration of the mucous membrane of the rectum adjacent to the cervix. The ulcers may become secondarily infected and be very painful. They should be treated with suppositories containing sulfonamides or antibiotics (we ourselves most frequently use chloramphenicol or aureomycin), two or three being administered daily. If pain is severe, suppositories containing xylocaine plus small quantities of opium extract should be given in addition to the aforementioned ones. These ulcers heal very slowly.

Severe proctitis is common as the result of treatment of cancer situated in the ampulla of the rectum or immediately above it in the part of the rectum which is accessible to active therapy. Such therapy generally consists of application of interstitial or intracavitary radium, implantation of gold grains or injection of high doses of radioactive colloidal solutions of, for example gold or chrome phosphate. The reactions which follow and the infections which may complicate these treatments must be dealt with as we have indicated above. Pain persisting long after treatment is more often due to the neoplasm than a reaction to the treatment.

The cystitis which follows treatment of cancer of the cervix or bladder or elsewhere in the true pelvis may, where it is purely reactive, non-infected and of mild degree, be overcome by very simple treatment such as diuretic infusions and elimination of alcohol and condiments from the diet. In more severe cases due to a second degree dermatitis, an in-dwelling catheter generally has to be inserted and, if infection is present, the bladder is washed out with the appropriate solutions of antibiotics. General treatment with sulfonamides or antibiotics may be required.

The bladder often remains sensitive even after cure and some frequency of micturition may persist for a considerable time.

Mention has already been made of the radiosensitivity and reactivity of the lung parenchyma to high doses of rays and of the necessity of treating these febrile reactions as ordinary bronchopneumonia. We should like to stress here that severe infections in the treated region may supervene several weeks after completion of the treatment. Care must be taken to distinguish such infections from recurrences and to treat them energetically with the appropriate antibiotics.

γ) The reactions of the connective tissue and of its derivates

Frequent references were made in the preceding paragraphs, when discussing dermatitis and mucosal reactions, to the treatment of acute connective tissue reactions.

No effective method has as yet been discovered for preventing or alleviating the late effects of penetrating rays on the connective tissue. These effects consist of progressive fibrosis and hyalinisation of the collagen and are the result of a profound modification of the stroma, namely, obliteration of the capillaries on the one hand or telangiectases on the other. In view, however, of the part played by vitamin C in the metabolism of the stroma, it is advisable to give large amounts of this vitamin (500—1,000 mg daily) to patients with healing radiodermatitis.

For severe and permanent connective tissue lesions there is practically no curative treatment worth trying. The only measure available, as has often been pointed out here, is radical excision, perhaps followed by tissue graft. This avoids painful, late radio-necrosis, which heals slowly and in which, if healing is delayed, malignancy may develop.

Administration of very high doses of radiation to cartilage or to a segment of bone may interfere with their nutrition that necrosis results. The subsequent course of this depends on the site of the necrosed tissue and the risk of infection to which it is exposed. If it is deeply seated and the risk of infection is practically nil, the necrotic tissue is well tolerated and in some cases undergoes slow absorption followed by fibrosis. When it is near a free surface whose constituent tissue has itself been damaged by irradiation, secondary infection readily occurs, often from very simple causes such as an abrasion or a tooth extraction. The whole area of necrosed cartilage or bone then becomes infected and the resulting sequestrum is eliminated very slowly. Half of the maxilla necrosed in this way may take years to be eliminated and disappear. Treatment of cases like this is, first to combat the infection in order to alleviate the pain, and then to wait while the sequestrum is slowly eliminated. The advantage of this somewhat arduous method of proceeding is that a periosteal covering of new bone may form around the sequestrum.

The writers have on many occasions seen, a covering of this kind form around a large sequestrum of part of the mandible. We have also seen large necrosed portions of the thyroid cartilage extruded externally, followed by healing of the skin over the perichondrium which had remained in position.

A quicker procedure of course is surgical removal of the sequestrum followed by plastic repair as complete as possible.

b) General medical treatment after irradiation

α) Treatment of changes in the haematopoietic organs following irradiation

These changes consist of leucopenia of varying degree and some anaemia. Damage of greater severity is rare except in patients who have had extensive regional irradiation or general Roentgen ray baths.

For very severe damage the only really effective treatment is transfusion of homologous and compatible bone marrow.

In cases of moderate damage an attitude of "armed expectancy" is sufficient, since the activity of the portions of marrow that were not irradiated can make up for loss of the activity of the damaged portions. If active preparations of oligonucleotides or polynucleotides are available their injection is helpful.

Hypochromic anaemia should be treated with iron, either by injection or orally in the form of preparations well tolerated by the digestive organs. Large doses are unnecessary and would not be absorbed. We prefer to give moderate doses over long periods interrupted by intervals of rest.

β) Diet after irradiation

A long course of irradiation undoubtedly taxis the system and a nourishing diet during the succeeding months is essential. The diet should be supplemented by water-soluble vitamins in large doses — vitamins of the B complex, vitamin C (500 mg daily) and vitamin A (25,000—50,000 I.U. daily). Whether vitamin D should be given depends on the type of case. If it is one in which recalcification is required, it should be given in moderate dosage (about 1,000 I.U. daily). This high vitamin regimen should be continued for a considerable time. In our own cases, after treatment of any importance, we give it for several months. The vitamins are best tolerated if taken with meals.

Speaking of mineral salts it should be remembered that milk is rich in calcium (about 1 g/l) in an easily absorbed form and in organic phosphorus, and that multivegetable soups are a valuable source of the mineral salts and trace elements which are essential to the organic reactions of the body.

The readiest and most pleasant source of proteins is meat and milk, presented in whatever form the patient finds it most palatable.

We attach the greatest importance to restricting the animal fat intake of patients with cancer. This can be done without privation by advising them not to take more butter than is required to cover their bread with a thin layer. Sweetened foods should be avoided and refined sugar taken in a very small amount, if at all.

In regard to alcohol, while cocktails and "apéritifs" (whose only effect is to upset the stomach and the liver) should be strictly forbidden, a glass or two of wine with meals is harmless and often helpful. Spirits should be avoided, although elderly men who were accustomed to them before their illness may be allowed a very modest dose after meals.

One common habit which must be strongly opposed, for it is always harmful from several points of view, is smoking. The doctor's duty is to forbid smoking to all patients with cancer, especially those who have, or have had, cancer of the mouth, of the upper part of the respiratory or alimentary tracts, of the lungs or of the bladder, i.e. all sites in which it has been shown that the products of combustion of tobacco, or even tobacco juice, may play a part in the aetiology of the disease.

γ) Sea and mountain air

A stay by the seaside or at a high altitude often has beneficial effects, especially during convalescence from certain forms of cancer. In Hodgkin's disease and neoplasms of the reticulo-endothelial system, we advise the seaside. Graded exposure to moderate doses of sunlight is desirable, areas of skin which have been irradiated being, of course, carefully protected.

High altitudes are especially beneficial in cases of persistent residual anaemia. They may also be helpful in convalescence from Hodgkin's disease, although here our preference is undoubtedly for the seaside.

Patients for whom a change to the seaside or the mountains is not possible should be advised to take plenty of fresh air.

δ) Psychosomatic treatment of irradiated patients

This is a very useful complement to physical therapy. The patient's surrounding circumstances should be made as pleasant and entertaining as possible, depressing sights or subjects or conversation being avoided. The physician should take an interest in the reading material of the convalescent and advise light and cheerful literature. The most propitious environment varies from one patient to another — some like youthful and amusing company, some like to go to theatres and shows, others like to travel. Everything possible should be done to satisfy the desires of the convalescent patient. Once convalescence is over, he should be urged, wherever it is feasible, to resume his normal occupations, unless of course these are of a fatiguing character or were wholly or partly respondsible for the cancer from which he has suffered.

Where it is materially possible we advise a change of environment. The general environmental circumstances have often played a contributory part in the aetiology of the disease.

We are against the use of tranquilizers and hypnotics. Infinitely preferable are attention to bodily hygiene, rational diet, plenty of fresh air and exercise and a healthy mental outlook. If a patient is sleeping badly it is better to advise him to go for a walk if he is able to before going to bed, to take his evening meal as long as possible before bedtime, and, if he is fond of reading, not to read exciting books before attempting to sleep. These measures will contribute far more to restoring his nervous system to normal physiological function than the facile prescription of depressant drugs.

Bibliography

BACLESSE, F.: Roentgentherapy of carcinoma of the larynx. J. Fac. Radiol. (Lond.) **3**, 3—12 (1951).

— Développement récent du traitement des cancers par les radiations. Acta Un. int. Cancr. **16**, 1261—1268 (1960).

—, et P. F. DENOIX: Présentation du projet de classification clinique des tumeurs malignes du sein mise au point par l'Union Internationale contre le Cancer. J. Radiol. Électrol. **37**, 173—175 (1956).

BACQ, Z. M., and P. ALEXANDER: Fundamentals of radiobiology. London: Butterworths Sci. Publ. 1954.

— A. HERVE, J. LECOMTE, P. FISCHER, J. BLAVIER, G. DECHAMPS, H. LE BIHAN et P. RAYET: Protection contre le rayonnement X par la β-mercaptoéthylamine. Arch. int. Physiol. **59**, 442—447 (1951).

BARNES, D. W. H., and J. F. LOUTIT: Treatment of murine leukemia with X-rays and homologous bone marrow. Brit. J. Haemat. **3**, 241—252 (1957).

BECKER, H.: Communication personnelle.

BEKKUM, D. W. VAN, and O. VOS: Immunological aspects of homo- and heterologous bone marrow transplantations in irradiated animals. J. cell. comp. Physiol. **50**, 139—156 (1957).

BERGEL, F., J. A. STOCK, and ROY WADE: Peptides and macromolecules as carriers of cytotonic groups. Unesco Symposium on Cell Biology and Growth Inhibition. Academic Press 1960.

BINKLEY, J. S.: National Cancer Conference in Memphis. Science News Letter **151**, 55—70 (1949).

— Chemotherapy adjuvant to cancer surgery. A decade of personal experience 1948—1958. Acta Un. int. Cancr. **16**, 822—827 (1960).

BLOKHIN, N.: Our experience in chemotherapy of malignant tumours. Acta Un. int. Cancr. **16**, 508—510 (1960).

BOYLAND, E.: Aetiology of cancer of the bladder. Acta Un. int. Cancr. **16**, 273—276 (1960).

BURDETTE, W. J.: Etiology and treatment of leukemia. St. Louis: C. V. Mosby Co. 1958.

CHEVALLIER, A., et C. BURG: Utilisation du radiophosphate de chrome colloïdal dans le traitement des tumeurs malignes. Conférence internat. sur l'utilisation de l'Energie Atomique à des Fins Pacifiques. Nations Unies Genève, 1956.

COCHRAN, D. G., S. HOLTZ, and W. E. POWERS: Rapid palliative treatment of breast carcinoma: preliminary report. Year Book of Cancer 1959—1960, p. 388—391. Chicago: Year Book Publ.

CONARD, R. A.: Some effects of ionizing radiation on the pysiology of the gastrointestinal tract. A review. Radiat. Res. **5**, 167—188 (1956).

— E. P. CRONKITE, G. BRECHER, and C. P. A. STROME: Experimental therapy of the gastrointestinal syndrome produced by lethal doses of ionizing radiation. J. appl. Physiol. **9**, 227—233 (1966).

CONGDON, C. C., and I. URSO: Homologous bone marrow in the treatment of radiation injury in mice. Amer. J. Path. **33**, 749—763 (1957).

CONGDON, C. C., and I. URSO: Isologous versus homologous bone marrow in the treatment of irradiated mice. Radiat. Res. **5**, 474 (1956).

CORDONNIER, J. J., and W. B. SEAMAN: Betatron therapy in advanced carcinoma of urinary bladder. J. Urol. (Baltimore) **76**, 256—262 (1956).

COURARD, H.: Note préliminaire sur la radiographie du larynx normal et du larynx cancéreux. J. belge Radiol. **13**, 287 (1924).

— Results and methods of treatment of cancer by radiation. Ann. Surg. **106**, 584—598 (1937).

CRAFOORD, C.: Treatment of cancer of the lung. Acta Un. int. Cancr. **15**, 443—446 (1959).

CREECH, O. J., E. T. KREMENTZ, R. F. RYAN, K. REEMTSMA, J. L. ELLIOT, and J. N. WINBLAD: Perfusion treatment of patients with cancer. J. Amer. med. Ass. **171**, 2069—2075 (1959).

— — — —, and J. N. WINBLAD: Experiences with isolation-perfusion technics in treatment of cancer. Year Book of Cancer 1959—1960, p. 362—364. Chicago: Year Book Publ.

CRONKITE, E. P., G. BRECHER, and R. M. WILBUR: Development and use of a canine blood donor colony for experimental purposes; leukocyte and pla . . . transfusions in irradiation aplasia of the dog bone marrow. Milit. Surg. **114**, 359—365 (1954).

CUCCIA, C. A., S. JONES, and C. M. CRIGHER: Clinical impressions in 100 consecutive cases of carcinoma of the urinary bladder treated by supervoltage. J. Urol. (Baltimore) **79**, 99—109 (1958).

DARGENT, M., et M. MAYER: Valeur comparée de la surrénalectomie bilatérale et de la transplantation surréno-splénique dans le traitement du cancer du sein en phase avancée. Acta Un. int. Cancr. **15**, 1071—1088 (1959).

DECKERS, C., et J. MAISIN: Le cancer de la langue. J. Radiol. Électrol. **42**, 655—662 (1961).

DOHERTY, D. G., and W. T. BURNETT jr.: The protective effect of Sβ - aminoethylisothiuronium · Br · HBr and related compounds against X-radiation death in mice. Proc. Soc. exp. Biol. (N.Y.) **89**, 312—314 (1955).

ELSON, L. A., D. A. G. GALTON, and M. TILL: The action of chlorambucil (C. B. 1348) and busulphan (myleran) on the haemopoietic organs of the rat. Brit. J. Haemat. **4**, 355—374 (1958).

ENNUYER, A., G. GRICOUROFF, J. RIDREMONT et M. DE JACO: A propos de 70 tumeurs du testicule traitées à la Fondation Curie de 1922 à 1952. J. Radiol. Électrol. **40**, 358—360 (1959).

EVANS, R. W.: Histological appearances of tumors. Edinburgh and London: E. & S. Livingstone 1956.

FESSAS, P., M. M. WINTROBE, R. B. THOMPSON, and G. E. CARTWRIGHT: Treatment of acute leukemia with cortisone and corticotropin. Arch. intern. Med. **94**, 383—401 (1954).

FRIEDELL, H. L. C., I. THOMAS, and J. S. KROHMER: Description of a Sr^{90} beta-ray applicator and its use on the eye. Amer. J. Roentgenol. **65**, 232—244 (1951).

Gibbel, M., J. Cross, and I. Ariel: Cancer of the tongue: review of 330 cases. Cancer (Philad.) **2**, 411—420 (1949).

Gibson, J. H., F. F. Allbritten, J. Y. Templeton, and Th. F. Nealon: Cancer of the lung — an analysis of 532 consecutive cases. Ann. Surg. **138**, 489—501 (1953).

Graham, J. B., and R. M. Graham: The modification of resistance to ionizing radiation by humoral agents. Cancer (Philad.) **3**, 709—717 (1950).

Gray, L. H.: Cellular radiobiology. Radiat. Res., Suppl. **1**, 73—101 (1959).

Green, H. N.: Immunological aspects of cancer. Cancer, vol. 3 (Raven). London: Butterworth and Co. 1958.

Gross, S. W., and A. P. Friedman: Cerebral metastases from a mixed tumor of the parotid gland. Neurology (Minneap.) **5**, 435—437 (1955).

Hand, J. R., and A. C. Broders: Carcinoma of kidney: degree of malignancy in relation to factors bearing on prognosis. J. Urol. (Baltimore) **28**, 199—216 (1932).

Henschke, U. K.: Radioisotopes for implantation. Proc. Intern. Conf. on Peaceful Uses of Atomic Energy. United Nationals, New York 1956.

Jackson, K. J., R. Rhodes, and C. Entenman: Electrolyte excretion in the rat after severe intestinal damage by X-irradiation. Radiat. Res. **8**, 361—373 (1958).

Jacobsson, F.: Carcinoma of the tongue: a clinical study of 277 cases treated at Radiumhemmet (1931—1942). Acta radiol. (Stockh.) **68**, 1—184 (1948).

Krementz, E. T., O. Creech, R. F. Ryan, and J. N. Winblad: Treatment of cancer by regional perfusion with chemotherapeutic agents through and extracorporeal circuit. Acta Un. int. Cancr. **16**, 874—886 (1960).

Langendorff, H., H. J. Melching, and H. A. Ladner: 5-Hydroxytryptamine as a radiation protective substance in animals. Int. J. Radiat. Biol. **1**, 24—27 (1959).

Larionov, L. F.: Chemotherapy of malignant tumors. Year Book of Cancer 1959—1960. Chicago: Year Book Publ.

— An approach to the creation of antitumour drugs with diverse action spectra. Unesco Symposium on Cell Biology and Growth Inhibition. London: Academic Press 1960.

Lawrence, J. H., R. L. Dobson, B. V. A. Lowbeer, and B. R. Brown: Chronic myelogenous leukemia: a study of 129 cases in which treatment was with radioactive phosphorus. J. Amer. med. Ass. **126**, 672—677 (1948).

Ledlie, R.: British practice in radiotherapy. London: Butterworths & Co. 1955.

Leroux-Robert, J., A. Ennuyer, and R. Calle: Treatment of cancer and allied diseases (G. T. Pack and T. M. Ariel), vol. 3, p. 234—241. New York: P. B. Hoeber 1959.

Lindsley, D. L., T. T. Odell jr., and F. G. Tausche: Implantation of functional erythropoietic elements following total-body irradiation. Proc. Soc. exp. Biol. (N.Y.) **90**, 512—515 (1955).

Maisin, H.: Contribution à l'étude du syndrome médullaire après irradiation. Bruxelles: Arscia, S. A. 1959.

— La greffe de moelle osseuse. Rev. Quest. Sci. 524—540 (oct. 1959).

—, et M. Mandart: La valeur comparée de quelques techniques radio- et radiumthérapiques dans le traitement des myéloses chroniques. J Radiol. Électrol. **35**, 566—568 (1954).

Maisin, J.: L'emploi de peroxydes et de corps désaturés en thérapeutique. C. R. Soc. belge Biol. **126**, 89 (1937).

— Le traitement du cancer du sein par curiethérapie et roentgenthérapie. Acta radiol. (Stockh.) **28**, 593—610 (1947).

— Essai d'immunoprophylaxie de cancers expérimentalement provoqués. Bull. Acad. roy. Méd. Belg. **4**, 197—244 (1964).

— P. Dumont et A. Dunjic: Au sujet de l'influence de l'acide ribonucléique de levure sur la survie au 30è jour de rats irradiés in toto. Nouvelles recherches. C. R. Soc. Biol. (Paris) **154**, 429—432 (1960).

— — — Au sujet de l'influence d'injections d'hydrolysats alcalins d'acide ribonucléique de levure sur la survie au 30è jour de rats irradiés avec une dose de 500 r. C. R. Soc. Biol. (Paris) **154**, 475—479 (1960).

— — — Yeast ribonucleic acid and its nucleotides as recovery factors in rats receiving an acute whole-body dose of X-rays. Nature (Lond.) **186**, 487—488 (1960).

— J. van Lancker, A. Dunjic, G. Lambert et L. Passau: De l'influence de l'état de jeûne sur la survie des animaux irradiés in toto avec foie protégé. C. R. Soc. Biol. (Paris) **147**, 1517—1520 (1953).

— — G. Lambert, L. Passau, M. Mandart, A. Dunjic, and H. Maisin: The role of the liver region in the protection against ionizing radiation. Acta radiol. (Stockh.), Suppl. **116**, 40—48 (1954).

—, et G. Langerock: Le traitement du cancer du rectum inopérable. J. belge Radiol. **36**, 335—336 (1953).

—, et H. Maisin: Le cancer. Monogr. méd. sci. **4**, 9—80 (1952).

— — et J. Keusters: L'utilisation des supervoltages et des grandes masses de radio-éléments dans le traitement du cancer en général. Acta Un. int. Cancr. **10**, 425—447 (1954).

— — — Utilisation des super-voltages et des grandes masses de radio-éléments dans le traitement du cancer en général. J. belge Radiol. **39**, 88—126 (1956).

— — J. van Lancker et J. Keusters: Le cancer du poumon. J. belge Radiol. **37**, 395—430 (1954).

Martin, H. E.: Fractional or divided dose method of external irradiation in treatment of cancer of pharynx, tonsil, larynx and paranasal sinuses. Acta radiol. (Stockh.) **16**, 1—24 (1935).

Mathe, G., J. Bernard, L. Schwarzenberg, M. J. Larrieu, C. M. Lalanne, A. Dutreix, P. F. Denoix, J. Surmont, V. Schwarzmann et B. Ceoara: Essai de traitement de sujets atteints de leucémie aiguë en rémission par l'irradiation totale suivie de transfusion de moelle osseuse homologue. Rev. franç. Étud. clin. Biol. **4**, 675—704 (1959).

MATHE, G., J. BERNARD, M. J. DE VRIES, L. SCHWARZENBERG, M. J. LARRIEU, C. M. LALANNE, A. DUTREIX, J. L. AMIEL et J. SURMONT: Nouveaux essais de greffe de moelle osseuse homologue après irradiation totale chez des enfants atteints de leucémie aiguë en rémission. Rev. Hémat. **15**, 115—161 (1960).

MAXWELL, D. R.: Some experiments with labelled compounds related to 2-methyl-1:4-naphthohydroquinone di-phosphate (Synkavit). Radioisotope Conference Oxford. London: Butterworth & Co. 1954.

MINOT, G. R., T. E. BUCKMAN, and R. ISAACS: Chronic myelogenous leukemia. J. Amer. med. Ass. **82**, 1489—1494 (1924).

MITCHELL, J. B.: Laboratory studies and clinical radiotherapeutic trials of some chemical radiosensitisers. Acta radiol. (Stockh.), Suppl. **116**, 431—440 (1953).

NAKAHARA, W., and F. FUKUOKA: Toxohormone, a toxic hormonal factor originating from cancer tissue. Acta Un. int. Cancr. **15**, 858—860 (1959).

NEW, G. B., F. A. FIGI, F. Z. HAVENS, and J. B. ERICH: Carcinoma of the larynx. Surg. Gynec. Obst. **85**, 623—629 (1947).

PACK, G. T., and I. M. ARIEL: Treatment of cancer and allied diseases. New York: P. B. Hoeber 1958.

— — Treatment of cancer and allied diseases. Tumors of nervous system, vol. 2. New York: P. B. Hoeber 1959.

PATT, H. M., E. B. TYREE, H. L. STRAUBE, and D. E. SMITH: Cysteine protection against X-irradiation. Science **110**, 213—214 (1949).

PRICE-THOMAS, C.: The value of radical and conservative resection in the treatment of carcinoma of the lung. Acta Un. int. Cancr. **15**, 453—458 (1959).

RAVEN, R. W.: Cancer of the pharynx, larynx and oesophagus and its surgical treatment. London: Butterworth & Co. 1958.

RAWSON, R. W., and J. B. TRUNNELL: Radioactive iodine in the study and treatment of carcinoma of the thyroid. Manual of artificial radioisotope therapy. New York: Academic Press 1951.

REYMAEKER, A. DE, et G. DE DOBBELEER: Contribution au progrès de la stéréotaxie cérébrale. Un nouvel encéphalotome humain. Institut de Neurologie, Louvain. Acta neurol. belg. **59**, 652—666 (1959).

RICHES, E. W., J. H. GRIFFITHS, and A. C. THACKERAY: Brit. J. Urol. **23**, 297—356 (1951). Quoted by P. B. KUNKLER and A. J. H. RAINS in Treatment of cancer in clinical practice. Edinburgh and London: J. S. Livingstone 1959.

ROSWIT, B.: Present status of chemotherapy of bronchial cancer. Radiology **69**, 499—507 (1957).

ROUX-BERGER, J., J. BAUD et J. COURTIAL: Cancer de la partie mobile de la langue, le curage ganglionnaire prophylactique est-il justifié? Statistique de la Fondation Curie. Mém. Acad. Chir. **75**, 120—126 (1949).

SCHINZ, H. R., u. J. WELLAUER: Das TNM-System bei den wichtigsten Krebslokalisationen und dessen Ausbau. Fortschr. Röntgenstr. **31**, 2—31 (1959).

SCOTT, L. S.: Wilms' tumour: its treatment and prognosis. Brit. med. J. **1956**, 200—203.

SHARP, G. S., W. K. BULLOCK, and J. W. HAZLET: Oral cancer and tumors of the jaws. New York: McGraw-Hill Book Co., Inc. 1956.

SNELL, G. D.: The genetics of transplantation. J. nat. Cancer Inst. **14**, 691—700 (1953).

STOUTA, P.: Fibrosarcoma. The malignant tumor of fibroblasts. Cancer (Philad.) **1**, 30—63 (1948).

T'ANG YU-HANS: Les bases expérimentales de la radiothérapie totale et subtotale. Thèse de l'Institut du Cancer de l'Université de Louvain (Directeur: Prof. J. MAISIN) 1939. (Imprimerie Médicale et Scientifique, 34, rue Botanique, Bruxelles.)

TAYLOR, S. G., D. P. SLAUGHTER, W. SMEJKAL, E. F. FOWLER, and F. W. PRESTON: The effect of sex hormones on advanced carcinoma of the breast. Cancer (Philad.) **1**, 603—617 (1948).

TRENTIN, J. J.: Mortality and skin transplantability in X-irradiated mice receiving isologous, homologous or heterologous bone marrow. Proc. Soc. exp. Biol. (N.Y.) **92**, 688—693 (1956).

— Induced tolerance and "homologous disease" in X-irradiated mice protected with homologous bone marrow. Proc. Soc. exp. Biol. (N.Y.) **96**, 139—144 (1957).

Union Internationale contre le Cancer: Classification clinique des tumeurs malignes du sein (projet 1956). Commission de Recherches, 25, rue d'Ulm, Paris Vè, 1956.

WAMBERSIE, A., et J. MAISIN: Grains d'or en thérapie interstitielle, doses et répartition spatiale. J. belge Radiol. **41**, 685—728 (1958).

— — J. M. BRUCHER et R. CONSTANT: Lésions produites par implantation intracérébrale de grains d'Iridium 194. Applications thérapeutiques. J. belge Radiol. **42**, 688—709 (1959).

WHITLOCK, G. F., J. R. MCDONALD, and E. N. COOK: Primary carcinoma of the ureter: a pathologic and prognostic study. J. Urol. (Baltimore) **73**, 245—253 (1955).

WOOD, D. C.: Researches on the radiotherapy of oral cancer. Publication No 267. London: Medical Research Council 1950.

ZILBER, L. A.: Studies on tumor antigens. J. nat. Cancer Inst. **18**, 341—358 (1957).

ZUPPINGER, A.: IXth Internat. Congr. of Radiology, München 1959, Bd. I, S. 626—635. Stuttgart: Georg Thieme 1961.

K. Strahlentherapie bei Tieren

Von

Eugene F. Lutterbeck

Mit 19 Abbildungen

I. Einleitung

Es war die Absicht der Herausgeber, dem vorliegenden Handbuch ein neues Kapitel über die Strahlentherapie bei Tieren vom Standpunkt des Radiologen beizufügen. Der Verfasser kann sich teilweise, wenn auch auf sehr beschränkte eigene Erfahrung berufen. Die Zusammenstellung der folgenden Ausführungen stützt sich im wesentlichen auf Veröffentlichungen in der Literatur, welche dem Humanradiologen im allgemeinen nur sehr wenig bekannt sein dürften.

Es ist die Absicht, sich fast ausschließlich auf klinische Fälle zu beschränken und experimentelle Untersuchungen nur soweit zu berücksichtigen, wie sie für die Strahlenbehandlung bei Tierpatienten von Bedeutung sind.

Es besteht kein Zweifel, daß Radiologen hin und wieder gebeten werden, Tiere radiologisch zu untersuchen, oder sie zu bestrahlen. So brachte SOSMAN, der verstorbene Professor der Radiologie der Harvard Universität in Cambridge, Mass., 1950 zum Ausdruck, daß manche unserer Patienten mehr um ihre Lieblingstiere besorgt zu sein scheinen als um ihre eigene Familie, und daß es erstaunlich sei, wie wenig Menschen es gäbe, die „unmenschlich" gegen einen Hund oder eine Katze sein können. — Unsere vierbeinigen Freunde leiden an Frakturen, kongenitaler Hüftgelenksluxation, Perthes und Osteomyelitis, und man beobachtet unter ihnen Carcinome, Sarkome und andere Geschwülste. Die Tiermedizin hat also sehr ähnliche Probleme wie die Humanmedizin, und wenn auch beide Zweige der Wissenschaft viel voneinander gelernt haben, so läßt doch die Zusammenarbeit und die gegenseitige Kenntnis viel zu wünschen übrig, was auch bei der Strahlentherapie der Fall ist.

Was den Radiologen anbelangt, der hin und wieder einmal vor die Aufgabe gestellt wird, ein Tier zu bestrahlen, so sei an dieser Stelle darauf hingewiesen, daß man mit Analogien aus der Humanradiologie auskommen kann, daß es aber doch spezielle Probleme gibt, mit denen der Strahlentherapeut vertraut sein muß. Wenn man sich etwas näher mit der Materie befaßt, so wird man sich dessen bewußt, daß das ganze Gebiet viel tiefer geht als eine gelegentliche Konsultation oder Liebhaberei. Die Strahlentherapie hat in der Tiermedizin eine lange Geschichte hinter sich, sie hat für viele Jahrzehnte um ihre Anerkennung hart kämpfen müssen und hat noch heute Schwierigkeiten zu überwinden, von denen wir Humanmediziner und Radiologen uns kaum einen Begriff machen können.

Abgesehen von den speziellen Problemen der Strahlentherapie hat der Tierarzt keine Möglichkeit, vom Patienten selbst eine Anamnese aufzunehmen, er muß sich hier ganz auf den Besitzer verlassen. Man muß ferner in Betracht ziehen, daß therapeutische Maßnahmen in der Tiermedizin eng mit ökonomischen Faktoren verknüpft sind. Der Wert eines Tieres, die Kosten der Krankenpflege und Ernährung müssen in einem tragbaren Verhältnis zu den Unkosten einer Behandlung stehen. Der Tierarzt kann sich, im Gegensatz zum Humanmediziner, der Euthanasie bedienen, um einem offenbar hoffnungslosen

Leiden ein Ende zu setzen. Er wird aber auch häufig von Besitzern gebeten, einen Behandlungsplan zu unterbrechen und die Euthanasie anzuwenden, wenn er selbst, aus ärztlichen Erwägungen heraus, gegen eine solche Maßnahme sein mag.

Der Tierarzt hat aber auch manche Vorteile gegenüber dem Humanmediziner, worauf SOSMAN (1950), GLENNEY (1951) und CARLSON (1961) hingewiesen haben; der Tierarzt lebt gewöhnlich viel länger als sein Patient, er kann die Resultate seiner Behandlung selbst für lange Jahre beobachten, beurteilen und verwerten.

Der Verfasser hofft, daß die folgenden Ausführungen dem Human- und vor allem dem Tierradiologen von Interesse sind und als weiterer Wegweiser dienen mögen, um der Veterinärradiologie und Strahlentherapie zu dem Platz in der Wissenschaft zu verhelfen, den sie so weitgehend verdient.

II. Die geschichtliche Entwicklung der Strahlentherapie in der Tierheilkunde

Die Geschichte der Strahlentherapie läßt sich in drei Hauptperioden einteilen. Die erste Periode erstreckt sich von kurz nach der Jahrhundertwende bis zum Ende der zwanziger Jahre. Es folgt die Zeitspanne bis nach dem zweiten Weltkrieg, in der die wichtigsten Grundlagen der Strahlentherapie in der Tiermedizin festgelegt wurden, und in der dritten Periode beginnt allmählich der Einfluß der „Atommedizin", der sich wahrscheinlich immer mehr in der Zukunft direkt und indirekt bemerkbar machen wird.

1. Die erste Periode

Die Anfänge der Röntgendiagnostik in der Tiermedizin gehen schon auf das Jahr 1896 zurück, in dem bereits vier Arbeiten in der Veterinärliteratur erschienen sind, auf die hier nicht näher eingegangen werden kann. Die Strahlentherapie begann in der Humanmedizin im Jahre 1897, als FREUND einen Naevus mit Röntgenstrahlen epilierte und diesen Fall in der Wiener Medizinischen Wochenschrift veröffentlichte. Die Strahlentherapie in der Tiermedizin geht auf EBERLEIN zurück, der im Jahre 1906 über seine Erfahrungen zuerst berichtete. EBERLEIN war Professor der Königlichen Tierärztlichen Hochschule in Berlin und Direktor der Chirurgischen Klinik. Geheimrat EBERLEIN, ein Tierarzt, war der Präsident des ersten Deutschen Röntgenkongresses in Berlin (1905); er ist der Begründer der Strahlentherapie bei Tieren. Auf dem zweiten Kongreß der Deutschen Röntgengesellschaft in Hamburg (1906) hielt er einen Vortrag über „Röntgentherapie bei Haustieren". Angeregt durch die Erfolge der Strahlentherapie in der Humanmedizin, sah er sich 1904 veranlaßt, diese Behandlungsmethode auch bei Haustieren zu verwenden. Er berichtete nicht nur über Heilungen, sondern auch über solche Fälle, bei denen die günstige Wirkung ausblieb. Dieser erste Bericht erstreckte sich auf sechs verschiedene Fälle bei Pferden, die an Sarkomen, chronischen Geschwüren, Hufkrebs und an Carcinomen des Augenlides litten. 1907 sprach EBERLEIN über seine Erfahrungen bei der Bestrahlung der Botryomykose von Pferden und 1909 berichtete er über Oberkiefersarkome, welche postoperativ bestrahlt wurden. 1911 wandte sich EBERLEIN wieder der Strahlentherapie der Botryomykose zu und brachte hier zum Ausdruck, daß offenbar die Widerstandskraft der Botryokokken im lebenden Gewebe viel geringer sei als auf einem künstlichen Nährboden. Und auch im folgenden Jahr (1912) nahm EBERLEIN aktiv an den Verhandlungen der Deutschen Röntgengesellschaft teil und berichtete in Hamburg über die erfolgreiche postoperative Bestrahlung eines Spindelzellsarkoms des Augenlides an einem Pferd.

Bemerkenswert für die Zeit vor dem ersten Weltkrieg sind die Beiträge von LIEBERT (1914) von der Hannoverschen Tierärztlichen Hochschule, der die ersten Versuche zu einer Etablierung der Hauterythemdosis bei Hunden anstellte und erfolgreich acht Fälle von Ekzemen mit oberflächlichen Röntgenstrahlen behandelte. Im selben Jahr veröffentlichte DORNIS (1914) eine Arbeit „Zur Frage der Behandlung der Geschwülste bei Haustieren mit Röntgenstrahlen", in welcher er über zwei Spindelsarkome bei Pferden und zwölf verschiedene Tumoren bei Hunden berichtete. Mehrere Fälle wurden postoperativ bestrahlt. DORNIS wies darauf hin, daß Mischgeschwülste sich refraktär verhielten.

Während des ersten Weltkrieges findet man in der Literatur nur eine Arbeit von RUDAT (1917) über die Behandlung des Hufkrebses bei Pferden mit Röntgenstrahlen, die nur in einem Fall von fünf erfolgreich war.

In den zwanziger Jahren war man sich dessen bewußt, daß die Röntgentherapie in der Veterinärmedizin nicht über einzelne tastende Anfangsversuche hinausgekommen war, worauf besonders SCHOUPPÉ (1925) hingewiesen hat. Die Hauptgründe waren die kostspieligen Anlagen und das Problem der Fixierung von kleinen wie auch von großen Haustieren. Es bestand aber auch ein Mangel an Lehrkräften an den Tierärztlichen Hochschulen, die sich der Radiologie genügend widmen konnten.

Es ist das Verdienst von HENKELS (1926), von der Tierärztlichen Hochschule in Hannover, das erste Lehrbuch der veterinärmedizinischen Röntgenkunde veröffentlicht zu haben. Von den sechs Kapiteln behandelte das letzte ausschließlich die Röntgentherapie. Mit Recht wies er auf die großen Schwierigkeiten der Tierärzte hin: „In der humanmedizinischen Röntgenologie paßt sich das Objekt dem Instrumentarium vollkommen an, in der veterinärmedizinischen Röntgenologie ist es umgekehrt, im günstigsten Fall verharrt das Objekt in seiner stumpfen Passivität." HENKELS behandelte Acarusräude und Ekzeme bei Hunden, Furunkulose, Phlegmonen, Widerristschäden, Keloide, Hufkrebs und Botryomyokose bei Pferden.

Vergleichende Bestrahlungsversuche der Haut beim Menschen, Hund und Pferd wurden von HRONOVSKY (1925), von der Tierärztlichen Hochschule in Brünn unternommen. Er kam zu dem Ergebnis, daß die Haut der Hunde zweimal und die der Pferde fünfmal so tolerant wie die Menschenhaut ist.

Die Klagen über den langsamen Fortschritt der Radiologie in der Tiermedizin wurden immer lauter. So betonte DEBICKI (1925), daß das Gebiet der Röntgentherapie bei Tieren brach liege. Außer einigen kasuistischen Publikationen sei nicht viel bekannt — ein großer Nachteil für die Wissenschaft — da dieses Feld viel interessanter als die Diagnostik sein dürfte.

Bis zum Anfang der zwanziger Jahre änderte sich wenig auf dem Gebiet der Strahlentherapie bei Tieren. SCHOUPPÉ (1928), von der Tierärztlichen Hochschule in Wien, bestrahlte einige Fälle von Aktinomykose bei Rindern und ebenso erfolgreich die Acne bei Pferden. — LITTLE (1927) war wohl der Erste, der das Radium in Form von Radonröhrchen in der Strahlenbehandlung bei Hunden und Pferden einführte. Er berichtete über 31 Tumoren bei Hunden und vier bei Pferden und wies darauf hin, daß man das Leben der Tiere verlängert habe, daß Schmerzen gelindert und selbst Heilungen mit der Strahlenmethode erzielt werden können.

2. Die zweite Periode

Mit dem Ende der zwanziger Jahre trat die Strahlentherapie in der Tierheilkunde in eine neue Phase ein. Durch eine Stiftung der Rockefeller Foundation (1928) gelang es der Tierärztlichen Hochschule in Wien, eine Abteilung für Röntgendiagnostik und Therapie einzurichten, welche auch noch heute als Vorbild eines modernen Zentralinstitutes gilt. Über 30 Jahre war Prof. ALOIS POMMER Direktor dieses Institutes. In unermüdlicher Arbeit hat er mit seinen Mitarbeitern und Schülern die Strahlentherapie systematisch der Tiermedizin erschlossen.

Pommer (1933) war der Meinung, daß die Hauptprobleme der Röntgendiagnostik an Klein- und Großtieren zu dieser Zeit im wesentlichen gelöst waren. Dies nahm die Tierärzte allerdings so in Anspruch, daß die Strahlentherapie fast vollständig in den Hintergrund gedrängt wurde. Die Veterinärröntgenologie wurde nur von wenigen Fachärzten gepflegt. Die Röntgeninstitute waren meistens chirurgischen oder internen Kliniken angegliedert. Die Tierärztliche Hochschule in Wien richtete das erste selbständige Zentralröntgeninstitut ein, das allen Kliniken und Lehrkanzeln der Hochschule zur Verfügung stand mit einem Direktor, der sich ausschließlich der Röntgendiagnostik und der Röntgentherapie widmen konnte.

So konnte Pommer (1938) ausführlich über eine 10jährige Erfahrung in der Röntgentherapie der Veterinärmedizin vor dem 13. Internationalen Tierärztlichen Kongreß in Zürich sprechen. Bis dahin wurden 1190 Patienten bestrahlt und 6585 Behandlungen durchgeführt. Pommer veröffentlichte laufend seine Erfahrungen in der tierärztlichen Literatur. 1934 erschienen Arbeiten über die Röntgentherapie der Hautkrankheiten bei Hunden und Katzen. Pommer (1934) beschäftigte sich auch eingehend mit der biologischen Wirkung der Röntgenstrahlen auf die Tierhaut. Er setzte sich für den Strahlenschutz der Tiere und des Personals ein und sorgte für eine zweckmäßige Lagerung und Fixierung der Tiere. Angeregt durch die Schule der Radiologen Holzknecht und Kienboeck, machte sich Pommer mit modernen Anlagen und der korrekten Messung der verwendeten Strahlen vertraut. Eingehend wurde der Einfluß der Filtrierung, der Größe der Strahlenfelder und des Abstandes auf die Tiefendosis der Röntgenstrahlen studiert. Er betonte mit Nachdruck, daß gute Krankengeschichten und Strahlenprotokolle unerläßlich für eine erfolgreiche wissenschaftliche Bearbeitung eines klinischen Materials seien.

Pommer (1934) bestrahlte erfolgreich oberflächliche Dermatosen bei Hunden und Katzen, er verwandte die Röntgenstrahlen in der Behandlung der Otitis externa bei Kleintieren. Er gab 1935, auf Grund seiner Erfahrungen, 38 Indikationsgebiete für die Strahlentherapie bei Tieren an. Die Hauptgebiete waren Dermatosen, Hautdrüsenerkrankungen, Keratosen, Aktinomykose und Streptotrichose. Erfolgreich wurden ferner bestrahlt: akute und subakute Entzündungen, Drüsenfisteln, Gelenkerkrankungen, Struma parenchymatosa, Prostatahyperplasien und ferner maligne Geschwülste, Hypertrophien der Drüsengewebe, Talgdrüsenadenome und Adenocarcinome. Für primäre Sarkome und Carcinome wurde die postoperative Bestrahlung vorgezogen. Bei der lymphatischen Leukämie waren die Erfolge nur von kurzer Dauer. Pommers Erfahrungen erstreckten sich auf kleine und große Haustiere. Gelegentlich bestrahlte er aber auch Patienten des Schönbrunner Zoologischen Gartens. 1940 erschienen grundlegende Arbeiten von Alksnis und Pommer über den Einfluß der Röntgenstrahlenqualität und Intensität auf die Epilations- und Erythemreaktion der Hundehaut.

Es ist das Verdienst von Thom (1939), einem selbständig praktizierenden Tierarzt in Kalifornien, die erste Arbeit über die Strahlentherapie entzündlicher Erkrankungen bei Tieren in den Vereinigten Staaten veröffentlicht zu haben. Die Röntgenstrahlen sollten nicht nur dann verwendet werden, wenn alle Mittel versagt haben, sondern auch in frühen Fällen, da man in kürzester Zeit ausgezeichnete Resultate erzielen kann. Thom wies mit Nachdruck darauf hin, daß die kosmetischen Resultate besser seien als in der Chirurgie. Wenn die Dosierung richtig gehandhabt wird, sind keine nachteiligen Folgeerscheinungen zu erwarten.

1940 wurde von Emmerson (Tierärztliche Hochschule in Pennsylvania) die erste große Strahlentherapieanlage in den USA beschrieben, die 1938 nach dem Wiener Muster, jedoch mit wichtigen Neuerungen aufgestellt wurde. Emmerson hat sich besonders um die zweckmäßigere Montierung der Röhren und die moderne Entwicklung der Behandlungstische für Großtiere verdient gemacht. In den ersten 18 Monaten wurden über 1000 Bestrahlungen an Pferden, Kühen, Ziegen, Hunden und Katzen durchgeführt.

Ebenfalls 1940 erschien eine Arbeit von McClelland über die erfolgreiche Strahlentherapie von Lippengeschwüren bei Katzen.

1942 berichtete Peters, von Holland, über die Bestrahlung von oberflächlichen Dermatosen bei 19 Hunden und drei Katzen.

1943 veröffentlichte Pommer weitere Studien zur Bestimmung der Erythem- und Epilationsreaktion an der Pferdehaut.

3. Die dritte Periode

Seit dem Ende des zweiten Weltkrieges war es wieder die Wiener Schule unter der Leitung von Pommer, die führenden Einfluß auf die Strahlentherapie bei Tieren durch systematische und grundlegende Arbeiten beibehielt. Pommers Werk kulminierte in einer ausgezeichneten Monographie, die in englischer Sprache 1958 erschien und das ganze Gebiet der Strahlentherapie in der Veterinärmedizin umfaßte. Diese Arbeit bespricht die physikalischen und biologischen Grundlagen, befaßt sich mit dem Strahlenschutz und erwähnt im einzelnen 22 Hauptindikationen für die Anwendung von Röntgenstrahlen in der Tiermedizin, auf die später noch eingegangen werden wird. Pommer starb 1958. Seine Arbeit wird von Pobisch unter Leitung von Überreiter fortgesetzt.

In Holland berichtete Peters 1942 und 1947 über die Strahlentherapie von Dermatosen bei Hunden.

In den Vereinigten Staaten erschien 1950 das erste Lehrbuch der Radiologie bei kleinen Haustieren. Schnelle bearbeitete die Diagnostik und Thom schrieb das Kapitel über die Strahlentherapie. Schnelle wies darauf hin, daß manche Tierärzte vielleicht Strahlentherapie betreiben ohne genügende Kenntnis über dieses Gebiet zu haben und warnte seine tierärztlichen Kollegen vor Strahlenschäden. Die Arbeit von Thom ist an den Tierarzt gerichtet, der sich der Strahlentherapie widmen möchte, dem aber nur limitierte Einrichtungen zur Verfügung stehen. Die Hauptindikationen sind entzündliche Erkrankungen der Haut und Unterhautzellgewebe der verschiedensten Art und bestimmte gut- und bösartige Tumoren bei Katzen und Hunden.

Thom hat sich aber nicht nur kleinen sondern auch großen Haustieren gewidmet. Er war 1950 der Ansicht, daß in den Vereinigten Staaten die Praktiker den großen Kliniken und Instituten voraus seien. Als Hauptindikationen für die Strahlentherapie bei Tieren gab er fünf an: 1. Inhibition des Wachstums und der Funktion gewisser Drüsen, 2. Auflösung hyperplastischen Bindegewebes, 3. Reduktion von entzündlichen Prozessen, 4. Befreiung von Schmerzen und Jucken und 5. Zerstörung maligner Tumoren.

Thom hat sich besonders um die Röntgenbestrahlung von Rennpferden verdient gemacht und konnte 1959 auf dem 16. Internationalen Tierärztekongreß über 682 Fälle berichten, die an den verschiedensten entzündlichen Erkrankungen der Extremitäten litten. Daß die Lahmheit der Rennpferde mit ihrer Bursitis und anderen entzündlichen Veränderungen im Bereich der Vorderfüße auf die Röntgenbestrahlung, ähnlich wie die Bursitis beim Menschen, anspricht, konnte in den Arbeiten von Meginnis und Lutterbeck (1951 und 1954) an eingehenden klinischen Studien gezeigt werden, was später Clapp und Carlson (1963) bestätigten.

1952 wurden mehrere Tierärztliche Hochschulen in den USA mit Therapieanlagen ausgestattet. Hier hat sich wieder Emmerson (1954—1955) verdient gemacht, da er eigene Erfahrungen publizierte und damit der weiteren wissenschaftlichen Erkenntnis zugänglich machte, was leider andere Institute, und nicht nur in den Vereinigten Staaten, unterlassen haben, da sie der Meinung waren, die Anzahl der Fälle sei zu gering, um eine Veröffentlichung ihrer Erfahrungen zu rechtfertigen. Seit 1945 wurde die Radiologie an der Iowa Universität als Pflichtfach für tierärztliche Studenten eingeführt. Es werden drei Vorlesungen pro Woche während eines Semesters gehalten, was in den Vereinigten Staaten auch anschließende Prüfungen bedeutet. Emmerson gab 1956 15 Hauptindikationen für die Strahlentherapie bei Tieren an, auf die später noch näher eingegangen wird.

Auf die Anwendung künstlich radioaktiver Substanzen wurde erstmalig von CANDLIN (1952) und CATGOTT, THARP und JOHNSON (1953) verwiesen. Sie benutzten einen Strontium-90-Applikator zur Behandlung oberflächlicher Augenerkrankungen mit Betastrahlen, worüber auch WHEAT (1954) und BURGER (1955) berichteten.

MCCLELLAND appellierte 1956, man sollte mit den Tierradiologen Geduld haben. Es würde immer noch ein paar Jahre dauern, bis man statistisch über eine genügend große Serie von Fällen verfüge, um klinische Resultate verwerten zu können, worauf schon GLENNEY 1953 hingewiesen hatte.

MCCLELLAND (1957 und 1958) hat sich besonders mit der Strahlentherapie von Haut- und Schleimhautcarcinomen der Katzen, perianalen Adenomen bei Hunden und Dermatosen von Kleintieren beschäftigt und seine Erfahrungen in einer Dosierungstabelle als allgemeine Richtlinie niedergelegt. Auch sei auf ähnliche Anweisungen von SPELLMAN (1962) verwiesen. Von praktischer Bedeutung sind ferner die Studien über die Sensibilität der Pferdehaut von MILINE (1957). Eine umfassende Darstellung der Strahlentherapie der Wiener Schule ist POBISCH (1959) zu verdanken. Weitere Arbeiten liegen von HATAYA und MASAAKI (1959) vor, die sich vorwiegend mit der Bestrahlung von veneralen Tumoren beschäftigten und deren Verdienst es ist, die interstitielle Kobaltnadeltherapie erstmals in der Veterinärmedizin eingeführt zu haben. Weitere Berichte über Anwendung interstitieller Methoden zur Bestrahlung maligner Tumoren mit Radiumnadeln oder Radon gehen auf JOHNSTON (1962) und EBERHART (1962) zurück. Eine aufschlußreiche Analyse der chirurgischen — im Vergleich zur Strahlentherapie der Rectaltumoren — wurde 1963 bei MORGAN durchgeführt.

Mit zunehmender Verwendung von ionisierenden Strahlen in der Humanmedizin und besonders auch angesichts der Gefahr einer allgemeinen Verseuchung des Tierbestandes im Kriegsfall, stehen die heutigen Tierärzte vor dem Problem, sich noch mehr mit der Materie befassen zu müssen als in der Vergangenheit [TRUM und RUST (1958), HILL (1959) und v. KEULEN (1959)]. Die Berührungspunkte zwischen der Veterinärmedizin und Atomenergie liegen in der Verwendung von künstlich radioaktiven Substanzen in der Diagnostik, der experimentellen Ganzkörperbestrahlung von Haustieren zum Studium der Strahlenschäden, in der Überwachung der Haustiere, um das gegebene Maß von etwaigen Strahlenschäden festzustellen, und schließlich in der Bestrahlung von Lebensmitteln zum Zweck der Konservierung. Dem Veterinär ist die Gelegenheit geboten, ungehindert an Tieren experimentell zu arbeiten, was dem Humanmediziner versagt ist. Was die klinische Strahlentherapie anbelangt, so soll man sich jedoch dessen bewußt sein, daß die weitgehenden Fortschritte in der Humanmedizin zu einem großen Teil der Tatsache zu verdanken sind, daß wir aus moralischen Gründen nicht nur zu einer kurativen sondern besonders auch zur palliativen Strahlenbehandlung gezwungen sind, was dem Tierarzt häufig versagt bleibt.

III. Therapieanlagen für Haustiere

1. Apparaturen

Die Apparaturen in der Strahlentherapie unterscheiden sich im wesentlichen nicht von den üblichen Geräten der Humanradiologie.

Es versteht sich von selbst, daß man unter Umständen für die Behandlung von oberflächlichen Erkrankungen der Haut diagnostische Apparate benutzen kann, vorausgesetzt, daß man für eine genaue Kalibrierung Sorge getragen hat.

Für die Behandlung von tiefer gelegenen Erkrankungen sind höhere Spannungen notwendig. Für eine große Anzahl von Indikationen sind Therapiemaschinen mit 140 kV und 0,25 mm Cu Halbwertschichten ausreichend, was nicht nur für die Behandlung von Katzen und Hunden zutrifft, sondern auch für die Extremitäten der großen Haustiere, besonders der Pferde [GLENNEY (1953), MEGINNIS und LUTTERBECK (1951 und 1954)].

Sobald Erkrankungen tiefer als etwa 5—7 cm liegen, sind große Therapieanlagen mit 200—280 kV und Halbwertschichten bis zu 2 und 6 mm Kupfer unerläßlich. Soweit in der Literatur bekannt ist, sind weder Tele-Radium oder Cobaltmaschinen noch Elektroschleudern zur klinischen Strahlenbehandlung von Tieren verwendet worden.

In der Veterinärradiologie müssen die Apparaturen vor Beschädigungen durch die zu behandelnden Tiere geschützt werden. Dies ist durch eine zweckmäßige Immobilisierung des Patienten möglich, erfordert aber auch in vielen Fällen eine besondere Montage der Apparaturen, um die sich besonders Emmerson (1940) verdient gemacht hat. Die Röhren mit den Transformatoren wurden schon 1938 an der Universität von Pennsylvania an der Decke mit einer Laufkatze frei beweglich montiert, um den Strahlenkegel in jede beliebige Lage einstellen zu können (Abb. 1).

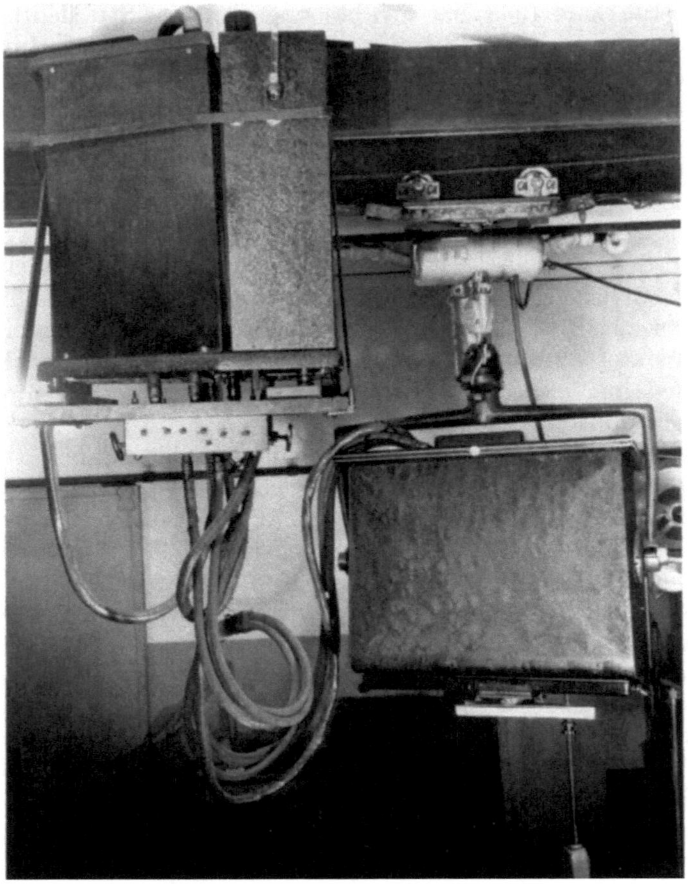

Abb. 1. Montierung einer 250 kV General-Electric-Rohre und eines Transformers an der Decke mittels einer Laufkatze nach Emmerson und Rhodes (School of Veterinary Medicine, University of Pennsylvania, Philadelphia, USA)

Diese Montage der Röntgenröhren spielt bei der Therapie der großen Haustiere eine besonders wichtige Rolle und hängt im wesentlichen davon ab, ob Pferde oder Kühe in aufrechter oder liegender Stellung bestrahlt werden sollen. In liegender Stellung kann man ein Tier völlig immobilisieren, so daß eine Beschädigung der Anlage nicht möglich ist. In aufrechter Stellung ist dies schwieriger, besonders bei der Bestrahlung von Extremitäten, bei denen durch unwillkürliche Bewegungen der Extremitäten Tubusse und Röhren schwer beschädigt werden können. Es müssen in diesen Fällen zwischen einem vertikalen Stativ und dem zu behandelnden Tier Barrieren gebaut werden, oder man kann das Stativ in einer Vertiefung von etwa 1 m aufstellen, um Felder bestrahlen zu können, die nur einige Zentimeter oberhalb des Erdbodens liegen, wie z. B. der Huf eines Pferdes (Abb. 2).

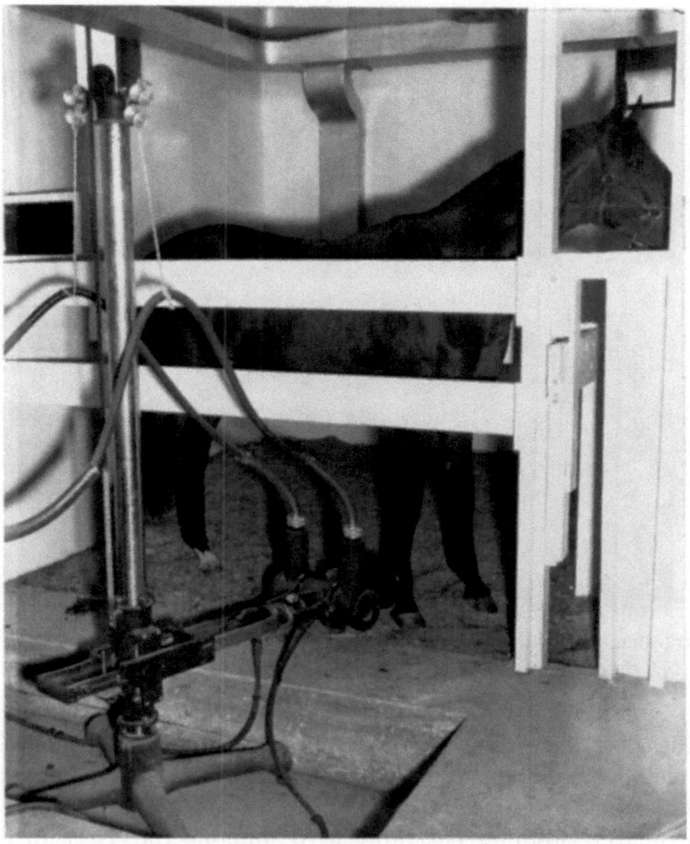

Abb. 2. 140 kV Standard-Röntgenapparat zur Bestrahlung von Rennpferden. Montage des Stativs in einer Vertiefung (MEGINNIS und LUTTERBECK, 1954)

2. Behandlungstische

Schon 1925 wies SCHOUPPÉ darauf hin, daß die Veterinärradiologie nicht über tastende Versuche hinausgekommen sei, weil die Schwierigkeiten der Fixierung der Tiere fast unüberwindlich waren. Es fehlte an geeigneten Röntgentischen, um das Halten der Patienten von Wärtern zu verhindern. SCHOUPPÉ war wohl der erste, der umlegbare Operationstische mit Anschnallvorrichtungen für Großtiere und besondere Tische für Kleintiere angab.

a) Für kleine Haustiere

Gewöhnliche Kompressionsvorrichtungen, wie sie in der Humanradiologie üblich sind, können zur Immobilisierung von Katzen und Hunden nicht verwendet werden. So hat besonders POMMER ausgezeichnete Tische angegeben, welche Löcher in den verschiedensten Lokalisationen haben, die es ermöglichen, die Tiere am Nacken, Thorax, Abdomen und an den Extremitäten anzuschnallen. Die Röntgentische müssen mit abwaschbarem Material bedeckt sein, um sie sauber zu halten (Abb. 3).

Einige Autoren sind der Meinung, daß man ohne Anaesthesie auskommen kann, die Mehrzahl benutzt jedoch Sedativa, besonders Barbitursäurepräparate, um die Manipulierung der Patienten zu erleichtern.

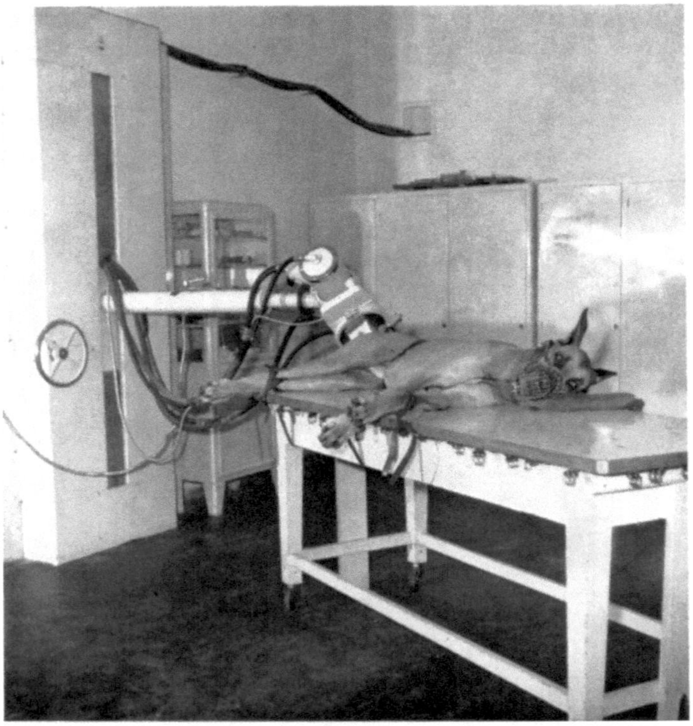

Abb. 3. Bestrahlungstisch für kleine Haustiere nach POMMER (Wiener Tierärztliche Hochschule)

b) Für große Haustiere

Die Immobilisation der großen Tiere ist schwierig und mit großen Kosten verbunden. Da es bis heute keine verläßliche allgemeine Narkose gibt, muß man sich auf mechanische Fixierung beschränken.

Wenn in aufrechter Stellung bestrahlt wird, müssen die Tiere in eine Art Käfig geführt werden, welcher in allen vier Richtungen verstell- und fixierbar ist (Abb. 4). Solche Installationen sind überall da zu finden, wo Chirurgie an Großtieren durchgeführt wird.

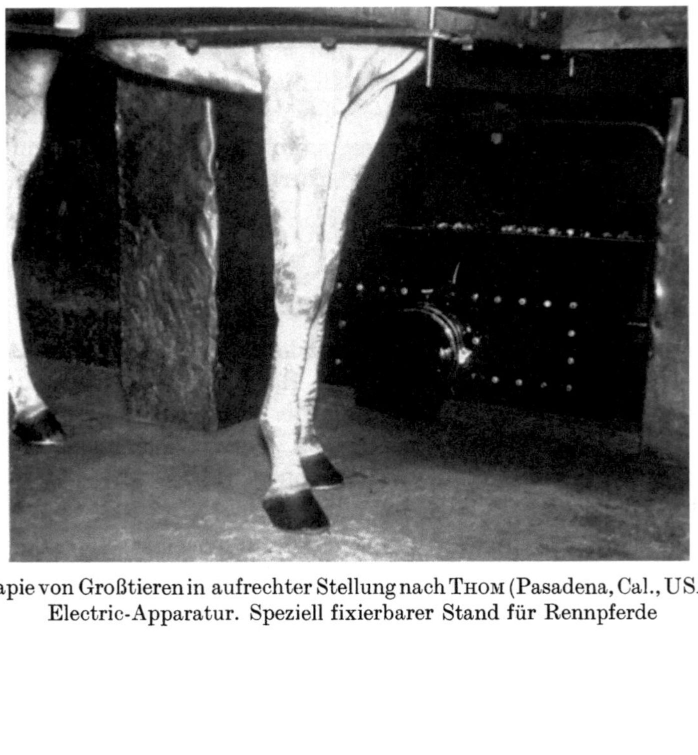

Abb. 4. Strahlentherapie von Großtieren in aufrechter Stellung nach THOM (Pasadena, Cal., USA). 200 kV-General-Electric-Apparatur. Speziell fixierbarer Stand für Rennpferde

Zur Fixierung bestimmter Körperteile ist es möglich, Anschnallvorrichtungen mit genügender Polsterung als zusätzliche Methode zu verwenden. SCHOUPPÉ, POMMER, EMMERSON, THOM, MEGINNIS und LUTTERBECK wandten diese Methode an; Bestrahlungen des Auges, des Kopfes, der Halsgegend, der Extremitäten und der Analregion können auf

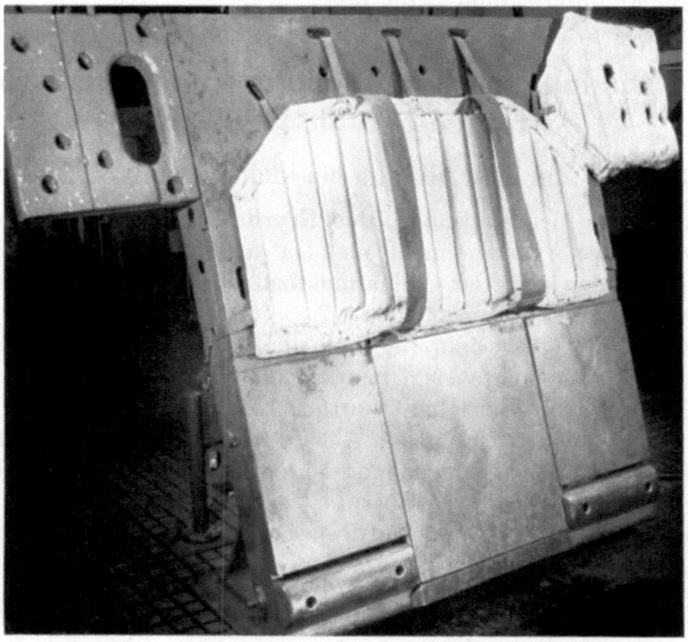

Abb. 5. Kipptisch zur Bestrahlung von Großtieren in vertikaler Stellung mit Polsterung und Anschnallriemen nach EMMERSON und RHODES (School of Veterinary Medicine, University of Pennsylvania, Philadelphia, USA)

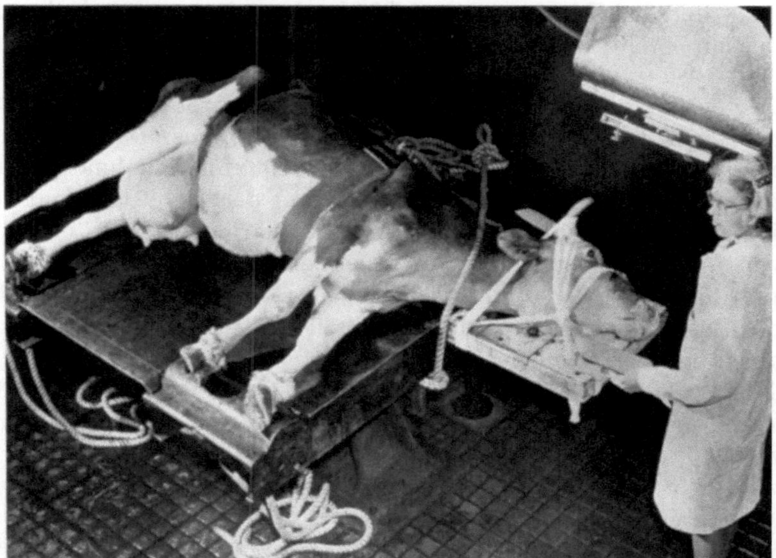

Abb. 6. Derselbe Tisch in horizontaler Stellung. Bestrahlung eines Tonsillencarcinoms

diese Weise durchgeführt werden. Man muß allerdings in Betracht ziehen, daß es notwendig ist, einen Wärter bei den Tieren zu lassen. Um den genügenden Strahlenschutz zu gewähren, kann die betreffende Person in einer Bleiwandkabine stehen (s. Abb. 11).

Die ideale Behandlung an Großtieren erfolgt jedoch bei Fixierung in horizontaler Position, was durch große, umlegbare Operationstische erreicht wird (Abb. 5.) Die Tiere werden in aufrechter Stellung im Bereich des Kopfes, Nackens, Bauches und der Extremitäten an den Tisch geschnallt. Mittels hydraulischer Pressen und Elektromotoren wird der Tisch in die gewünschte horizontale Position gebracht. Mit dieser Methode kann das zu bestrahlende Tier sich selbst überlassen bleiben, so daß eine Exponierung des Personals vermieden wird. Derartige Therapieanlagen für Großtiere sind äußerst kostspielig und erfordern große Behandlungsräume (Abb. 6).

IV. Die biologischen Grundlagen der klinischen Strahlentherapie bei Tieren

1. Das Erythem und die Epilation bei kleinen und großen Haustieren

Die biologischen Strahlenreaktionen, das Erythem und die Epilation, spielen auch in der Tiermedizin eine hervorragende Rolle. Da aus anatomischen Gründen die Dosen recht verschieden von denen in der Humanmedizin üblichen sind, ist es notwendig, sich mit diesen Reaktionen vertraut zu machen.

Die ersten Versuche, das Erythem und die Epilation zu bestimmen, gehen auf LIEBERT im Jahre 1914 zurück; ihm folgte 1925 HRONOVSKY, der zu dem Ergebnis kam, daß die Hundehaut zweimal und die Pferdehaut fünfmal so viel wie die Menschenhaut vertrage.

Von 1934—1959 erschienen eine große Anzahl von Arbeiten von POMMER und seinen Mitarbeitern, die auf Grund von eingehenden experimentellen Untersuchungen die Basis für die heutige Strahlentherapie bei Haustieren bildet.

POMMER unterscheidet an Hunden und Pferden vier Reaktionsgrade an der behaarten gesunden Haut, die mit einer Spannung von 120 kV, 1 mm Al Filter, 30 cm Hautabstand und Feldgrößen von 6×8 cm bei einzeitiger Bestrahlung erzielt werden.

Die „Reaktion ersten Grades", der suberythematöse Effekt, wird bei einer einzeitigen Bestrahlung mit 780—960 R Einfalldosis beim Hund, mit 1800 R beim Pferd erzeugt. Man kann nach einigen Tagen ein leichtes Früherythem beobachten. Es kommt bei Hunden nach 3 und bei Pferden nach 8 Wochen zu einer vorübergehenden Epilation.

„Die Reaktion zweiten Grades", eine Dermatitis hyperaemica erythematosa, wird bei Hunden mit 1080—1200 R und bei Pferden mit 2400 R erzeugt. Man beobachtet eine Rötung und Schwellung der Haut; mit dem Haarausfall treten Follikelschwellungen auf. Nach Desquamation der Haut beginnt der Haarnachwuchs. Dabei ist bemerkenswert, daß bei pigmentloser oder schwach pigmentierter Haut eine Zunahme des Hautpigmentes zu beobachten ist, und bei stark pigmentierter Haut der Tiere das Umgekehrte der Fall ist. Diese Pigmentverschiebungen sind in der Veterinärmedizin sehr unerwünscht, da sie oft Tiere von Ausstellungen und Wettbewerben ausschließen. Auch hat besonders POMMER darauf hingewiesen, daß der Nachwuchs weißer und aufgehellter Haare nach der Epilation oder das Vorkommen kahler Hautstellen die therapeutische Anwendung der Röntgenstrahlen bei Tieren äußerst erschwert.

Wenn die Einzeldosis bei Hunden auf 1680 R und bei Pferden auf 3000 R erhöht wird, entwickelt sich die „Reaktion dritten Grades", eine Dermatitis bullosa. Bereits nach einer Woche kommt es zu einer intensiven Rötung der Haut, es folgt eine Epilation mit schmerzhafter Schwellung und Blasenbildung. Diese Reaktion heilt nach Wochen mit einer Atrophie der Haut ab, welche dauernd überempfindlich bleibt.

Die „Reaktion vierten Grades", eine Dermatitis gangraenosa, wird beim Hund mit 2400 R, beim Pferd mit 3600 R erzeugt. Es kommt hier schon nach 2—8 Tagen eine Epilation zustande mit rasch fortschreitender schwerer Röntgendermatitis, bei der sich im Lauf von Wochen chronische Ulcera bilden, die zur Abheilung kommen.

Die Erfahrungen aus der Humanradiologie, daß die Haut mit einfach-fraktionierter oder protrahiert-fraktionierter Verabfolgung der Dosis weitgehend geschont wird, wurden ebenfalls von POMMER und seinen Mitarbeitern bewiesen. Auf Grund dieser Bestrahlungsversuche wurde die Einzeldosis bei Hunden auf 180 R, bei Pferden auf 240 R herabgesetzt.

2. Strahlenschäden und Strahlenschutz

Schon 1897 waren sich die Tierärzte bewußt, daß die Röntgenstrahlen schädigende Wirkungen haben. So wies DOLKAR auf Beobachtungen hin, daß nach einer Aufnahmezeit von 10—20 min schwere und schmerzhafte Entzündungen der Haut auftraten, die bereits am 2.—3. Tage begannen und mehrere Wochen anhielten. Ebenso wußte HEINECKE bereits im Jahre 1903, daß große Dosen von Röntgenstrahlen tödlich auf Tiere wirken; man war sich allerdings nicht über die Todesursache im klaren.

Erst in späteren Jahren wurden, dank der Arbeiten der Wiener Schule unter POMMER, konstruktive Vorschläge zur Verhütung von Strahlenschäden der Tiere und des Personals gemacht. POMMER wies 1933 mit Nachdruck darauf hin, daß es unerläßlich sei, die Strahlen mit geeigneten Instrumenten zu messen, daß man die umgebenden normalen Gewebe durch geeignete Maßnahmen schützen müsse, und daß es erforderlich sei, laufend Blutuntersuchungen des Personals durchzuführen. Mit der Entwicklung von hochspannungssicheren Apparaturen, geschützten Hauben, mit der Konstruktion von geeigneten Behandlungstischen und strahlengeschützten Räumen ist das Problem des Strahlenschutzes heutzutage gelöst; es erfordert jedoch, daß niemand Strahlentherapie bei Tieren ausüben sollte, der nicht auf diesem Gebiet ausgebildet ist und sich mit den Methoden der modernen Strahlentherapie vertraut gemacht hat (POMMER, 1958).

Narben an den Händen der Tierärzte sind sichtbare Zeichen einer Nachlässigkeit (SCHNELLE, 1950), die unsichtbaren Zeichen, wie die Veränderungen des Blutes und die genetischen Schäden, sind jedoch viel gefährlicher.

Zur Verhütung genetischer Schäden sollen sich Tierärzte ebenfalls nach den geltenden Vorschriften richten und das Maß von 100 mR pro Woche für das Personal nicht überschreiten.

Die Stimmen, Strahlenschäden zu verhüten, erhoben sich in den letzten 10 Jahren auch in der Tiermedizin immer mehr, was aus den Arbeiten von EMMERSON, HENNY, TRUM, POBISCH und VAN KEULEN hervorgeht.

Da sich diese Schutzmaßnahmen prinzipiell nicht von denen in der Humanmedizin unterscheiden, sei auf die betreffenden Arbeiten des Handbuchs in den vorhergehenden Kapiteln hingewiesen.

Es ist notwendig, daß sich die modernen Tierärzte mit den Wirkungen und Schäden ionisierender Strahlungen befassen. Wir stehen heute vor der ständigen Gefahr einer Strahlenverseuchung, von der die Tierwelt nicht ausgeschlossen ist (VAN KEULEN, 1960).

V. Indikationen für die Verwendung von ionisierenden Strahlen in der Tiermedizin

1. Haut

1914 erschien in der Veterinärmedizin der erste Bericht über die erfolgreiche dermatologische Bestrahlung von Ekzemen bei acht Hunden (LIEBERT). LIEBERT beobachtete, daß der Juckreiz bereits nach 48 Std verschwand, nässende Hautstellen nach 2—3 Tagen abtrockneten und sich mit normalem Epithel bedeckten. Damals wurden die Tiere während der Bestrahlung von Wärtern gehalten. LIEBERT konnte feststellen, daß die chronisch verdickte Haut weniger auf Strahlen ansprach, was wohl auf die damaligen Apparaturen zurückzuführen war, die nicht in der Lage waren, tiefere Hautschichten genügend zu durchdringen.

In den folgenden Jahren befaßte sich eine Anzahl von Instituten eingehend mit der Strahlenbehandlung der Dermatosen, so daß noch heute die Strahlentherapie der Hautkrankheiten bei kleinen und großen Haustieren das Hauptindikationsgebiet für die Röntgentherapie darstellt.

Um die Übersicht zu erleichtern, werden die Haupterkrankungen der Haut in alphabetischer Anordnung besprochen.

a) Akute, subakute und chronische Entzündungen

α) *Acanthosis nigricans*

Die Acanthosis nigricans, die sich durch papilläre Hypertrophie und Hyperpigmentation der Haut auszeichnet, kommt ebenfalls bei Hunden vor und wurde von Pommer, Pobisch und Emmerson erfolgreich bestrahlt, während Glenney keine günstigen Resultate erzielen konnte. Es wird im allgemeinen eine Gesamteinfallsdosis von 960—1200 R empfohlen. Die Haut wird dann allmählich glatt und weich, jedoch bleibt nach Pobisch die Verfärbung lange bestehen. Keratolytische Salben haben sich als zusätzliche Behandlung nützlich erwiesen.

β) *Acarusräude*

Die Strahlenbehandlung der Skabies bei Hunden geht auf Sava Joan (1914) und Henkels (1926) zurück. Sava, von Bukarest, bestrahlte 13 Hunde mit follikulärer Acarusräude 10—15 min. Er behandelte wöchentlich bis zu 5 Monaten und brachte die squamöse Form der Skabies rasch zur Abheilung, während alte und ausgedehnte Fälle nicht ansprachen.

Henkels verwandte 43 kV, 3 mA, keine Filter und einen Focusabstand von 50 cm, Bestrahlungszeit 10 min. Die Bestrahlungsserie bestand aus drei Sitzungen mit zwei wöchentlichen Pausen. Nach 3 Wochen war die Skabies abgeheilt.

Die Acarusräude wird heute nicht mehr mit Röntgenstrahlen behandelt.

γ) *Acne*

Die Acne ist eine eitrige Entzündung der Talgdrüsen und Haarbälge. Sie kommt häufig bei Hunden vor und wird im Bereich des Kopfes, Rumpfes und der Extremitäten beobachtet. Um die Strahlenbehandlung der Acne haben sich besonders Peters, Pommer, Emmerson und Pobisch verdient gemacht.

Peters bestrahlte 1947 13 Hunde mit ausgezeichneten Resultaten. Er verwandte 60—80 kV, ohne Filter, mit einem Abstand von 25 cm. Er kam mit zwei bis vier Bestrahlungen mit Einfallsdosen aus, die zwischen 60 und 180 R schwankten.

Nach Pommer und Pobisch ist die häufigste Lokalisation der Acne am Kopf im Bereich des Nasenrückens, es folgt die Ober- und Unterlippe, die Kinnpartien und dann die übrigen Lokalisationen. Am Rumpf beobachtet man zwei Formen der Acne. Bei der einen findet man kleinere oder größere erhabene Stellen der Haut, über denen die Haare mit eingetrocknetem Sekret verklebt sind. Wenn man die Krusten entfernt, sind tiefe Einschmelzprozesse sichtbar. Bei der zweiten Form stehen die Knötchen der Haut als derbe Infiltrate im Vordergrund, und die Einschmelzung erfolgt zentral. Die Acne der Extremitäten ist besonders häufig, schmerzhaft und hartnäckig. Die Herde schmelzen ein, es kommt zu Verdickungen der Haut, Abscessen und Fisteln.

Die Röntgenbestrahlung ist sowohl in den Anfangsstadien als auch bei Rezidiven indiziert. Die entzündlichen Erscheinungen bilden sich zurück, es erfolgt eine Resorption der perifollikulären Infiltrate, und in manchen Fällen werden die Talgdrüsen zeitweise verödet.

Es ist verständlich, daß sich die Behandlung der Acne nicht allein auf die Strahlentherapie beschränkt, sondern auch Antibiotica verabreicht werden. Bei diffuser Verbreitung der Acne verwendet die Wiener Schule Ganzkörperbestrahlungen mit Kleindosen von 30 R, bis die akuten Prozesse abklingen.

Bei tiefer liegenden Entzündungen wird die Dosis auf 180—240 R erhöht, es werden 6—10 Einzelbestrahlungen bei Hautabständen von 30 cm gegeben, 0.1 mm Cu Filtrierung und 120 kV.

Pommer und Pobisch haben 460 Hunde bestrahlt, 238 mit Acne vulgaris, 173 mit Acne interdigitalis und 49 mit einer Kombination von beiden. Die Heilungserfolge während einer Beobachtungszeit von 2 Jahren waren 77,4%.

δ) *Dermatosen*

Unter die Rubrik der oberflächlichen Dermatosen fallen die verschiedenen Formen der Dermatitis, Pruritis und die akuten, subakuten und chronischen Ekzeme.

Wie schon eingangs erwähnt, bestrahlte Liebert 1914 erfolgreich das Ekzem bei Hunden, ebenso Henkels 1926, der in einem Fall mit zwei Bestrahlungen auskam: 34 kV, 3 mA, 50 cm Distanz und 15 min Strahlendauer. Bereits nach einer Woche war der Patient, ein 4 Jahre alter Schäferhund, geheilt.

Um die weitere Entwicklung der modernen Strahlentherapie bei Dermatosen haben sich Thom, Pommer, Peters, Emmerson, Glenney, Pobisch, McClelland, Carlson und Spellman besonders verdient gemacht. Thom wies 1939 mit Nachdruck darauf hin, daß man die Röntgenstrahlen auch in frühen Fällen verwenden sollte, da es möglich ist, rasch ausgezeichnete Resultate zu erzielen. Für die oberflächlichen Dermatosen empfiehlt er 100 kV, 2 mm Al Filter, 25 cm Distanz, 3,0 mm Al. Halbwertschichten und Einzeldosen von 50 R, die alle 3—4 Tage wiederholt werden. Für die sehr akuten Fälle gehen Pommer und Pobisch auf 10—30 R tägliche Dosis zurück, während in den chronischen Fällen die Dosis auf 120—180 R erhöht wird. Die Serie besteht aus 4—6 Behandlungen in dreitägigen Intervallen, so daß die Gesamtdosis unter der Epilation bei Hunden bleibt.

McClelland empfiehlt für alle Dermatosen weiche Röntgenstrahlen mit Halbwertschichten von 0,5—1,5 mm Al. Es wird alle 5—7 Tage bestrahlt, mit Einzeldosen von 100—200 R.

Für die Bestrahlung von Dermatosen bestehen also zwischen Tier und Mensch keine sehr großen Unterschiede. Dennoch sei darauf aufmerksam gemacht, daß die Dosen beim Tier höher liegen infolge der Dicke der Haut und der Behaarung. Für die praktische Durchführung der Strahlentherapie ist eine gute Immobilisierung des Tierpatienten notwendig, wobei man sich besonderer Behandlungstische bedient und leichte Sedativa verwendet, um die Tiere zu beruhigen. Die normalen Hautregionen werden, wie in der Humanradiologie, mit entsprechenden Bleigummiplatten abgedeckt.

ε) *Furunkulose*

Die Furunkulose wurde 1926 erstmalig beim Pferd von Henkels bestrahlt. Ein 7 Jahre alter Wallach hatte eine umschriebene Furunkulose an der Vorderbrust in der Geschirrlage. Er verwendete 40 kV, 3 mA, 50 cm Distanz und 20 min. Bereits nach einer Woche ging die Schwellung zurück, die Schmerzhaftigkeit verminderte sich und der Haarausfall sistierte.

Unter den neueren Arbeiten ist besonders McClelland zu erwähnen, der offen zum Ausdruck gebracht hat, daß chirurgische Eingriffe bei der Furunkulose überflüssig seien. Oft genügt eine einmalige Bestrahlung mit einer Einfallsdosis von 200 R mit einer Halbwertschicht von 0.25 mm Cu.

ζ) *Phlegmonen und Pyodermien*

Ähnlich wie mit der Furunkulose, verhält es sich mit den Phlegmonen und Pyodermien. Henkels hatte schon 1926 über einige Erfahrungen beim Pferd berichtet. Er verwandte 60—70 kV, 3 mm Filter und bestrahlte durchschnittlich zweimal mit achttägiger Pause. Bei lokalisierter Erkrankung waren die Erfolge gut; sie waren aber enttäuschend bei diffusen Ausbreitungen der Phlegmonen.

Je nach dem Sitz der Pyodermien wandten Pommer und Pobisch weiche und mittelharte Strahlen an. Die Einzeldosen schwankten zwischen 180—240 R.

η) *Seborrhoe*

Nach Pommers Erfahrungen muß man zur Reduzierung der Sekretion bei der Seborrhoe drei- bis viermal in Abständen von 3 Tagen mit 180 R, 1—2 mm Al Filter und Abständen von 30—50 cm bestrahlen. Nach 4—6 Wochen wird eine zweite Serie empfohlen, um die Sekretion vollständig zum Stillstand zu bringen.

σ) Sycosis vulgaris

Schließlich sei die Sycosis vulgaris erwähnt, die bei Hunden und Katzen nicht selten ist. Nach den Angaben von Pommer werden die befallenen Hautstellen mit 900 R in einer einzeitigen Sitzung epiliert, wobei auch die „gesunde Umgebung" eingeschlossen wird, um eine Reinfektion zu verhindern.

τ) Widerristschäden

Es handelt sich hier um einen phlegmonösen Hautprozeß in der Gegend des Dornfortsatzes des Cervicalwirbels des Pferdes, der von Henkels 1926 in mehreren Fällen erfolgreich bestrahlt wurde. Die Faktoren waren 60—70 kV, 3 mm Al Filtrierung, zwei Bestrahlungen von 15 min Dauer im Abstand von einer Woche.

b) Narbenveränderungen der Haut

α) Keloide

Auch in der Veterinärmedizin spielt die Strahlenbehandlung der Keloide eine Rolle, was ebenfalls auf Henkels (1926) zurückgeht. Die Faktoren waren: 70 kV, 5 mA, 4 bis 15 Bestrahlungen mit drei- bis achttägiger Pause. Ein befriedigendes Resultat erzielte er allerdings nur in einem Fall, einem flachen Narbenkeloid in der Sprunggelenksbeuge, das bereits nach dreimaliger Bestrahlung auf das Niveau der übrigen Haut zurückging, sich epithelisierte und vollständig abheilte.

Es ist interessant, daß Emmerson, Glenney, Pommer und Pobisch in den letzten Jahren gute Resultate mit hypertrophischen Keloiden, die relativ strahlenunempfindlich sind, erzielten. Je nach dem Fall werden insgesamt 1200—2400 R totale Einfallsdosis gegeben, in Einzeldosen von 120—240 R.

Man hat bei den Tieren Defekte um die Keloide beobachtet, die mit Paraesthesien einhergehen. Diese Stellen werden dann durch Nagen und Belecken gereizt, so daß es zu keiner Abheilung kommt. Durch die Röntgenbestrahlung läßt sich nach Pobisch eine dauernde Rückbildung und Beschwerdefreiheit erzielen.

β) Keratosen

Nach Pommer ist die Röntgentherapie von gewissen Dermatosen, wie das Eczema hyperkeratosum, bei keratotischen Formen von Warzen, der Acanthosis nigricans und hypertrophischen Narben indiziert. Im allgemeinen empfiehlt er eine Einzeldosis von 180 R und wiederholt diese vier- bis sechsmal mit dreitägigen Intervallen. Die Hornschichten bilden sich langsam zurück, die Haut wird dünner und die Elastizität kehrt auf ein normales Maß zurück.

Frische Warzen, die am Rücken von Hunden häufig sind, bilden sich oft schon nach einer Bestrahlung zurück.

Bei der keratotischen Form der Acanthosis nigricans schwankt die Gesamtdosis von 960—1200 R. In hartnäckigen Fällen wird nach Pommer die Behandlungsserie nach 6 Wochen wiederholt.

c) Fungusinfektionen

Die Strahlentherapie der Fungusinfektionen in der Veterinärmedizin geht auf Eberlein (1906) zurück und spielt auch heute noch eine Rolle, selbst nach der Einführung von Schwefelpräparaten und Antibiotica.

α) Aktinomykose

Schouppé (1928), der Vorgänger von Pommer, war der erste Tierarzt, der über die erfolgreiche Bestrahlung der Aktinomykose bei sechs Rindern berichtete, von denen fünf geheilt wurden. Die Faktoren waren 50—60 kV, 3,5 mA, 1—3 mm Al Filter bei einem Abstand von 45—55 cm. Die Dosierung schwankte zwischen 5—14 Holzknechteinheiten. Pommer erweiterte die Arbeiten auf diesem Gebiet und kam zu dem Ergebnis, daß die

Aktinomykose und Streptotrichose der Haut sehr strahlenempfindlich seien. Der Effekt der Röntgenstrahlen beruht auf einer Zerstörung der pathologischen Zellen und dem allmählichen Einwachsen von normalem Bindegewebe. POMMER empfiehlt bei Hunden Einzeldosen von 180—240 R, 0,5—1 mm Cu Filter, 30—50 cm Abständen, etwa 8 bis 10 Behandlungen mit zweitägigen Intervallen.

Bei Rindern ist die Erkrankung viel häufiger (Abb. 7). Hier ist es notwendig, mit höheren Hautdosen und härteren Strahlen zu arbeiten, um einen größeren Tiefeneffekt zu erzielen. Da man die großen Haustiere nicht zu oft bestrahlen kann, ist es empfehlenswert, etwa viermal mit 1200 R in Abständen von ein paar Tagen zu bestrahlen. POMMER

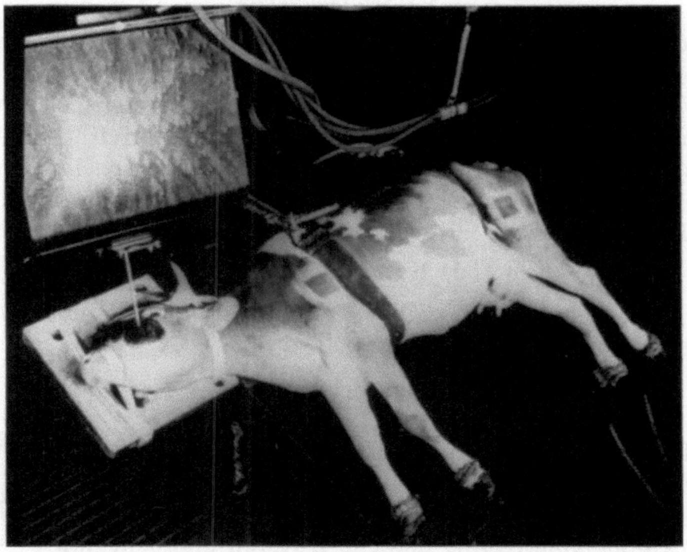

Abb. 7. Strahlentherapie einer Aktinomykose beim Rind nach EMMERSON (College of Veterinary Medicine Ames, Iowa, USA)

hat nicht nur Rinder sondern auch einen 6 Jahre alten Tapir und ein 2 Jahre altes Dickhornschaf des Schönbrunner Zoologischen Gartens mit dieser Methode erfolgreich behandelt.

β) Botryomykose

EBERLEIN berichtete 1907 über seine Erfahrungen bei der Botryomykose des Pferdes. Da die Botryomykose oft sehr ausgedehnt ist, kann sie chirurgisch nicht entfernt werden. Hier erzielte EBERLEIN mit den Röntgenstrahlen ausgezeichnete Resultate. Er ging dem Problem im Jahre 1912 noch weiter nach und stellte mit seinen einfachen Apparaturen biologische Versuche an, um die Wirkung der Röntgenstrahlen auf die „Botryokokken" zu studieren. Er kam zu dem Ergebnis, daß eine halbe bis eine Erythemdosis keine erkennbare Wirkung auf die Erreger hatte, von zwei Erythemdosen an war eine Wachstumshemmung zu erkennen, jedoch konnte eine völlige Abtötung nicht einmal mit 12—14 Erythemdosen erreicht werden. EBERLEIN kam deshalb zum Schluß, daß die Widerstandskraft der Botryokokken im lebenden Gewebe durch andere Umstände herabgesetzt werden müsse und erwähnte hierbei die Möglichkeit der Hyperämie der Gefäße im lebenden Gewebe. Er dachte, daß die Botryokokken im lebenden Gewebe eine größere Lebensintensität besäßen und daher gegen eine Röntgenstrahlenwirkung empfindlicher seien als in vitro, einem künstlichen Nährboden.

Auch HENKELS, von Hannover, hat 1926 die Botryomykose bei zwei Großtieren bestrahlt. Die Erkrankung war in einem Fall im Euter einer Kuh lokalisiert, im anderen Fall am Ellenbogenhöcker eines Pferdes. Die Faktoren waren: 50 kV, 3 mA und 2 mm Al Filter. Beide Patienten wurden drei- bis viermal mit wöchentlichen Pausen bestrahlt und nach ein paar Wochen geheilt.

Nach POMMER stellt die Botryomykose noch heute eine Indikation für die Verwendung von Röntgenstrahlen dar. Die therapeutische Dosis hängt zum Teil von der Tiefe und Dicke der Infiltration ab. Im Durchschnitt werden 8—10 Bestrahlungen jeden zweiten Tag empfohlen: 180—240 R, 0,5—1,0 mm Cu Filter und Hautabstände von 30—50 cm. In manchen Fällen ist es nötig, diese Serie zu wiederholen, jedoch ist dies nicht vor Ablauf von 10—12 Wochen ratsam. Als zusätzliche Behandlung empfiehlt POMMER Jod und Penicillin; gelegentlich ist es notwendig, Abscesse chirurgisch zu eröffnen. Auch POMMER machte die Beobachtung, daß die Strahlen auf den Erreger selbst keine Wirkung ausüben.

γ) *Streptotrichose*

Nach POBISCH (1959) wird die Röntgentherapie der lokalen Streptotrichose, die bei Hunden und Katzen nicht selten ist, in Verbindung mit chirurgischen Eingriffen als die Methode der Wahl angesehen. Die Streptotrichose manifestiert sich als eine chronisch fistelnde Phlegmone, die oft mit einer Thinitis und Conjunctivitis einhergeht. Dosen von 1800—2400 R werden fraktioniert verabreicht. Auch hier scheint die allgemeine Umstimmung des Gewebes den Erregern den Nährboden zu entziehen, wodurch die Erkrankung zur Abheilung kommt.

d) Gutartige Tumoren

Auch in der Veterinärradiologie gibt es einige gutartige Tumoren, die mit Röntgenstrahlen erfolgreich behandelt werden können.

α) *Granulome*

Arbeiten auf diesem Gebiet stammen besonders von McCLELLAND. Auch hat CARLSON (1961) die Strahlentherapie der venerealen Granulome, besonders im Bereich der Lippen empfohlen. Bei Katzen gibt es chronisch ulcerierende Granulome der Haut und Schleimhaut. Die Ätiologie ist umstritten; manche Autoren glauben, daß es sich um eine bakterielle Infektion handelt. Ein Virus konnte bisher nicht gefunden werden, jedoch scheint diese Erkrankung in vielen Fällen ansteckend zu sein.

1954 berichtete McCLELLAND über zwölf Fälle. Die Faktoren waren: 120 kV, 0,35 mm Cu Halbwertschicht, 1,0 mm Kupferfilter und 20 cm Distanz. Die Einzeldosen schwankten zwischen 150 und 300 R, die maximale Totaldosis zwischen 150 und 750 R. Bestrahlt wurde alle 8 Tage. Alle zwölf Fälle heilten ab, jedoch wurden in zwei Fällen nach je 2 und 6 Monaten Rezidive gesehen.

β) *Hämangiome*

Gelegentlich kommen auch bei Tieren Hämangiome vor. Sie werden nur von McCLELLAND als Indikation unter den Hautkrankheiten erwähnt, ohne daß Einzelfälle oder Serien in der Literatur veröffentlicht wurden.

γ) *Hufkrebs*

Bei Pferden kommt ein sog. „Hufkrebs“ vor, der aber nicht ein Carcinom darstellt, sondern nach EBERLEIN durch das Auftreten kondylomartiger Wucherungen als eine spezifische Neubildung der Huflederhaut aufzufassen ist. 1906 berichtete EBERLEIN über zwei Fälle, ein 9 Jahre alter dänischer Wallach und eine 11 Jahre alte Fuchsstute. Die Hornteile wurden erst chirurgisch entfernt und wöchentlich dreimal während 10 min bestrahlt, im ganzen 21 Sitzungen. Die Dosen wurden damals nicht in Erythemdosen angegeben. Im ersten Fall wurde das Tier vollständig geheilt, im zweiten Fall war die Behandlung, selbst nach radikaler Operation, erfolglos.

RUDAT (1917) konnte nur ein Pferd von fünfen vom Hufkrebs heilen. Er gab 6 bis 7,5 Wehnelt-Dosen. Es wurde 10 min bestrahlt, in Abständen von ein oder mehreren Tagen, bis zu 14 Sitzungen.

Henkels hat 1926 den Hufkrebs in sieben Versuchsreihen bestrahlt, konnte aber zu keinem endgültigen Resultat kommen, da die Besitzer nach 4—6 Wochen auf eine Unterbrechung der Behandlung drängten. Henkels Faktoren waren: 70 kV, 3 mA, ohne Filter mit drei- bis achttägigen Pausen.

In späteren Jahren sind über den Hufkrebs keine Angaben mehr zu finden.

δ) Warzen

Unter den gutartigen Tumoren werden vereinzelt die Warzen erwähnt (Emmerson und Glenney), die manchmal schon auf eine einseitige Bestrahlung mit weichen Röntgenstrahlen zur Rückbildung gebracht werden können, genau wie es in der Humanradiologie bekannt ist. Die durchschnittliche Herddosis wird mit 1000—2000 R angegeben.

e) Bösartige Tumoren

Die Behandlung der Hautcarcinome mit Röntgenstrahlen geht auf Eberlein zurück. Er berichtete 1906 über den Fall eines 13jährigen hannoveranischen Fuchswallachs, der an einem ausgedehnten Carcinom des unteren und dritten Augenlids mit Befall des Os

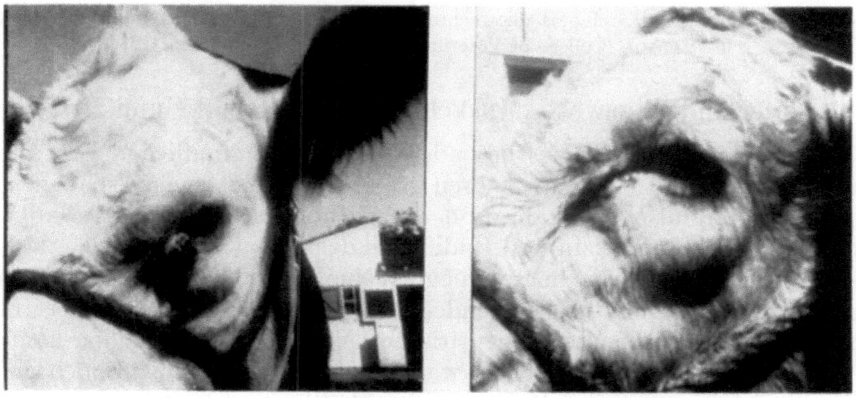

a b

Abb. 8a u. b. Bestrahlung eines Hautcarcinoms des linken Auges nach Thom (Pasadena, Cal., USA). a Vor der Bestrahlung. b Nach der Bestrahlung

lacrimale litt. Die Geschwulst wurde chirurgisch bis zur Basis exstirpiert und neunmal in Abständen von einigen Tagen nachbestrahlt. Genauere Faktoren über Qualität der Strahlen und Dosis fehlen. Nach 9 Monaten trat ein großes Rezidiv auf mit ausgedehnten regionären Metastasen. Es wurde von einer weiteren Behandlung abgesehen und die Tötung des Tieres empfohlen.

Peters hat die Nachbestrahlung von oberflächlichen Tumoren bei Hunden erfolgreich angewandt. Pommer erachtet die Röntgentherapie von Hautcarcinomen als ein dankbares Gebiet, was auch von Emmerson, McClelland, Pobisch, Thom, Carlson und Spellman in ihren Arbeiten bestätigt wird. Im allgemeinen wird eine Tumordosis von 3600—4500 R empfohlen, fraktioniert alle 2 Tage mit Einzeldosen von 240—300 R. Eine solche Behandlungsserie kann nach 3—4 Monaten, wenn indiziert, wiederholt werden. Wenn die Geschwulstmasse zu groß ist, wird diese chirurgisch bis zur Basis entfernt und postoperativ die Strahlentherapie angewendet (Abb. 8 und 9).

Bei der Strahlenbehandlung von Adenocarcinomen und Melanomen der Haut kann man nur mit geringen Erfolgen rechnen (Carlson, 1961).

Therapeutisch interessante Resultate sind in den letzten Jahren mit interstitiellen Radiumnadeln (Johnston, 1962) bei großen Haustieren und Radon (Eberhart, 1962) bei Vögeln und kleinen Haustieren erzielt worden.

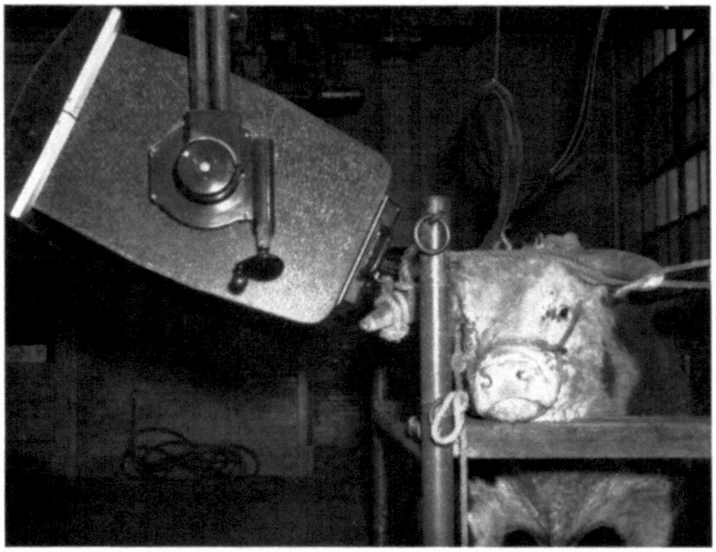

Abb. 9. Bestrahlung eines Hautcarcinoms des rechten Auges bei einem Bullen in aufrechter Stellung nach Emmerson (College of Veterinary Medicine, Ames, Iowa, USA)

2. Unterhautzellgewebe, Muskeln, Sehnen, Gelenke und Knochen

Hier sei hervorgehoben, daß es besonders bei den entzündlichen Erkrankungen der Unterhautzellgewebe und ihrer Strukturen oft schwierig ist, scharfe Grenzen zu ziehen, was die genaue anatomische Lokalisation des pathologischen Prozesses anbelangt. Das ist ja auch in der Humanmedizin und Radiologie der Fall, wenn man sich daran erinnert, daß es viele Fälle gibt, bei denen man unmöglich eine genaue Differentialdiagnose zwischen einer verkalkenden und nicht verkalkenden Bursitis, zum Teil kombiniert mit anderen periarthritischen, arthritischen oder neuritischen Veränderungen, stellen kann. Es lassen sich hier keine scharfen Grenzen ziehen, was in der Veterinärmedizin noch mehr zutrifft, da es schwierig ist, eine genaue Anamnese zu erhalten und kostspielige Laboratoriums- und Röntgenuntersuchungen im Einzelfall durchzuführen. Für die praktische Verwendung der Röntgentherapie spielt die genaue Diagnose in diesen Fällen keine so große Rolle, da die verabfolgten Dosen im allgemeinen die gleichen sind.

a) Unterhautzellgewebe, Muskeln und Sehnen

α) Akute und chronische Entzündungen

Als Hauptindikationen für die Strahlentherapie entzündlicher Prozesse gelten Abscesse, tiefe Phlegmonen, tiefe Wunden und Fisteln, unspezifische und spezifische Entzündungen der Lymphdrüsen, Talgdrüsenabscesse und die Behandlung der Mastitis (Peters, Pommer, Thom und Pobisch). Nach Pommer wird mit einer Halbwertschicht von 0,1 mm Cu gearbeitet, wobei im allgemeinen 6—8 Bestrahlungen notwendig sind. Je chronischer der Prozeß, um so höher die Dosis. Es wird alle 2—3 Tage bestrahlt. Die durchschnittliche Dosis für die Einzelsitzung schwankt zwischen 180—240 R. Die gleichzeitige Verwendung von Penicillin und Streptomycin wird dringend empfohlen. Mit einer derartigen Dosierung werden Pigmentverschiebungen der Haut und Haare und Epilationen vermieden.

Zur Bestrahlung der unspezifischen und spezifischen Lymphadenitis empfiehlt Pommer eine Halbwertschicht von 0,5 mm Cu, 30 cm Abstand und kleine Dosen von 30—60 R. Bei alten Fisteln mit Abscessen geht er mit der Gesamtdosis bis auf 900 und 1200 R. Mittlere Dosen wurden von Thom angegeben mit 125 kV, Halbwertschichten von 3,8 mm Al und einer Einzeldosis von 150 R, die man in den meisten Fällen nur einmal wiederholen muß.

Schließlich seien noch die Panaritien erwähnt, die auch bei Hunden und Katzen erfolgreich mit Röntgenstrahlen behandelt werden können, worauf besonders POMMER und POBISCH hingewiesen haben. Das gleiche gilt für die Bestrahlung von Sehnenscheidenentzündungen. Auch hier schwanken die Dosen für die Einzelbehandlung von 180—240 R und werden, je nach dem klinischen Befund, bis zu sechs- und achtmal in Abständen von 2—3 Tagen wiederholt.

β) Gutartige Tumoren

Gutartige Tumoren der Unterhautzellgewebe sind auch in der Veterinärmedizin nicht für die Strahlentherapie geeignet. Fibrome, Lipome und dergleichen mehr müssen chirurgisch behandelt werden.

γ) Bösartige Tumoren

Die Strahlenbehandlung der bösartigen Geschwülste hat die Tierärzte schon immer beschäftigt. Leider mangelt es selbst an kleinen Serien, so daß es unmöglich ist, irgendwelche Vergleiche mit der Humanradiologie anzustellen. Hier ist es ganz besonders bedauerlich, daß die Veterinärmedizin nicht über vereinzelte kasuistische Beiträge hat hinauskommen können, obwohl maligne Geschwülste der Drüsen, des Unterhautzellgewebes und des Bindegewebes nicht selten beobachtet werden.

Mammacarcinom. Nur sehr spärlich sind Angaben über die Bestrahlung des Mammacarcinoms bei Hunden, obwohl es nach THOM bei weiblichen Tieren am häufigsten zu beobachten ist. Nach seinen Erfahrungen treten Mammacarcinome selten in früh sterilisierten Tieren auf und sind häufig bei Hunden, die nicht schwanger waren und „Phantomschwangerschaften“ durchmachten. THOM empfiehlt die präoperative Bestrahlung mit relativ kleinen Dosen von viermal 400 R über der Geschwulst und den regionären Lymphdrüsen mit einer postoperativen Bestrahlung von 400 R Einfallsdosis bei etwa fünf bis sechs Sitzungen zweimal pro Woche. Derartige Bestrahlungen sind relativ schwierig durchzuführen. Die Tiere müssen für jedes Feld angebunden und unter Morphium gehalten werden. Auch EMMERSON, McCLELLAND und CARLSON erwähnen das Mammacarcinom, jedoch sind detaillierte Angaben oder Serien von Fällen über dieses wichtige Gebiet bisher nicht verfügbar.

Sarkome. Bei der Strahlentherapie in der Tiermedizin ist es beachtenswert, daß der erste Fall, der von EBERLEIN 1906 beschrieben wurde, nicht eine oberflächliche Geschwulst, sondern ein Sarkom der Regio iliaca dextra eines Pferdes war. Histologisch war es ein kleinzelliges Rundzellensarkom, das wöchentlich zwei- bis dreimal je 10 min bestrahlt wurde. Nach 2 Monaten wurde der Patient als geheilt entlassen; es trat aber nach 10 Monaten ein ausgedehntes Rezidiv auf, das chirurgisch mit Erfolg exstirpiert werden konnte. In einem anderen Fall, ebenfalls einem Pferd, war die Strahlentherapie allein ausreichend, um eine Heilung zu erzielen.

DORNIS bestrahlte 1914 zwei Spindelzellsarkome bei Pferden mit gutem Erfolg. LITTLE implantierte 1927 Radonröhrchen in Sarkome der verschiedensten Art bei Pferden und Hunden und konnte einzelne Heilungen erzielen. LITTLE verwandte Radonröhrchen mit einer Stärke von 0,5—0,9 mCi.

POMMER empfahl in den dreißiger Jahren die palliative Röntgentherapie bei inoperablen Sarkomen und die postoperative Bestrahlung bei operablen Tumoren. Ebenso wie in der Humanradiologie, sprechen die Lymphosarkome am besten auf die Röntgentherapie an, während die Melanosarkome auch in der Tiermedizin so hohe Dosen verlangen, daß eine ausreichende Herddosis ohne Schäden des gesunden Gewebes nicht gegeben werden kann.

Auch THOM und GLENNEY setzten sich für die postoperative Bestrahlung von Sarkomen ein und empfahlen Herddosen von 3000 R, die fraktioniert verabfolgt wurden: 300 R alle 3—4 Tage mit Halbwertschichten von 1,5 mm Al oder mehr.

EMMERSON hat genauere Daten angegeben. Für die Lymphosarkome empfiehlt er eine Herddosis von 4000 R mit Halbwertschichten von 1,25 mm Cu. Die Milz bekommt zugleich eine Herddosis von 1000 R. Lokalisierte Lymphosarkome sind strahlenempfindlich, die Prognose bei allgemeiner Metastasierung ist jedoch äußerst schlecht (CARLSON, 1961). EMMERSON hat sogar einen Vogel mit einem Fibrosarkom an der Basis des Schnabels bestrahlt, Gesamtherddosis 1300 R. Das Tier lebte 18 Monate, während ein unbehandelter Vogel mit der gleichen Erkrankung nach 3 Monaten starb. Für die meisten Sarkome empfiehlt EMMERSON die postoperative Bestrahlung der Geschwulstbasis.

Im allgemeinen wird der alleinigen Röntgenbestrahlung der Fibrosarkome keine große Bedeutung zugemessen (CARLSON, 1961).

Auch bei der Strahlentherapie der Sarkome in der Veterinärmedizin fehlen bis heute statistische Angaben über eine größere Anzahl von behandelten Fällen, die einen tieferen Einblick in den Wert der Methode ermöglichen könnten.

δ) *Varia*

Unter dieser Rubrik seien die Hämatome der Unterhaut erwähnt, worauf besonders THOM aufmerksam gemacht hat. Nach seinen Erfahrungen sollen akute Hämatome des Ohrs bei Hunden früh bestrahlt werden, da sie dann rasch absorbiert werden. Die Methode hat den Vorteil, daß die Bestrahlung keine Narben hinterläßt, was besonders bei Schautieren von Bedeutung ist. Als Faktoren gibt THOM 125 kV an, Halbwertschicht 3,8 mm Aluminium, 25 cm Distanz und 150 R Einfallsdosis. Manchmal muß diese Dosis wiederholt werden; in den meisten Fällen genügt jedoch eine einmalige Bestrahlung.

Interessant ist eine Studie über den Wert der lokalisierten Bestrahlung zur Verhinderung postoperativer Neurome (GORMAN, NOLD und KING, 1961). Diese Tumoren werden in 10—50% bei Pferden beobachtet. Es werden Suturen einer Lösung von radioaktivem, kolloidalem Chromphosphat verwendet und in die Umgebung des Nervenstumpfes eingenäht. An Hand von Kontrollfällen konnte gezeigt werden, daß die Neurombildung auf diese Weise verhindert wurde.

b) Knochen und Gelenke

α) *Akute und chronische Entzündungen*

POMMER wies schon 1935 darauf hin, daß akute wie chronische Formen der Arthritis und Periarthritis gut auf die Strahlentherapie ansprechen. Die Schmerzen lassen nach, Schwellungen der Gelenke gehen zurück, freiere Bewegungen sind möglich, und die Belastungsmöglichkeit wird vermehrt. Er hat kleine Einfallsdosen von 30—60 R empfohlen, zwei- bis dreimal wöchentlich über 2—3 Wochen. Wenn nötig, kann eine solche Serie mehrmals wiederholt werden.

Es ist das Verdienst von THOM, MEGINNIS und LUTTERBECK, den Effekt der Strahlentherapie bei entzündlichen Erkrankungen der Gelenke und ihrer Umgebung bei Rennpferden näher studiert zu haben. THOM brachte 1950 zum Ausdruck, daß die Methoden, die „Lahmheit" der Rennpferde zu behandeln, veraltet seien und verbessert werden müßten. Rennpferde leiden an traumatischen, akuten, subakuten oder chronischen Entzündungen, welche die Sehnen, Muskeln, die umgebenden Weichteile, die Sesamoidknochen und die Gelenke befallen. Da Rennstallbesitzer große Geldsummen investieren, sei hier die Gelegenheit geboten, die Strahlentherapie selbst bei entzündlichen Veränderungen durchzuführen, da Besitzer der Rennpferde willens sind, eine solche Behandlung ökonomisch zu ermöglichen. Rennpferde werden, wenn sie lahm sind, mit antiphlogistischen Salben, Bandagen und vor allem mit der systematischen Feuerung (Firing) (Abb. 10) der befallenen Gelenke behandelt. Dieses Brennen der Haut und Unterhaut, eine Art Akupunktur, ist die Domäne der Tierärzte auf Rennplätzen in den USA. Die Methode hat unter anderem den Vorteil, daß die Pferde durch die starken Schmerzen in den Gelenken teilweise immobilisiert werden, sie schonen also ihre Extremitäten, so daß sich im Lauf der Zeit die entzündlichen Prozesse zurückbilden und die Gewebe um die Gelenke straff bleiben, was hauptsächlich durch fibröse Narbenbildung verursacht wird. Die Methode hat aber den großen Nachteil, daß die Rennpferde für Wochen und manchmal Monate inaktiviert werden. Hier scheint die Strahlentherapie einen wichtigen Platz einzunehmen.

THOM, ein Tierarzt in der Privatpraxis in Kalifornien, hat eine 200 kV Therapiemaschine verwendet (s. Abb. 4). Er verstand es, die Tiere in aufrechter Stellung zu immobilisieren und hat die meisten entzündlichen Veränderungen alle 2 oder 3 Tage mit einer Einfallsdosis von 150—200 R und einer Gesamtdosis bis zu 1200 R behandelt. Von 1952—1958 hat er 682 Rennpferde bestrahlt. Er beobachtete dabei, daß akute Entzündungen rasch verschwanden, daß chronische Entzündungen gebessert wurden und es

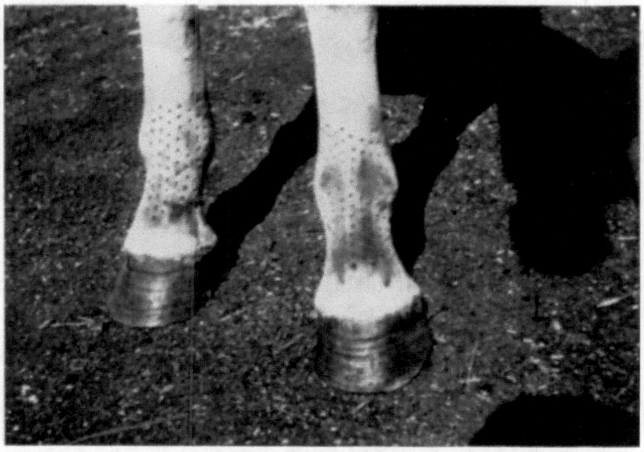

Abb. 10. Vordere Sprunggelenke eines Rennpferdes nach Feuerung (Akupunktur) nach MEGINNIS (Roselle, Ill., USA)

möglich war, Kalkablagerungen in den periarthritischen Geweben zur teilweisen oder vollständigen Auflösung zu bringen.

MEGINNIS und LUTTERBECK konnten 1951 und 1954 (Abb. 11) die Strahlentherapie bei Rennpferden auch statistisch erfassen. Sie behandelten 111 entzündliche Erkrankungen der Extremitäten von Rennpferden, hauptsächlich im Bereich des Metacarpophalangeal- und Carpalgelenks der vorderen Extremitäten, und erzielten ausgezeichnete Resultate in 60% der Fälle, Verbesserungen in 16%, und in 24% der behandelten Pferde blieb die Strahlentherapie erfolglos. Akute Prozesse heilen rapid ab, während chronische Veränderungen, die oft auch mit schweren arthritischen Prozessen einhergehen, nicht mehr beeinflußt werden können. MEGINNIS und LUTTERBECK haben 140 kV mit einer Halbwertschicht von 0,25 mm Cu verwendet. Der Abstand war 40 cm, die Pferde wurden in aufrechter Stellung bestrahlt, 120 R Einfallsdosis zwei- bis dreimal pro Woche mit einer Gesamtdosis von 720 bis maximal 1200 R. Da die Metacarpal- und Carpalgelenke der Pferde nicht mehr als 6 cm dick sind, ist es leicht möglich, eine Herddosis von 600 bis 750 R mit einer Halbwertschicht von 0,25 mm Cu zu geben, ohne die Haut zu schwer zu belasten (Abb. 12 und 13).

Bei der Beurteilung der Resultate und der Betreuung der Rennpferde muß man beachten, daß weder der Human- noch der Tierradiologe ohne das Fachwissen eines Kollegen, der mit den speziellen Problemen der tierärztlichen Versorgung der Rennpferde vertraut ist, auskommen kann. Die Fragen, wann eine allmähliche Belastung zweckmäßig ist, in welchen Fällen man Bandagen und die verschiedensten Salben zur Straffung der Haut und Weichteile anwenden soll, müssen dem Facharzt überlassen bleiben. Nach den Erfahrungen von MEGINNIS lohnt sich die Strahlentherapie der Rennpferde in etwa

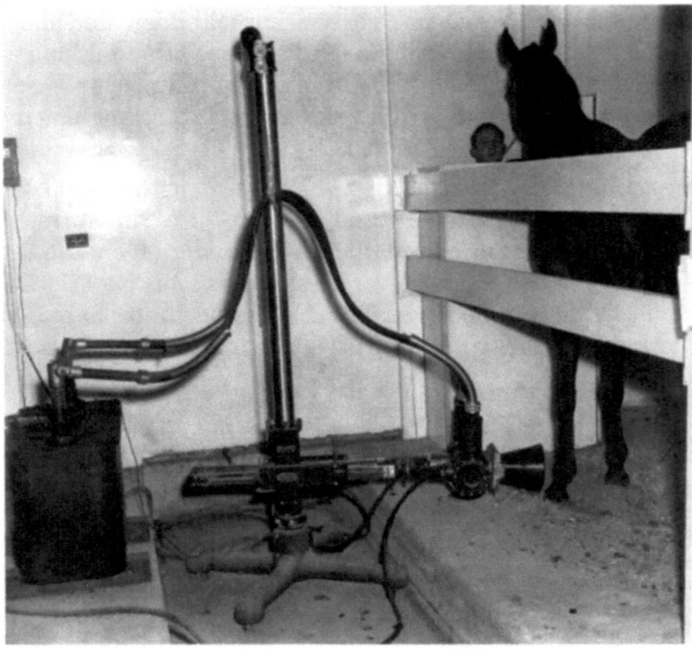

Abb. 11. Strahlentherapie entzündlicher Erkrankungen der vorderen Extremitäten bei Rennpferden in aufrechter Stellung nach MEGINNIS und LUTTERBECK (140 kV-Apparatur). Wärter in bleigeschützter Kabine

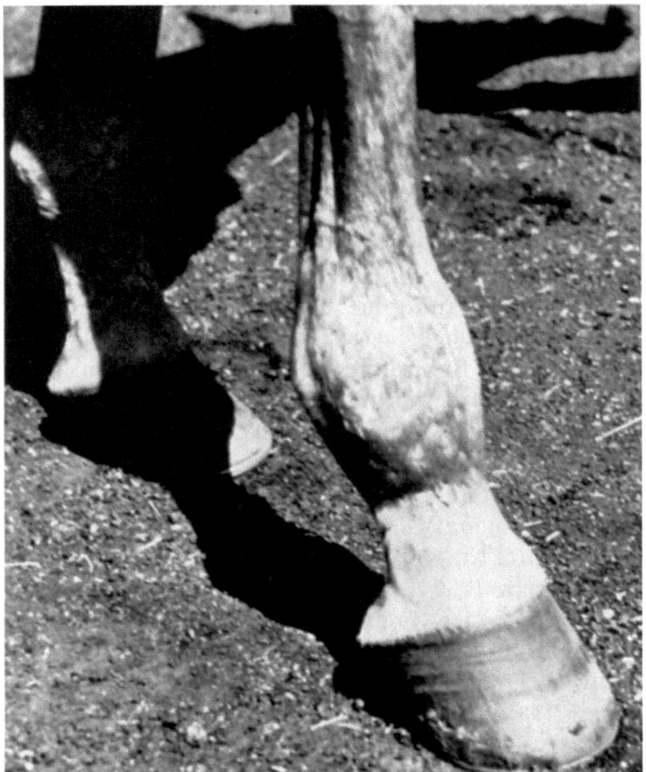

Abb. 12. Schwere, z.T. verkalkende Bursitis eines Metacarpophalangealgelenks eines Rennpferdes (MEGINNIS und LUTTERBECK)

76 % der Fälle. Es konnte hier bewiesen werden, daß sich der Erfolg der Strahlentherapie entzündlicher Gelenkerkrankungen von denjenigen in der Humanradiologie kaum unter scheiden.

Zu einem ähnlichen Ergebnis kamen CLARK und CARLSON (1963). Es wurden 39 Rennpferde bestrahlt. 61,5% waren innerhalb von 6 Monaten wieder imstande, aktiv tätig zu sein. Die Herddosis schwankte zwischen 800—1200 R innerhalb von 5 Tagen. Die besten Resultate wurden bei Carpitis und Entzündungen der Sesambeine erzielt. Verwendet wurden eine 280 kV Therapieanlage und vereinzelt Kobalt-60-Moulagen; im letzteren Fall betrug die durchschnittliche Herddosis 800 R.

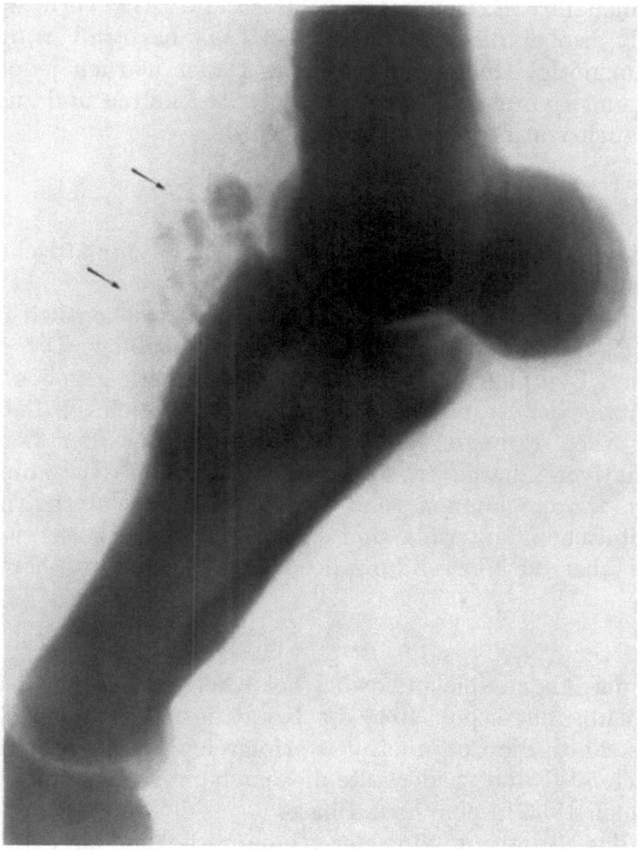

Abb. 13. Gleicher Fall wie Abb. 12

Nach den Erfahrungen von MEGINNIS und LUTTERBECK wurden keinerlei Reaktionen der Haut oder der Behaarung beobachtet, was bei Rennpferden besonders wichtig ist, da selbst geringfügige Pigmentverschiebungen der Haut oder Behaarung den Wert eines Tieres beachtlich herabsetzen.

Dies ist später experimentell bestätigt worden. Die Einfalldosis bei Pferden soll 500 R bei der rasierten und 1000 R bei der unrasierten Haut niemals überschreiten, da es sonst zu kosmetisch unerwünschten Pigmentverschiebungen der Haut und Haare kommt (MILNE, 1957).

Zu den entzündlichen Erkrankungen der Gelenke und Knochen gehören auch Fälle von Osteomyelitis und Periostitis die von POMMER, POBISCH und EMMERSON bestrahlt wurden. Zum Teil wurde nur bestrahlt, in anderen Fällen postoperativ. Die angegebenen Dosen schwanken, je nach der Aktivität des Prozesses, zwischen einer Herddosis von 600 bis zu 1500 R, in fraktionierten Dosen appliziert. Nach POMMER sprechen die akuten Fälle der Osteomyelitis am besten an, Absceß- und Sequesterbildungen werden verhindert. In chronischen Fällen, die mit Deformitäten einhergehen, ist die Strahlentherapie wertlos.

β) *Tumoren*

Maligne Tumoren der Knochen sind bei Hunden relativ häufig und stellen für die Tierärzte ein wichtiges Indikationsgebiet dar.

Nach Pommer kommen Sarkome in den Meta- und Diaphysen der langen Knochen vor. Diese sind relativ strahlenempfindlich und ähneln histologisch dem menschlichen Ewingsarkom. Die Tumoren bilden sich rasch zurück, die Schmerzen werden gelindert, und die Tiere können ihre Extremitäten belasten. Pommer verwandte Herddosen von etwa 3000—4000 R, wobei die Tiere alle 2—3 Tage bestrahlt wurden. Solche Serien wiederholt er, wenn nötig. Heilungen auf lange Dauer wurden jedoch nicht erzielt, da die Tiere Lungen- und Lymphdrüsenmetastasen entwickelten und zugrunde gingen, eine Beobachtung, die auch von Pobisch bestätigt wurde.

3. Leukämien

Es ist bekannt, daß Hunde, wenn auch selten, an lymphatischer und myeloischer Leukämie leiden können.

Pommer empfiehlt die Bestrahlung der Milz einmal wöchentlich mit einer Herddosis von etwa 30—60 R, unter genauer Kontrolle des Blutbildes. Die gleichen Herddosen werden für befallene Lymphdrüsen und das Knochenmark gegeben.

Obwohl am Anfang die Resultate sehr gut sind, läßt sich die Lebensdauer der Tiere kaum verlängern. Nach Pobisch hat die Strahlentherapie der Leukämien einen fast ausschließlich palliativen Charakter. Fälle, die, wie in der Humanmedizin, über Jahre am Leben erhalten werden können, sind offenbar in der Veterinärmedizin unbekannt.

Serien eines klinischen Materials sind bisher nicht bearbeitet worden, auch fehlen Veröffentlichungen über die Verwendung des radioaktiven Phosphors.

4. Augen

Erkrankungen der Augen spielen sowohl bei Klein- als auch bei Großtieren eine besondere Rolle. Pommer hat schon 1938 die Keratitis mit weichen Röntgenstrahlen behandelt. Thom bestrahlte die Conjunctivitis erfolgreich bei Verwendung einer Herddosis von durchschnittlich 50 R und wiederholte dies nach einigen Tagen. Die Strahlentherapie der Augen trat jedoch 1953 in eine neue Phase.

Seit 1950 wird das Strontium 90 in der Humanradiologie als Strahlenquelle in einem Applikator verwendet, der ausschließlich Betastrahlen liefert, die nur einige Millimeter des Gewebes durchdringen und für die Strahlentherapie von Erkrankungen der Cornea und Conjunctiva ganz besonders geeignet sind. Es ist das Verdienst von Catcott, Candlin, Tharp, Johnson, Wheat, Black, Hage und Rhode, diese Methode in die Veterinärmedizin 1952, 1953 und 1954 eingeführt zu haben (Abb. 14, 15 und 16).

Candlin (1952) hat die Keratitis und Pannus Formationen bei Hunden bestrahlt und konnte von 46 Fällen nur acht Versager verzeichnen. Er wies mit Nachdruck darauf hin, daß die Dosis von der Größe, dem Alter und der Tiefe der Gefäße abhängt. Im Durchschnitt betrug die Gesamtdosis 5000—30000 rep.

Nach Wheat entwickeln etwa 3% aller Herford Rinder Epitheliome der Augen im Bereich der Cornea, Conjunctiva und der Augenlider. Es ist in solchen Fällen wesentlich, die Diagnose früh zu stellen, da bei großen Tumoren eine Heilung oft unmöglich ist und die Tiere abgetan werden müssen. Bei Zuchtbullen ist es eine alte Erfahrung, daß sie bei teilweiser oder völliger Erblindung selbst nur eines Auges unbrauchbar werden.

Wheat u. Mitarb. haben zu Anfang experimentell gearbeitet, um die maximale Toleranzdosis der Cornea bei einmaliger Bestrahlung festzustellen. Sie bestrahlten Schafe und Rinder einzeitig bis zu 25000 rep und beobachteten keine Schäden der normalen Cornea oder Linse. Diese einzeitige Bestrahlung ist bei Haustieren wegen der schwierigen Immobilisation ganz besonders wünschenswert.

Wheat (1954) bestrahlte 35 Epitheliome des Auges. Die Tiere wurden in einer speziellen Stallung in aufrechter Position immobilisiert. Unter Lokalanaesthesia wurde der äußere Winkel des Augencanthus eingeschnitten, der Augenbulbus nach vorn gedrückt, dann wurde die Geschwulst mit dem Skalpell abgetragen und die Basis des Tumors mit 25000 rep bestrahlt. Unter 35 Fällen wurde nur ein Rezidiv beobachtet.

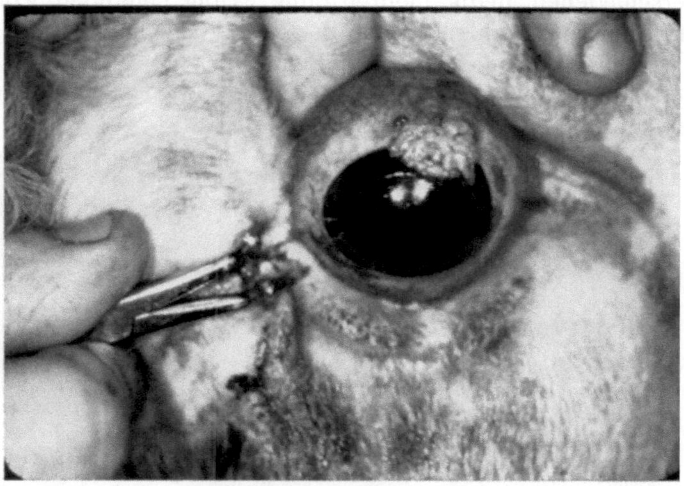

Abb. 14. Malignes Papillom des Augapfels eines Bullen. Zur Immobilisierung des Augapfels ist es notwendig, den lateralen Augenwinkel in Lokalanaesthesie einzuschneiden. Der Augapfel kann dann aus der Orbita nach vorn gedrückt werden. Mit einer Klammer werden die Weichteile hinter dem Äquator des Bulbus fixiert, so daß die Augenmuskeln außer Funktion gesetzt werden. Nach der Bestrahlung wird die Klammer entfernt und der Einschnitt vernäht. (Hardenbrook und Lutterbeck, College of Veterinary Medicine, University of Illinois, Urbana, Ill., USA)

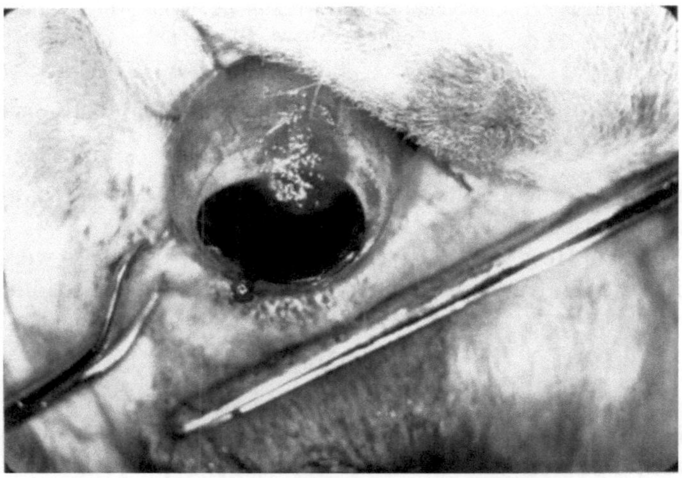

Abb. 15. Gleicher Fall wie in Abb. 14 nach Abtragung des Tumors bis zur Basis

Die gleiche Methode verwandte Catcott u. Mitarb. (1953), nicht nur bei Epitheliomen sondern auch bei Papillomen der Cornea. Er bestrahlte ferner erfolgreich die verschiedensten Formen der Keratitis und cornealen Blutgefäßbildungen mit dem Strontium-90-Applikator bei Hunden und Pferden.

Carlson (1961) empfiehlt die Betabestrahlung der Tumorbasis bei Rindern, im Anschluß an die chirurgische Exstirpation, mit einer Dosis von 45000 rep. Für die Keratitis sollte man nicht höher als auf 15000 rep gehen.

Für ganz oberflächliche Tumoren der Lider kann die Betatherapie von Nutzen sein (Burger, 1955).

Nach einer persönlichen Mitteilung von SILVER, von der Universität von Cambridge (England), wurden während der letzten Jahre 50 Fälle von chronischer interstitieller Keratitis mit einem Strontium-90-Applikator bestrahlt. Die Höchstdosis betrug 10000 R. 80% der Fälle wurden geheilt, 10% verbessert, und in den übrigen 10% blieb der Zustand unverändert. Alle diese Tiere waren vorher während mehrerer Monate bis zu 2 Jahren mit verschiedenen Medikamenten ohne Erfolg behandelt worden. Die Anwendung der Betastrahlen wird wahrscheinlich in der Zukunft fester Fuß fassen. Sie ist hinreichend in der Humanradiologie erprobt und für die Veterinärmedizin ganz besonders geeignet, da die Bestrahlungen einzeitig oder nicht mehr als in vier Einzelsitzungen durchgeführt werden können.

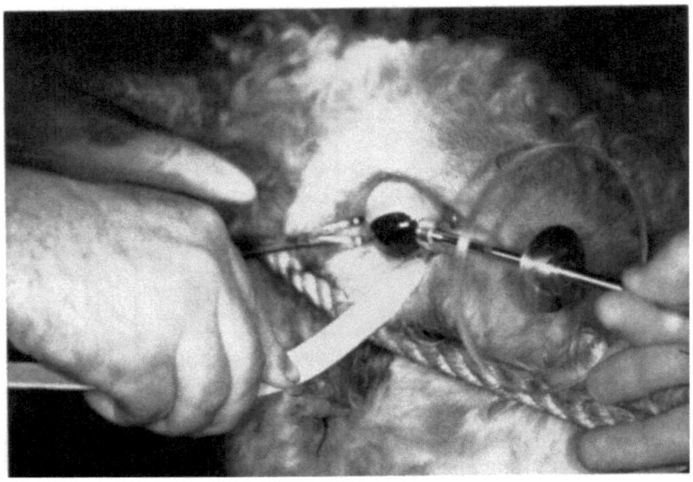

Abb. 16. Bestrahlung der Tumorbasis eines Carcinoms der Cornea und Conjunctiva mit einem Strontium-90-Applikator bei einem Bullen, nach HARDENBROOK und LUTTERBECK. (College of Veterinary Medicine, University of Illinois, Urbana, Ill.)

5. Nasennebenhöhlen und Gehörapparat

a) Nasennebenhöhlen

Gelegentlich wurden auch Fälle von Sinusitis bei Hunden und Katzen mit Röntgenstrahlen behandelt (POMMER, THOM, CARLSON, SPELLMAN).

THOM (1950) hat als Herddosis 50—200 R empfohlen. Die Tiere werden in der üblichen Weise immobilisiert, die Augen abgedeckt und die Dosen fraktioniert alle 2—3 Tage verabfolgt.

b) Gehörapparat

Verschiedene Formen der Otitis externa und der Otitis media sind ein besonders dankbares Gebiet für die Strahlentherapie bei Tieren. Hier liegen Arbeiten von POMMER, THOM, EMMERSON, POBISCH und CARLSON vor (Abb. 17).

POMMER hat schon 1934 auf dieses wichtige Indikationsgebiet hingewiesen. Die Otitis externa ist bei Hunden und Katzen oft sehr hartnäckig. Juckreize sind häufig so stark, daß die Tiere unerläßlich die Ohren kratzen und schaben, so daß ohne rasche und erfolgreiche Maßnahmen eine Abheilung mit lokaler Salbenbehandlung kaum zu erzielen ist. POMMER unterscheidet drei Formen der Otitis externa:

Die Otitis externa squamosa crustosa, die mit einem Übermaß an hyperplastischem Schleimhautepithel einhergeht, wird im allgemeinen wie das Ekzem behandelt. Die Einfalldosis ist 120 R, drei- bis viermal, entweder ohne Filter oder mit 1—2 mm Aluminium. Bestrahlt wird alle 2—3 Tage. Diese Dosis genügt, um den Juckreiz und die Schmerzen zu beseitigen. Die Epithelwucherungen und perivasculären Infiltrate bilden sich in kurzer Zeit zurück.

Bei der Otitis externa ceruminosa liegt der entzündliche Prozeß tiefer, da die Talgdrüsen miterfaßt sind. Hier werden Dosen von 120—180 R mit 0,1 mm Cu Filtrierung und einer Gesamtzahl von sechs bis acht Einzelbehandlungen empfohlen. Falls der Prozeß sehr akut ist, fängt man mit sehr kleinen Dosen von 10—30 R an und steigert später bis zur Abheilung.

Die Otitis externa erosiva ulcerosa ist eine hartnäckige, chronisch hyperplastische Form mit Ulcerationen. Hier ist es notwendig, die Herddosis noch weiter zu steigern. Man geht bis auf 1100 R in fraktionierten Dosen (POMMER, GLENNEY).

Vor der Bestrahlung ist es notwendig, die Ohren zu säubern und die Wundflächen mit leichten, antiphlogistischen Ölen und Salben zu behandeln.

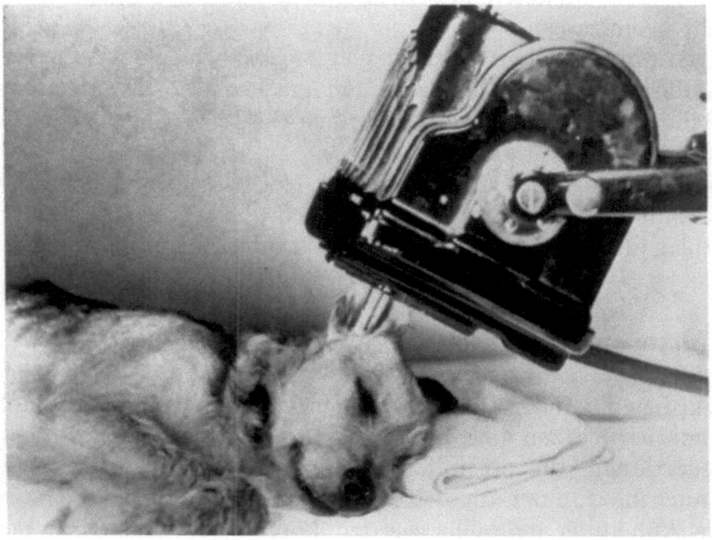

Abb. 17. Bestrahlung einer Otitis externa bei einem Hund nach THOM (Pasadena, California, USA)

Nach POMMER sind auch Fälle von Otitis media für die Strahlentherapie geeignet. Die Genese dieser Otitis wird traumatisch oder durch die Ausdehnung einer Otitis externa verursacht. POMMER empfiehlt kleine Dosen, 10—30 R täglich, kombiniert die Behandlung mit der Verabfolgung von Penicillin und Sulfone Präparaten. THOM hat bei der Otitis media eine einmalige Bestrahlung mit einer Herddosis von 150 R angegeben, die nötigenfalls nach ein paar Tagen wiederholt wird. EMMERSON hat sich im wesentlichen an die gleichen Methoden gehalten und konnte auch Fungusinfektionen des äußeren Ohrs mit der Bestrahlung heilen.

6. Speicheldrüsen

THOM bestrahlte 1938 die Parotitis bei Hunden. In den akuten Stadien gab er mit 140 kV, 3 mm Al Filter, 25 cm Abstand eine Einfallsdosis von 175 R und wiederholte die gleiche Dosis am nächsten Tag, was meistens ausreichend war, um den Prozeß zu heilen und die Hunde von den begleitenden Schmerzen zu befreien.

Interessanterweise hat POMMER die in der Humanradiologie bekannte Austrocknung der Speicheldrüsen durch Röntgenstrahlen in der Veterinärradiologie klinisch in relativ großem Umfang nutzbar gemacht. In Fällen von Ptyalismus, d.h. exzessiver Sekretion der Speicheldrüsen im Bereich der Parotis und Submaxillardrüsen, gab POMMER fünf- bis sechsmal 180 R Einfalldosis über den Drüsen mit mittelharten Strahlen und erzielte nach 2—3 Wochen eine Heilung, was selbst in langanstehenden chronischen Fällen möglich war.

Auch wurden postoperative Speicheldrüsenfisteln der Parotis und Submaxillaris erfolgreich bei Hunden und Katzen bestrahlt. Mittelharte Strahlen mit Einzeldosen von 240 R über der befallenen Region wurden bis zu einer maximalen Dosis von 1400 bis 1900 R verwendet. Diese Methode wirkt zunächst günstig auf den entzündlichen Prozeß und ist dann ausreichend, um eine permanente Atrophie des Drüsengewebes hervorzurufen, so daß die Fisteln abtrocknen und sich allmählich schließen.

7. Schilddrüse

Nach POMMER und EMMERSON ist die Strahlentherapie der diffusen parenchymatösen Strumen, einfacher Adenome und bei Spindel- und Rundzellensarkomen der Schilddrüse indiziert. Die kolloiden Strumen lassen sich, wie in der Humanradiologie, durch die Bestrahlung nicht beeinflussen.

POMMER verwandte mittelharte Strahlen, vier bis sechs Behandlungen von je 180 bis zu 240 R Einfalldosis, mit zwei lateralen Feldern, so daß die Herddosis 800—1000 R betrug. Eine solche Behandlungsserie kann nach 8—12 Wochen wiederholt werden, von einer dritten Serie wird jedoch abgeraten.

Obwohl zahllose Tiere seit 1934 Radiojod für wissenschaftliche Zwecke erhielten, scheint sich die Radiojodbehandlung noch nicht in der klinischen Veterinärmedizin eingebürgert zu haben, da bisher diesbezügliche Veröffentlichungen in der Literatur nicht vorliegen.

8. Mundhöhle und Gastrointestinaltrakt

a) Lippen

Es ist das Verdienst von MCCLELLAND, sich eingehend der Strahlenbehandlung von Lippenulcerationen bei Katzen gewidmet zu haben. Er hat darauf hingewiesen, daß diese chronischen Ulcerationen, die oft mit granulomatösen Wucherungen einhergehen, und deren Ätiologie auch heute noch umstritten ist, durch chirurgische Eingriffe und ätzende Mittel nicht zur Abheilung gebracht werden können. MCCLELLAND beobachtete 1940, daß selbst kleine Oberflächendosen von zweimal 150 R mit weichen Röntgenstrahlen erfolgreich waren.

In einer späteren Veröffentlichung (1954) berichtete MCCLELLAND über zwölf Patienten, die alle primär geheilt wurden, und bei denen nur in zwei Fällen nach 2 und 6 Monaten ein Rezidiv auftrat. Die Faktoren waren: 120 kV, 0,35 mm Cu Halbwertschicht, 20 cm Distanz, die Einzeldosis schwankte zwischen 150 und 300 R. Diese wurde 8 Tage wiederholt bis zu einer maximalen Einfalldosis von 750 R. Es handelte sich hier also um nichtneoplastische Neubildungen der Lippenschleimhaut, die ausgezeichnet auf die Strahlentherapie ansprechen und relativ leicht durchgeführt werden können.

Über die Strahlentherapie von malignen Lippengeschwülsten liegen in der Veterinärliteratur keine Veröffentlichungen vor.

b) Tonsillen

THOM bestrahlte 1939 die Tonsillitis bei Hunden. Er anaesthesierte die Tiere mit Morphium und Nembutal, ließ das Maul offenhalten und führte einen Konus direkt in die Tonsillarregion ein. Die Faktoren waren: 140 kV, 3 mm Al Filter, 25 cm Distanz, 4,6 mm Al Halbwertschicht. Die Einfalldosis war 125 R. Wenn nötig wurde diese Behandlung nach ein paar Tagen wiederholt.

THOM und EMMERSON erwähnten auch die Tonsillencarcinome, die mit einer Herddosis von 4000 R intraoral bestrahlt wurden; jedoch fehlen auch hier selbst kleine Bestrahlungsserien, die eine Beurteilung des Werts der Strahlenmethode ermöglichen. Das gleiche gilt für die anderen malignen Geschwülste der Mundhöhle und ihrer Nebenorgane.

c) Anus und Rectum

Bestrahlungen des Anus spielen in der Veterinärmedizin eine sehr große Rolle und gehen auf die Arbeiten von POMMER und seiner Schüler zurück. Chronische Entzündungen der Circumanaldrüsen und Analadenome sind bei Hunden sehr häufig und können in

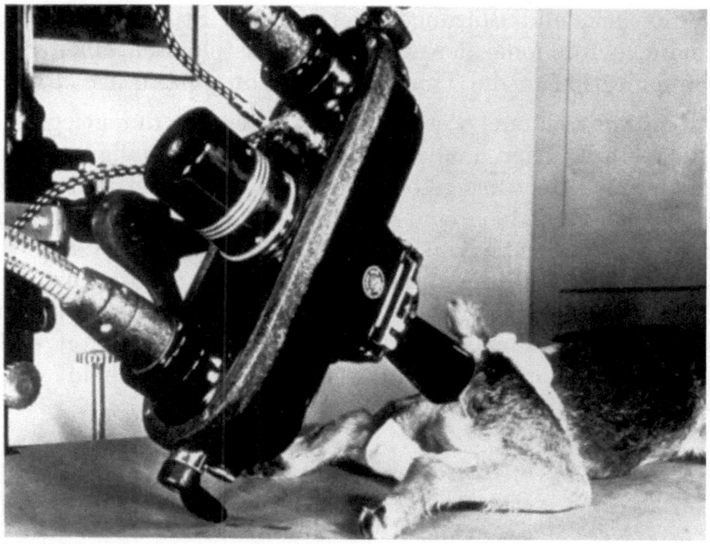

Abb. 18. Bestrahlung eines Analtumors mit 140 kV nach THOM (Pasadena, California, USA)

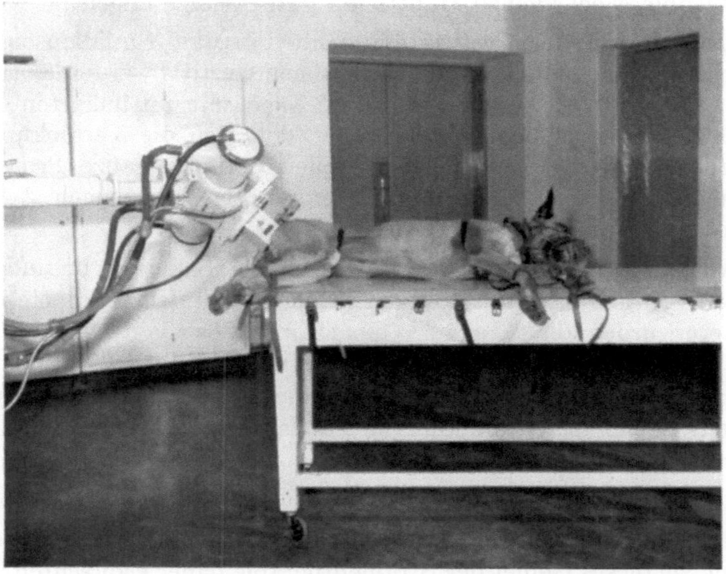

Abb. 19. Bestrahlung eines Analtumors mit 180 kV nach POMMER und POBISCH (Wiener Tierärztliche Hochschule, Österreich)

92% der Fälle mit Röntgenstrahlen zur Abheilung gebracht werden. POMMER hat mittelharte Strahlen empfohlen, 180—240 R Einzeldosis, 8—10 Sitzungen mit zwei Intervallen (Abb. 18). Diese Erfahrungen konnten von THOM, EMMERSON, GLENNEY, MCCLELLAND, HATAYI, CARLSON und SPELLMAN bestätigt werden (Abb. 19). Die durchschnittliche Herddosis für die Analadenome beträgt 2000 R und wird fraktioniert verabfolgt. Diese gutartigen Geschwülste sind in manchen Fällen unübertragbar und verhalten sich klinisch wie venereale Neubildungen, die sich oft auch auf die Genitalien und regionären Lymphdrüsen ausdehnen. Chirurgische Eingriffe waren hier erfolglos. Neben der Röntgenbestrahlung haben HATAYA und seine Mitarbeiter (1959) auch radioaktive Cobaltnadeln interstitiell verwendet, um eine Herddosis von 2400 R zu applizieren. McCLELLAND hat 1955 42 Hunde behandelt, von denen 31 (74%) geheilt werden konnten. Auch McCLELLAND hat eine Herddosis von 2000 R verwendet. Er arbeitete im Durchschnitt mit einer Einfalldosis von 300 R in sechstägigen Intervallen. Im Lauf einer solchen Therapie bilden sich die Ulcerationen zurück, und Blutungen werden zum Stillstand gebracht. McCLELLAND erwähnt, daß manche Adenome der Analgegend histologisch einen malignen Charakter haben. Radonimplantation in die Tumoren wird von EBERHART (1962) empfohlen.

Anus- und Rectumcarcinome werden in der Literatur nur gelegentlich von POMMER und EMMERSON erwähnt. Hier handelt es sich wohl um maligne Adenome, nicht aber um Adenocarcinome des Rectums selbst. Beide Autoren bestrahlten diese Tumoren mit Herddosen bis zu 4000 R; jedoch sind genauere Angaben über Serien nicht vorhanden, bis auf eine interessante Studie von MORGAN und CARLSON (1963). Sie verglichen die Endresultate von 56 Tumoren, die ausschließlich mit Herddosen bis zu 4000 R bestrahlt wurden, mit 25 chirurgisch entfernten Geschwülsten. Rezidive wurden postoperativ in 55% der Fälle nach einem Jahr und 89% nach 2 Jahren beobachtet, während nur 44 und 68% der Tumoren nach Röntgentherapie rezidivierten. So scheint die Strahlenbehandlung etwas überlegen zu sein.

9. Urogenitalapparat

a) Blase

POMMER, EMMERSON, GLENNEY und POBISCH konnten bei den entzündlichen Erkrankungen der Harnblase bei kleinen Haustieren gute Erfolge erzielen.

Für die akute Form der Cystitis empfiehlt POMMER Einfalldosen von 60—120 R durch ein laterales Beckenfeld, bei der chronischen Cystitis werden 8—10 Bestrahlungen durchgeführt, 180—240 R Einfalldosis, alle 2 Tage mit mittelharten Röntgenstrahlen von 120—140 kV. POMMER beobachtete dabei, daß sich die Verdickungen der Blasenschleimhaut zurückbilden, Ulcerationen abheilen und der ganze Prozeß im Lauf von einigen Wochen zum Stillstand kommt. Wenn nötig, kann nach 2—3 Monaten eine zweite Serie ohne Gefahr gegeben werden.

Blasensarkome und Carcinome kommen auch bei Hunden vor und wurden in vereinzelten Fällen von POMMER mit Röntgenstrahlen behandelt. Er hatte in einigen Fällen Erfolg. Die Tiere wurden alle 2 Tage mit einer Einfalldosis von 240—300 R 10- bis 14mal bestrahlt. Es wurden ein ventrales und zwei laterale Felder verwendet. Die Tumoren bildeten sich zurück; in manchen Fällen war eine zweite Therapieserie notwendig; aber auch auf diesem Gebiet fehlen die klinischen Erfahrungen, wie sie aus der Humanradiologie bekannt sind.

b) Prostata

Auch hier haben sich POMMER, EMMERSON, GLENNEY und POBISCH besonders verdient gemacht, indem sie dieses Gebiet der Strahlentherapie näher erforschten. POMMER konnte 1958 über eine Serie von 80 Fällen berichten.

Die Prostatitis und besonders die frühen Stadien der Prostatahypertrophie sind für die Röntgentherapie besonders geeignet. Nach den Erfahrungen der Wiener Schule genügt eine Herddosis von 50—200 R, um bei akuten Fällen entzündliche Schwellungen zurückzubilden, Schmerzen zu beseitigen und ein normales Wasserlösen herzustellen.

Bei der Prostatahypertrophie waren die Resultate bei den weichen schmerzhaften Formen günstig, bei den harten schmerzlosen Hypertrophien jedoch weniger gut. POMMER beobachtete eine Serie von 80 Fällen und stellte die Resultate nach 5 Jahren zusammen. Von diesen 80 Fällen waren 46 weiche und schmerzhafte Hypertrophien und 34 harte schmerzlose Formen. Vollständige Heilung wurde in 65% der Fälle erzielt, bei 15% war der Erfolg nur vorübergehend, 12,5% der Tiere verhielten sich refraktär, und bei 7,5% der Fälle konnte die Behandlung nicht vollständig durchgeführt werden. Unter den Heilungen bildete sich die Prostata in 77% der Fälle auf eine normale Größe zurück, in 23% nur teilweise. POMMER hat folgende Faktoren verwendet: 0,5—1,0 mm Cu Filter, 6×8 und 10×12 cm Feldergrößen, 30 cm Distanz, zweitägige Intervalle, 8—12 Sitzungen mit einer Einfalldosis von 240 R, so daß die Herddosis etwa 2000—3000 R betrug.

Nach POMMER sind maligne Tumoren der Prostata selten und strahlenresistent.

c) Genitalapparat

α) *Sterilisation*

Erstaunlicherweise werden Tiere in der Veterinärmedizin nicht mit Röntgenstrahlen sterilisiert. EMMERSON, POBISCH u. Mitarb. haben davon abgeraten, da die erforderlichen Herddosen weit über 1000 R liegen. Höhere Strahlenmengen in der Tiefe erfordern eine erhebliche Belastung der äußeren Haut mit ihren kosmetischen Folgeerscheinungen, so daß die Tierärzte chirurgische Eingriffe vorziehen. POBISCH u. Mitarb. führten eingehende Strahlenversuche an Katzen durch und kamen zu dem Ergebnis, daß selbst Herddosen bis zu 3900 R keine sichere, dauernde Sterilisation gewährleisten. Es wurde deshalb die operative Kastration vorgezogen.

β) *Uterus und Cervix*

Auch auf diesem Gebiet sind die Erfahrungen in der Veterinärmedizin sehr spärlich. THOM erwähnte 1939, daß die Strahlentherapie der Endometritis als zusätzliche Behandlungsmethode zu empfehlen sei, und POBISCH berichtete über die Strahlentherapie von cervicalen Stumpfgranulomen, die sich durch Röntgenstrahlen beeinflussen ließen.

Erfahrungen auf dem Gebiete der Strahlentherapie der malignen Tumoren des Uterus und der Cervix existieren in der Veterinärmedizin nicht.

γ) *Vagina*

POMMER berichtete 1958 über Erfahrungen bei Behandlung gut- und bösartiger Erkrankungen der Vagina bei Hunden.

Chronische Entzündungen der Vagina mit polypoiden Wucherungen wurden täglich mit Herddosen von 60—120 R bestrahlt. Bei Sarkomen gab er erfolgreich bis zu 3000 R. 55% der Fälle wurden geheilt, während sich in 28% die Tumoren so zurückbildeten, daß eine große Anzahl operabel wurde.

VI. Schlußbetrachtung

Die Strahlentherapie bei Tieren ist im Lauf der letzten 20 Jahre über den Stand von einigen kasuistischen Publikationen hinausgekommen. Dies ist besonders der Wiener Schule, unter der genialen Leitung von POMMER zu verdanken, ein Werk, das in seinen Schülern in Europa und in anderen Ländern, besonders in den Vereinigten Staaten, fortlebt. Daß die Entwicklung langsam vor sich ging und auch in der Zukunft nur allmählich weiter ausgebaut werden kann, versteht sich von selbst. Wenn man an die Beteiligung der Tierärzte an Radiologischen Kongressen in den Gründungsjahren denkt, so sollte man der Hoffnung Ausdruck geben, daß derartige Beziehungen wieder aufgenommen werden. Veterinärradiologen und Humanradiologen sollten sich gegenseitig helfen, nicht nur auf Kongressen sondern auch durch gemeinsame wissenschaftliche Arbeit und Forschung, besonders auf klinischem Gebiet. Letzteres war die Absicht der Herausgeber des neuen Handbuches der Medizinischen Radiologie. Die Strahlentherapie bei Tieren bietet ungeahnte Möglichkeiten für die Erforschung und klinische Behandlung vieler entzündlicher und maligner Erkrankungen der kleinen und großen Haustiere. Der Verfasser hofft, daß die vorliegende Arbeit zur weiteren Forschung und Zusammenarbeit anregen möge, um die Veterinärmedizin darin zu unterstützen, mit der Entwicklung der medizinischen Radiologie Schritt zu halten.

Literatur

Alksnis, A., u. A. Pommer: Der Einfluß der Röntgenstrahlenqualität und Intensität auf die Epilations- und Erythemreaktion der Haut bei Hunden. Wien. tierärztl. Mschr. **27**, 337—351 (1940).

Brodey, R. S.: A clinical and pathologic study of 130 neoplasms of the mouth and pharynx in the dog. Amer. J. vet. Res. **21**, 787—812 (1960).

Burger, Ch. H.: Beta radiation, therapy of an ocular neoplasm. N. Amer. Vet. **36**, 371—375 (1955).

Butler, G. C.: X-ray therapy for labial granuloma in a cat. J. Amer. vet. med. Ass. **128**, 39 (1956).

Candlin, F. T.: Treatment of chronical corneal lesions with beta radiation. Proceedings Ninetieth Annual Meeting of the Amer. Vet. Med. Ass. 221—222 (1952).

Carlson, W. D.: Veterinary radiology. Philadelphia: Lea & Febiger 1961.

Catcott, E. J., V. L. Tharp, and L. E. Johnson: Beta ray therapy in ocular diseases of animals. J. Amer. vet. med. Ass. **122**, 172—175 (1953).

Clapp, N. K., and W. D. Carlson: Radiation therapy for lamenesses in horses. J. Amer. vet. med. Ass. **143**, 277—280 (1963).

Comas, C. L.: Radiation in veterinary education and research. J. Amer. vet. med. Ass. **134**, 162—165 (1959).

Debicki, J. J.: Bemerkungen zum gegenwärtigen Stand der Röntgenologie in der Tierheilkunde. Fortschr. Röntgenstr. **33**, 258—261 (1925).

Dollar jr., A. W.: Apparatus for, and method of making roentgenphotographs. Veterinarian **19**, 833, 282—293 (1897).

Dornis, O. V.: Zur Frage der Behandlung der Geschwülste bei Haustieren mit Röntgenstrahlen. Z. Veterinärk. **25**, 417—425 (1914).

Eberhart, G. W.: Treatment of malignancies with radon. Small Animal Clinician, p. 117—124 (March) 1962.

Eberlein, R.: Röntgentherapie bei Haustieren. Verh. u. Berichte des II. Röntgenkongr. Hamburg 1906.

— Die Röntgentherapie bei der Botryomykose des Pferdes. Verh. dtsch. Röntgenges. **3**, 142 (1907).

— Vier Fälle von Sarkom der Oberkieferhöhle der Pferde behandelt mit Röntgenstrahlen. Verh. und Berichte des V. Röntgenkongr. Hamburg 1909.

— Über den Einfluß der Röntgenstrahlen auf die Erreger der Botryomykose. Verh. und Berichte des VII. Röntgenkongr. Hamburg 1911.

— Über ein Spindelzellensarkom am Auge des Pferdes. Verh. und Berichte VIII. Röntgenkongr. Hamburg 1912.

Emmerson, M. A.: Veterinary X-ray therapy. Lederle Vet. Bull. **9**, 3—8 (1940).

Emmerson, M. A.: X-ray therapy of some small animal diseases. Proceedings Book, Amer. vet. Med. Ass. 1952, p. 232—243.

— Department of veterinary obstetrics and radiology. Iowa St. Coll. Vet. **17**, 171—176 (1954/55).

— Radiology-diagnosis and therapy. Iowa Vet. **27**, 11—13, 37—40 (1956).

Feldman, W. H.: Malignant growth in domestic animals. Amer. vet. med. J. **28**, 192—200 (1929).

— Neoplasms of domesticated animals. Philadelphia: W. B. Saunders omit. 1932.

Glenney, W. C.: Veterinary X-ray therapy. Proceedings of the Ninetieth Annual Meeting of the Amer. Vet. Med. Ass. **1953**, p. 223—231.

Gorman, T. N., M. M. Nold, and J. M. King: Use of Radioactivity in Neurectomy of the Horse. Cornell Veterinatian **52**, 542—551 (1962).

Hataya, M., K. Usui, and Y. Shirasu: Studies on the treatment of transmissable venereal tumors in the dog by X-ray and Gamma ray irradiation. 16. Internat. Veterinary Congr. Madrid **2**, 287—288 (1959).

Heinecke, H.: Über die Einwirkung der Röntgenstrahlen auf Tiere. Münch. med. Wschr. **50**, 2090—2092 (1903).

Henkels, P.: Lehrbuch der Veterinärmedizinischen Röntgenkunde. Berlin: Paul Parey 1926.

Henny, G. C.: Protection from X-rays in veterinary radiology. Amer. vet. med. J. **123**, 343—347 (1953).

Hill, H.: Veterinärmedizin und Atomenergie. 16. Internat. Tierärztekongr. Madrid 1959, Beiträge Bd I, S. 21—37.

Hronovsky, L.: O vlivu roentgenovych paprsku na kuži psa a koné. Klincké spisy vysoké školy zvěrolékařské. Brno **3**, 181—206 (1925).

Johnson, L. E., J. R. Gay, and H. W. Booth: Removal of osteo sarcoma of the skull, followed by roentgentherapy. J. Amer. vet. med. Ass. **120**, 73—75 (1952).

Johnston, D. E.: Radium needles in the therapy of carcinomata in farm animals. Aust. vet. J. 468—470 (1962).

Keulen, A. van: The veterinarian and radioactivity. Aspects for veterinary practice and veterinary food inspection services. T. Diergeneesk. **25**, 1816—1840 (1960).

Liebert, W.: Die Lichttherapie in der Veterinärmedizin. 2. Röntgentherapie. Dtsch. tierärztl. Wschr. **22**, 161—165 (1914).

Little, G. S.: Some studies in the behaviour of malignant growths in dogs and horses. J. Amer. vet. med. Ass. **71**, 171—188 (1927).

Massaki, H.: Irradiation of transmissable venereal tumors of the dog. Jap. J. Cancer Res. **49**, 307 (1958). Abstract Amer. J. vet. Med. **134**, 508 (1959).

McClelland, R. B.: Labial ulcers in cats. N. Amer. Vet. **21**, 296—297 (1940).
— X-ray therapy in labial and cutaneous granulomas in cats. J. Amer. vet. med. Ass. **125**, 469—470 (1954).
— X-radiation of perianal adenomas in dogs. J. Amer. vet. med. Ass. **127**, 249—250 (1955).
— X-ray therapy in skin diseases of small annimals. Cornell Vet. **46**, 419—421 (1956).
— X-ray therapy in malignant neoplastic diseases of small animals. Cornell Vet. **57**, 533—538 (1957).
Meginnis, P. J., and E. F. Lutterbeck: Roentgentherapy of inflammatory conditions affecting the legs of thoroughbred horses. N. Amer. Vet. **32**, 540—546 (1951).
— — Further clinical experiences with radiationtherapy in race horses. N. Amer. Vet. **35**, 431—438 (1954).
Milne, F. J.: Observations on radiodermatitis in horses. J. Amer. vet. med. Ass. **131**, 75—80 (1957).
Morgan, J. P., and W. D. Carlson: X-irradiation of perianal gland neoplasms in the dog. J. Amer. vet. med. Ass. **143**, 1227—1230 (1963).
Peters, J. C.: Ervaringen met Röntgentherapie bij kleine Huisdieren. T. Diergeneesk. **69**, 358—372 (1942).
— Röntgentherapie bij Acne. T. Diergeneesk. **72**, 289—294 (1947).
— Röntgentherapie bij de chronische purulente Dermatitiden von de Hond. T. Diergeneesk. **73**, 398—403 (1948).
Pobisch, R.: Die wichtigsten Indikationen zur Röntgentherapie bei Kleintieren. Tierärztl. Rdsch. **6**, 193—203 (1959).
—, u. K. Arbeiter: Untersuchungen über die Verwendung der Röntgenstrahlen zur Kastration der weiblichen Hauskatze. Wien. tierärztl. Wschr. **46**, 763—789 (1959).
Pommer, A.: Die Entwicklung der veterinärmedizinischen Röntgentherapie. Wien. tierärztl. Mschr. **20**, 817—826 (1933).
— Röntgentherapie der Hautkrankheiten bei Hunden und Katzen. Die biologische Wirkung der Röntgenstrahlen auf die Haut. Wien. tierärztl. Mschr. **21**, 135—138 (1934).
— Röntgentherapie der Hautkrankheiten bei Hunden und Katzen. Röntgenreaktionen, Schädigungen und ihre Verhinderung. Wien. tierärztl. Mschr. **21**, 169—176 (1934).
— Röntgentherapie der Hautkrankheiten bei Hunden und Katzen. Therapeutische Technik: Röntgentherapieapparate und Röhren. Einrichtung des Therapieraumes. Wien. tierärztl. Mschr. **21**, 295—302 (1934).
— Röntgentherapie der Hautkrankheiten bei Hunden und Katzen. VII. Bestrahlungsprotokoll und Bestrahlungsformel. Unterstützende Nebenbehandlung und Kontraindikationen. Wien. tierärztl. Mschrift **21**, 319—322 (1934).
— Röntgentherapie der Hautkrankheiten bei Hunden und Katzen. Therapeutische Technik: Filter und Bestrahlungsmethoden. Wien. tierärztl. Mschr. **21**, 428—433 (1934).
— Röntgentherapie der Hautkrankheiten bei Hunden und Katzen. Therapeutische Technik: Messung und Dosierung der Röntgenstrahlen. Wahl der Dosis und Bestrahlungspausen. Wien. tierärztl. Mschr. **21**, 549—557 (1934).
Pommer, A.: Röntgentherapie der oberflächlichen Dermatosen: Pruritus cutaneus, akute und chronische Ekzeme, Paronychie und Panaritium. Tierärztl. Rdsch. **40**, 1—20 (1934).
— Röntgentherapie der Otitis externa bei Hunden und Katzen. Tierärztl. Rdsch. **40**, 176—178 (1934).
— Röntgentherapie der Hautdrüsenerkrankungen bei Hunden und Katzen. Münch. tierärztl. Wschr. **85**, 401—404 (1934).
— Die Röntgen-Diagnostik und Therapie in der Veterinärmedizin. Zwölfter Internat. Tierärztl. Kongr., New York 1934, vl. II, p. 585—602. Washington DC: United States Government Printing Office, 1935.
— Die Röntgentherapie der Hautkrankheiten bei Tieren. Ber. IX. Internat. Dermatologen-Kongr. **1**, 594—600 (1935).
— Die Röntgentherapie der Aktinomykose und Streptotrichose bei Hunden und Katzen. Wien. tierärztl. Mschr. **23**, 36—44 (1936).
— Die Röntgentherapie der Neubildungen bei Hunden und Katzen. Wien. tierärztl. Mschr. **23**, 266—272 (1936).
— Röntgentherapie „Tierheilkunde und Tierzucht" (V. Stang u. D. Wirth, Hrsg.), Bd. II, S. 626—633. Wien: Urban & Schwarzenberg 1936.
— Die Röntgentherapie der bösartigen Geschwülste der Haut bei Hunden. Festschrift Prof. Th. Schmidt, S. 139—147. Wien: Urban & Schwarzenberg 1938.
— 10 Jahre Röntgentherapie in der Veterinärmedizin, Bd. 1, S. 319—330. Proc. Thirtseenth Internat. Vet. Kongr. Zürich 1938.
— Die Röntgennekrose der Haut bei Hunden und ihre Verhütung. Wien. tierärztl. Mschr. **27**, 537—543 (1940).
— Röntgentherapie und Röntgenschädigungen. Lexikon der praktischen Therapie und Prophylaxe für Tierärzte (Wirth, Hrsg.), Bd. 2, S. 806—817. Wien: Urban & Schwarzenberg 1947.
— Der Einfluß der Röntgenstrahlenqualität und Intensität sowie der Bestrahlungsmethode auf die Toleranzdosis der Haut bei Pferden. Wien. tierärztl. Mschr. **34**, 676—699 (1947).
— Der heutige Stand der Röntgendiagnostik und Therapie in der Veterinärmedizin, Bd. 2, S. 985—991. 15. Internat. Tierärztekongr. 1953.
— Die Röntgentherapie in der Veterinärmedizin. Wien. tierärztl. Mschr. **41**, 748—765 (1954).
— Die Röntgendiagnostik und Therapie der Prostataerkrankungen des Hundes. Berlin. Münch. tierärztl. Wschr. **69**, 453—457 (1956).
— X-ray therapy in veterinary medicine. Advances in veterinary science, vol. IV, p. 98—113. New York and London: Academic Press Inc. 1958.
—, u. R. Pobisch: Die Akne des Hundes und ihre Behandlung mit Röntgenstrahlen. Wien. tierärztl. Mschr. **45**, 273—283 (1958).
— H. Jakisch u. H. Traxler: Einfluß der einfach und protrahiert fraktionierten Röntgenbestrahlung auf die Reaktion der behaarten Haut des Hundes. Wien. tierärztl. Mschr. **42**, 872—885 (1955).

Pommer, A., u. J. Kovar: Die Röntgenepilations- und Erythemreaktion der Haut beim Pferd. Wien. tierärztl. Mschr. **30**, 100—111 (1943).

—, and W. Maehling: Roentgen epilation and erythema doses of the skin in the dog. N. Amer. Vet. **18**, 39—58 (1937).

Roemer, P.: Zur Behandlung von Neubildungen beim Pferd und Hunde durch Röntgenstrahlen. Inaug.-Diss. Tierärztl. Hochschule Berlin 1905.

Rudat, D.: Die Behandlung des sogenannten Hufkrebses des Pferdes durch Röntgenstrahlen. Mh. Tierheilk. **28**, 125—164 (1917).

Rust, J. H.: Genetic embryologic, and neonatial problems related to ionizing radiations of interest to veterinarians. J. Amer. vet. med. Ass. **119**, No 893, 103—107 (1951).

Sava, J.: Über die Anwendung der Röntgenstrahlen. Arch. Vet. (Bukarest) (1914). Zit. nach Pommer.

Schnelle, G. B.: Radiology in small animal practice. Evanston (Ill.): N. Amer. Vet. Inc. 1950.

Schouppé, K.: Wien. tierärztl. Mschr. **12**, 444—451 (1925).

— Behandlungsversuche mit Röntgenstrahlen bei Aktinomykose und einigen anderen Krankheitsfällen. Arch. wiss. prakt. Tierheilk. **57**, 205—212 (1928).

Spellman, John E. M.: The Therapeutic use of X-rays. Aust. vet. J. **38**, 244—247 (1962).

Thom, M.: Röntgentherapy in the treatment of acute inflammations. J. Amer. vet. med. Ass. **95**, 299—303 (1939).

— Radiotherapy in small animal practice. In: G. B. Schnelle, Radiology in small animal practice, p. 327—351. Evanston (Ill.): North American Veterinarian, Inc. 1950.

— Some indications for X-ray and radiumtherapy in large animal practice. Proceedings Book Am. vet. med. Ass. 63—65 (1950).

— Roentgen therapy in equine lameness, vol. 2, p. 231—232. XVI. Internat. Veterinary Congr. Madrid 1959.

Trum, B. F., and J. H. Rust: Radiation injury. In: Advances in veterinary science, vol. IV, p. 51—95. New York and London: Academic Press Inc. 1958.

Ueberreiter, O.: In memoriam Prof. Dr. Alois Pommer. Radiol. Austriaca **10** (1), 3—5 (1958).

Wheat, J. D., A. L. Black, T. J. Hage, and E. A. Rhode: The use of beta radiation for the treatment of epithelioma of the cornea in cattle. J. Amer. vet. med. Ass. **125**, 357—360 (1954).

Wolff, A. H.: Nuclear energy and veterinary science. 16. Internat. Tierärztl. Kongr. Madrid 1959, Beiträge Bd. I, S. 1—20.

Namenverzeichnis — Author Index

Die *kursiv* gesetzten Seitenzahlen beziehen sich auf die Literatur
Page numbers in *italics* refer to the bibliography

Druck der Universitätsdruckerei H. Stürtz AG., Würzburg

Sachverzeichnis

(Deutsch-Englisch)

Bei gleicher Schreibweise in beiden Sprachen sind die Stichwörter nur einmal aufgeführt

Subject Index

(English-German)

Where English and German spelling of a word is identical, the German version is omitted

MIX
Papier aus verantwortungsvollen Quellen
Paper from responsible sources
FSC® C105338

If you have any concerns about our products,
you can contact us on
ProductSafety@springernature.com

In case Publisher is established outside the EU,
the EU authorized representative is:
Springer Nature Customer Service Center GmbH
Europaplatz 3, 69115 Heidelberg, Germany

Printed by Libri Plureos GmbH
in Hamburg, Germany